消化道非肿瘤性疾病外科病理学

Surgical Pathology of Non-neoplastic Gastrointestinal Diseases

主　编　Lizhi Zhang
　　　　Vishal S. Chandan
　　　　Tsung-Teh Wu

主　译　姜支农　陈　丹　王学菊

人民卫生出版社

·北　京·

First published in English under the title
Surgical Pathology of Non-neoplastic Gastrointestinal Diseases
edited by Lizhi Zhang, Vishal S. Chandan and Tsung-Teh Wu
Copyright © Springer Nature Switzerland AG, 2019
This edition has been translated and published under licence from
Springer Nature Switzerland AG.

图书在版编目（CIP）数据

消化道非肿瘤性疾病外科病理学／（美）张立志
（Lizhi Zhang），（美）维沙尔·S. 坚登
（Vishal S. Chandan），（美）吴聪德（Tsung-Teh Wu）
主编；姜支农，陈丹，王学菊主译. —北京：人民卫
生出版社，2023.5
　　ISBN 978-7-117-34556-9

　Ⅰ.①消…　Ⅱ.①张…②维…③吴…④姜…⑤陈
…⑥王…　Ⅲ.①消化系统疾病-外科学-病理学　Ⅳ.
①R656.02

中国国家版本馆 CIP 数据核字（2023）第 039281 号

人卫智网	www.ipmph.com	医学教育、学术、考试、健康， 购书智慧智能综合服务平台
人卫官网	www.pmph.com	人卫官方资讯发布平台

图字：01-2020-6644 号

消化道非肿瘤性疾病外科病理学
Xiaohuadao Fei Zhongliuxing Jibing Waike Binglixue

主　　译：姜支农　陈　丹　王学菊
出版发行：人民卫生出版社（中继线 010-59780011）
地　　址：北京市朝阳区潘家园南里 19 号
邮　　编：100021
E - mail：pmph @ pmph.com
购书热线：010-59787592　010-59787584　010-65264830
印　　刷：北京华联印刷有限公司
经　　销：新华书店
开　　本：889×1194　1/16　印张：28.5
字　　数：1209 千字
版　　次：2023 年 5 月第 1 版
印　　次：2023 年 5 月第 1 次印刷
标准书号：ISBN 978-7-117-34556-9
定　　价：328.00 元

打击盗版举报电话：010-59787491　E - mail：WQ @ pmph.com
质量问题联系电话：010-59787234　E - mail：zhiliang @ pmph.com
数字融合服务电话：4001118166　E - mail：zengzhi @ pmph.com

（按姓氏笔画排序）

王　林	中山大学孙逸仙纪念医院
王　征	北京医院
王学菊	吉林大学中日联谊医院
王娅兰	重庆医科大学
王　密	福建医科大学附属第一医院
王　超	中山大学附属第六医院
王　曦	华中科技大学同济医学院附属同济医院
韦　鸿	大连医科大学附属第一医院
石　涛	天津医科大学总医院
叶菊香	北京大学医学部基础医学院
邢呈娟	大连医科大学附属第二医院
吕自力	广西医科大学第一附属医院
吕　丽	大连医科大学附属第二医院
伍　洁	西安交通大学第二附属医院
仲　林	大连医科大学附属第一医院
刘云霄	山西省人民医院
刘　杨	中南大学湘雅三医院
刘　超	广东省人民医院
许晶虹	浙江大学医学院附属第二医院
孙　琦	南京大学医学院附属鼓楼医院
苏晓路	兰州大学第二医院
杜晓华	广东省中医院
李　君	浙江大学医学院附属第一医院
肖　立	复旦大学附属华东医院
张建平	山东大学齐鲁医院
张　钰	福建医科大学附属第一医院
陈　丹	大连医科大学附属第一医院
陈晓宇	上海交通大学医学院附属仁济医院,上海市消化疾病研究所
陈健宁	中山大学附属第三医院
范新娟	中山大学附属第六医院
姜支农	浙江大学医学院附属邵逸夫医院
洪良利	汕头大学医学院第一附属医院
袁　琳	上海市第一人民医院
顾　宇	吉林大学中日联谊医院
黄　艳	中山大学附属第六医院
崔红霞	苏州大学附属第二医院
谢素玲	大连医科大学附属第一医院
詹升华	苏州大学附属第一医院
詹　娜	武汉大学人民医院
蔡永萍	安徽医科大学
潘贝晶	南京医科大学第一附属医院
鲍　炜	中国人民解放军东部战区总医院
戴彦苗	昆山市中医医院

译者前言

　　内镜技术的不断发展和人类生活方式的逐渐变化,让越来越多的胃肠道非肿瘤性疾病呈现在医务工作者面前,正确的病理诊断对后续疾病管理至关重要。目前,国内对胃肠道非肿瘤性疾病重视程度仍有待提高。美国梅奥医学中心(Mayo Clinic)消化病理专家 Dr. Lizhi Zhang(张立志)、Dr. Vishal S. Chandan 和 Dr. Tsung-Teh Wu(吴聪德)主编的《胃肠道非肿瘤性疾病外科病理学》(*Surgical Pathology of Non-neoplastic Gastrointestinal Diseases*)凝结了各位专家的实战诊断经验,是一部简明实用、内容全面的病理诊断工具书。本书布局合理,按照解剖结构顺序介绍相应的正常组织学特征、内镜活检、标本组织处理等要素;依解剖部位阐述相应非肿瘤性疾病的临床特征、内镜特征和病理特征,配有大量翔实珍贵的大体图像和镜下形态资料;尤其是对少见和罕见疾病也有详细介绍,对开阔病理医生诊断视野大有裨益。

　　感谢译者专家团队在力求展现原著内涵的原则下,采用直译为主和意译为辅相结合的风格完成翻译,力求方便广大病理医生阅读。感谢校稿专家团队细致认真地完成校对工作。感谢人民卫生出版社编辑团队的大力支持与辛苦付出。感谢吉林大学中日联谊医院(白求恩第三医院)病理科顾宇医生为统筹整个翻译工作付出的巨大努力。尽管我们整体翻译工作进行了多轮校正核验,但鉴于病理专业知识的飞速发展以及我们的经验和水平有限,不当之处仍在所难免,恳请读者同道提出宝贵意见。

姜支农　陈　丹　王学菊

前言

在过去的几年里,我们对许多消化道非肿瘤性疾病的认识和概念有了显著的积累和进展。随着内镜技术的进步,胃肠道活检标本数量不断增多。新的外科技术也使胃肠手术持续增加,且极少伴有并发症。对于大多数外科病理医生来说,这些消化道疾病的病理不仅非常重要,而且多种多样并令人着迷。消化道非肿瘤性病理的准确诊断和分类,对患者获取正确的治疗策略至关重要。

本书的受众广泛,从刚开始接受病理学培训的人员到正处于实践工作的病理医生,均会对本书产生兴趣并从中获益。所有的作者都是来自美国 Mayo Clinic 的消化道病理医生和消化科医生,书中为我们展示了大量种类繁多的消化道病理学病例。此外,本书中许多罕见的病例来自像诸位一样的病理医生寄给我们的会诊病例,在此一并提出感谢!本书各章中的内容是作者以个人经验为主编写,选取了反映当前消化道非肿瘤性病理领域及主题相关的文献。

本书的章节按照消化道病理学相关主题进行了深入地探讨,相信会对读者有所帮助。每种主要和常见疾病在相关章节中均详细描述,包括其定义、临床特征、病理特征(包括大体和显微镜下细节)、鉴别诊断,以及治疗/预后。所有章节也强调了特殊染色和免疫组织化学染色的使用,以及其他必要的支持性研究,重点是为鉴别诊断提供依据,而不是对各种可能性的简单罗列。本书的特色之一是提供了大量宝贵的大体和显微镜下图片。

我们也感谢 Crystal Holtz、Amanda Rudat、Alison Smarzyk、Laurie Frazier、Monica Kendall,以及 Courtney Hyland 对本书的卓越的支持和帮助。

本书是由热爱消化道病理学的外科病理医生为外科病理学医生所书写。我们享受并喜欢阅览、讨论、书写和签发消化道病理报告。希望我们对消化道病理学的热情能在本书中得以体现,并且在一定程度上帮助大家理解和享受消化道病理学。

Rochester,MN,USA   Lizhi Zhang,MD

Irvine,CA,USA   Vishal S. Chandan,MD

Rochester,MN,USA   Tsung-Teh WU,MD,PhD

编者名录

主编

Lizhi Zhang, MD Department of Laboratory Medicine and Pathology, Mayo Clinic, Rochester, MN, USA

Vishal S. Chandan, MD Department of Pathology, University of California – Irvine, Irvine, CA, USA

Tsung-Teh Wu, MD, PhD Department of Laboratory Medicine and Pathology, Mayo Clinic, Rochester, MN, USA

撰稿

Ferga C. Gleeson, MD Division of Gastroenterology and Hepatology, Mayo Clinic, Rochester, MN, USA

Murli Krishna, MD Department of Laboratory Medicine and Pathology, Mayo Clinic, Jacksonville, FL, USA

Jason T. Lewis, MD Department of Laboratory Medicine and Pathology, Mayo Clinic Florida, Jacksonville, FL, USA

Taofic Mounajjed, MD Department of Laboratory Medicine and Pathology, Mayo Clinic, Rochester, MN, USA

Bobbi S. Pritt, MD, MSc Department of Laboratory Medicine and Pathology, Mayo Clinic, Rochester, MN, USA

Samar Said, MD Department of Laboratory Medicine and Pathology, Mayo Clinic, Rochester, MN, USA

Audrey N. Schuetz, MD, MPH Department of Laboratory Medicine and Pathology, Mayo Clinic, Rochester, MN, USA

Sejal Subhash Shah, MD Department of Pathology, Kaiser Permanente Southern California, Irvine, CA, USA

Thomas C. Smyrk, MD Department of Laboratory Medicine and Pathology, Mayo Clinic, Rochester, MN, USA

Michael Torbenson, MD Department of Laboratory Medicine and Pathology, Mayo Clinic, Rochester, MN, USA

Saba Yasir, MBBS Department of Laboratory Medicine and Pathology, Mayo Clinic, Rochester, MN, USA

目录

第一篇 概 述

第二篇 食管非肿瘤性疾病

第三篇 胃非肿瘤性疾病

第四篇 十二指肠非肿瘤性疾病

第五篇 空肠和回肠非肿瘤性疾病

第六篇 结肠非肿瘤性疾病

第七篇　阑尾及肛门非肿瘤性疾病

第一篇
概述

第一篇

总论

Vishal S. Chandan

食管

解剖学

食管是连接咽和胃的中空肌性管道,起始于颈部环状软骨处,在后纵隔穿过胸腔,并通过横膈延伸至胃。成人食管长约25cm。内镜检查通常以食管距门齿的距离来测量食管的长度,上段食管始于门齿 15~18cm 处,下段终止于胃食管连接部(gastroesophageal junction,GEJ),距门齿约 40cm。成人的食管可分为颈段、胸段和腹段三部分。食管上括约肌通常位于环咽肌水平,长约 3cm;食管下括约肌通常位于横膈水平,邻近 GEJ,长 2~4cm。食管上下括约肌在内镜下虽然可以辨识,但并没有明确的解剖学标志。

正常食管全程有几处生理性狭窄,分别位于食管的环状软骨起始处、主动脉弓水平、左主支气管和左心房交叉处,以及穿过横膈处。因食物或药物可滞留在这些管腔狭窄处,因此可出现接触性食管黏膜损伤[1,2]。

GEJ 位于近端胃皱襞的上界,解剖学标志为胃至横膈或切迹相应腹膜反折。GEJ 处黏膜和肌层可出现分离现象。胃皱襞近端与 GEJ 肌层关系密切,可能作为 GEJ 肌层起源的解剖学标志[3]。内镜或肉眼检查时所见的黏膜鳞柱交界称为 Z 线。

正常组织学

食管壁由黏膜、黏膜下层、固有肌层和外膜组成(图 1.1)。

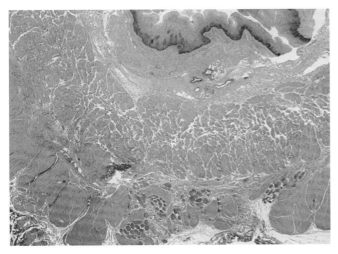

图 1.1　食管全层组织结构:黏膜、黏膜下层、固有肌层和外膜

食管没有明显的浆膜衬覆,因此食管肿瘤容易扩散,手术处理比较困难。浆膜的缺失也是术中食管壁破裂修复困难的原因之一。

黏膜由非角化性复层鳞状上皮、固有层和黏膜肌层组成(图 1.2)。食管全长几乎均被覆鳞状上皮,鳞状上皮可分为基底层、棘层和表层(图 1.3)。基底层通常有 1~3 层,占上皮厚

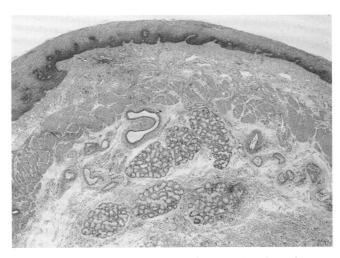

图 1.2　正常的黏膜,由非角化性复层鳞状上皮、固有层和黏膜肌层组成。黏膜下层可见黏膜下腺体、导管和大血管,这些是肿瘤黏膜下层侵犯的重要解剖学评价标志

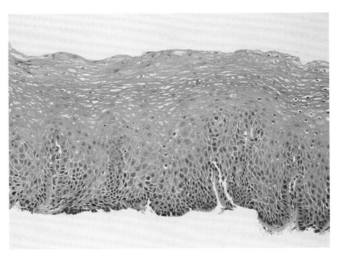

图 1.3　正常食管鳞状上皮,由基底层、棘层和表层构成;固有层延伸至被覆上皮(上皮厚度的 2/3)形成乳头

度的 5%~15%。位于基底层之上的棘层和表层细胞富含糖原,越向表面细胞越扁平。食管最远端紧邻鳞状上皮黏膜下常出现胃贲门黏膜,长度从 1mm 到 1cm 不等。黏膜鳞状上皮内也可见少量的内分泌细胞和黑色素细胞。上皮内偶可出现淋巴细胞,通常位于上皮的副基底层。当淋巴细胞细胞核扭曲时,容易与中性粒细胞混淆(图 1.4)。

固有层位于上皮与黏膜肌层之间,由结缔组织、血管、散在的炎症细胞(如淋巴细胞、浆细胞),以及黏液腺组成。乳头是指固有层延伸至被覆上皮内的指状突起,通常小于上皮厚度的 2/3(图 1.3)。固有层内的食管贲门型腺体由分泌中性黏液的细胞组成,类似于胃贲门腺(图 1.5)。导管由产黏液的单层细胞组成。黏膜肌层由纵向排列的平滑肌纤维组成,鳞状上皮下方导管可穿过黏膜肌层。在 Barrett 食管病例中,黏膜肌层可出现复层化(图 1.6)[4]。

黏膜下层由疏松结缔组织组成,内含血管、神经、淋巴管和黏膜下腺体(图 1.2)。黏膜下腺体由黏液腺细胞构成,分泌的黏液具有局部保护作用(图 1.7)。腺体周围导管与食管腔相通,穿过黏膜肌层至黏膜下层,自上而下分别被覆复层鳞状上皮和单层柱状上皮。导管周围可见淋巴细胞和浆细胞聚集。

食管固有肌层由横纹肌及平滑肌组成。两层肌组织间可见 Auerbach 神经丛(肌间神经丛)及其相关的 Cajal 间质细胞(卡哈尔间质细胞)。近端固有肌层由平滑肌和横纹肌组成,约 5% 近端固有肌层仅由横纹肌组成[5],远端 50% 以上的固有肌层仅由平滑肌组成。

食管大部分被筋膜包绕,仅胸段和腹内小段食管分别被覆胸膜和腹膜。

淋巴引流

食管组织淋巴管丰富,在黏膜下层互相吻合形成淋巴管网,与固有肌层的纵行淋巴管相连。颈段食管淋巴引流至颈内和气管旁淋巴结,胸段食管淋巴引流至纵隔和支气管旁淋巴结,而腹段食管淋巴引流至膈下淋巴结。丰富的淋巴管网是食管癌容易发生广泛淋巴结转移的基础。与结肠不同的是,食管

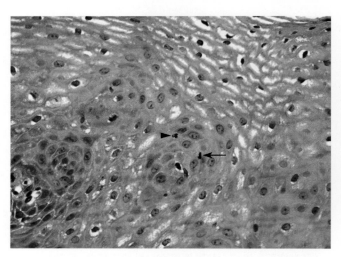

图 1.4 食管偶见上皮内淋巴细胞(长箭头)可视为正常。有时,淋巴细胞的核可呈扭曲状(三角箭头),容易与中性粒细胞的核混淆

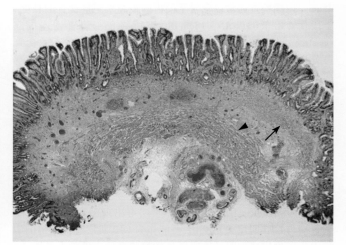

图 1.6 内镜下黏膜切除显示 Barrett 食管黏膜肌层复层化。下方可见较厚的原黏膜肌(三角箭头)。浅表层可见更纤细的复层黏膜肌(长箭头)。两层间的纤维结缔组织不应混淆为黏膜下层

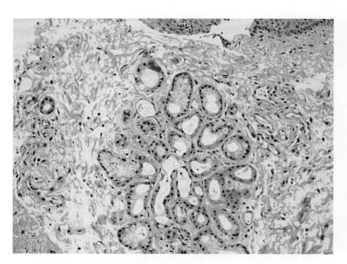

图 1.5 食管固有层黏液分泌腺,类似贲门腺体

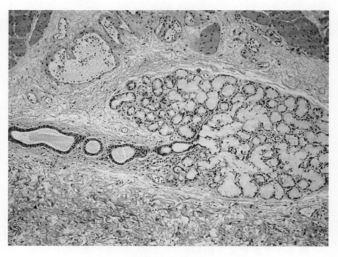

图 1.7 食管黏膜下腺体和导管

黏膜具有淋巴管结构,因此食管黏膜内癌具有淋巴结转移的风险[6,7]。

神经支配

食管同时具有副交感神经和交感神经的传入和传出纤维。迷走神经支配食管的副交感神经和交感神经纤维。颈交感神经纤维和椎旁交感神经纤维也终止于食管。食管还具有自身的内在神经调节系统:包括 Meissner 神经丛(黏膜下层的神经节细胞)和 Auerbach 神经丛(位于环行和纵行固有肌层之间)。食管黏膜下层和肌层也有广泛分布的 Cajal 间质细胞。

胃

解剖学

胃是位于上腹部可明显扩张的 J 形器官,上端起始于中线左侧、横膈下方,与食管相连,下端位于中线右侧,与十二指肠相连。大体上分为贲门、胃底、胃体和胃窦四个区域[8]。胃的下外侧缘称为大弯,上内侧缘称为小弯。食管与胃连接处为 GEJ。GEJ 位于食管黏膜向胃黏膜皱襞过渡区域。胃贲门是食管下段远侧一个小而界限不清的区域,距 GEJ1~3cm。胃底位于 GEJ 上方、横膈下方。胃窦位于胃远端 1/3,近端延伸至角切迹,远端则始于幽门括约肌。其余部分称为胃体。需注意有些文献不区分胃体和胃底,并将两部分都称为胃底,因为二者具有相同类型的黏膜。皱褶一词适用于增厚的胃黏膜皱襞。角切迹是胃小弯侧形成的角度,是胃与十二指肠相连交界处变窄的解剖标志。

正常组织学

胃壁由黏膜、黏膜下层、固有肌层和浆膜组成(图 1.8)。胃黏膜有两种主要的上皮成分:表浅的小凹上皮和深部的腺体(图 1.9~图 1.11)。小凹成分相对单一,由高柱状黏液细胞组成,细胞核位于基底,胞质充满黏液。小凹细胞分布于整个黏膜表面和小凹(图 1.9)。胃黏膜深部由螺旋状的腺管组成,分泌物会排入小凹底部。这些胃腺体的结构和功能在胃的不同区域有所不同。

胃贲门小凹约占黏膜厚度的一半(图 1.10)。黏膜含有排列松散的黏液腺体,腺体间有丰富的固有层间质。这些黏液细胞边界不清,胞质呈空泡状。分泌黏液和胃蛋白酶原Ⅱ。腺体内也可见到单个或小簇的泌酸性细胞,特别是在与胃底交界区附近。

位于胃底和体部的胃底(泌酸腺)黏膜有笔直紧密排列的腺体,其间有少量固有层间质。腺体分为三个部分:底部、颈部和峡部(图 1.11A)。底部主要由主细胞/胃酶细胞(分泌胃蛋白酶原Ⅰ和Ⅱ)组成。这些细胞呈立方形,胞质嗜碱性(由于存在富含核糖体、核糖核酸的粗面内质网),细胞核位于基底,有小核仁(图 1.11B)。壁细胞(分泌胃酸和内因子)主要分布于腺体峡部[9]。这些细胞呈三角形,底部平行于基底膜。胞质呈深粉红色(嗜酸性)(因有大量由蛋白质组成的微管),细胞核位于中央(图 1.11B)。它们可以通过使用人乳脂球蛋白抗体

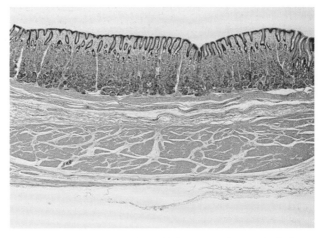

图 1.8　胃壁结构:黏膜、黏膜下层、固有肌层和浆膜

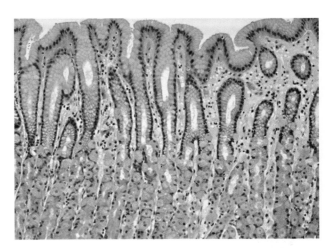

图 1.9　胃小凹。黏膜表面上皮和胃小凹由高柱状黏液细胞组成,细胞核位于基底,胞质充满黏液

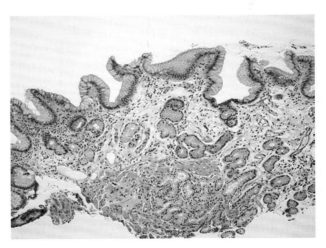

图 1.10　胃贲门黏膜。小凹覆盖在黏液腺表面,约占黏膜厚度的一半。固有层通常可见炎症细胞

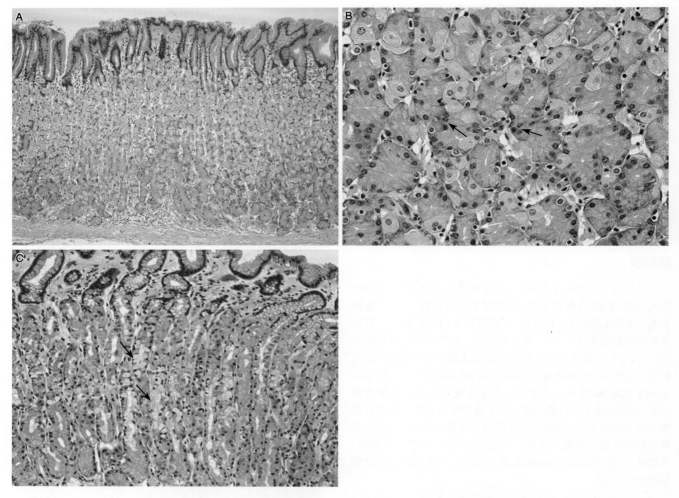

图 1.11　胃底黏膜。(A)小凹下的泌酸腺由笔直紧密排列的腺体组成,分为底部、颈部和峡部三部分。(B)主细胞(黑色长箭头)呈立方形,胞质嗜碱性,细胞核位于基底;壁细胞(三角箭头)呈典型的"煎蛋"状,胞质呈嗜酸性,细胞核位于中央;内分泌细胞(白色长箭头)位于主细胞之间,圆形,境界清楚,胞质透亮。(C)颈黏液细胞(箭头)位于胃小凹和腺体交界处,与主细胞及壁细胞混杂,胞质透亮或空泡化,细胞核位于基底

标记出来[10]。颈部混有主细胞、壁细胞和黏液细胞。这些颈部黏液细胞与幽门区黏液细胞相似,但苏木精-伊红(hematoxylin and eosin,H&E)染色难以识别,可通过过碘酸希夫(periodic acid-Schiff,PAS)染色显示(图 1.11C)。

胃窦和幽门的腺体与小凹相等,均约占黏膜厚度的一半(图 1.12A)。两个区域都含有分布松散的黏液腺,其间有丰富的固有层间质。单个或小簇的泌酸细胞也可见到,特别是在与胃体的交界处(图 1.12B)。

胃也含有多种内分泌细胞(产生激素)。在胃窦中,产胃泌素的 G 细胞约占整个内分泌细胞群的 50%,另外约 30% 是产5-羟色胺的肠嗜铬(enterochromaffin,EC)细胞,约 15% 是产生生长抑素的 D 细胞。在胃底黏膜,分泌组胺的肠嗜铬样(enterochromaffin-like,ECL)细胞占主导地位,EC 细胞和 X 细胞(产生未知的分泌物)的数量较少。这些内分泌细胞通常不明显,H&E 染色很难识别。如果仔细观察,这些细胞呈圆形,胞质透亮,核小(图 1.11B)。胃底黏膜内分泌细胞大多位于腺体底部,每个隐窝有 10~20 个细胞。胃窦黏膜内分泌细胞更多,每个隐窝 20~50 个细胞,位于颈部。免疫组织化学染色如嗜铬

粒蛋白和突触素可用来标记这些内分泌细胞[11]。也可以通过特异性抗体显示特有的激素,如胃泌素。

固有层由基底膜下的网状纤维、胶原纤维和弹力纤维组成,为被覆上皮提供结构支持。固有层内可见少量淋巴细胞、浆细胞、巨噬细胞和成纤维细胞。偶尔也可见中性粒细胞和肥大细胞。固有层还包含神经纤维、毛细血管、血管和淋巴管。正常胃固有层内也可见小淋巴细胞聚集灶(初级淋巴滤泡)[12]。黏膜肌层由内环肌和外纵肌组成。

黏膜下层位于黏膜肌层和固有肌层之间,由含有弹力纤维的疏松结缔组织组成,包括黏膜静脉、动脉、淋巴管网及 Meissner 神经丛。

固有肌层由外纵、内环和最内层的斜行肌三层组成。事实上斜行肌层是不完整的,位于环行肌前面,在胃窦区域最明显。在幽门处,内环层形成幽门括约肌。

淋巴引流

胃淋巴引流至四个主要区域。胃左淋巴结最多,引流至食管下端和大部分胃小弯侧淋巴结。幽门区和小弯侧淋巴引流

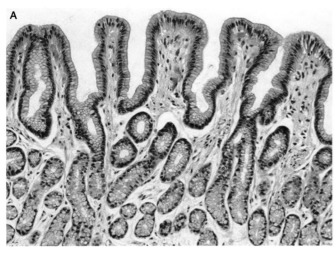
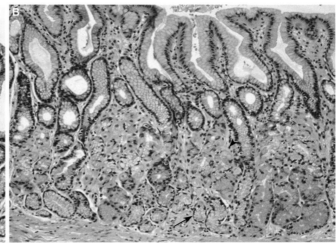

图 1.12　（A）胃窦黏膜由小凹和幽门腺组成,各约占黏膜厚度的一半。（B）胃体胃窦移行区黏膜,包含幽门腺（长箭头）和泌酸腺（三角箭头）

至胃右淋巴结及肝淋巴结。胃大弯侧近端部分淋巴引流至胰脾淋巴结,而胃大弯侧远端淋巴引流入胃网膜右淋巴结和幽门淋巴结。

紧邻黏膜肌的固有层基底有穿过黏膜肌层的淋巴管网,后者与黏膜下层的淋巴管相通,因此即使是完全位于黏膜肌层上方的胃黏膜内腺癌也有可能发生淋巴结转移。

神经支配

受来自腹腔神经丛的交感神经,左、右膈神经及迷走神经来源的副交感神经支配。胃浆膜下层两侧缺乏真正的神经丛。

小肠

解剖学

小肠从胃幽门延伸至盲肠,成人小肠长 6～7m[13]。小肠分为三个部分:十二指肠、空肠和回肠。十二指肠长约 30cm,是小肠的最近端部分,从胃幽门延伸至十二指肠空肠曲。十二指肠分为四个部分:第一部分称为十二指肠冠部或球部,第二部分为降部（胆总管和胰管开口于此）,第三部分为水平部;第四部分为升部,与空肠相连接。由条状纤维肌性组织组成的 Treitz 韧带为空肠起始的标志。自 Treitz 韧带远端,小肠的其余部分可人为分为空肠（近端 2/5）和回肠（远端 3/5）。

十二指肠位于腹膜后,空肠和其他小肠位于腹腔内,与回盲瓣相连。

正常组织学

小肠壁分为四层:黏膜、黏膜下层、固有肌层和浆膜（图1.13）。小肠黏膜为食物吸收的基本功能提供最大的表面积[14,15]。黏膜是由上皮、固有层及黏膜肌层组成。整个管腔表面由指状突起即绒毛组成（图 1.14）。每个绒毛表面都被覆多种细胞组成的单层上皮,上皮下固有层含有丰富的动静脉毛细血管网和淋巴管。肠隐窝（小凹样隐窝或表面上皮凹陷）位于

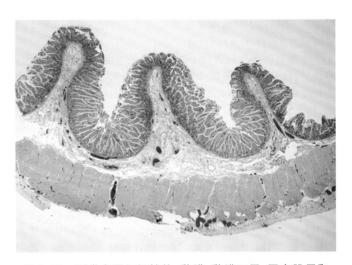

图 1.13　正常小肠组织结构:黏膜、黏膜下层、固有肌层和浆膜。注意位于黏膜环行皱襞上的绒毛

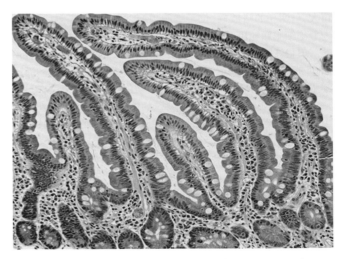

图 1.14　正常小肠绒毛。指状突起被覆单层吸收上皮,其间散在杯状细胞,固有层内可见部分炎症细胞及丰富的动静脉性毛细血管和淋巴管网。注意隐窝底部的潘氏细胞

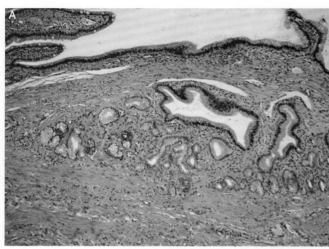
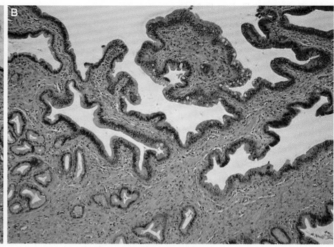

图 1.15 大乳头和 Vater 壶腹。(A)大乳头被覆胃型黏液样化生的平坦上皮,围绕以薄层的 Oddi 括约肌平滑肌束。
(B)Vater 壶腹被覆立方-矮柱状胰胆管型上皮,偶有杯状细胞,呈乳头状外观,伴有散在的胆管周围腺体

绒毛下、黏膜的中间区域。正常的绒毛-隐窝比在 3∶1 和 5∶1 之间[14]。

　　小肠表面上皮包含以下四种主要的细胞:吸收细胞、杯状细胞、内分泌细胞和潘氏细胞(Paneth cell)。吸收细胞是表面上皮内最常见的细胞类型。细胞呈高柱状,胞质嗜酸性,核圆形,位于基底。腔面可见微绒毛和刷状缘,后者是由多糖-蛋白质复合物组成的。超微结构检查可见微绒毛,过碘酸希夫染色或 CD10 免疫染色也可显示刷状缘(见图 9.23)。杯状细胞散在分布于吸收细胞间,顶端具有特征性黏液滴,细胞核小,位于基底。从十二指肠至回肠,杯状细胞的数量增加。内分泌细胞在肠隐窝中较多,绒毛上皮也有散在内分泌细胞。这些内分泌细胞的胞质中含有丰富的含分泌产物的嗜酸性细颗粒。内分泌细胞主要位于上皮的基底侧,细胞核小且位于颗粒状胞质的腔缘侧。潘氏细胞有粗大明亮的嗜酸性颗粒,这些颗粒分布于细胞顶端。潘氏细胞分泌生长因子和抗菌蛋白,在抗细菌感染的免疫反应中发挥作用。胞质内嗜酸性颗粒的大小、颜色和核的位置有助于区分内分泌细胞和潘氏细胞。潘氏细胞颗粒更粗大,呈明亮的嗜酸性,位于细胞顶端,而核在基底侧。相反,内分泌细胞颗粒更细小,深嗜酸性,位于基底侧,而核在细胞顶端。值得注意的是,如果组织用含苦味酸的固定剂(如 Hollande 或 Bouin 液)固定,可能很难识别 H&E 染色切片上的潘氏细胞,因为它们掩盖了颗粒的嗜酸性染色[16]。

　　十二指肠第二部分有两个特殊的结构:十二指肠大乳头和十二指肠小乳头。十二指肠大乳头是前肠和中肠的分隔标志,胆总管和胰管开口于此;十二指肠小乳头是副胰管的开口,通常位于十二指肠大乳头近端 2cm 处。大乳头的组织学不同于邻近的十二指肠黏膜。大乳头被薄层平滑肌束及 Oddi 括约肌包绕,并包含 Vater 壶腹,此为胰管与胆总管远端汇合之处(图 1.15)。大乳头的上皮趋于平坦,并常有局灶性胃型黏液样化生。乳头内无黏膜肌和黏膜下组织。Vater 壶腹被覆立方形至矮柱状胰胆管型上皮,偶尔可见杯状细胞,但无吸收细胞。上皮可形成乳头状结构。附近有胆管周围腺体和胰腺腺泡。当评估乳头、壶腹、胆总管远端或胰头周围的癌时,了解局部解剖学和正常组织学是非常重要的。

　　小肠黏膜内可见淋巴小结。正常小肠也可见少量散在的上皮内淋巴细胞(每 4~5 个上皮细胞内可见 1 个淋巴细胞)[17-19]。这些上皮内淋巴细胞呈 CD3 阳性,大部分也表达 CD8[20,21]。在正常小肠,上皮内淋巴细胞通常从绒毛底部向尖端数量逐渐减少(图 1.16;参见图 9.2)。

　　固有层由胶原束和其他纤维结缔组织相互交织而成。毛细血管、淋巴管和神经纤维网遍布整个固有层。小肠固有层也含有大量的淋巴细胞、浆细胞和嗜酸性粒细胞,也可能存在少量组织细胞、树突状细胞和肥大细胞。固有层位于黏膜肌层之上,黏膜肌层位于黏膜固有层和黏膜下层之间。

　　黏膜下层位于黏膜肌层和固有肌层之间,由胶原纤维、弹力纤维及成纤维细胞混合组成。除脂肪组织外,黏膜下层内还可见散在少量免疫细胞,如组织细胞、淋巴细胞及浆细胞。黏膜下层含有丰富的大动脉、小静脉及淋巴管网,也可见包括 Meissner 神经丛(黏膜下神经丛)的神经结构。

　　十二指肠黏膜下层含有 Brunner 腺(十二指肠腺)。这些腺体主要集中在胃十二指肠交界处,随十二指肠的延长而逐渐

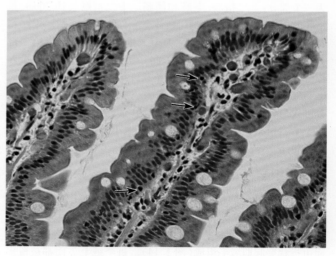

图 1.16 正常小肠黏膜上皮内淋巴细胞(箭头)(每 4~5 个上皮细胞内约 1 个淋巴细胞)

减少。Brunner 腺是十二指肠显微镜下的标志,表现为腺体聚集而成的小叶状结构,腺体由立方至柱状细胞排列而成,胞质均质淡染,椭圆形细胞核位于基底(图 1.17)。这些细胞含过碘酸希夫阳性和耐淀粉酶的中性黏液。其导管被覆相似的上皮。

回肠可见显著的、境界清楚的淋巴组织,包括集合淋巴小结和孤立淋巴滤泡(图 1.18)。集合淋巴小结在黏膜下层和黏膜内都可以见到。集合淋巴小结内的滤泡以 B 淋巴细胞为主,同时含有滤泡树突状细胞和巨噬细胞。大多数滤泡也包含有 CD10 阳性和 BCL-2 阴性的 B 细胞组成的生发中心。生发中心周围为 IgD 和 IgM 均阳性的小 B 细胞形成的套区。

固有肌层包绕黏膜下层,由外纵行肌和内环行肌组成,有血管、淋巴管和淋巴结穿行。Auerbach 肌间神经丛位于外纵行肌和内环行肌之间。Cajal 间质细胞在 Auerbach 神经丛周围和环行肌层内形成网状结构。

小肠的最外层由浆膜覆盖,由单层立方间皮细胞及下方薄层疏松结缔组织组成。

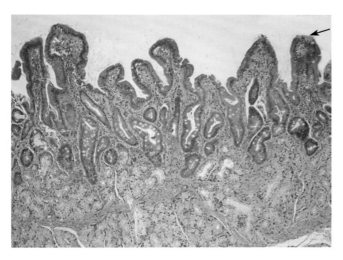

图 1.17　十二指肠球部黏膜含丰富的 Brunner 腺。注意局灶性胃小凹化生(箭头)

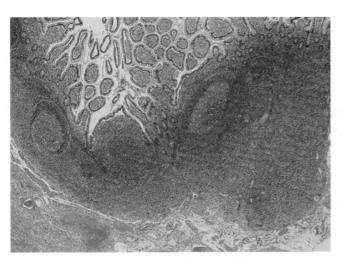

图 1.18　回肠末端黏膜和黏膜下层集合淋巴小结内反应性淋巴细胞聚集/滤泡形成

淋巴引流

十二指肠淋巴引流至由胰后、肝动脉、胰十二指肠下、肠系膜上淋巴结组成的胰十二指肠周围淋巴结。其余小肠沿肠系膜引流入盲肠、回结肠、肠系膜上淋巴结和肠系膜淋巴结。

神经支配

腹腔和肠系膜上神经丛经交感神经支配小肠,支配小肠的副交感神经来自迷走神经。

阑尾

解剖学

阑尾是一个细长的突出于盲肠后内侧的管状结构,始于回肠进入盲肠处下方约 2cm 内。阑尾的长度变化很大,但平均长度为 7~10cm[22],直径为 0.3~0.5cm。几乎整个阑尾外表面均被覆浆膜。

阑尾在人体中的确切作用还不清楚。有人认为它是一个无功能的退化结构,也有人认为阑尾的淋巴细胞可迁移到胃肠道其他位置,发挥免疫调节功能[23]。

正常组织学

组织学上,阑尾与结肠相似,由黏膜、黏膜下层、固有肌层和浆膜四层组成。其最显著的特征是固有层和黏膜下层存在丰富的环周排列的淋巴组织(图 1.19)。

阑尾表面上皮为高柱状吸收细胞,胞质嗜酸性,核圆形,位于基底。这些吸收细胞与杯状细胞、神经内分泌细胞和散在的潘氏细胞混杂在一起。与结肠相比,阑尾的隐窝结构在形状、长度和分布上更不规则。淋巴组织显著或丰富的区域,隐窝可以消失。隐窝上皮内可能有少量淋巴细胞,但中性粒细胞和浆细胞通常不存在。

固有层内隐窝结构周围由纤维结缔组织包绕,其内可见浆细胞、淋巴细胞、巨噬细胞、嗜酸性粒细胞和肥大细胞,并可见数量不固定、境界清楚的淋巴聚集灶,可延伸至黏膜肌下方及黏膜下层。阑尾内淋巴组织的数量随年龄而变化。新生儿可能很少或没有淋巴组织存在。随着年龄的增长,阑尾内的淋巴组织数量随之增加,在 10 岁左右达到高峰,之后逐步减少。固有层还含有丰富的毛细血管、淋巴管和神经纤维网。

黏膜肌层位于固有层之下,结构菲薄,在淋巴细胞明显聚集的区域可缺如。

黏膜下层位于黏膜和固有肌层之间。由弹力纤维、胶原纤维及混杂的成纤维细胞组成。黏膜下层可见少量淋巴细胞、浆细胞、巨噬细胞和肥大细胞,还可有显著的脉管,包括小动脉、小静脉和淋巴管,以及 Meissner 神经丛。

阑尾固有肌层由内环行层和外纵行层组成。Auerbach(肌间)神经丛位于两肌层之间。浆膜位于固有肌层的外纵行层外侧。由混杂血管、淋巴管和神经纤维的疏松结缔组织组成。浆膜表面被覆立方间皮细胞。阑尾纤维脂肪系膜附着处无浆膜覆盖。

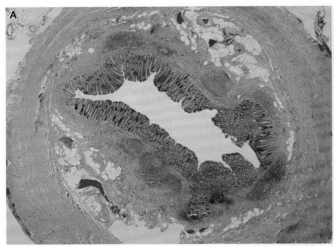 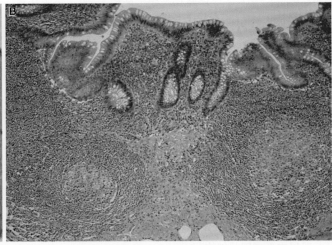

图 1.19　正常阑尾。（A）阑尾四层：黏膜、黏膜下层、固有肌层和浆膜。固有层和黏膜下层淋巴细胞聚集，呈环周排列。
（B）阑尾黏膜与结肠黏膜相似，但有不规则的隐窝和显著的淋巴聚集灶及滤泡形成

淋巴引流

阑尾淋巴引流入回结肠区域淋巴结。

神经支配

阑尾的副交感神经来自迷走神经，而交感神经来自肠系膜上神经丛。

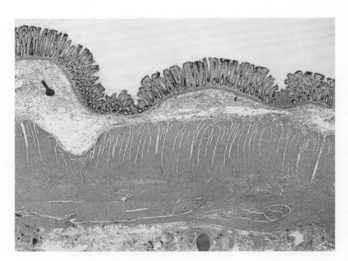

图 1.20　结肠组织学结构：黏膜、黏膜下层、固有肌层和浆膜

结肠

解剖学

结肠连接末端回肠与肛管，成人结肠长 1.0~1.5m[24,25]。结肠主要包括盲肠、升结肠、肝曲、横结肠、脾曲、降结肠、乙状结肠和直肠。盲肠呈球状，与升结肠一起构成右半结肠。盲肠和升结肠的腹侧面被覆腹膜，而背侧直接附于后腹壁。横结肠位于肝曲和脾曲之间，由小网膜悬吊。降结肠与左右后腹壁相连。乙状结肠起始于盆腔环，完全被肠系膜悬空，这种解剖结构正是乙状结肠容易发生扭转的原因。直肠与乙状结肠相连，经腓骨肌群穿出腹腔。

正常组织学

组织学上，结肠由四个部分组成：黏膜、黏膜下层、固有肌层和浆膜（图 1.20）。

黏膜由被覆柱状上皮的隐窝组成，隐窝向固有层深处延伸至黏膜肌上方（图 1.21）。这些隐窝垂直于黏膜肌层排列，彼此平行，形成"试管架"的外观。黏膜上皮细胞由吸收细胞、杯状细胞、内分泌细胞和潘氏细胞组成。基底膜为上皮细胞提供支撑。基底膜厚度一般为 3~5μm，轮廓规则。基底膜不规则增厚且厚度大于 10μm、固有层浅层毛细血管增生提示病理性改变[26,27]。

表面上皮细胞主要由吸收细胞组成。吸收细胞呈柱状，胞质略嗜酸性，核卵圆形，位于基底。腔面顶端有密集的微绒毛。

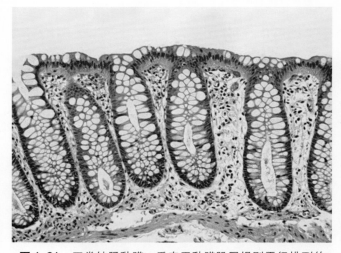

图 1.21　正常结肠黏膜。垂直于黏膜肌层规则平行排列的隐窝，由吸收细胞、杯状细胞和内分泌细胞组成。结肠近端通常有潘氏细胞。固有层包含数量不等的炎症细胞和丰富的毛细血管、小静脉及淋巴管网

杯状细胞可见于表面上皮和隐窝,呈卵圆形或圆形,H&E 染色切片上胞质较透亮。细胞核致密、不规则、深染。内分泌细胞主要分布在隐窝内。基底可见深嗜酸性细颗粒[28]、细胞核位于腔缘侧。潘氏细胞呈锥体状,密集的嗜酸性颗粒分布于顶端,核卵圆形,位于基底。潘氏细胞常位于隐窝的底部,可分布于近端结肠,正常远端结肠和直肠常无潘氏细胞[29](图 1.22)。在 H&E 染色切片上,潘氏细胞颗粒可通过自发荧光而辨识[30]。

正常结肠上皮内淋巴细胞很少,每 100 个上皮细胞有 1~5 个淋巴细胞。如每 100 个上皮细胞中出现 20 个或更多的淋巴细胞属于病理性改变,值得注意的是淋巴聚集灶上方的上皮内淋巴细胞增多不属于病理性改变。正常结肠上皮内也偶有嗜酸性粒细胞[31]。

固有层位于基底膜和黏膜肌层之间,由细胞外基质、炎症细胞和间质细胞混合构成。全结肠固有层内包含数千个清晰可见的淋巴聚集灶,在盲肠尤为明显。除了这些淋巴聚集灶外,固有层还包含淋巴细胞、浆细胞、嗜酸性粒细胞、肥大细胞和巨噬细胞。结肠不同节段的固有层内炎症细胞的密度不同。盲肠和右半结肠细胞量多,从右半结肠至左半结肠,固有层内的细胞数量通常呈进行性减少。泡沫细胞是吞噬黏液的巨噬细胞,是固有层的正常成分,常见于左半结肠和直肠(图 1.23)。固有层也含有丰富的毛细血管、小静脉和淋巴管网。黏膜肌层由一层薄薄的平滑肌构成,为固有层的深部边界,也有血管和神经分支。

黏膜下层由疏松排列的平滑肌和纤维脂肪组织组成,并有丰富的血管、淋巴管和神经组织网。黏膜下层可见散在的炎症细胞和少量淋巴细胞聚集灶。黏膜下层脂肪组织的数量在个体之间及在左半、右半结肠之间差异显著。回盲瓣和盲肠区有丰富的成熟脂肪组织,有时甚至类似于脂肪瘤。黏膜下层包含两种神经丛,即位于黏膜肌下方的 Meissner 神经丛及更深处的 Henle 神经丛。这些神经丛由神经元、胶质细胞、神经节细胞和基质组成(图 1.24)。Cajal 间质细胞也存在于黏膜下层,在肠

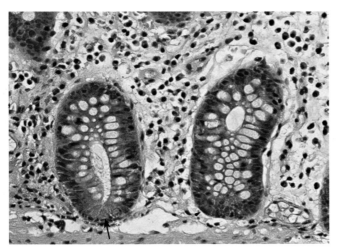

图 1.22　结肠黏膜中的潘氏细胞(长箭头)与内分泌细胞(三角箭头)

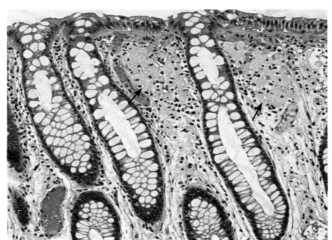

图 1.23　泡沫细胞(箭头)常见于左半结肠和直肠的黏膜层

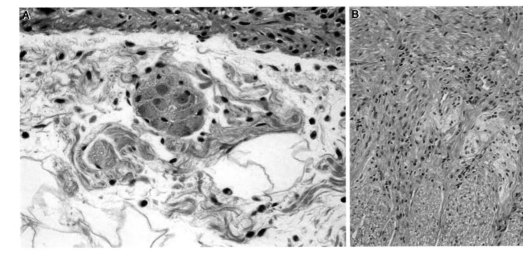

图 1.24　结肠神经丛。(A)黏膜下 Meissner 神经丛,由神经元、胶质细胞、神经节细胞和基质成分组成。(B)位于固有肌层纵行和环行层之间的肌间神经丛(或 Auerbach 神经丛)

道运动中发挥重要作用[32-34]。

结肠固有肌层由内环行层和外纵行层组成。固有肌层内见血管和淋巴管。肌层间和神经丛周围也可见 Cajal 间质细胞。浆膜下纤维脂肪组织位于固有肌层之外,表面被覆间皮。

淋巴引流

盲肠、升结肠和肝曲淋巴引流至结肠周围、回结肠和右半结肠淋巴结。横结肠和脾曲引流到结肠周围、中部结肠和左半结肠淋巴结。降结肠和乙状结肠引流入结肠周围、左结肠、乙状结肠和肠系膜下淋巴结。

神经支配

升结肠和横结肠近端 2/3 接受来自肠系膜上神经丛的交感神经、副交感神经和感觉神经的支配。横结肠远端 1/3、降结肠和乙状结肠接受来自肠系膜下神经丛的交感神经、副交感神经和感觉神经的支配,这些神经由盆腔内脏神经支配的副交感神经和腰段内脏神经支配的交感神经组成。

肛门

解剖学

肛管是大肠的最末端,连接直肠和肛门。从盆底水平(肛门直肠环)延伸到肛管开口(肛门)。成人的肛管长 3 ~ 4cm[35,36]。从直肠到肛周皮肤,上皮区按顺序分为四个不同区域:①结肠型黏膜覆盖的区域;②肛门移行区;③鳞状上皮覆盖区;以及④被覆角化鳞状上皮、皮肤附属器和毛囊的肛周皮肤。

肛管肌肉(由内而外)由肛门黏膜下肌、肛门内括约肌、肛门纵肌、肛门外括约肌组成。

正常组织学

肛管结直肠区是直肠黏膜的延续[37]。肛门移行区被覆核垂直于基底膜排列的小基底细胞(图 1.25)。表层细胞呈扁平至柱状。在肛门移行区也可见小面积的成熟鳞状上皮和单层柱状上皮。肛门移行区远端为非角化鳞状上皮。肛管远端肛周皮肤(含毛发和皮肤附属器)角化明显。

肛门腺开口于肛门移行区,位于黏膜下层,延伸至内括约肌,有些甚至穿透外括约肌[38]。这些肛门腺内衬上皮与肛门移行区的被覆上皮相似(图 1.26A,B),腺体内也可见上皮内微囊和杯状细胞。肛门腺基底有肌上皮,也可见少量淋巴细胞。肛周皮肤内还可以看到另一种类型的腺体,称为肛门-生殖器乳腺样腺体。由单层柱状上皮排列而成,胞质突起伸入腺腔,外周肌上皮围绕(图 1.26A,C)。

固有层由疏松结缔组织组成,其中含有数量不等的肥大细胞和淋巴细胞。直肠黏膜肌层继续延伸至近端肛管,也可见于肛管移行区近端。肛门内括约肌可见少量 Cajal 间质细胞,但外括约肌内没有[39]。

淋巴引流

肛管上部淋巴引流至下腹、闭孔和髂内淋巴结。肛管下部和肛周皮肤淋巴引流至腹股沟浅表淋巴结。

神经支配

来自直肠上神经丛和腹下神经丛的交感神经纤维支配肛门内括约肌。会阴部神经和第四骶神经支配肛门外括约肌。

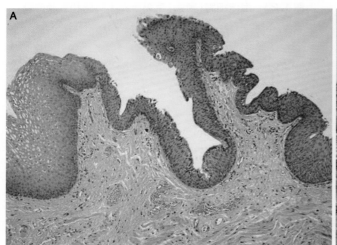
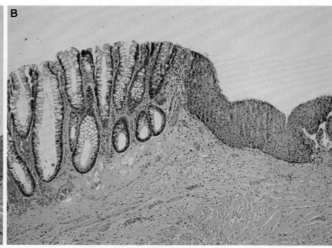

图 1.25 (A)与肛门鳞状上皮(左)相比,肛门移行区黏膜(右)由复层基底细胞排列而成。(B)结肠肛门移行区柱状上皮向鳞状上皮过渡

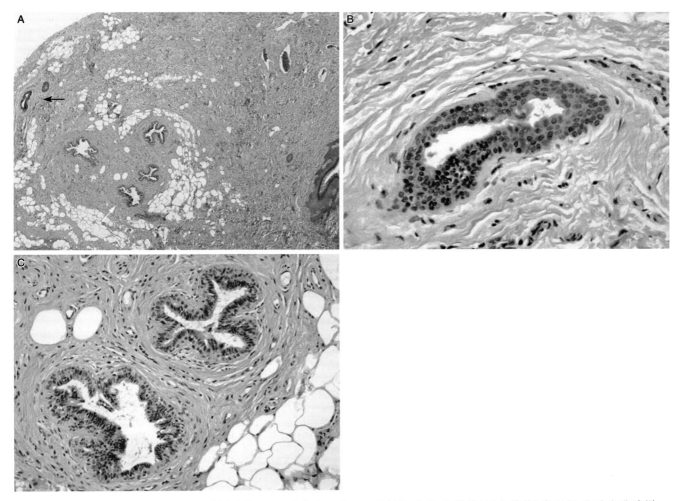

图 1.26　肛门腺和肛门-生殖器乳腺样腺体。（A）本节有两种不同的结构：肛门腺导管（黑色箭头）和肛门-生殖类乳腺样腺体（白色箭头）。（B）肛门腺导管内衬有过渡区上皮。（C）肛门-生殖器乳腺样腺体，内衬单层矮柱状上皮细胞，周围有肌上皮细胞和疏松结缔组织，有小腺泡形成

（叶菊香　译　李君　审）

参考文献

1. Abid S, Mumtaz K, Jafri W, Hamid S, Abbas Z, Shah HA, et al. Pill-induced esophageal injury: endoscopic features and clinical outcomes. Endoscopy. 2005;37(8):740–4. https://doi.org/10.1055/s-2005–870129.
2. McCullough RW, Afzal ZA, Saifuddin TN, Alba LM, Khan AH. Pill-induced esophagitis complicated by multiple esophageal septa. Gastrointest Endosc. 2004;59(1):150–2.
3. McClave SA, Boyce HW Jr, Gottfried MR. Early diagnosis of columnar-lined esophagus: a new endoscopic diagnostic criterion. Gastrointest Endosc. 1987;33(6):413–6.
4. Abraham SC, Krasinskas AM, Correa AM, Hofstetter WL, Ajani JA, Swisher SG, et al. Duplication of the muscularis mucosae in Barrett esophagus: an underrecognized feature and its implication for staging of adenocarcinoma. Am J Surg Pathol. 2007;31(11):1719–25. https://doi.org/10.1097/PAS.0b013e318093e3bf.
5. Meyer GW, Austin RM, Brady CE 3rd, Castell DO. Muscle anatomy of the human esophagus. J Clin Gastroenterol. 1986;8(2):131–4.
6. Shimada H, Nabeya Y, Matsubara H, Okazumi S, Shiratori T, Shimizu T, et al. Prediction of lymph node status in patients with superficial esophageal carcinoma: analysis of 160 surgically

resected cancers. Am J Surg. 2006;191(2):250–4. https://doi.org/10.1016/j.amjsurg.2005.07.035.
7. Eguchi T, Nakanishi Y, Shimoda T, Iwasaki M, Igaki H, Tachimori Y, et al. Histopathological criteria for additional treatment after endoscopic mucosal resection for esophageal cancer: analysis of 464 surgically resected cases. Mod Pathol. 2006;19(3):475–80. https://doi.org/10.1038/modpathol.3800557.
8. Lewin KJ, Riddell RH, Weinstein WM. Normal structure of the stomach. In: Lewin KJ, Riddell RH, Weinstein WM, editors. Gastrointestinal pathology and its clinical implications. New York: Igaku-Shoin; 1992. p. 496–505.
9. Rubin W, Ross LL, Sleisenger MH, Jefries GH. The normal human gastric epithelia. A fine structural study. Lab Invest. 1968;19(6):598–626.
10. Walker MM, Smolka A, Waller JM, Evans DJ. Identification of parietal cells in gastric body mucosa with HMFG-2 monoclonal antibody. J Clin Pathol. 1995;48(9):832–4.
11. Rindi G, Buffa R, Sessa F, Tortora O, Solcia E. Chromogranin A, B and C immunoreactivities of mammalian endocrine cells. Distribution, distinction from costored hormones/prohormones and relationship with the argyrophil component of secretory granules. Histochemistry. 1986;85(1):19–28.
12. Genta RM, Hamner HW, Graham DY. Gastric lymphoid follicles in Helicobacter pylori infection: frequency, distribution, and response

to triple therapy. Hum Pathol. 1993;24(6):577–83.

13. Ahrens EH Jr, Blankenhorn DH, Hirsch J. Measurement of the human intestinal length in vivo and some causes of variation. Gastroenterology. 1956;31(3):274–84.

14. Rubin W. The epithelial "membrane" of the small intestine. Am J Clin Nutr. 1971;24(1):45–64. https://doi.org/10.1093/ajcn/24.1.45.

15. Holmes R, Hourihane DO, Booth CC. The mucosa of the small intestine. Postgrad Med J. 1961;37:717–24.

16. Goldman H, Antonioli DA. Mucosal biopsy of the esophagus, stomach, and proximal duodenum. Hum Pathol. 1982;13(5):423–48.

17. Dobbins WO 3rd. Human intestinal intraepithelial lymphocytes. Gut. 1986;27(8):972–85.

18. Ferguson A, Murray D. Quantitation of intraepithelial lymphocytes in human jejunum. Gut. 1971;12(12):988–94.

19. Hayat M, Cairns A, Dixon MF, O'Mahony S. Quantitation of intraepithelial lymphocytes in human duodenum: what is normal? J Clin Pathol. 2002;55(5):393–4.

20. Selby WS, Janossy G, Bofill M, Jewell DP. Lymphocyte subpopulations in the human small intestine. The findings in normal mucosa and in the mucosa of patients with adult coeliac disease. Clin Exp Immunol. 1983;52(1):219–28.

21. Cerf-Bensussan N, Schneeberger EE, Bhan AK. Immunohistologic and immunoelectron microscopic characterization of the mucosal lymphocytes of human small intestine by the use of monoclonal antibodies. J Immunol. 1983;130(6):2615–22.

22. Buschard K, Kjaeldgaard A. Investigation and analysis of the position, fixation, length and embryology of the vermiform appendix. Acta Chir Scand. 1973;139(3):293–8.

23. Bjerke K, Brandtzaeg P, Rognum TO. Distribution of immunoglobulin producing cells is different in normal human appendix and colon mucosa. Gut. 1986;27(6):667–74.

24. Smith ME, Morton D. The colon. In: Smith ME, Morton D, editors. The digestive system. Edinburgh: Churchill Livingstone; 2001. p. 175–86.

25. Guyton A. The digestive and metabolic systems. In: Guyton A, editor. Anatomy and physiology. Philadelphia: WB Saunders; 1984. p. 643–700.

26. Gledhill A, Cole FM. Significance of basement membrane thickening in the human colon. Gut. 1984;25(10):1085–8.

27. Anagnostopoulos I, Schuppan D, Riecken EO, Gross UM, Stein H. Tenascin labelling in colorectal biopsies: a useful marker in the diagnosis of collagenous colitis. Histopathology. 1999;34(5):425–31.

28. Schonhoff SE, Giel-Moloney M, Leiter AB. Minireview: development and differentiation of gut endocrine cells. Endocrinology. 2004;145(6):2639–44. https://doi.org/10.1210/en.2004-0051.

29. Porter EM, Bevins CL, Ghosh D, Ganz T. The multifaceted Paneth cell. Cell Mol Life Sci. 2002;59(1):156–70.

30. Rubio CA, Nesi G. A simple method to demonstrate normal and metaplastic Paneth cells in tissue sections. In Vivo. 2003;17(1):67–71.

31. Rothenberg ME, Mishra A, Brandt EB, Hogan SP. Gastrointestinal eosinophils. Immunol Rev. 2001;179:139–55.

32. Rumessen JJ, Peters S, Thuneberg L. Light- and electron microscopical studies of interstitial cells of Cajal and muscle cells at the submucosal border of human colon. Lab Invest. 1993;68(4):481–95.

33. Ward SM, Sanders KM. Interstitial cells of Cajal: primary targets of enteric motor innervation. Anat Rec. 2001;262(1):125–35.

34. Takayama I, Horiguchi K, Daigo Y, Mine T, Fujino MA, Ohno S. The interstitial cells of Cajal and a gastroenteric pacemaker system. Arch Histol Cytol. 2002;65(1):1–26.

35. Fenger C. The anal transitional zone. Location and extent. Acta Pathol Microbiol Scand A. 1979;87A(5):379–86.

36. Nivatvongs S, Stern HS, Fryd DS. The length of the anal canal. Dis Colon Rectum. 1981;24(8):600–1.

37. Wendell-Smith CP. Anorectal nomenclature: fundamental terminology. Dis Colon Rectum. 2000;43(10):1349–58.

38. Seow-Choen F, Ho JM. Histoanatomy of anal glands. Dis Colon Rectum. 1994;37(12):1215–8.

39. Hagger R, Gharaie S, Finlayson C, Kumar D. Distribution of the interstitial cells of Cajal in the human anorectum. J Auton Nerv Syst. 1998;73(2–3):75–9.

第 2 章

内镜、组织处理、染色和特殊检查

Ferga C. Gleeson and Lizhi Zhang

内镜

内镜概述

上消化道柔性内镜检查由 Hirschowitz 和他的同事在 1957 年首创[1]。随后历经创新和改进,能更加清晰地显示黏膜细节。通过改进后的内镜技术,内镜医生能实现对病灶实时光学诊断。图像获取技术的进展包括:放大内镜技术、自体荧光成像技术、电子显色技术(例如窄带成像、i-扫描或柔性彩色增强光谱成像),以及激光共聚焦内镜等。这些新的技术均能有效地观察黏膜和上皮下的结构,如血管的细节(图 2.1A,B 和图 2.2A,B)。这些可视化技术的发展和演进,有助于浅表平坦型及凹陷型早期癌或可疑癌前病变的检出率。

结肠镜检查前肠道准备对结肠上皮形态学的影响

结肠镜检查可以评估肠道黏膜的改变,通过发现并切除癌前病变从而发挥预防结肠癌的作用。结肠镜检查前通过饮食控制及服用泻药来进行肠道准备安全有效。但是据报道,即使按照上述流程仍然有 25% 的人肠道准备不充分[2,3]。理想的

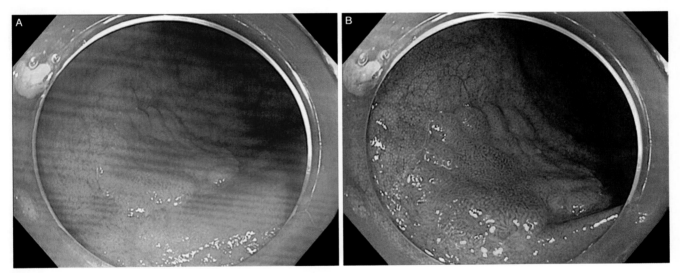

图 2.1 结肠肝曲 40mm 大小的无蒂息肉,在白光(A)和窄带成像(B)下可见中央凹陷。EMR 后病理提示为平坦型管状绒毛状腺瘤伴局灶高级别异型增生

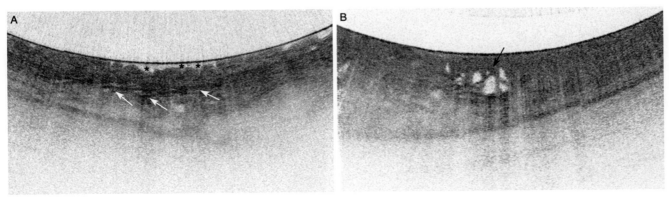

图 2.2 容积激光显微内镜成像显示(A)无异型增生的 Barrett 食管局部层状结构消失(白色箭头)和绒毛状上皮(星号)。(B)合并高级别异型增生的 Barrett 食管可见缺少层次结构的不典型腺体(黑色箭头),特征为筛状外观和腔内出现碎片

肠道准备试剂应是可以充分排空肠道内的粪便,并且不会对肠黏膜造成肉眼或显微镜下改变。20 世纪 70 年代 Meisel 和同事报道了泻药和灌肠对正常人直肠黏膜的影响,表面上皮脱落可能导致直肠乙状结肠活检标本的误诊[4]。20 世纪 80 年代,在一项关于缓泻剂行肠道准备对结肠黏膜组织学影响的前瞻性随机研究试验中,标准制剂(48 小时清流质饮食,240ml 柠檬酸镁和番泻叶衍生物)与 3~4L 的 Golytely(聚乙二醇电解质灌洗液)相比,前者会导致肠道上皮细胞扁平,杯状细胞减少,固有层水肿[5]。目前美国食品药品监督管理局(FDA)批准的结肠清洁剂包括聚乙二醇电解质灌洗液(PEG-ELS)和磷酸钠溶液。不建议在结肠镜检查之前常规使用辅助药物进行肠道清洁。使用含磷酸钠制剂可能导致浅表黏膜出现类似于早期炎症性肠病的异常改变。在一项没有已知炎症性肠病患者的前瞻性研究中,继发于磷酸钠清肠剂的黏膜病变约占 3.3%[6]。另一项纳入 634 例患者的前瞻性随机单盲研究表明,磷酸钠导致的肠道准备相关的黏膜损伤是 PEG 溶液的 10 倍[7]。在另一项 97 例患者的试验中,分别有 2.3% 使用 PEG 的患者及 24.5% 使用磷酸钠溶液的患者出现口疮样黏膜改变[8]。虽然这些黏膜改变可能与克罗恩病的内镜改变相似,但组织学改变各不相同,有助于二者的鉴别。

细胞和组织样本获取途径

　　细胞海绵　细胞海绵(cytosponge)是一种非内镜下的细胞收集装置,由附在一根细线上的明胶胶囊内的聚氨酯海绵组成。胶囊吞咽后在近端胃中溶解,5 分钟后被收回,可从食管内获得 50 多万个细胞。通过三叶因子 3(trefoil factor 3,TFF3)免疫组织化学染色能区分 Barrett 食管、正常鳞状上皮还是贲门上皮,其敏感性和特异性分别为 80% 和 92%[9]。甲基化标志物组合也有望作为 Barrett 食管的诊断标志物[10]。另外,细胞海绵可作为一种准确评估嗜酸性粒细胞性食管炎组织学活动度的检测方法(图 2.3)[11]。

　　内镜下活检及息肉切除术　结肠镜检查中行息肉切除术是预防结肠癌的基础。冷圈套技术是目前切除 10mm 以下息肉的主要方法[12],热钳除不再作为推荐手段。虽然大口径的冷钳除术可以用于切除孤立的微小息肉(1~2mm),但一般认为对于小病灶(<5mm)冷圈套术比冷钳除术更有效而且速度更快。冷

圈套术与热圈套术有本质的不同[13]。对于大小为 10~19mm 的无蒂息肉,可采用黏膜下注射后热圈套息肉切除术;对于盲肠或升结肠的 10~19mm 息肉或有术后出血高风险的患者,无论事先是否进行黏膜下注射均可进行分片冷圈套息肉切除术。

　　内镜黏膜切除术　内镜黏膜切除术(endoscopic mucosal re-

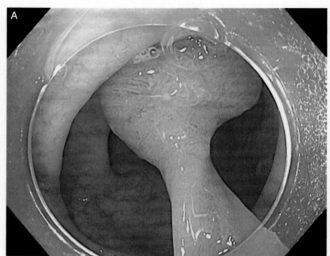

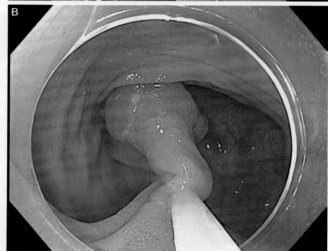

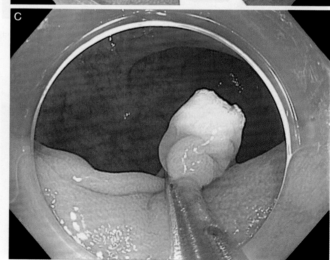

图 2.4　圈套切除带蒂息肉(A),采用圈套器(B),息肉切除后(C)

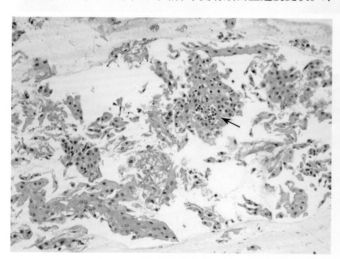

图 2.3　嗜酸性粒细胞性食管炎,使用细胞海绵获得鳞状上皮层中的嗜酸性粒细胞(箭头)

section,EMR)是一种微创内镜下切除胃肠道良性和早期恶性病变的技术,病变通常局限于黏膜和黏膜下层。该技术常被用于 Barrett 食管相关性肿瘤的治疗,也可用于切除 10mm 以下的 I 型胃类癌,并广泛用于切除肠道较大或扁平病变。EMR 切除的最大范围一般认为是 20～25mm。常用的 EMR 技术包括:注射、透明帽和套扎辅助法及水下 EMR 法。注射 EMR 发展于 20 世纪 50 年代,也被称为生理盐水抬举辅助息肉切除术。盐水被注射至病变下方的黏膜下层内,将病变抬举,提供一个安全的液体垫,便于圈套器套取病灶。透明帽法使用一种专用的黏膜切除装置,该装置上有一个固定在内镜上的透明塑料帽,帽内带有通电的圈套器(图 2.4),内镜置于目标病灶上方,通过吸引将病灶黏膜吸入透明帽内,并收紧圈套器从而切除病灶。在套扎辅助法中,将套扎装置安装在内镜上,无论事先是否进行黏膜下注射,将带有透明帽的内镜置于目标病灶的上方,类似透明帽法通过吸力将病灶吸入帽内,进而将套扎器送入病灶根部形成一个假息肉,随后通过电切切除病灶。

内镜黏膜下剥离术　相比于 EMR,内镜黏膜下剥离术(endoscopic submucosal dissection,ESD)通过专用的器械将黏膜下层分离,这样可以切除范围更大及更深层的潜在病变,因而具有治疗的目的。对于较大的病变,必须根据肿瘤学原则进行整块切除,整块切除需要达到肉眼和显微镜下切缘阴性。ESD 是日本首创用于治疗早期胃癌的,也被用于 Barrett 食管相关肿瘤的治疗,尤其是病灶范围大或有一定黏膜下浸润性癌的风险的病变。

ESD 需要多个器械依照一定步骤完成治疗的内镜技术(图 2.5),首先通过电灼烧来标记目标病灶的范围,随后注射液体进入黏膜下层提升病灶黏膜,采用特定电刀对目标病灶进行黏膜下环周切开,再进行黏膜下注射、剥离,直至目标病灶完整剥离[14]。

全层切除　对于局限于胃肠道浅层的病变,传统的内镜切除术如 EMR 或 ESD 疗效显著。内镜全层切除术(EFTR)是一种新技术,内镜下切除病变肠壁并进行安全缝合。上消化道上皮下病变,起源于或浸润至固有肌层,是 EFTR 最主要的适应证。该技术也可用于下消化道抬举征阴性的各种腺瘤,如复发性、没完全切除和初发性腺瘤,以及 T1 期肿瘤的扩大切除、解剖位置不适合常规内镜切除的腺瘤或上皮下病变。少数情况下,对于某些怀疑胃肠运动障碍性疾病(如 Hirschsprung 病即先天性巨结肠)的患者,EFTR 可用于获取组织学检查标本。

超声内镜引导下活检　超声内镜(endoscopic ultrasound,

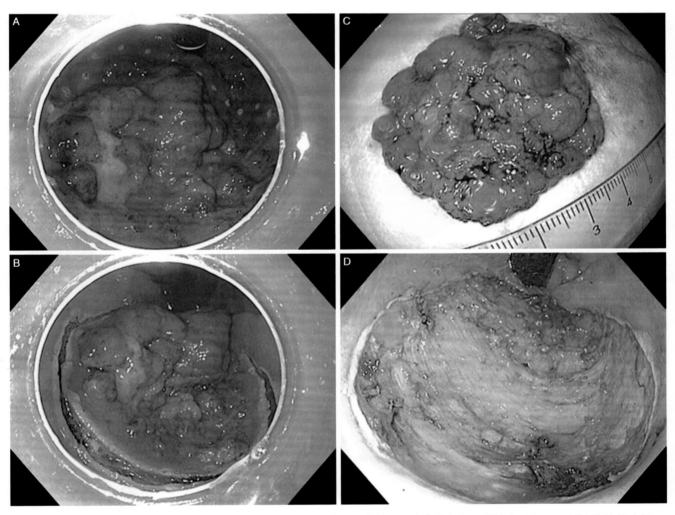

图 2.5　直肠远端 5cm 侧向生长息肉内镜黏膜下剥离术标本(A)病灶周围电烧灼标记。(B)电刀切开。(C)整块标本切除。(D)内镜黏膜下剥离术后黏膜缺损

EUS)下获取组织方法包括:通过细针抽吸(FNA)获取细胞学样本或细针活检(FNB)获取组织学样本。EUS引导下活检目前已经成为评估消化道和非消化道恶性肿瘤的核心技术。FNB技术获取的标本可用于组织病理学检查,辅助免疫组织化学染色可诊断包括淋巴瘤、胃肠道间质瘤及转移瘤等的各种疾病。EUS-FNA在评估消化道上皮下病变的诊断率为46%~93%。随着FNB技术的应用,此诊断率得到了进一步的提升。EUS也在个体化治疗中发挥一定作用,通过其所获取的组织样本的检测可用于治疗方案的制定。如通过EUS-FNB获取的标本进行免疫组织化学染色评估胰腺癌中PD-L1的表达情况(图2.6)[15,16]。

内镜检查及肠道准备相关的组织学改变

内镜、活检及肠道准备可能会造成一些假象和组织损伤。了解这些变化可以帮助病理医生更好地评估活检标本,避免误诊。本节介绍了其中一些内容,并在表2.1中进行总结。

内镜导致的损伤

内镜操作损伤 是指在内镜操作过程中,尤其肉眼检查完成后进行活检时,因内镜与黏膜直接接触而继发出现的黏膜机械性损伤。镜下表现为黏膜固有层的充血、水肿及出血(图2.7)。在严重的病例中可出现黏膜上皮扁平化、上皮脱落或肠壁积气。

肠壁积气 医源性原因导致气体或者空气进入肠壁,多源于内镜检查时过量充气导致的肠腔内压增高,但多无明显临床症状或体征[17]。在活检组织上偶尔可见以固有层或黏膜下层出现空腔为特征的改变,类似于脂肪细胞(图2.8),故又被称为假性脂肪瘤病。空腔周围缺少细胞核结构,可与脂肪细胞鉴别。此外,脂肪组织通常也不存在于固有层中。慢性病例可伴有嗜酸性粒细胞、组织细胞或多核巨细胞聚集。肠壁积气有时也类似于肠淋巴管扩张,后者的形态学特征为黏膜和黏膜下层弥漫性或片状扩张的淋巴管结构。扩张的淋巴管通常比空气形成的空腔大得多,且腔内常含有淡染嗜酸性淋巴液。

穿孔 内镜诊疗后消化道穿孔是一种临床罕见但可能危及生命的并发症。随着内镜检查的频繁使用及内镜下治疗的广泛应用[18,19],医源性穿孔的发病率在全球范围内日益增加。因此病理医生如果在活检标本中发现固有肌层成分,应提醒临床医生患者存在穿孔的潜在风险。

内镜下活检假象

挤压假象 这种假象可能发生于活检钳挤压、钳除组织或切割组织中,尤其是使用钝性刀刃时。挤压能将染色质挤出细胞核,导致细胞学结构异常。炎症细胞和肿瘤细胞最容易受挤压影响。挤压还可导致黏膜出血、组织扭曲和组织结构紊乱。例如,黏膜表面上皮被挤压通过结缔组织进入黏膜下层造成浸润假象;十二指肠活检中被挤压的Brunner腺体可被误认为神经或黏液性肿瘤(图2.9)。

烧灼假象 电灼烧后组织容易出现烧灼假象,常见于内镜下电切除的息肉样组织中,如热圈套切除术获取的息肉。非肿瘤性病变的黏膜活检通常采用冷钳除的方法,可以避免这种假象的出现。烧灼产生的热量破坏组织后可改变上皮和结缔组织的形态。如上皮脱离了基底膜,上皮细胞可出现"爆炸"现象,细胞核出现深染的纺锤样和栅栏样改变,难与异型增生鉴别(图2.10);纤维结缔组织、脂肪和肌肉组织结构模糊及形态不清,是内镜下切除标本基底切缘常见的组织学改变,可据此判断肿瘤基底切缘累犯情况。

活检后改变 内镜活检通常会造成黏膜的轻度损伤但会很快愈合。活检部位最早出现的组织学改变是凝固性坏死和急性炎症反应。在活检后1~2天,活检部位下方出现肉芽组织和早期瘢痕,周边黏膜促进创面上皮再生。完整的黏膜愈合通常需要1~2周的时间,但深挖活检或黏膜切除术后则需要更久。愈合的活检部位可能表现出轻微的形态学改变,例如固有层炎症细胞增多,隐窝增生性改变(如腺体增多和出芽),以及微小隐窝结构改变。较大的活检部位可能出现明显的腺体结构扭曲伴间质纤维化及黏膜肌层的破坏,类似于继发于缺血或慢性结肠炎导致的慢性黏膜损伤(图2.11)。

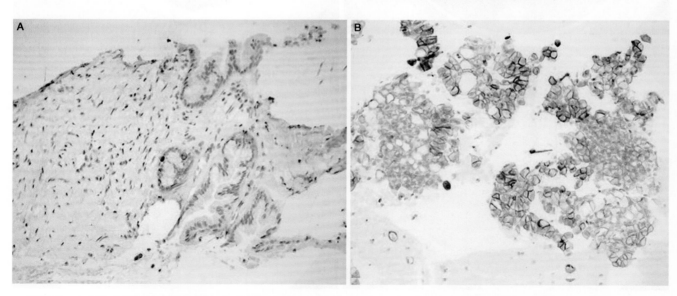

图2.6 在超声内镜细针活检的标本中对PD-L1的表达情况进行评分。在未治疗的胰腺导管腺癌中肿瘤比例评分为1%(A)和80%(B)

表 2.1　内镜检查和组织处理相关的常见组织学变化和人为假象

原因	组织学改变	诊断陷阱及注意事项
内镜损伤	黏膜充血、水肿和出血	严重损伤出现上皮脱落
肠壁积气	黏膜和黏膜下层开放性空腔	误认为脂肪细胞或扩张的淋巴管
活检后改变	出血、炎症、上皮再生、隐窝增生及小的隐窝结构改变,下方见肉芽组织和瘢痕形成	黏膜完全愈合通常需要 1~2 周 大的活检需要更长的愈合时间,并表现出明显的腺体结构扭曲与间质纤维化,类似于慢性结肠炎
肠穿孔	肠壁缺损伴相应的炎症	如果在活检中发现固有肌层,临床医生应该警惕穿孔的风险
肠道准备假象	轻度改变:表面扁平化、杯状细胞和黏液减少或缺失、水肿,固有层内红细胞外渗和出现中性粒细胞,细胞凋亡 重度改变:上皮脱落、出血、口疮样改变,隐窝炎和急性结肠炎	口服磷酸钠引起的组织损伤比口服聚乙二醇溶液更严重,目前已不被临床应用 肠道准备相关的口疮样改变不代表慢性炎症
挤压假象	黏膜出血、组织扭曲、组织结构紊乱、细胞学结构不清	炎性细胞和肿瘤细胞最容易混淆;上皮黏膜下层异位容易被误认为浸润
烧灼假象	细胞核呈纺锤形及栅栏样;纤维结缔组织、脂肪和肌层组织间出现不透明和无定形的物质	样本不足以评估异型增生 有助于评估基底切缘
冰冻假象	间质和细胞质内空泡	很少见于活检
风干假象	组织染色过红和组织收缩	尽快将组织浸入固定剂中 不要在纸巾或盐水巾上运送组织标本
固定不充分	组织自溶;细胞染色质量差;细胞皱缩	尽快将组织浸入固定剂中 组织/福尔马林比至少为 1:10 不推荐使用其他固定剂(如乙醇)
组织污染	显微镜下出现明显不同组织成分或与镜检部位不符合的组织碎片	小的活检组织更容易受到组织污染
组织定向不当	包埋等人为因素造成组织结构改变造成诊断困扰	包埋应尽可能保证垂直切面,特别是对息肉样组织,这样才能观察切缘情况
不适当的 H&E 染色	染色不鲜明或过度染色	与异型增生鉴别困难
外来物质和色素	染料及福尔马林色素沉积	可能被误认为微生物

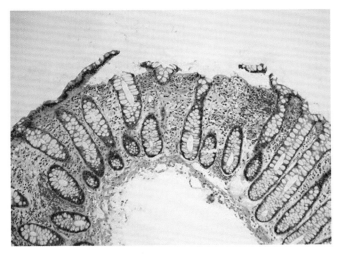

图 2.7　内镜损伤。局灶性表面黏膜脱落,伴有固有层充血、水肿和出血

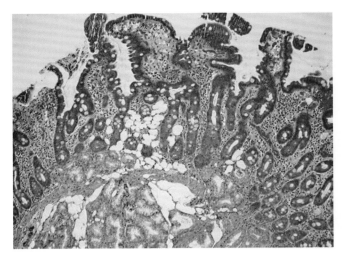

图 2.8　肠壁积气。内镜检查时,由于充气引起腔内压力增加,导致十二指肠黏膜和黏膜下层出现不规则开放的空腔

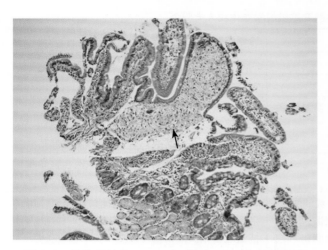

图2.9　被挤压的 Brunner 腺（箭头）显示出神经细胞样或黏液样形态

肠道准备的影响

　　肠道准备造成的相关改变主要见于结肠活检，因为上消化道内镜检查前的准备只需要禁水和禁食4~8小时而不需要使用任何泻药。目前 PEG 类泻药是肠道准备的主要药物[3]。有系列报道肠道准备可出现表面上皮损伤（扁平化、杯状细胞和黏液缺失、细胞质空泡化和上皮脱落），固有层充血、水肿，红细胞外渗，中性粒细胞聚集或隐窝炎，以及隐窝增生（图2.12），但应用 PEG 制剂出现上述组织学改变的概率很低而且病变轻微[8,20-22]。肠道准备相关的口疮样病变在内镜下类似于克罗恩病的表现，但病变组织质地不脆，而且不同时合并有其他慢性结肠炎的黏膜改变。更重要的是，显微镜下黏膜也没有慢性炎症的改变。病理医生需要掌握这些线索，不将损伤假象列入诊断内容，以免给临床医生或患者带来不必要的担心和困惑。

　　应用磷酸钠制剂比 PEG 制剂出现更多的、严重的组织损伤，例如上皮脱落、隐窝凋亡增加、出血甚至出现假膜性肠炎或炎症性肠病样的结肠炎改变[8,23,24]。需要评估移植物抗宿主病的患者不适宜应用磷酸钠制剂，因为其引起的细胞凋亡增加

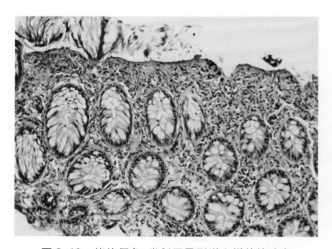

图2.10　烧灼假象，类似于异型增生样的核改变

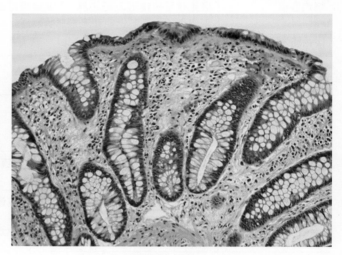

图2.12　肠道准备的影响。表面上皮扁平、黏液缺失、固有层充血水肿、红细胞外渗

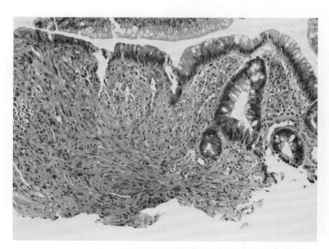

图2.11　活检后改变，腺体结构扭曲伴纤维化，类似于慢性黏膜损伤

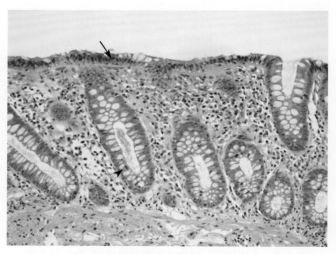

图2.13　肠道准备导致的细胞凋亡，主要发生于表面上皮（长箭头），极少发生于隐窝腺体（三角箭头）

可以模拟轻度移植物抗宿主病的镜下改变(图 2.13)。口服磷酸钠盐还可能引起严重的不良反应,例如肾损伤和电解质紊乱。为此,自 2008 年起此制剂已退出该市场。其他的高渗性泻药诸如口服硫酸钠盐等也偶尔被使用,尚没有明显副作用的报道[25]。

组织样本的处理、染色和特殊检查

恰当的组织样本处理和染色对于后续的形态学评估是必不可少的,表 2.1 总结了制片过程中常见陷阱和假象。病理医生在诊断过程中认识并避免这些陷阱是非常重要的。

大体评估和组织处理

活检标本

大多数胃肠道非肿瘤性疾病的组织病理学评估是基于内镜活检小标本,因此正确处理这类标本,保证组织学质量是临床工作中的关键。活检标本通常由多个大小不等的小组织块组成。组织块的大小被测量为一个数值(取决于活检钳的大小和内镜技术,通常小于 0.3cm)。对组织块的数量进行统计,如果一次活检中组织块数少于 10 个,则可以将组织放入一个包埋盒中,如果活检的组织块多于 10 个,应将活检样本分成多个盒,并且每个盒中放置的组织块数也要记录在总体描述中。通常不建议组织用墨汁染色,因为墨汁可能会掩盖一些细微的形态变化,特别是较小的活检组织(图 2.14)。

组织学实验室的标准是用 10% 的中性缓冲福尔马林液(4% 甲醛)对组织进行固定。从固定良好的胃肠道黏膜活检组织切取切片采用常规苏木精和伊红(H&E)染色、免疫组织化学染色、特殊染色及 RNA 或 DNA 的检测。组织应尽快浸入大量福尔马林液中固定。固定液与组织的比例应至少为 10∶1[26]。不要将组织放在纸巾或盐水巾上再送至实验室进行固定,因为这样可以产生明显的干伪影,会影响形态学的观察。固定时间的控制是获取好的形态学观察的关键。固定不足的组织会因乙醇脱水的作用而产生伪影,脱水乙醇在后续组织处理中是必

需的。福尔马林在室温下以大约 1.0mm/h 的速度穿透组织。因此,大小为 1.0mm 的组织块至少需要固定 1 小时。使用微波加热可以加速固定,但这可能会影响组织学和分子研究的质量[27,28]。目前,大多数实验室使用自动组织处理器,在 50℃ 的 10% 中性缓冲福尔马林液中只需要固定 10 分钟,以便及时处理尽可能多的标本,以及确保活检标本整个组织处理周期控制在 2 小时内,包括固定、脱水、透明和组织浸透。评估胃肠道非肿瘤性疾病很少需要冷冻切片,只有少数特定情况,如先天性巨结肠病的直肠活检标本中需要鉴定有无神经节细胞。

其他固定剂,如 Bouin 和 B5 溶液也有某些实验室在使用。与福尔马林固定的组织相比,前者显示细胞核方面更有优势,但通常仅建议用于固定血液和淋巴组织。固定在 Bouin 或 B5 溶液中的胃肠道活检组织的细胞核形态可被放大,模拟上皮异型增生中的不典型细胞核形态(图 2.15)。还可以使淋巴样细胞过于突出,从而高估炎症性疾病的严重程度(图 2.16)。此外,这些固定物含有重金属,可干扰核酸提取,并产生生物危害处理问题。

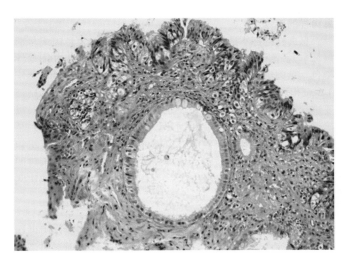

图 2.15　Bouin 固定显示与 Barrett 食管黏膜上皮异型增生相似的细胞核形态

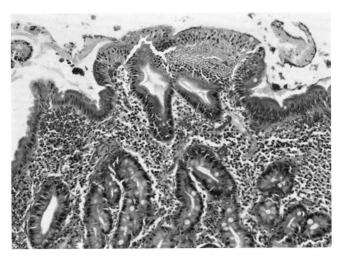

图 2.14　十二指肠活检标本中表面黄色染料可掩盖胃小凹上皮的化生

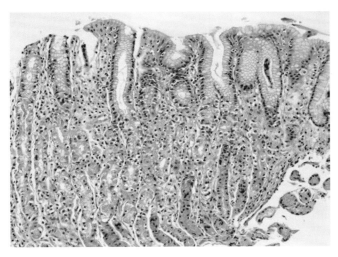

图 2.16　B5 固定后淋巴细胞过于突出,看似上皮内淋巴细胞增多,容易被误判为淋巴细胞性胃炎

石蜡包埋是常规制片必备标准途径。虽然包埋过程中不需要特异确定组织方向，但是正确方向包埋的组织在黏膜活检的评估中很重要，特别是对于组织结构的评估，如乳糜泻中的绒毛萎缩或腺瘤中出现"黏膜下浸润"。组织结构不清可增加病理医生对活检组织诊断的难度，有时可能导致误诊。因此，包埋人员应该掌握组织取材和包埋方向。组织块应该有序地侧向包埋，以确保黏膜垂直切片，显示出黏膜的整个厚度和层次。目前，在包埋过程中很少使用立体显微镜来确定组织方向，因为小活检的多块组织和多个切面通常可以保证显微镜检查时具有合适的组织定位。

包埋组织，通常可切为微米级厚度的多切面切片。每个蜡块的两张切片用于常规 H&E 染色，每个切片需包含多个切面，切面多少取决于组织块的大小和数量。当切取的组织不够完整或病理医生怀疑有更深层次、更严重的病变时，则需要继续深切片。进行常规染色和免疫组织化学染色的组织切片一般为 3~5μm，但一些特殊的染色可能需要更厚的切片，如刚果红染色需要 10μm 厚。最重要的是，要得到高质量、有价值的诊断组织，必须是训练有素的组织学技术员进行切片。

息肉样的标本

息肉样的标本通常为 EMR 和 ESD 标本（如大息肉或早期癌标本）。测量大小后需要识别基底部或蒂部的切缘并用墨汁染色。息肉组织如果大于 0.3cm，取材时应剖检为 2 块，大于 0.3cm 但小于 1cm 的标本应剖检为 3 块，大于 1cm 的标本则需要进行连续等厚度剖检取材。切口应沿蒂部长轴垂直进行，以确保手术切缘被正确包埋和制片。标本可以全部包埋在一个或多个蜡块里。对于破碎的息肉样标本，无法确定切缘，组织计数或整体测量大小后全部包埋。息肉样组织需要更长时间的固定，有时甚至需要过夜。这些组织切片包括切缘需依次侧向包埋。

手术切除标本

胃肠道非肿瘤性疾病有时会进行外科手术切除。阑尾切除术和炎症性肠病的肠切除术标本可能是外科病理学中最常见的两类标本。本书的相应章节将介绍此类标本的大体检查和组织处理。

染色

苏木精-伊红染色（H&E 染色）

苏木精-伊红（H&E）染色是组织形态学检查的标准染色，所有需要进行组织病理学评估的组织需常规进行该染色。H&E 染色的原则和重要性在此无需多介绍。大多数实验室使用自动玻片染色机，可以提供标准化的过程，以确保可重复且一致的染色。然而，在日常会诊实践中，笔者注意到不同实验室 H&E 染色质量的显著差异。对于从外部送到笔者实验室的大部分病例都要求进行重新染色。最常见的问题是缺乏对比和染色过度。染色可能过"蓝"，无法仔细观察组织细胞学的特征。例如，过度染色切片会造成人为的核深染，造成异型增生评估困难（图 2.17）。未溶解的染色颗粒有时会结合到组织中出现沉淀，类似微生物感染。因此，染色的稳定性和质量控制至关重要，是保证显微镜检查能否作出正确诊断的重要环节。

组织化学染色

除了常规的 H&E 染色外，特殊的组织化学染色也经常用于日常工作。这些染色大多用于显示微生物感染。了解这些染色的原理和操作对病理医生来说很重要，正确选择这些染色在某些情况下可以提供诊断价值。常用的特殊组织化学染色如下：

Warthin-Starry（WS）银染色　这种银染通常用于鉴定幽门螺杆菌和螺旋体。菌体被染成黑色，但背景很脏时常导致判断困难。因此，免疫组织化学染色是检测幽门螺杆菌和梅毒螺旋体感染的首选方法。肠道螺旋体病银染色可在上皮表面出现密集丝状螺旋体堆积，对诊断肠道螺旋体病有辅助诊断价值（图 2.18）。

过碘酸希夫（PAS）染色　伴或不伴淀粉酶消化的 PAS 和 PAS-D 是用来检测组织中的多糖和黏液物质的，如黏蛋白，可勾勒正常食管腺、胃和肛门腺的中性黏液，也可以染出真菌菌体。在十二指肠活检中 PAS 染色最常用来检测 Whipple 病的病原体，表现为固有层泡沫状的组织细胞胞质内充满 PAS-D 阳性的微生物（图 2.19）。

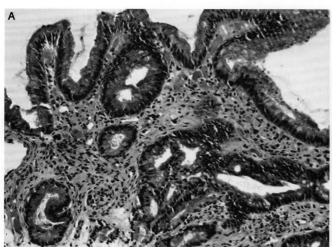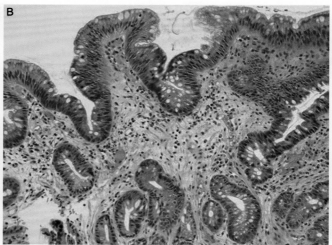

图 2.17　不恰当的 H&E 染色。（A）Barrett 黏膜过度染色造成核不典型性和浓染的染色质假象，容易误诊为异型增生。（B）重新 H&E 染色可提高对比性从而排除上述假象

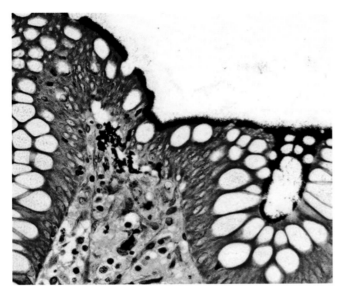

图 2.18 Warthin-Starry 染色,结肠上皮表面可见丝状螺旋体

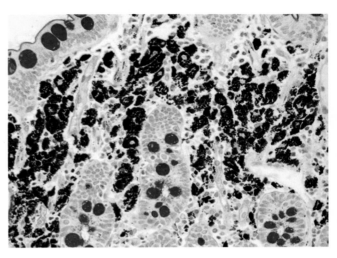

图 2.19 PAS 染色。淀粉酶消化后 PAS(PAS-D)显示杯状细胞中的黏蛋白和十二指肠黏膜组织细胞中 PAS-D 阳性的胞质内微生物,符合 *Tropheryma whipple* 感染

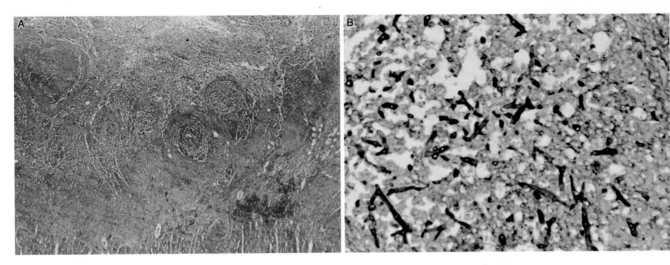

图 2.20 GMS 染色。坏死性肠炎(A),GMS 染色显示毛霉菌(B)

Grocot 六亚甲基四胺银(Grocot's methenamine silver,GMS)染色 在胃肠道活检中鉴别真菌最常使用这种银染色法。在大多数病例中,真菌细胞壁被染成黑色轮廓,由此可以协助真菌亚型分类(图 2.20A,B)。

革兰氏染色 偶尔用于鉴别细菌感染。革兰氏染色法在石蜡包埋组织上染色通常背景不干净,而且染色不特异,因此限制了其使用。另外值得注意的是,正常的腔内菌群也常被染色。

Ziehl-Neelsen 染色 即抗酸杆菌(acid fast bacteria,AFB)染色,常用于检测肉芽肿组织中的抗酸杆菌,特别是伴干酪样坏死的肉芽肿。因杆菌通常分布稀疏,因此 AFB 染色应仔细检查(图 2.21)。如果临床强烈怀疑有感染,应该用×60 或油镜进行观察,如果第一次阴性最好重复做一次染色。虽然可以使用石蜡包埋组织进行分枝杆菌聚合酶链式反应(PCR)检测,但由于 PCR 的敏感性较低,因此仍然需要进行 AFB 染色。

刚果红染色 证实淀粉样物最特异的染色是刚果红染色后在偏振光下观察到苹果绿双折射物(图 2.22)。但偶尔也会出现假阳性染色。光学显微镜下淀粉样物为深粉红至红色,而弹力纤维和纤维组织为淡粉红色。此外,弹力纤维在偏振光显微镜下为明亮的银光双折射,而不是苹果绿色。

铁(Gomori 普鲁士蓝)染色 显示胃肠道黏膜的铁沉积。通过铁染色,可以证实铁剂诱导的黏膜损伤(图 2.23A,B)或十二指肠黑变病中具有含铁血黄素的巨噬细胞。

VonKossa 和 Alizarin Red S 染色 用于检测组织中异常的钙沉积,如黏膜钙质沉着。Alizarin Red S(茜素红 S)染色是鉴别少量钙质的最好方法,如软斑病中的 Michaelis-Gutmann 小体。

Verhoeff Elastic Van Gieson(VVG)染色 用于显示组织中的弹性纤维(黑色)并突出血管壁。胶原蛋白染成粉红色,而

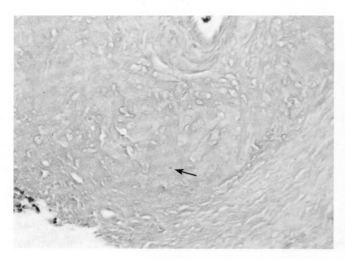

图2.21 Ziehl-Neelsen（AFB）染色。在组织中检测到单条抗酸染色阳性杆菌

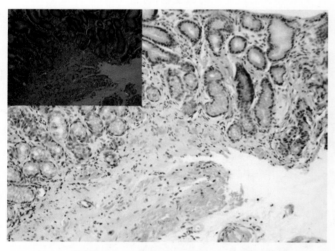

图2.22 刚果红染色。在胃黏膜和黏膜下层刚果红染色发现淀粉样物沉积（橘红色），偏振光下呈苹果绿双折射性（见插图）

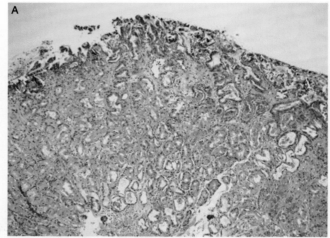

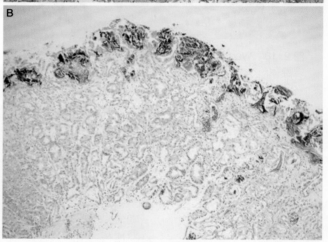

图2.23 铁染色（普鲁士蓝）。铁剂导致的糜烂性胃病（A）伴大量铁沉积（B）

其他组织染成黄色。最常用于评估血管疾病，如血管炎。

黏蛋白染色 有几种方法可用来证明胃肠道上皮细胞中不同类型的黏液。

黏液卡红染色可染羧基化和硫酸化黏液（深粉红色），但不能染中性黏液。通过检测肿瘤细胞产生的黏液来诊断腺癌，也能染新型隐球菌的荚膜。阿尔辛蓝染酸性黏液物质和醋酸黏液（蓝色），而非中性黏液，当阿尔辛蓝 pH 为 2.5 时仅能检测出酸性黏液。PAS 染色对中性黏液和酸性黏液（鲜亮的品红色）的检测特别敏感。同时含有中性和酸性黏液的细胞被染成深蓝色或紫色。阿尔辛蓝和 PAS 染色结合可用于区分中性黏液和酸性黏液；这有助于检测肠上皮化生，如 Barrett 食管（图2.24A，B）。在肠上皮化生中，酸性黏液取代胃中性黏液，用pH2.5 的阿尔辛蓝染色时呈蓝色（图2.24C）。事实上在 H&E 染色中仔细检查就足以识别肠上皮化生，因此这项技术在大多数实验室中并不经常使用。

Masson 三色染色 这种染色用于评估纤维化，如胶原性

结肠炎，但仅用于可疑的病例，而不作为确定上皮下胶原带厚度的常规方法。Masson 三色染色在评估运动障碍时也起着重要作用，可显示黏膜下层和肌层的纤维化。偶尔可用于识别寄生虫结构。

网状纤维染色 很少用于胃肠道活检。网状纤维和基底膜被染成黑色以勾勒出腺体结构。其潜在的用途是区分良性印戒细胞样改变（假印戒细胞）和黏膜内的印戒细胞癌。假印戒细胞仍被基底膜包围，腺体轮廓完整（图2.25A，B），而印戒细胞癌呈浸润性生长[29]。

乙酰胆碱酯酶组织化学染色 在巨结肠病（Hirschsprung病）中，无神经节的胆碱能神经纤维明显，并出现大量的乙酰胆碱酯酶（AChE），可以通过 AChE 组织化学染色显示。虽然该方法诊断巨结肠病的敏感性和特异性超过 90%[30]，但 AChE 组织化学染色仍有一些局限性，比如染色需要新鲜组织冷冻切片，不同病理医生判读染色模式经验不同及不同实验室操作性不同等问题。近年来，钙网膜蛋白（calretinin）免疫组织化学染色已显示出优于 AChE 组织化学的优势，成为诊断巨结肠病[31]的首选方法。

免疫组织化学染色

虽然免疫组织化学在评价非肿瘤性疾病中的应用不像在

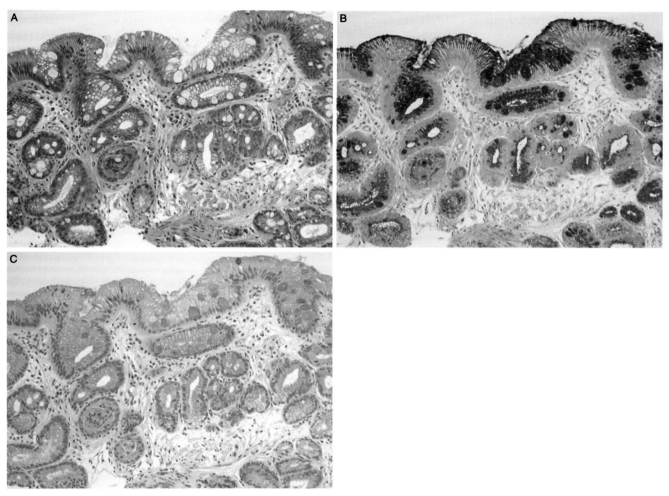

图 2.24 黏蛋白染色。Barrett 食管中杯状细胞化生(**A**)经阿尔辛蓝/PAS 染色(**B,**含有酸性黏液的杯状细胞被阿尔辛蓝染成蓝色,含中性黏液的胃小凹细胞被 PAS 染成品红色)和 pH 2.5 的阿尔辛蓝染色后更显著(**C**)

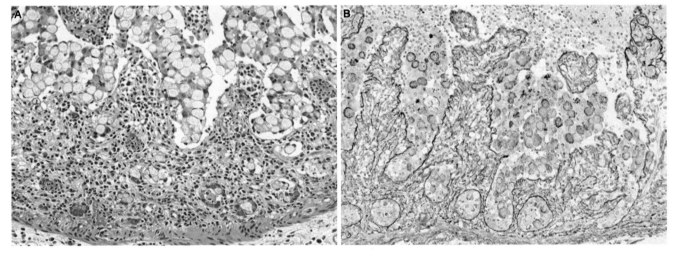

图 2.25 网状纤维染色。缺血性肠炎中模拟印戒细胞癌的假印戒细胞改变(**A**),网状纤维染色显示细胞仍局限于基底膜内(**B**)

外科肿瘤病理中那么广泛,但一些染色对确定诊断也是必要的,特别是感染性疾病。表 2.2 列出了常用的免疫组织化学项目,可供参考。新的免疫组织化学抗体层出不穷(如分枝杆菌免疫组织化学染色[32]),但在真正用于临床之前,需要进行多项研究的验证。对于病理医生来说,重要的是在判读免疫组织化学染色时要意识到一些陷阱或不寻常的染色模式,以避免误诊。用免疫组织化学染色的方法检测幽门螺杆菌和巨细胞病毒(CMV)可能是日常工作中最常见的应用。幽门螺杆菌染色具有较高的敏感性和特异性,而且由于背景干净,比其他特殊染色如 Warthin-Starry 或 Giemsa 染色更容易判读。值

得注意的是,海尔曼螺杆菌(*Helicobacter heilmannii*)经幽门螺杆菌免疫组织化学染色也呈阳性,不过这在 H&E 切片上很容易根据其长而紧密的螺旋外观而将两者区分开来。幽门螺杆菌并非总是具有弯曲的杆菌形态,在某些情况下,如受治疗的影响可转化为球型[33]。免疫组织化学染色在这种情况下很有帮助,但病理医生必须了解这种现象才能识别出这种阳性染色(图 2.26A,B)。此外,固有层内的部分浆细胞和巨噬细胞可出现点状胞质染色,尤其有幽门螺杆菌感染史的患者中。如果这些阳性染色的细胞太靠近胃小凹可能被误认为阳性(图 2.27)。

表 2.2　胃肠道非肿瘤性疾病常用免疫组织化学染色

疾病	免疫组织化学(IHC)	注释
感染性 　细菌 　病毒 　寄生虫	幽门螺杆菌; 梅毒螺旋体(梅毒); *Tropheryma whipplei*(Whipple 病); 结核分枝杆菌复合体 CMV;腺病毒;单纯疱疹病毒; 带状疱疹病毒 弓形虫;KIT(检测贾第鞭毛虫)	幽门螺杆菌 IHC 还能染海尔曼螺杆菌 梅毒螺旋体 IHC 与螺旋体和其他细菌可发生交叉反应 CMV IHC 可能有强背景染色导致假阳性 KIT IHC 的非特异性染色
萎缩性胃炎	胃泌素(G 细胞)和 CgA(内分泌细胞增生)	胃泌素 IHC 突出 G 细胞,以区分胃窦和体/底黏膜 G 细胞可出现在肠化的胃底/体黏膜
动力性障碍 　结肠不蠕动/慢性便秘 　Hirschsprung 病	KIT;SMA;CD3(神经节炎) 钙网膜蛋白;NSE	KIT 可识别 Cajal 间质细胞,但没有定量标准 钙网膜蛋白 IHC 是首选的方法
肥大细胞性疾病	胰蛋白酶;KIT;CD25	胰蛋白酶比 KIT 更特异,是首选。 CD25 区分肿瘤性还是反应性肥大细胞
难治性腹泻	CD3;CD8;TCR beta;TCR delta	常需要结合 T 细胞受体基因重排鉴定 T 细胞群是单克隆还是多克隆性
其他情况 　上皮内淋巴细胞增多症 　胃窦血管扩张症 　微绒毛包涵体病 　异型增生 　CVID 　施万细胞增生 　朗格汉斯细胞组织细胞增生症 　黄色瘤性炎症	CD3 CD61(纤维蛋白血栓) CD10(刷状缘) p53 IgG,IgM,IgA S100;Glutl;Claudin-1;EMA CDla,Langerin,S100 CD68	CD3 染色显示上皮内淋巴细胞数量增多 活动性肠炎 CD10 染色可能有缺失 p53 染色并非常规用于评估高级别异常增生,因为 p53 基因无义突变也可出现完全阴性染色 S100/Glut1/Claudin-1/EMA 用于区分神经束膜瘤和神经纤维瘤

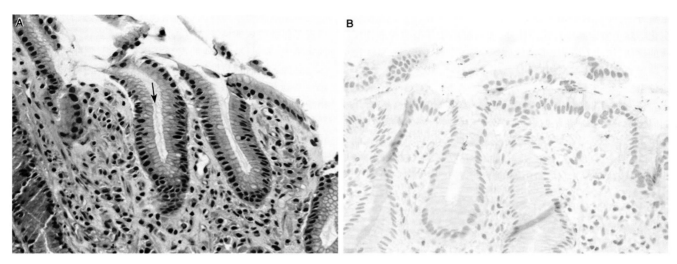

图 2.26   幽门螺杆菌免疫组化染色。幽门螺杆菌表现为一种球菌样的形式（箭头），在 H&E 染色上难以识别（A），但经免疫组化染色证实（B）

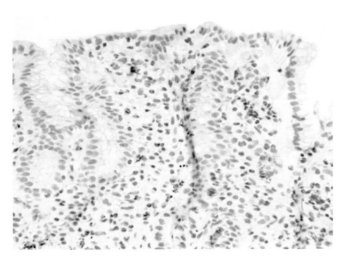

图 2.27   幽门螺杆菌免疫组织化学染色的人工假象。类似幽门螺杆菌的浆细胞和巨噬细胞假阳性染色。如图 2.26 所示，假阳性染色是在组织内，而不是在上皮表面

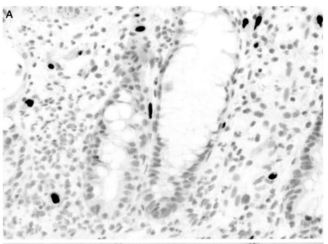

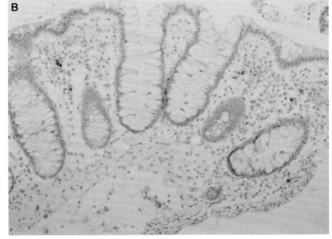

图 2.28   巨细胞病毒免疫组织化学染色。巨细胞病毒阳性细胞表现为分散的核强阳性染色（A），而浆细胞和巨噬细胞胞质为假阳性的颗粒状染色（B）

　　CMV 免疫组织化学染色在浆细胞和巨噬细胞中也存在类似的非特异性染色（图 2.28A，B）。只有核染色且强阳性染色的细胞才被认为是阳性，而且有时需要结合 H&E 切片才能诊断 CMV 感染。该原则也适用于其他病毒（如腺病毒和单纯疱疹病毒）免疫组织化学判断。CMV 免疫染色的另一个重要问题是 CMV 感染的程度，因为在炎症性肠病中病毒载量与结肠炎的严重程度及类固醇的耐受有关[34-36]。目前没有标准化的定量或半定量方法来报告活检时 CMV 感染的严重程度。Kuwahara 等[34] 提出将每个组织切片 >10 个病毒包涵体界定为严重 CMV 感染。Nguyen 等[35] 提出"高度 CMV 感染"为 H&E 和免疫组织化学染色均可识别出病毒包涵体，而"低度感染"是指 H&E 染色未发现病毒包涵体，但 CMV 免疫染色呈阳性。我们最近一项研究将单个组织切片中存在 5 个或 5 个以上包涵体的病例界定为高度 CMV 感染，这些患者抗病毒治疗效果好[36]。最近的研究表明，无论用哪种标准来定义高度 CMV 感

染，对于炎症性肠病患者来说，每个活检标本的病毒数量都应报告。目前已经开发了在活检组织中更准确检测 CMV 载量的

定量方法,如实时 PCR 检测,但尚未被广泛应用[37,38]。免疫组织化学除了鉴定感染性病原体外,偶尔也用于其他非肿瘤性疾病的评估,如动力障碍、难治性腹泻、自身免疫性胃炎、显微镜下结肠炎等,将在本书相应的章节中讨论。

原位杂交

该方法对非肿瘤性消化道疾病的诊断价值有限。最常用的原位杂交检测是在评估淋巴增殖性疾病时检测 EB 病毒,而原位杂交检测 CMV 基本已被免疫组织化学染色所取代。此外,原位杂交可能有助于在组织切片中区分不同种类的真菌,如曲霉菌、镰刀菌和假埃希菌属,但该方法主要用于研究[39]。

特殊检测

分子检测

尽管分子和基因检测在现代病理学中越来越重要,但它们在评价胃肠道非肿瘤性疾病方面的作用仍然有限。目前,基于 PCR 的分子检测方法很少,主要用于 Whipple 病和分枝杆菌感染等感染性疾病,而且敏感性和特异性均较低。因此,这些检查结果必须结合其病理和临床信息。其检测的优点和缺点将在相应的章节中讨论。

电子显微镜检测

电子显微镜在胃肠道非肿瘤性疾病中的应用有限,特别是随着免疫组织化学、分子和血清学检测应用的增加。然而,超微结构分析仍然是某些先天性疾病的关键,如微绒毛包涵体病(图 2.29)或簇绒状肠病。当临床医生或病理医生认为小肠活检组织可能需要超微结构评估时,活检时应多取材,此外正确的组织处理也非常必要。电子显微镜检查要单独制片,小样本体积不超过 1mm³,才能达到最佳的固定剂渗透。这个活检组织应立即浸入 1.5%~2.5% 缓冲戊二醛固定液中,室温下至少浸泡 1~2 小时。然后将已固定的组织切成最大尺寸不超过 1mm 的小块。通常先用甲苯胺蓝染色切片确定组织质量,并选择最具代表性的组织进行透射电子显微镜的后续详细研究。

福尔马林固定不仅会导致组织结构保持不佳,而且会改变一些超微结构,因此通常不推荐用于电子显微镜观察。然而一些报告显示在福尔马林固定石蜡包埋组织中,透射电子显微镜发现了保持完好的精细结构、病毒和其他微生物[40-42]。在笔者的实践中,如果没有单独的戊二醛固定组织,偶尔可以使用福尔马林固定的石蜡包埋组织来进行透射电子显微镜检查,但很难观察到细胞器的精细结构。

组织培养

在胃肠道活检标本中通过组织培养寻找病原菌的方法应用较少,主要是因为本身的技术难度、时间成本及其他无创备选方案很多。但是,当临床医生或病理医生怀疑特殊的感染时,也需要借助组织培养,如结核病。因此它仍然是一种重要的辅助检查。当处理反复感染的患者,如耐药的幽门螺杆菌胃炎时[43],组织培养也可以提供抗生素的药物敏感性信息。此外,空肠液抽吸或未经冲洗的内镜下空肠黏膜活检培养被认为是确立小肠细菌过度生长诊断的标准[44,45]。活组织培养的标本通常需要在内镜检查的第一时间获得,并应在 30 分钟内送至微生物实验室。标本可置于无菌生理溶液(如 0.9% NaCl)的容器内或无菌盐水巾上。怀疑厌氧菌感染的组织应立即放入厌氧(含真空 CO_2)无菌管中。

基于淀粉样物分型的光谱分析

淀粉样物沉积在胃肠道活检中很常见,可以是已知淀粉样变性的继发性改变,也可以是新的发现。联合质谱和激光显微切割技术是淀粉样物分型的首选方法,特异性为 100%,灵敏度为 98%[46]。这种方法特别有用,因为它可以在非常少量的组织中进行,并且可以使用福尔马林固定的石蜡包埋组织,而不是新鲜组织、冷冻组织或其他特殊存储的组织样本。质谱也可以帮助组织学诊断困难的病例,如那些有可疑刚果红染色或少见类型的淀粉样变性的病例[47]。

酶学试验

小肠活检双糖酶检测是双糖酶缺乏症诊断的金标准[48],是采用分光光度法测定四种双糖酶(乳糖酶、麦芽糖酶、帕拉金糖降解酶和蔗糖酶)的活性。标本要求取自十二指肠远端或空肠近端(需 5mg),采集后置于-20℃下冷冻 2 小时,用干冰送至实验室。同时还需另取小肠活检组织来评估结构异常。直肠黏膜活检中乙酰胆碱酯酶活性的定量评估曾被用作诊断巨结肠的补充试验[49],但随着其他更方便、可靠的检测方法的出现,该方法现已经不再应用于临床。

(崔红霞　戴彦苗　译　李君　审)

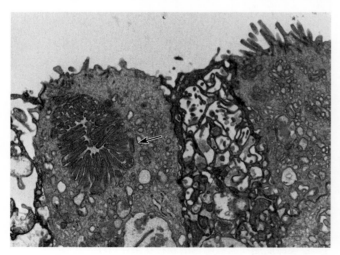

图 2.29 电子显微镜。微绒毛包涵体病中,显示管腔边缘的异常微绒毛结构和顶端胞质内微绒毛包涵体(箭头)

参考文献

1. Hirschowitz BI, Peters CW, Curtiss LE. Preliminary report on a long fiberscope for examination of stomach and duodenum. Med Bull (Ann Arbor). 1957;23(5):178-80.
2. Johnson DA, Barkun AN, Cohen LB, Dominitz JA, Kaltenbach T, Martel M, et al. Optimizing adequacy of bowel cleansing for colonoscopy: recommendations from the U.S. multi-society task force on colorectal cancer. Gastrointest Endosc. 2014;80(4):543-62. https://doi.org/10.1016/j.gie.2014.08.002.
3. Committee ASoP, Saltzman JR, Cash BD, Pasha SF, Early DS, Muthusamy VR, et al. Bowel preparation before colonoscopy. Gastrointest Endosc. 2015;81(4):781-94. https://doi.org/10.1016/j.gie.2014.09.048.
4. Meisel JL, Bergman D, Graney D, Saunders DR, Rubin CE. Human

rectal mucosa: proctoscopic and morphological changes caused by laxatives. Gastroenterology. 1977;72(6):1274–9.

5. Pockros PJ, Foroozan P. Golytely lavage versus a standard colonoscopy preparation. Effect on normal colonic mucosal histology. Gastroenterology. 1985;88(2):545–8.

6. Rejchrt S, Bures J, Siroky M, Kopacova M, Slezak L, Langr F. A prospective, observational study of colonic mucosal abnormalities associated with orally administered sodium phosphate for colon cleansing before colonoscopy. Gastrointest Endosc. 2004;59(6):651–4.

7. Lawrance IC, Willert RP, Murray K. Bowel cleansing for colonoscopy: prospective randomized assessment of efficacy and of induced mucosal abnormality with three preparation agents. Endoscopy. 2011;43(5):412–8. https://doi.org/10.1055/s-0030–1256193.

8. Zwas FR, Cirillo NW, el-Serag HB, Eisen RN. Colonic mucosal abnormalities associated with oral sodium phosphate solution. Gastrointest Endosc. 1996;43(5):463–6.

9. Ross-Innes CS, Debiram-Beecham I, O'Donovan M, Walker E, Varghese S, Lao-Sirieix P, et al. Evaluation of a minimally invasive cell sampling device coupled with assessment of trefoil factor 3 expression for diagnosing Barrett's esophagus: a multi-center case-control study. PLoS Med. 2015;12(1):e1001780. https://doi.org/10.1371/journal.pmed.1001780.

10. Chettouh H, Mowforth O, Galeano-Dalmau N, Bezawada N, Ross-Innes C, MacRae S, et al. Methylation panel as a diagnostic biomarker for Barrett's oesophagus in endoscopic biopsies and non-endoscopic cytology specimens. Gut. 2017; https://doi.org/10.1136/gutjnl-2017–314026.

11. Katzka DA, Smyrk TC, Alexander JA, Geno DM, Beitia RA, Chang AO, et al. Accuracy and safety of the cytosponge for assessing histologic activity in eosinophilic esophagitis: a two-center study. Am J Gastroenterol. 2017;112(10):1538–44. https://doi.org/10.1038/ajg.2017.244.

12. Kawamura T, Takeuchi Y, Asai S, Yokota I, Akamine E, Kato M, et al. A comparison of the resection rate for cold and hot snare polypectomy for 4–9 mm colorectal polyps: a multicentre randomised controlled trial (CRESCENT study). Gut. 2017; https://doi.org/10.1136/gutjnl-2017–314215.

13. Moss A, Nalankilli K. Standardisation of polypectomy technique. Best Pract Res Clin Gastroenterol. 2017;31(4):447–53. https://doi.org/10.1016/j.bpg.2017.05.007.

14. Committee AT, Maple JT, Abu Dayyeh BK, Chauhan SS, Hwang JH, Komanduri S, et al. Endoscopic submucosal dissection. Gastrointest Endosc. 2015;81(6):1311–25. https://doi.org/10.1016/j.gie.2014.12.010.

15. Wani S, Muthusamy VR, McGrath CM, Sepulveda AR, Das A, Messersmith W, et al. AGA white paper: optimizing endoscopic ultrasound-guided tissue acquisition and future directions. Clin Gastroenterol Hepatol. 2018;16(3):318–27. https://doi.org/10.1016/j.cgh.2017.10.020.

16. Gleeson FC, Zhang L, Roden AC, Levy MJ. Endoscopic ultrasound-guided fine-needle biopsies from pancreatic ductal adenocarcinomas can be used to quantify PD-L1. Clin Gastroenterol Hepatol. 2018;16:1535–6. https://doi.org/10.1016/j.cgh.2018.01.001.

17. Heng Y, Schuffler MD, Haggitt RC, Rohrmann CA. Pneumatosis intestinalis: a review. Am J Gastroenterol. 1995;90(10):1747–58.

18. Bielawska B, Day AG, Lieberman DA, Hookey LC. Risk factors for early colonoscopic perforation include non-gastroenterologist endoscopists: a multivariable analysis. Clin Gastroenterol Hepatol. 2014;12(1):85–92. https://doi.org/10.1016/j.cgh.2013.06.030.

19. Burgess NG, Bassan MS, McLeod D, Williams SJ, Byth K, Bourke MJ. Deep mural injury and perforation after colonic endoscopic mucosal resection: a new classification and analysis of risk factors. Gut. 2017;66(10):1779–89. https://doi.org/10.1136/gutjnl-2015–309848.

20. Fa-Si-Oen PR, Penninckx F. The effect of mechanical bowel preparation on human colonic tissue in elective open colon surgery. Dis Colon Rectum. 2004;47(6):948–9. https://doi.org/10.1007/

s10350–004–0515–1.

21. Bingol-Kologlu M, Senocak ME, Talim B, Kale G, Ocal T, Buyukpamukcu N. A comparative histopathologic evaluation of the effects of three different solutions used for whole bowel irrigation: an experimental study. J Pediatr Surg. 2000;35(4):564–8. https://doi.org/10.1053/jpsu.2000.0350564.

22. Parente F, Marino B, Crosta C. Bowel preparation before colonoscopy in the era of mass screening for colo-rectal cancer: a practical approach. Dig Liver Dis. 2009;41(2):87–95. https://doi.org/10.1016/j.dld.2008.06.005.

23. Driman DK, Preiksaitis HG. Colorectal inflammation and increased cell proliferation associated with oral sodium phosphate bowel preparation solution. Hum Pathol. 1998;29(9):972–8.

24. Chlumska A, Benes Z, Mukensnabl P, Zamecnik M. Histologic findings after sodium phosphate bowel preparation for colonoscopy. Diagnostic pitfalls of colonoscopic biopsies. Cesk Patol. 2010;46(2):37–41.

25. Rex DK, DiPalma JA, McGowan J, Cleveland M. A comparison of oral sulfate solution with sodium picosulfate: magnesium citrate in split doses as bowel preparation for colonoscopy. Gastrointest Endosc. 2014;80(6):1113–23. https://doi.org/10.1016/j.gie.2014.05.329.

26. Thavarajah R, Mudimbaimannar VK, Elizabeth J, Rao UK, Ranganathan K. Chemical and physical basics of routine formaldehyde fixation. J Oral Maxillofac Pathol. 2012;16(3):400–5. https://doi.org/10.4103/0973–029X.102496.

27. Durgun-Yucel B, Dere F, Yucel AH, Oguz O. Rapid fixation of whole organ specimens and attendant problems. Acta Med Okayama. 1992;46(2):75–81. https://doi.org/10.18926/AMO/32649.

28. Looi LM, Loh KC. Microwave-stimulated formaldehyde fixation of experimental renal biopsy tissues: computerised morphometric analysis of distortion artefacts. Malays J Pathol. 2005;27(1):23–7.

29. Boncher J, Bronner M, Goldblum JR, Liu X. Reticulin staining clarifies florid benign signet ring cell change with mitotic activity in a penetrating gastric ulcer. Am J Surg Pathol. 2011;35(5):762–6. https://doi.org/10.1097/PAS.0b013e318213f833.

30. Agrawal RK, Kakkar N, Vasishta RK, Kumari V, Samujh R, Rao KL. Acetylcholinesterase histochemistry (AChE)—a helpful technique in the diagnosis and in aiding the operative procedures of Hirschsprung disease. Diagn Pathol. 2015;10:208. https://doi.org/10.1186/s13000–015–0443–5.

31. Guinard-Samuel V, Bonnard A, De Lagausie P, Philippe-Chomette P, Alberti C, El Ghoneimi A, et al. Calretinin immunohistochemistry: a simple and efficient tool to diagnose Hirschsprung disease. Mod Pathol. 2009;22(10):1379–84. https://doi.org/10.1038/modpathol.2009.110.

32. Solomon IH, Johncilla ME, Hornick JL, Milner DA Jr. The utility of immunohistochemistry in mycobacterial infection: a proposal for multimodality testing. Am J Surg Pathol. 2017;41(10):1364–70. https://doi.org/10.1097/PAS.0000000000000925.

33. Azevedo NF, Almeida C, Cerqueira L, Dias S, Keevil CW, Vieira MJ. Coccoid form of Helicobacter pylori as a morphological manifestation of cell adaptation to the environment. Appl Environ Microbiol. 2007;73(10):3423–7. https://doi.org/10.1128/AEM.00047–07.

34. Kuwabara A, Okamoto H, Suda T, Ajioka Y, Hatakeyama K. Clinicopathologic characteristics of clinically relevant cytomegalovirus infection in inflammatory bowel disease. J Gastroenterol. 2007;42(10):823–9. https://doi.org/10.1007/s00535–007–2103–3.

35. Nguyen M, Bradford K, Zhang X, Shih DQ. Cytomegalovirus reactivation in ulcerative colitis patients. Ulcers. 2011;2011:282507. https://doi.org/10.1155/2011/282507.

36. Jones A, McCurdy JD, Loftus EV Jr, Bruining DH, Enders FT, Killian JM, et al. Effects of antiviral therapy for patients with inflammatory bowel disease and a positive intestinal biopsy for cytomegalovirus. Clin Gastroenterol Hepatol. 2015;13(5):949–55. https://doi.org/10.1016/j.cgh.2014.09.042.

37. Roblin X, Pillet S, Oussalah A, Berthelot P, Del Tedesco E, Phelip JM, et al. Cytomegalovirus load in inflamed intestinal tissue is pre-

dictive of resistance to immunosuppressive therapy in ulcerative colitis. Am J Gastroenterol. 2011;106(11):2001–8. https://doi.org/10.1038/ajg.2011.202.

38. Mills AM, Guo FP, Copland AP, Pai RK, Pinsky BA. A comparison of CMV detection in gastrointestinal mucosal biopsies using immunohistochemistry and PCR performed on formalin-fixed, paraffin-embedded tissue. Am J Surg Pathol. 2013;37(7):995–1000. https://doi.org/10.1097/PAS.0b013e31827fcc33.

39. Hayden RT, Isotalo PA, Parrett T, Wolk DM, Qian X, Roberts GD, et al. In situ hybridization for the differentiation of Aspergillus, Fusarium, and Pseudallescheria species in tissue section. Diagn Mol Pathol. 2003;12(1):21–6.

40. Wang NS, Minassian H. The formaldehyde-fixed and paraffin-embedded tissues for diagnostic transmission electron microscopy: a retrospective and prospective study. Hum Pathol. 1987;18(7):715–27.

41. Johannessen JV. Use of paraffin material for electron microscopy. Pathol Annu. 1977;12(Pt 2):189–224.

42. Rossi GL, Luginbuhl H, Probst D. A method for ultrastructural study of lesions found in conventional histological sections. Virchows Arch A Pathol Pathol Anat. 1970;350(3):216–24.

43. De Francesco V, Giorgio F, Hassan C, Manes G, Vannella L, Panella C, et al. Worldwide H. pylori antibiotic resistance: a systematic review. J Gastrointestin Liver Dis. 2010;19(4):409–14.

44. Chandra S, Dutta U, Noor MT, Taneja N, Kochhar R, Sharma M, et al. Endoscopic jejunal biopsy culture: a simple and effective method to study jejunal microflora. Indian J Gastroenterol. 2010;29(6):226–30. https://doi.org/10.1007/s12664–010–0072–6.

45. Rubio-Tapia A, Barton SH, Rosenblatt JE, Murray JA. Prevalence of small intestine bacterial overgrowth diagnosed by quantitative culture of intestinal aspirate in celiac disease. J Clin Gastroenterol. 2009;43(2):157–61. https://doi.org/10.1097/MCG.0b013e3181557e67.

46. Vrana JA, Gamez JD, Madden BJ, Theis JD, Bergen HR 3rd, Dogan A. Classification of amyloidosis by laser microdissection and mass spectrometry-based proteomic analysis in clinical biopsy specimens. Blood. 2009;114(24):4957–9. https://doi.org/10.1182/blood-2009–07–230722.

47. Sethi S, Vrana JA, Theis JD, Leung N, Sethi A, Nasr SH, et al. Laser microdissection and mass spectrometry-based proteomics aids the diagnosis and typing of renal amyloidosis. Kidney Int. 2012;82(2):226–34. https://doi.org/10.1038/ki.2012.108.

48. Dahlqvist A, Auricchio S, Semenza G, Prader A. Human intestinal disaccharidases and hereditary disaccharide intolerance. The hydrolysis of sucrose, isomaltose, palatinose (isomaltulose), and a 1,6-alpha-oligosaccharide (isomalto-oligosaccharide) preparation. J Clin Invest. 1963;42:556–62. https://doi.org/10.1172/JCI104744.

49. Patrick WJ, Besley GT, Smith II. Histochemical diagnosis of Hirschsprung's disease and a comparison of the histochemical and biochemical activity of acetylcholinesterase in rectal mucosal biopsies. J Clin Pathol. 1980;33(4):336–43.

第二篇
食管非肿瘤性疾病

第 3 章

反流性食管炎和 Barrett 食管

Jason T. Lewis

反流性食管炎

定义

胃食管反流引起食管损伤导致的一系列组织病理学改变。

前言

食管下段具有防止胃内容物反流的功能,机制很复杂。食管下括约肌(lower esophageal sphincter,LES)、膈肌脚折和胃悬吊肌的协同作用构成了阻止胃内容物反流入食管的机械性屏障[1-3]。LES 的短暂松弛可使吞咽的空气从胃排入食管,产生轻微的"生理性"反流,主要发生在食管远端 1~2cm 范围内[1]。

临床症状以胃灼热和反酸常见。学者们对胃食管反流病(gastroesophageal reflux disease,GERD)的定义一直无法达成一致,直到 2006 年,蒙特利尔共识将其定义为一种综合征:包括典型症状和/或并发症[2]。因此,GERD 可以被认为是正常生理过程的紊乱。

因此,GERD 不是单一的诊断,而是代表几种不同的疾病,伴随着胃灼热/反酸的症状。GERD 出现内镜下改变时称为糜烂性反流病(erosive reflux disease,ERD),而内镜下表现正常时称为无糜烂性反流病(nonerosive reflux disease,NERD)。病理医生的作用在于识别支持 ERD/NERD 及其并发症的客观诊断特征,尤其是食管炎和特化的 Barrett 黏膜。

临床特征

GERD 是门诊最常见的胃肠道疾病[4]。研究表明,根据地理人口特征和 GERD 的定义,发病率可从 3.5% 到接近 30%[3,5-7]。地域特征较为明显,西方的 GERD 发病率比东亚更普遍[8]。北美的研究提示发病率为 18.1%~27.8%[8]。这些数据与 Mayo Clinic 有关奥姆斯特德县人口研究中获得的结果一致。该研究显示,在 25~74 岁成年人中,大约有 19.8% 的人每周都会出现 GERD 症状[7]。GERD 的发病率正在逐年上升[9]。原因可能是多方面的,但最主要的驱动因素包括人口老龄化和肥胖人群的增加。随着年龄的增长,食管远端暴露于酸性环境的时间增加,LES 长度会变短,同时随着衰老过程的发生,食管蠕动下降[10]。Becher 和 Dent 基于人群的一项回顾性研究发现,年龄与 GERD 相关症状和并发症之间存在一定关系,确定"衰老与更严重的酸反流和反流性食管炎相关,但随着年龄的进一步增长,胃灼热和反流的严重程度也可能会下降"[11]。一项包括 9 个研究的 Meta 研究分析表明,肥胖与 GERD 症状增加、糜烂性食管炎和食管腺癌的风险有关[12]。Jacobson 等人对 10 545 名注册女性护士的队列研究进一步证实体质指数(BMI)与 GERD 之间存在一定相关性[13]。分析结果显示,在正常体重和超重的个体中,GERD 均随着 BMI 的上升而增加。换句话说,在 BMI 升高的特定人群中,反流症状的风险增加。虽然美国的黑人和白人 GERD 的患病率相似,但每周发生胃灼热或反酸的患者中,白人比黑人更容易发生糜烂性食管炎(50% vs. 24%)[14]。此外,糜烂性食管炎以男性多见[15]。

胃炎与反流性食管炎呈反比关系。胃溃疡、十二指肠溃疡或胃炎患者出现反流性食管炎的风险较低[15,16]。一种假说认为慢性胃体胃炎会损害产酸的壁细胞,从而导致酸性胃液减少。尽管胃炎对反流性食管炎具有明显的预防作用,但幽门螺杆菌感染与反流性食管炎的关系尚不明了。胃炎累及的部位(比如胃体)比是否感染幽门螺杆菌似乎更为重要[16]。比如,根除幽门螺杆菌不会增加 GERD 的复发率,也证实了上述学说[17]。裂孔疝也被证明是反流性食管炎发生的危险因素[15,18]。

胃灼热和反酸是 GERD 最常见的症状,其他食管症状包括吞咽困难和胸痛[19,20]。在 11 945 例糜烂性食管炎患者的研究中,37% 的受试者有吞咽困难。但多数情况下,患者无症状或存在食管外症状[19,21]。如果反流达到喉水平,患者可能会出现慢性咳嗽、声音嘶哑、清嗓动作和发声困难[19,21,22]。

病理特征

大体特征

GERD 在内镜检查时不会都出现肉眼可见的黏膜改变。1999 年,胃肠病协会正式采用洛杉矶系统作为食管炎内镜分级标准,旨在对与临床相关的食管炎严重程度进行分级[23]。在洛杉矶分级系统中,糜烂或溃疡被定义为内镜下黏膜损伤,损伤的长度和周围受累情况被量化为四个级别[23]。虽然一些特征的评估是主观的,但这种对糜烂性食管炎进行评分且可重复性的诊断仍被广泛应用。在 A 级和 B 级中,损伤的两处黏膜皱襞无融合,为低级别病变。一旦黏膜损伤存在相互融合现象(C 级和 D 级),为高级别病变(图 3.1)。

大约 70% 的反流症状患者在内镜检查时未见明显的病变[24-26]。也就是说,大多数有 GERD 症状的患者没有糜烂性食管炎,这类患者被归类为 NERD[27]。尽管内镜检查结果阴性,但 NERD 患者在 pH 检测中有异常的胃酸暴露时间(acid exposure time,AET),这有助于将他们与功能障碍区分开来[28]。

组织学特征

无论是对表面上皮细胞的直接毒性作用,还是继发于固有

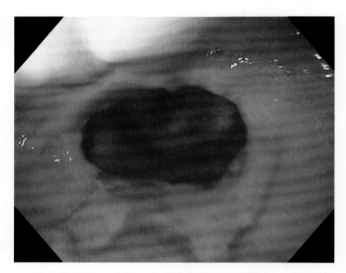

图 3.1　D 级食管炎（洛杉矶分级）：其特征是全周性黏膜损伤，病变超过 75% 的食管周长（Image courtesy of Dr. Michael Wallace）

层炎症细胞聚集引起的细胞因子介导过程，GERD 都会引起鳞状上皮的损伤。研究表明，组织学的敏感性和特异性低于临床和内镜检查结果[29]。对于 ERD 患者，活检并不重要，因为这些患者有内镜下可见的病变。然而，活检可以为 NERD 的诊断提供组织学依据，并识别食管外疾病引起的食管炎症[30,31]。同时活检也是为了排除其他病因（如感染性和嗜酸性粒细胞性食管炎），并发现如 Barrett 食管的并发症。

下面详细介绍的特征不是反流性食管炎所特有的，也可以在其他几种疾病中看到（见"鉴别诊断"一节）。反流性食管炎的特点是：①细胞间隙扩大，②基底细胞增生，③乳头延长，④上皮增厚，⑤炎症，⑥糜烂。病理医生在评估乳头血管延长、上皮内嗜酸性粒细胞浸润、上皮厚度增加和糜烂等指标时重复性较好[32-34]。通常不需要标准化测量，只需在低倍和高倍镜下对活检组织中上述指标进行整体评估后作出诊断。基底细胞增生、乳头血管延长和细胞间隙扩大对 GERD 的敏感性和特异性为 70%~89%[30,35]。细胞间隙扩大和上皮增厚是 NERD 最敏感的指标[30,36]。六个特征指标具体如下：

细胞间隙扩大　正常情况下，鳞状上皮细胞之间是彼此紧密连接的。细胞间水肿，又称为海绵状水肿，其特征是相邻鳞状上皮细胞之间的间隙扩大，测量通常大于 $2.5\mu m$[37]。病变可在组织间弥漫分布，也可以在相邻细胞间形成不规则、圆形间隙（图 3.2A）[33,36,38]。实际工作中，这种病变的判断具有一定的主观性。

基底细胞增生　通常正常鳞状上皮的基底层细胞只有 1~4 层[33,34]。反流性食管炎损伤可引起基底层的增厚和细胞增殖活性的增加。基底细胞核质比增高，镜下为深蓝色条带区。相邻细胞核间距通常小于细胞核的直径[34,39]。基底细胞层的上限被定义为①细胞核间距大于细胞核直径或②50% 的细胞之间的距离小于一个细胞核的直径[30,34,39]。实际工作中，对于基底层厚度的评估具有主观性，通常在包埋方向正确的切片上从基底膜向上进行测量。基底细胞增生，其厚度应超过鳞状上皮厚度的 15%（图 3.2B）[35,39]。来自外科手术或尸检的标本组织结构存在，鳞状上皮垂直于上皮基底膜，容易定向，病理医

生能够准确地测量基底细胞的厚度。然而，活检标本由于包埋方向的不确定性，在许多病例中就会影响基底细胞厚度的评估（图 3.2C）[40]。

乳头延长　定义为固有层乳头血管长度的增加，大于鳞状上皮厚度的 50%，对于包埋方向正确的切片，测量应从乳头的底部到血管壁最高处（图 3.2B）[30,33,35,39]。与基底细胞增生一样，由于包埋方向的不确定性，乳头延长的精确测量往往也是有难度的（图 3.2C）[35,40]。

上皮增厚　在 Z 线附近 0.5cm 和 2.0cm 处测量的总上皮厚度是评估反流性食管炎比较稳定的指标。应用 $430\mu m$ 作为临界值，GERD 诊断的敏感性和特异性分别为 76% 和 48%[2,31,32]。

炎症　淋巴细胞、中性粒细胞和嗜酸性粒细胞均可见于反流性食管炎（图 3.2D）。反流性食管炎固有层和表面上皮内的淋巴细胞可增加，通常呈弥漫性分布[41]。尤其在糜烂处可见中性粒细胞浸润。但中性粒细胞性炎症是非特异的，亦可见于其他情况，如感染和药物性食管炎[35]。嗜酸性粒细胞的出现常与反流性食管炎有关（图 3.2E）[40,42]。典型特征为鳞状上皮内嗜酸性粒细胞的散在分布。与乳头血管延长和基底层增厚不同，嗜酸性粒细胞的判断无需包埋的方向性。应该注意的是一些 GERD 患者可以没有嗜酸性粒细胞，而另一些无症状的患者也可能在黏膜内见嗜酸性粒细胞的浸润[34,43]。关于嗜酸性粒细胞的判读和计数要注意以下两种情况：①应忽略固有层钉突内的嗜酸性粒细胞，②缺乏细胞核的脱颗粒细胞不应计数在内。

糜烂　如果反流损伤严重，表面上皮可能会发生坏死，形成糜烂。

鉴别诊断

反流性食管炎鉴别诊断见表 3.1。如上所述，反流性食管炎没有特征性病理改变。相反，需鉴别一系列的组织学改变而作出诊断。

嗜酸性粒细胞性食管炎

嗜酸性粒细胞在嗜酸性粒细胞性食管炎（eosinophilic esophagitis，EoE）和反流性食管炎的诊断中起着不可或缺的作用（另见第 4 章）。反流性食管炎和 EoE 均可表现为基底细胞增生、细胞间隙扩张和乳头延长。但是 EoE 的基底细胞增生通常比反流性食管炎严重。在低倍镜下，活检组织深染[44]。EoE 的诊断条件之一包括黏膜上皮内嗜酸性粒细胞数量 >15 个/HPF，但二者并非绝对对应关系，严重反流性食管炎的病例也可能出现嗜酸性粒细胞计数 >15 个/HPF。嗜酸性微脓肿是 EoE 最典型的特征（图 3.3B）。

EoE 需要临床及病理联合诊断，包括出现食管功能障碍症状和活检标本嗜酸性粒细胞增多。最初认为 EoE 仅限于食管近端或中段，但现在认为也可能涉及食管远端。美国胃肠学院（ACG）建议对食管近端和远端都要取材[45]。内镜下，EoE 表现为环状、纵行沟槽样改变或狭窄[46]。部分患者符合 EoE 的临床和病理标准，同时对质子泵抑制剂（PPI）治疗也有反应，称之为 PPI 敏感性食管嗜酸性粒细胞增多症。目前，这种类型尚未作为 EoE 的一个亚组，也不属于反流性食管炎[45]。

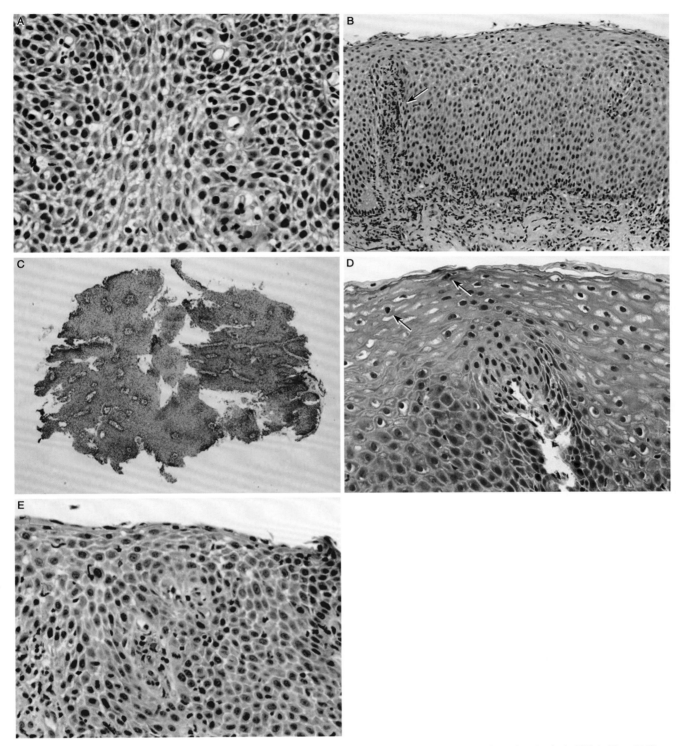

图 3.2　反流性食管炎的组织学特征。(**A**) 细胞间隙扩大 (海绵状水肿),表现为鳞状上皮细胞之间有清晰的间隙。通常可见细胞间桥跨越这些间隙。水肿可弥漫性累及上皮 (如本例) 或呈不规则球形结构。注意图片中心的嗜酸性粒细胞。(**B**) 严重反流性食管炎病例中见乳头延长 (箭头) 和基底细胞增生。图左侧乳头几乎延伸到上皮表面,基底层厚度达到表面上皮厚度的一半以上。海绵状水肿在上皮细胞间呈散在、圆形分布。(**C**) 横向包埋的活检黏膜组织,可能无法评估乳头延长或基底细胞增生。(**D**) 轻度反流性食管炎病例,可见轻度水肿和偶尔出现的嗜酸性粒细胞 (箭头)。(**E**) 重度反流性食管炎。淋巴细胞类似"波浪样"细胞散布在上皮细胞之间。可见嗜酸性粒细胞,基底细胞增生,细胞间隙扩张

表 3.1　反流性食管炎的鉴别诊断

诊断	组织学
反流性食管炎	出现典型嗜酸性粒细胞(计数<15 个/HPF) 基底细胞增生和乳头延长(程度轻于嗜酸性粒细胞性食管炎) 发生糜烂时,可见中性粒细胞
药物性食管炎	中性粒细胞浸润为主的炎症 病变表面见药物结晶碎片 无病毒包涵体
嗜酸性粒细胞性食管炎	嗜酸性粒细胞浸润(计数>15 个/HPF) 嗜酸性微脓肿 显著的基底细胞增生和乳头延长
念珠菌感染性食管炎	中性粒细胞浸润为主的炎症(表面中性粒细胞层) 鳞状上皮坏死脱落 特殊染色可见念珠菌假菌丝型和酵母型
病毒性食管炎	中性粒细胞浸润为主的炎症 可见病毒包涵体 出现溃疡 免疫标记证实

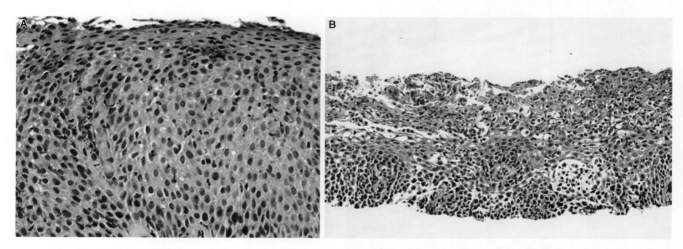

图 3.3　嗜酸性粒细胞性食管炎。(A)上皮内嗜酸性粒细胞增多,嗜酸性粒细胞>15 个/HPF。(B)嗜酸性微脓肿,典型的嗜酸性粒细胞性食管炎

感染性食管炎

　　念珠菌性食管炎　反流性食管炎和念珠菌性食管炎[第 5 章的真菌性(念珠菌性)食管炎部分]具有部分相似的组织学特征,包括基底细胞增生和乳头延长。大多数念珠菌性食管炎鳞状上皮内有一定程度的炎症反应。最近的一项研究显示仅 11%的病例没有炎症[41]。此外,念珠菌在常规的 H&E 切片中可见(图 3.4A),往往聚集在坏死的鳞状上皮细胞周围,或沿着坏死黏膜表面分布,或与组织分离(图 3.4B)。念珠菌的假菌丝型和酵母型常常存在于坏死的细胞簇中(图 3.4C)。低倍镜下如果找不到真菌线索,需要再仔细寻找其他组织学线索,并运用组织化学染色(PAS 染色或 GMS)来帮助识别。Martin 等人研究发现,念珠菌性食管炎(61%)同时存在中性粒细胞和淋巴细胞浸润的现象比反流性食管炎(2%)更为常见[41]。浅表

条带状的中性粒细胞浸润提示念珠菌感染,大约 75%的念珠菌性食管炎患者会出现此改变,而仅 14%的反流性食管炎患者存在该改变[41]。虽然念珠菌性食管炎和反流性食管炎均有上皮内淋巴细胞的浸润,但分布不同。前者淋巴细胞往往分布在血管袢周围,后者淋巴细胞则呈弥漫性分布。虽然上皮内嗜酸性粒细胞在这两个疾病中都可以看到,但在反流性食管炎更常见,数量更多。Martin 等人研究发现,75%的反流性食管炎病例中可见嗜酸性粒细胞,而仅 34%念珠菌性食管炎病例出现嗜酸性粒细胞[41]。

　　病毒性食管炎　单纯疱疹病毒(herpes simplex virus,HSV)和巨细胞病毒(cytomegalovirus,CMV)均可引起食管的炎症和溃疡。严重反流性食管炎合并溃疡的病例容易与这两种病变混淆。嗜酸性粒细胞浸润支持反流性食管炎的诊断。诊断

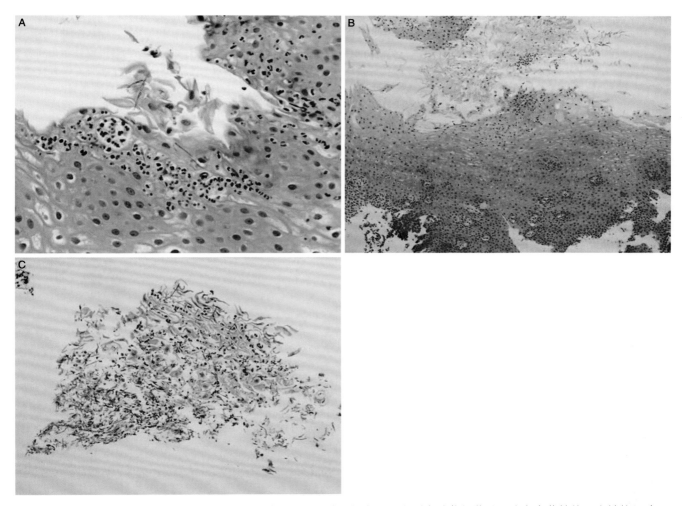

图 3.4 念珠菌性食管炎（A）常规 H&E 染色，表面上皮细胞内很容易观察到念珠菌假菌丝。注意真菌结构下中性粒细胞的带状聚集。可见活动性食管炎，以中性粒细胞浸润为特征，这是念珠菌的典型特征。（B）念珠菌常混合于脱落的坏死上皮细胞中，坏死上皮细胞（图中偏上部位）已与黏膜活检组织分离。中性粒细胞存在于这一坏死簇和底层黏膜内。（C）脱落坏死的鳞状上皮可见念珠菌和急性炎症反应

CMV 或 HSV 食管炎需要寻找特征性的病毒包涵体，可经 CMV 和 HSV 免疫染色证实。

CMV 常感染间质细胞和内皮细胞，鳞状上皮常不受累及（另见第 5 章的巨细胞病毒性食管炎部分）。因此，包涵体通常存在于溃疡底的肉芽组织中，可为核内和/或胞质内包涵体。Cowdry A 型包涵体是特征性的，为增大的、嗜双色核内包涵体，周围环绕一圈透亮的空晕，形成经典的"猫头鹰眼"样形态。胞质内包涵体则呈颗粒状和明显嗜酸性改变。

和 CMV 不同，HSV 更容易感染上皮细胞，常见于溃疡边缘附近的鳞状上皮（另见第 5 章的疱疹性食管炎部分）。细胞核改变呈现"3M"特征：①出现多核细胞（multinucleation），②细胞核染色质边缘化（margination），③细胞核镶嵌聚集（molding）。镜下见感染性多核细胞，出现模糊的嗜碱性包涵体将染色质推挤到核膜周边（称为"边缘化"现象），使相邻的细胞核彼此镶嵌靠拢（挤压）。

药物性食管炎 许多药物会损伤食管黏膜。非甾体抗炎药、抗生素、铁和双膦酸盐最常见[47,48]。这些药物可影响食管下括约肌功能，从而引起二次酸暴露。通常，药物性食管炎的

特征是一种非特异性的炎症，主要由中性粒细胞组成，伴有或无溃疡，偶见浅表上皮的坏死（食管黏膜上皮剥脱）。某些药物的晶体，如聚苯乙烯硫酸钠，可以在渗出液中检出，有助于诊断（另见第 5 章的药物性损伤部分）。

反流性食管炎也可能导致糜烂/溃疡，并有中性粒细胞炎症成分。虽然嗜酸性粒细胞并不存在于所有的反流病例中，但它们的出现往往提示反流，而非药物性食管炎。

治疗

反流性食管炎的治疗方案包括内科治疗和外科治疗，目前预后研究结果不一。有研究称腹腔镜反流手术（laparoscopic reflux surgery，LARS）能更有效地降低食管远端的酸暴露[49,50]，但也有研究显示接受手术干预的患者需要持续的药物治疗[51,52]。应该指出的是，有些在接受 LARS 治疗后使用抗分泌药物维持治疗的患者没有进行 pH 监测反映食管内持续的酸暴露情况[53]。欧洲的 LOTUS 随机临床试验显示，埃索美拉唑（一种 PPI）和 LARS 的 5 年缓解率分别为 92% 和 86%[54]。他们的结论是，这两种治疗都能"有效地保护远端食管免受胃酸

暴露的影响"[54]。

　　由于手术存在副作用,药物和改变生活方式通常是治疗反流性食管炎的首要方法。使用 PPI 治疗后患者胃灼热或反酸的症状改善支持 GERD 的诊断。鉴于 BMI 与反流之间的强烈关联,对于肥胖的患者或 BMI 升高的患者,推荐减肥[55]。有夜间反流的患者,要改变生活方式,包括抬高床头和避免在卧床休息前 2~3 小时内进食。ACG 不建议"禁食可能引发反流的食物",但建议如果存在相关症状,可采取限制性饮食[55],尽管没有随机或病例对照试验来支持这一点。

　　Nissen 胃底折叠术,是将一部分胃包裹在 LES 周围,既往用于腹腔镜手术方式治疗难治性 GERD。能很好控制大多数患者的反流症状,满意率>85%[56]。但也存在一定副作用,如胀气综合征,其特征是吞咽困难、胀气和腹胀,继发无法打嗝或呕吐[57]。最近开展的几种内镜手术,包括经口无切口胃底折叠术(使用 EsophyX 装置)、内镜胃食管吻合器(Medigus SRS 内镜下缝合系统)、LES(Stretta 程序)提供射频(RF)能量,以及用磁性植入物(磁性括约肌增强器)增强 LES 或植入起搏器(Endo Stim)[57]。

预后

　　反流性食管炎并发症包括糜烂、狭窄形成和 Barrett 食管[4]。如果反流严重,损伤和炎症可能累及喉和/或气管。喉咽反流的症状包括慢性咳嗽、声音嘶哑和吞咽困难[19,21,22]。

　　大多数食管炎患者使用抑酸治疗后,糜烂可愈合[4]。Khan 等人对 134 项研究的 Meta 分析显示 PPI 治疗和 H₂ 阻滞剂的愈合率分别为 83% 和 52%[4,58]。有趣的是,慢性反流的主观症状比内镜检查的客观结果更难以缓解。在 PPI 治疗中,仅有40% 的患者出现胃灼热症状的缓解[4]。

　　慢性反流性食管炎最主要的并发症是 Barrett 食管,伴随的风险为食管腺癌。但是大多数 GERD 患者未必会发展成 Barrett 食管,目前发生风险为 10%~15%。如上所述,患者并不总是有胃灼热/反酸的症状,食管腺癌也可以发生在没有 GERD 病史的患者中。

Barrett 食管

定义

　　食管的鳞状上皮被含有杯状细胞(肠上皮化生)的柱状上皮代替。

前言

　　食管正常被覆鳞状上皮,而胃被覆柱状上皮,含有黏液腺或泌酸腺。胃食管交界处(GEJ)是食管远端与胃皱襞近端交界处的解剖位置[60]。GEJ 是一个动态区域,它的精确位置随胃扩张、注气、运动和呼吸而改变[60]。

　　齿状线(squamocolumnar junction,SCJ;Z 线)是鳞柱黏膜交接处形成的一条肉眼可见的线。鳞柱两种黏膜颜色明显不同:鳞状黏膜呈粉红色,柱状黏膜呈橙红色。当 SCJ 与 GEJ 不一致时,食管内可见一段化生的柱状黏膜,在内镜下表现为 GEJ 近侧出现粉红色的鳞状黏膜突然转变为橙红色的柱状黏膜。

　　肠上皮化生(定义为出现杯状细胞)一直是诊断 Barrett 食管的必要条件,肠上皮化生过去常被认为是肿瘤性转化和恶变的"预警信号"[61],但过去十年中一些研究证明了仅有柱状上皮化生而无肠上皮化生的病例也可以发生食管腺癌[62-64]。

　　但也有一些研究似乎证实了肠上皮化生在食管腺癌发展发生中的作用[65,66]。这些研究结论表明,取材不充分可能会导致难以观察食管肿瘤(异型增生或食管腺癌)与肠上皮化生的关系。例如,Smith 等人发现 27 例内镜黏膜切除(EMR)的食管腺癌标本中,37% 找不到肠上皮化生[66]。对其中 10 例没有肠上皮化生的病例进行更详细的分析发现,在同时进行的第二次 EMR(3 例)、先前的活检(4 例)或后续食管切除术(2 例)中发现了肠上皮化生。唯一一例无肠上皮化生的 Barrett 食管患者已经被随访 20 多年了。

　　Allanson 等人对 139 例经 EMR 切除的食管肿瘤病例(其中 91 例有黏膜内腺癌或食管腺癌;19 例仅有异型增生)进行研究发现,79% 的病例存在肠上皮化生[65],有 7 例患者在既往活检中出现肠上皮化生,另有 3 例患者在随访中发现了肠上皮化生。在整个研究过程中,共约 86% 的患者在随访或治疗的某个时间点被检测出肠上皮化生。有 42 例出现异型增生或黏膜内癌固有层浸润(早期病变)的病例均伴有肠上皮化生。相反,无肠上皮化生的病例侵袭性更高,至少侵犯至双层黏膜肌层的内层,这提示肠上皮化生可能被癌变取代了[65]。

临床特征

　　慢性 GERD 导致食管黏膜鳞状上皮损伤,随后发生柱状上皮化生。这种化生变化被认为是一种保护机制。据估计,Barrett 食管在美国成年人的发生率为 5.6%[59]。10%~15% 有 GERD 症状的患者在接受内镜检查后诊断为 Barrett 食管[67]。Barrett 食管的长度与 GERD 的严重程度之间存在关联[68]。但有一半的 Barrett 食管患者并没有 GERD 症状[55]。

　　男性更易患病,男女比例为(2~3):1[55,59,60]。多发生于50 岁以上的白种人群[59,60]。其他危险因素包括向心性肥胖、吸烟、裂孔疝和糜烂性食管炎病史[59,60]。幽门螺杆菌感染似乎有保护性作用[60],这与幽门螺杆菌感染引起胃炎的患者的胃内酸含量下降有关。饮酒和 Barrett 食管之间没有关联,但葡萄酒可能有保护作用[59,60]。

　　在过去的几十年里,Barrett 食管和食管腺癌的发病率都有所增加,其中食管腺癌的发病率上升更多[59,69],造成这一差异的原因目前尚不清楚。

病理特征

大体特征

　　正常食管鳞状上皮呈粉红色。内镜下,Barrett 食管呈橙红色,自 GEJ 向食管近端延伸。根据受累长度分为长段 Barrett 食管(Barrett 食管从 GEJ 开始延伸的长度大于 3cm)和短段 Barrett 食管(Barrett 食管从 GEJ 开始延伸的长度小于 3cm)(图 3.5A,B)[60]。根据 ACG 指南,这种橙红色的柱状黏膜向食管延伸至少 1cm 长[60]。不规则的 Z 线,为延伸到食管呈短舌状(<1cm)的柱状黏膜(例如,GEJ 和 SCJ 之间的距离小于 1cm)[60]。5%~20% 接受内镜检查的患者有这样的不规则 Z 线[70]。

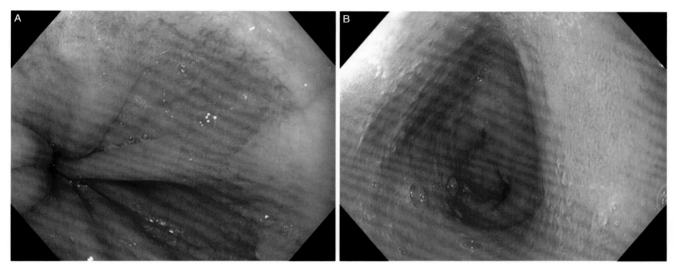

图 3.5　内镜下 Barrett 食管。(A) 短段 Barrett 食管。GEJ 处 3cm 内，粉红色的食管黏膜 (右) 与橙红色的化生柱状黏膜交界，胃皱襞位于左侧。(B) 长段 Barrett 食管。橙红色的柱状黏膜出现在管状食管。无可见胃皱襞 (Image courtesy of Dr. Michael Wallace)

组织学特征

　　目前尚不清楚什么是正常的"GEJ"黏膜。曾有学者认为胃近端几厘米范围内被覆的是贲门黏膜[71]。但是过去二十年的研究对这种认知提出了挑战。目前认为，大多数这种贲门黏膜是一种化生，继发于慢性反流 (图 3.6)[61,72-74]。因此，远端食管中贲门黏膜的存在代表了一种非肠型的柱状化生，可能是 Barrett 食管的前驱改变。

　　Barrett 食管被定义为食管复层鳞状上皮被多种类型的细胞所代替，包括杯状细胞、肠假性吸收细胞、胃小凹细胞、贲门腺和泌酸腺及潘氏细胞 (图 3.7A，B)。在 Barrett 食管中可以看到的组织学变化如下表 3.2 所示。杯状细胞是诊断的必要条件，也是肠上皮化生的决定性要素。如果没有杯状细胞，其他的化生性改变应归为柱状上皮化生，与内镜下肠化表现一致。常规 H&E 切片中，杯状细胞的顶端明显扩大，内含大量充满黏液的分泌颗粒，细胞核及其余的细胞器被推挤至狭窄的细胞基底部。不同于胃小凹细胞的中性黏液，杯状细胞的黏液呈酸

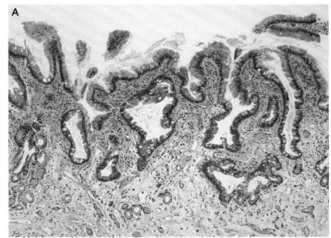

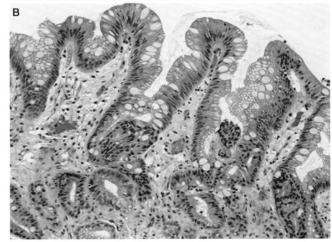

图 3.7　Barrett 食管的组织学特点。(A) 柱状上皮中散在分布的杯状细胞 (透亮清晰的浅蓝色)。胞质内充满黏液，并将细胞核挤压到细胞的基底部，呈现杯状外观。疏松的黏膜固有层可伴有多种炎症细胞浸润。注意图像底部的黏液腺，一些与肠上皮化生融合。(B) 高倍镜下具有杯状细胞的 Barrett 黏膜

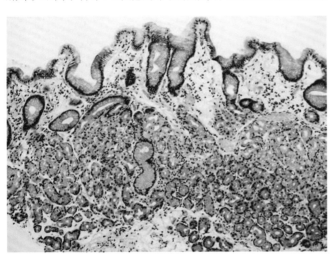

图 3.6　食管内的贲门 - 泌酸性黏膜，被认为是柱状上皮化生。表面被覆小凹腺体，下方为黏液腺和泌酸腺组成的混合腺体，没有杯状细胞化生，不属于 Barrett 食管

表 3.2　Barrett 食管可能出现的组织学成分

Barrett 食管组织学成分
杯状细胞[a]
肠假性吸收细胞
小凹型黏液细胞
黏液腺体或黏液-泌酸腺体
多层上皮
双层黏膜肌
肌纤维异常

[a] 诊断必须

性,在 H&E 染色上呈淡蓝色。具有酸性黏蛋白的分泌细胞和缺乏刷状缘的吸收细胞组成,被称为不完全型肠上皮化生或特化的柱状上皮(特化的 Barrett 黏膜)[75,76]。

　　Barrett 食管表面的柱状细胞,可以向胃底细胞或肠型细胞分化。这个表面柱状区域覆盖在由黏液腺、泌酸腺或者混合性腺组成的深部固有腺腺体之上。

　　Barrett 食管还有一些独特的组织学结构,包括多层上皮、双层黏膜肌和纤维肌层肌组织的异常。多层上皮是由柱状上皮细胞组成的一种特殊类型上皮(图 3.8A,B),内含有酸性黏蛋白(图 3.8C),位于鳞状上皮之上[77]。多层上皮常在 Barrett 食管或 GERD 患者的 SCJ 区域被发现,被认为可能是 Barrett 食管的前驱改变或发展的中间阶段[78]。

　　90% 以上食管切除标本和约 2/3 EMR 标本的 Barrett 食管可找到双层黏膜肌[79,80]。通过食管切除标本评估 Barrett 食管,发现这种双层黏膜肌的分布呈片状,可以累及 5% ~ 90% 的 Barrett 食管[80]。双层黏膜肌的外层与鳞状上皮下的单层黏膜肌层相连续,提示双层黏膜肌的内层是"新形成"的肌层(图 3.9A)[80]。两层黏膜肌之间的疏松结缔组织内存在淋巴管网,如果肿瘤侵及这一层,转移风险提高(图 3.9B)。Abraham 等人评估了 30 例累及双层黏膜肌的食管腺癌手术切除标本,发现 17% 的病例有淋巴血管浸润,10% 有淋巴结转移[80]。

　　肌纤维异常表现为 Barrett 食管相关的脱垂型改变。这种情况下,食管的平滑肌纤维和胶原纤维过度生长,并可替代固有层的疏松结缔组织[81]。前者来源于黏膜肌,并延伸插入固

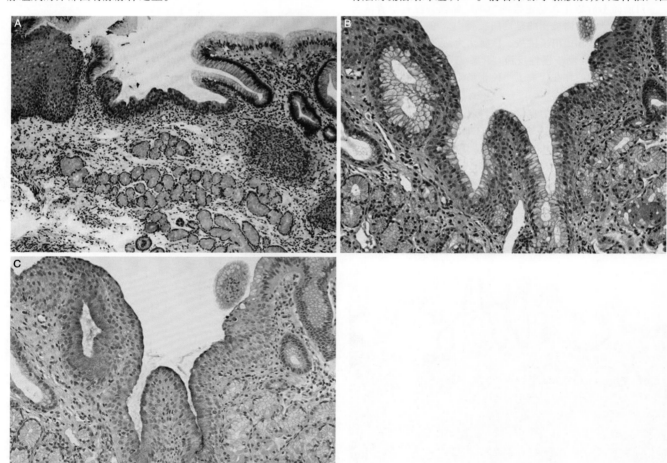

图 3.8　多层上皮。(A)图正中央的多层上皮,连接鳞状上皮(左侧)和柱状上皮(右侧)。不同层数的柱状细胞覆盖在几层鳞状上皮细胞之上。黏膜腺体位于图片的下半部分,未见杯状细胞,排除了 Barrett 食管的诊断。(B)高倍镜下多层上皮。(C)多层上皮内的柱状细胞含有酸性黏蛋白,阿尔辛蓝染色呈阳性

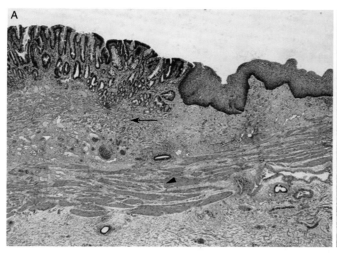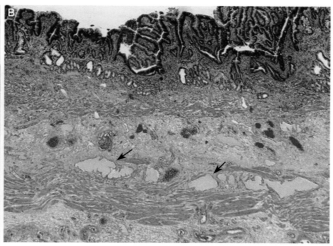

图 3.9　Barrett 食管的双层黏膜肌。(A) Barrett 食管双层黏膜肌的内层 (三角箭头)，双层黏膜肌的外层 (长箭头) 与鳞状上皮下的单层黏膜肌层连续，(B) 在两层黏膜肌层之间有淋巴管网 (长箭头) 和疏松结缔组织

有层[81]。肌纤维和胶原纤维包裹腺体，使腺体扭曲，如果存在异型性，可被误认为浸润性腺癌，这在活检标本诊断时要尤为谨慎。如下文所述，黏膜下层的组织学特征包括脂肪、大的肌性动脉和黏膜下层腺体[82]。

Barrett 食管异型增生

组织学上，异型增生表示化生上皮细胞内不同的克隆性突变的表型。尽管有主观性，但异型增生的存在和分级仍然是 Barrett 食管进展风险的最佳标志[61,83]。异型增生可能起源于肠型细胞、胃小凹型细胞或这两种细胞混合，也可能开始于隐窝基底 (隐窝异型)，向上累及黏膜表层[84]。Barrett 食管异型增生有三种主要亚型：①肠型，②小凹型，③锯齿型[61,85-87]。异型增生的评估标准最初采纳的是炎症性肠病的标准，包含了肠型异型增生的特点。

2001 年，部分胃肠病理医生建立了用于评估 Barrett 食管异型增生的可行方法，包括以下四个特征：

1. 黏膜表层成熟——包埋方向好的组织切片中深层腺体与表面上皮染色的比较

2. 腺体结构——黏膜固有层内腺体的数量、密度和形状

3. 细胞的形态——核的大小、形状、染色和极性

4. 炎症——溃疡或者中性粒细胞浸润腺体

Montgomery 等人研究指出，病理医生应该从低倍镜开始对组织切片进行观察，寻找表层成熟、组织结构等方面或溃疡中可能存在的异常[86]。如果找到病变，则应用高倍镜对细胞学特征进行评估，注意是否存在活动性炎症，这可能导致反应性/修复性的改变[86]。异型增生和黏膜内腺癌有四类，详见下文，见表 3.3。以下归纳了共识及从 Barrett 食管领域专家的实践中总结的常用标准[61,85,86,89-93]。

无异型增生　Barrett 食管是一个化生过程，可存在细胞的轻度不典型，尤其是基底层的增殖细胞。低倍镜下，增殖区沿腺体基底部排列，呈现一条深染的条带。随着核质比的降低，细胞的质在越接近表面处越多，染色逐渐变淡，被称为表层成熟 (图 3.10)。位于腺体深部基底区的细胞核通常更深染，偶见核分裂象。腺体排列整齐，没有拥挤或紊乱。核极向正常，细胞核的长轴垂直于基底膜，细胞核在细胞中保持均匀分布，

没有核分裂、核复层，核多形性小，可见小核仁。如果存在炎症，不会显著影响上述特征。

不确定异型增生　是特指有不典型性的病例，但无法确定这些变化是反应性的还是真正肿瘤性的。某些情况下，深部隐窝有一定程度的不典型性，但无论从量还是质上都没有达到低级别异型增生的程度 (图 3.11A)。另一些情况，病理医生认为可能存在异型增生，但由于组织表浅、表层脱落或者被鳞状上皮覆盖 (所谓的 "埋入性的 Barrett 食管" 图 3.11B) 而无法评估表层成熟情况，往往让病理医生诊断异型增生时举棋不定，除非深部隐窝存在所有异型增生的特点。另外，活动性炎症或溃疡可引起结构改变或明显的细胞不典型性 (图 3.11C)。在这种情况下，可能无法确定这些变化的本质是反应性还是真正的异型增生。应把这些病例归类为不确定异型增生并进行长期随访，而不是诊断异型增生。

表 3.3　Barrett 食管肠型异型增生的鉴别

组织学特征	无异型增生	不确定异型增生	低级别异型增生	高级别异型增生
表层成熟[a]	+	+/-	-	-
结构复杂	-	-	+/-	+
炎症[b]	+/-	+	-	-
核多形性	-	-	+	+
核极性的消失	-	-	+	+
表面有丝分裂	-	+/-	+/-	+
核复层	-	+/-	+	+
核仁	-	-	+/-	+

+，有 ; -，无 ; +/-，可有可无。

[a] 表浅或平包的组织可能无法评估表面成熟。这种病例归于不确定异型增生需谨慎。

[b] 如果上述特征明确，低级别和高级别异型增生在炎症背景下也能被诊断。否则，有明显炎症的 Barrett 食管宜归为不确定异型增生。

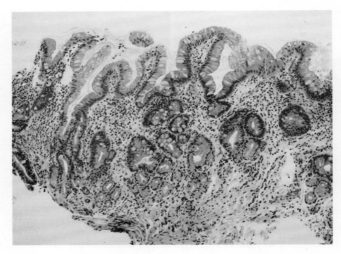

图3.10　Barrett 黏膜,无异型增生。低倍镜下,无异型增生的 Barrett 黏膜的典型特征,深染的核位于腺体的基底部,表层成熟。腺体结构正常,扭曲或拥挤罕见。固有层轻度炎症

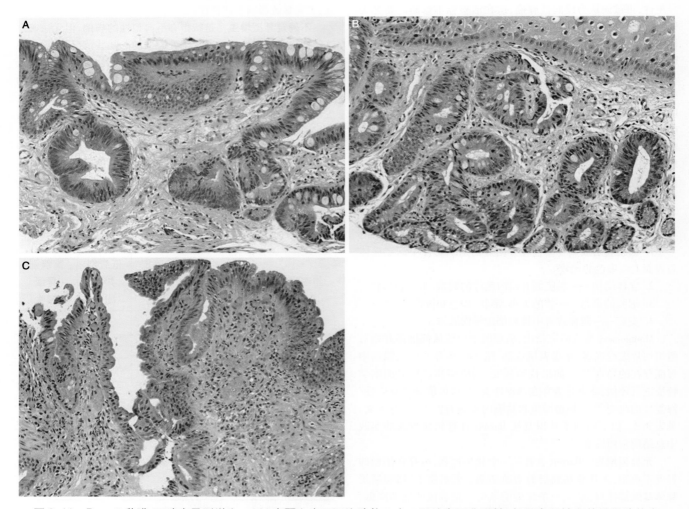

图3.11　Barrett 黏膜,不确定异型增生。(A)表面上皮下深染腺体一个。虽然有不典型性,但没有足够多的受累腺体来支持异型增生。此外,表层上皮无明显的不典型性。(B)图片下部可见不典型的腺体,但位于鳞状上皮下,无法评估表层成熟。宜定性为不确定异型增生。(C)上皮不典型性存在于活动性炎症背景中。在缺乏确凿的异型增生特征的情况下,不确定异型增生是最谨慎的分类

低级别异型增生 通常表现为不正常的表层成熟和核形态,但只有微小或轻度的结构变化。低级别异型增生类似结肠的低级别管状腺瘤,通常不存在表层成熟。低倍镜下,深层腺体和表层上皮具有相似的着色(图 3.12A),腺体结构轻度拥挤或扭曲。高倍镜下,细胞核表现出轻度深染,核质比增加,核位于细胞的底部(图 3.12B)。基底增生区之外可见有丝分裂和黏液丢失。细胞核的极性正常。这些改变大都累及表层上皮(传统的低级别异型增生),但是如果特征显著,仅局限在深部隐窝的病变也可以诊断低级别异型增生(隐窝异型增生)(图3.12C)[84]。后者是基于细胞核和细胞学的变化,这种变化有单克隆的外观并明显区别于邻近无异型增生的隐窝,超过增生性的非典型性改变。隐窝异型增生的概念并没有被病理医生所普遍接受,相反,不确定异型增生会在这种情况下被使用。明显炎症背景下出现提示低级别异型增生细胞的细胞学改变,无论是仅累及隐窝还是隐窝和表面均有累及,归类为不确定异型增生可能更为妥当。

高级别异型增生 高级别异型增生表现为结构和细胞形态的异常或单纯的细胞学异常。局灶有高级别异型增生的特征即可作出诊断,不受腺体数量的限制[61]。与低级别异型增生一样,低倍镜下通常没有表层成熟的现象。腺体结构通常比低级别异型增生更扭曲、拥挤,排列更紊乱(图 3.13A),但之中的黏膜固有层组织仍存在。核质比增大,并伴核增大、深染,染色质聚集和不规则形状。核复层可达整个细胞。核极性消失是高级别异型增生的一个重要特征,表现为腺体内细胞核的不规则性和分布不均匀,呈现出混乱的形态(图 3.13B)。表层上皮常可见到核分裂。筛状结构或腔内有坏死的扩张腺体存在提示患癌的风险增加(图 3.13C)[94]。

黏膜内腺癌 是指肿瘤细胞穿透基底膜进入黏膜固有层。区分高级别异型增生和黏膜内腺癌常常很主观,因为明显的结构异常也是高级别异型增生[93]的诊断标准之一。黏膜内腺癌缺乏促结缔组织反应时,这个问题更为棘手。黏膜内腺癌的四大诊断标准:①固有膜内的单个细胞灶大于 1 处;②肿瘤细胞巢间的固有层组织消失;③小的成角的、不完全成型(流产样)的腺体;或④无节制的互相吻合的腺体(图 3.14A,B)[93]。在某些情况下,因鉴别困难,诊断"高级别异型增生伴灶性可疑黏膜内腺癌"也是恰当的,因为高级别异型增生和黏膜内腺癌的

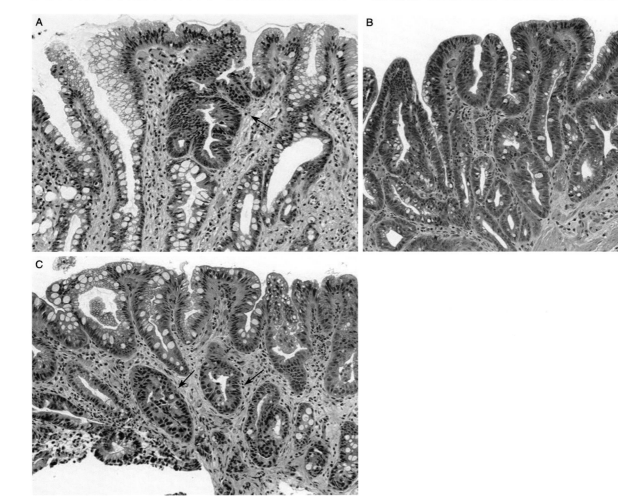

图 3.12 Barrett 食管,低级别异型增生。(A)低倍镜下,低级别异型增生(箭头)通常比邻近无异型的黏膜染色更深。这体现了异型增生腺体"克隆增殖"的外观。深染和不典型性累及黏膜表层(缺乏成熟)。(B)肠型低级别异型增生,其特征是核深染和假复层通常限于细胞的下半部。细胞核椭圆形,垂直基底膜(称为正常极性)。腺体轻度拥挤,没有明显的结构扭曲。(C)Barrett 食管伴隐窝异型增生(箭头)。核的深染和假复层没有累及表层,其不典型的形态与相邻的腺体明显不同

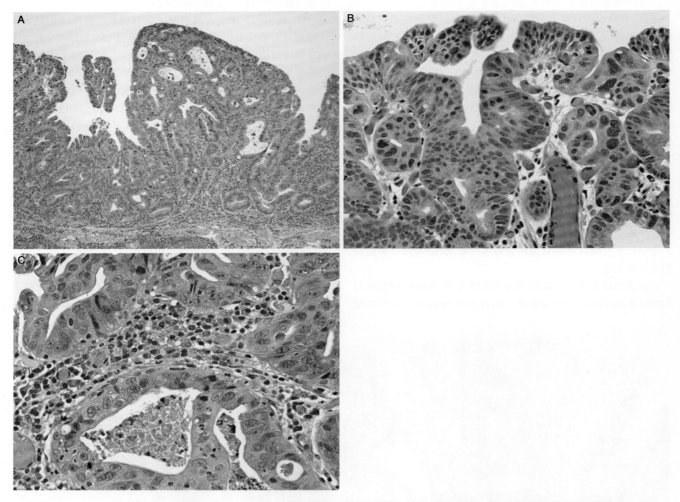

图 3.13　Barrett 黏膜,高级别异型增生。(A)低倍镜,高级别异型增生:腺体明显拥挤,核异型比低度异型增生更明显。
(B)高倍镜:混乱、无序的细胞核形态(失去极性),核仁明显,高核质比和核形态不规则常见于高级别异型增生。(C)高级
别异型增生伴灶性腔内坏死

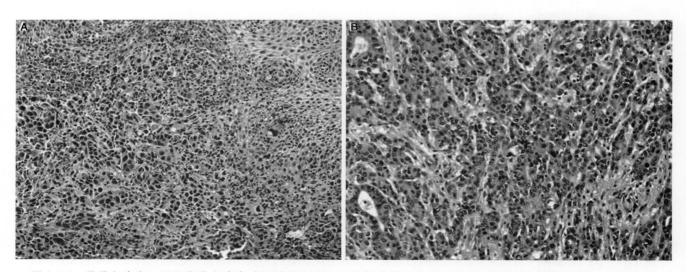

图 3.14　黏膜内腺癌。(A)黏膜内腺癌破坏鳞状上皮。细胞条索样及单个细胞浸润固有层,表明浸润突破基底膜。
(B)黏膜内腺癌,恶性细胞互相吻合,表明浸润突破基底膜

治疗方法相似(见治疗部分)。

胃小凹型异型增生　是 Barrett 食管[87,91,95,96]的胃小凹型上皮发生的非腺瘤性异型增生。在活检组织中,小凹型增生占所有 Barrett 食管异型增生的 6% ~ 8%[61]。小凹型异型增生与肠型异型增生在形态上有明显的区别。低级别和高级别小凹型异型增生均表现为圆形或椭圆形,核位于基底部,开放染色质,无核复层;核复层不是小凹型异型增生的特征(图3.15A,B)[61,96]。虽然杯状细胞可能不明显,但通常存在,表明存在 Barrett 食管[96]。小凹型异型增生常累及表面上皮。核的大小、核仁的存在和腺体结构有助于区分低级别和高级别小凹型异型增生。低级别小凹型异型增生的腺体结构基本存在,轻度拥挤,没有绒毛状结构(图 3.15A)[61,96]。高级别小凹型异型增生定义为腺体背对背,分支广泛、复杂和偶有绒毛状生长(图3.15B)[96]。低级别异型增生的细胞核是成熟淋巴细胞大小的两到三倍,没有显著的核仁,高级别异型增生的细胞核是成熟淋巴细胞大小的三到四倍,通常核仁明显[96]。腺体拥挤和复

杂,高核质比,黏液缺失有助于区分高级别和低级别小凹型异型增生[61,96]。小凹型异型增生的演变史尚不清楚,一些研究表明它的生物学行为可能比肠型[61]更具侵袭性。

锯齿状异型增生　在一些无异型增生[90]的 Barrett 食管中,可以观察到腺体锯齿状改变,类似于结肠的锯齿状腺瘤(图3.16A,B)。锯齿状异型增生的诊断标准不如肠型异型增生那么明确[61,90]。与小凹型异型增生类似,一些学者认为锯齿状异型增生进展的风险增加[61,90]。

组织化学和免疫组织化学检查所见

组织化学和免疫组织化学染色有助于 Barrett 食管的诊断、异型增生的分级或预测进展为更高级别异型增生或食管腺癌的风险。异型增生的有无和分级仍然是疾病进展的最佳指征,也是指导随访监测和治疗[60,61]的唯一标准。Rodger C. Haggitt 胃肠病理学会的专家小组最近发表了组织化学和免疫组织化学染色在 Barrett 食管中的作用及建议[83]。

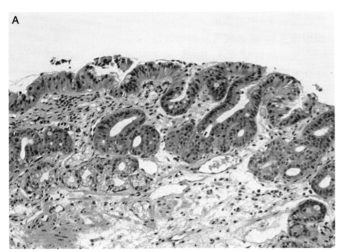
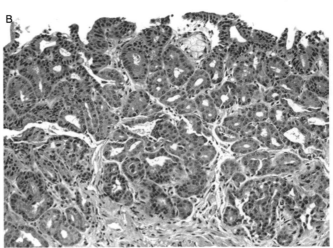

图 3.15　Barrett 黏膜,胃小凹型异型增生。(A) 低级别小凹型异型增生的特点是位于小凹黏液细胞基底的不典型细胞核。杯状细胞往往不显眼。注意腺体的背靠背排列。(B) 高级别胃小凹型异型增生表现为表层上皮不成熟和腺体背对背。明显的黏液缺失,核增大易见

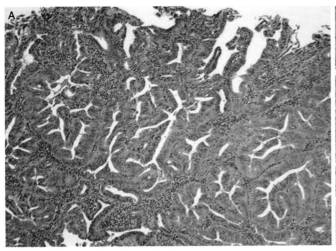
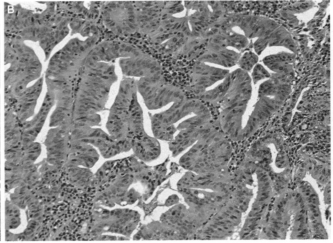

图 3.16　Barrett 黏膜,锯齿状异型增生。(A) 锯齿状异型增生,其特征为锯齿状结构和嗜酸性细胞质,与结肠锯齿状腺瘤相似。罕见杯状细胞。(B) 锯齿状异型增生的高倍镜图

杯状细胞的识别

　　组织化学染色　阿尔辛蓝(Alcian blue, AB)(pH=2.5)染色将杯状细胞的酸性黏蛋白染成蓝紫色,也可以结合 PAS 染色,后者可以显示出小凹细胞中的中性黏蛋白,呈洋红色(图3.17)。AB/PAS 染色可用于标记杯状细胞,并可区分假杯状细胞(见下文的鉴别诊断)。阿尔辛蓝染色缺乏特异性,含酸性黏蛋白的柱状细胞(蓝色柱状细胞)也会染成蓝紫色[83]。如果仅依靠组织化学染色去诊断,可能会造成假阳性。

　　有假设认为蓝色柱状细胞代表了一种重要的组织学所见,可能是 Barrett 食管的前体或早期形式[76,83,97,98]。然而,随后的研究表明蓝色柱状细胞并不是 Barrett 食管特异性的,可以在多种情况下出现,包括黏膜下导管和与 Barrett 食管不相连的贲门型黏膜[83,99]。尽管因其染色缺乏特异性,不建议常规使用该染色来诊断 Barrett 食管,但是对于某些诊断不明的病例,AB/PAS 染色可能有帮助[83]。

　　免疫组织化学染色　针对黏蛋白的糖蛋白亚型(MUC)或肠道肠型分化标志物的免疫组织化学染色已被广泛研究。MUC2 是肠表型的最佳标志物,其在杯状细胞中持续表达[100-102]。而 MUC5AC 在化生的胃小凹细胞中表达[100,102]。肠化的柱状细胞中可检测到 MUC2。McIntire 等人在 78% 肠化患者的非杯状细胞的柱状细胞中检测到 MUC2 的表达,在无肠化的患者中只检测到 4%[101]。由于 MUC2 阳性的柱状细胞常出现在杯状细胞附近,他们推测杯状细胞可能是从 MUC2 阳性柱状细胞发展而来[101]。MUC2 对于预测 Barrett 食管的进展缺乏敏感性和特异性。Zhang 等人发现 40% 无杯状细胞的柱状黏膜中有 MUC2 的表达。这些病例随后经活检证实存在 Barrett 食管[103]。而在后续活检组织中仍无杯状细胞的病例中,仅有 9% 的患者在非杯状细胞柱状黏膜中表达 MUC2[103]。正如 Srivastava 等人所说,目前文献并未指明可以使用 MUC 染色来证实、诊断或预测 Barrett 食管的进展[83]。

　　肠道肠型分化的依据可以用肠柱状细胞分化相关核转录因子的抗体或肠柱状细胞的标志物来标记。CDX2 和 SOX9 是前者最好的标志物,而 Das-1、villin 和 Hep Par1 是后者的代表[83,103,105]。CK7/CK20 的表达也有研究,用于区别 Barrett 食

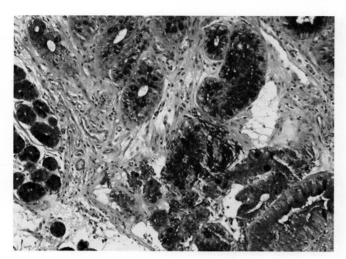

图 3.17　AB/PAS 染色,杯状细胞的酸性黏蛋白被染成蓝色,而小凹细胞的中性黏蛋白呈洋红色

管和胃贲门的肠化[106-108]。

　　与 MUC2 一样,这些标志物常表达在肠上皮化生中。在 Barrett 食管的肠化上皮和非杯状细胞柱状黏膜中,证明了杯状细胞可能来自非杯状细胞的柱状上皮[83]。Barrett 食管中,Hedgehog 配体的表达是对酸或胆汁反流的应答。从而激活 Hedgehog 信号通路和 Hedgehog 基质靶基因——骨形态发生蛋白 4(BMP4),进而诱导 SOX9 的表达[109]。SOX9 是一种存在于肠隐窝细胞中的核转录因子,在 Barrett 上皮中持续表达[109]。

　　研究显示 SOX9 能与其他细胞信号分子一起诱导鳞状上皮向柱状上皮的分化,并在 Barrett 食管形成过程中起着关键作用[104,110]。Zhang 等人证明 SOX9 或 CDX2 在非杯状柱状化生细胞中的表达可以预测随后活检组织中的 Barrett 食管,其敏感性和特异性可达 85%(阳性预测值,73%)[103]。由于这项研究的样本量较小,13 例在随后的活检中进展为 Barrett 食管(试验组),26 例在随后的活检中没有进展为 Barrett 食管(对照组)[103]。需要更多的研究来确定 SOX9 在 Barrett 食管诊断(流行或发病率)中的作用。

异型增生和/或进展风险的标志物

　　大多数情况,诊断 Barrett 食管相对简单。然而,确定是否存在异型增生并准确分级存在主观性,且观察者之间存在较大的差异。除了探索异型增生的生物标志物外,大量的研究还期望发现可预测伴异型增生和不伴异型增生患者进展风险的标志物,p53 的免疫组织化学研究最为广泛。

　　Srivastava 等人全面总结了 p53 及其在异型增生和预测疾病进展中的应用[83]。野生型表现为"核内散在较弱的 p53 阳性"[83]。导致异常表达的突变可使 p53 表达上调和过度表达(弥漫阳性)(图 3.18A,B),或出现顿挫型突变导致 p53 完全阴性(无表达模式)[83]。与评估异型增生级别一样,区分 p53 正常表达(散在阳性)和过表达也有主观性。p53 异常表达率在异型增生中增加。无异型增生的 Barrett 食管,p53 的异常表达率为 0~10%[83]。Kastelein 等人发现,低级别异型增生 p53 异常表达率为 38%,高级别异型增生为 83%,食管腺癌为 100%。Kaye 等人发现,当异型增生分为无异型增生、不确定异型增生、低级别异型增生和高级别型增生时,观察者对 p53 评价的一致性高于对异型增生的分级[112]。当用有或无异型增生两层评价体系后[112],Kappa 值是相似的。研究还表明,p53 异常表达是进展为高级别异型增生/食管腺癌的危险因素。例如,Kastelein 等人的研究发现,进展为高级别异型增生/食管腺癌的病例中,49% 有 p53 异常表达,而无进展的对照组,异常表达率为 14%[83,111]。

　　英国胃肠病学会建议在某些情况下使用 p53,美国胃肠病学会不建议在临床实践中使用 p53。胃肠病理学会的共识小组目前也不赞成使用 p53 来评估 Barrett 食管异型增生,除非制定更精确的染色评估和分级标准,包括对最少染色的更精确的定义和对活检数量的要求[83]。目前随访监测指南只是针对异型增生的分级,对于如何将组织学分级与 p53 表达谱系相结合,以及如何影响随访间隔并没有建议。

　　cyclin D1、AMACR、IMP3 和 SOX2 也有研究,但比 p53 的研究少得多[83]。前三个指标在异型增生中呈现表达增加的趋势,而 SOX2 通常在异型增生中表达缺失。辅助异型增生分级

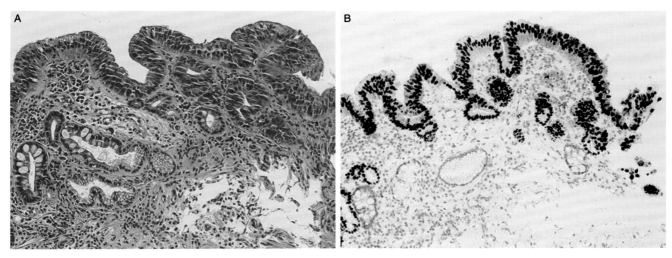

图 3.18 异型增生的 Barrett 黏膜,p53 异常表达。(A)Barrett 黏膜低级别异型增生累及表层。(B)p53 弥漫强阳性的核表达。注意左下角和右下角的无异型增生的腺体无着色

或预测疾病的进展风险[83],没有一个指标有足够的敏感性和特异性。异型增生仍然是一个形态学的诊断[83]。虽然 p53 在有进展风险的患者中表现出更高的异常表达,但目前还没有足够的数据支持将其作为一个常规预后指标使用[83]。

鉴别诊断

假杯状细胞与杯状细胞

假杯状细胞是一种含大量黏蛋白的小凹细胞,呈桶状,可使人联想到杯状细胞(图 3.19)。其黏液是中性黏液,细胞胞质在 H&E 上轻度嗜酸[113]。另外,假杯状细胞通常是连续和线性的排列方式,而杯状细胞则不规则地分散在小凹细胞间[83]。当单个存在且与肠上皮化生无关时,假杯状细胞不会增加异型增生或恶变的风险[113]。

蓝色小凹细胞与杯状细胞

一些小凹细胞含有丰富的酸性黏蛋白,H&E 染色上胞质呈淡蓝色。这些细胞无桶状形态,而是保持其正常的柱状形状(图 3.20)。与假杯状细胞一样,蓝色小凹细胞具有连续的线性排列,不同于杯状细胞的不规则分布。如上所述,这些细胞与异型增生或恶变风险的增加无关[113],需要区别开来。

胃贲门黏膜与小凹型异型增生

鉴别胃贲门黏膜与 Barrett 食管小凹型异型增生可能会有一定难度,特别是当前者有 GERD 引起的炎症,而后者为低级别时。Patil 等人的研究给出了几个组织学特征,可以帮助区分这两种类型的黏膜[114],见下表 3.4。小凹型异型增生表现为腺体结构拥挤、背靠背、全层不典型性(表层和隐窝),无绒毛状结构,特别是在低级别时[114]。胃贲门腺体无异常的拥挤,表面小凹呈增生性、绒毛腺管状改变[114]。小凹型异型增生的细胞核位于基底,而胃贲门黏膜表层细胞的反应性增生,通常表现出一定程度的核复层[114]。

胃贲门肠化与 Barrett 食管

胃贲门的肠化比 Barrett 食管的侵袭性小,进展为异型增生和腺癌的风险也较低[83,115]。须尽可能区分这两者。内镜医生

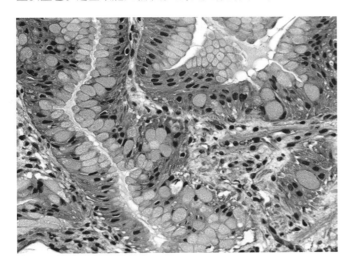

图 3.19 假杯状细胞具有真杯状细胞的形态,含中性黏蛋白,在 H&E 染色上呈粉红色,不像杯状细胞那样不规则分布,通常是连续地、线性地排列

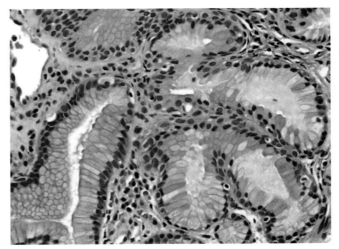

图 3.20 蓝色小凹细胞含有酸性黏蛋白,H&E 染色呈浅蓝色。这些细胞没有杯状细胞的桶状形状,而是保持柱状外观,无顶端黏液延伸,属于典型的小凹细胞

表 3.4 反应性胃贲门黏膜及小凹型异型增生

组织学特征	反应性胃贲门黏膜	小凹型异型增生
结构拥挤	无或轻微	背靠背(高级别)
全层不典型性	无	有
绒毛状结构	常有	常无(偶见于高级别异型增生)
核排列	一定程度的复层	位于基底部

应准确识别解剖位置(如 GEJ)和裂孔疝,确保取材正确。病理医生必须寻找证据表明取样来自食管。Srivastava 等人确定了一组提示 Barrett 食管的组织学表现:①肠化的隐窝上被覆鳞状上皮;②隐窝萎缩或紊乱;③不完全性肠上皮化生;④弥漫性肠上皮化生;⑤肠上皮化生局限于黏液腺体表层形成混合性腺体;⑥多层上皮和⑦食管腺导管[77]。如上所述,CK7 和 CK20 免疫染色不特异,不足以区分这两种病变[83]。

治疗

治疗的目标是预防疾病进展。随访的策略是最大限度尽可能地发现肠上皮化生和异型增生。有几种情况可能会放松对普通人群的筛查。首先,多达一半的 GERD 患者是无症状的,大约 40% 的食管腺癌患者没有 GERD 的病史[59]。Barrett食管的低患病率,加上内镜检查的成本和风险,减少了大规模的筛查。然而,有慢性 GERD 和其他危险因素的患者(例如男性、年龄>50 岁、白人、向心性肥胖等)可能需要接受 Barrett 食管筛查[60]。ACG 建议,筛查中无 Barrett 食管的患者无需进行后续内镜检查[60]。

如果检测到 Barrett 食管,监测指南建议对有异型增生的患者每 1cm 进行四象限活检;无异型增生史的患者每 2cm 进行四象限活检[60]。食管炎是一个干扰因素,这些区域不要活检。Barrett 食管初步诊断后,如果没有异型增生,患者 3~5 年内无需重复内镜检查[60]。有不确定异型增生的患者建议在最高剂量 PPI 治疗后 3~6 个月内随访[60]。

ACG 建议对低级别异型增生患者常规进行 12 个月定期随访,一旦发现异型增生,无论级别,均需进行内镜治疗。对肉眼可见的结节内镜治疗包括切除和消融。EMR 可作为首选的诊断和治疗方式。EMR 治疗后,发现含有异型增生或局限于黏膜的食管腺癌,剩余的 Barrett 食管应切除[60]。如果无肉眼可见的病变,患者应接受消融[60]。

EMR 是一种对黏膜和黏膜下层浅层取样的技术,所取的组织比常规活检大得多。内镜黏膜下剥离术(ESD)能对更大的肿瘤病变进行整体切除,从而获得更高的 R0 切除率。EMR 和 ESD 都是高效的,但 ESD 更耗时,也会引起严重的副反应。EMR 可以是注射、结扎或透明帽辅助。无论哪种技术,目的都是把黏膜从黏膜下层与固有肌层分离开来。EMR 切取的标本较大,使其既有诊断也有治疗的作用(图 3.21A)。研究表明,大多数 EMR(88%~89%)包括黏膜下层组织,这能提高诊断的准确性和观察者之间对异型增生分级的一致性[79,116]。EMR 获得的组织深度对腺癌的诊断很有帮助,病理医生可以明确肿瘤是局限于黏膜层(即黏膜内)(图 3.21B)还是有黏膜下浸润。

后者确凿的证据包括肿瘤邻近脂肪、黏膜下腺体或厚壁肌性动脉[82]。在 56% 的 EMR 标本中发现肌纤维异常导致的腺体陷入[79]。幸运的是,EMR 较大的标本存在地标样的组织,能很好地帮助区分肌纤维异常和黏膜下浸润[82]。腺体浸润脂肪、厚壁动脉或黏膜下腺体提示浸润性腺癌,因为这三种结构仅仅见于黏膜下层。

对于黏膜内腺癌,应尽可能明确肿瘤在黏膜内的浸润深度。如果存在双层黏膜肌,则可细分为:①固有层浸润;②浸润双层黏膜肌的内层;③浸润至双层黏膜肌之间;④浸润至双层黏膜肌层的外层。这些区别很重要,因为在双层黏膜肌之间的疏松结缔组织中有淋巴管网。一旦肿瘤浸润到这层疏松结缔组织,大约 10% 的 EMR 标本(图 3.21C)可以看到淋巴血管侵犯[79]。由于存在这种风险,我们应该对所有黏膜内癌的 EMR 标本进行淋巴血管侵犯的评估。只要有异型增生和/或食管腺癌,水平和垂直切缘的情况也应评估。

射频消融(RFA)涉及使用电极或气囊对黏膜施加高频交流电,并取决于 Barrett 食管的范围。经过 1~4 次治疗,大约 90% 的患者可以完全消除低级别异型增生,而高级别异型增生的消除率大约是 80%[117]。大约四分之三的患者显示黏膜内腺癌的完全消除[117]。在 Shaheen 等人的研究中,25.2% 的患者在 RFA 之前有鳞状上皮下的黏膜内腺癌,经过 12 个月的随访,这种情况降至 5.1%(图 3.22)[117]。

预后

由于大多数研究是回顾性分析,活检方案和 Barrett 食管定义的不同,以及异型增生分级判断的主观性,使得难以确定 Barrett 食管的自然进程。大多数 Barrett 食管患者并不死于该疾病或其并发症[118]。

不规则 Z 线(肠化长度<1cm)

Thota 等人比较了 1 624 例大于 1cm 的 Barrett 食管患者,167 例有不规则 Z 线。经过 4.8 年的中位随访时间,有不规则 Z 线的患者无一例出现高级别异型增生或腺癌[70]。这些结果与 Jung 等人的结果相似,后者发现与大于 1cm 的 Barrett 食管患者相比,GEJ 肠化患者异型增生或腺癌的风险并没有增加[119]。鉴于这两组(即 GEJ 肠化生患者和有不规则 Z 线的患者)的结局类似,ACG 建议将有不规则 Z 线的肠化的病例纳入 GEJ 肠化的一类[60]。建议不要常规在正常外观的 GEJ 或不规则的 Z 线区域(<1cm 的柱状上皮化生)进行活检,这样就避免了患者被误诊为 Barrett 食管[60]。

无异型增生的 Barrett 食管

共识认为,无异型增生的 Barrett 食管进展为腺癌的风险为每年 0.1%~0.5%[59,120]。一项纳入了 57 个研究(11 434 名患者)的关于无异型增生 Barrett 食管(肠上皮化生)的 Meta 分析显示食管腺癌的总体发病率为每年 1/300(0.33%)[121]。短段 Barrett 食管患者腺癌的发病率下降到每年 0.2%[121]。

不确定异型增生的 Barrett 食管

不确定异型增生进展为高级别异型增生/食管腺癌的风险为每年 0.86%~1.4%[84]。一些研究在排除了流行性疾病因素后也证实了这一概率。Ma 等人的研究发现,8% 的不确定异型增生患者在 1 年内(指定的流行性疾病)进展为异型增生或食管腺癌[122]。然而,在不确定异型增生初始诊断 1 年后,每年

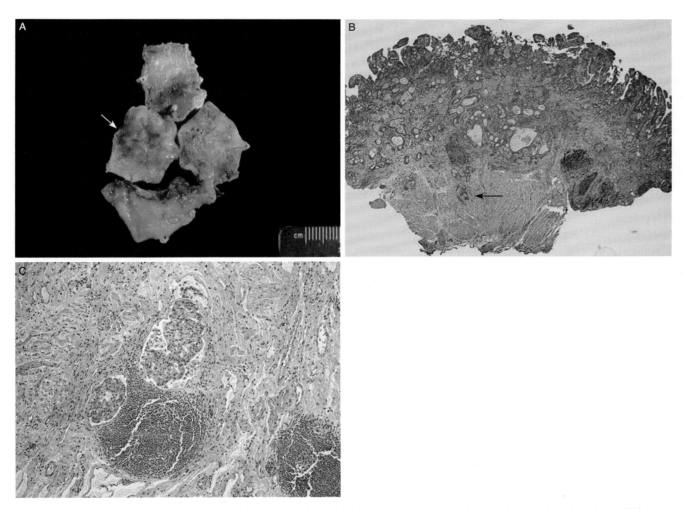

图 3.21　内镜黏膜切除术（EMR）的黏膜内腺癌。（A）EMR 切除 Barrett 食管标本中的黏膜内腺癌呈结节状改变（箭头）。该病例进行了四次 EMR 分块切除。（B）黏膜内腺癌浸润双层黏膜肌的外层（箭头）。（C）高倍镜显示淋巴血管侵犯，位于黏膜内腺癌患者的双层黏膜肌之间

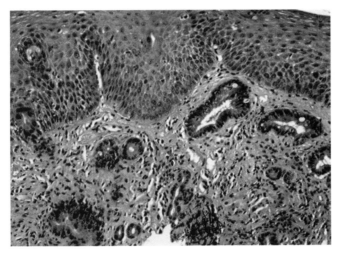

图 3.22　射频消融后的 Barrett 黏膜。射频消融后鳞状上皮下有 Barrett 上皮

疾病进展的发生率为 1.4/100,高级别异型增生/食管腺癌的发生率为 0.9/100[122]。这些结果与 Kestens 等人的结果相似,后者发现在 842 例诊断为不确定异型增生的患者中,每年高级别异型增生/食管腺癌的发病率为 1.4/100[123]。

Barrett 食管伴低级别异型增生

低级别异型增生进展为高级别异型增生/食管腺癌的确切风险仍存在争议。准确诊断低级别异型增生有一定困难,胃肠病理医生也只能在一定程度上达成一致($K = 0.32$)[86]。文献报道的多样的低级别异型增生演变史反映了这个困难,许多研究的患者人群被实际上没有异型增生或有不确定异型增生的病例干扰了。

一项包含 24 个研究的 Meta 分析发现,低级别异型增生进展为食管腺癌的总体发病率为 0.5%[124]。高级别异型增生和/或食管腺癌的发生率为 1.7%/年[124]。然而,当用低级别异型增生/Barrett 食管比率的比值作为病理诊断质量的替代指标时,各个研究之间差异明显。Wani 等人得出了类似的发现,210 例低级别异型增生患者进展为高级别异型增生/食管腺癌的风险为每年 1.8%[125]。他们没发现任何危险因素,比如低级别异型增生的持续时间或程度,这或许在一些患者中可以预测更大的进展风险[125]。其他研究表明,专家证实的持续存在的低级别异型增生增加了进展的风险[126-128]。Duits 等人对 255 例低级别异型增生患者进行研究,发现当诊断是由胃肠病理医生确诊时,进展为高级别异型增生/食管腺癌的风险增加,风险随着确诊病理医生的人数而增加(一位病理医生证实,10 倍;两位病理医生证实,27 倍;三位病理医生证实,47 倍)[128]。他们还证明,低级别异型增生在后续活检组织中的持续存在,导致高级别异型增生/食管腺癌的发生风险增加 9 倍[128]。低级别异型增生的持续存在和病理医生的一致诊断,这两个因素将最大程度地减少对低级别异型增生的过度诊断。在一项独立研究中,Duits 等人表明 293 例社区医院诊断为低级别异型增生的病例中,仅有 27% 通过专家的一致确认[127]。这部分经专家确认的低级别异型增生患者进展为高级别异型增生/食管腺癌的发生率为每年 9.1%。Krishnamoorthi 等人证实,相当一部分低级别异型增生患者被过度诊断了[129]。在对 203 例诊断为低级别异型增生的患者的研究中,根据专家的一致评估[129],29% 被降为无异型增生。

Barrett 食管伴高级别异型增生

对于高级别异型增生患者,很难研究其流行和发病情况,对预后的研究存在一定问题[83]。与低级别异型增生一样,高级别异型增生患者发生食管腺癌的风险因研究而异,年发生率在 7% ~ 19%[60,130]。研究表明,进展的风险也随异型增生的程度或数量而变化[131]。

（詹娜 译　陈晓宇 审）

参考文献

1. Kahrilas PJ. Anatomy and physiology of the gastroesophageal junction. Gastroenterol Clin N Am. 1997;26(3):467–86.
2. Vakil N, van Zanten SV, Kahrilas P, Dent J, Jones R. The Montreal definition and classification of gastroesophageal reflux disease: a global evidence-based consensus. Am J Gastroenterol. 2006;101(8):1900–20; quiz 43. https://doi.org/10.1111/j.1572–0241.2006.00630.x.
3. Gyawali CP, Kahrilas PJ, Savarino E, Zerbib F, Mion F, Smout A, et al. Modern diagnosis of GERD: the Lyon consensus. Gut. 2018;67(7):1351–62. https://doi.org/10.1136/gutjnl-2017–314722.
4. Kahrilas PJ. Clinical practice. Gastroesophageal reflux disease. N Engl J Med. 2008;359(16):1700–7. https://doi.org/10.1056/NEJMcp0804684.
5. Cho YS, Choi MG, Jeong JJ, Chung WC, Lee IS, Kim SW, et al. Prevalence and clinical spectrum of gastroesophageal reflux: a population-based study in Asan-si, Korea. Am J Gastroenterol. 2005;100(4):747–53. https://doi.org/10.1111/j.1572–0241.2005.41245.x.
6. Kennedy T, Jones R. The prevalence of gastro-oesophageal reflux symptoms in a UK population and the consultation behaviour of patients with these symptoms. Aliment Pharmacol Ther. 2000;14(12):1589–94.
7. Locke GR 3rd, Talley NJ, Fett SL, Zinsmeister AR, Melton LJ 3rd. Prevalence and clinical spectrum of gastroesophageal reflux: a population-based study in Olmsted County, Minnesota. Gastroenterology. 1997;112(5):1448–56.
8. El-Serag HB, Sweet S, Winchester CC, Dent J. Update on the epidemiology of gastro-oesophageal reflux disease: a systematic review. Gut. 2014;63(6):871–80. https://doi.org/10.1136/gutjnl-2012–304269.
9. El-Serag HB. Time trends of gastroesophageal reflux disease: a systematic review. Clin Gastroenterol Hepatol. 2007;5(1):17–26. https://doi.org/10.1016/j.cgh.2006.09.016.
10. Lee J, Anggiansah A, Anggiansah R, Young A, Wong T, Fox M. Effects of age on the gastroesophageal junction, esophageal motility, and reflux disease. Clin Gastroenterol Hepatol. 2007;5(12):1392–8. https://doi.org/10.1016/j.cgh.2007.08.011.
11. Becher A, Dent J. Systematic review: ageing and gastro-oesophageal reflux disease symptoms, oesophageal function and reflux oesophagitis. Aliment Pharmacol Ther. 2011;33(4):442–54. https://doi.org/10.1111/j.1365–2036.2010.04542.x.
12. Hampel H, Abraham NS, El-Serag HB. Meta-analysis: obesity and the risk for gastroesophageal reflux disease and its complications. Ann Intern Med. 2005;143(3):199–211.
13. Jacobson BC, Somers SC, Fuchs CS, Kelly CP, Camargo CA Jr. Body-mass index and symptoms of gastroesophageal reflux in women. N Engl J Med. 2006;354(22):2340–8. https://doi.org/10.1056/NEJMoa054391.
14. El-Serag HB, Petersen NJ, Carter J, Graham DY, Richardson P, Genta RM, et al. Gastroesophageal reflux among different racial groups in the United States. Gastroenterology. 2004;126(7):1692–9.
15. Avidan B, Sonnenberg A, Schnell TG, Sontag SJ. Risk factors for erosive reflux esophagitis: a case-control study. Am J Gastroenterol. 2001;96(1):41–6. https://doi.org/10.1111/j.1572–0241.2001.03449.x.
16. El-Serag HB, Sonnenberg A, Jamal MM, Inadomi JM, Crooks LA, Feddersen RM. Corpus gastritis is protective against reflux oesophagitis. Gut. 1999;45(2):181–5.
17. Moayyedi P, Bardhan C, Young L, Dixon MF, Brown L, Axon AT. Helicobacter pylori eradication does not exacerbate reflux symptoms in gastroesophageal reflux disease. Gastroenterology. 2001;121(5):1120–6.
18. Mittal RK, Balaban DH. The esophagogastric junction. N Engl J Med. 1997;336(13):924–32. https://doi.org/10.1056/nejm199703273361306.
19. Richter JE. Typical and atypical presentations of gastroesophageal reflux disease. The role of esophageal testing in diagnosis and management. Gastroenterol Clin N Am. 1996;25(1):75–102.
20. Vakil NB, Traxler B, Levine D. Dysphagia in patients with erosive esophagitis: prevalence, severity, and response to proton pump inhibitor treatment. Clin Gastroenterol Hepatol. 2004;2(8):665–8.
21. Koufman JA. The otolaryngologic manifestations of gastro-

esophageal reflux disease (GERD): a clinical investigation of 225 patients using ambulatory 24-hour pH monitoring and an experimental investigation of the role of acid and pepsin in the development of laryngeal injury. Laryngoscope. 1991;101(4 Pt 2 Suppl 53):1–78.

22. Kahrilas PJ, Altman KW, Chang AB, Field SK, Harding SM, Lane AP, et al. Chronic cough due to gastroesophageal reflux in adults: CHEST guideline and expert panel report. Chest. 2016;150(6):1341–60. https://doi.org/10.1016/j.chest.2016.08.1458.

23. Lundell LR, Dent J, Bennett JR, Blum AL, Armstrong D, Galmiche JP, et al. Endoscopic assessment of oesophagitis: clinical and functional correlates and further validation of the Los Angeles classification. Gut. 1999;45(2):172–80.

24. van Malenstein H, Farre R, Sifrim D. Esophageal dilated intercellular spaces (DIS) and nonerosive reflux disease. Am J Gastroenterol. 2008;103(4):1021–8. https://doi.org/10.1111/j.1572–0241.2007.01688.x.

25. Spechler SJ. Epidemiology and natural history of gastro-oesophageal reflux disease. Digestion. 1992;51(Suppl 1):24–9. https://doi.org/10.1159/000200911.

26. Gyawali CP, Azagury DE, Chan WW, Chandramohan SM, Clarke JO, de Bortoli N, et al. Nonerosive reflux disease: clinical concepts. Ann N Y Acad Sci. 2018;1434:290. https://doi.org/10.1111/nyas.13845.

27. Modlin IM, Hunt RH, Malfertheiner P, Moayyedi P, Quigley EM, Tytgat GN, et al. Diagnosis and management of non-erosive reflux disease—the Vevey NERD Consensus Group. Digestion. 2009;80(2):74–88. https://doi.org/10.1159/000219365.

28. Aziz Q, Fass R, Gyawali CP, Miwa H, Pandolfino JE, Zerbib F. Functional esophageal disorders. Gastroenterology. 2016;150:1368. https://doi.org/10.1053/j.gastro.2016.02.012.

29. Dent J, Brun J, Fendrick A, Fennerty M, Janssens J, Kahrilas P, et al. An evidence-based appraisal of reflux disease management—the Genval Workshop Report. Gut. 1999;44(Suppl 2):S1–16.

30. Krugmann J, Neumann H, Vieth M, Armstrong D. What is the role of endoscopy and oesophageal biopsies in the management of GERD? Best Pract Res Clin Gastroenterol. 2013;27(3):373–85. https://doi.org/10.1016/j.bpg.2013.06.010.

31. Tripathi M, Streutker CJ, Marginean EC. Relevance of histology in the diagnosis of reflux esophagitis. Ann N Y Acad Sci. 2018;1434:94. https://doi.org/10.1111/nyas.13742.

32. Vieth M, Mastracci L, Vakil N, Dent J, Wernersson B, Baldycheva I, et al. Epithelial thickness is a marker of gastroesophageal reflux disease. Clin Gastroenterol Hepatol. 2016;14(11):1544–51.e1. https://doi.org/10.1016/j.cgh.2016.06.018.

33. Yerian L, Fiocca R, Mastracci L, Riddell R, Vieth M, Sharma P, et al. Refinement and reproducibility of histologic criteria for the assessment of microscopic lesions in patients with gastroesophageal reflux disease: the Esohisto project. Dig Dis Sci. 2011;56(9):2656–65. https://doi.org/10.1007/s10620–011–1624–z.

34. Grin A, Streutker CJ. Esophagitis: old histologic concepts and new thoughts. Arch Pathol Lab Med. 2015;139(6):723–9. https://doi.org/10.5858/arpa.2014–0132-RA.

35. Ismail-Beigi F, Horton PF, Pope CE 2nd. Histological consequences of gastroesophageal reflux in man. Gastroenterology. 1970;58(2):163–74.

36. Caviglia R, Ribolsi M, Maggiano N, Gabbrielli AM, Emerenziani S, Guarino MP, et al. Dilated intercellular spaces of esophageal epithelium in nonerosive reflux disease patients with physiological esophageal acid exposure. Am J Gastroenterol. 2005;100(3):543–8. https://doi.org/10.1111/j.1572–0241.2005.40978.x.

37. Tobey NA, Carson JL, Alkiek RA, Orlando RC. Dilated intercellular spaces: a morphological feature of acid reflux—damaged human esophageal epithelium. Gastroenterology. 1996;111(5):1200–5.

38. Schneider NI, Plieschnegger W, Geppert M, Wigginghaus B, Hoess GM, Eherer A, et al. Validation study of the Esohisto con-

sensus guidelines for the recognition of microscopic esophagitis (histoGERD trial). Hum Pathol. 2014;45(5):994–1002. https://doi.org/10.1016/j.humpath.2013.12.013.

39. Fiocca R, Mastracci L, Riddell R, Takubo K, Vieth M, Yerian L, et al. Development of consensus guidelines for the histologic recognition of microscopic esophagitis in patients with gastroesophageal reflux disease: the Esohisto project. Hum Pathol. 2010;41(2):223–31. https://doi.org/10.1016/j.humpath.2009.07.016.

40. Brown LF, Goldman H, Antonioli DA. Intraepithelial eosinophils in endoscopic biopsies of adults with reflux esophagitis. Am J Surg Pathol. 1984;8(12):899–905.

41. Martin IW, Atkinson AE, Liu X, Suriawinata AA, Lefferts JA, Lisovsky M. Mucosal inflammation in Candida esophagitis has distinctive features that may be helpful diagnostically. Mod Pathol. 2018;31(11):1653–60. https://doi.org/10.1038/s41379–018–0060–4.

42. Winter HS, Madara JL, Stafford RJ, Grand RJ, Quinlan JE, Goldman H. Intraepithelial eosinophils: a new diagnostic criterion for reflux esophagitis. Gastroenterology. 1982;83(4):818–23.

43. Tummala V, Barwick KW, Sontag SJ, Vlahcevic RZ, McCallum RW. The significance of intraepithelial eosinophils in the histologic diagnosis of gastroesophageal reflux. Am J Clin Pathol. 1987;87(1):43–8.

44. Steiner SJ, Kernek KM, Fitzgerald JF. Severity of basal cell hyperplasia differs in reflux versus eosinophilic esophagitis. J Pediatr Gastroenterol Nutr. 2006;42(5):506–9. https://doi.org/10.1097/01.mpg.0000221906.06899.1b.

45. Dellon ES, Gonsalves N, Hirano I, Furuta GT, Liacouras CA, Katzka DA. ACG clinical guideline: evidenced based approach to the diagnosis and management of esophageal eosinophilia and eosinophilic esophagitis (EoE). Am J Gastroenterol. 2013;108(5):679–92; quiz 93. https://doi.org/10.1038/ajg.2013.71.

46. Croese J, Fairley SK, Masson JW, Chong AK, Whitaker DA, Kanowski PA, et al. Clinical and endoscopic features of eosinophilic esophagitis in adults. Gastrointest Endosc. 2003;58(4):516–22.

47. Tutuian R. Adverse effects of drugs on the esophagus. Best Pract Res Clin Gastroenterol. 2010;24(2):91–7. https://doi.org/10.1016/j.bpg.2010.02.005.

48. De Petris G, Gatius Caldero S, Chen L, Xiao SY, Dhungel BM, Wendel Spizcka AJ, et al. Histopathological changes in the gastrointestinal tract due to drugs: an update for the surgical pathologist (part I of II). Int J Surg Pathol. 2014;22(2):120–8. https://doi.org/10.1177/1066896913502229.

49. Hatlebakk JG, Zerbib F, des Varannes SB, Attwood SE, Ell C, Fiocca R, et al. Gastroesophageal acid reflux control 5 years after antireflux surgery, compared with long-term esomeprazole therapy. Clin Gastroenterol Hepatol. 2016;14(5):678–85.e3. https://doi.org/10.1016/j.cgh.2015.07.025.

50. Mahon D, Rhodes M, Decadt B, Hindmarsh A, Lowndes R, Beckingham I, et al. Randomized clinical trial of laparoscopic Nissen fundoplication compared with proton-pump inhibitors for treatment of chronic gastro-oesophageal reflux. Br J Surg. 2005;92(6):695–9. https://doi.org/10.1002/bjs.4934.

51. Spechler SJ, Lee E, Ahnen D, Goyal RK, Hirano I, Ramirez F, et al. Long-term outcome of medical and surgical therapies for gastroesophageal reflux disease: follow-up of a randomized controlled trial. JAMA. 2001;285(18):2331–8.

52. Grant AM, Cotton SC, Boachie C, Ramsay CR, Krukowski ZH, Heading RC, et al. Minimal access surgery compared with medical management for gastro-oesophageal reflux disease: five year follow-up of a randomised controlled trial (REFLUX). BMJ. 2013;346:f1908. https://doi.org/10.1136/bmj.f1908.

53. Dassinger MS, Torquati A, Houston HL, Holzman MD, Sharp KW, Richards WO. Laparoscopic fundoplication: 5-year follow-up. Am Surg. 2004;70(8):691–4; discussion 4–5

54. Galmiche JP, Hatlebakk J, Attwood S, Ell C, Fiocca R, Eklund S, et al. Laparoscopic antireflux surgery vs esomeprazole treatment for chronic GERD: the LOTUS randomized clinical trial. JAMA. 2011;305(19):1969–77. https://doi.org/10.1001/jama.2011.626.

55. Katz PO, Gerson LB, Vela MF. Guidelines for the diagnosis and management of gastroesophageal reflux disease. Am J Gastroenterol. 2013;108(3):308–28; quiz 29. https://doi.org/10.1038/ajg.2012.444.

56. Cowgill SM, Arnaoutakis D, Villadolid D, Al-Saadi S, Arnaoutakis D, Molloy DL, et al. Results after laparoscopic fundoplication: does age matter? Am Surg. 2006;72(9):778–83; discussion 83–4

57. Ganz RA. A review of new surgical and endoscopic therapies for gastroesophageal reflux disease. Gastroenterol Hepatol. 2016;12(7):424–31.

58. Khan M, Santana J, Donnellan C, Preston C, Moayyedi P. Medical treatments in the short term management of reflux oesophagitis. Cochrane Database Syst Rev. 2007;(2):CD003244. https://doi.org/10.1002/14651858.CD003244.pub2.

59. Spechler SJ, Souza RF. Barrett's esophagus. N Engl J Med. 2014;371(9):836–45. https://doi.org/10.1056/NEJMra1314704.

60. Shaheen NJ, Falk GW, Iyer PG, Gerson LB. ACG clinical guideline: diagnosis and management of Barrett's esophagus. Am J Gastroenterol. 2016;111(1):30–50; quiz 1. https://doi.org/10.1038/ajg.2015.322.

61. Naini BV, Souza RF, Odze RD. Barrett's esophagus: a comprehensive and contemporary review for pathologists. Am J Surg Pathol. 2016;40(5):e45–66. https://doi.org/10.1097/pas.0000000000000598.

62. Takubo K, Aida J, Naomoto Y, Sawabe M, Arai T, Shiraishi H, et al. Cardiac rather than intestinal-type background in endoscopic resection specimens of minute Barrett adenocarcinoma. Hum Pathol. 2009;40(1):65–74. https://doi.org/10.1016/j.humpath.2008.06.008.

63. Lavery DL, Martinez P, Gay LJ, Cereser B, Novelli MR, Rodriguez-Justo M, et al. Evolution of oesophageal adenocarcinoma from metaplastic columnar epithelium without goblet cells in Barrett's oesophagus. Gut. 2016;65(6):907–13. https://doi.org/10.1136/gutjnl-2015–310748.

64. Riddell RH, Odze RD. Definition of Barrett's esophagus: time for a rethink—is intestinal metaplasia dead? Am J Gastroenterol. 2009;104(10):2588–94. https://doi.org/10.1038/ajg.2009.390.

65. Allanson BM, Bonavita J, Mirzai B, Khor TS, Raftopoulos SC, de Boer WB, et al. Early Barrett esophagus-related neoplasia in segments 1 cm or longer is always associated with intestinal metaplasia. Mod Pathol. 2017;30(8):1170–6. https://doi.org/10.1038/modpathol.2017.36.

66. Smith J, Garcia A, Zhang R, DeMeester S, Vallone J, Chandrasoma P. Intestinal metaplasia is present in most if not all patients who have undergone endoscopic mucosal resection for esophageal adenocarcinoma. Am J Surg Pathol. 2016;40(4):537–43. https://doi.org/10.1097/pas.0000000000000601.

67. Sharma P. Clinical practice. Barrett's esophagus. N Engl J Med. 2009;361(26):2548–56. https://doi.org/10.1056/NEJMcp0902173.

68. Fass R, Hell RW, Garewal HS, Martinez P, Pulliam G, Wendel C, et al. Correlation of oesophageal acid exposure with Barrett's oesophagus length. Gut. 2001;48(3):310–3.

69. Coleman HG, Bhat SK, Murray LJ, McManus DT, O'Neill OM, Gavin AT, et al. Symptoms and endoscopic features at Barrett's esophagus diagnosis: implications for neoplastic progression risk. Am J Gastroenterol. 2014;109(4):527–34. https://doi.org/10.1038/ajg.2014.10.

70. Thota PN, Vennalaganti P, Vennelaganti S, Young P, Gaddam S, Gupta N, et al. Low risk of high-grade dysplasia or esophageal adenocarcinoma among patients with Barrett's esophagus less than 1 cm (irregular Z line) within 5 years of index endoscopy. Gastroenterology. 2017;152(5):987–92. https://doi.org/10.1053/j.gastro.2016.12.005.

71. Spechler SJ. Cardiac metaplasia: follow, treat, or ignore? Dig Dis Sci. 2018;63(8):2052–8. https://doi.org/10.1007/s10620–018–5063-y.

72. Chandrasoma PT, Der R, Ma Y, Peters J, Demeester T. Histologic classification of patients based on mapping biopsies of the gastroesophageal junction. Am J Surg Pathol. 2003;27(7):929–36.

73. Chandrasoma PT, Der R, Ma Y, Dalton P, Taira M. Histology of the gastroesophageal junction: an autopsy study. Am J Surg Pathol. 2000;24(3):402–9.

74. Chandrasoma P. Controversies of the cardiac mucosa and Barrett's oesophagus. Histopathology. 2005;46(4):361–73. https://doi.org/10.1111/j.1365–2559.2005.02088.x.

75. Jauregui HO, Davessar K, Hale JH, Kessimian N, Cenoz C. Mucin histochemistry of intestinal metaplasia in Barrett's esophagus. Mod Pathol. 1988;1(3):188–92.

76. Gottfried MR, McClave SA, Boyce HW. Incomplete intestinal metaplasia in the diagnosis of columnar lined esophagus (Barrett's esophagus). Am J Clin Pathol. 1989;92(6):741–6.

77. Srivastava A, Odze RD, Lauwers GY, Redston M, Antonioli DA, Glickman JN. Morphologic features are useful in distinguishing Barrett esophagus from carditis with intestinal metaplasia. Am J Surg Pathol. 2007;31(11):1733–41. https://doi.org/10.1097/PAS.0b013e318078ce91.

78. Glickman JN, Chen YY, Wang HH, Antonioli DA, Odze RD. Phenotypic characteristics of a distinctive multilayered epithelium suggests that it is a precursor in the development of Barrett's esophagus. Am J Surg Pathol. 2001;25(5):569–78.

79. Lewis JT, Wang KK, Abraham SC. Muscularis mucosae duplication and the musculo-fibrous anomaly in endoscopic mucosal resections for Barrett esophagus: implications for staging of adenocarcinoma. Am J Surg Pathol. 2008;32(4):566–71. https://doi.org/10.1097/PAS.0b013e31815bf8c7.

80. Abraham SC, Krasinskas AM, Correa AM, Hofstetter WL, Ajani JA, Swisher SG, et al. Duplication of the muscularis mucosae in Barrett esophagus: an underrecognized feature and its implication for staging of adenocarcinoma. Am J Surg Pathol. 2007;31(11):1719–25. https://doi.org/10.1097/PAS.0b013e318093e3bf.

81. Rubio CA, Riddell R. Musculo-fibrous anomaly in Barrett's mucosa with dysplasia. Am J Surg Pathol. 1988;12(11):885–9.

82. Kaye PV, O'Donovan M, Mapstone N, Disep B, Novelli M, Ragunath K. Pathologists are able to differentiate reliably the lamina propria associated with Barrett's musculofibrous anomaly from submucosa in oesophageal endoscopic resections. Histopathology. 2015;67(6):914–7. https://doi.org/10.1111/his.12736.

83. Srivastava A, Appelman H, Goldsmith JD, Davison JM, Hart J, Krasinskas AM. The use of ancillary stains in the diagnosis of Barrett esophagus and Barrett esophagus-associated dysplasia: recommendations from the Rodger C. Haggitt gastrointestinal pathology society. Am J Surg Pathol. 2017;41(5):e8–e21. https://doi.org/10.1097/pas.0000000000000819.

84. Lomo LC, Blount PL, Sanchez CA, Li X, Galipeau PC, Cowan DS, et al. Crypt dysplasia with surface maturation: a clinical, pathologic, and molecular study of a Barrett's esophagus cohort. Am J Surg Pathol. 2006;30(4):423–35.

85. Reid BJ, Haggitt RC, Rubin CE, Roth G, Surawicz CM, Van Belle G, et al. Observer variation in the diagnosis of dysplasia in Barrett's esophagus. Hum Pathol. 1988;19(2):166–78.

86. Montgomery E, Bronner MP, Goldblum JR, Greenson JK, Haber MM, Hart J, et al. Reproducibility of the diagnosis of dysplasia in Barrett esophagus: a reaffirmation. Hum Pathol. 2001;32(4):368–78. https://doi.org/10.1053/hupa.2001.23510.

87. Rucker-Schmidt RL, Sanchez CA, Blount PL, Ayub K, Li X, Rabinovitch PS, et al. Nonadenomatous dysplasia in Barrett esophagus: a clinical, pathologic, and DNA content flow cytometric study. Am J Surg Pathol. 2009;33(6):886–93. https://doi.org/10.1097/PAS.0b013e318198a1d4.

88. Riddell RH, Goldman H, Ransohoff DF, Appelman HD, Fenoglio CM, Haggitt RC, et al. Dysplasia in inflammatory bowel disease:

standardized classification with provisional clinical applications. Hum Pathol. 1983;14(11):931–68.

89. Goldblum JR. Controversies in the diagnosis of Barrett esophagus and Barrett-related dysplasia: one pathologist's perspective. Arch Pathol Lab Med. 2010;134(10):1479–84. https://doi.org/10.1043/2010–0249-ra.1.

90. Vieth M, Montgomery EA, Riddell RH. Observations of different patterns of dysplasia in Barrett's esophagus—a first step to harmonize grading. Cesk Patol. 2016;52(3):154–63.

91. Odze RD. Diagnosis and grading of dysplasia in Barrett's oesophagus. J Clin Pathol. 2006;59(10):1029–38. https://doi.org/10.1136/jcp.2005.035337.

92. Sangle NA, Taylor SL, Emond MJ, Depot M, Overholt BF, Bronner MP. Overdiagnosis of high-grade dysplasia in Barrett's esophagus: a multicenter, international study. Mod Pathol. 2015;28(6):758–65. https://doi.org/10.1038/modpathol.2015.2.

93. Downs-Kelly E, Mendelin JE, Bennett AE, Castilla E, Henricks WH, Schoenfield L, et al. Poor interobserver agreement in the distinction of high-grade dysplasia and adenocarcinoma in pretreatment Barrett's esophagus biopsies. Am J Gastroenterol. 2008;103(9):2333–40; quiz 41. https://doi.org/10.1111/j.1572–0241.2008.02020.x.

94. Zhu W, Appelman HD, Greenson JK, Ramsburgh SR, Orringer MB, Chang AC, et al. A histologically defined subset of high-grade dysplasia in Barrett mucosa is predictive of associated carcinoma. Am J Clin Pathol. 2009;132(1):94–100. https://doi.org/10.1309/ajcp78ckiojwovfn.

95. Brown IS, Whiteman DC, Lauwers GY. Foveolar type dysplasia in Barrett esophagus. Mod Pathol. 2010;23(6):834–43. https://doi.org/10.1038/modpathol.2010.59.

96. Mahajan D, Bennett AE, Liu X, Bena J, Bronner MP. Grading of gastric foveolar-type dysplasia in Barrett's esophagus. Mod Pathol. 2010;23(1):1–11. https://doi.org/10.1038/modpathol.2009.147.

97. Chen YY, Wang HH, Antonioli DA, Spechler SJ, Zeroogian JM, Goyal R, et al. Significance of acid-mucin-positive nongoblet columnar cells in the distal esophagus and gastroesophageal junction. Hum Pathol. 1999;30(12):1488–95.

98. Offner FA, Lewin KJ, Weinstein WM. Metaplastic columnar cells in Barrett's esophagus: a common and neglected cell type. Hum Pathol. 1996;27(9):885–9.

99. Genta RM, Huberman RM, Graham DY. The gastric cardia in Helicobacter pylori infection. Hum Pathol. 1994;25(9):915–9.

100. Guillem P, Billeret V, Buisine MP, Flejou JF, Lecomte-Houcke M, Degand P, et al. Mucin gene expression and cell differentiation in human normal, premalignant and malignant esophagus. Int J Cancer. 2000;88(6):856–61.

101. McIntire MG, Soucy G, Vaughan TL, Shahsafaei A, Odze RD. MUC2 is a highly specific marker of goblet cell metaplasia in the distal esophagus and gastroesophageal junction. Am J Surg Pathol. 2011;35(7):1007–13. https://doi.org/10.1097/PAS.0b013e318218940d.

102. Hahn HP, Blount PL, Ayub K, Das KM, Souza R, Spechler S, et al. Intestinal differentiation in metaplastic, nongoblet columnar epithelium in the esophagus. Am J Surg Pathol. 2009;33(7):1006–15. https://doi.org/10.1097/PAS.0b013e31819f57e9.

103. Zhang X, Westerhoff M, Hart J. Expression of SOX9 and CDX2 in nongoblet columnar-lined esophagus predicts the detection of Barrett's esophagus during follow-up. Mod Pathol. 2015;28(5):654–61. https://doi.org/10.1038/modpathol.2014.157.

104. Minacapelli CD, Bajpai M, Geng X, Cheng CL, Chouthai AA, Souza R, et al. Barrett's metaplasia develops from cellular reprograming of esophageal squamous epithelium due to gastroesophageal reflux. Am J Physiol Gastrointest Liver Physiol. 2017;312(6):G615–g22. https://doi.org/10.1152/ajpgi.00268.2016.

105. Moskaluk CA, Zhang H, Powell SM, Cerilli LA, Hampton GM, Frierson HF Jr. Cdx2 protein expression in normal and malignant human tissues: an immunohistochemical survey using tis-

sue microarrays. Mod Pathol. 2003;16(9):913–9. https://doi.org/10.1097/01.mp.0000086073.92773.55.

106. Ormsby AH, Goldblum JR, Rice TW, Richter JE, Falk GW, Vaezi MF, et al. Cytokeratin subsets can reliably distinguish Barrett's esophagus from intestinal metaplasia of the stomach. Hum Pathol. 1999;30(3):288–94.

107. Younes M. What is the role of cytokeratins in Barrett/cardia differentiation? Arch Pathol Lab Med. 2005;129(2):181–2. https://doi.org/10.1043/1543-2165(2005)129<181:witroc>2.0.co;2.

108. Coban S, Ormeci N, Savas B, Ekiz F, Ensari A, Kuzu I, et al. Evaluation of Barrett's esophagus with CK7, CK20, p53, Ki67, and COX2 expressions using chromoendoscopical examination. Dis Esophagus. 2013;26(2):189–96. https://doi.org/10.1111/j.1442–2050.2012.01352.x.

109. Wang DH, Clemons NJ, Miyashita T, Dupuy AJ, Zhang W, Szczepny A, et al. Aberrant epithelial-mesenchymal Hedgehog signaling characterizes Barrett's metaplasia. Gastroenterology. 2010;138(5):1810–22. https://doi.org/10.1053/j.gastro.2010.01.048.

110. Clemons NJ, Wang DH, Croagh D, Tikoo A, Fennell CM, Murone C, et al. Sox9 drives columnar differentiation of esophageal squamous epithelium: a possible role in the pathogenesis of Barrett's esophagus. Am J Physiol Gastrointest Liver Physiol. 2012;303(12):G1335–46. https://doi.org/10.1152/ajpgi.00291.2012.

111. Kastelein F, Biermann K, Steyerberg EW, Verheij J, Kalisvaart M, Looijenga LH, et al. Aberrant p53 protein expression is associated with an increased risk of neoplastic progression in patients with Barrett's oesophagus. Gut. 2013;62(12):1676–83. https://doi.org/10.1136/gutjnl-2012–303594.

112. Kaye PV, Haider SA, Ilyas M, James PD, Soomro I, Faisal W, et al. Barrett's dysplasia and the Vienna classification: reproducibility, prediction of progression and impact of consensus reporting and p53 immunohistochemistry. Histopathology. 2009;54(6):699–712. https://doi.org/10.1111/j.1365–2559.2009.03288.x.

113. Younes M, Ertan A, Ergun G, Verm R, Bridges M, Woods K, et al. Goblet cell mimickers in esophageal biopsies are not associated with an increased risk for dysplasia. Arch Pathol Lab Med. 2007;131(4):571–5. https://doi.org/10.1043/1543-2165(2007)131[571:gcmieb]2.0.co;2.

114. Patil DT, Bennett AE, Mahajan D, Bronner MP. Distinguishing Barrett gastric foveolar dysplasia from reactive cardiac mucosa in gastroesophageal reflux disease. Hum Pathol. 2013;44(6):1146–53. https://doi.org/10.1016/j.humpath.2012.10.004.

115. Sharma P, Weston AP, Morales T, Topalovski M, Mayo MS, Sampliner RE. Relative risk of dysplasia for patients with intestinal metaplasia in the distal oesophagus and in the gastric cardia. Gut. 2000;46(1):9–13.

116. Wani S, Mathur SC, Curvers WL, Singh V, Alvarez Herrero L, Hall SB, et al. Greater interobserver agreement by endoscopic mucosal resection than biopsy samples in Barrett's dysplasia. Clin Gastroenterol Hepatol. 2010;8(9):783–8. https://doi.org/10.1016/j.cgh.2010.04.028.

117. Shaheen NJ, Sharma P, Overholt BF, Wolfsen HC, Sampliner RE, Wang KK, et al. Radiofrequency ablation in Barrett's esophagus with dysplasia. N Engl J Med. 2009;360(22):2277–88. https://doi.org/10.1056/NEJMoa0808145.

118. Milind R, Attwood SE. Natural history of Barrett's esophagus. World J Gastroenterol. 2012;18(27):3483–91. https://doi.org/10.3748/wjg.v18.i27.3483.

119. Jung KW, Talley NJ, Romero Y, Katzka DA, Schleck CD, Zinsmeister AR, et al. Epidemiology and natural history of intestinal metaplasia of the gastroesophageal junction and Barrett's esophagus: a population-based study. Am J Gastroenterol. 2011;106(8):1447–55; quiz 56. https://doi.org/10.1038/ajg.2011.130.

120. Hvid-Jensen F, Pedersen L, Drewes AM, Sorensen HT, Funch-Jensen P. Incidence of adenocarcinoma among patients with Barrett's esophagus. N Engl J Med. 2011;365(15):1375–83. https://doi.org/10.1056/NEJMoa1103042.

121. Desai TK, Krishnan K, Samala N, Singh J, Cluley J, Perla S, et al.

The incidence of oesophageal adenocarcinoma in non-dysplastic Barrett's oesophagus: a meta-analysis. Gut. 2012;61(7):970–6. https://doi.org/10.1136/gutjnl-2011–300730.

122. Ma M, Shroff S, Feldman M, DeMarshall M, Price C, Tierney A, et al. Risk of malignant progression in Barrett's esophagus indefinite for dysplasia. Dis Esophagus. 2017;30(3):1–5. https://doi.org/10.1093/dote/dow025.

123. Kestens C, Leenders M, Offerhaus GJ, van Baal JW, Siersema PD. Risk of neoplastic progression in Barrett's esophagus diagnosed as indefinite for dysplasia: a nationwide cohort study. Endoscopy. 2015;47(5):409–14. https://doi.org/10.1055/s-0034–1391091.

124. Singh S, Manickam P, Amin AV, Samala N, Schouten LJ, Iyer PG, et al. Incidence of esophageal adenocarcinoma in Barrett's esophagus with low-grade dysplasia: a systematic review and meta-analysis. Gastrointest Endosc. 2014;79(6):897–909.e4; quiz 83.e1, 83.e3. https://doi.org/10.1016/j.gie.2014.01.009.

125. Wani S, Falk GW, Post J, Yerian L, Hall M, Wang A, et al. Risk factors for progression of low-grade dysplasia in patients with Barrett's esophagus. Gastroenterology. 2011;141(4):1179–86, 86.e1. https://doi.org/10.1053/j.gastro.2011.06.055.

126. Curvers WL, ten Kate FJ, Krishnadath KK, Visser M, Elzer B, Baak LC, et al. Low-grade dysplasia in Barrett's esophagus: overdiagnosed and underestimated. Am J Gastroenterol. 2010;105(7):1523–30. https://doi.org/10.1038/ajg.2010.171.

127. Duits LC, Phoa KN, Curvers WL, Ten Kate FJ, Meijer GA, Seldenrijk CA, et al. Barrett's oesophagus patients with low-grade dysplasia can be accurately risk-stratified after histological review by an expert pathology panel. Gut. 2015;64(5):700–6. https://doi.org/10.1136/gutjnl-2014–307278.

128. Duits LC, van der Wel MJ, Cotton CC, Phoa KN, Ten Kate FJW, Seldenrijk CA, et al. Patients with Barrett's esophagus and confirmed persistent low-grade dysplasia are at increased risk for progression to neoplasia. Gastroenterology. 2017;152(5):993–1001.e1. https://doi.org/10.1053/j.gastro.2016.12.008.

129. Krishnamoorthi R, Lewis JT, Krishna M, Crews NJ, Johnson ML, Dierkhising RA, et al. Predictors of progression in Barrett's esophagus with low-grade dysplasia: results from a multicenter prospective BE registry. Am J Gastroenterol. 2017;112(6):867–73. https://doi.org/10.1038/ajg.2017.84.

130. Rastogi A, Puli S, El-Serag HB, Bansal A, Wani S, Sharma P. Incidence of esophageal adenocarcinoma in patients with Barrett's esophagus and high-grade dysplasia: a meta-analysis. Gastrointest Endosc. 2008;67(3):394–8. https://doi.org/10.1016/j.gie.2007.07.019.

131. Buttar NS, Wang KK, Sebo TJ, Riehle DM, Krishnadath KK, Lutzke LS, et al. Extent of high-grade dysplasia in Barrett's esophagus correlates with risk of adenocarcinoma. Gastroenterology. 2001;120(7):1630–9.

前言

原发于消化道的与变态反应相关的嗜酸性粒细胞疾病统称为嗜酸性胃肠疾病（eosinophilic gastrointestinal disease，EGID）。EGID 的诊断取决于三个要素：相应的临床症状，组织嗜酸性粒细胞增多，排除继发因素。在此应注意，由于某些 EGID 仅涉及黏膜深处的肠壁，因此在疑似 EGID 的情况下进行活检阴性并不一定排除该诊断。在美国、欧洲和澳大利亚，嗜酸性粒细胞性食管炎（EoE）与炎症性肠病一样普遍，并且其发病率和患病率都在增加。EoE 的组织学标准已建立并得到验证。嗜酸性胃炎、嗜酸性小肠炎和嗜酸性结肠炎都很罕见；虽然有基于病例研究结果提出的组织学标准，但尚未得到验证。

消化道嗜酸性粒细胞数量因部位而异。在食管内很少见或无，在胃内稀疏分布，在小肠和结肠内数量较多。究竟多少的嗜酸性粒细胞数量才算过多，尚无确切说法。嗜酸性粒细胞出现以下分布时可视为异常：浸润上皮、形成聚集灶及侵犯黏膜肌层或黏膜下层。

嗜酸性胃炎、小肠炎或结肠炎患者的活检通常会有明显嗜酸性粒细胞的异常，其在固有层片状分布并延伸到黏膜下层伴有广泛的腺体/隐窝上皮浸润，甚至腺体/隐窝脓肿形成。在某种程度上，正常或异常取决于嗜酸性粒细胞浸润的密度，通常表现为每个高倍镜视野的嗜酸性粒细胞数量，诊断标准包括一个数值阈值。专家共识已确定 15 个/HPF 或者更多可为 EoE 提供诊断依据，并且该阈值已得到验证[1]。胃的标准为至少 5 个高倍镜视野的嗜酸性粒细胞计数超过 30 个或至少 3 个高倍镜视野的嗜酸性粒细胞计数超过 70 个[2,3]。在小肠，Collins 认为超过正常值两倍的数值足以提示诊断为嗜酸性小肠炎；提出 50~60 个/HPF 数值范围，大约是正常值的两倍[4]。由于结肠中嗜酸性粒细胞的密度随部位而异（从右向左递减），诊断阈值也有所不同：右半结肠为 50 个/HPF，横结肠为 35 个/HPF，左半结肠为 25 个/HPF[5]。

病理医生在只看到嗜酸性粒细胞数值异常但没有发现成片分布，或浸润隐窝，且没有导致增加的明确病因时可以不在报告中提及。但 Turner 等人认为病理医生应该报告这种嗜酸性粒细胞数量的增加[5]。"正常结肠黏膜内嗜酸性粒细胞增多"的诊断可能对临床医生有帮助。

本章详细介绍 EoE。其他章节介绍了其他 EGID：第 7 章嗜酸性粒细胞性胃炎部分；第 10 章嗜酸性粒细胞性十二指肠炎/小肠炎部分；第 16 章嗜酸性粒细胞性结肠炎部分。

嗜酸性粒细胞性食管炎

定义

嗜酸性粒细胞性食管炎（eosinophilic esophagitis，EoE）是一种慢性炎症性疾病，其特征为组织嗜酸性粒细胞增加和 T 辅助细胞介导的 2 型免疫反应。除了嗜酸性粒细胞增加，还需相应的临床表现。诊断标准是食管功能障碍的症状，组织嗜酸性粒细胞增加（≥15 个/HPF），以及排除嗜酸性粒细胞浸润的其他病因[6]。

EoE 的第一份临床指南有四项诊断标准，其中之一为：对质子泵抑制剂（PPI）无效[7]。在之后的十年中，发现一些原本具有典型 EoE 的患者确实对 PPI 有反应[8]。提出了 PPI 反应性 EoE 这一类型[9]。事实证明，患者除 PPI 反应外，任何方面都与 EoE 患者相同[10]。"对 PPI 无效"不再作为 EoE 的标准，无论其对 PPI 的临床反应如何，所有符合三项现有标准的患者均被认为是 EoE[11]。

临床特征

流行病学

EoE 几乎在全世界范围内均有发生，目前仅撒哈拉以南非洲地区和印度尚无病例报道[12]。其发病范围广泛，包括婴儿、儿童和成人。成人 EoE 好发于 20~50 岁[6]，男女比为 3:1，在大部分报道中白种人占多数[13]。一项临床研究分析 30 301 440 名美国患者的医疗记录，发现 EoE 患者中 89.3% 是白种人，6.1% 为非洲裔美国人，5.6% 为亚洲人[14]。来自不同患者人群中心进行的小型研究已经挑战了白种人占多数的观点。美国华盛顿特区儿童国家医学中心过敏性疾病诊所对 50 例确诊为 EoE 的儿科患者进行的回顾性研究发现，大多数患者为非白人（42% 为白人，42% 为非洲裔美国人，4% 为亚洲人，其他占 12%）[15]。从而说明 EoE 可以发生于任何性别和任何种族的患者，其流行病学特征有待进一步研究。

2016 年一项来自欧洲、美国和澳大利亚 13 项汇总研究的 meta 分析计算出的发病率为 3.7/100 000，个体研究的发病率为 0.28~19.6/100 000[16]。该论文发现总体患病率为 22.7/100 000，范围为 2.30~56.30。meta 分析中未包括上述以美国人群为基础的研究，该研究发现患病率为 25.9/100 000[14]。

EoE 发病率和患病率都在增加，且增加与一些因素无关，如对该病认知的增加和内镜检查的增加[17,18]。2016 年的 meta 分析发现，2008 年之后的发病率为 7.2/100 000，相比之下，合并所有研究的发病率为 3.7/100 000[16]。

发病机制

EoE 是一种慢性特应性疾病，即具有遗传因素的过敏性疾病。与普通人群相比，EoE 患者的其他特应性疾病（包括过敏性鼻炎、过敏性皮炎和哮喘）的发病率更高。EoE 由接触食物抗原驱动，其中牛乳、鸡蛋、小麦和大豆是最常见的诱发食物[19]。空气变应原（吸入，然后吞咽）也可能是造成过敏的原因。这可以解释 EoE 诊断中观察到的季节性变化[20]。

变应原与易感个体食管上皮细胞的相互作用激活细胞因子 IL-33 和胸腺基质淋巴细胞生成素（TSLP）的产生，从而诱发了一系列 2 型 T 辅助细胞介导炎症的级联反应。IL-4、IL-13、IL-5 和 TGF-β 等细胞因子的增多导致嗜酸性粒细胞浸润和对上皮屏障的破坏[21]。食管纤维化和肌肉运动改变可能源于同样的细胞因子作用[22]。

易感因素与遗传或表观遗传相关。全基因组关联研究发现了几个遗传风险基因位点，其中之一是编码在 5q22 区域的 TSLP。此外研究还发现 TSLP 的受体具有编码变异，仅与男性的 EoE 风险有关[23]。2p23 编码一种名为 CAPN14 的蛋白酶，与患病风险密切相关[24]。这种蛋白质仅在食管中产生，其变异体可能会破坏屏障功能。EoE 中，CCL26 编码的嗜酸性粒细胞吸引物 eotaxin-3，其水平上调受表观遗传控制[25]。

上述这些基因都属于人类基因组中 EoE 转录组的一部分，这部分转录组在 EoE 中始终失调，但在反流性食管炎中并未失调[26]。对该区域的基因表达谱分析可建立食管疾病诊断模块，利用在食管中表达的一组 96 个基因来显示 EoE 失调的特征性模式[27]。作者报道了该诊断模块适用来自 EoE 患者和对照组的食管活检，识别 EoE 患者的敏感性为 96%，特异性为 98%。

虽然 EoE 具有遗传成分，但环境因素似乎在疾病风险中起着重要作用。在对患有 EoE 的双胎的研究中，Alexander 等人发现同卵双胎的一致性为 58%，而异卵双胎的一致性为 36%，并计算出遗传学仅占家族风险的 14.5%[28]。发病率迅速增加及 45 岁左右以后疾病患病率下降的事实表明，从 40～50 年前开始的环境变化促进了疾病的发展[29,30]。一种观点认为在洁净环境中长大的人会丧失免疫耐受性，这一概念也可以解释发达国家较高的发病率[31]。"洁净"环境的一个组成部分是较少的幽门螺杆菌感染。实际上，幽门螺杆菌感染与 EoE 之间确实存在负相关[32]。一些早期生活事件也构成 EoE 风险增加，包括在出生后第一年使用抗生素和剖宫产[33,34]。相较于温带或热带地区，生活在农村地区和寒冷或干旱气候地区的个体患 EoE 的风险较高[35,36]。

EoE 是以嗜酸性粒细胞增多为特征的过敏性疾病，但似乎不受 IgE 介导[37]。用奥马珠单抗阻断 IgE 不会有症状或组织学的改变[37,38]。针对 IgE 的特异性皮肤试验在识别儿童的触发食物方面取得了一些成功，但在成年人中却不太成功[39,40]。EoE 患者食管组织中 IgG 亚类、IgA、IgM 均升高，但 IgE 并未升高[41]。

Clayton 等人发现 EoE 患者组织中 IgG4 增加[37]。这些患者的血清 IgG4 约为正常的两倍，对常见诱发食物（小麦、牛乳、鸡蛋和坚果）有反应性血清 IgG4 抗体显著升高。也有学者报道了 EoE 患者有食物特异性 IgG4[42]。Rosenberg 等人运用儿童 EoE 患者的食管组织证实 IgG4 增加，且其升高与嗜酸性粒细胞数量相关[41]。该研究还证明，组织 IgG4 的增加还与 EoE 转录组中基因的失调相关，包括涉及细胞黏附、上皮屏障和细胞因子相关的基因[41]。组织 IgG4 在诊断、治疗和治疗反应评估方面的意义尚未阐明。

临床特征

EoE 的症状因患者年龄而异。婴儿表现为发育不良、恶心、呕吐、喂养困难和腹痛；儿童通常进食缓慢，主诉胸痛或胃灼热；而成人的症状主要是固体食物吞咽困难、进食障碍和与吞咽无关的胸痛[6]。这些表现使诊断听起来很简单，但事实并非如此，许多患者症状发作和诊断之间间隔很长，尽管对 EoE 的认识有所提高，但诊断延迟似乎并没有减少[43]。这会导致食管狭窄可能性的增加[44]。

虽然 60%～100% 的青少年和成人 EoE 患者患有吞咽困难，但可能是间歇性的，强度也有所不同。逐渐获得的代偿行为可能意味着患者只会注意到缓慢进食、过度咀嚼，每次进食都使用液体润滑，或者必须反复吞咽。吞咽困难是一个很重要的症状，大约 20% 的因吞咽困难而接受内镜检查的患者会出现 EoE[12]。

食物梗塞是指食物在通过食管之前黏附较长时间，或者这种黏附需要内镜下取出。超过四分之一的 EoE 患者有食物梗塞史[45,46]。大约一半接受内镜检查的患者有 EoE[12]。

内镜特征

不到 5% 的 EoE 患者的内镜检查是正常的[47]。水肿、线状皱襞和渗出物（通常可见白色斑点）是 EoE 的特征性炎症变化，而环形和狭窄则被视为纤维化的表现（图 4.1）。已有用于评估水肿、环形、渗出物、皱襞和狭窄（edema, rings, exudates, and stricture，EREFS）的标准评分系统，可以区分是否患有 EoE[47]。不过，仅凭内镜检查并不能明确 EoE 的诊断[6]。

影像学特征

EoE 的狭窄部位可能很长且呈锥形。钡餐检查在青少年和成人中比内镜检查好，因为更能发现这些细微的狭窄[48]。

病理特征

食管活检显示上皮内嗜酸性粒细胞显著增加（图 4.2）。

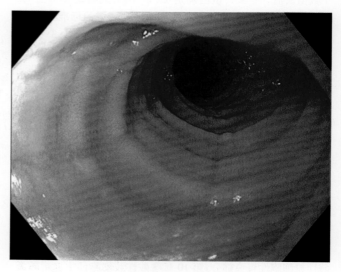

图 4.1 嗜酸性粒细胞性食管炎的食管内镜图

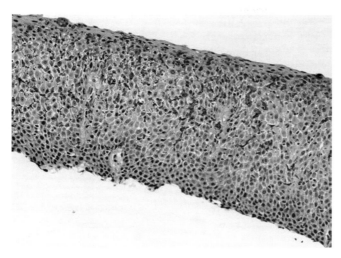

图 4.2　嗜酸性粒细胞性食管炎。嗜酸性粒细胞明显；未经治疗的 EoE 病例通常嗜酸性粒细胞数量显著增加

嗜酸性粒细胞遍布整个食管,在治疗后常呈斑片状分布,多点取材可以提高诊断率。更新后的指南建议至少活检 6 块组织,取材于不同的部位,重点是内镜黏膜异常区域[6]。

支持 EoE 的诊断必须需要有多少个嗜酸性粒细胞? 首次报道的 12 例 EoE 患者,范围在 21~110 个/HPF,平均为 56 个/HPF[49]。在 24 小时 pH 研究呈阳性的 90 例对照患者中,有 47 例患者活检组织中没有嗜酸性粒细胞,其余 43 例仅有少量嗜酸性粒细胞(平均 3.3 个/HPF,范围 1~19 个/HPF)。这些数据表明,嗜酸性粒细胞计数达 20 个/HPF 是反流性食管炎与 EoE 鉴别的阈值,但该论文并未声称这两组临床人群永远不会有重叠的计数,也未对 EoE 的诊断进行嗜酸性粒细胞的定量。随后的大型研究提出了略有不同的阈值,因为具有敏感性和特异性的最佳组合,建议为 10~30 个/HPF。专家共识会议确定了 15 个/HPF 作为组织学标准,如果同时满足其他标准,这将最好地支持 EoE 诊断[7]。Dellon 等后来发现这个阈值对诊断 EoE 的敏感性为 100%,特异性为 96%[1]。

高倍镜下的面积根据显微镜目镜上的视场数而变化。如视场数为 20,则 HPF(40 倍物镜)的面积为 0.196mm^2。视场数为 22 的目镜的 HPF 面积为 0.237mm^2。理想情况下,所有有关 EoE 组织学的已发表研究均应以标准单位(例如 1mm^2)给出视野区域或报告嗜酸性粒细胞计数。对于资深的外科病理医生,报告嗜酸性粒细胞数/HPF 通常是令人信服的。但在大多数情况下,嗜酸性粒细胞计数仍然存在不科学性,其原因如下:首先,最初的共识意见未指定视场数大小[7]。即使是最新的指南也没有比“嗜酸性粒细胞计数为 15 个/HPF 或大约 60 个/mm^2”更严格[50]。其次,嗜酸性粒细胞计数与症状的严重程度无关,也无助于指导治疗或预测预后。花费时间评定活检组织是否具有最大密度为 86 个或 93 个嗜酸性粒细胞,然后花费额外的时间将计数转换为标准单位几乎没有意义。根据目前的指南,像某些病理医生做的那样,所有的嗜酸性粒细胞增加病例“简单地报告大于 15”是没有错的;更好的选择是通过快速估算最大密度来提供某种最大密度的感觉。如果密度看起来接近 15 个/HPF,则需要进行仔细地检查和计数。15 个/HPF 阈值仅是一个指导原则——如果临床特征强烈提示 EoE,即使病理

医生报告嗜酸性粒细胞数只有 12 个/HPF,也不排除 EoE。正如新版的欧洲指南指出的,“嗜酸性粒细胞计数为 15 个/HPF 阈值”有些武断,需要结合临床判断来解释临界计数的重要性[6]。EoE 患者嗜酸性粒细胞密度可以较低[51],甚至几乎没有嗜酸性粒细胞[52]。EoE 的组织学意义不仅仅在于嗜酸性粒细胞峰值;不应该只强调精确的嗜酸性粒细胞计数而忽略对组织学更全面的评估。

除了 EoE 增加外,嗜酸性粒细胞分布也异常。常出现在上皮表面,可聚集形成微脓肿(嗜酸性粒细胞聚集,破坏正常结构)(图 4.3)。有时,表面分布呈分层形式(在上皮表面有一层嗜酸性粒细胞带);明显的分层导致表面硬皮形成(图 4.4)。上皮内的嗜酸性粒细胞经常脱颗粒,尚不清楚这是病理特征还是活检/处理的假象。

EoE 上皮损伤表现为基底层增生和细胞间隙扩张等。在正常食管中,基底层(大致定义为上皮细胞核间距小于一个核直径的区域)占上皮厚度的比例不超过 15%。在 EoE 中,基底层增厚占据大部分上皮(图 4.5)。在正常食管中没有细胞间隙扩张,这种变化被称为海绵状病变(图 4.6A)。在扩张的间隙常可见细胞间桥,有时细胞间桥被破坏,上皮中形成小空泡(图 4.6B,C)。这种组织学改变导致屏障功能受损,是 EoE 病理生理学的特征。

固有层常呈纤维化改变。在这种情况下评估纤维化似乎不合理,但即便是很小的组织,也应该注意观察正常固有层纤细且疏松排列的胶原纤维与 EoE 典型的粗大增厚而紧密排列

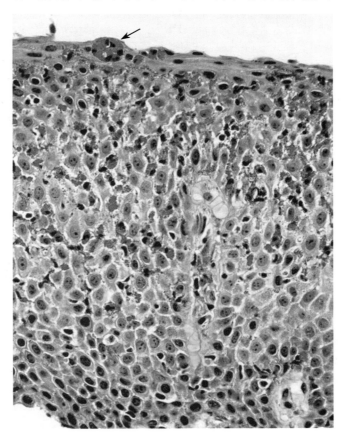

图 4.3　嗜酸性粒细胞性食管炎。上皮表面见微脓肿(箭头)

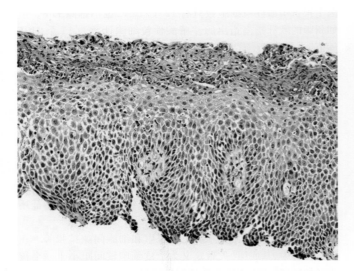

图 4.4　嗜酸性粒细胞性食管炎,表面有嗜酸性粒细胞和角质碎屑。内镜下可见表面硬皮形成,呈绿白色

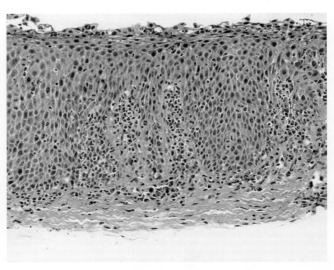

图 4.5　基底层细胞增生,基底层占上皮厚度的 80%。注意上皮下乳头层偶见嗜酸性粒细胞,固有层丰富的浆细胞

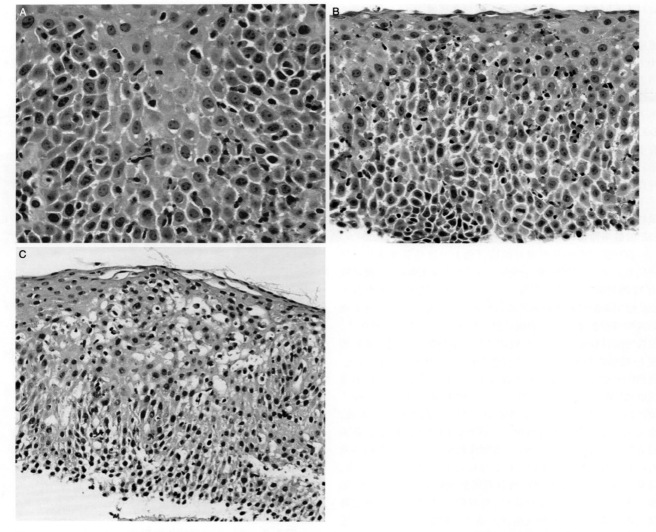

图 4.6　不同严重程度的细胞间隙增宽。(A)细胞间隙增宽,可见细胞间桥。(B)明显增宽使上皮呈现疏松、无序的外观。(C)一些细胞间隙合并形成空泡

的纤维之间的区别（图 4.7A，B）。应注意，嗜酸性粒细胞和其他炎症细胞通常共同存在于固有层中，但是大多数食管活检取样有限，难以量化[53]。

Collins 等人在一个 EoE 评分系统中结合了所有这些特征（嗜酸性粒细胞计数、嗜酸性粒细胞脓肿、表面分层、扩张的细胞间隙和固有层纤维化）和另外两种特征（表面上皮细胞改变和角化不良的上皮细胞），旨在客观评估 EoE 的组织学[54]。对所有的标准进行评分，以评估其严重性和程度。作者指出，该系统易于学习并且是可重复的。

嗜酸性粒细胞是 EoE 最主要细胞，除此以外 EoE 还可出现其他免疫细胞。如上所述，IgG4 与 EoE 相关，在大多数 EoE 活检组织中 IgG4 阳性浆细胞聚集在固有层中，尤其在增大的上皮间隙中经常可见颗粒状 IgG4 沉积（图 4.8），这是一种 Th2 反应的标志物，但并非 EoE 特有，IgG4 在食管扁平苔藓中也有文献报道[55]。T 淋巴细胞也会增多，散在分布，而非苔藓样分布（图 4.9A，B）。EoE 也可出现肥大细胞增多，主要出现在上皮内。治疗后 EoE 中嗜酸性粒细胞数量会有减少，但肥大细胞可持续存在（图 4.10）[56,57]。嗜碱性粒细胞与嗜酸性粒细胞有共同的前体细胞，提示嗜碱性粒细胞也与 EoE 发病机制有关[58]。

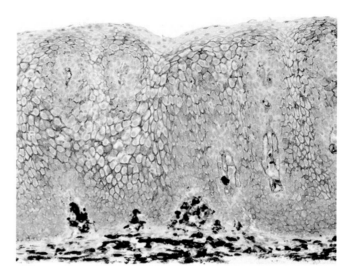

图 4.8　嗜酸性粒细胞性食管炎 IgG4 染色（IgG4 免疫组织化学）。上皮下浆细胞阳性，上皮细胞间隙呈 IgG4 颗粒状阳性表达

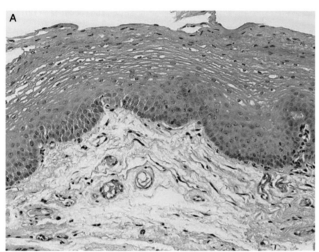

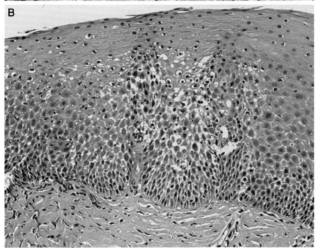

图 4.7　上皮下纤维化。（A）正常食管的黏膜固有层可见疏松排列的纤细胶原纤维。（B）EoE 黏膜固有层的纤维通常更致密、更粗大

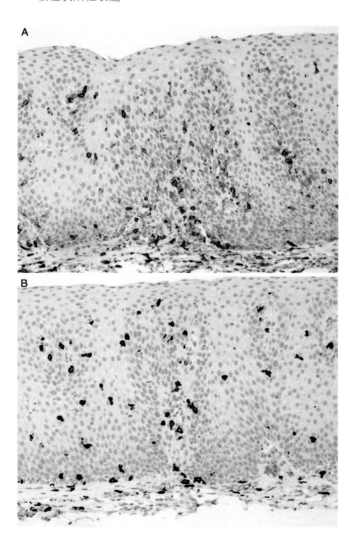

图 4.9　嗜酸性粒细胞性食管炎的上皮内 T 细胞。（A）CD4 免疫组织化学显示 T 辅助细胞。（B）CD8 免疫组织化学显示 T 抑制细胞

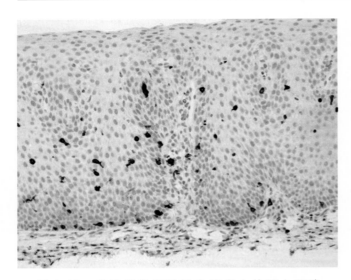

图 4.10　嗜酸性粒细胞性食管炎中的肥大细胞（CD117，免疫组织化学染色）。局限于上皮内

在没有合并其他疾病的情况下 EoE 不会出现中性粒细胞特异性增多；如果中性粒细胞数量明显增加，可能是合并念珠菌感染或者需要考虑其他疾病。

接受 EoE 治疗的患者可能由于持续症状或评估黏膜愈合而再次活检。病理医生要报告是否存在嗜酸性粒细胞，如果存在浸润，应描述呈弥漫性或斑片状，甚至描述每个组织块中的嗜酸性粒细胞密度，同时要报告是否有鳞状上皮增生和细胞间隙扩张。

在接受禁食疗法的患者中，通常需要进行随访取材。对这些患者采用细胞海绵食管黏膜微创取样的方法。细胞海绵是一种附着在细绳上的可吞咽的明胶胶囊，可在胃中溶解，打开扩散成一个直径 3cm 的网眼海绵。网状物被拉出并做细胞学检查[59]。取自拉回物中的细胞块通常包含 50 个左右的小组织碎片，包括食管浅表上皮（图 4.11A）。可见嗜酸性粒细胞、嗜酸性脓肿、表皮分层、鳞状化生和细胞间隙扩张（图 4.11B）。

鉴别诊断

表 4.1 列举了可出现食管嗜酸性粒细胞增多的疾病，大多数与 EoE 不易混淆。胃食管反流病（gastroesophageal reflux disease，GERD）是鉴别诊断的主要疾病。在这里值得特别讨论的是 PPI 反应性 EoE。在一些症状和组织学典型的 EoE 患者中，PPI 明显诱导缓解，随后出现一段诊断空窗期。由此得出共识是组织学不能区分 EoE 和 GERD，病理医生的唯一作用是提供嗜酸性粒细胞计数的峰值。目前，不再将对 PPI 有效的 EoE 视为一个单独的实体，病理在诊断困难的鉴别中有时会起到至关重要的作用。

EoE 和 GERD 均无特异性组织学特征，但 EoE 通常有更多的嗜酸性粒细胞，更明显的基底层细胞增生，更多的细胞间隙扩大，更多的上皮下纤维化。由于 GERD 改变在食管远端更明显，因此食管中段的活检可以降低这两种疾病组织学重叠的机会。中性粒细胞常存在于反流性食管炎中，在 EoE 中不存在。由于反流性食管炎中似乎不存在 IgG4，因此 IgG4 可能也有助于鉴别[60,61]。鉴别诊断的难度在于一些患者同时患有过敏性 EoE 和胃酸反流，后者可能导致屏障功能障碍。

食管常见的真菌和病毒感染通常没有或只有很少的嗜酸性粒细胞。蠕虫感染会在胃、小肠和结肠中引起嗜酸性粒细胞浸润，很少涉及食管，但血吸虫是一个例外。结缔组织病是消化道黏膜嗜酸性粒细胞增多的罕见病因，尤其在食管中。最常见的疾病是系统性红斑狼疮（35%）和类风湿关节炎（20%）[62]。食管克罗恩病也是一种相对罕见的疾病，中性粒细胞、淋巴细胞和肉芽肿通常占主要成分。贲门失弛缓症的上皮增厚，但基底区却没有像 EoE 那么明显增厚，在贲门失弛缓症中可以看到的混合炎症主要以淋巴细胞和中性粒细胞为主。药物损伤可产生糜烂或溃疡，溃疡基底部可见少量的嗜酸性粒细胞。剥脱性食管炎作为一种常见的药物损伤模式，不以嗜酸性粒细胞为特征。相反，药物过敏可累及消化道的任何部位；支持该诊断需要结合临床病史。颗粒细胞瘤可诱发鳞状上皮假上皮瘤样增生，但嗜酸性粒细胞有时也可能是反应过程的一

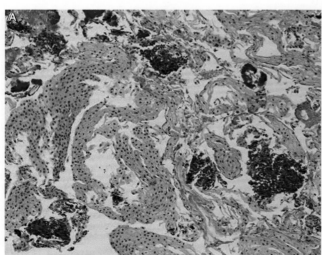
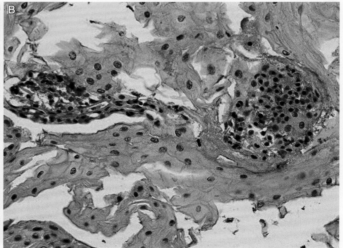

图 4.11　通过细胞海绵进行食管采样。在本例中，大多数嗜酸性粒细胞以表面结痂的形式存在。（A）正常食管上皮背景下的多个嗜酸性粒细胞聚集。（B）高倍镜显示两团嗜酸性粒细胞被表面食管上皮包绕

表 4.1 可出现食管嗜酸性粒细胞增多的疾病

胃食管反流病
感染
结缔组织病
克罗恩病
贲门失弛缓症
药物性食管炎
药物过敏
肿瘤,如颗粒细胞瘤
血管炎
HIV 相关食管溃疡
嗜酸性粒细胞性胃肠炎食管受累
高嗜酸性粒细胞综合征

部分。据报道,30% 的 Churg-Strauss 综合征患者嗜酸性血管炎可累及消化道[63]。人类免疫缺陷病毒(HIV)感染者的特发性食管溃疡通常有显著的嗜酸性粒细胞。大约 20% 的嗜酸性胃肠炎患者的食管内嗜酸性粒细胞数超过 15 个/HPF[64]。高嗜酸性粒细胞综合征是一种全身性疾病(定义为外周血嗜酸性粒细胞计数大于 1 500 个/pl,持续时间超过 1 个月,无其他可确定的原因),在食管活检中可能与 EoE 相混淆。

治疗及预后

EoE 是一种慢性疾病。如果不及时治疗,症状和炎症很可能会持续,导致狭窄形成[65]。治疗的目标是控制食管嗜酸性粒细胞浸润,改善症状,预防或逆转食管纤维化。治疗选择包括 PPI、局部糖皮质激素和饮食调整。扩张术可用于改善成人食管狭窄或食管狭窄的吞咽困难[66]。

PPI、局部类固醇和消除饮食都可以作为一线治疗,对于患者应选择个体化治疗,每种疗法都可以随时间交替使用。典型的治疗方案可能从 PPI 开始,使用治疗反流的两倍标准剂量。大约 50% 的 EoE 患者在 PPI 治疗后症状和炎症会得到改善[8]。其原因尚不完全清楚;胃酸的控制可能有助于保护屏障功能。PPI 还可阻断 STAT6 激活和 IL-13 激活,并可能具有抗嗜酸性粒细胞的作用[67,68]。PPI 应答者的长期治疗仍可维持缓解,尽管最近欧洲 EoE 的共识指南将此证据描述为"低"[6]。对于那些对 PPI 无效的患者,外用类固醇或消除饮食因素都是一个合理的选择。局部类固醇可诱导组织学缓解,长期治疗可维持部分患者的治疗。类固醇治疗的患者中大约有 10% 会发生食管念珠菌病。

各种控制饮食方案已应用于 EoE 患者。Spergel 等分析了 11 项研究(包括儿童和成年人共 702 例患者),并列出了与 EoE 最相关食物类别:牛乳(66%)、鸡蛋(24%)、小麦(27%)、花生/坚果(4%)、大豆/豆类(12%)和鱼/贝类(2%)[19]。一些患者对一种以上的食物有反应,并且敏感性可能与基因型相关;Fahey 等发现携带 TSLP 变异风险等位基因的个体更有可能拥有三个或更多的 EoE 食物诱因[69]。控制六种食物的饮食从

排除所有这些食物组开始并假设症状得到改善,在数周的时间内逐一恢复这些食物组。2014 年对 7 项研究进行的 meta 分析发现,该方法产生组织学缓解的效率为 72.1%[70]。对四组和两组饮食计划也进行了评估,发现对某些患者有帮助。仅在其他治疗方案无效后,才应该考虑要素饮食[6]。

随着对 EoE 病理生理学的深入了解,分子疗法可能会变得有用。尚未证明抗 IgE 治疗(omalizumab)可用于 EoE。针对 IL-5 的疗法(mepolizumab,reslizumab)还不确定[71,72]。靶向 IL-13、CRTH2、TSLP、嗜酸细胞活化趋化因子和 TGF-β1 的生物疗法也正在试验中。该领域最新进展可参考 Weschler 等 2018 年的更新版[73]。

（王密 译 陈晓宇 审）

参考文献

1. Dellon ES, Speck O, Woodward K, Covey S, Rusin S, Shaheen NJ, et al. Distribution and variability of esophageal eosinophilia in patients undergoing upper endoscopy. Mod Pathol. 2015;28(3):383–90. https://doi.org/10.1038/modpathol.2014.110.
2. Lwin T, Melton SD, Genta RM. Eosinophilic gastritis: histopathological characterization and quantification of the normal gastric eosinophil content. Mod Pathol. 2011;24(4):556–63. https://doi.org/10.1038/modpathol.2010.221.
3. Ko HM, Morotti RA, Yershov O, Chehade M. Eosinophilic gastritis in children: clinicopathological correlation, disease course, and response to therapy. Am J Gastroenterol. 2014;109(8):1277–85. https://doi.org/10.1038/ajg.2014.166.
4. Collins MH. Histopathologic features of eosinophilic esophagitis and eosinophilic gastrointestinal diseases. Gastroenterol Clin N Am. 2014;43(2):257–68. https://doi.org/10.1016/j.gtc.2014.02.007.
5. Turner KO, Sinkre RA, Neumann WL, Genta RM. Primary colonic eosinophilia and eosinophilic colitis in adults. Am J Surg Pathol. 2017;41(2):225–33. https://doi.org/10.1097/PAS.0000000000000760.
6. Lucendo AJ, Molina-Infante J, Arias A, von Arnim U, Bredenoord AJ, Bussmann C, et al. Guidelines on eosinophilic esophagitis: evidence-based statements and recommendations for diagnosis and management in children and adults. United European Gastroenterol J. 2017;5(3):335–58. https://doi.org/10.1177/2050640616689525.
7. Furuta GT, Liacouras CA, Collins MH, Gupta SK, Justinich C, Putnam PE, et al. Eosinophilic esophagitis in children and adults: a systematic review and consensus recommendations for diagnosis and treatment. Gastroenterology. 2007;133(4):1342–63. https://doi.org/10.1053/j.gastro.2007.08.017.
8. Lucendo AJ, Arias A, Molina-Infante J. Efficacy of proton pump inhibitor drugs for inducing clinical and histologic remission in patients with symptomatic esophageal eosinophilia: a systematic review and meta-analysis. Clin Gastroenterol Hepatol. 2016;14(1):13–22.e1. https://doi.org/10.1016/j.cgh.2015.07.041.
9. Liacouras CA, Furuta GT, Hirano I, Atkins D, Attwood SE, Bonis PA, et al. Eosinophilic esophagitis: updated consensus recommendations for children and adults. J Allergy Clin Immunol. 2011;128(1):3–20.e6; quiz 1–2. https://doi.org/10.1016/j.jaci.2011.02.040.
10. Molina-Infante J, Bredenoord AJ, Cheng E, Dellon ES, Furuta GT, Gupta SK, et al. Proton pump inhibitor-responsive oesophageal eosinophilia: an entity challenging current diagnostic criteria for eosinophilic oesophagitis. Gut. 2016;65(3):524–31. https://doi.org/10.1136/gutjnl-2015-310991.
11. Dellon ES, Liacouras CA, Molina-Infante J, Furuta GT, Spergel JM, Zevit N, et al. Updated international consensus diagnostic cri-

teria for eosinophilic esophagitis: proceedings of the AGREE conference. Gastroenterology. 2018;155(4):1022–33.e10. https://doi.org/10.1053/j.gastro.2018.07.009.

12. Dellon ES, Hirano I. Epidemiology and natural history of eosinophilic esophagitis. Gastroenterology. 2018;154(2):319–32.e3. https://doi.org/10.1053/j.gastro.2017.06.067.

13. Dellon ES. Epidemiology of eosinophilic esophagitis. Gastroenterol Clin N Am. 2014;43(2):201–18. https://doi.org/10.1016/j.gtc.2014.02.002.

14. Mansoor E, Cooper GS. The 2010–2015 prevalence of eosinophilic esophagitis in the USA: a population-based study. Dig Dis Sci. 2016;61(10):2928–34. https://doi.org/10.1007/s10620–016–4204–4.

15. Weiler T, Mikhail I, Singal A, Sharma H. Racial differences in the clinical presentation of pediatric eosinophilic esophagitis. J Allergy Clin Immunol Pract. 2014;2(3):320–5. https://doi.org/10.1016/j.jaip.2014.01.011.

16. Arias A, Perez-Martinez I, Tenias JM, Lucendo AJ. Systematic review with meta-analysis: the incidence and prevalence of eosinophilic oesophagitis in children and adults in population-based studies. Aliment Pharmacol Ther. 2016;43(1):3–15. https://doi.org/10.1111/apt.13441.

17. Prasad GA, Alexander JA, Schleck CD, Zinsmeister AR, Smyrk TC, Elias RM, et al. Epidemiology of eosinophilic esophagitis over three decades in Olmsted County, Minnesota. Clin Gastroenterol Hepatol. 2009;7(10):1055–61. https://doi.org/10.1016/j.cgh.2009.06.023.

18. Hruz P, Straumann A, Bussmann C, Heer P, Simon HU, Zwahlen M, et al. Escalating incidence of eosinophilic esophagitis: a 20-year prospective, population-based study in Olten County, Switzerland. J Allergy Clin Immunol. 2011;128(6):1349–50.e5. https://doi.org/10.1016/j.jaci.2011.09.013.

19. Spergel J, Aceves SS. Allergic components of eosinophilic esophagitis. J Allergy Clin Immunol. 2018;142(1):1–8. https://doi.org/10.1016/j.jaci.2018.05.001.

20. Reed CC, Iglesia EGA, Commins SP, Dellon ES. Seasonal exacerbation of eosinophilic esophagitis histologic activity in adults and children implicates role of aeroallergens. Ann Allergy Asthma Immunol. 2019;122:296–301. https://doi.org/10.1016/j.anai.2018.12.013.

21. O'Shea KM, Aceves SS, Dellon ES, Gupta SK, Spergel JM, Furuta GT, et al. Pathophysiology of eosinophilic esophagitis. Gastroenterology. 2018;154(2):333–45. https://doi.org/10.1053/j.gastro.2017.06.065.

22. Rieder F, Nonevski I, Ma J, Ouyang Z, West G, Protheroe C, et al. T-helper 2 cytokines, transforming growth factor beta1, and eosinophil products induce fibrogenesis and alter muscle motility in patients with eosinophilic esophagitis. Gastroenterology. 2014; 146 (5): 1266–77. e1–9. https://doi. org/10. 1053/j. gastro. 2014.01.051.

23. Sherrill JD, Gao PS, Stucke EM, Blanchard C, Collins MH, Putnam PE, et al. Variants of thymic stromal lymphopoietin and its receptor associate with eosinophilic esophagitis. J Allergy Clin Immunol. 2010;126(1):160–5.e3. https://doi.org/10.1016/j.jaci.2010.04.037.

24. Kottyan LC, Davis BP, Sherrill JD, Liu K, Rochman M, Kaufman K, et al. Genome-wide association analysis of eosinophilic esophagitis provides insight into the tissue specificity of this allergic disease. Nat Genet. 2014;46(8):895–900. https://doi.org/10.1038/ng.3033.

25. Lim EJ, Lu TX, Blanchard C, Rothenberg ME. Epigenetic regulation of the IL-13-induced human eotaxin-3 gene by CREB-binding protein-mediated histone 3 acetylation. J Biol Chem. 2011;286(15):13193–204. https://doi.org/10.1074/jbc.M110.210724.

26. Blanchard C, Wang N, Stringer KF, Mishra A, Fulkerson PC, Abonia JP, et al. Eotaxin-3 and a uniquely conserved gene-expression profile in eosinophilic esophagitis. J Clin Invest. 2006;116(2):536–47. https://doi.org/10.1172/JCI26679.

27. Wen T, Stucke EM, Grotjan TM, Kemme KA, Abonia JP, Putnam

PE, et al. Molecular diagnosis of eosinophilic esophagitis by gene expression profiling. Gastroenterology. 2013;145(6):1289–99. https://doi.org/10.1053/j.gastro.2013.08.046.

28. Alexander ES, Martin LJ, Collins MH, Kottyan LC, Sucharew H, He H, et al. Twin and family studies reveal strong environmental and weaker genetic cues explaining heritability of eosinophilic esophagitis. J Allergy Clin Immunol. 2014;134(5):1084–92 e1. https://doi.org/10.1016/j.jaci.2014.07.021.

29. van Rhijn BD, Verheij J, Smout AJ, Bredenoord AJ. Rapidly increasing incidence of eosinophilic esophagitis in a large cohort. Neurogastroenterol Motil. 2013;25(1):47–52 e5. https://doi.org/10.1111/nmo.12009.

30. Dellon ES, Jensen ET, Martin CF, Shaheen NJ, Kappelman MD. Prevalence of eosinophilic esophagitis in the United States. Clin Gastroenterol Hepatol. 2014;12(4):589–96.e1. https://doi.org/10.1016/j.cgh.2013.09.008.

31. Garcia-Compean D, Gonzalez-Gonzalez JA, Gonzalez-Moreno EI, Maldonado-Garza HJ. Eosinophilic esophagitis. The north against the south? A bio-economic-social mechanistic approach and clinical implications. Rev Gastroenterol Mex. 2017;82(4):328–36. https://doi.org/10.1016/j.rgmx.2017.02.007.

32. Dellon ES, Peery AF, Shaheen NJ, Morgan DR, Hurrell JM, Lash RH, et al. Inverse association of esophageal eosinophilia with Helicobacter pylori based on analysis of a US pathology database. Gastroenterology. 2011;141(5):1586–92. https://doi.org/10.1053/j.gastro.2011.06.081.

33. Jensen ET, Kappelman MD, Kim HP, Ringel-Kulka T, Dellon ES. Early life exposures as risk factors for pediatric eosinophilic esophagitis. J Pediatr Gastroenterol Nutr. 2013;57(1):67–71. https://doi.org/10.1097/MPG.0b013e318290d15a.

34. Jensen ET, Bertelsen RJ. Assessing early life factors for eosinophilic esophagitis: lessons from other allergic diseases. Curr Treat Options Gastroenterol. 2016;14(1):39–50. https://doi.org/10.1007/s11938–016–0083–1.

35. Hurrell JM, Genta RM, Dellon ES. Prevalence of esophageal eosinophilia varies by climate zone in the United States. Am J Gastroenterol. 2012;107(5):698–706. https://doi.org/10.1038/ajg.2012.6.

36. Jensen ET, Hoffman K, Shaheen NJ, Genta RM, Dellon ES. Esophageal eosinophilia is increased in rural areas with low population density: results from a national pathology database. Am J Gastroenterol. 2014;109(5):668–75. https://doi.org/10.1038/ajg.2014.47.

37. Clayton F, Fang JC, Gleich GJ, Lucendo AJ, Olalla JM, Vinson LA, et al. Eosinophilic esophagitis in adults is associated with IgG4 and not mediated by IgE. Gastroenterology. 2014;147(3):602–9. https://doi.org/10.1053/j.gastro.2014.05.036.

38. Rocha R, Vitor AB, Trindade E, Lima R, Tavares M, Lopes J, et al. Omalizumab in the treatment of eosinophilic esophagitis and food allergy. Eur J Pediatr. 2011;170(11):1471–4. https://doi.org/10.1007/s00431–011–1540–4.

39. Lucendo AJ, Arias A, Gonzalez-Cervera J, Yague-Compadre JL, Guagnozzi D, Angueira T, et al. Empiric 6-food elimination diet induced and maintained prolonged remission in patients with adult eosinophilic esophagitis: a prospective study on the food cause of the disease. J Allergy Clin Immunol. 2013;131(3):797–804. https://doi.org/10.1016/j.jaci.2012.12.664.

40. Philpott H, Nandurkar S, Royce SG, Thien F, Gibson PR. Allergy tests do not predict food triggers in adult patients with eosinophilic oesophagitis. A comprehensive prospective study using five modalities. Aliment Pharmacol Ther. 2016;44(3):223–33. https://doi.org/10.1111/apt.13676.

41. Rosenberg CE, Mingler MK, Caldwell JM, Collins MH, Fulkerson PC, Morris DW, et al. Esophageal IgG4 levels correlate with histopathologic and transcriptomic features in eosinophilic esophagitis. Allergy. 2018;73(9):1892–901. https://doi.org/10.1111/all.13486.

42. Wright BL, Kulis M, Guo R, Orgel KA, Wolf WA, Burks AW, et al. Food-specific IgG4 is associated with eosinophilic esopha-

gitis. J Allergy Clin Immunol. 2016;138(4):1190–2 e3. https://doi.org/10.1016/j.jaci.2016.02.024.

43. Reed CC, Koutlas NT, Robey BS, Hansen J, Dellon ES. Prolonged time to diagnosis of eosinophilic esophagitis despite increasing knowledge of the disease. Clin Gastroenterol Hepatol. 2018;16(10):1667–9. https://doi.org/10.1016/j.cgh.2018.01.028.

44. Schoepfer AM, Safroneeva E, Bussmann C, Kuchen T, Portmann S, Simon HU, et al. Delay in diagnosis of eosinophilic esophagitis increases risk for stricture formation in a time-dependent manner. Gastroenterology. 2013;145(6):1230–6 e1–2. https://doi.org/10.1053/j.gastro.2013.08.015.

45. Sperry SL, Crockett SD, Miller CB, Shaheen NJ, Dellon ES. Esophageal foreign-body impactions: epidemiology, time trends, and the impact of the increasing prevalence of eosinophilic esophagitis. Gastrointest Endosc. 2011;74(5):985–91. https://doi.org/10.1016/j.gie.2011.06.029.

46. Hiremath GS, Hameed F, Pacheco A, Olive A, Davis CM, Shulman RJ. Esophageal food impaction and eosinophilic esophagitis: a retrospective study, systematic review, and meta-analysis. Dig Dis Sci. 2015;60(11):3181–93. https://doi.org/10.1007/s10620-015-3723-8.

47. Hirano I, Moy N, Heckman MG, Thomas CS, Gonsalves N, Achem SR. Endoscopic assessment of the oesophageal features of eosinophilic oesophagitis: validation of a novel classification and grading system. Gut. 2013;62(4):489–95. https://doi.org/10.1136/gutjnl-2011-301817.

48. Podboy A, Katzka DA, Enders F, Larson JJ, Geno D, Kryzer L, et al. Oesophageal narrowing on barium oesophagram is more common in adult patients with eosinophilic oesophagitis than PPI-responsive oesophageal eosinophilia. Aliment Pharmacol Ther. 2016;43(11):1168–77. https://doi.org/10.1111/apt.13601.

49. Attwood SE, Smyrk TC, Demeester TR, Jones JB. Esophageal eosinophilia with dysphagia. A distinct clinicopathologic syndrome. Dig Dis Sci. 1993;38(1):109–16.

50. Spergel JM, Dellon ES, Liacouras CA, Hirano I, Molina-Infante J, Bredenoord AJ, et al. Summary of the updated international consensus diagnostic criteria for eosinophilic esophagitis: AGREE conference. Ann Allergy Asthma Immunol. 2018;121(3):281–4. https://doi.org/10.1016/j.anai.2018.05.035.

51. Ravi K, Talley NJ, Smyrk TC, Katzka DA, Kryzer L, Romero Y, et al. Low grade esophageal eosinophilia in adults: an unrecognized part of the spectrum of eosinophilic esophagitis? Dig Dis Sci. 2011;56(7):1981–6. https://doi.org/10.1007/s10620-011-1594-1.

52. Straumann A, Blanchard C, Radonjic-Hoesli S, Bussmann C, Hruz P, Safroneeva E, et al. A new eosinophilic esophagitis (EoE)-like disease without tissue eosinophilia found in EoE families. Allergy. 2016;71(6):889–900. https://doi.org/10.1111/all.12879.

53. Schoepfer AM, Simko A, Bussmann C, Safroneeva E, Zwahlen M, Greuter T, et al. Eosinophilic esophagitis: relationship of subepithelial eosinophilic inflammation with epithelial histology, endoscopy, blood eosinophils, and symptoms. Am J Gastroenterol. 2018;113(3):348–57. https://doi.org/10.1038/ajg.2017.493.

54. Collins MH, Martin LJ, Alexander ES, Boyd JT, Sheridan R, He H, et al. Newly developed and validated eosinophilic esophagitis histology scoring system and evidence that it outperforms peak eosinophil count for disease diagnosis and monitoring. Dis Esophagus. 2017;30(3):1–8. https://doi.org/10.1111/dote.12470.

55. Podboy AJ, Alexander JA, Smyrk TC, Halland M, Ravi K, Geno DM, et al. Occurrence of IgG4 in esophageal lichen planus. Clin Gastroenterol Hepatol. 2017;15(12):1975–7. https://doi.org/10.1016/j.cgh.2017.06.008.

56. Tappata M, Eluri S, Perjar I, Hollyfield J, Betancourt R, Randall C, et al. Association of mast cells with clinical, endoscopic, and histologic findings in adults with eosinophilic esophagitis. Allergy. 2018;73(10):2088–92. https://doi.org/10.1111/all.13530.

57. Strasser DS, Seger S, Bussmann C, Pierlot GM, Groenen PMA, Stalder AK, et al. Eosinophilic oesophagitis: relevance of mast cell infiltration. Histopathology. 2018;73(3):454–63. https://doi.org/10.1111/his.13653.

58. Noti M, Wojno ED, Kim BS, Siracusa MC, Giacomin PR, Nair MG, et al. Thymic stromal lymphopoietin-elicited basophil responses promote eosinophilic esophagitis. Nat Med. 2013;19(8):1005–13. https://doi.org/10.1038/nm.3281.

59. Katzka DA, Smyrk TC, Alexander JA, Geno DM, Beitia RA, Chang AO, et al. Accuracy and safety of the cytosponge for assessing histologic activity in eosinophilic esophagitis: a two-center study. Am J Gastroenterol. 2017;112(10):1538–44. https://doi.org/10.1038/ajg.2017.244.

60. Zukerberg L, Mahadevan K, Selig M, Deshpande V. Oesophageal intrasquamous IgG4 deposits: an adjunctive marker to distinguish eosinophilic oesophagitis from reflux oesophagitis. Histopathology. 2016;68(7):968–76. https://doi.org/10.1111/his.12892.

61. Pope AE, Stanzione N, Naini BV, Garcia-Lloret M, Ghassemi KA, Marcus EA, et al. Esophageal IgG4: clinical, endoscopic, and histologic correlations in eosinophilic esophagitis. J Pediatr Gastroenterol Nutr. 2018:1. https://doi.org/10.1097/MPG.0000000000002227.

62. Lecouffe-Desprets M, Groh M, Bour B, Le Jeunne C, Puechal X. Eosinophilic gastrointestinal disorders associated with autoimmune connective tissue disease. Joint Bone Spine. 2016;83(5):479–84. https://doi.org/10.1016/j.jbspin.2015.11.006.

63. Baldini C, Talarico R, Della Rossa A, Bombardieri S. Clinical manifestations and treatment of Churg-Strauss syndrome. Rheum Dis Clin N Am. 2010;36(3):527–43. https://doi.org/10.1016/j.rdc.2010.05.003.

64. Prussin C. Eosinophilic gastroenteritis and related eosinophilic disorders. Gastroenterol Clin N Am. 2014;43(2):317–27. https://doi.org/10.1016/j.gtc.2014.02.013.

65. Dellon ES, Kim HP, Sperry SL, Rybnicek DA, Woosley JT, Shaheen NJ. A phenotypic analysis shows that eosinophilic esophagitis is a progressive fibrostenotic disease. Gastrointest Endosc. 2014;79(4):577–85.e4. https://doi.org/10.1016/j.gie.2013.10.027.

66. Schoepfer AM, Gonsalves N, Bussmann C, Conus S, Simon HU, Straumann A, et al. Esophageal dilation in eosinophilic esophagitis: effectiveness, safety, and impact on the underlying inflammation. Am J Gastroenterol. 2010;105(5):1062–70. https://doi.org/10.1038/ajg.2009.657.

67. Rothenberg ME. Molecular, genetic, and cellular bases for treating eosinophilic esophagitis. Gastroenterology. 2015;148(6):1143–57. https://doi.org/10.1053/j.gastro.2015.02.002.

68. Zhang X, Cheng E, Huo X, Yu C, Zhang Q, Pham TH, et al. Omeprazole blocks STAT6 binding to the eotaxin-3 promoter in eosinophilic esophagitis cells. PLoS One. 2012;7(11):e50037. https://doi.org/10.1371/journal.pone.0050037.

69. Fahey LM, Chandramouleeswaran PM, Guan S, Benitez AJ, Furuta GT, Aceves SS, et al. Food allergen triggers are increased in children with the TSLP risk allele and eosinophilic esophagitis. Clin Transl Gastroenterol. 2018;9(3):139. https://doi.org/10.1038/s41424-018-0003-x.

70. Arias A, Gonzalez-Cervera J, Tenias JM, Lucendo AJ. Efficacy of dietary interventions for inducing histologic remission in patients with eosinophilic esophagitis: a systematic review and meta-analysis. Gastroenterology. 2014;146(7):1639–48. https://doi.org/10.1053/j.gastro.2014.02.006.

71. Stein ML, Collins MH, Villanueva JM, Kushner JP, Putnam PE, Buckmeier BK, et al. Anti-IL-5 (mepolizumab) therapy for eosinophilic esophagitis. J Allergy Clin Immunol. 2006;118(6):1312–9. https://doi.org/10.1016/j.jaci.2006.09.007.

72. Spergel JM, Rothenberg ME, Collins MH, Furuta GT, Markowitz JE, Fuchs G 3rd, et al. Reslizumab in children and adolescents with eosinophilic esophagitis: results of a double-blind, randomized, placebo-controlled trial. J Allergy Clin Immunol. 2012;129(2):456–63, 63.e1–3. https://doi.org/10.1016/j.jaci.2011.11.044.

73. Wechsler JB, Hirano I. Biological therapies for eosinophilic gastrointestinal diseases. J Allergy Clin Immunol. 2018;142(1):24–31.e2. https://doi.org/10.1016/j.jaci.2018.05.018.

第5章

药物性损伤、感染、先天性和其他疾病

Taofic Mounajjed

药物性损伤

药片引发食管炎

定义

药片引发食管炎(pill-induced esophagitis)是由某些药物对黏膜表层的直接伤害而引起的一种食管黏膜损伤。

临床特征

药片,包括胶囊和片剂,可通过直接接触黏膜导致食管损伤。大多数引起损伤的药片体积较大[1-7],妇女和老年人最常受累[8,9]。服用铁剂的患者常见上消化道铁沉积,并伴有食管黏膜糜烂损伤[10]。患者常出现胸骨后疼痛、吞咽困难和吞咽痛。大多发生在睡前服药,只用很少水或未用水冲服的患者。最易造成损伤的药物包括抗生素(最常见的是四环素和克林霉素)、补铁剂(见下文)、非甾体抗炎药(nonsteroidal anti-inflammatory drugs, NSAID)、双膦酸盐、氯化钾、奎尼丁和维生素C[1,2,8]。虽然食管蠕动功能一般正常,但某些患者可有食管外压史(例如心脏增大),或胸外科术后纵隔粘连致食管卡压[4]。

大体特征

大体上,药片引发的食管炎表现为黏膜溃疡,周围黏膜正常或接近正常。溃疡最常见于被主动脉弓压迫的食管中段和近端1/3交界处。溃疡深浅不一,但常深入食管黏膜肌层。严重者可导致食管穿孔。

组织学特征

组织学表现为非特异性病变;包括食管上皮增生、海绵状变性、上皮内炎症细胞浸润并以嗜酸性粒细胞为显著成分、上皮坏死及溃疡形成(图5.1)。在阿仑膦酸钠引起的损伤中,可见极化结晶体[1]。在铁剂诱发的食管炎中,有时在溃疡/糜烂、鳞状上皮浅层及固有层中可见覆盖在被蚀上皮上的棕色颗粒状物质(图5.2A)[11],经Perls铁染色(图5.2B)证实为铁剂残留。

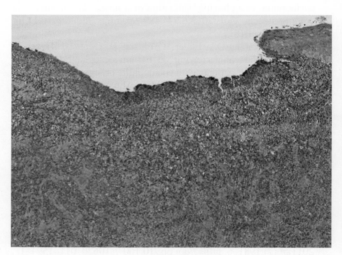

图5.1 药片引发溃疡性食管炎。药片引发食管炎的组织学表现为非特异性病变;常表现以上皮坏死和肉芽组织为特征的黏膜溃疡

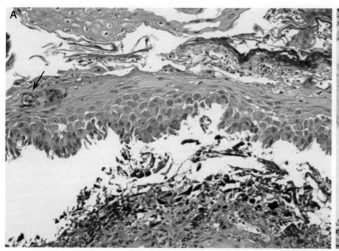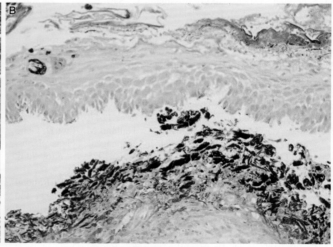

图5.2 铁片剂食管炎。H&E染色显示急性糜烂性食管炎,在鳞状上皮(箭头)和肉芽组织中有折光性棕色颗粒状物质(A),Perls铁染色证实棕色物质是铁(B)

64

鉴别诊断

　　组织学上,主要的鉴别诊断包括感染性食管炎和反流性食管炎。感染性食管炎在临床和病理上与药片性食管炎相似。病毒细胞包涵体(如疱疹和 CMV 包涵体)或其他致病生物(如念珠菌)有助于二者区别。临床病史,如服药片史(倾向药片性食管炎)或免疫抑制史(可考虑感染)也有助鉴别。在阿仑膦酸钠引起的损伤中,极化结晶体的存在倾向于药片性食管炎。在 H&E 切片无明显病原学线索时,真菌和病毒(CMV 和 HSV)的特殊染色和免疫组织化学染色有助于进一步诊断是否有隐匿感染。反流性食管炎通常累及远端食管,与药片性食管炎特征性的累及近端食管相反;但二者组织学特征重叠明显,难以区分,常依靠临床表现鉴别。

　　铁过量疾病导致的食管黏膜铁沉积症虽然少见,但应注意鉴别,该病患者的铁沉积物仅局限在固有层和黏膜下腺上皮,而表面管腔上皮无沉积并且没有糜烂,而这在铁剂诱导的食管炎中几乎总是存在。此外,铁片剂引发的糜烂性食管炎患者较铁过量黏膜铁沉积症患者年龄更大[11]。

其他药物

　　在服用某些药物,例如降钾树脂(聚苯乙烯磺酸钠)、考来维仑(Welchol)和碳酸司维拉姆(诺维乐)的患者的组织学样本中可见药物树脂结晶体。聚苯乙烯磺酸钠通常引起黏膜损伤,呈紫色"鱼鳞"样外观(图 5.3A,B),抗酸杆菌(AFB)染色呈黑色。结晶体最常黏附于溃疡黏膜或与炎症渗出物混合。聚苯乙烯磺酸钠引起上消化道损伤很少见;胃肠道出血是其最常见的活检指征[12]。考来维仑呈亮橙色晶体,常不伴有黏膜损伤(图 5.4A,B)[13],且常缺乏"鱼鳞"样外观;抗酸杆菌 AFB 染色其晶体呈暗黄色。诺维乐可致黏膜损伤[14],并可呈粉红色/黄色双色鱼鳞外观(图 5.5),AFB 染色后变为洋红色。

　　秋水仙碱(colchicine)是一种常用于痛风治疗的生物碱,由于其干扰微管蛋白聚合成微管,从而影响细胞有丝分裂和中性粒细胞脱颗粒及趋化作用而引起毒性。秋水仙碱的毒性可导致食管黏膜损伤。主要的组织学特征是存在许多中期有丝分裂,包括"环状"有丝分裂[15,16]。食管中的其他组织学特征包

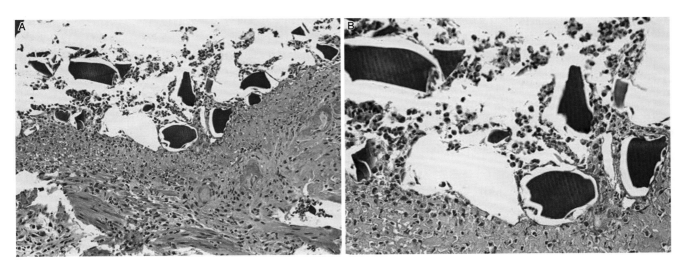

图 5.3　降钾树脂。降钾树脂晶体与黏膜溃疡相关(A)和"鱼鳞"样外观,呈紫色(B)

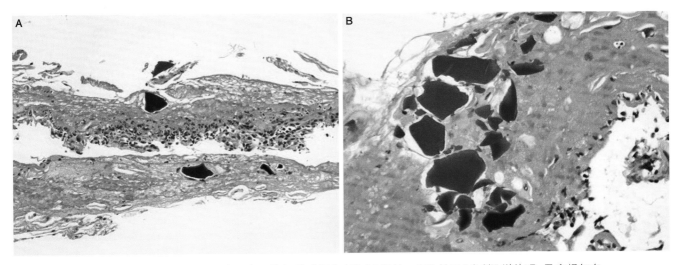

图 5.4　考来维仑。(A)考来维仑晶体与黏膜损伤(溃疡)相关。(B)缺乏"鱼鳞"样外观,呈亮橘红色

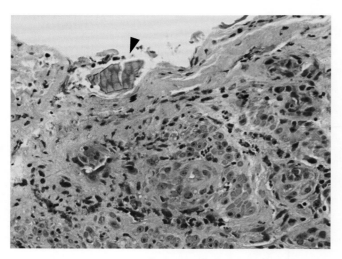

图 5.5 碳酸司维拉姆。碳酸司维拉姆晶体，类似降钾树脂晶体，呈"鱼鳞"样外观，但它们颜色不同；呈粉红色/黄色双色（箭头）

括细胞凋亡、核肿胀、不全角化、核假复层化和鳞状上皮细胞层次减少[15]。后者的变化及有丝分裂活性的增加，可能被误认为是异型增生或 Paget 病。结合临床病史及表面上皮成熟，可为黏膜改变的病因学提供线索。紫杉醇（taxol）的影响/毒性（图 5.6A，B）常累及食管[17,18]，也可导致有丝分裂停止，并产生与秋水仙碱类似的组织学特征，包括"环状"有丝分裂的存在。

化学治疗和放射治疗引起的食管损伤

定义

化学治疗（简称化疗）和放射治疗（简称放疗）引起的食管损伤是由于癌症治疗的细胞毒性作用而导致的食管损伤。

临床特征

癌症患者的食管炎可由化疗和放疗的细胞毒性作用或由病毒、真菌或细菌的机会性感染引起。癌症患者中最常见的其他食管炎原因是 GERD、药片引发的损伤和干细胞移植受者的移植物抗宿主病。我们在此讨论与化疗和/或放疗直接相关的

食管损伤。

食管炎是化疗和放疗常见的副作用[19,20]；最常发生在肺、食管和其他胸部恶性肿瘤，包括淋巴瘤的治疗过程中。食管炎的严重程度一般与放疗剂量成正比，在联合使用某些化疗药物（如盐酸多柔比星、博来霉素、环磷酰胺和顺铂等）时更容易发生[21-23]。在肺癌患者中，严重的食管损伤最常与同期化疗和最大食管点剂量≥60Gy 有关[24]。

尽管在治疗的最初两周可能会发生急性损伤（主要局限于黏膜），但大多数变化发生在治疗开始的 3 个月之后，并导致神经和肌肉损伤，从而导致狭窄形成[25,26]。症状包括烧灼感、吞咽困难和吞咽痛。常见的长期并发症包括狭窄和/或瘘管形成。

放射性食管炎可用盐酸利多卡因和质子泵抑制剂来治疗，以防止酸性物质对黏膜的进一步损伤。可通过内镜下扩张术治疗狭窄，如果难以治疗，可放置自扩张球囊支架。

大体特征

内镜下表现多样，包括红斑、水肿和质脆，可见溃疡和狭窄形成。

组织学特征

组织学特征可分为急性和慢性。急性食管炎损伤主要累及黏膜，伴有黏膜下水肿。急性黏膜损伤的最早表现是大量凋亡/角化不良细胞的出现，最常见于基底层。随后发展为急性食管炎，常伴有糜烂/溃疡（图 5.7A）。在慢性损伤中可见黏膜炎症和糜烂，也常表现为奇异、不典型的内皮细胞和基质细胞增大（图 5.7B）。非典型性可能引起对恶性肿瘤的担心，但异常细胞通常核质比较低，且表现出明显的细胞质空泡化。此外，非典型核浊肿变性，通常不显示有丝分裂活性。慢性变化还包括毛细血管扩张（图 5.7C）、黏膜下腺体萎缩、动脉壁增厚（图 5.7D）、动脉内膜泡沫细胞病变和黏膜下纤维化。所有这些变化都不可逆。

鉴别诊断

由于接受化疗和放疗的患者免疫功能低下，因此应排除感染性食管炎。应通过寻找病毒性细胞病变和包涵体及使用免疫组织化学来排除病毒性食管炎。同理，如果 H&E 未发现真菌成分，则应使用真菌染色来排除真菌性食管炎。重要的是要

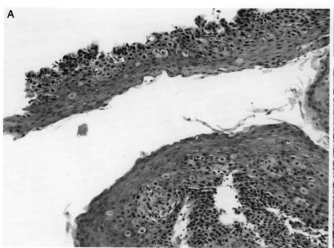

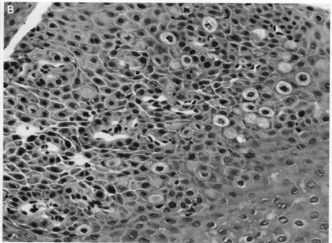

图 5.6 紫杉醇的影响/毒性。食管鳞状上皮包含大量中期有丝分裂，包括"环状"有丝分裂（A），高倍镜视野可见大量"环状"有丝分裂（B）

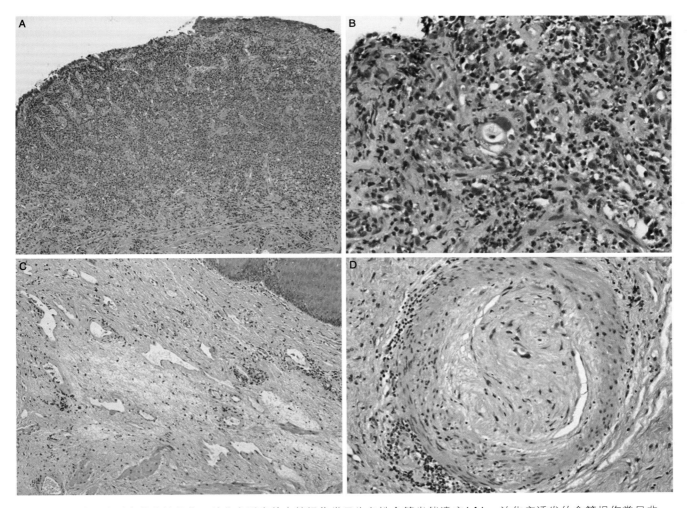

图 5.7　放化疗诱发的食管损伤。放化疗诱发的食管损伤常见为急性食管炎伴溃疡（**A**）。放化疗诱发的食管损伤常见非典型间质细胞。非典型细胞具有"浊肿变性"的染色质，核质比低，细胞质空泡化（**B**）。放化疗诱发的食管损伤的慢性期，毛细血管扩张（**C**），黏膜下常见异常厚壁动脉（**D**）

认识到，感染性和放化疗诱发的食管炎可以并存，在这些免疫抑制的患者中可以伴发多种感染。

　　慢性放化疗引起的食管炎中的非典型细胞可类似恶性细胞。然而，放化疗诱导的奇异型细胞，与恶性细胞相比较，核质比低，常表现为明显的细胞质空泡化和多核化。此外，非典型核经常有浊肿变性，通常不显示有丝分裂活性。

淋巴细胞性食管炎

定义

　　淋巴细胞性食管炎（lymphocytic esophagitis）在组织学定义为鳞状上皮海绵状变性，小 T 淋巴细胞浸润鳞状上皮乳头周边，而没有明显的其他炎症细胞（中性粒细胞或嗜酸性粒细胞）浸润[27-29]。

临床特征

　　按照上述严格组织学标准，该病实属罕见（约占食管活检病例的 1/1 000）[29]。大多数患者常有吞咽困难或吞咽痛症状[29]。其组织学类型与临床联系尚不清楚。某些研究结果相互冲突；可能与多种疾病，包括克罗恩病、乳糜泻、幽门螺杆菌胃炎及十二指肠淋巴细胞增生相关[27,28,30,31]。尽管如此，部分研究认为"淋巴细胞性食管炎"是各种食管损伤引起的一种组织学病变。某些研究提示其病因可能是自身免疫。

大体特征

　　与组织学病变相应的内镜所见也是多样的，包括狭窄（约三分之二的患者）、类似嗜酸性粒细胞性食管炎的环沟，以及黏膜白斑[29]。

组织学特征

　　乳头层周围食管鳞状上皮内有小淋巴细胞浸润，呈海绵状变性。除淋巴细胞外，缺乏其他炎症细胞浸润（中性粒细胞或嗜酸性粒细胞）（图 5.8）。上皮内小 T 淋巴细胞 CD3 和 CD4 或 CD8 阳性。

鉴别诊断

　　包括 GERD 在内的各种食管黏膜损伤中可见上皮内淋巴

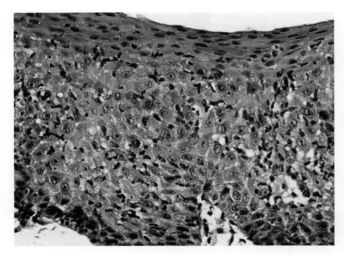

图 5.8 淋巴细胞性食管炎。食管鳞状上皮内单一小淋巴细胞浸润,未见其他炎症细胞浸润

细胞增多,但还包含其他炎症细胞(中性粒细胞和/或嗜酸性粒细胞);而淋巴细胞性食管炎的炎症浸润几乎全为淋巴细胞。

腐蚀性食管炎

定义

腐蚀性食管炎(corrosive esophagitis)是摄入腐蚀性物质引起的一种直接组织损伤。

临床特征

腐蚀性食管炎是由于(意外或自杀)摄入腐蚀性物质(家庭清洁剂、碱剂、洗涤苏打、漂白剂),可为碱性(碱液)或酸性(硝酸)[32-34]。这种食管损伤可发生在儿童或成人,常伴有胃和十二指肠损伤。摄入腐蚀性物质后,患者会出现多种症状,包括吞咽困难、呕吐、咳嗽、流涎和疼痛(口腔和/或胸部)。患者伤后常拒绝饮食。潜在的并发症包括声门水肿和气道阻塞,可致呼吸窘迫和喘鸣[35,36]。其他长期并发症如狭窄形成,偶尔发生鳞状细胞癌[37]。

大体特征

内镜表现为典型的黏膜红斑、水肿、出血和坏死,常见黏膜剥脱及环周溃疡形成。受损伤程度取决于摄入腐蚀性物质的类型、浓度和摄入量。

组织学特征

由于诊断性组织获得较少,一般结合临床病史和内镜检查通常可以明确诊断。组织学表现不完全特异,主要特征为组织坏死和伴随炎症。初起主要是中性粒细胞性炎症,随后常有血管血栓形成和大量肉芽组织增生,某些病例可见细菌侵入坏死组织。组织学形态在某种程度上取决于腐蚀剂的种类。例如,碱性物质引起液化性坏死,伴脂肪和蛋白液化;酸性物质引起凝固性坏死,并伴结痂形成,并在一定程度上与损伤深度相关。

由于碱性损伤不形成焦痂,碱性物质通常比酸性物质导致更深的组织坏死及食管穿孔[33]。

鉴别诊断

腐蚀性食管炎尤其是轻症并无特异性的组织学表现,并与其他类型食管炎有重叠,包括反流性和感染性食管炎。鉴别主要基于临床和内镜表现及特异的腐蚀性物质摄入史。

表层剥脱性食管炎

定义

表层剥脱性食管炎(esophagitis dissecans superficialis)是一种罕见的疾病,其特征是食管上皮大部分脱落,有时脱落组织会排出(通过呕吐或反流)[38],通常是以管型的形式。

临床特征

表层剥脱性食管炎与各种摄入物质有关,包括热饮、化学刺激物和药物(如 NSAID[39]、双膦酸盐[40]和氯化钾)。其他报道的临床相关病因包括创伤、大量吸烟、自身免疫病;包括乳糜泻[41]和自身免疫性大疱性皮肤病(天疱疮和类天疱疮)[40,42]。患者往往是因慢性疾病服用多种药物的老年人[43],常表现为吞咽困难、胃肠出血、胃灼热和吞咽痛[39]。食管上皮管型也可见于呕吐或咳嗽[44]。尽管临床表现较重,但预后良好。患者可通过停止可疑的致病性物质的摄入及抑制胃酸治疗。

大体特征

大体上,表层剥脱性食管炎常表现为大面积的食管鳞状上皮脱落,形成假膜或管型[45]。病变通常发生在食管中部和远端三分之一,但严重时可弥漫累及全部食管黏膜[39]。内镜表现以黏膜脱落的白色斑块为主(图 5.9),可伴有黏膜裂隙和皱襞断裂,也可伴出血。

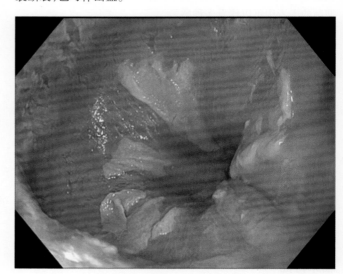

图 5.9 表层剥脱性食管炎。内镜图片显示黏膜脱落的白色斑块

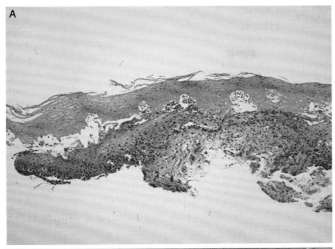
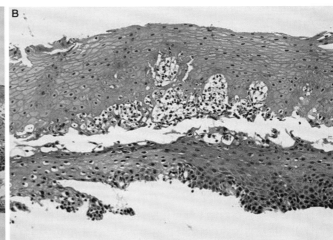
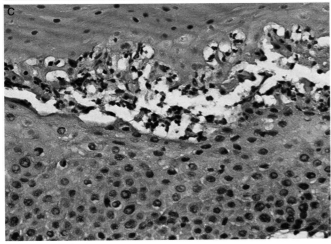

图 5.10　表层剥脱性食管炎。活检显示鳞状上皮与基底膜分离。鳞状上皮裂开形成大疱（A），高倍镜下大疱形成（B）。上皮内裂隙可能与中性粒细胞和嗜酸性粒细胞浸润有关（C）

组织学特征

　　食管活检显示浅表鳞状上皮分离（与基底膜分离）伴上皮内出现大小不一的裂隙（图 5.10A-C），上皮内不同深度的裂隙分离导致大疱形成[39]。病变炎症常不明显，偶尔可见淋巴细胞、中性粒细胞和嗜酸性粒细胞浸润。有些鳞状上皮碎片可完全坏死并有细菌和/或真菌定植，脱落的鳞状上皮碎片常常角化过度和/或角化不全。

鉴别诊断

　　主要组织学鉴别诊断是皮肤大疱性疾病，如天疱疮、大疱性类天疱疮或 Stevens-Johnson 综合征的食管受累。但其临床表现区别明显；表层剥脱性食管炎无大疱性皮肤病的皮肤和黏膜病变。此外，大疱性皮肤病在直接免疫荧光法可显示补体和免疫球蛋白沉积，通过酶联免疫吸附试验（ELISA）可检测到抗桥粒芯蛋白抗体沉积[46]；而表层剥脱性食管炎没有这些特征表现。

　　其次的鉴别诊断是感染性食管炎（infectious esophagitis）。感染性（病毒性或真菌性）食管炎相比表层剥脱性食管炎通常会出现明显的炎症浸润。无黏膜裂隙和明显的角化不全/角化过度。对于诊断困难的病例，特殊染色（用于病毒感染的免疫组织化学和用于真菌感染的 GMS/PAS 染色）可帮助诊断，但必须知道细菌和真菌可定植于剥脱性食管炎完全坏死的鳞状上皮碎片中。最后，内镜相关黏膜机械损伤可以在组织学上类似表层剥脱性食管炎。据报道机械性损伤多是由于反复黏膜活检所致的鳞状上皮与底层黏膜分离，类似大疱[47,48]，机械性内镜损伤病史可有助于鉴别诊断。此外，与表层剥脱性食管炎不同，机械性损伤情况下看到的上皮碎片常无坏死、角化不全/角化过度和炎症。

感染性食管炎

　　病毒和真菌是引起急性感染性食管炎的主要原因。细菌性食管炎发生在伴有全身或上呼吸道感染的患者，但少有组织学活检。

疱疹性食管炎

定义

　　疱疹性食管炎（herpes esophagitis）是由单纯疱疹病毒

（HSV）引起的食管病毒感染。

临床特征

　　1 型和 2 型 HSV 均可引起疱疹性食管炎，但 1 型 HSV 引起的食管炎更为常见。在大约 25% 的患者中，口腔/口咽感染伴发食管受累[49,50]。尽管免疫功能正常的个体可以感染，但这种感染主要影响免疫功能低下的患者。免疫抑制常见于骨髓和实体器官移植、癌症（如白血病）化疗、自身免疫病（例如狼疮）和人类免疫缺陷病毒（HIV）引起的获得性免疫缺陷综合征（acquired immunodeficiency syndrome，AIDS）[51]。免疫功能低下的患者病变可能很重，但在免疫功能正常的患者中是自限性的，通常在 14 天内自愈[50,52,53]。患者有时可无临床症状，最常表现为吞咽困难、吞咽痛和发热[51]。有时会发生上消化道出血。疱疹性食管炎通常在内镜下即可诊断，也可通过食管活检病理检查证实。抗病毒治疗（例如阿昔洛韦）适用于所有免疫抑制的患者，如临床/内镜怀疑有感染，即可开始抗病毒治疗。抗病毒治疗有助于治疗活动性感染，但不能预防将来复发。

大体特征

　　内镜检查，疱疹性病变通常累及远端食管。典型病变较小（小于 2cm），表浅，境界清楚，凿孔样（火山样）溃疡，溃疡之间黏膜正常[51]。偶尔病变可伴有渗出和/或斑块。弥漫糜烂性食管炎少见。

组织学特征

　　疱疹溃疡含有坏死碎片和急性炎性渗出。有文献提示，疱疹性食管炎的特征表现是明显的单核细胞与多核巨噬细胞在炎症上皮周边聚集[54]，但是在其他类型的食管溃疡中也可见，因此是非特异性的。

　　疱疹性食管炎的组织学特征是病毒性细胞改变（图 5.11A，B），通常存在于溃疡侧缘的鳞状上皮细胞中。因此，最具诊断性的活检是对溃疡边缘即病毒变化最丰富的区域进行活检。但有时内镜活检可无病毒性改变。病毒性细胞改变包括：

- Cowdry A 型包涵体：密集的嗜酸性至双嗜色性的核内包涵体，周围有透明的空晕，使其与核膜分离。
- 感染的细胞核为特征的"毛玻璃"外观；毛玻璃核，染色质模糊、均质、细腻。
- 感染上皮细胞呈多核、核镶嵌聚集和核质边集。
- 感染的上皮细胞气球样变。

　　免疫组织化学染色（图 5.11C）和原位杂交可用于 1 型和 2 型 HSV 感染检测，尤其是在无明显病毒性细胞改变的情况下很有帮助。这些染色在临床上怀疑疱疹性食管炎，但 H&E 检查无明显病毒性细胞病变时最为适用。

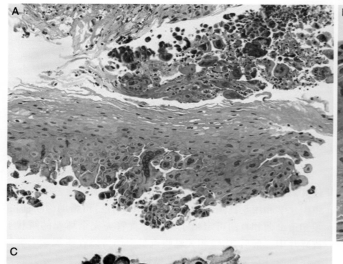
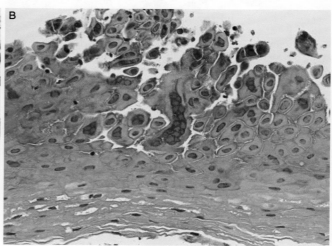
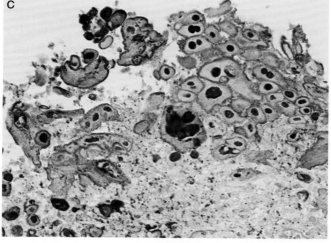

图 5.11　单纯疱疹病毒性食管炎。典型的病毒性细胞改变见于溃疡边缘的鳞状上皮细胞（A）。特征性的病毒细胞改变包括感染细胞的多核，"毛玻璃样"外观，核镶嵌聚集、核质边集（B）。单纯疱疹病毒免疫组织化学染色显示感染的上皮细胞（C）

鉴别诊断

如上所述,到目前为止,1 型 HSV 是引起疱疹性食管炎的最常见原因,但从形态上无法鉴别 1 型 HSV 与 2 型 HSV 或水痘-带状疱疹病毒感染(图 5.12A,B),区分需结合临床。疱疹性食管炎的鉴别诊断包括其他类型的传染性食管炎(特别是 CMV 食管炎)。内镜下,疱疹性食管炎的凿孔(火山样)溃疡与 CMV 食管溃疡不同,后者倾向于呈线性或纵向深溃疡。此外,CMV 包涵体主要累及内皮细胞和间质细胞,而非疱疹性食管炎位于上皮细胞,也无多核、毛玻璃样外观、核镶嵌聚集和核质边集。此外,CMV 和疱疹感染可同时发生,故应注意同一样本中不同包涵体类型。

其他类似疱疹性食管炎的病毒性细胞改变,如反流性食管炎或其他上皮修复过程中鳞状上皮细胞发生的多核巨细胞转化(图 5.13A,B);但与 Cowdry A 包涵体、毛玻璃外观、核镶嵌聚集和核质边集无关。放疗引起的食管炎也可引起鳞状上皮细胞显著增大、多核和明显的核仁,有时类似疱疹性食管炎。但同样也没有 Cowdry A 包涵体、毛玻璃样改变、核镶嵌聚集和核质边集。

病毒性细胞病变,特别是 Cowdry A 包涵体,可被误认为"大核仁",误导病理医生怀疑其是恶性或异型增生的过程。肿瘤性的"大核仁"缺乏典型的 Cowdry A 包涵体的空晕。此外,尽管恶性病变也可以具有多核细胞,但缺乏毛玻璃样改变、核镶嵌聚集和核质边集。

巨细胞病毒性食管炎

定义

巨细胞病毒(CMV)性食管炎是由人类疱疹病毒家族成员 CMV 引起的食管病毒感染。

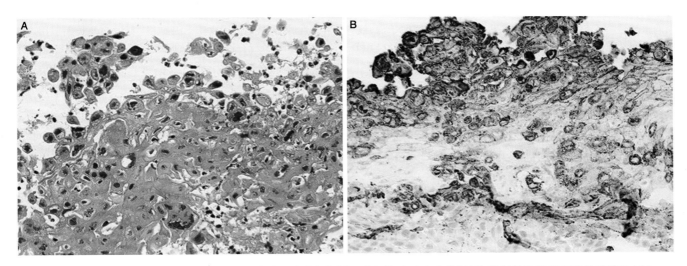

图 5.12　水痘-带状疱疹病毒性食管炎。病毒性细胞改变包括细胞多核、"毛玻璃样"核和类似单纯疱疹病毒的核浓染(A)。水痘-带状疱疹病毒的免疫组织化学显示感染的上皮细胞(B)

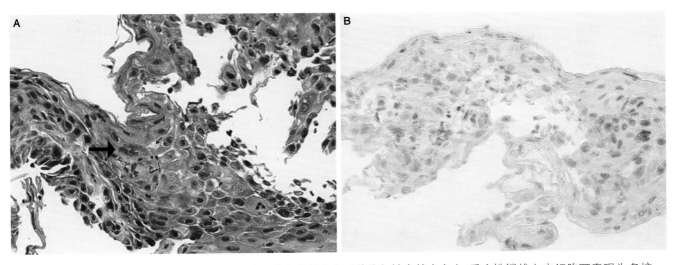

图 5.13　鳞状上皮多核巨细胞改变。反流性食管炎或其他类型的修复性食管病变中,反应性鳞状上皮细胞可表现为多核巨细胞转化(箭头),类似疱疹性食管炎,注意缺乏毛玻璃样外观、核镶嵌聚集和核质边集(A)。疱疹病毒免疫组织化学染色阴性,除外疱疹性食管炎(B)

临床特征

CMV 食管炎不如疱疹性食管炎常见,但仍是 CMV 感染的第二常见的胃肠道部位,仅次于结肠。CMV 食管炎很少影响具有正常免疫能力的个体[55]。大多数患者由于骨髓或实体器官移植、长期肾透析、恶性肿瘤(大多数接受化学放疗的癌症患者)或由于 HIV(尤其是 CD4 细胞计数低于 50 个/μl)导致的获得性免疫缺陷综合征而导致免疫功能低下[56,57]。在此类患者中,CMV 感染是这类患者发病和死亡的主要原因。CMV 感染常与其他形式的感染性食管炎(疱疹和念珠菌)共存。男性比女性更容易感染。患者通常表现为吞咽痛、胃脘痛和发热[59]。活动性感染的诊断需要组织活检评估,因为通过其他方法病毒培养检测到病毒并不意味着活动性感染。抗病毒治疗(如更昔洛韦)适用于 CMV 食管炎的治疗,在免疫抑制的患者中尤为关键[60]。

大体特征

CMV 最常引起食管下段多发性溃疡,但也有弥漫性食管炎的报道[59,61]。CMV 食管溃疡多发,边界清楚,倾向于深、线性或纵向的溃疡[59]。少见情况下,CMV 食管炎可引起红斑和弥漫性糜烂[62]。

组织学特征

CMV 食管炎的组织学特征是病毒包涵体,通常累及溃疡基底部的内皮细胞和间质细胞,很少感染柱状上皮细胞,不感染鳞状上皮细胞。因此,对食管溃疡处进行的活检诊断率高[63]。被感染的细胞(图 5.14A)明显肿大,巨核和嗜碱性胞质,通常具有粗糙的胞质内包涵体(嗜酸性至嗜碱性),细胞核也有明显的核内嗜碱性包涵体,周围伴空晕。与疱疹性食管炎相似,有报道称巨噬细胞在血管周围聚集提示 CMV 或疱疹性食管炎[62],但并不特异,且在接受抗病毒治疗的患者中少见。

CMV 免疫组织化学染色(图 5.14B)和原位杂交,可明确显示被 CMV 感染的细胞。比常规 H&E 染色检测更为敏感,且对临床上怀疑 CMV 食管炎,但 H&E 切片未能发现明显 CMV 包涵体的病例最有用。

鉴别诊断

CMV 食管炎的主要鉴别诊断包括其他类型的感染性食管炎(主要是疱疹性食管炎)。内镜下,CMV 食管炎的线性/纵向和深部溃疡与疱疹性食管炎的火山口样溃疡不同。疱疹感染鳞状上皮细胞,而 CMV 感染内皮细胞和间质细胞。尽管疱疹性食管炎中的 Cowdry A 型包涵体与 CMV 核内包涵体类似,但前者细胞通常还具有特征性的"毛玻璃样"外观、多核、核镶嵌聚集和核质边集。而且 CMV 和疱疹可能同时感染(最常见于移植和获得性免疫缺陷综合征)[53],应注意检查同一标本中不同的包涵体类型。

真菌性(念珠菌性)食管炎

定义

念珠菌性食管炎(candida esophagitis)是由念珠菌引起的食管真菌感染,最常见的是白念珠菌和热带念珠菌[58,64]。

临床特征

念珠菌性食管炎最常见于免疫抑制的个体,如 HIV 感染患者(感染 HIV 并通常外周血 CD4 细胞计数低于 200 个/μl)、血液恶性肿瘤、长期服用皮质类固醇[66]、糖尿病及长期服用广谱抗生素和抑酸治疗等药物的患者[67],偶尔会影响健康个体[65]。临床表现是吞咽痛或胸骨后/上腹部疼痛。有些患者(尤其是老年人)没有症状,在上消化道内镜检查时偶然发现白色黏膜斑块样病变,临床上通常怀疑为念珠菌性食管炎。确诊需要通过组织学活检或进行念珠菌培养发现菌群。治疗常使用抗真菌药物(最常见的是氟康唑),这些药物通常很安全且耐受性良好[68,69],但如果唑类化合物治疗失败,可以使用两性霉素 B 和棘白菌素(用于随机试验)治疗[70,71]。

大体特征

念珠菌性食管炎的内镜典型表现是红斑性食管黏膜上覆盖的白色斑块,斑块下层黏膜溃疡。斑块可局灶或融合,通常被纤维蛋白性/脓性分泌物覆盖。

组织学特征

念珠菌性食管炎的组织学诊断依据是查见念珠菌假菌丝及酵母出芽方式生长的念珠菌。其最常见于鳞状碎屑(图 5.15A)、纤维脓性渗出物及坏死碎屑中。食管黏膜呈急性炎症伴上皮内大量中性粒细胞浸润。免疫功能低下患者炎症可

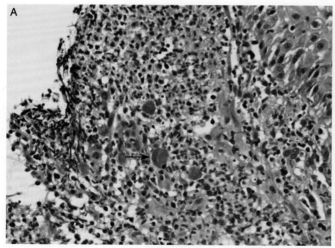
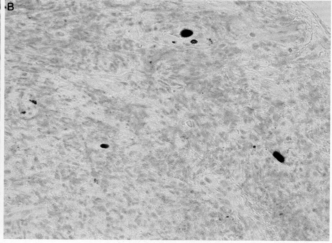

图 5.14 巨细胞病毒(CMV)食管炎。病毒包涵体常出现在内皮细胞和间质细胞。被感染的细胞(箭头)显示出明显的巨核、胞质嗜碱及胞质内粗大颗粒状包涵体(A)。CMV 的免疫组织化学染色显示感染的上皮细胞(B)

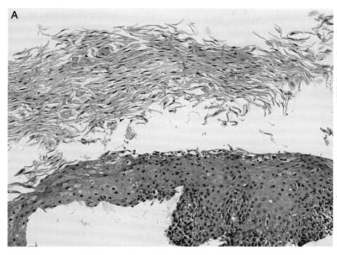
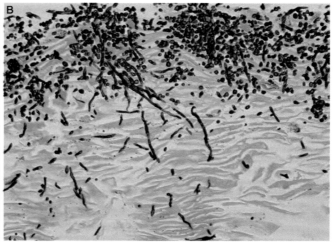

图 5.15 念珠菌性食管炎。真菌菌体最常见于鳞屑中（A）。Grocott 二甲胺染色显示多种酵母样真菌和假菌丝,形态与念珠菌属一致（B）

不明显。鳞状上皮可增生并角化不全。仅在食管活检中查见真菌成分不足以诊断念珠菌性食管炎,因为念珠菌是胃肠道菌群的正常组成部分。因此,只有在食管组织中发现了病原体(特别是假菌丝)时,才能诊断念珠菌性食管炎[72]。事实上,在未经治疗的 HIV 患者中病变可浸润至固有肌层[73]。此时 H&E 切片较易诊断真菌。但当活检中仅含有少量真菌时,银染色(如 GMS 染色)(图 5.15B)或 PAS 染色可帮助识别。实际工作中,许多病理医生通常会对急性食管炎的活检组织进行真菌染色。特殊染色可以根据真菌的形态对念珠菌属进行形态学评估和鉴别,但组织学无法进一步进行菌种鉴定(白念珠菌、热带念珠菌及其他念珠菌),只能通过细菌培养实现。

鉴别诊断

糖原棘皮病(glycogenic acanthosis)或皮脂腺异位(ectopic sebaceous glands)也特征性表现为多个黏膜白斑或隆起[74,75],偶尔内镜下被误认为念珠菌性食管炎,但组织学上易区分。糖原性棘皮病的特征是鳞状上皮增厚,含有充满糖原的大鳞状细胞,且无明显炎症。糖原对淀粉酶敏感,所以以酶解 PAS 染色阳性[76]。皮脂腺异位由形态学上与真皮皮脂腺相同的皮脂腺组成,异常散在于食管黏膜中。

如上所述,念珠菌是胃肠道菌群的正常成分。因此,仅有念珠菌可能并不能代表念珠菌性食管炎。确诊需在食管组织内鉴定出病原体(特别是假菌丝)。

最后,念珠菌性食管炎应与病毒性食管炎区分。二者均显示食管黏膜的急性炎症、糜烂和/或溃疡。念珠菌性食管炎缺乏病毒包涵体,而病毒性食管炎缺乏真菌菌体。然而,其他(包括传染性)病原体引起的食管黏膜溃疡和/或糜烂可并发念珠菌感染[77]。因此,应始终考虑念珠菌和另一种病原体(疱疹病毒或 CMV)共感染情况,并注意念珠菌性食管炎活检组织中是否存在病毒包涵体。

细菌性食管炎

定义

细菌性食管炎(bacterial esophagitis)是一种食管细菌感染,组织病理学可见细菌侵入食管黏膜和/或食管壁深层。

临床特征

如果无病毒或真菌合并感染,也无恶性肿瘤及先期食管手术,原发性细菌性食管炎罕见。最常发生于免疫抑制的患者[78],常见于造血系统恶性病变或再生障碍性贫血,多数患有严重的中性粒细胞减少症[79]。大多数细菌性食管炎是继发性的,位于先期溃疡部位。患者常表现为吞咽痛[78]。最常见的致病菌是口腔或呼吸道正常菌群(金黄色葡萄球菌、表皮葡萄球菌和芽孢杆菌),有报道其他细菌也可引起食管炎。例如,放线菌可以感染有先期损伤的组织;放线菌菌落(硫颗粒)可见于炎症反应中心,由嗜碱性放射状菌丝组成。由分枝杆菌、组织胞浆菌和弓形虫引起的食管炎罕见病例已被报道[80,81]。在免疫抑制患者,细菌性食管炎可并发菌血症和脓毒血症。

组织学特征

细菌性食管炎的组织学特征是大量细菌(图 5.16A,B)侵入食管黏膜和/或食管壁深层。并导致溃疡和炎症反应。大量的细菌侵入上皮下组织是诊断依据[49]。细菌的数量与炎症反应的强度似乎成反比[79]。因为大多数细菌性食管炎是继发性的,所以当活检显示细菌性食管炎的特征时,寻找其他感染性微生物(真菌或病毒)尤为重要。

鉴别诊断

食管活检中偶尔会遇到口腔菌群的污染,但并不侵入食管壁,且无炎症反应。

寄生虫性食管炎：Chagas 病

定义

Chagas 病又称美洲锥虫病,是一种由克鲁兹锥虫引起的热带寄生虫病。

临床特征

截至 2015 年,据统计美洲锥虫病累及约 660 万人,主要分布在中美洲和南美洲,每年造成约 8 000 人死亡[82]。人类是偶发宿主,现已知这种疾病也会感染 150 多种其他动物[83]。虽然这是一种主要发生在中美洲和南美洲的疾病,但人口流动使

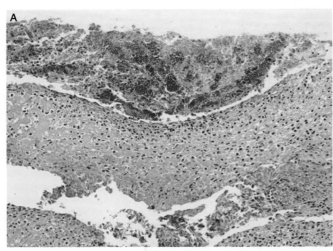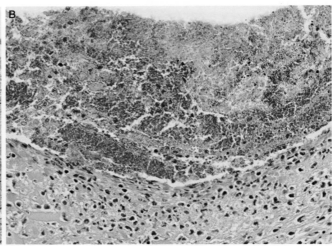

图 5.16　细菌性食管炎。食管壁发现了细菌菌体,并伴有溃疡和炎症反应(A)。高倍镜下显示了大量细菌的存在(B)

其更广泛传播,目前欧洲和美国已有病例报道。感染最常见的传播途径是与锥虫类昆虫接触,但也可以通过输血或母婴传播[84,85]。感染早期阶段,可无症状,也可伴有发热、结膜炎、淋巴结肿大和头痛。经过一段时间潜伏期后,30%~40%的患者表现为长达30年的慢性感染症状,最常见累及的器官是心脏(20%~30%的患者出现心力衰竭)和胃肠道(10%的患者累及食管和结肠)[86]。大约3%的患者发展为巨食管[84,87-89],这与锥虫引起的炎症反应破坏食管神经丛导致食管损伤有关。食管病变的患者通常患有吞咽困难及吞咽痛[84],导致严重体重减轻和营养不良[90-92]。其他症状包括咳嗽、呃逆和饮食反流。如果在远期并发症发生之前出现感染,硝呋噻氧和苄硝唑[93-95]治疗有效。巨食管患者可采用胃食管交界处的内镜扩张技术,某些患者可手术治疗(贲门切开术)。

大体特征

Chagas病的食管损伤表现为食管远端逐渐狭窄,近端扩张,严重病例也被称为Chagas巨食管。

组织学特征

Chagas病的主要组织学表现是食管黏膜下层和肌间神经丛的致密单核炎症细胞浸润,伴神经元损伤的形态学改变[96,97]。远端食管肌肥大与单核炎症细胞浸润固有肌层有关。据报道,Chagas巨食管患者S100和GFAP阳性的肠神经胶质细胞明显减少[88]。

食管在全身性疾病中的累及

克罗恩病

临床特征

食管很少被克罗恩病(Crohn's disease)累及(<1%~11%的患者食管受累)[98,99]。大多数有食管受累的克罗恩病患者(88%)存在食管外病变,且有食管症状时约三分之一有口腔溃疡[98,100]。单一的食管克罗恩病罕见,多数患者有食管特异性症状(吞咽困难及吞咽痛)[100]。炎性食管克罗恩病对泼尼松、局部布地奈德和生物制剂反应良好,而狭窄性食管克罗恩病需

要联合生物治疗、免疫调节剂和伴/不伴类固醇注射[100]。

大体特征

食管克罗恩病的内镜下特征变化很大,可与临床表现不符[101]。食管中段或远端是最常见的受累部位。内镜表现为浅表溃疡(58%)、红斑/或糜烂(50%)、狭窄(17%)、深部溃疡(13%)和瘘管(4%)。

组织学特征

组织学上,慢性非特异性炎症见于大多数(83%)病例,7%~21%的患者在活检中有相关肉芽肿(图5.17)[100,102]。可表现为淋巴细胞性食管炎样病变(见"淋巴细胞性食管炎"部分)。嗜酸性粒细胞浸润有时特别显著。镜下经常出现急性炎症伴溃疡。切除标本常见透壁炎症。由于黏膜活检标本取材表浅,许多克罗恩病不能明确诊断。然而,当特异性组织病变存在时(透壁性炎症、肉芽肿、纤维化、狭窄和深层溃疡),特别是有食管外克罗恩病存在的情况下,可以明确诊断。

鉴别诊断

如上所述,由于黏膜活检的部位表浅,组织学特征通常是

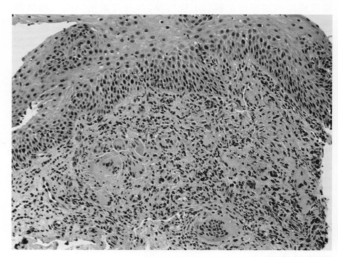

图 5.17　食管克罗恩病。固有层可见伴有多核巨细胞的非坏死性肉芽肿性炎,被覆鳞状上皮可见上皮内淋巴细胞

非特异性,并类似反流性食管炎、感染性食管炎和嗜酸性粒细胞性食管炎(如果嗜酸性粒细胞占优势)。鉴别食管克罗恩病和其他食管病变通常需要与内镜和临床表现相结合;大多数病例,食管外克罗恩病提供了确诊线索。特殊染色(真菌、分枝杆菌和病毒)在急性炎症、肉芽肿和/或溃疡中也有助于鉴别诊断和除外合并感染。最后,虽然"淋巴细胞性食管炎"样病变可见于食管克罗恩病[27],但并非特异,也可见于其他病变(见上面的"淋巴细胞性食管炎"部分)。

食管淀粉样变性

临床特征

约72%的胃肠道淀粉样变性患者有食管受累。此外,无系统性病变的孤立性食管淀粉样变性罕见。病变可生成大量淀粉样蛋白(淀粉样肿瘤,又称淀粉样瘤)[103]。大多数患者有AL型淀粉样蛋白沉积(系统性轻链型淀粉样变性)[103]。食管淀粉样变性偶尔可并发穿孔或呕血。

组织学特征

组织学上,食管淀粉样蛋白沉积与其他部位淀粉样变性蛋白相似(图5.18),刚果红染色特征性表现为细胞外无定形嗜酸性物质沉积,并在偏振光下表现出绿色双折光。由于淀粉样蛋白常沉积在食管壁深层,活检标本往往检测不到。

鉴别诊断

从临床的角度来看,显著的食管淀粉样物质沉积可以引起食管运动障碍,类似贲门失弛缓症(achalasia of cardia)(临床和放射学)[103]。然而,组织学上淀粉样变性和贲门失弛缓症容易区分。淀粉样变性显示细胞外嗜酸性刚果红阳性物质的沉积,而贲门失弛缓症无嗜酸性物质的沉积,且肌间肠神经节细胞明显减少或完全消失,并伴有相关的神经炎症和黏膜改变。

自身免疫性和胶原血管病累及食管

食管可受累于各种胶原血管病,包括硬皮病[104]、类风湿关节炎[105]、系统性红斑狼疮[106]、多发性肌炎、皮肌炎[107]和干燥

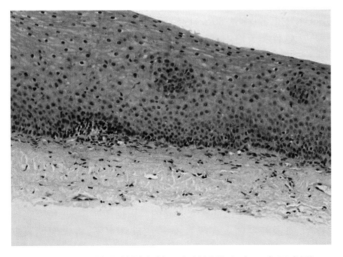

图5.18　食管淀粉样变性。食管鳞状上皮下有无定形嗜酸性物质的细胞外沉积。刚果红染色后,在偏振光下显示绿色双折射(未显示)

综合征[108,109]。食管受累可能是胶原血管病的直接结果,表现为运动障碍和/或GERD,或免疫抑制疗法药物引起的损伤及免疫功能低下患者并发感染间接所致。

硬皮病常累及食管。食管损伤由固有肌纤维化和萎缩引起,特别是在内环肌层,这会导致食管运动减退、蠕动停止和下括约肌松弛[110]。因此,硬皮病患者通常伴有GERD,并伴组织学改变[111]。且多达37%的硬皮病患者进展为Barrett食管,也有包括腺癌在内的病例报道[112,113]。

囊性纤维化

众所周知,囊性纤维化会影响胃肠道、胰腺和肝胆系统[114]。在上消化道,胃食管反流是常见的表现。儿童囊性纤维化患者GERD的发病率增加,可见于80%的儿童囊性纤维化患者[115,116];超过25%的5岁以下患者伴有症状[117]。胃食管反流是囊性纤维化患者致病的重要原因[118],文献报道部分青少年可发展为Barrett食管[119]。在囊性纤维化中,可能导致胃食管反流增加的因素包括肺过度膨胀引起的膈肌凹陷、咳嗽导致的腹部压力增加、分泌物吞咽增加及药物相关作用[115,118]。在囊性纤维化儿童患者中,主要症状是胃酸反流[116,120],并常达近端食管导致吸入风险[116]。有囊性纤维化的反流性食管炎的病理特征与无囊性纤维化的反流性食管炎的病理特征相似。

食管移植物抗宿主病

定义

移植物抗宿主病(graft-versus-host disease)是器官移植后,供体免疫细胞识别和攻击受体组织而发生的一种同种免疫病变。

临床特征

移植物抗宿主病是器官移植的常见并发症(最常见的是骨髓移植后)。低于15%的骨髓移植患者发生食管受累[121]。患者通常有与移植物抗宿主病相关的其他胃肠道和/或皮肤体征和症状,食管受累表现为吞咽困难及吞咽痛[122]。

大体特征

移植物抗宿主病的食管受累最常见的表现为水疱、溃疡或脱屑,少数可见管型,类似表层剥脱性食管炎[123-126]。与黏膜脱落相关的食管渐进狭窄时有发生[122]。

组织学特征

移植物抗宿主病的组织学与临床表现的严重程度常不相符,由于取材局限(局灶性病变),某些活检近乎正常。因此,如果最初活检正常[127],在怀疑移植物抗宿主病时,建议行多部位的食管活检诊断。移植物抗宿主病食管受累的组织学特征与胃肠道其他部位相似,食管鳞状上皮凋亡表现为角质形成细胞出现角化不良(图5.19A,B),苔藓样炎性浸润常见。更严重的进展期病变可出现黏膜溃疡(图5.19C)及黏膜下纤维化。

鉴别诊断

苔藓样炎性浸润和角质形成细胞的角化不良在食管组织学上类似扁平苔藓(lichen planus)。临床有移植病史且无皮肤扁平苔藓可协助病理医生正确诊断。

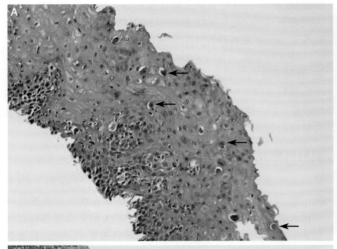

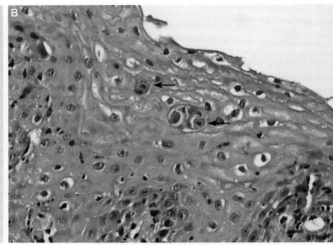

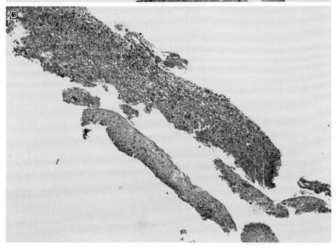

图 5.19　移植物抗宿主病累及食管。食管鳞状上皮细胞凋亡表现为角化不全的角质形成细胞(箭头),低倍镜视野(A)和高倍镜视野(B)。严重者可发生黏膜溃疡(C)

皮肤病相关的食管病变

定义

本节描述食管在原发性皮肤病中的受累,包括扁平苔藓、大疱病(bullous diseases)(包括寻常型天疱疮、大疱性天疱疮、良性黏膜类天疱疮和获得性大疱性表皮松解)、多形性红斑和Stevens-Johnson 综合征[128-131]。其他罕见的皮肤病也会影响食管,但不在本节论述范围内。

临床特征

虽然大多数食管病变与皮肤病同时发生,但须注意有时可无皮肤病变(例如扁平苔藓)。此类病变的常见特征是累及近端食管。

扁平苔藓最常累及中年人。临床上表现为紫红色、鳞屑性、瘙痒性皮疹和斑块。相比之下,皮肤扁平苔藓无性别差异,而食管扁平苔藓几乎只累及中年和老年女性。食管扁平苔藓与口腔扁平苔藓(累及 1%~26%的患者)的相关性比皮肤扁平苔藓更强;几乎所有食管扁平苔藓患者都有口腔疾病(先天、并发或继发)[132-137]。虽然食管扁平苔藓患者可无症状,但通常表现为吞咽困难和吞咽痛。

寻常型天疱疮(pemphigus vulgaris)是天疱疮最常见的形式,是一种自身免疫性皮肤黏膜疾病,其特征是形成各种大小的浅表松弛性水疱。这种水疱是抗桥粒黏蛋白 3 直接破坏鳞状上皮细胞之间的黏附所致[137,138]。患者大多数是中老年人,且以犹太人[139]或地中海人后裔易感。研究表明,大多数寻常型天疱疮患者(多达 80%)内镜证明食管受累[140,141]。

大疱性类天疱疮是一种自身免疫性表皮下大疱性疾病,其特征是皮肤发生张力大的水疱,而黏膜病变少见[139,142]。约4%的患者会发生食管受累[139]。大疱是由于 IgG 自身抗体直接作用于基底膜引发补体激活所致。良性黏膜类天疱疮(瘢痕性类天疱疮)是另一种大疱性自身免疫性类天疱疮病,也约4%的患者食管受累[143]。该病存在针对大疱性类天疱疮抗原2(BPAC2)的自身抗体[143]。

大疱性表皮松解症(epidermolysis bullosa)代表了一组遗传性疾病,其特征是受轻压或轻微创伤后[145],在鳞状上皮表面形成水疱、囊泡和大疱[144]。该疾病是由影响编码位于真皮-表皮连接处结构蛋白基因的突变引起的。根据遗传模式、免疫组织化学特征及特定的表皮或真皮-表皮破坏水平,将大疱性表皮松解症分为不同的亚型(营养不良型、单纯型和交界型)。营养不良型常见食管受累[146],是由食物团块损伤引起黏膜病变。食管大疱可导致溃疡和继发瘢痕形成、狭窄和食管蹼形成[147]。获得性大疱性表皮松解症是一种罕见的获得性疾病,其临床特征与大疱性表皮松解症相似。但缺乏家族史，成年人发病，病变轻微。获得性大疱性表皮松解症的患者具有抗胶原蛋白Ⅳ的循环免疫球蛋白 IgG 自身抗体。

多形性红斑（erythema multiforme）是一种免疫介导的反应，通常由感染（如支原体）或药物引起，其特征是皮肤黏膜红斑性病变。黏膜损伤通常累及嘴唇和口腔，仅少数病例食管受累[148]。病变是由于免疫复合物在皮肤和黏膜的浅表微血管中沉积所致，典型病变会自行消退。Stevens-Johnson 综合征（伴有黏膜累及的黄斑性躯干病变）是一种重症多形性红斑[149]，其特征是突发大疱性皮肤病变，伴发热及黏膜受累。

大体特征

内镜食管扁平苔藓改变包括高起乳白色丘疹、食管蹼、假膜、脱屑和浅表针尖样糜烂有或无狭窄，通常累及近端食管。近三分之二的患者进展为食管颈段狭窄[150]。

寻常型天疱疮食管受累患者内镜可见水疱、糜烂，散在红点、白斑和纵向条纹红斑。偶尔出现类似于食管表层剥脱性皮炎的管型[129]。

少数病例食管受累的大疱性类天疱疮，内镜可见大疱、黏膜易碎和中心糜烂性红斑。良性类天疱疮黏膜具有类似的内镜特征，但内镜检查可导致大疱进展，故应谨慎行事。

大疱性表皮松解症的食管受累中，内镜可见大疱、狭窄和蹼状结构。内镜检查可导致大疱形成和结痂，故应谨慎而行。

在多形性红斑中，食管内镜下可见白色小斑块，类似念珠菌性食管炎斑块。在 Stevens-Johnson 综合征中，内镜可见各种从散在糜烂到大面积覆盖着白色斑块的红色剥蚀黏膜。

组织学特征

因为活检采样时大疱经常破裂，所以活检可能难以确诊。在组织学上，食管病变与皮肤相似，在大疱性疾病中，临床病史和皮肤检查（包括皮肤活检）所见对于诊断至关重要。对于大疱性疾病，最重要的组织学特征是上皮内或上皮/皮下分离、棘层松解，以及炎性浸润[129,137]。

食管扁平苔藓的组织学特征与皮肤病变不同，与口腔病变更类似。皮肤病变的特征是角化过度，颗粒层增厚，棘层增厚和钉突的"锯齿"伸长。相比之下，正常的食管黏膜缺乏颗粒层，食管病变通常缺乏颗粒层增厚并且表现为角化不全而不是角化过度。此外，食管上皮倾向于萎缩而不是棘层增厚，或者萎缩和棘层增厚交替存在。食管扁平苔藓的组织学标志是带状或"苔藓样"淋巴细胞浸润，主要由成熟的 T 淋巴细胞组成，并与基底角质形成细胞变性有关（图 5.20A）。核凋亡的角化细胞（也称为 Civatte 小体）也具有特异性（图 5.20B，C）。

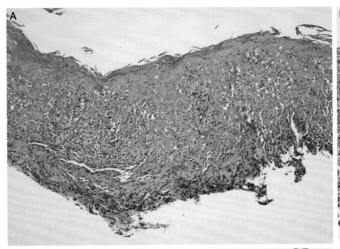
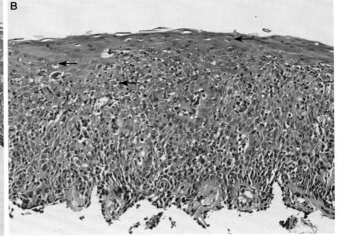
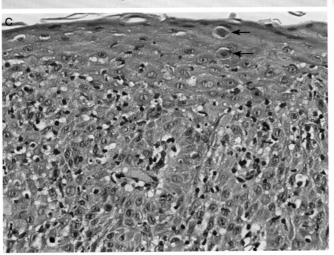

图 5.20　扁平苔藓。食管鳞状上皮表现为苔藓样的淋巴细胞浸润和角化不全（A），大量 Civatte 小体（箭头）是扁平苔藓食管受累的特征性表现（B），高倍镜下观察到核凋亡的角化细胞（Civatte 小体，箭头）（C）

寻常型天疱疮的内镜活检通常表浅,故无诊断价值[151]。寻常型天疱疮的组织学特征是存在棘层松解(细胞间黏附性丧失),导致基底上层分离和大疱形成。棘层角化细胞黏附性差,轮廓更圆。大疱鳞状上皮的基底层可以保持附着在下面的基底膜上,产生"墓碑样"的外观[152]。炎症常混合存在,嗜酸性粒细胞可能特别明显,尤其是在大疱周围。

食管大疱型类天疱疮组织学特征不明显,但皮肤病变表皮下的大疱和嗜酸性粒细胞浸润特征明显。食管炎性浸润也以大量嗜酸性粒细胞浸润为主。大疱性表皮松解症的食管病变的特征是上皮下大疱,大疱将鳞状上皮的基底层与下面的固有层分开,很少/或无伴随炎性浸润。

食管多形性红斑的特征是黏膜糜烂、浅表溃疡和常见的角化不良的角质形成细胞,大多见于基底细胞层,但有时累及全层。上皮内炎症细胞以淋巴细胞增多为主。Stevens-Johnson 综合征以更广泛的上皮细胞坏死为特征。

免疫荧光特征

免疫荧光对大疱性疾病的诊断和分类更为准确,但本节不做详述;此类研究通常在皮肤活检上进行,因此皮肤病理学教科书表述更佳。简而言之,寻常型天疱疮的皮肤病变直接免疫荧光检测在表皮细胞间隙沉积的 IgG 和补体成分 C3 呈阳性[153],食管病变免疫荧光结果与其类似[138]。大疱性类天疱疮直接免疫荧光显示食管基底膜线性 IgG 和 C3 沉积[139],良性黏膜类天疱疮(瘢痕性类天疱疮)与其沉积物类似。大疱性表皮松解症在食管的基底膜中也显示线性 IgG 和补体沉积,与其皮肤表现一致[142]。

鉴别诊断

多种食管黏膜损伤均可出现苔藓样改变。诸如金百强、噻嗪类和抗疟疾之类的药物均可产生扁平苔藓样病变。在考虑扁平苔藓诊断时,需排除临床此类用药史。与各种病因(例如感染性、药物性食管炎或腐蚀损伤)导致的溃疡边缘的食管黏膜常伴有非特异性淋巴细胞浸润,类似扁平苔藓。但扁平苔藓中没有病毒包涵体和真菌成分。此外,临床和内镜检查可排除药物性食管炎和腐蚀损伤。同样,反流性食管炎局部可见显著的淋巴细胞浸润,从而考虑扁平苔藓,但食管扁平苔藓常无反流性食管炎的其他改变,如上皮内嗜酸性粒细胞浸润。此外,扁平苔藓通常累及食管近端,而食管反流常累及食管远端。最后,食管扁平苔藓患者对反流性食管炎的药物治疗无效。移植物抗宿主病可以显示出苔藓样炎症浸润和角质细胞角化不全,也可类似扁平苔藓的食管受累。临床移植病史及皮肤或口腔扁平苔藓病变,可指导病理医生正确诊断。

皮肤病性大疱性疾病对食管受累在组织学上的主要鉴别诊断是表层剥脱性食管炎,但二者临床区别明显。表层剥脱性食管炎没有皮肤和黏膜其他病变,而皮肤大疱性病变明显。此外,皮肤大疱性疾病酶联免疫吸附试验抗桥粒抗体直接免疫荧光显示补体和免疫球蛋白沉积[46];这些改变在表层剥脱性食管炎中不存在。在大疱性疾病(例如寻常型天疱疮和大疱性类天疱疮)中,常见黏膜嗜酸性粒细胞浸润,并怀疑为反流性食管炎和嗜酸性粒细胞性食管炎,大疱和皮肤病的存在有助于区分。

贲门失弛缓症

定义

食管贲门失弛缓症是一种食管运动性疾病,其特征是食管下括约肌松弛不完全,导致食管下括约肌张力增加和食管蠕动不足[154-156]。贲门失弛缓症是由于食管壁神经节细胞的损伤影响了食管下括约肌松弛。在失弛缓症中,神经节细胞损伤的确切机制尚不清楚,但自身免疫、病毒和退行性等病因已被提出[157]。

临床特征

大部分贲门失弛缓症病例是原发性的,也可继发于多种疾病,包括食管阻塞性恶性肿瘤、Chagas 病、淀粉样变性,由于胃底折叠术或胃分流术引起的功能性阻塞或 Triple-A 综合征[158]。贲门失弛缓症的年发病率约为 100 000 例[158,159]。患者出现渐进性吞咽困难、胸痛、吞咽痛、食物/胃液反流及体重减轻[160,161]。吞咽困难始于进食固体食物,渐进发展为进食液体食物。食管残留食物可被吸入肺部。吞钡食管造影通常显示食管远端逐渐变细,在食管远端呈所谓的"鸟嘴征"(图 5.21A),这是贲门失弛缓症敏感且特异的诊断依据[162]。贲门失弛缓症可通过内镜扩张术、黑勒贲门肌切开术或将肉毒毒素注入食管下括约肌治疗[163-166]。

大体检查

贲门失弛缓症常通过食管造影和测压诊断,内镜检查通常仅用以排除引起食管下括约肌阻塞的其他潜在病因(通常需要活检)。大体上的特征为食管因食管下括约肌处狭窄而扩张(图 5.21B)。

组织学特征

在疾病的早期阶段,食管的炎性浸润以 CD3 阳性 T 淋巴细胞为主[167-169],淋巴细胞浸润可形成具有生发中心的淋巴滤泡,并伴部分嗜酸性粒细胞浸润,可累及肌间神经丛。食管黏膜下腺体通常显示淋巴细胞浸润伴不同程度的腺体萎缩。随着疾病的进展,肌间神经丛中的神经节细胞被破坏消失(图 5.21C,D),并被纤维化取代,是贲门失弛缓症的组织学标志[168,170]。固有肌的肥大(图 5.21E)也可同时发生。食管黏膜上皮增生,伴有乳头状瘤病和基底细胞增生,类似反流性食管炎[171]。某些病例黏膜变化与淋巴细胞性食管炎非常类似。

鉴别诊断

贲门失弛缓症的组织学特征是非特异性的。贲门失弛缓症的内镜下黏膜活检通常类似于反流性食管炎、感染及淋巴细胞性食管炎[172,173]。内镜活检并非为了贲门失弛缓症的诊断,而是为了排除食管下端括约肌处狭窄潜在病因。

贲门失弛缓症的实际诊断更多地依赖于食管造影和测压结果,而不是内镜和组织学特征。因此,与钡餐和测压研究的相关结果可助病理医生更好地了解内镜活检的目的,避免误解黏膜改变的病因。

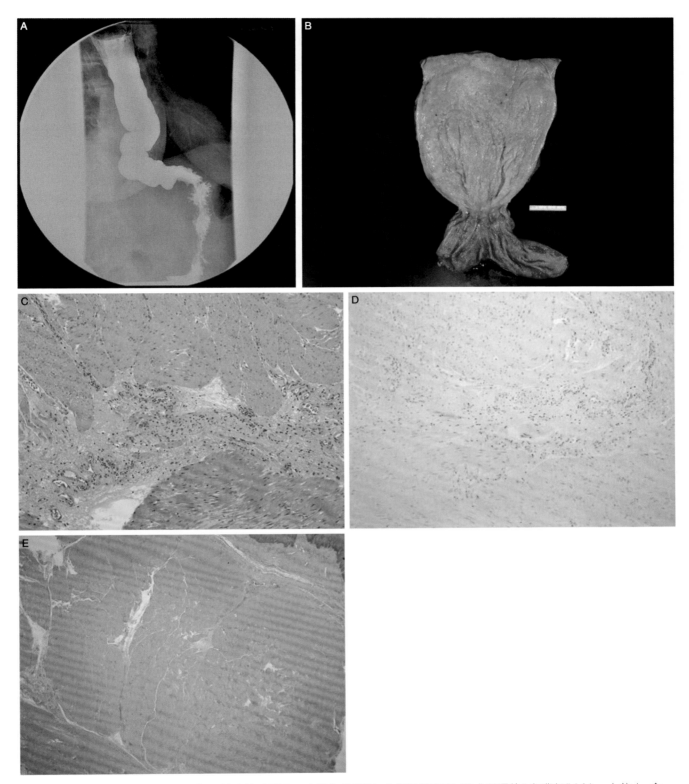

图 5.21　贲门失弛缓症。吞咽钡剂的食管造影显示食管气性扩张,食管远端变窄,形成所谓的"鸟嘴征"(A)。大体上,食管扩张通常伴食管下端括约肌狭窄(B)。贲门失弛缓症的组织学特征是肌间神经丛中的神经节细胞缺失(C)。钙网蛋白的免疫染色证实了在肌间神经丛中神经节细胞的缺乏(D)。贲门失弛缓症常见食管固有肌肥大(E)

Mallory-Weiss 综合征和 Boerhaave 综合征

定义

Mallory-Weiss 综合征(食管-贲门黏膜撕裂综合征)或撕裂是胃食管连接处的黏膜撕裂,通常由剧烈呕吐及干呕引起出血/呕血。

Boerhaave 综合征(自发性食管破裂)表现为食管壁内压突然升高和胸腔内相对负压增加引起的食管壁全层撕裂。

临床表现

Mallory-Weiss 综合征的患者大多数是男性(平均年龄在 60 岁以上)。食管裂孔疝常发生于 Mallory-Weiss 综合征患者,被认为是其危险因素[174,175]。黏膜撕裂的诱因包括严重酗酒或进食紊乱(暴食症)或是任何可能引起严重呕吐/干呕的情况,例如食物中毒[176-178]。其他诱发因素包括剧烈咳嗽、腹部钝伤和剧烈的心肺复苏[179]。妊娠剧吐(孕妇晨吐和严重干呕有关)是 Mallory-Weiss 综合征另一种已知的原因[180]。

患者可表现为呕血或偶有黑便。症状常与剧烈干呕或呕吐有关,但并非所有病例都有呕吐。内镜检查可以明确诊断。此病预后良好,大多数出血在 48~72 小时内自发停止。极少数严重病例可有生命危险,因此建议内镜和/或手术治疗。

"Boerhaave 综合征"一词限于干呕/呕吐引起的食管全层撕裂(约占所有食管穿孔的 10%);大多数食管穿孔是由食管器械(例如内镜检查或胸外科手术)引起的[181,182]。Boerhaave 综合征的食管穿孔是由于食管内压力突然升高,同时因为紧张及呕吐/干呕而导致的胸腔相对负压增加造成。

综合征的典型临床表现是剧烈的干呕/呕吐,随后胸骨后和上腹部突发剧烈疼痛,并可出现发热、呼吸急促、呼吸困难、发绀和休克。胸痛有时会放射到左肩,类似心肌梗死。Mackler 三联征(胸痛、呕吐和皮下气肿)表现相对较特异,但仅少数患者发生[183]。通常,在这种情况下不会出现急性上消化道出血,这有助于将其与更常见的 Mallory-Weiss 综合征区分。

胸部和颈椎 X 线摄片可诊断出 Boerhaave 综合征,并可通过胸部计算机断层扫描(CT)或对比造影检查确诊[184,185]。食管镜检查对诊断 Boerhaave 综合征无益。内镜和注入空气可扩大穿孔,并将空气引入纵隔[186]。

Boerhaave 综合征发病率和死亡率均高,未经治疗可致命。绝大多数患者根据食管损伤的位置和程度采取某种类型的手术治疗。

大体特征

Mallory-Weiss 撕裂累及黏膜和黏膜下层,位于食管远端、胃食管连接处和/或近端胃。固有肌层在 Mallory-Weiss 综合征中是完好无损的。相反,Boerhaave 综合征是食管全层撕裂。后者的穿孔通常位于食管远端的后外侧(距胃食管连接处近 2~3cm),长度可达数厘米[187,188]。

组织学特征

Mallory-Weiss 和 Boerhaave 综合征一般缺乏外科病理诊断标本。常通过临床、内镜和影像作出诊断。这两种综合征的组织学检查均可见纵向撕裂伴随炎症、出血和纤维机化。撕裂仅限于 Mallory-Weiss 综合征的黏膜和黏膜下层,而 Boerhaave 综合征则累及食管壁全层。

鉴别诊断

临床上,症状可能会产生误导并被误诊。例如,Boerhaave 综合征可以误认为是心肌梗死、胰腺炎、心包炎或自发性气胸。相对两种病变的临床表现,病理特征更具特异性。

先天性疾病

食管蹼和环

定义

食管蹼是食管中的一层薄的(<2mm)偏心的黏膜组织。食管环是向食管腔内生长的同心圆形(2~5mm)薄隔膜组织。

临床特征

食管蹼最常见于前侧近端食管。大多数患者无症状。因此,尚不清楚确切的食管蹼患病率,但见于 5%~15% 的吞咽困难患者[189]。一旦患者出现症状,即表现为吞咽困难。如果食管蹼与缺铁性贫血、舌炎和吞咽困难相关,则可以诊断为 Plummer-Vinson 或 Paterson-Kelly 综合征[190]。这种食管蹼对缺铁治疗有反应[189,190]。食管蹼也与其他疾病相关联,包括甲状腺疾病、Zenker 憩室、食管重复性囊肿、水疱性皮肤病、Stevens-Johnson 综合征、银屑病和特发性嗜酸性肠胃炎[189]。食管蹼的病因尚不清楚,但很可能为早期胚胎发育期间食管柱状上皮不完全腔化的残留。

食管环(图 5.22)最常累及远端食管。"A"环(也称为食管下肌环)位于鳞柱交界处近端 1.5cm。"B"环(也称为

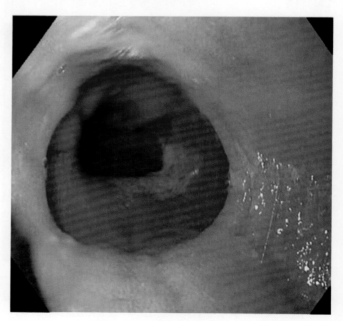

图 5.22　食管环。该内镜图像显示同心圆形薄隔膜向食管腔内生长,与食管环一致

Schatzki 环)累及食管裂孔疝近端的鳞柱交界处。像食管蹼一样,大多数食管环是无症状的,因此其发病率尚不明确,但常规钡剂造影可见 6%～14% 病例[189]。多重食管环(环状食管)很罕见,少数病例发现与胃食管反流及哮喘有关。多数患者并无症状,但是当出现症状时,则表现为吞咽困难、反流和误吸。食管环的病因尚不清楚。被认为是先天性的,但药物诱发的食管炎症也可能在食管环的进展中起作用[189]。

组织学特征

显微镜下,食管蹼由伴有慢性炎症及纤维组织覆盖的黏膜和黏膜下层组成。食管环同样由黏膜和黏膜下层组成。食管环的黏膜鳞状上皮基底细胞增生、角化过度、慢性炎症和上皮内嗜酸性粒细胞增多,如果显著增多则代表嗜酸性粒细胞性食管炎的一种亚型。黏膜慢性炎症可在环上、下方短距离延伸。

鉴别诊断

从临床的角度来看,食管蹼的鉴别诊断包括炎症性狭窄、环后癌和环后腹静脉丛压迹[189]。食管蹼和环可据临床、放射和内镜检查诊断;内镜活检无诊断必要,且组织学也不特异。食管环的组织学与反流性食管炎和嗜酸性粒细胞性食管炎有重叠;结合放射和内镜检查结果可导引病理医生正确诊断。

食管憩室

定义

食管憩室(oesophageal diverticula)是食管全层的膨出,包括食管壁各层组织。

临床特征

食管憩室少见,且多为老年男性。食管憩室分为三种类型。上型:食管颈憩室(Zenker 憩室)是食管憩室的最常见类型,其位于咽环肌区域[191]。总患病率为 0.01%～0.11%,在吞咽困难患者中的患病率为 1.8%～2.3%。中型:食管中段憩室(膈上型憩室)位于食管中三分之一处,最常见于气管分叉处。多数食管中段憩室认为是由于食管运动障碍导致腔内压力升高并从食管壁薄弱区域向外膨出[192]。下型:上腹憩室,起自远段食管的近端到食管下括约肌,也可能与压力异常有关,包括"胡桃夹样"食管、食管弥漫性痉挛、贲门失弛缓症、食管下括约肌张力升高和其他食管运动障碍[189]。

组织学特征

病理上,食管憩室是食管壁全层膨出。在 Zenker 憩室中,可见环咽肌纤维变性并被纤维脂肪组织替代[189]。

食管假憩室病

定义

食管假憩室是由扩张和发炎的黏膜下腺管组成的壁内包囊,不是由食管壁全层的真正外突组成,所以并不是真正的憩室。

临床特征

食管假憩室病并不多见,通常发生于老年人。几乎总与上段或中段食管狭窄相关。大约三分之一的患者有念珠菌性食管炎,也可与食管运动障碍,包括贲门失弛缓症相关[189]。患者出现吞咽困难,通常继发于潜在的食管狭窄。可以通过钡餐(最敏感的诊断方法)进行诊断,该检查可以在食管壁中显示出许多小的囊袋状突出。患者食管癌的风险可能增加,但仍需进一步研究证实[189]。食管假憩室病的治疗针对潜在的梗阻和相关的炎症;症状通常是对潜在的梗阻扩张的反应。有念珠菌性食管炎迹象的患者应进行药物治疗。此状况可长时间保持稳定[193,194]。食管假憩室病的潜在病因尚不清楚,但该病变似乎与外压无关。可能的病因包括原发性腺体分泌功能障碍、食管动力异常或慢性复发性炎症[189,193]。

大体特征

尽管内镜检查偶尔会看到小的囊袋,但通常难以作出诊断,因为很难辨认且常被非特异性的黏膜炎症所掩盖。

组织学特征

切除的食管假性憩室标本的组织学改变为黏膜下腺和导管囊性扩张,内衬立方或鳞状上皮,周围有淋巴细胞、浆细胞和嗜酸性粒炎性浸润(图 5.23A,B)。假憩室破裂可伴有异物巨细胞反应。有时可见假憩室内衬大量鳞状上皮完全取代整个黏膜下腺和导管。但腺体圆形轮廓可完整保留。这些组织学特征在切除标本中展现良好;但内镜黏膜活检通常没有帮助,因其不能取样位于黏膜下层深处的假憩室病变[195]。

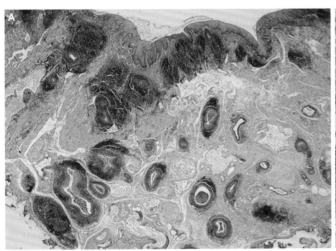
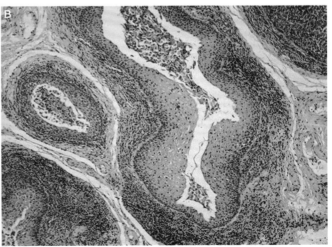

图 5.23　食管假憩室。食管显示囊性扩张的黏膜下腺和腺管,内衬鳞状上皮(A),周围有明显的炎性浸润,由淋巴细胞、浆细胞和嗜酸性粒细胞组成(B)

鉴别诊断

　　假憩室内增生的鳞状上皮可能完全取代整个黏膜下腺和导腺管,引起浸润性鳞状细胞癌的疑虑。但食管假憩室保留整体良好的腺体轮廓,且无浸润性生长方式,缺乏上覆鳞状上皮有助于食管假憩室和浸润性鳞状细胞癌的区分。

异位和异位组织

定义

　　胃异位症是食管中存在的异位胃黏膜岛,由正常的食管鳞状黏膜将其与胃黏膜完全分开。异位皮脂腺由皮脂腺组成,异常位于鳞状食管黏膜中,形态上与真皮皮脂腺相同。

临床特征

　　胃异位症(stomach endometriosis;又称“入口斑块”)是食管中最常见的异位症类型,在总人群中占2%~11%[196-198]。年龄分布广泛,最常见于50岁组人群[199]。根据尸检研究,皮脂腺异位约占2%。胃异位症被认为是先天性的[200],最常见于食管的上三分之一,通常在紧邻食管上括约肌的远端3cm内[201-203]。大多数患者无症状。当出现症状时,是由异位黏膜的酸性分泌物和/或相关的炎症侵蚀引起的,可导致胃灼热和吞咽困难。潜在的并发症包括出血、穿孔和狭窄形成[204,205]。此外,偶有腺癌来自入口斑块[206,207]。有趣的是,如果有幽门螺杆菌感染,19%~73%患者异位黏膜同时可见菌体感染[208-210]。胃异位仅内镜直视检查即可作出诊断。如有疑虑可行活检。仅在出现并发症时才需治疗。

大体特征

　　在胃异位症中,食管黏膜上的病变为红色的天鹅绒样斑块,通常平坦,但有时可呈息肉状[211],直径最大2~5mm,单个或多个[209,212]。内镜下异位皮脂腺呈黄色隆起。

组织学特征

　　组织学上,入口斑块为胃型黏膜,最常见的是胃底腺型(图5.24A),但也可出现幽门窦型(图5.24B)。尽管大多数情况下可见胃腺和小凹上皮,浅表活检或仅含小凹上皮。大多数入口斑块都伴有炎症。偶尔入口斑块可见胰腺腺泡组织,但未发现肠上皮化生[199,202,209]。幽门螺杆菌可在部分幽门螺杆菌胃炎患者中发现。异位皮脂腺由皮脂腺组成,与真皮皮脂腺相同,异位于鳞状食管黏膜中(图5.25A,B)。

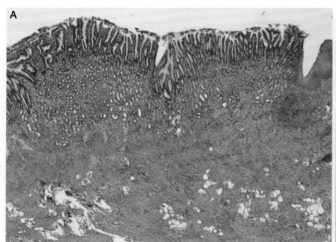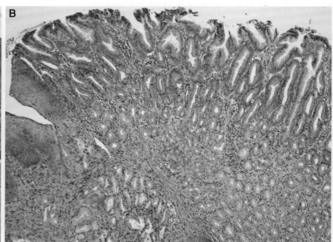

图5.24　胃异位症。胃异位症由胃黏膜岛组成,被正常鳞状食管黏膜与胃完全隔开(图像的右端)。通常与炎症(淋巴样聚集,右)相关(A)。虽然多数胃异位症病例是胃底型,本例是幽门窦型,可见胃黏液腺和小凹上皮(B)

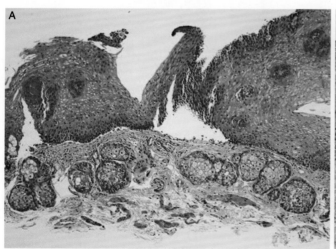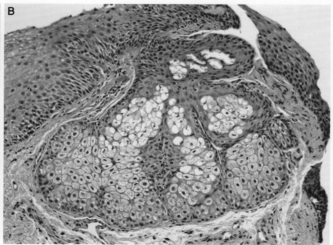

图5.25　异位皮脂腺。异位皮脂腺由形态学上与真皮相同的皮脂腺组成,异常位于鳞状食管黏膜(A)。异位皮脂腺位于食管鳞状黏膜固有层(B)

鉴别诊断

食管出现柱状上皮可考虑 Barrett 食管。与远端食管的 Barrett 食管不同，入口斑块通常累及近端食管。此外，嵌入斑块缺乏肠上皮化生，并由正常鳞状上皮将其与胃隔开。内镜下异位皮脂腺可类似于糖原性棘皮病，但二者病变在组织学上容易区分。

其他疾病

急性食管坏死

定义

急性食管坏死（acute esophageal necrosis），也称为黑色食管，是一种罕见的食管疾病，其特征是食管黏膜质脆和坏死，导致食管远端变黑，在胃食管连接处分界明显。

临床特征

急性食管坏死罕见，在接受胃镜检查的患者中发生率为 0.01% ~ 0.2%[213-215]，平均年龄为 68 岁[214,216]。确定的危险因素包括酗酒（纵酒）和十二指肠溃疡[214,217,218]。大多数患者出现上消化道出血[214]。此病确切发病机制尚未知晓，但大多数人认为急性食管坏死很可能是由低灌注相关的缺血引起[214,217-219]。这种状况足以致命；据报道，急性食管坏死的死亡率高达 50%[213,216,220-222]。根据独特的大体特征，在内镜下即可诊断。治疗原则主要是支持疗法[217]。

大体特征

内镜检查急性食管坏死的特征是食管呈棕褐色至黑色，食管黏膜坏死、质脆和溃疡形成（图 5.26A），病变在食管中段和远段发生，并在胃食管连接处有明显的分界，胃常无明显改变[222]。

组织学特征

由于内镜检查图像非常特异，仅内镜检查即可诊断，通常无需活检。尽管如此，如行显微镜检查可见黏膜广泛脱落、残留黏膜坏死、黏膜下水肿和急性炎症浸润（图 5.26B）。炎症不仅仅局限于黏膜，而是延伸累及食管壁。文献描述固有肌层可有缺血性改变，但通常结构完整。另一特征性发现是在黏膜中存在褐色色素沉着；该色素对 PAS 染色呈阳性（有或无消化酶消化），可能为脂褐素。

鉴别诊断

内镜鉴别诊断包括黑变病、假黑变病、煤尘沉积、腐蚀性食管炎和黑棘皮病[217,219,222]。在显微镜下区分这些病变通常较容易。如果必要，黑色素和铁染色有助于与黑变病和假黑变病的鉴别。黑变病显示黑色素阳性，而假黑变病的黑色素和铁均可为阳性。

食管静脉曲张

定义

食管静脉曲张是位于食管黏膜和黏膜下层扩张和弯曲的静脉，由于门静脉高压和门体静脉分流，这些静脉膨入食管腔。

临床特征

食管静脉曲张通常在引起门静脉高压的情况下发生，最常见的原因是肝硬化（尤其是酒精性肝硬化）[223]。与肝硬化无关的门静脉高压（例如，血吸虫病和非肝硬化门静脉高压）也会产生食管静脉曲张。静脉曲张最常见于食管的远端 3 ~ 4cm。静脉曲张无症状，除非其破裂出血，引起呕血或黑便。曲张静脉破裂是门静脉高压的严重并发症，导致 20% ~ 30% 的肝硬化门静脉高压症患者死亡[224]。初次出血后常可再出血。静脉曲张采用硬化和套扎术、门体分流术和门静脉高压的治疗[225]。晚期肝硬化患者，肝移植后静脉曲张可消退。

大体特征

内镜检查发现，扩张的和弯曲的静脉膨入远端食管管腔。有时局部可观察到新鲜出血和/或血栓形成。由于静脉曲张在

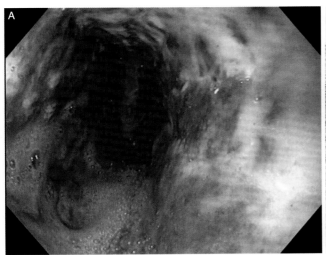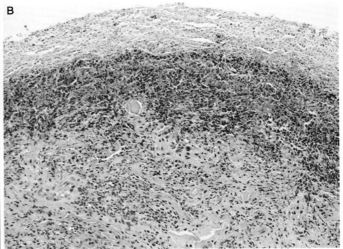

图 5.26　急性食管坏死。内镜检查显示，急性食管坏死的特征是出现脆碎的深棕色至黑色黏膜，表明广泛的黏膜坏死（A）。食管活检显示广泛的黏膜脱落和坏死、黏膜下水肿和急性炎症浸润（B）

血流阻断(组织切除)后趋于塌陷,因此与病理学标本(尸体解剖或切除)相比,内镜下可更好地展现病变;尸检标本中,剖开食管用钉针固定可助显示静脉曲张。此外,识别标本食管静脉曲张出血部位也具有挑战性。

组织学特征

组织学检查显示食管黏膜和黏膜下层静脉扩张,充满血液。有时可见血栓形成。表层黏膜可出现糜烂、溃疡伴随炎症。这些特征通常在硬化治疗和/或绑扎技术后出现[226,227]。

糖原棘皮病

定义

糖原棘皮病是一种病因未明的良性病变,其特征是内镜下可见食管小斑块隆起。

临床特征

糖原棘皮病是内镜常见病变,可能多达25%的普通人群受累。不管其名称如何,糖原棘皮病与皮肤疾病或葡萄糖代谢异常无关,且与吸烟、饮酒、热饮或GERD无明显关系[76,228]。糖原棘皮病唯一已知的相关临床疾病是Cowden综合征或结节性硬化症。两种情况都可能与广泛的糖原棘皮症有关[229]。实际上,与胃肠道息肉病相关的广泛的糖原棘皮症是Cowden病的诊断特征。如无并存疾病,糖原棘皮病的患者并无症状[230]。糖原棘皮症的病因未明,年龄相关的食管鳞状上皮退变可能与其相关[231]。

大体特征

内镜检查显示多发黏膜白斑或隆起,通常小于0.5cm。病变被正常的黏膜所包绕,最常见于食管下端。综合征患者病变可以广泛存在,呈鹅卵石样黏膜聚集。

组织学特征

组织学上,局部鳞状上皮增厚,上层鳞状上皮增生,细胞大而透明(图5.27A),胞质富含糖原[76,230,231],PAS染色可突显其糖原含量(图5.27B),增生上皮无异型或炎症。

鉴别诊断

糖原棘皮病内镜检查诊断特异,一般无需活检。但有时在肉眼上可与念珠菌斑或白斑混淆。由于缺乏病菌、炎症和表皮样化生,特别是糖原棘皮症鳞状上皮上部大而透明细胞群形成上皮斑块增厚,易与念珠菌及白斑区别。

炎性/增生性息肉

定义

炎性或增生性息肉,也称为炎性食管胃息肉,是食管的良性非肿瘤性息肉,由对黏膜损伤的过度反应引起。

临床特征

虽不多见,但炎性/增生性息肉是食管最常见的内衬鳞状上皮的良性息肉。其最常见于男性,好发于食管远端胃食管连接处附近。炎性/增生性息肉与GERD和Barrett食管有关[232-235],但无恶变风险。炎性/增生性息肉认为是对各种类型的黏膜损伤的过度反应,例如GERD、溃疡愈合、长期呕吐、克罗恩病和静脉曲张的硬化治疗。胃食管连接处近端息肉通常与外科吻合术、药物性食管炎及感染有关[236]。炎性/增生性息肉可用内镜黏膜切除或其他切除方法治疗[237]。

组织学特征

炎性/增生性息肉可被覆鳞状上皮或柱状上皮或二者兼有。柱状上皮型出现在胃食管连接处附近,以增生的胃小凹上皮、溃疡、水肿和固有层炎症为特征(图5.28A,B)[236]。如果仅由鳞状上皮衬覆,息肉通常表面光滑,鳞状上皮细长和不规则的舌状、线状深入固有层下方。由于此型可以携带人乳头瘤病毒(HPV),故此是否为真性炎性/增生性息肉或内生型鳞状上皮乳头瘤尚存争议[238]。此类息肉可能仍与各种形式的黏膜损伤(如GERD)有关;而后HPV可促进上皮细胞生长[238]。

鉴别诊断

如上所述,单纯由鳞状上皮引起的炎性/增生性息肉可与内生型鳞状上皮乳头状瘤重叠。柱状型上皮非典型性明

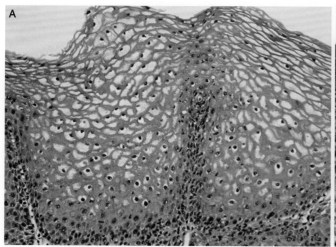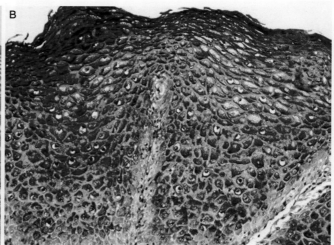

图5.27　糖原棘皮病。在糖原棘皮病中,鳞状上皮上层大而透明的细胞增生肥厚(A)。PAS染色显示肿大的鳞状上皮细胞内糖原含量增加(B)

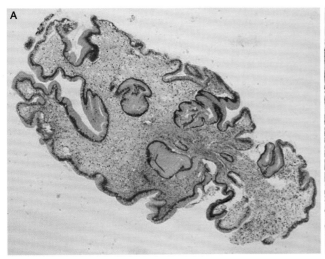
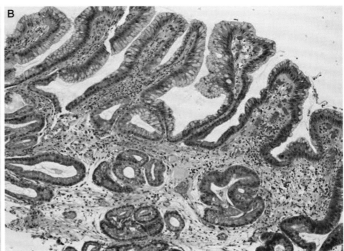

图 5.28　炎性/增生性息肉。胃食管连接处附近出现的食管增生性息肉,内衬胃柱状黏膜。可见小凹上皮增生和黏膜水肿(A)。高倍视野示小凹上皮增生、固有层水肿和炎症(B)

显,性质与炎症和糜烂/溃疡相关。这些病变可被误认为是柱状上皮异型增生。然而,与柱状上皮异型增生相比,非典型反应性上皮缺乏结构复杂性,保持表面成熟,常出现在炎症和侵蚀/溃疡形成区域。此外,非典型核倾向于具有开放的染色质和突出的核仁,这与异型增生中常见的核深染相反。

鳞状上皮乳头状瘤

定义

食管鳞状上皮乳头状瘤是良性食管息肉,由成熟的复层鳞状上皮覆盖固有层构成。

临床特征

鳞状上皮乳头状瘤是食管最常见的良性肿瘤[238-240]。但也少见,仅有不到 1% 的人群发病,但有人认为可存在漏诊[239]。大多数乳头状瘤患者无症状,常在内镜检查中偶然发现。较大的肿瘤会引起吞咽困难和上腹痛。鳞状上皮乳头状瘤的病因包括 HPV 感染(在多达 86% 的瘤体中检出)或各种形式的食管炎、包括 GERD 和 Barrett 食管的慢性黏膜刺激引起[238,240,241]。多数肿瘤(80% ~ 90%)为单发。乳头状瘤病很少见,且常为儿童患者[242,243]。尽管有鳞状上皮异型增生甚至癌变的罕见报道[243,244],但鳞状上皮乳头状瘤是良性的,并不被认为是癌前病变[238,245]。内镜可切除鳞状上皮乳头状瘤且少见复发[246]。

大体特征

内镜下,鳞状上皮乳头状瘤较小(通常小于 1cm),粉红色至白色,无蒂,质软,息肉状。少数病例乳头状瘤可能较大,可达 3cm。多数鳞状上皮乳头状瘤累及下段和中段食管。菜花状外观与镜下外生型相关(见下文)。

组织学特征

鳞状上皮乳头状瘤有三种主要的组织学类型[238]:

1. 外生型:鳞状上皮乳头状瘤最常见类型,最常见于食管远端。镜下可见分支状乳头,被覆成熟增厚的鳞状上皮,覆盖着固有层纤细的纤维血管轴心(图 5.29A)。HPV 常见于该亚型(图 5.29B,C),累及多达 78% 的肿瘤[238,247],并可见挖空细胞。

2. 内生型:内生型乳头状瘤具有圆形、光滑的表面,伸长不规则的舌状鳞状上皮,呈内翻性生长,并深入固有层。有人认为此型肿瘤是炎性/增生性息肉的变体。

3. 刺型(疣状型):此型是最少见的鳞状上皮乳头状瘤。此型具有疣状外观、波纹状表面,伴随棘层增厚、角化过度及颗粒层明显。HPV 约占 40% 的病例[238]。

所有上述类型通常显示出固有层炎症和血管充血。鳞状上皮在所有类型中均为棘层增厚及基底层反应性增生,而表面上皮成熟。

鉴别诊断

鉴别诊断包括假上皮瘤样增生、鳞状细胞癌和疣状癌。假上皮瘤样增生是黏膜溃疡和糜烂相关的反应性过程。鳞状上皮棘层不规则增厚,上皮脚不规则伸长增厚。这些特征类似鳞状上皮乳头状瘤。然而,假上皮瘤样增生在内镜下不表现为孤立性息肉,缺乏真正的乳头和纤维血管轴心,炎症和溃疡明显。此外,假上皮瘤样增生 HPV 是阴性的,且缺乏挖空细胞。

鳞状上皮乳头状瘤通常容易与鳞状细胞癌和疣状癌区分。但是,如果鳞状上皮乳头状瘤较大且炎性糜烂明显,并伴有明显的上皮非典型性,则可考虑是否癌变。然而,与癌相比,鳞状上皮乳头状瘤即使存在明显的炎症相关的上皮非典型性,也能保持表面成熟,在鳞状上皮中部和上部缺乏有丝分裂,且无非典型的病理性核分裂,缺乏疣状癌中央角质火山口特征,缺乏鳞状细胞癌的浸润性生长模式。即使是大的鳞状上皮乳头状瘤也呈孤立息肉状。相反,癌形成的边界不清,并与狭窄形成有关。

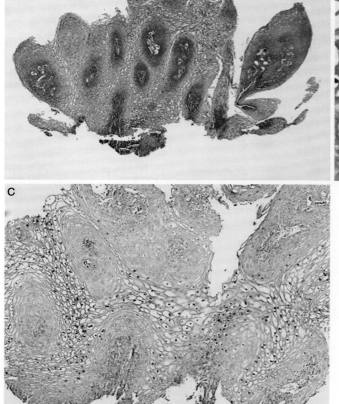

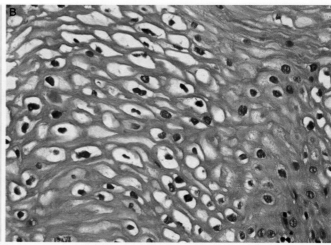

图 5.29　鳞状上皮乳头状瘤。鳞状上皮乳头状瘤的外生型以分支状乳头为特征,被覆成熟的鳞状上皮,覆盖在固有层纤细的纤维血管轴心外(A)。外生型鳞状上皮乳头状瘤携带 HPV 阳性的挖空细胞(B)。原位杂交低风险 HPV 阳性(C)

（王密　伍洁　译　张建平　审）

参考文献

1. Abraham SC, Cruz-Correa M, Lee LA, Yardley JH, Wu TT. Alendronate-associated esophageal injury: pathologic and endoscopic features. Mod Pathol. 1999;12(12):1152–7.
2. Abraham SC, Yardley JH, Wu TT. Erosive injury to the upper gastrointestinal tract in patients receiving iron medication: an under-recognized entity. Am J Surg Pathol. 1999;23(10):1241–7.
3. Bott S, Prakash C, McCallum RW. Medication-induced esophageal injury: survey of the literature. Am J Gastroenterol. 1987;82(8):758–63.
4. Boyce HW Jr. Drug-induced esophageal damage: diseases of medical progress. Gastrointest Endosc. 1998;47(6):547–50.
5. Kikendall JW, Friedman AC, Oyewole MA, Fleischer D, Johnson LF. Pill-induced esophageal injury. Case reports and review of the medical literature. Dig Dis Sci. 1983;28(2):174–82.
6. Semble EL, Wu WC, Castell DO. Nonsteroidal antiinflammatory drugs and esophageal injury. Semin Arthritis Rheum. 1989;19(2):99–109.
7. Taha AS, Dahill S, Nakshabendi I, Lee FD, Sturrock RD, Russell RI. Oesophageal histology in long term users of non-steroidal anti-inflammatory drugs. J Clin Pathol. 1994;47(8):705–8.
8. Parfitt JR, Driman DK. Pathological effects of drugs on the gastro-intestinal tract: a review. Hum Pathol. 2007;38(4):527–36. https://doi.org/10.1016/j.humpath.2007.01.014.
9. Lewis JH. Gastrointestinal injury due to medicinal agents. Am J Gastroenterol. 1986;81(9):819–34.
10. Kaye P, Abdulla K, Wood J, James P, Foley S, Ragunath K, et al. Iron-induced mucosal pathology of the upper gastrointestinal tract: a common finding in patients on oral iron therapy. Histopathology. 2008;53(3):311–7. https://doi.org/10.1111/j.1365-2559.2008.03081.x.
11. Haig A, Driman DK. Iron-induced mucosal injury to the upper gastrointestinal tract. Histopathology. 2006;48(7):808–12. https://doi.org/10.1111/j.1365-2559.2006.02448.x.
12. Abraham SC, Bhagavan BS, Lee LA, Rashid A, Wu TT. Upper gastrointestinal tract injury in patients receiving kayexalate (sodium polystyrene sulfonate) in sorbitol: clinical, endoscopic, and histopathologic findings. Am J Surg Pathol. 2001;25(5):637–44.
13. Gaduputi V, Tariq H, Ihimoyan A. A rare cause of esophagitis with crystal deposition. Can J Gastroenterol Hepatol. 2015;29(3):123–4.
14. Swanson BJ, Limketkai BN, Liu TC, Montgomery E, Nazari K, Park JY, et al. Sevelamer crystals in the gastrointestinal tract (GIT): a new entity associated with mucosal injury. Am J Surg Pathol. 2013;37(11):1686–93. https://doi.org/10.1097/PAS.0b013e3182999d8d.
15. Stemmermann GN, Hayashi T. Colchicine intoxication. A reap-

praisal of its pathology based on a study of three fatal cases. Hum Pathol. 1971;2(2):321–32.

16. Iacobuzio-Donahue CA, Lee EL, Abraham SC, Yardley JH, Wu TT. Colchicine toxicity: distinct morphologic findings in gastrointestinal biopsies. Am J Surg Pathol. 2001;25(8):1067–73.

17. Daniels JA, Gibson MK, Xu L, Sun S, Canto MI, Heath E, et al. Gastrointestinal tract epithelial changes associated with taxanes: marker of drug toxicity versus effect. Am J Surg Pathol. 2008;32(3):473–7. https://doi.org/10.1097/PAS.0b013e1815582331.

18. Hruban RH, Yardley JH, Donehower RC, Boitnott JK. Taxol toxicity. Epithelial necrosis in the gastrointestinal tract associated with polymerized microtubule accumulation and mitotic arrest. Cancer. 1989;63(10):1944–50.

19. Novak JM, Collins JT, Donowitz M, Farman J, Sheahan DG, Spiro HM. Effects of radiation on the human gastrointestinal tract. J Clin Gastroenterol. 1979;1(1):9–39.

20. Trowers E, Thomas C Jr, Silverstein FE. Chemical- and radiation-induced esophageal injury. Gastrointest Endosc Clin N Am. 1994;4(4):657–75.

21. Davila M, Bresalier RS. Gastrointestinal complications of oncologic therapy. Nat Clin Pract Gastroenterol Hepatol. 2008;5(12):682–96. https://doi.org/10.1038/ncpgasthep1277.

22. Maguire PD, Sibley GS, Zhou SM, Jamieson TA, Light KL, Antoine PA, et al. Clinical and dosimetric predictors of radiation-induced esophageal toxicity. Int J Radiat Oncol Biol Phys. 1999;45(1):97–103.

23. Choy H, LaPorte K, Knill-Selby E, Mohr P, Shyr Y. Esophagitis in combined modality therapy for locally advanced non-small cell lung cancer. Semin Radiat Oncol. 1999;9(2 Suppl 1):90–6.

24. Qiao WB, Zhao YH, Zhao YB, Wang RZ. Clinical and dosimetric factors of radiation-induced esophageal injury: radiation-induced esophageal toxicity. World J Gastroenterol. 2005;11(17):2626–9.

25. O'Rourke IC, Tiver K, Bull C, Gebski V, Langlands AO. Swallowing performance after radiation therapy for carcinoma of the esophagus. Cancer. 1988;61(10):2022–6.

26. Coia LR, Myerson RJ, Tepper JE. Late effects of radiation therapy on the gastrointestinal tract. Int J Radiat Oncol Biol Phys. 1995;31(5):1213–36. https://doi.org/10.1016/0360-3016(94)00419-L.

27. Rubio CA, Sjodahl K, Lagergren J. Lymphocytic esophagitis: a histologic subset of chronic esophagitis. Am J Clin Pathol. 2006;125(3):432–7.

28. Purdy JK, Appelman HD, Golembeski CP, McKenna BJ. Lymphocytic esophagitis: a chronic or recurring pattern of esophagitis resembling allergic contact dermatitis. Am J Clin Pathol. 2008;130(4):508–13. https://doi.org/10.1309/D3PCF6D6YYMQRX9A.

29. Haque S, Genta RM. Lymphocytic oesophagitis: clinicopathological aspects of an emerging condition. Gut. 2012;61(8):1108–14. https://doi.org/10.1136/gutjnl-2011-301014.

30. Cohen S, Saxena A, Waljee AK, Piraka C, Purdy J, Appelman H, et al. Lymphocytic esophagitis: a diagnosis of increasing frequency. J Clin Gastroenterol. 2012;46(10):828–32. https://doi.org/10.1097/MCG.0b013e3182500de8.

31. Kasirye Y, John A, Rall C, Resnick J. Lymphocytic esophagitis presenting as chronic dysphagia. Clin Med Res. 2012;10(2):83–4. https://doi.org/10.3121/cmr.2011.1009.

32. Isolauri J, Markkula H. Lye ingestion and carcinoma of the esophagus. Acta Chir Scand. 1989;155(4–5):269–71.

33. de Jong AL, Macdonald R, Ein S, Forte V, Turner A. Corrosive esophagitis in children: a 30-year review. Int J Pediatr Otorhinolaryngol. 2001;57(3):203–11.

34. Garcia Diaz E, Castro Fernandez M, Romero Gomez M, Castilla Higuero L. Upper gastrointestinal tract injury caused by ingestion of caustic substances. Gastroenterol Hepatol. 2001;24(4):191–5.

35. Ein SH, Shandling B, Stephens CA. Twenty-one year experience with the pediatric gastric tube. J Pediatr Surg. 1987;22(1):77–81.

36. Friedman EM. Caustic ingestions and foreign bodies in the aerodigestive tract of children. Pediatr Clin N Am. 1989;36(6):1403–10.

37. Appelqvist P, Salmo M. Lye corrosion carcinoma of the esophagus: a review of 63 cases. Cancer. 1980;45(10):2655–8.

38. Cesar WG, Barrios MM, Maruta CW, Aoki V, Santi GG. Oesophagitis dissecans superficialis: an acute, benign phenomenon associated with pemphigus vulgaris. Clin Exp Dermatol. 2009;34(8):e614–6. https://doi.org/10.1111/j.1365-2230.2009.03308.x.

39. Carmack SW, Vemulapalli R, Spechler SJ, Genta RM. Esophagitis dissecans superficialis ("sloughing esophagitis"): a clinicopathologic study of 12 cases. Am J Surg Pathol. 2009;33(12):1789–94. https://doi.org/10.1097/PAS.0b013e3181b7ce21.

40. Hokama A, Ihama Y, Nakamoto M, Kinjo N, Kinjo F, Fujita J. Esophagitis dissecans superficialis associated with bisphosphonates. Endoscopy. 2007;39(Suppl 1):E91. https://doi.org/10.1055/s-2006-945146.

41. Hage-Nassar G, Rotterdam H, Frank D, Green PH. Esophagitis dissecans superficialis associated with celiac disease. Gastrointest Endosc. 2003;57(1):140–1. https://doi.org/10.1067/mge.2003.42.

42. Hokama A, Yamamoto Y, Taira K, Nakamura M, Kobashigawa C, Nakamoto M, et al. Esophagitis dissecans superficialis and autoimmune bullous dermatoses: a review. World J Gastrointest Endosc. 2010;2(7):252–6. https://doi.org/10.4253/wjge.v2.i7.252.

43. Purdy JK, Appelman HD, McKenna BJ. Sloughing esophagitis is associated with chronic debilitation and medications that injure the esophageal mucosa. Mod Pathol. 2012;25(5):767–75. https://doi.org/10.1038/modpathol.2011.204.

44. Beck RN. Oesophagitis dissecans superficialis. Br Med J. 1954;1(4860):501–2.

45. Ponsot P, Molas G, Scoazec JY, Ruszniewski P, Henin D, Bernades P. Chronic esophagitis dissecans: an unrecognized clinicopathologic entity? Gastrointest Endosc. 1997;45(1):38–45.

46. Stanley JR, Amagai M. Pemphigus, bullous impetigo, and the staphylococcal scalded-skin syndrome. N Engl J Med. 2006;355(17):1800–10. https://doi.org/10.1056/NEJMra061111.

47. Montgobert J, Bellaiche G, Nouts A, Ley G, Slama JL. Transmural esophageal dissection after iatrogenic perforation of esophagitis dissecans visualized by thoracic x-ray computed tomography. Gastroenterol Clin Biol. 1999;23(8–9):987–8.

48. Ramaswami G, Jain PK, Talati VR. Oesophagitis dissecans superficialis complicating repeated rigid oesophagoscopy and dilatation. J Laryngol Otol. 2007;121(1):92–3. https://doi.org/10.1017/S002221510600274X.

49. Baehr PH, McDonald GB. Esophageal infections: risk factors, presentation, diagnosis, and treatment. Gastroenterology. 1994;106(2):509–32.

50. Canalejo Castrillero E, Garcia Duran F, Cabello N, Garcia Martinez J. Herpes esophagitis in healthy adults and adolescents: report of 3 cases and review of the literature. Medicine (Baltimore). 2010;89(4):204–10. https://doi.org/10.1097/MD.0b013e3181e949ed.

51. McBane RD, Gross JB Jr. Herpes esophagitis: clinical syndrome, endoscopic appearance, and diagnosis in 23 patients. Gastrointest Endosc. 1991;37(6):600–3.

52. Buss DH, Scharyj M. Herpesvirus infection of the esophagus and other visceral organs in adults. Incidence and clinical significance. Am J Med. 1979;66(3):457–62.

53. McDonald GB, Sharma P, Hackman RC, Meyers JD, Thomas ED. Esophageal infections in immunosuppressed patients after marrow transplantation. Gastroenterology. 1985;88(5 Pt 1):1111–7.

54. Greenson JK, Beschorner WE, Boitnott JK, Yardley JH. Prominent mononuclear cell infiltrate is characteristic of herpes esophagitis. Hum Pathol. 1991;22(6):541–9.

55. Chetty R, Roskell DE. Cytomegalovirus infection in the gastrointestinal tract. J Clin Pathol. 1994;47(11):968–72.

56. Wang HW, Kuo CJ, Lin WR, Hsu CM, Ho YP, Lin CJ, et al. The clinical characteristics and manifestations of cytomegalovirus esophagitis. Dis Esophagus. 2016;29(4):392–9. https://doi.org/10.1111/dote.12340.

57. Griffiths PD, Grundy JE. The status of CMV as a human pathogen. Epidemiol Infect. 1988;100(1):1–15.

58. Bonacini M, Young T, Laine L. The causes of esophageal symptoms in human immunodeficiency virus infection. A prospective study of 110 patients. Arch Intern Med. 1991;151(8):1567–72.

59. Wilcox CM, Straub RF, Schwartz DA. Prospective endoscopic characterization of cytomegalovirus esophagitis in AIDS. Gastrointest Endosc. 1994;40(4):481–4.

60. Lemonovich TL, Watkins RR. Update on cytomegalovirus infections of the gastrointestinal system in solid organ transplant recipients. Curr Infect Dis Rep. 2012;14(1):33–40. https://doi.org/10.1007/s11908-011-0224-6.

61. Whitley RJ, Jacobson MA, Friedberg DN, Holland GN, Jabs DA, Dieterich DT, et al. Guidelines for the treatment of cytomegalovirus diseases in patients with AIDS in the era of potent antiretroviral therapy: recommendations of an international panel. International AIDS Society-USA. Arch Intern Med. 1998;158(9):957–69.

62. Greenson JK. Macrophage aggregates in cytomegalovirus esophagitis. Hum Pathol. 1997;28(3):375–8.

63. Teot LA, Ducatman BS, Geisinger KR. Cytologic diagnosis of cytomegaloviral esophagitis. A report of three acquired immunodeficiency syndrome-related cases. Acta Cytol. 1993;37(1):93–6.

64. Samonis G, Skordilis P, Maraki S, Datseris G, Toloudis P, Chatzinikolaou I, et al. Oropharyngeal candidiasis as a marker for esophageal candidiasis in patients with cancer. Clin Infect Dis. 1998;27(2):283–6.

65. Kodsi BE, Wickremesinghe C, Kozinn PJ, Iswara K, Goldberg PK. Candida esophagitis: a prospective study of 27 cases. Gastroenterology. 1976;71(5):715–9.

66. Simon MR, Houser WL, Smith KA, Long PM. Esophageal candidiasis as a complication of inhaled corticosteroids. Ann Allergy Asthma Immunol. 1997;79(4):333–8. https://doi.org/10.1016/S1081-1206(10)63024-4.

67. Larner AJ, Lendrum R. Oesophageal candidiasis after omeprazole therapy. Gut. 1992;33(6):860–1.

68. Pappas PG, Rex JH, Sobel JD, Filler SG, Dismukes WE, Walsh TJ, et al. Guidelines for treatment of candidiasis. Clin Infect Dis. 2004;38(2):161–89. https://doi.org/10.1086/380796.

69. Barbaro G, Barbarini G, Calderon W, Grisorio B, Alcini P, Di Lorenzo G. Fluconazole versus itraconazole for candida esophagitis in acquired immunodeficiency syndrome. Candida Esophagitis. Gastroenterology. 1996;111(5):1169–77.

70. Wagner C, Graninger W, Presterl E, Joukhadar C. The echinocandins: comparison of their pharmacokinetics, pharmacodynamics and clinical applications. Pharmacology. 2006;78(4):161–77. https://doi.org/10.1159/000096348.

71. Arathoon EG, Gotuzzo E, Noriega LM, Berman RS, DiNubile MJ, Sable CA. Randomized, double-blind, multicenter study of caspofungin versus amphotericin B for treatment of oropharyngeal and esophageal candidiases. Antimicrob Agents Chemother. 2002;46(2):451–7.

72. Mathieson R, Dutta SK. Candida esophagitis. Dig Dis Sci. 1983;28(4):365–70.

73. Gornig M, Emmert-Buck M, Walsh TJ. Patterns of Candida esophagitis in cancer and AIDS patients: histopathological study of 23 patients. Mycoses. 1997;40(Suppl 1):81–5.

74. Bertoni G, Sassatelli R, Nigrisoli E, Conigliaro R, Bedogni G. Ectopic sebaceous glands in the esophagus: report of three new cases and review of the literature. Am J Gastroenterol. 1994;89(10):1884–7.

75. Rywlin AM, Ortega R. Glycogenic acanthosis of the esophagus. Arch Pathol. 1970;90(5):439–43.

76. Bender MD, Allison J, Cuartas F, Montgomery C. Glycogenic acanthosis of the esophagus: a form of benign epithelial hyperplasia. Gastroenterology. 1973;65(3):373–80.

77. Maguire A, Sheahan K. Pathology of oesophagitis. Histopathology. 2012;60(6):864–79. https://doi.org/10.1111/j.1365-2559.2011.03855.x.

78. Ezzell JH Jr, Bremer J, Adamec TA. Bacterial esophagitis: an often forgotten cause of odynophagia. Am J Gastroenterol. 1990;85(3):296–8.

79. Walsh TJ, Belitsos NJ, Hamilton SR. Bacterial esophagitis in immu-

nocompromised patients. Arch Intern Med. 1986;146(7):1345–8.

80. Forsmark CE, Wilcox CM, Darragh TM, Cello JP. Disseminated histoplasmosis in AIDS: an unusual case of esophageal involvement and gastrointestinal bleeding. Gastrointest Endosc. 1990;36(6):604–5.

81. Eng J, Sabanathan S. Tuberculosis of the esophagus. Dig Dis Sci. 1991;36(4):536–40.

82. Disease GBD, Injury I, Prevalence C. Global, regional, and national incidence, prevalence, and years lived with disability for 310 diseases and injuries, 1990–2015: a systematic analysis for the Global Burden of Disease Study 2015. Lancet. 2016;388(10053):1545–602. https://doi.org/10.1016/S0140-6736(16)31678-6.

83. Rassi A Jr, Rassi A, Marin-Neto JA. Chagas disease. Lancet. 2010;375(9723):1388–402. https://doi.org/10.1016/S0140-6736(10)60061-X.

84. Prata A. Evolution of the clinical and epidemiological knowledge about Chagas disease 90 years after its discovery. Mem Inst Oswaldo Cruz. 1999;94(Suppl 1):81–8.

85. Schmunis GA. Prevention of transfusional Trypanosoma cruzi infection in Latin America. Mem Inst Oswaldo Cruz. 1999;94(Suppl 1):93–101.

86. Rassi A Jr, Rassi A. Marcondes de Rezende J. American trypanosomiasis (Chagas disease). Infect Dis Clin N Am. 2012;26(2):275–91. https://doi.org/10.1016/j.idc.2012.03.002.

87. Teixeira AR, Hecht MM, Guimaro MC, Sousa AO, Nitz N. Pathogenesis of Chagas' disease: parasite persistence and autoimmunity. Clin Microbiol Rev. 2011;24(3):592–630. https://doi.org/10.1128/CMR.00063-10.

88. Nascimento RD, de Souza Lisboa A, Fujiwara RT, de Freitas MA, Adad SJ, Oliveira RC, et al. Characterization of enteroglial cells and denervation process in chagasic patients with and without megaesophagus. Hum Pathol. 2010;41(4):528–34. https://doi.org/10.1016/j.humpath.2009.05.018.

89. Coura JR, Borges-Pereira J. Chagas disease. What is known and what should be improved: a systemic review. Rev Soc Bras Med Trop. 2012;45(3):286–96.

90. de Oliveira RB, Troncon LE, Dantas `RO, Menghelli UG. Gastrointestinal manifestations of Chagas' disease. Am J Gastroenterol. 1998;93(6):884–9. https://doi.org/10.1111/j.1572-0241.1998.270_r.x.

91. de Oliveira RB, Rezende Filho J, Dantas RO, Iazigi N. The spectrum of esophageal motor disorders in Chagas' disease. Am J Gastroenterol. 1995;90(7):1119–24.

92. Dantas RO, Godoy RA, Oliveira RB, Meneghelli UG, Troncon LE. Lower esophageal sphincter pressure in Chagas' disease. Dig Dis Sci. 1990;35(4):508–12.

93. Coura JR, Borges-Pereira J. Chronic phase of Chagas disease: why should it be treated? A comprehensive review. Mem Inst Oswaldo Cruz. 2011;106(6):641–5.

94. Coura JR. Present situation and new strategies for Chagas disease chemotherapy: a proposal. Mem Inst Oswaldo Cruz. 2009;104(4):549–54.

95. Coura JR. Current prospects of specific treatment of Chagas' disease. Bol Chil Parasitol. 1996;51(3–4):69–75.

96. Koberle F. Chagas' disease and Chagas' syndromes: the pathology of American trypanosomiasis. Adv Parasitol. 1968;6:63–116.

97. Koberle F. The causation and importance of nervous lesions in American trypanosomiasis. Bull World Health Organ. 1970;42(5):739–43.

98. Decker GA, Loftus EV Jr, Pasha TM, Tremaine WJ, Sandborn WJ. Crohn's disease of the esophagus: clinical features and outcomes. Inflamm Bowel Dis. 2001;7(2):113–9.

99. D'Haens G, Rutgeerts P, Geboes K, Vantrappen G. The natural history of esophageal Crohn's disease: three patterns of evolution. Gastrointest Endosc. 1994;40(3):296–300.

100. De Felice KM, Katzka DA, Raffals LE. Crohn's disease of the esophagus: clinical features and treatment outcomes in the biologic era. Inflamm Bowel Dis. 2015;21(9):2106–13. https://doi.org/10.1097/MIB.0000000000000469.

101. Ramaswamy K, Jacobson K, Jevon G, Israel D. Esophageal Crohn

disease in children: a clinical spectrum. J Pediatr Gastroenterol Nutr. 2003;36(4):454–8.

102. Wagtmans MJ, Verspaget HW, Lamers CB, van Hogezand RA. Clinical aspects of Crohn's disease of the upper gastrointestinal tract: a comparison with distal Crohn's disease. Am J Gastroenterol. 1997;92(9):1467–71.

103. Estrada CA, Lewandowski C, Schubert TT, Dorman PJ. Esophageal involvement in secondary amyloidosis mimicking achalasia. J Clin Gastroenterol. 1990;12(4):447–50.

104. Rose S, Young MA, Reynolds JC. Gastrointestinal manifestations of scleroderma. Gastroenterol Clin N Am. 1998;27(3):563–94.

105. Lopez-Cepero Andrada JM, Jimenez Arjona J, Amaya Vidal A, Rubio Garrido J, Navas Relinque C, Soria de la Cruz MJ, et al. Pseudoachalasia and secondary amyloidosis in a patient with rheumatoid arthritis. Gastroenterol Hepatol. 2002;25(6):398–400.

106. Chua S, Dodd H, Saeed IT, Chakravarty K. Dysphagia in a patient with lupus and review of the literature. Lupus. 2002;11(5):322–4. https://doi.org/10.1191/0961203302lu195cr.

107. de Merieux P, Verity MA, Clements PJ, Paulus HE. Esophageal abnormalities and dysphagia in polymyositis and dermatomyositis. Arthritis Rheum. 1983;26(8):961–8.

108. Fitzgerald RC, Triadafilopoulos G. Esophageal manifestations of rheumatic disorders. Semin Arthritis Rheum. 1997;26(4):641–66.

109. Palma R, Freire A, Freitas J, Morbey A, Costa T, Saraiva F, et al. Esophageal motility disorders in patients with Sjogren's syndrome. Dig Dis Sci. 1994;39(4):758–61.

110. Cozzi F, Zucchetta P, Durigon N, Marzola MC, Bullo A, Favaro M, et al. Changes in esophageal peristalsis in diverse clinical forms and antibody specificity in scleroderma: a scintigraphic study in 100 cases. Reumatismo. 2003;55(2):86–92.

111. Weston S, Thumshirn M, Wiste J, Camilleri M. Clinical and upper gastrointestinal motility features in systemic sclerosis and related disorders. Am J Gastroenterol. 1998;93(7):1085–9. https://doi.org/10.1111/j.1572-0241.1998.00334.x.

112. Recht MP, Levine MS, Katzka DA, Reynolds JC, Saul SH. Barrett's esophagus in scleroderma: increased prevalence and radiographic findings. Gastrointest Radiol. 1988;13(1):1–5. https://doi.org/10.1007/BF01889012.

113. Katzka DA, Reynolds JC, Saul SH, Plotkin A, Lang CA, Ouyang A, et al. Barrett's metaplasia and adenocarcinoma of the esophagus in scleroderma. Am J Med. 1987;82(1):46–52.

114. Bargon J, Stein J, Dietrich CF, Muller U, Caspary WF, Wagner TO. Gastrointestinal complications of adult patients with cystic fibrosis. Z Gastroenterol. 1999;37(8):739–49.

115. Pauwels A, Blondeau K, Dupont LJ, Sifrim D. Mechanisms of increased gastroesophageal reflux in patients with cystic fibrosis. Am J Gastroenterol. 2012;107(9):1346–53. https://doi.org/10.1038/ajg.2012.213.

116. Dziekiewicz MA, Banaszkiewicz A, Urzykowska A, Lisowska A, Rachel M, Sands D, et al. Gastroesophageal reflux disease in children with cystic fibrosis. Adv Exp Med Biol. 2015;873:1–7. https://doi.org/10.1007/5584_2015_154.

117. Scott RB, O'Loughlin EV, Gall DG. Gastroesophageal reflux in patients with cystic fibrosis. J Pediatr. 1985;106(2):223–7.

118. Agrons GA, Corse WR, Markowitz RI, Suarez ES, Perry DR. Gastrointestinal manifestations of cystic fibrosis: radiologic-pathologic correlation. Radiographics. 1996;16(4):871–93. https://doi.org/10.1148/radiographics.16.4.8835977.

119. Hassall E, Israel DM, Davidson AG, Wong LT. Barrett's esophagus in children with cystic fibrosis: not a coincidental association. Am J Gastroenterol. 1993;88(11):1934–8.

120. Blondeau K, Pauwels A, Dupont L, Mertens V, Proesmans M, Orel R, et al. Characteristics of gastroesophageal reflux and potential risk of gastric content aspiration in children with cystic fibrosis. J Pediatr Gastroenterol Nutr. 2010;50(2):161–6. https://doi.org/10.1097/MPG.0b013e3181acae98.

121. McDonald GB, Sullivan KM, Plumley TF. Radiographic features of esophageal involvement in chronic graft-vs.-host disease. AJR Am J Roentgenol. 1984;142(3):501–6. https://doi.org/10.2214/ajr.142.3.501.

122. Trabulo D, Ferreira S, Lage P, Rego RL, Teixeira G, Pereira AD. Esophageal stenosis with sloughing esophagitis: a curious manifestation of graft-vs-host disease. World J Gastroenterol. 2015;21(30):9217–22. https://doi.org/10.3748/wjg.v21.i30.9217.

123. Nakshabendi IM, Maldonado ME, Coppola D, Mamel JJ. Esophageal cast: a manifestation of graft-versus-host disease. Dig Dis. 2000;18(2):103–5. https://doi.org/10.1159/000016962.

124. Sodhi SS, Srinivasan R, Thomas RM. Esophageal graft versus host disease. Gastrointest Endosc. 2000;52(2):235. https://doi.org/10.1067/mge.2000.107289.

125. Otero Lopez-Cubero S, Sale GE, McDonald GB. Acute graft-versus-host disease of the esophagus. Endoscopy. 1997;29(7):S35–6.

126. Minocha A, Mandanas RA, Kida M, Jazzar A. Bullous esophagitis due to chronic graft-versus-host disease. Am J Gastroenterol. 1997;92(3):529–30.

127. Shulman HM, Kleiner D, Lee SJ, Morton T, Pavletic SZ, Farmer E, et al. Histopathologic diagnosis of chronic graft-versus-host disease: National Institutes of Health consensus development project on criteria for clinical trials in chronic graft-versus-host disease: II. Pathology working group report. Biol Blood Marrow Transplant. 2006;12(1):31–47. https://doi.org/10.1016/j.bbmt.2005.10.023.

128. Lamireau T, Leaute-Labreze C, Le Bail B, Taieb A. Esophageal involvement in Stevens-Johnson syndrome. Endoscopy. 2001;33(6):550–3. https://doi.org/10.1055/s-2001-15091.

129. Wise JL, Murray JA. Esophageal manifestations of dermatologic disease. Curr Gastroenterol Rep. 2002;4(3):205–12.

130. Stewart MI, Woodley DT, Briggaman RA. Epidermolysis bullosa acquisita and associated symptomatic esophageal webs. Arch Dermatol. 1991;127(3):373–7.

131. Abraham SC, Ravich WJ, Anhalt GJ, Yardley JH, Wu TT. Esophageal lichen planus: case report and review of the literature. Am J Surg Pathol. 2000;24(12):1678–82.

132. Bobadilla J, van der Hulst RW, ten Kate FJ, Tytgat GN. Esophageal lichen planus. Gastrointest Endosc. 1999;50(2):268–71.

133. Jobard-Drobacheff C, Blanc D, Quencez E, Zultak M, Paris B, Ottignon Y, et al. Lichen planus of the oesophagus. Clin Exp Dermatol. 1988;13(1):38–41.

134. Leyva-Leon F, Wright AL, Wight RG, Harrington CI. Esophageal lichen planus presenting with dysphagia. Int J Dermatol. 1990;29(5):354–5.

135. Kirsch M. Esophageal lichen planus: a forgotten diagnosis. J Clin Gastroenterol. 1995;20(2):145–6.

136. Van Maercke P, Gunther M, Groth W, Gheorghiu T, Habermann U. Lichen ruber mucosae with esophageal involvement. Endoscopy. 1988;20(4):158–60. https://doi.org/10.1055/s-2007-1018165.

137. Chandan VS, Murray JA, Abraham SC. Esophageal lichen planus. Arch Pathol Lab Med. 2008;132(6):1026–9. https://doi.org/10.1043/1543-2165(2008)132[1026:ELP]2.0.CO;2.

138. Torzecka JD, Sysa-Jedrzejowska A, Waszczykowska E, Wozniacka A, Dziankowska-Bartkowiak B, Narbutt J. Immunopathological examination of esophagus as a useful criterion of cure in pemphigus vulgaris. J Eur Acad Dermatol Venereol. 1999;12(2):115–8.

139. Bernard P, Souyri N, Pillegand B, Bonnetblanc JM. Immunofluorescent studies of gastrointestinal tract mucosa in bullous pemphigoid. Arch Dermatol. 1986;122(2):137–8.

140. Gomi H, Akiyama M, Yakabi K, Nakamura T, Matsuo I. Oesophageal involvement in pemphigus vulgaris. Lancet. 1999;354(9192):1794. https://doi.org/10.1016/S0140-6736(99)04708-X.

141. Trattner A, Lurie R, Leiser A, David M, Hazaz B, Kadish U, et al. Esophageal involvement in pemphigus vulgaris: a clinical, histologic, and immunopathologic study. J Am Acad Dermatol. 1991;24(2 Pt 1):223–6.

142. Sharon P, Greene ML, Rachmilewitz D. Esophageal involvement in bullous pemphigoid. Gastrointest Endosc. 1978;24(3):122–3.

143. Ahmed AR, Hombal SM. Cicatricial pemphigoid. Int J Dermatol. 1986;25(2):90–1.

144. Epstein EH Jr. Molecular genetics of epidermolysis bullosa.

Science. 1992;256(5058):799–804.

145. Shields HM, Shaffer K, O'Farrell RP, Travers R, Hayward JN, Becker LS, et al. Gastrointestinal manifestations of dermatologic disorders. Clin Gastroenterol Hepatol. 2007;5(9):1010–7; quiz 05–6. https://doi.org/10.1016/j.cgh.2007.05.018.

146. Travis SP, McGrath JA, Turnbull AJ, Schofield OM, Chan O, O'Connor AF, et al. Oral and gastrointestinal manifestations of epidermolysis bullosa. Lancet. 1992;340(8834–8835):1505–6.

147. Ergun GA, Lin AN, Dannenberg AJ, Carter DM. Gastrointestinal manifestations of epidermolysis bullosa. A study of 101 patients. Medicine (Baltimore). 1992;71(3):121–7.

148. Zweiban B, Cohen H, Chandrasoma P. Gastrointestinal involvement complicating Stevens-Johnson syndrome. Gastroenterology. 1986;91(2):469–74.

149. Mahe A, Keita S, Blanc L, Bobin P. Esophageal necrosis in the Stevens-Johnson syndrome. J Am Acad Dermatol. 1993;29(1):103–4.

150. Harewood GC, Murray JA, Cameron AJ. Esophageal lichen planus: the Mayo Clinic experience. Dis Esophagus. 1999;12(4):309–11.

151. Galloro G, Diamantis G, Magno L, Inzirillo M, Mignogna MC, Mignogna C, et al. Technical aspects in endoscopic biopsy of lesions in esophageal pemphigus vulgaris. Dig Liver Dis. 2007;39(4):363–7. https://doi.org/10.1016/j.dld.2006.12.008.

152. Lever WF. Pemphigus. Medicine (Baltimore). 1953;32(1):1–123.

153. Mignogna MD, Lo Muzio L, Galloro G, Satriano RA, Ruocco V, Bucci E. Oral pemphigus: clinical significance of esophageal involvement: report of eight cases. Oral Surg Oral Med Oral Pathol Oral Radiol Endod. 1997;84(2):179–84.

154. Park W, Vaezi MF. Etiology and pathogenesis of achalasia: the current understanding. Am J Gastroenterol. 2005;100(6):1404–14. https://doi.org/10.1111/j.1572-0241.2005.41775.x.

155. Spechler SJ, Castell DO. Classification of oesophageal motility abnormalities. Gut. 2001;49(1):145–51.

156. Pandolfino JE, Gawron AJ. Achalasia: a systematic review. JAMA. 2015;313(18):1841–52. https://doi.org/10.1001/jama.2015.2996.

157. Farrokhi F, Vaezi MF. Idiopathic (primary) achalasia. Orphanet J Rare Dis. 2007;2:38. https://doi.org/10.1186/1750-1172-2-38.

158. Spiess AE, Kahrilas PJ. Treating achalasia: from whalebone to laparoscope. JAMA. 1998;280(7):638–42.

159. Lake JM, Wong RK. Review article: the management of achalasia—a comparison of different treatment modalities. Aliment Pharmacol Ther. 2006;24(6):909–18. https://doi.org/10.1111/j.1365-2036.2006.03079.x.

160. Dughera L, Cassolino P, Cisaro F, Chiaverina M. Achalasia. Minerva Gastroenterol Dietol. 2008;54(3):277–85.

161. Spechler SJ, Souza RF, Rosenberg SJ, Ruben RA, Goyal RK. Heartburn in patients with achalasia. Gut. 1995;37(3):305–8.

162. Ott DJ, Richter JE, Chen YM, Wu WC, Gelfand DW, Castell DO. Esophageal radiography and manometry: correlation in 172 patients with dysphagia. AJR Am J Roentgenol. 1987;149(2):307–11. https://doi.org/10.2214/ajr.149.2.307.

163. Omura N, Kashiwagi H, Yano F, Tsuboi K, Ishibashi Y, Hoshino M, et al. Effect of laparoscopic esophagomyotomy on chest pain associated with achalasia and prediction of therapeutic outcomes. Surg Endosc. 2011;25(4):1048–53. https://doi.org/10.1007/s00464-010-1314-5.

164. Sharp KW, Khaitan L, Scholz S, Holzman MD, Richards WO. 100 consecutive minimally invasive Heller myotomies: lessons learned. Ann Surg. 2002;235(5):631–8; discussion 8–9

165. Patti MG, Pellegrini CA, Horgan S, Arcerito M, Omelanczuk P, Tamburini A, et al. Minimally invasive surgery for achalasia: an 8-year experience with 168 patients. Ann Surg. 1999;230(4):587–93; discussion 93–4.

166. Triadafilopoulos G, Aaronson M, Sackel S, Burakoff R. Medical treatment of esophageal achalasia. Double-blind crossover study with oral nifedipine, verapamil, and placebo. Dig Dis Sci. 1991;36(3):260–7.

167. Clark SB, Rice TW, Tubbs RR, Richter JE, Goldblum JR. The nature of the myenteric infiltrate in achalasia: an immu-

nohistochemical analysis. Am J Surg Pathol. 2000;24(8):1153–8.

168. Goldblum JR, Whyte RI, Orringer MB, Appelman HD. Achalasia. A morphologic study of 42 resected specimens. Am J Surg Pathol. 1994;18(4):327–37.

169. Goldblum JR, Rice TW, Richter JE. Histopathologic features in esophagomyotomy specimens from patients with achalasia. Gastroenterology. 1996;111(3):648–54.

170. Lehman MB, Clark SB, Ormsby AH, Rice TW, Richter JE, Goldblum JR. Squamous mucosal alterations in esophagectomy specimens from patients with end-stage achalasia. Am J Surg Pathol. 2001;25(11):1413–8.

171. Gockel I, Bohl JR, Doostkam S, Eckardt VF, Junginger T. Spectrum of histopathologic findings in patients with achalasia reflects different etiologies. J Gastroenterol Hepatol. 2006;21(4):727–33. https://doi.org/10.1111/j.1440-1746.2006.04250.x.

172. Kjellin AP, Ost AE, Pope CE 2nd. Histology of esophageal mucosa from patients with achalasia. Dis Esophagus. 2005;18(4):257–61. https://doi.org/10.1111/j.1442-2050.2005.00478.x.

173. Shoenut JP, Micflikier AB, Yaffe CS, Den Boer B, Teskey JM. Reflux in untreated achalasia patients. J Clin Gastroenterol. 1995;20(1):6–11.

174. Knauer CM. Mallory-Weiss syndrome. Characterization of 75 Mallory-Weiss lacerations in 528 patients with upper gastrointestinal hemorrhage. Gastroenterology. 1976;71(1):5–8.

175. Younes Z, Johnson DA. The spectrum of spontaneous and iatrogenic esophageal injury: perforations, Mallory-Weiss tears, and hematomas. J Clin Gastroenterol. 1999;29(4):306–17.

176. Caroli A, Follador R, Gobbi V, Breda P, Ricci G. Mallory-Weiss syndrome. Personal experience and review of the literature. Minerva Dietol Gastroenterol. 1989;35(1):7–12.

177. Dagradi AE, Broderick JT, Juler G, Wolinsky S, Stempien SJ. The Mallory-Weiss syndrome and lesion. A study of 30 cases. Am J Dig Dis. 1966;11(9):710–21.

178. Watts HD, Admirand WH. Mallory-Weiss syndrome. A reappraisal. JAMA. 1974;230(12):1674–5.

179. Yin A, Li Y, Jiang Y, Liu J, Luo H. Mallory-Weiss syndrome: clinical and endoscopic characteristics. Eur J Intern Med. 2012;23(4):e92–6. https://doi.org/10.1016/j.ejim.2012.02.005.

180. Parva M, Finnegan M, Keiter C, Mercogliano G, Perez CM. Mallory-Weiss tear diagnosed in the immediate postpartum period: a case report. J Obstet Gynaecol Can. 2009;31(8):740–3. https://doi.org/10.1016/S1701-2163(16)34280-3.

181. Lawrence DR, Ohri SK, Moxon RE, Townsend ER, Fountain SW. Primary esophageal repair for Boerhaave's syndrome. Ann Thorac Surg. 1999;67(3):818–20.

182. Lawrence DR, Moxon RE, Fountain SW, Ohri SK, Townsend ER. Iatrogenic oesophageal perforations: a clinical review. Ann R Coll Surg Engl. 1998;80(2):115–8.

183. Woo KM, Schneider JI. High-risk chief complaints I: chest pain—the big three. Emerg Med Clin North Am. 2009;27(4):685–712, x. https://doi.org/10.1016/j.emc.2009.07.007.

184. Vial CM, Whyte RI. Boerhaave's syndrome: diagnosis and treatment. Surg Clin North Am. 2005;85(3):515–24, ix. https://doi.org/10.1016/j.suc.2005.01.010.

185. de Lutio di Castelguidone E, Merola S, Pinto A, Raissaki M, Gagliardi N, Romano L. Esophageal injuries: spectrum of multidetector row CT findings. Eur J Radiol. 2006;59(3):344–8. https://doi.org/10.1016/j.ejrad.2006.04.027.

186. Gubbins GP, Nensey YM, Schubert TT, Batra SK. Barogenic perforation of the esophagus distal to a stricture after endoscopy. J Clin Gastroenterol. 1990;12(3):310–2.

187. de Schipper JP, Pull ter Gunne AF, Oostvogel HJ, van Laarhoven CJ. Spontaneous rupture of the oesophagus: Boerhaave's syndrome in 2008. Literature review and treatment algorithm. Dig Surg. 2009;26(1):1–6. https://doi.org/10.1159/000191283.

188. Korn O, Onate JC, Lopez R. Anatomy of the Boerhaave syndrome. Surgery. 2007;141(2):222–8. https://doi.org/10.1016/j.surg.2006.06.034.

189. Tobin RW. Esophageal rings, webs, and diverticula. J Clin

Gastroenterol. 1998;27(4):285–95.

190. Atmatzidis K, Papaziogas B, Pavlidis T, Mirelis C, Papaziogas T. Plummer-Vinson syndrome. Dis Esophagus. 2003;16(2):154–7.

191. Rice TW. Esophageal diverticula: introduction. Semin Thorac Cardiovasc Surg. 1999;11(4):325.

192. Reznik SI, Rice TW, Murthy SC, Mason DP, Apperson-Hansen C, Blackstone EH. Assessment of a pathophysiology-directed treatment for symptomatic epiphrenic diverticulum. Dis Esophagus. 2007;20(4):320–7. https://doi.org/10.1111/j.1442-2050.2007.00716.x.

193. Bhattacharya S, Mahmud S, McGlinchey I, Nassar AH. Intramural pseudodiverticulosis of the esophagus. Surg Endosc. 2002;16(4):714–5. https://doi.org/10.1007/s00464-001-4234-6.

194. Bruhlmann WF, Zollikofer CL, Maranta E, Hefti ML, Bivetti J, Giger M, et al. Intramural pseudodiverticulosis of the esophagus: report of seven cases and literature review. Gastrointest Radiol. 1981;6(3):199–208.

195. Sabanathan S, Salama FD, Morgan WE. Oesophageal intramural pseudodiverticulosis. Thorax. 1985;40(11):849–57.

196. Neumann WL, Lujan GM, Genta RM. Gastric heterotopia in the proximal oesophagus ("inlet patch"): association with adenocarcinomas arising in Barrett mucosa. Dig Liver Dis. 2012;44(4):292–6. https://doi.org/10.1016/j.dld.2011.11.008.

197. Yuksel I, Uskudar O, Koklu S, Basar O, Gultuna S, Unverdi S, et al. Inlet patch: associations with endoscopic findings in the upper gastrointestinal system. Scand J Gastroenterol. 2008;43(8):910–4.

198. Weickert U, Wolf A, Schroder C, Autschbach F, Vollmer H. Frequency, histopathological findings, and clinical significance of cervical heterotopic gastric mucosa (gastric inlet patch): a prospective study in 300 patients. Dis Esophagus. 2011;24(2):63–8. https://doi.org/10.1111/j.1442-2050.2010.01091.x.

199. Tang P, McKinley MJ, Sporrer M, Kahn E. Inlet patch: prevalence, histologic type, and association with esophagitis, Barrett esophagus, and antritis. Arch Pathol Lab Med. 2004;128(4):444–7. https://doi.org/10.1043/1543-2165(2004)128<444:IPPHTA>2.0.CO;2.

200. Terada T. Heterotopic gastric mucosa of the gastrointestinal tract: a histopathologic study of 158 cases. Pathol Res Pract. 2011;207(3):148–50. https://doi.org/10.1016/j.prp.2010.12.004.

201. Borhan-Manesh F, Farnum JB. Incidence of heterotopic gastric mucosa in the upper oesophagus. Gut. 1991;32(9):968–72.

202. Jabbari M, Goresky CA, Lough J, Yaffe C, Daly D, Cote C. The inlet patch: heterotopic gastric mucosa in the upper esophagus. Gastroenterology. 1985;89(2):352–6.

203. Azar C, Jamali F, Tamim H, Abdul-Baki H, Soweid A. Prevalence of endoscopically identified heterotopic gastric mucosa in the proximal esophagus: endoscopist dependent? J Clin Gastroenterol. 2007;41(5):468–71. https://doi.org/10.1097/01.mcg.0000225519.59030.8d.

204. Sanchez-Pernaute A, Hernando F, Diez-Valladares L, Gonzalez O, Perez Aguirre E, Furio V, et al. Heterotopic gastric mucosa in the upper esophagus ("inlet patch"): a rare cause of esophageal perforation. Am J Gastroenterol. 1999;94(10):3047–50. https://doi.org/10.1111/j.1572-0241.1999.01458.x.

205. Yarborough CS, McLane RC. Stricture related to an inlet patch of the esophagus. Am J Gastroenterol. 1993;88(2):275–6.

206. Chatelain D, de Lajarte-Thirouard AS, Tiret E, Flejou JF. Adenocarcinoma of the upper esophagus arising in heterotopic gastric mucosa: common pathogenesis with Barrett's adenocarcinoma? Virchows Arch. 2002;441(4):406–11.

207. Alrawi SJ, Winston J, Tan D, Gibbs J, Loree TR, Hicks W, et al. Primary adenocarcinoma of cervical esophagus. J Exp Clin Cancer Res. 2005;24(2):325–30.

208. Gutierrez O, Akamatsu T, Cardona H, Graham DY, El-Zimaity HM. Helicobacter pylori and hetertopic gastric mucosa in the upper esophagus (the inlet patch). Am J Gastroenterol. 2003;98(6):1266–70. https://doi.org/10.1111/j.1572-0241.2003.07488.x.

209. Akbayir N, Alkim C, Erdem L, Sokmen HM, Sungun A, Basak T, et al. Heterotopic gastric mucosa in the cervical esophagus (inlet patch): endoscopic prevalence, histological and clinical characteristics. J Gastroenterol Hepatol. 2004;19(8):891–6. https://doi.org/10.1111/j.1440-1746.2004.03474.x.

210. Borhan-Manesh F, Farnum JB. Study of Helicobacter pylori colonization of patches of heterotopic gastric mucosa (HGM) at the upper esophagus. Dig Dis Sci. 1993;38(1):142–6.

211. Shah KK, DeRidder PH, Shah KK. Ectopic gastric mucosa in proximal esophagus. Its clinical significance and hormonal profile. J Clin Gastroenterol. 1986;8(5):509–13.

212. Jacobs E, Dehou MF. Heterotopic gastric mucosa in the upper esophagus: a prospective study of 33 cases and review of literature. Endoscopy. 1997;29(8):710–5. https://doi.org/10.1055/s-2007-1004294.

213. Gurvits GE, Shapsis A, Lau N, Gualtieri N, Robilotti JG. Acute esophageal necrosis: a rare syndrome. J Gastroenterol. 2007;42(1):29–38. https://doi.org/10.1007/s00535-006-1974-z.

214. Grudell AB, Mueller PS, Viggiano TR. Black esophagus: report of six cases and review of the literature, 1963–2003. Dis Esophagus. 2006;19(2):105–10. https://doi.org/10.1111/j.1442-2050.2006.00549.x.

215. Hong JW, Kim SU, Park HN, Seo JH, Lee YC, Kim H. Black esophagus associated with alcohol abuse. Gut Liver. 2008;2(2):133–5. https://doi.org/10.5009/gnl.2008.2.2.133.

216. Odelowo OO, Hassan M, Nidiry JJ, Marshalleck JJ. Acute necrotizing esophagitis: a case report. J Natl Med Assoc. 2002;94(8):735–7.

217. Endo T, Sakamoto J, Sato K, Takimoto M, Shimaya K, Mikami T, et al. Acute esophageal necrosis caused by alcohol abuse. World J Gastroenterol. 2005;11(35):5568–70.

218. Burtally A, Gregoire P. Acute esophageal necrosis and low-flow state. Can J Gastroenterol. 2007;21(4):245–7.

219. Lacy BE, Toor A, Bensen SP, Rothstein RI, Maheshwari Y. Acute esophageal necrosis: report of two cases and a review of the literature. Gastrointest Endosc. 1999;49(4 Pt 1):527–32.

220. Khan AM, Hundal R, Ramaswamy V, Korsten M, Dhuper S. Acute esophageal necrosis and liver pathology, a rare combination. World J Gastroenterol. 2004;10(16):2457–8.

221. Watermeyer GA, Shaw JM, Krige JE. Education and imaging. Gastrointestinal: acute necrotizing esophagitis. J Gastroenterol Hepatol. 2007;22(7):1162. https://doi.org/10.1111/j.1440-1746.2007.05013.x.

222. Day A, Sayegh M. Acute oesophageal necrosis: a case report and review of the literature. Int J Surg. 2010;8(1):6–14. https://doi.org/10.1016/j.ijsu.2009.09.014.

223. Luketic VA, Sanyal AJ. Esophageal varices. I. Clinical presentation, medical therapy, and endoscopic therapy. Gastroenterol Clin N Am. 2000;29(2):337–85.

224. de Franchis R, Primignani M. Natural history of portal hypertension in patients with cirrhosis. Clin Liver Dis. 2001;5(3):645–63.

225. Ashkenazi E, Kovalev Y, Zuckerman E. Evaluation and treatment of esophageal varices in the cirrhotic patient. Isr Med Assoc J. 2013;15(2):109–15.

226. Arakawa M, Kage M. Haemorrhage in the upper digestive tract due to portal hypertension: clinicopathological examinations of the foci of haemorrhage. J Gastroenterol Hepatol. 1989;4(Suppl 1):168–70.

227. Evans DM, Jones DB, Cleary BK, Smith PM. Oesophageal varices treated by sclerotherapy: a histopathological study. Gut. 1982;23(7):615–20.

228. Vadva MD, Triadafilopoulos G. Glycogenic acanthosis of the esophagus and gastroesophageal reflux. J Clin Gastroenterol. 1993;17(1):79–83.

229. Kay PS, Soetikno RM, Mindelzun R, Young HS. Diffuse esophageal glycogenic acanthosis: an endoscopic marker of Cowden's disease. Am J Gastroenterol. 1997;92(6):1038–40.

230. Glick SN, Teplick SK, Goldstein J, Stead JA, Zitomer N. Glycogenic acanthosis of the esophagus. AJR Am J Roentgenol. 1982;139(4):683–8. https://doi.org/10.2214/ajr.139.4.683.

231. Ghahremani GG, Rushovich AM. Glycogenic acanthosis of the esophagus: radiographic and pathologic features. Gastrointest

Radil. 1984;9(2):93–8.

232. Quitadamo M, Benson J. Squamous papilloma of the esophagus: a case report and review of the literature. Am J Gastroenterol. 1988;83(2):194–201.

233. Rabin MS, Bremner CG, Botha JR. The reflux gastroesophageal polyp. Am J Gastroenterol. 1980;73(5):451–2.

234. Long KB, Odze RD. Gastroesophageal junction hyperplastic (inflammatory) polyps: a clinical and pathologic study of 46 cases. Am J Surg Pathol. 2011;35(7):1038–44. https://doi.org/10.1097/PAS.0b013e3182189425.

235. Fernandez-Rodriguez CM, Badia-Figuerola N, Ruiz del Arbol L, Fernandez-Seara J, Dominguez F, Aviles-Ruiz JF. Squamous papilloma of the esophagus: report of six cases with long-term follow-up in four patients. Am J Gastroenterol. 1986;81(11):1059–62.

236. Abraham SC, Singh VK, Yardley JH, Wu TT. Hyperplastic polyps of the esophagus and esophagogastric junction: histologic and clinicopathologic findings. Am J Surg Pathol. 2001;25(9):1180–7.

237. De Ceglie A, Lapertosa G, Blanchi S, Di Muzio M, Picasso M, Filiberti R, et al. Endoscopic mucosal resection of large hyperplastic polyps in 3 patients with Barrett's esophagus. World J Gastroenterol. 2006;12(35):5699–704.

238. Odze R, Antonioli D, Shocket D, Noble-Topham S, Goldman H, Upton M. Esophageal squamous papillomas. A clinicopathologic study of 38 lesions and analysis for human papillomavirus by the polymerase chain reaction. Am J Surg Pathol. 1993;17(8):803–12.

239. Yoo SS, Lee WH, Ha J, Choi SP, Kim HJ, Kim TH, et al. The prevalence of esophageal disorders in the subjects examined for health screening. Korean J Gastroenterol. 2007;50(5):306–12.

240. Bohn OL, Navarro L, Saldivar J, Sanchez-Sosa S. Identification of human papillomavirus in esophageal squamous papillomas. World J Gastroenterol. 2008;14(46):7107–11.

241. Carr NJ, Bratthauer GL, Lichy JH, Taubenberger JK, Monihan JM, Sobin LH. Squamous cell papillomas of the esophagus: a study of 23 lesions for human papillomavirus by in situ hybridization and the polymerase chain reaction. Hum Pathol. 1994;25(5):536–40.

242. Kato H, Orito E, Yoshinouchi T, Ueda R, Koizumi T, Yoshinouchi M, et al. Regression of esophageal papillomatous polyposis caused by high-risk type human papilloma virus. J Gastroenterol. 2003;38(6):579–83.

243. Attila T, Fu A, Gopinath N, Streutker CJ, Marcon NE. Esophageal papillomatosis complicated by squamous cell carcinoma. Can J Gastroenterol. 2009;23(6):415–9.

244. Van Cutsem E, Geboes K, Vantrappen G. Malignant degeneration of esophageal squamous papilloma associated with the human papillomavirus. Gastroenterology. 1992;103(3):1119–20.

245. Carr NJ, Monihan JM, Sobin LH. Squamous cell papilloma of the esophagus: a clinicopathologic and follow-up study of 25 cases. Am J Gastroenterol. 1994;89(2):245–8.

246. Szanto I, Szentirmay Z, Banai J, Nagy P, Gonda G, Voros A, et al. Squamous papilloma of the esophagus. Clinical and pathological observations based on 172 papillomas in 155 patients. Orv Hetil. 2005;146(12):547–52.

247. Politoske EJ. Squamous papilloma of the esophagus associated with the human papillomavirus. Gastroenterology. 1992;102(2):668–73.

第三篇
胃非肿瘤性疾病

第 6 章
常见类型的胃炎

Michael Torbenson

反应性胃病

定义

反应性胃病(reactive gastropathy),又称化学性胃病,通常指由化学物质引起的炎症轻微的胃黏膜损伤。

临床特征

临床症状、内镜检查所见与反应性胃病活检结果没有明显相关性[1]。内镜检查非特异,一般仅能观察到黏膜充血。

反应性胃病由多种可以刺激黏膜但不会引起严重炎症的化学类损伤引起。最常见的原因是非甾体抗炎药(NSAID)的使用(约50%)和胆汁反流性疾病(约35%),还包括其他药物、酒精等,少数病例没有明确原因。胃镜下胃内胆汁的多少与反应性胃病的组织学表现相关性不大。同样,许多患者(20% ~ 90%)长期使用NSAID也不会导致反应性胃病的组织学改变[2,3]。

根据几个大型多中心研究结果[1,4],内镜检查中有15% ~ 20%被确诊为反应性胃病。发病率在年龄上有显著差异,在儿童中很少见,随着年龄的增长而增加。反应性胃病在美国广泛分布,而幽门螺杆菌(Hp)性胃炎具有明显地域性[1]。其他胃肠道疾病如胆汁反流性胃炎与反流性食管炎[5]、Barrett食管[1]和十二指肠炎[1]的发生风险升高相关,这些都与胆汁反流病有关。长期使用NSAID解释了反应性胃病与活动性回肠炎和胶原性结肠炎的相关性。

病理特征

反应性胃病具有一系列的组织学特征。在典型的病例中,组织学表现是一目了然的。但是,许多活检标本并不具有全部的组织学特征,使得难以分类。一些病理医生为了避免漏诊,采取的策略是多诊断、早诊断。然而这种诊断结果几乎没有临床意义。更好的方法是使用更高的诊断阈值使其具有较高的阳性预测值。

反应性胃病主要发生在胃窦,主要损伤表现是小凹增生。在正常胃窦黏膜中,腺体每个凹的厚度大致相等,反应性胃病则有明显的小凹增生,以及凹变长,通常形成一个"红酒开瓶器"样的外观(图6.1)。上皮细胞常表现出黏液丢失(图6.2)。小凹增生通常伴有平滑肌增生,在固有层内常有纤细而

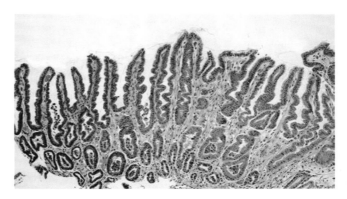

图6.1 反应性胃病,胃窦。增生是由胃小凹增生引起的。胃窦小凹具有"红酒开瓶器"样外观

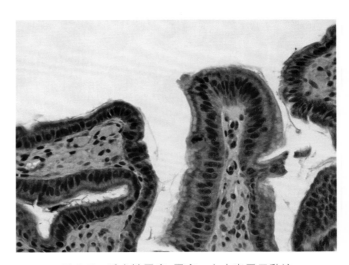

图6.2 反应性胃病,胃窦。上皮表层无黏液

垂直的平滑肌(图6.3)。固有层水肿和轻度血管充血也很见。重度反应性胃病中的胃体黏膜也可以显示反应性改变(图6.4)。肠上皮化生罕见,往往是局灶性的,相比之下,幽门螺杆菌性胃炎中可见到广泛的化生。

浅表糜烂常见,固有层的炎症少见。稀疏的固有层偶见嗜酸性粒细胞及淋巴细胞,极少数病例可见孤立的急性炎症病灶。反应性胃病也可以与慢性胃炎相叠加。此时背景黏膜可以显示活动性或非活动性的慢性胃炎。

鉴别诊断

还有其他疾病过程在本质上与反应性胃病相似。首先,在胃窦溃疡边缘的活检基本都存在反应性胃病的表现,同时参考

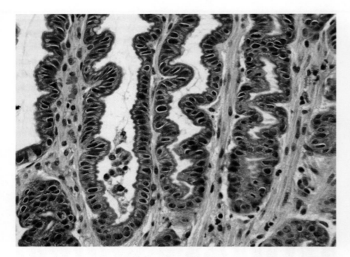

图 6.3 反应性胃病,胃窦。固有层存在稀薄的、垂直的平滑肌束

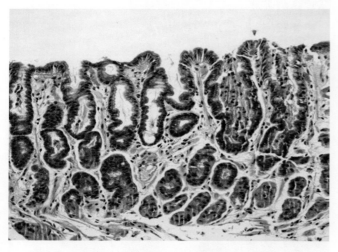

图 6.4 反应性胃病,胃体。胃体黏膜显示反应性胃病和胃窦严重反应性胃病(未显示)

内镜检查结果就能得出正确的诊断。其次,幽门活检可以有类似反应性胃病的增生性改变,然而往往黏液减少或缺失相对较少,很少或没有固有层水肿。

急性胃炎

急性胃炎(acute gastritis)并不是特指因某种病因引起的疾病,而是指具有急性临床表现的胃炎,如果潜在的病因被纠正,症状会迅速改善。这个术语应当与活动性胃炎相区分,后者表示存在中性粒细胞。引起急性胃炎的原因基本上归结为以下三类:缺血性损伤,通常来自衰竭类疾病;吞食各种化学品导致的腐蚀性损伤;以及细菌性感染(也被称为蜂窝织炎或化脓性胃炎)。急性胃炎有时也可由酒精或 NSAID 损伤引起。

急性胃炎的病因与内镜检查和/或临床表现之间存在相关性[6]。衰竭类疾病引起的缺血性损伤通常表现为无法控制的大出血,内镜下检查可显示胃内多发的出血/黏膜坏死灶,尤以

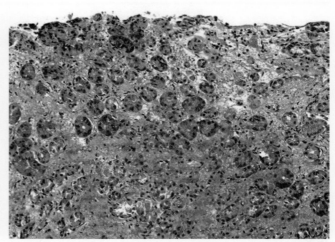

图 6.5 急性胃炎,胃体标本,固有层显示出血和水肿,不伴炎症

胃体为主。严重者可遍及全胃。相比之下,化学品导致的腐蚀性损伤往往以胃窦为主。酒精或 NSAID 类药物引起的损伤也主要累及胃窦。

组织学表现因病因及损伤严重程度而异,非蜂窝织炎主要引起广泛的固有层水肿和出血及糜烂(图 6.5),炎症通常散在分布。严重的病例还可以表现出较深的溃疡,易导致胃穿孔。急性胃炎治愈后的后遗症可表现为胃的纤维化和狭窄。

蜂窝织炎性胃炎是由胃的急性细菌感染引起,典型表现为急性腹痛、强烈胃痛、呕吐、发热及血白细胞计数升高。即使接受及时的抗生素治疗,这一疾病也常常是致命的。在病理组织学检查中,炎症主要表现为中性粒细胞聚集,尤以黏膜下层为重[7,8]。患者可能存在其他形式的慢性胃炎,因此黏膜也能显示出各种不同程度的慢性炎症及化生。也有罕见的病例表现为肿块性病变[9]。蜂窝织炎性胃炎的最常见细菌是链球菌,也可有其他病原菌,如葡萄球菌、肺炎球菌、肠杆菌、大肠埃希菌等[7]。

消化性溃疡

定义

消化性溃疡(peptic ulcer disease)指主要由 Hp 感染或 NSAID 使用导致的胃及十二指肠溃疡。

临床特征

消化性溃疡主要包括十二指肠溃疡和胃溃疡,很少累及食管和梅克尔憩室。Hp 感染和 NSAID/阿司匹林的使用是目前为止最常见的引起消化性溃疡的病因。这两种疾病显示出患消化性溃疡的独立性及相关性。举例来说,那些既存在 Hp 感染,也长期使用 NSAID 的患者的消化性溃疡患病风险增加 61 倍[10]。在过去几十年的工业化社会中,消化性溃疡发病率呈现了显著下降,与此同时 Hp 感染率也显著下降[11]。最近的研究显示大约 20% 的消化性溃疡与 Hp 感染或 NSAID/阿司匹林

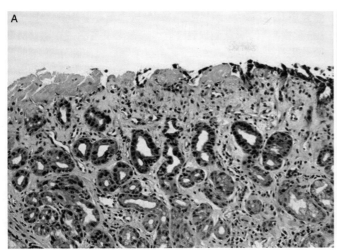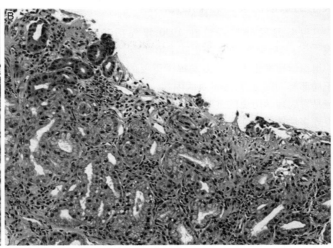

图 6.6　消化性溃疡，胃窦活检。十二指肠（A）和胃窦（B）显示黏膜糜烂

的使用无关[12]。这些病例中的一部分与高压力状态有关，比如重大自然灾害导致的[11]。

病理特征

消化性溃疡显示了典型的溃疡改变（图 6.6A，B），没有特异的组织学表现。背景黏膜常常显示反应性胃病的损伤。与十二指肠溃疡相比，胃溃疡可能更需要活检，因为胃溃疡通常与恶性肿瘤相关性更高。简单的良性十二指肠溃疡常常不需要活检，除非有非典型的内镜下改变或久治不愈[13-15]。恶性胃溃疡病例的炎症渗出物更加可能具有非 Hp、丝状细菌和/或真菌的集落[16]。在许多情况下，内镜医生对溃疡的边缘活检多于在溃疡处活检，因为这对于排除恶性肿瘤有更高的临床价值。

幽门螺杆菌性胃炎

定义

幽门螺杆菌性胃炎（Helicobacter pylori gastritis）是指由幽门螺杆菌（Hp）引起胃部原发性感染导致的最常见的一种胃炎。

临床特征

Hp 感染主要发生在儿童期到青春期[17]。粪-口途径和母婴垂直传播似乎是主要的感染路径[18,19]。无论是在急性还是慢性病程中，感染都可以是无症状的。然而，如果 Hp 导致消化性溃疡，那么患者可有诸如消化不良等多种临床症状。

Hp 胃炎组织学上被定义为通过 H&E 染色或特殊染色能找到幽门螺杆菌存在。组织学或培养后菌体的存在对于 Hp 感染的诊断具有 100% 的特异性。然而，一些儿科学指南并不认为组织学上证实的 Hp 胃炎是诊断的充分条件，而需要如聚合酶链反应（polymerase chain reaction，PCR）或荧光原位杂交（fluorescence in situ hybridization，FISH）来证实[20]。

某些情况下，组织学阴性但其他检测方式诸如粪便抗原检测或尿素呼气试验可以是阳性。最常见的情况是患者正在接受或者刚结束质子泵抑制剂治疗或个人最近使用了抗生素来治疗其他部位的感染病灶。在临床治疗中，组织学 Hp 阴性而粪便抗原检测或尿素呼气试验却阳性通常被认为是活动性 Hp 胃炎的阳性证据。

虽然可通过血清学检测 Hp 感染，但是即使检测结果是阳性的，其临床价值仍然有限。IgG 和/或 IgA 在 Hp 感染后即可检测到，并且在病原清除（偶然或者治疗所致）后的数年里仍然持续存在，但这不代表活动性的感染。阴性的血清学结果提示活动性感染可能性很小[21]。需要注意的是，先前存在 Hp 胃炎的患者在清除感染之后可能有及时的血清学转换，Hp 血清学检测不再呈阳性。在一项研究中，血清学转换的发生率大约为 8%[22]。

Hp 检测的尿素呼气试验是基于 Hp 可分解[13]C 或[14]C 标记的尿素。Hp 含有可以分解尿素的尿素酶，产生的 CO_2 经呼气排出，通过测定其呼出气体中标记碳同位素的 CO_2 含量即可判断有无 Hp 感染。研究证实具有很高的敏感性和特异性（>95%）[23]，尽管已知使用质子泵抑制剂可以降低试验的敏感性[25]（质子泵抑制剂类药物在约 15% 的成人中使用[24]，并且在去消化科就诊的患者中更是普遍）。粪便抗原检测是另一种非侵入性的体外检测，该项检测使用 ELISA 法来检测细菌抗原，且结果不受质子泵抑制剂的影响。具有临床价值但是应用性略低，由于患者留取粪便不够方便，且对此项检测不感兴趣。

在侵入性的检测方面，内镜医生可以使用黏膜活检来进行快速尿素酶检测，尿素酶分解尿素的降解产物可通过显色底物检测出来。组织亦可用 PCR 来检测，其具有较高的敏感性和较低的特异性，从而带来产生假阳性结果的风险。如果患者有使用抗生素、质子泵抑制剂或水杨酸铋剂，都会降低检测的敏感性（血清学及粪便检测除外）。因此，如果患者能在检测前停用这些药物数周，则最有利于准确检出。然而在实际应用中，这一要求不太可能常规执行。

活检标本也可以进行培养，但其并不是很容易获取，但在考虑存在抗生素耐药的 Hp 感染时是有用的。流行病学研究显示抗生素耐药的病原微生物似乎在逐渐增加[26]。

关于组织损伤模式的标准化术语

胃炎悉尼分类系统在 1990 年先后于 6 篇论文中发表[27-32],其后又在 1994 年更新了第二版[33]。在描述胃部损伤的组织学标准化术语方面发挥了重要的作用。胃炎的分类基于局部解剖部位、形态学及病因学。这些论文中的有些术语曾经是胃病理学历史的重要组成部分,如环境性化生性萎缩性胃炎或多灶性萎缩性胃炎或 B 型胃炎在临床上均已不再使用(表6.1),现在胃炎以病因学来分类(如 *Hp* 胃炎、自身免疫性胃炎等),并注明是否有化生。

病理特征

炎症 *Hp* 胃炎在大部分未治疗病例中是以累及胃窦为主的疾病,有活动性的慢性胃炎累及到胃窦,胃窦胃体转换区和胃体区,呈递减趋势。这一模式常常被简述为"胃窦具有比胃体更高一级的炎症"。然而,当患者服用质子泵抑制剂(现今有很大部分比例的患者会服用此药)时,这将改变炎症和病原体的模式可以使胃体黏膜受损更加严重[33]。

在未经治疗的 *Hp* 胃炎的组织学中显示固有层的淋巴浆细胞炎症,常常伴随至少中等程度的中性粒细胞浸润(图6.7)。慢性炎症可以表现为轻微到显著的炎症,固有层浅表部分的炎症更为显著(图6.8),淋巴细胞聚集也很常见(图6.9)。活动性炎症强度各不相同,但不像慢性炎症那样显著。在成功治疗数天后活动性炎症将会消失[33],然而慢性炎症会持续存在,在其后的数年之间慢慢减退至基线水平(图6.10)。

儿童 在大部分的病例中,儿童和成人的组织学表现相似。由于感染时间较短,萎缩和化生在儿童中相对少见。一些研究也报告了儿童活动性炎症的发病率和严重程度要低于成人,但儿童病例有更显著的慢性炎症[34]。慢性炎症可以伴随着更显著的淋巴细胞聚集,导致内镜下独特的结节状外观[35,36]。显著的淋巴细胞聚集有时在组织学上称之为滤泡性胃炎[37]。

表 6.1 常见胃炎的分类

疾病	局部解剖部位	旧命名
反应性胃病	胃窦>>胃体	C 型胃炎
幽门螺杆菌性胃炎	胃窦>或=胃体	B 型胃炎 环境性化生性萎缩性胃炎(萎缩明显的) 多灶性萎缩性胃炎(萎缩程度较轻的)
幽门螺杆菌阴性慢性胃炎	胃窦>胃体	无
自身免疫性胃炎	胃体	A 型胃炎 自身免疫性化生性萎缩性胃炎
自身免疫性全胃炎	胃窦和胃体	无

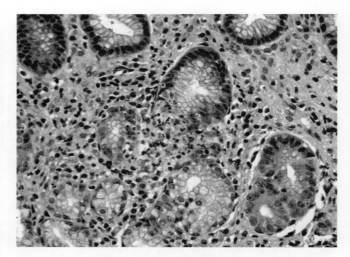

图 6.7 幽门螺杆菌性胃炎。胃窦活检显示轻度活动性慢性胃炎。活动性炎症定义为上皮内中性粒细胞浸润

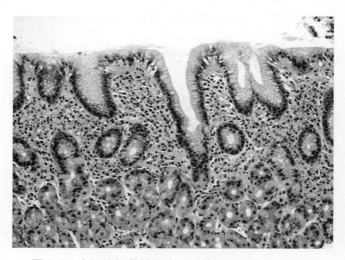

图 6.8 幽门螺杆菌性胃炎。活检表明胃体的慢性炎症在固有层的上半部分更明显

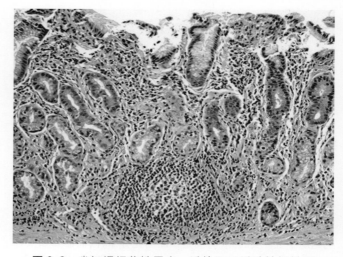

图 6.9 幽门螺杆菌性胃炎。活检显示活动性慢性胃炎且有淋巴细胞聚集

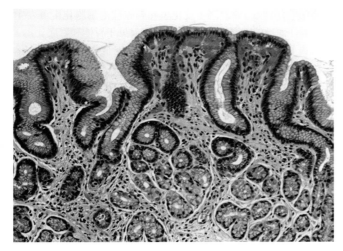

图 6.10　经过治疗的幽门螺杆菌性胃炎。治疗成功一年半后胃体活检显示轻度慢性炎症

病原微生物　Hp 形状为细长、直杆或弯曲的杆状物（图 6.11 和图 6.12），数量由少到多，经过治疗后可以变圆、数量减少（图 6.13）。病原体主要是定位在黏液中，位于黏膜表面，也可以位于较深的胃小凹。很少见的情况下，有研究报告称 Hp 在巨噬细胞中被发现，这些更多的是个人的倾向性观点。免疫组织化学染色常常显示在巨噬细胞胞质中非特异的、不均一的颗粒染色，这不应当被认为是 Hp 感染（图 6.14）。在肠上皮化生的区域很少发现 Hp，因此活检显示黏膜广泛的化生也不足以排除 Hp 感染。而且，在溃疡附近的上皮中 Hp 常缺乏，因此，局限在溃疡边缘活检的内镜标本可能会漏诊。

当今，临床治疗的决策是基于 Hp 存在或缺乏的证据，而不是根据其密度，但是一些病理医生作为个人/基于实践的偏好，更愿意在病理报告中描述其感染的程度，就像在悉尼分类中所建议的那样。有研究表明，视觉模拟量表可用于提供半定量数据[33]。

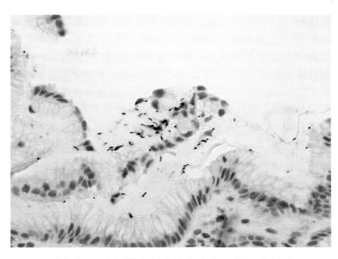

图 6.12　幽门螺杆菌的免疫染色。免疫着色强

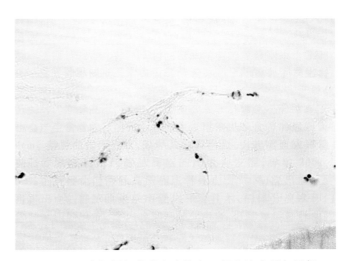

图 6.13　幽门螺杆菌的免疫染色。部分治疗后仅局部可见稀疏的呈圆形的病原体

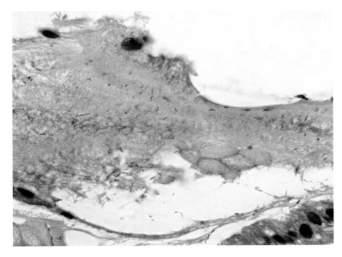

图 6.11　幽门螺杆菌，H&E。细棒状形态

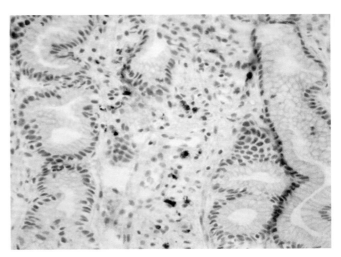

图 6.14　幽门螺杆菌，免疫染色有非特异性，偶尔巨噬细胞会出现颗粒染色，但不应认为幽门螺杆菌阳性

Hp 的特殊染色　组织化学和免疫染色(图 6.12 和图 6.13)有助于识别病原体。在最新的悉尼分类系统和其他专家共识中,或含蓄地或明确地肯定了 *Hp* 特殊染色在一些少见的 *Hp* 阳性但缺乏典型活动性慢性胃炎特征的病例中的意义,包括轻微炎症的病例,类似于反应性胃病模式的病例,以及缺乏活动性炎的轻度慢性胃炎。例如,一项研究表明,11% 的 *Hp* 阳性胃黏膜活组织检查不具有典型的活动性慢性炎症[39]。特殊染色有助于协助诊断这些特殊病例,但即使在 *Hp* 阳性率较高的情况下,是否选择特殊染色也是有一定顾虑的(主要是出于成本考虑)(表 6.2)[21]。

化生　胃的化生(metaplasia)可以是肠上皮化生(图 6.15)、胰腺腺泡细胞化生(图 6.16)和幽门腺化生(也称为假幽门腺化生)(图 6.17)。肠上皮化生和胰腺腺泡细胞化生可发生在胃的任何部位,而幽门腺化生在一般仅见于胃体和胃底。

肠上皮化生又可分为不完全化生和完全化生。不完全化生偶有散在杯状细胞分布,胃型细胞缺乏明确的刷状缘,含中性黏蛋白(pH2.5 时 PAS/AB 染色呈粉红色)或含酸性唾液黏蛋白和硫黏蛋白(pH2.5 时 PAS/AB 染色呈紫色)。相反,完全肠上皮化生有更多的杯状细胞分布在非分泌性吸收型细胞中,这类细胞有完好的刷状缘(pH2.5 时 PAS/AB 染色呈阴性)[33]。有研究表明不完全肠上皮化生异型增生和癌变的风险增加[40,41],但到目前为止,这种联系的证据还不够充分。

表 6.2　识别幽门螺杆菌的特殊染色

活检结果	建立于组织学之上的对幽门螺杆菌怀疑程度	幽门螺杆菌的染色
H&E 上明确看到细菌	活检证实	不需要(尽管有些儿科指南推荐通过 PCR 或 FISH 确诊)
H&E 上未观察到细菌的活动性慢性胃炎	高	需要
H&E 上未观察到细菌的非活动性慢性胃炎	中等	中度或重度炎症,需要;轻度炎症,根据情况而定;有几种情况一般需要检查幽门螺杆菌:评估治疗后反应;黏膜相关淋巴组织(MALT)淋巴瘤;胃溃疡史或十二指肠溃疡史;高风险人口统计学(例如,已知家庭成员有感染)
胃窦或胃底黏膜轻微慢性炎症伴或不伴局灶性轻微的活动性炎	低	一般不会做。考虑要染色的情况如下:如果已知患者有血清学阳性或有其他危险因素(如家庭成员感染)
胃窦增生性息肉	低	不需要,除非在黏膜另有发现慢性胃炎或活动性胃炎
胃底腺息肉	最小	不需要,除非在黏膜另有发现慢性胃炎或活动性胃炎
反应性胃病	最小	不需要,除非另有发现慢性胃炎
正常胃窦或胃底黏膜	完全不怀疑	不需要

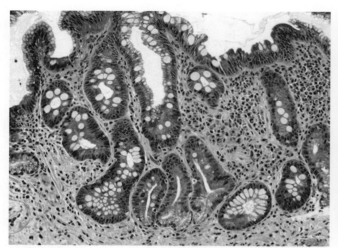

图 6.15　肠上皮化生。常见的胃腺上皮被化生的肠上皮细胞所取代,杯状细胞散布在吸收细胞间

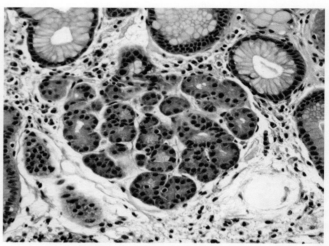

图 6.16　胰腺腺泡细胞化生。这种类型的化生多见于胃体,相较幽门螺杆菌性胃炎,多见于自身免疫性胃炎

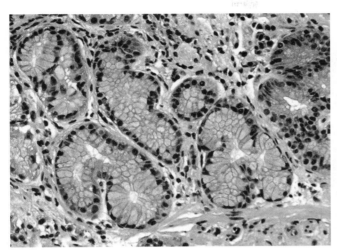

图 6.17　假幽门腺化生。化生腺类似幽门腺。相较幽门螺杆菌性胃炎,这种类型的化生在自身免疫性胃炎中更为常见

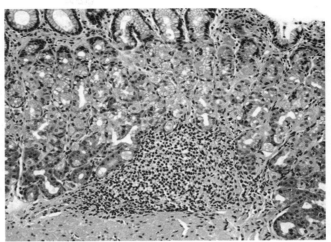

图 6.18　伴有淋巴组织增生的轻度慢性胃炎。这种模式有时被归类为螺杆菌性胃炎的前驱模式,特异性尚不清楚

从临床角度来讲,肠上皮化生有一定的提示意义。常见的做法是提供活检标本中化生的比例(例如,局灶性化生、弥漫性化生,等等)。如果活检样本中的黏膜完全或者几乎完全是化生的,这不能作为排除 Hp 感染的依据。目前已经有很好的视觉模拟工具,能够半定量地评估化生的程度[33]。这些工具已经在研究工作中发挥着重要的作用,但目前尚未应用于临床。当尝试通过活检结果推断整个胃的情况时,抽样误差是一个需要考虑的因素,而这项工作已经不是病理医生要完成的内容,而是内镜医生观察整个胃的情况,并知道活检结果是针对具体病灶还是随机抽样代表整个胃。

肠上皮化生是一种癌前病变,所以有化生的活检应该认真检查是否存在异型增生。内镜检查肠上皮化生常有息肉样改变,尤其是当背景黏膜显示明显萎缩时,这样的活检可被当作"息肉活组织检查"。

萎缩　胃黏膜因腺体减少而变薄,当黏膜萎缩严重时,很容易识别。但发病早期很难观察,即使借助视觉模拟工具也不是件易事。萎缩并不能用于现代胃病的分类,现代分类方法是基于病因学的,而萎缩只是长期疾病的结果。如果有疾病时间足够长、程度足够严重,几乎所有可以造成慢性损伤的病因都会导致黏膜萎缩。在临床工作上,萎缩几乎总是伴随着化生,有些病理医生同时使用这些术语。

幽门螺杆菌感染　最新悉尼分类系统[33]和随后的专家共识[42]都建议,既往 Hp 感染性胃炎可能通过以下识别:低度非活动性慢性胃炎,有时会伴有淋巴组织增生(图 6.18)。这个建议是基于一些在成功治疗 Hp 性胃炎后继续追踪炎症的自然发展特点的研究。然而所有或大多数情况下轻度慢性胃炎伴淋巴聚集是否能表示既往 Hp 感染尚未经证实。

胃癌和淋巴瘤的风险　Hp 感染性胃炎与 MALT 淋巴瘤密切相关。MALT 淋巴瘤很少见,在美国每年的发病率约为 3.8/1 000 000[43]。但是血清学研究显示,80% ~ 95% 的 MALT 患者有 Hp 的暴露史[44,45]。在根除 Hp 后,80% 以上的 Ⅰ / Ⅱ 期患者可达到完全缓解[46]。胃弥漫大 B 细胞淋巴瘤可以原发或与 Hp 感染有关[44]。局限性胃弥漫大 B 细胞淋巴瘤患者也可以实现

通过根除 Hp 而获得缓解[47]。

Hp 感染也会增加患胃腺癌的风险,一般是经过萎缩、化生、异型增生的顺序[48]。不过,胃腺癌在西方世界少见,尽管 Hp 感染比例并不低,慢性 Hp 感染发生胃癌的总风险只是轻微提升了 2~3 倍[49]。

治疗

至少有七个针对 Hp 感染的治疗方案获得 FDA 批准,大多要经过 10 ~ 14 天的治疗[50]。几个常见的例子如下:质子泵抑制剂(proton pump inhibitor,PPI)、阿莫西林或甲硝唑、克拉霉素(克拉霉素三联疗法);质子泵抑制剂、水杨酸亚铋、硝基咪唑和四环素(铋四联疗法)。据报道,不同的治疗方法的治愈率约为 90%。

海尔曼螺杆菌性胃炎

海尔曼螺杆菌性胃炎(*Helicobacter heilmannii* gastritis)是由多种不同但有密切关系的细菌所引发的,表现出相似的组织学和组织化学染色。有大约 30 种不同的种系,如 *H.felix* 或者 *H. suis*[51],经过免疫组织化学鉴定,都被称为海尔曼螺杆菌。在人体组织中,*H. suis* 是最常见的[51]。患病率较 Hp 低很多,发病率通常约 0.1%[52-54]。在极少数情况下,海尔曼螺杆菌和 Hp 可以并存[53]。

海尔曼螺杆菌性胃炎与 Hp 性胃炎的黏膜变化很像,主要是以胃窦为主的活动性慢性胃炎。然而,慢性炎症活动程度较轻[54,55]。淋巴组织增生常见[53],部分甚至发展成 MALT 淋巴瘤[55]。

这些细菌的长度大约是 Hp 的两倍,有时可以在高倍镜下辨认明显的螺旋(图 6.19)。与 Hp 相比,这些病原微生物的数量较少或局灶分布。这两种细菌都很容易在组织化学染色上显现出来。很多但不是所有的抗 Hp 的抗体与海尔曼螺杆菌发生交叉反应。

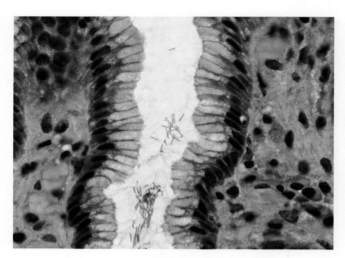

图 6.19　海尔曼螺杆菌性胃炎。海尔曼螺杆菌比幽门螺杆菌要长,且有特殊的螺旋特征

幽门螺杆菌阴性慢性胃炎

慢性胃炎的标准尚未明确制定。最新的悉尼分类系统建议高倍视野下(40 倍目镜)的正常胃黏膜中的单个核细胞最多为 2~5 个淋巴细胞、浆细胞或巨噬细胞[33]。另外一种替代方法是,正常活检黏膜浅表固有层可以见到不多于 2~3 个淋巴细胞或浆细胞[33]。这些阈值似乎很低,而且没有得到很好的验证。尽管缺乏既定的标准,*Hp* 阴性慢性胃炎病例在临床上并不少见。一项对 1 240 名患者的研究发现,10% 的胃窦活检显示 *Hp* 阴性慢性胃炎[56]。有些病例也显示活动性炎症(中性粒细胞),这表明以前认为的除克罗恩病以外的活动性慢性炎几乎总是因为 *Hp* 感染的说法不再符合现在的经验和证据。

有一些 *Hp* 阴性胃炎的病例实际上受取样部位影响,或者在治疗既往或现有的其他部位感染时无意间接受了抗生素治疗,或者因为使用质子泵抑制剂而掩盖了 *Hp* 感染。然而仍然有一大部分病例以现有的知识难以解释。

自身免疫性胃炎

定义

对自身免疫性胃炎(autoimmune gastritis)的旧术语是基于局部解剖部位、病因学和形态学而设立的,包括 A 型胃炎与自身免疫性化生性萎缩性胃炎(autoimmune metaplastic atrophic gastritis,AMAG)。这些旧术语有历史性的重要性,但目前的方法是根据病因对疾病进行分类,因而使用自身免疫性胃炎。

临床特征

自身免疫性胃炎最常见于中年人,年龄中位数在 55 岁[57]。约 70% 的病例是女性[57]。流行病学目前还没有很好的数据,但在一项欧洲开展的多中心外科病理标本研究中自身免疫性胃炎占 2%[4]。来自德国的研究表明,患者年龄为 50~

74 岁,血清学结果显示患病率为 19%[58]。恶性贫血(晚期自身免疫性胃炎的结果)发病率较低,在 60 岁以上老年人中估计约为 2%[59]。关于自身免疫性胃炎是否与北欧血统有关是有争议的。尽管大多数病例发生于成人,儿童病例也有报道[60]。

自身免疫性胃炎可以是无症状的,或主诉常具有非特异性,如消化不良[57]。常见的表现包括疲劳和贫血。自身免疫性胃炎与恶性贫血有关(由于缺乏维生素 B_{12} 导致的巨幼细胞贫血),但因为食物中添加了维生素,包括维生素 B_{12},现已不太常见。尽管如此,一项研究发现 54% 的自身免疫性胃炎患者伴有恶性贫血[57]。这项研究还发现 35% 的病例患有缺铁性贫血[57]。疾病晚期及严重维生素 B_{12} 缺乏的患者还可以出现多种神经系统的临床症状和体征。

患者可以产生针对内因子或壁细胞的血清自身抗体。对自身免疫性胃炎来说,抗壁细胞抗体的敏感度为 80%,特异性约为 70%。内因子抗体具有高度特异性(>95%),但不太敏感(40%)。其他伴有自身免疫性胃炎的自身免疫病包括自身免疫性甲状腺疾病[61]和 1 型糖尿病[62]。

自身免疫性胃炎对壁细胞的破坏导致胃内低氯状态。这会触发胃窦 G 细胞产生高水平的胃泌素,又导致胃体中的内分泌细胞增生,称为肠嗜铬样(ECL)细胞。这些 ECL 细胞可以增生并最终形成神经内分泌肿瘤。由于这些变化,自身免疫性胃炎患者的典型症状是胃泌素和嗜铬粒蛋白 A 的血清学水平均升高[63]。

病理特征

自身免疫性胃炎主要累及胃体,伴随着泌酸性腺体的炎症性损伤,常导致黏膜萎缩、化生和 ECL 细胞增生(图 6.20 和图 6.21)。炎症表现主要是淋巴细胞浸润,但有时也可观察到较多的浆细胞。

中性粒细胞通常很少见。在病变早期,萎缩和化生常是局灶性的,胃体腺体可能会有淋巴细胞增生为主的慢性炎症表现(图 6.22)[64]。化生通常是幽门腺或肠上皮化生,但胰腺腺泡细胞化生也很常见。胰腺腺泡细胞化生约占 50%,相较于 *Hp* 胃炎更为常见[65]。胃窦活检(图 6.23)常表现为轻度非特异性慢性炎症或轻度反应性胃病类型改变,或两者兼有。

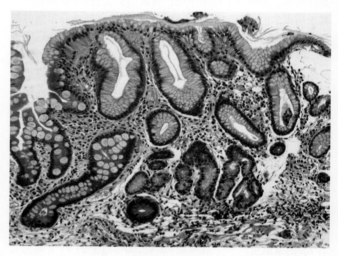

图 6.20　自身免疫性胃炎。胃体活检显示慢性炎症伴正常的泌酸性腺体消失及肠上皮化生、幽门腺化生

自身免疫性胃炎的诊断线索包括发生于胃体的慢性胃炎，常伴有灶状萎缩和化生。临床常不注明活检部位或将胃窦和胃体的活检标本同放于一个容器中，活检组织缺乏 G 细胞证明为胃体活检标本。胃窦胃泌素免疫组织化学染色阳性，胃窦胃底过渡区斑片状染色，胃体呈阴性。值得注意的是，胃泌素阳性细胞可以出现在肠上皮化生中，因此萎缩的胃体黏膜伴肠上皮化生可能会被误认为是胃窦黏膜。此外，基本上所有的自身免疫性胃炎，即使是早期，也显示轻度 ECL 细胞增生。ECL 细胞增生定义为至少存在 5 个相邻的嗜铬粒蛋白或突触素免疫染色阳性细胞，可为线形增生（图 6.24）或结节性增生（图 6.25）。组织学可以观察到结节性 ECL 细胞增生，但最好用免疫组织化学方法证实。ECL 细胞增生可随时间推移而发展为神经内分泌增殖性病变（图 6.26）（表 6.3）。神经内分泌肿瘤通常分化良好，WHO 1 级[66]。

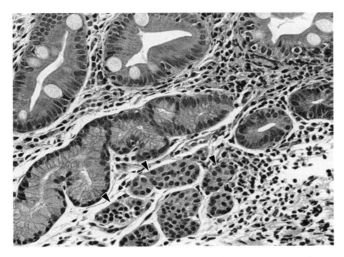

图 6.21　自身免疫性胃炎，ECL 细胞增生。ECL 细胞结节状增生（箭头）

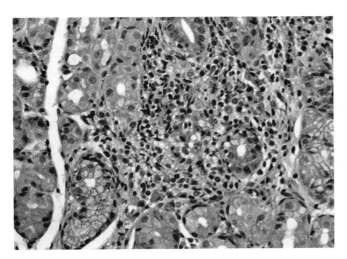

图 6.22　自身免疫性胃炎，早期。胃体活检显示淋巴细胞增生和损伤的泌酸性腺体

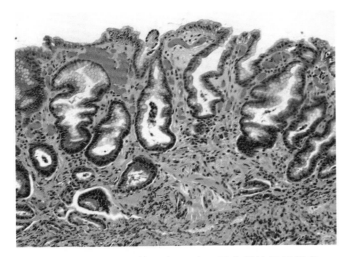

图 6.23　自体免疫性胃炎，胃窦。胃窦活检显示轻度非特异性炎症，无萎缩或化生。有腺体轻微的螺旋状改变，提示反应性胃病

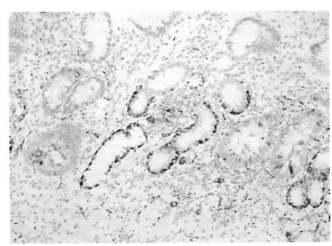

图 6.24　肠嗜铬样细胞增生，嗜铬粒蛋白 A 免疫染色。胃小凹由肠嗜铬样细胞排列，至少有 5 个细胞长度组成连续链

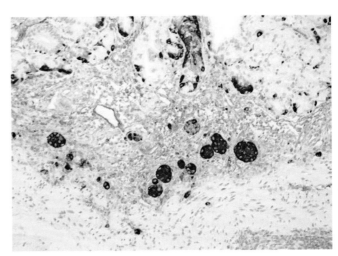

图 6.25　自身免疫性胃炎，结节性肠嗜铬样细胞增生，嗜铬粒蛋白 A 免疫染色。可见肠嗜铬样胞的特征性结节

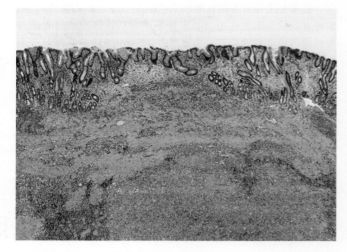

图 6.26　自身免疫性胃炎，神经内分泌肿瘤。黏膜下层可见巨大肿瘤

表 6.3　自身免疫性胃炎中的 ECL 细胞增殖分类

发现	定义	备注
正常	散在阳性细胞	
ECL 细胞增生	线性增生 = 至少 5 个相邻的免疫染色阳性 ECL 细胞增生 结节状增生 = 结节中至少 5 个免疫染色阳性 ECL 细胞	线形增生通常多于结节增生
神经内分泌异型增生	ECL 细胞结节为 150 ~ 500μm	500μm = 0.5mm
微小类癌	ECL 细胞结节介于 > 0.5mm 和 < 0.5cm	
神经内分泌肿瘤	ECL 细胞结节 > 0.5cm	分级应该使用 WHO 标准

　　自身免疫性胃炎与假性息肉和上皮性息肉有关。假性息肉出现在胃体黏膜，岛状黏膜呈息肉状分布，与黏膜萎缩并存[67]。胃窦黏膜也可以表现为增生性息肉[68]。在自身免疫性胃炎中最常见的上皮性息肉是幽门腺腺瘤。而幽门腺腺瘤只占所有胃息肉的 3%，36% 发生在自身免疫性胃炎[69]。自身免疫性胃炎的病例中也可以观察到管状腺瘤[70]。

自身免疫性全胃炎

定义

　　这是一种罕见的慢性胃炎，常累及胃窦和胃体，目前多认为是一种自身免疫相关的疾病。

临床特征

　　自身免疫性全胃炎（autoimmune pangastritis）可影响儿童和成人。基本上所有患者其他器官都有并发的自身免疫病。在儿童和青少年中，最常见的是自身免疫性小肠结肠炎，其中一部分患有免疫失调、多内分泌疾病、肠病和 X 连锁综合征（IPEX）[71]。一项研究也报道了两例 X 染色体相关淋巴增生性疾病患儿具有类似的胃炎症状[72]。在成人中，报道过系统性狼疮（systemic lupus）、自身免疫性溶血性贫血（autoimmune hemolytic anemia）、难治性口疮（refractory sprue）和致残性纤维肌痛（disabling fibromyalgia）[71]。血清学研究表明抗核抗体和其他自身免疫标志物通常呈阳性。抗壁细胞抗体和抗内因子抗体相关的数据仅有一例报道，但均为阴性[71]。

病理特征

　　自身免疫性全胃炎表现为明显的慢性胃炎，导致胃窦和胃体进行性萎缩和化生（图 6.27 ~ 图 6.29）[71]。炎症反应多以淋巴浆细胞为主伴有灶性区域活动性炎。炎症同样存在于胃窦和胃体，常在固有层均匀分布。黏膜萎缩和化生通常明显的弥漫分布。与典型的自身免疫性胃炎相比，ECL 细胞增生不明显是因为胃窦的胃泌素 G 细胞也被破坏（图 6.30）。有时会伴有低级别异型增生[71]。自身免疫性全胃炎不同于典型的自身免疫性胃炎，主要在于胃窦部受累及缺乏 ECL 细胞增生。

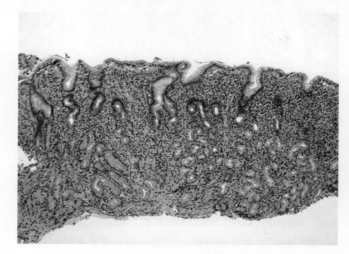

图 6.27　自身免疫性全胃炎。胃窦黏膜有明显的慢性炎症

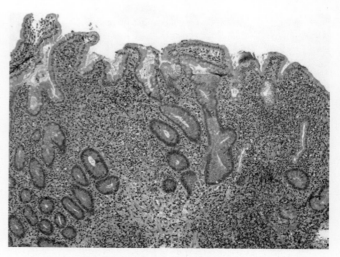

图 6.28　自身免疫性全胃炎。胃体显示出明显的慢性炎症

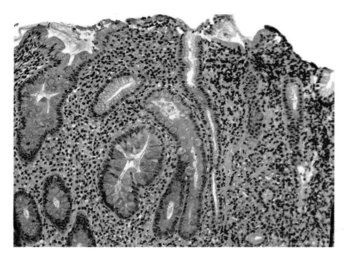

图 6.29　自身免疫性全胃炎。胃体显示出广泛的肠上皮化生伴泌酸性腺体缺失

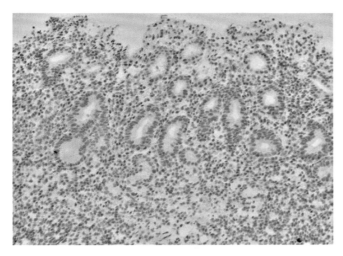

图 6.30　自身免疫性全胃炎，嗜铬粒蛋白免疫染色。胃体活检中有广泛的萎缩和化生，但没有 ECL 细胞增生

（鲍炜 译　王林 审）

参考文献

1. Maguilnik I, Neumann WL, Sonnenberg A, Genta RM. Reactive gastropathy is associated with inflammatory conditions throughout the gastrointestinal tract. Aliment Pharmacol Ther. 2012;36(8):736–43. https://doi.org/10.1111/apt.12031.
2. Frezza M, Gorji N, Melato M. The histopathology of non-steroidal anti-inflammatory drug induced gastroduodenal damage: correlation with Helicobacter pylori, ulcers, and haemorrhagic events. J Clin Pathol. 2001;54(7):521–5.
3. Haber MM, Lopez I. Gastric histologic findings in patients with nonsteroidal anti-inflammatory drug-associated gastric ulcer. Mod Pathol. 1999;12(6):592–8.
4. Wolf EM, Plieschnegger W, Geppert M, Wigginghaus B, Hoss GM, Eherer A, et al. Changing prevalence patterns in endoscopic and histological diagnosis of gastritis? Data from a cross-sectional Central European multicentre study. Dig Liver Dis. 2014;46(5):412–8. https://doi.org/10.1016/j.dld.2013.12.017.
5. Nakos A, Kouklakis G, Pitiakoudis M, Zezos P, Efraimidou E, Giatromanolaki A, et al. The histological and immunohistochemical aspects of bile reflux in patients with gastroesophageal reflux disease. Gastroenterol Res Pract. 2011;2011:905872. https://doi.org/10.1155/2011/905872.
6. Srivastava A, Lauwers GY. Pathology of non-infective gastritis. Histopathology. 2007;50(1):15–29. https://doi.org/10.1111/j.1365-2559.2006.02553.x.
7. Yu QQ, Tariq A, Unger SW, Cabello-Inchausti B, Robinson MJ. Phlegmonous gastritis associated with Kaposi sarcoma: a case report and review of the literature. Arch Pathol Lab Med. 2004;128(7):801–3. https://doi.org/10.1043/1543-2165(2004)128<801:PGAWKS>2.0.CO;2.
8. O'Toole PA, Morris JA. Acute phlegmonous gastritis. Postgrad Med J. 1988;64(750):315–6.
9. Munroe CA, Chen A. Suppurative (phlegmonous) gastritis presenting as a gastric mass. Dig Dis Sci. 2010;55(1):11–3. https://doi.org/10.1007/s10620-009-0961-7.
10. Huang JQ, Sridhar S, Hunt RH. Role of Helicobacter pylori infection and non-steroidal anti-inflammatory drugs in peptic-ulcer disease: a meta-analysis. Lancet. 2002;359(9300):14–22. https://doi.org/10.1016/S0140-6736(02)07273-2.
11. Lanas A, Chan FKL. Peptic ulcer disease. Lancet. 2017;390(10094):613–24. https://doi.org/10.1016/S0140-6736(16)32404-7.
12. Charpignon C, Lesgourgues B, Pariente A, Nahon S, Pelaquier A, Gatineau-Sailliant G, et al. Peptic ulcer disease: one in five is related to neither Helicobacter pylori nor aspirin/NSAID intake. Aliment Pharmacol Ther. 2013;38(8):946–54. https://doi.org/10.1111/apt.12465.
13. Committee ASoP, Banerjee S, Cash BD, Dominitz JA, Baron TH, Anderson MA, et al. The role of endoscopy in the management of patients with peptic ulcer disease. Gastrointest Endosc. 2010;71(4):663–8. https://doi.org/10.1016/j.gie.2009.11.026.
14. Peixoto A, Silva M, Pereira P, Macedo G. Biopsies in gastrointestinal endoscopy: when and how. GE Port J Gastroenterol. 2016;23(1):19–27. https://doi.org/10.1016/j.jpge.2015.07.004.
15. Forbat LN, Walker MM, Gribble RJ, Baron JH. Lack of clinical value of biopsy of duodenal ulcer at endoscopy. Gastrointest Endosc. 1987;33(3):269–70.
16. Hissong E, Jessurun J, Yantiss RK. Findings in exudates can help distinguish benign gastric ulcers from ulcerated adenocarcinomas. Histopathology. 2018;73(2):215–9. https://doi.org/10.1111/his.13510.
17. Kalach N, Bontems P, Raymond J. Helicobacter pylori infection in children. Helicobacter. 2017;22(Suppl 1) https://doi.org/10.1111/hel.12414.
18. Mamishi S, Eshaghi H, Mahmoudi S, Bahador A, Hosseinpour Sadeghi R, Najafi M, et al. Intrafamilial transmission of Helicobacter pylori: genotyping of faecal samples. Br J Biomed Sci. 2016;73(1):38–43. https://doi.org/10.1080/09674845.2016.1150666.
19. Konno M, Yokota S, Suga T, Takahashi M, Sato K, Fujii N. Predominance of mother-to-child transmission of Helicobacter pylori infection detected by random amplified polymorphic DNA fingerprinting analysis in Japanese families. Pediatr Infect Dis J. 2008;27(11):999–1003. https://doi.org/10.1097/INF.0b013e31817d756e.
20. Jones NL, Koletzko S, Goodman K, Bontems P, Cadranel S, Casswall T, et al. Joint ESPGHAN/NASPGHAN guidelines for the management of Helicobacter pylori in children and adolescents (update 2016). J Pediatr Gastroenterol Nutr. 2017;64(6):991–1003. https://doi.org/10.1097/MPG.0000000000001594.
21. Batts KP, Ketover S, Kakar S, Krasinskas AM, Mitchell KA, Wilcox R, et al. Appropriate use of special stains for identifying Helicobacter pylori: recommendations from the Rodger C. Haggitt Gastrointestinal Pathology Society. Am J Surg Pathol. 2013;37(11):e12–22. https://doi.org/10.1097/PAS.0000000000000097.

22. Rosenstock S, Jorgensen T, Andersen L, Bonnevie O. Seroconversion and seroreversion in IgG antibodies to Helicobacter pylori: a serology based prospective cohort study. J Epidemiol Community Health. 2000;54(6):444–50.

23. Wang YK, Kuo FC, Liu CJ, Wu MC, Shih HY, Wang SS, et al. Diagnosis of Helicobacter pylori infection: current options and developments. World J Gastroenterol. 2015;21(40):11221–35. https://doi.org/10.3748/wjg.v21.i40.11221.

24. Targownik LE, Metge C, Roos L, Leung S. The prevalence of and the clinical and demographic characteristics associated with high-intensity proton pump inhibitor use. Am J Gastroenterol. 2007;102(5):942–50. https://doi.org/10.1111/j.1572-0241.2007.01106.x.

25. McColl KE. Clinical practice. Helicobacter pylori infection. N Engl J Med. 2010;362(17):1597–604. https://doi.org/10.1056/NEJMcp1001110.

26. Vilaichone RK, Quach DT, Yamaoka Y, Sugano K, Mahachai V. Prevalence and pattern of antibiotic resistant strains of Helicobacter pylori infection in ASEAN. Asian Pac J Cancer Prev. 2018;19(5):1411–3. https://doi.org/10.22034/APJCP.2018.19.5.1411.

27. Misiewicz JJ. The Sydney System: a new classification of gastritis. Introduction. J Gastroenterol Hepatol. 1991;6(3):207–8.

28. Goodwin CS. The Sydney System: microbial gastritis. J Gastroenterol Hepatol. 1991;6(3):235–7.

29. Price AB. The Sydney System: histological division. J Gastroenterol Hepatol. 1991;6(3):209–22.

30. Tytgat GN. The Sydney System: endoscopic division. Endoscopic appearances in gastritis/duodenitis. J Gastroenterol Hepatol. 1991;6(3):223–34.

31. Strickland RG. The Sydney System: auto-immune gastritis. J Gastroenterol Hepatol. 1991;6(3):238–43.

32. Sipponen P, Kekki M, Siurala M. The Sydney System: epidemiology and natural history of chronic gastritis. J Gastroenterol Hepatol. 1991;6(3):244–51.

33. Dixon MF, Genta RM, Yardley JH, Correa P. Classification and grading of gastritis. The updated Sydney System. International Workshop on the Histopathology of Gastritis, Houston 1994. Am J Surg Pathol. 1996;20(10):1161–81.

34. Yang HR. Updates on the diagnosis of Helicobacter pylori infection in children: what are the differences between adults and children? Pediatr Gastroenterol Hepatol Nutr. 2016;19(2):96–103. https://doi.org/10.5223/pghn.2016.19.2.96.

35. Yang HR, Choi HS, Paik JH, Lee HS. Endoscopic and histologic analysis of gastric mucosa-associated lymphoid tissue in children with Helicobacter pylori infection. J Pediatr Gastroenterol Nutr. 2013;57(3):298–304. https://doi.org/10.1097/MPG.0b013e318298020a.

36. Mazigh Mrad S, Abidi K, Brini I, Boukthir S, Sammoud A. Nodular gastritis: an endoscopic indicator of Helicobacter pylori infection in children. Tunis Med. 2012;90(11):789–92.

37. Mejia CR, Vera CA, Huiza-Espinoza L. Association between follicular gastritis and Helicobacter pylori in children seen at a public hospital in Peru. Rev Gastroenterol Mex. 2016;81(2):80–5. https://doi.org/10.1016/j.rgmx.2016.01.003.

38. Genta RM, Lash RH. Helicobacter pylori-negative gastritis: seek, yet ye shall not always find. Am J Surg Pathol. 2010;34(8):e25–34. https://doi.org/10.1097/PAS.0b013e3181e51067.

39. Glickman JN, Noffsinger A, Nevin DT, Ray M, Lash RH, Genta RM. Helicobacter infections with rare bacteria or minimal gastritis: expecting the unexpected. Dig Liver Dis. 2015;47(7):549–55. https://doi.org/10.1016/j.dld.2015.04.005.

40. Pittayanon R, Rerknimitr R, Klaikaew N, Sanpavat A, Chaithongrat S, Mahachai V, et al. The risk of gastric cancer in patients with gastric intestinal metaplasia in 5-year follow-up. Aliment Pharmacol Ther. 2017;46(1):40–5. https://doi.org/10.1111/apt.14082.

41. Gonzalez CA, Sanz-Anquela JM, Companioni O, Bonet C, Berdasco M, Lopez C, et al. Incomplete type of intestinal metaplasia has the highest risk to progress to gastric cancer: results of

the Spanish follow-up multicenter study. J Gastroenterol Hepatol. 2016;31(5):953–8. https://doi.org/10.1111/jgh.13249.

42. Stolte M, Meining A. The updated Sydney system: classification and grading of gastritis as the basis of diagnosis and treatment. Can J Gastroenterol. 2001;15(9):591–8.

43. Khalil MO, Morton LM, Devesa SS, Check DP, Curtis RE, Weisenburger DD, et al. Incidence of marginal zone lymphoma in the United States, 2001–2009 with a focus on primary anatomic site. Br J Haematol. 2014;165(1):67–77. https://doi.org/10.1111/bjh.12730.

44. Delchier JC, Lamarque D, Levy M, Tkoub EM, Copie-Bergman C, Deforges L, et al. Helicobacter pylori and gastric lymphoma: high seroprevalence of CagA in diffuse large B-cell lymphoma but not in low-grade lymphoma of mucosa-associated lymphoid tissue type. Am J Gastroenterol. 2001;96(8):2324–8. https://doi.org/10.1111/j.1572-0241.2001.04036.x.

45. Eck M, Schmausser B, Haas R, Greiner A, Czub S, Muller-Hermelink HK. MALT-type lymphoma of the stomach is associated with Helicobacter pylori strains expressing the CagA protein. Gastroenterology. 1997;112(5):1482–6.

46. Fischbach W. Gastric MALT lymphoma—update on diagnosis and treatment. Best Pract Res Clin Gastroenterol. 2014;28(6):1069–77. https://doi.org/10.1016/j.bpg.2014.09.006.

47. Kuo SH, Yeh KH, Wu MS, Lin CW, Hsu PN, Wang HP, et al. Helicobacter pylori eradication therapy is effective in the treatment of early-stage H pylori-positive gastric diffuse large B-cell lymphomas. Blood. 2012;119(21):4838–44; quiz 5057. https://doi.org/10.1182/blood-2012-01-404194.

48. Correa P, Piazuelo MB. Helicobacter pylori infection and gastric adenocarcinoma. US Gastroenterol Hepatol Rev. 2011;7(1):59–64.

49. Pormohammad A, Ghotaslou R, Leylabadlo HE, Nasiri MJ, Dabiri H, Hashemi A. Risk of gastric cancer in association with Helicobacter pylori different virulence factors: a systematic review and meta-analysis. Microb Pathog. 2018;118:214–9. https://doi.org/10.1016/j.micpath.2018.03.004.

50. Chey WD, Leontiadis GI, Howden CW, Moss SF. ACG clinical guideline: treatment of Helicobacter pylori infection. Am J Gastroenterol. 2017;112(2):212–39. https://doi.org/10.1038/ajg.2016.563.

51. Bento-Miranda M, Figueiredo C. Helicobacter heilmannii sensu lato: an overview of the infection in humans. World J Gastroenterol. 2014;20(47):17779–87. https://doi.org/10.3748/wjg.v20.i47.17779.

52. Okiyama Y, Matsuzawa K, Hidaka E, Sano K, Akamatsu T, Ota H. Helicobacter heilmannii infection: clinical, endoscopic and histopathological features in Japanese patients. Pathol Int. 2005;55(7):398–404. https://doi.org/10.1111/j.1440-1827.2005.01844.x.

53. Ierardi E, Monno RA, Gentile A, Francavilla R, Burattini O, Marangi S, et al. Helicobacter heilmannii gastritis: a histological and immunohistochemical trait. J Clin Pathol. 2001;54(10):774–7.

54. Joo M, Kwak JE, Chang SH, Kim H, Chi JG, Kim KA, et al. Helicobacter heilmannii-associated gastritis: clinicopathologic findings and comparison with Helicobacter pylori-associated gastritis. J Korean Med Sci. 2007;22(1):63–9. https://doi.org/10.3346/jkms.2007.22.1.63.

55. Stolte M, Kroher G, Meining A, Morgner A, Bayerdorffer E, Bethke B. A comparison of Helicobacter pylori and H. heilmannii gastritis. A matched control study involving 404 patients. Scand J Gastroenterol. 1997;32(1):28–33.

56. Shiota S, Thrift AP, Green L, Shah R, Verstovsek G, Rugge M, et al. Clinical manifestations of Helicobacter pylori-negative gastritis. Clin Gastroenterol Hepatol. 2017;15(7):1037–46.e3. https://doi.org/10.1016/j.cgh.2017.01.006.

57. Carabotti M, Lahner E, Esposito G, Sacchi MC, Severi C, Annibale B. Upper gastrointestinal symptoms in autoimmune gastritis: a cross-sectional study. Medicine (Baltimore). 2017;96(1):e5784. https://doi.org/10.1097/MD.0000000000005784.

58. Zhang Y, Weck MN, Schottker B, Rothenbacher D, Brenner H. Gastric parietal cell antibodies, Helicobacter pylori infection, and chronic atrophic gastritis: evidence from a large population-based

study in Germany. Cancer Epidemiol Biomark Prev. 2013;22(5): 821–6. https://doi.org/10.1158/1055-9965.EPI-12-1343.

59. Andres E, Serraj K. Optimal management of pernicious anemia. J Blood Med. 2012;3:97–103. https://doi.org/10.2147/JBM.S25620.

60. Pogoriler J, Kamin D, Goldsmith JD. Pediatric non-Helicobacter pylori atrophic gastritis: a case series. Am J Surg Pathol. 2015;39(6):786–92. https://doi.org/10.1097/PAS.0000000000000378.

61. Venerito M, Radunz M, Reschke K, Reinhold D, Frauenschlager K, Jechorek D, et al. Autoimmune gastritis in autoimmune thyroid disease. Aliment Pharmacol Ther. 2015;41(7):686–93. https://doi.org/10.1111/apt.13097.

62. De Block CE, De Leeuw IH, Van Gaal LF. Autoimmune gastritis in type 1 diabetes: a clinically oriented review. J Clin Endocrinol Metab. 2008;93(2):363–71. https://doi.org/10.1210/jc.2007-2134.

63. Miceli E, Padula D, Lenti MV, Gallia A, Albertini R, Di Stefano M, et al. A laboratory score in the diagnosis of autoimmune atrophic gastritis: a prospective study. J Clin Gastroenterol. 2015;49(1):e1–5. https://doi.org/10.1097/MCG.0000000000000101.

64. Torbenson M, Abraham SC, Boitnott J, Yardley JH, Wu TT. Autoimmune gastritis: distinct histological and immunohistochemical findings before complete loss of oxyntic glands. Mod Pathol. 2002;15(2):102–9. https://doi.org/10.1038/modpathol.3880499.

65. Jhala NC, Montemor M, Jhala D, Lu L, Talley L, Haber MM, et al. Pancreatic acinar cell metaplasia in autoimmune gastritis. Arch Pathol Lab Med. 2003;127(7):854–7. https://doi.org/10.1043/1543-2165(2003)127<854:PACMIA>2.0.CO;2.

66. Lee HE, Mounajjed T, Erickson LA, Wu TT. Sporadic gastric well-differentiated neuroendocrine tumors have a higher Ki-67 proliferative index. Endocr Pathol. 2016;27(3):259–67. https://doi.org/10.1007/s12022-016-9443-6.

67. Krasinskas AM, Abraham SC, Metz DC, Furth EE. Oxyntic mucosa pseudopolyps: a presentation of atrophic autoimmune gastritis. Am J Surg Pathol. 2003;27(2):236–41.

68. Abraham SC, Singh VK, Yardley JH, Wu TT. Hyperplastic polyps of the stomach: associations with histologic patterns of gastritis and gastric atrophy. Am J Surg Pathol. 2001;25(4):500–7.

69. Vieth M, Kushima R, Borchard F, Stolte M. Pyloric gland adenoma: a clinico-pathological analysis of 90 cases. Virchows Arch. 2003;442(4):317–21. https://doi.org/10.1007/s00428-002-0750-6.

70. Chlumska A, Boudova L, Benes Z, Zamecnik M. Autoimmune gastritis. A clinicopathologic study of 25 cases. Cesk Patol. 2005;41(4):137–42.

71. Jevremovic D, Torbenson M, Murray JA, Burgart LJ, Abraham SC. Atrophic autoimmune pangastritis: a distinctive form of antral and fundic gastritis associated with systemic autoimmune disease. Am J Surg Pathol. 2006;30(11):1412–9. https://doi.org/10.1097/01.pas.0000213337.25111.37.

72. Rougemont AL, Fournet JC, Martin SR, de Saint-Basile G, Latour S, Primeau MN, et al. Chronic active gastritis in X-linked lymphoproliferative disease. Am J Surg Pathol. 2008;32(2):323–8. https://doi.org/10.1097/PAS.0b013e318141fca1.

第 7 章
特殊类型胃炎

Saba Yasir

淋巴细胞性胃炎

定义

淋巴细胞性胃炎(lymphocytic gastritis,LG)的特征是胃小凹和表面上皮内淋巴细胞增多,以及慢性炎症引起的固有层增厚。

临床特征

LG 是一种不常见的慢性胃炎。成人非溃疡性消化不良中发病率为 0.83%~1.4%,成人慢性胃炎中发病率为 1.63%~4.5%;儿童因腹泻、呕吐和发育不良而行胃镜检查的患者中发病率为 3.7%[1-4]。LG 常见于成年人,发病高峰为 60 岁,无性别差异[3,5]。最常见的症状是腹痛、消化不良、缺铁性贫血、体重减轻、厌食和严重的低蛋白血症[1,5,6]。儿童常表现为反复呕吐、上腹痛和腹泻[4]。

内镜特征

LG 累及整个胃时,内镜下呈弥漫性改变,80% 以上的病例表现为天花样胃炎[1,7,8]。绝大多数(82%)天花样胃炎的患者合并 LG,弥漫性或以胃体为主的疾病与 LG 的关系比胃窦部疾病更密切[1]。有报道,仅在 3.9%~30% 的病例中发现 LG 与天花样胃炎相关[3,9,10]。LG 可有/无糜烂的红斑,约 50% 的患者内镜下表现可能完全正常[10]。也可与 Menetrier 病相似,出现胃体黏膜皱襞肥厚[11-13]。

病理特征

镜下特征

LG 的特点是上皮内淋巴细胞增多,在表面上皮和小凹上皮比深部的隐窝更为明显(图 7.1A,B)。表层上皮有损伤,无黏液分泌。多数病例在低倍镜下可见上皮内淋巴细胞明显增多,因此,不需要正规计数即可诊断。通常每 100 个上皮细胞中可见 40~60 个淋巴细胞[1,14]。淋巴细胞小,呈圆形,细胞周围有透明空晕(认为是固定的缘故)。多数病例伴固有层内小淋巴细胞和浆细胞增加,但固有层炎症的程度与上皮内淋巴细胞增多的程度无关[5,7]。少数病例中可见表面上皮和固有层的

活动性炎症。罕见情况下,LG 可伴有胃小凹增生/再生改变(图 7.1C,D)。在内镜和临床表现与 Menetrier 病相似的病例中,这些变化可能比较明显。

相关疾病

表 7.1 显示了与 LG 相关的各种常见疾病,包括免疫介导的疾病、感染、药物治疗或原发性疾病。目前认为 LG 与乳糜泻有关,乳糜泻患者 LG 的发病率为 10%~45%[4,9,15-17],约 33% 成年 LG 患者合并乳糜泻。在儿童中,LG 与乳糜泻的相关性更强,60%~100% 的 LG 病例有潜在的乳糜泻。因此,儿童 LG 患者都应接受十二指肠活检和乳糜泻血清学检查。LG 与幽门螺杆菌感染有关,幽门螺杆菌感染者中 LG 的发病率为 29%~85%[3,9,18,19]。幽门螺杆菌相关慢性胃炎的患者中约 4% 出现 LG 损伤[9]。约 22% 的普通变异型免疫缺陷患者与 LG 有关[20]。罕见情况下,炎症性肠病/克罗恩病伴发淋巴细胞性结肠炎患者合并 LG[9]。

在相关疾病中,LG 的严重程度和分布是不一样的。大多数与乳糜泻相关的 LG(83%,20/24)胃窦较胃体上皮内淋巴细胞增多,然而这仅见于 19%(4/21)与幽门螺杆菌感染相关的 LG。天花样胃炎患者则在胃体更严重[9]。

鉴别诊断

上皮内淋巴细胞增多不明显时 LG 的形态类似非特异性慢性胃炎,在儿童中 LG 容易漏诊,导致对潜在病(如乳糜泻)诊断的延迟。在伴有幽门螺杆菌感染的 LG 患者中,固有层的慢性炎症更明显,应与 MALT 淋巴瘤鉴别。MALT 淋巴瘤的特征除了上皮内淋巴细胞增多,还包括大量的单核细胞浸润、胃隐窝相关的淋巴上皮病变,而 LG 的特点是上皮内淋巴细胞分布更均匀,并主要累及表面上皮。免疫组织化学可区分两者,MALT 淋巴瘤由肿瘤性 B 细胞组成,而 LG 中的淋巴细胞是 T 细胞来源。

治疗和预后

LG 目前没有很好的治疗方法,主要是控制相关疾病,如乳糜泻或幽门螺杆菌胃炎。大多数患者根除幽门螺杆菌可以完全缓解[21]。有些患者可能会自愈。质子泵抑制剂对部分 LG 患者也可能有效。

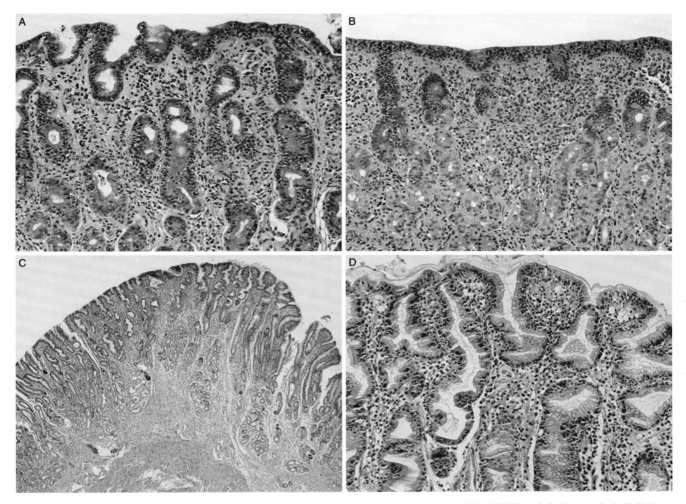

图 7.1　淋巴细胞性胃炎。(A) 胃窦部表面上皮和小凹上皮内淋巴细胞增多。(B) 胃体部表面上皮和小凹上皮内淋巴细胞增多。(C) 伴有明显的胃小凹增生。(D) 高倍镜显示(C) 上皮内淋巴细胞增多。淋巴细胞性胃炎可能与幽门螺杆菌感染有关,应行幽门螺杆菌免疫组织化学检测[9]

表 7.1　与淋巴细胞性胃炎相关的疾病

疾病
免疫相关疾病
乳糜泻
普通变异型免疫缺陷
克罗恩病
淋巴细胞性结肠炎
感染
幽门螺杆菌性胃炎
HIV 感染
肿瘤
胃癌和食管癌
淋巴瘤
其他
天花样胃炎
非特异性

胶原性胃炎

定义

　　胶原性胃炎(collagenous gastritis,CG)是指表层上皮下胶原带沉积厚度大于 10μm,固有层慢性炎症增加。

临床特征

　　CG 是一种罕见疾病,女性略多。患者的年龄从 9 个月到 80 岁不等[22,26]。最常见的症状包括腹痛、贫血、腹泻、恶心、呕吐及体重减轻[23-28]。儿童和成人患者临床表现不同,取决于疾病的严重程度和累及胃肠道的不同部位。儿童通常仅胃部受累,在十几岁时出现缺铁性贫血[26,29]。成年人胃肠道受累更为广泛,与胶原性结肠炎(collagenous colitis)或胶原性口炎性腹泻(collagenous sprue)相关,并出现慢性水样腹泻(chronic watery diarrhea)[26,30,31]。CG 与免疫介导和自身免疫病有关,包括:联合免疫缺陷病、乳糜泻(celiac disease)、系统性红斑狼疮、自身免疫性萎缩性胃炎和药物治疗[26,32]。

内镜特征

CG 的典型内镜表现是胃黏膜结节[26]，黏膜结节见于大多数病例，儿童和成人发病率相同。由于炎症分布不均匀导致黏膜结节大小不一，分布于整个胃体和胃窦。黏膜受累的范围取决于炎症的严重程度。结节周围的凹陷黏膜比结节性黏膜更容易发生炎症、萎缩和胶原沉积，结节区则显示较少的炎症细胞和轻微的组织学变化。凹陷的黏膜显示表面结构不规则和毛细血管异常，即出现盲端和口径变化，而结节性黏膜未见异常的表面结构或异常的毛细血管[33]。CG 的其他内镜下表现包括：黏膜红斑、糜烂和渗出物[26]。部分 CG 患者的黏膜可以完全正常。

组织学特征

CG 的组织学特征是上皮下胶原带增厚，常大于 10μm，并伴有固有层慢性炎症（图 7.2A）。与胶原性结肠炎相似，胶原带明显，并包绕浅表毛细血管（图 7.2A）。胶原层镜下不规则，与固有层分界不清，表面上皮有时脱落（图 7.2A）。胶原层的厚度 10~120μm 不等[26,34-37]。胶原沉积不均匀与活检部位、严重程度和疾病持续时间有关，浸润的炎症细胞包括小淋巴细胞、浆细胞和嗜酸性粒细胞。炎症程度和成分也各不相同。有些病例出现明显的上皮内淋巴细胞增多，类似于 LG。有报道称 CG 可同时出现 LG[26]。约半数病例中，炎症的主要成分为嗜酸性粒细胞[32]（图 7.2B）。也常伴有胃体的萎缩性改变[32]。

三色染色可标记上皮下胶原带。大多数病例胶原带在 H&E 染色上比较明显；由于胶原沉积不规则导致难以辨认时，三色染色有助于确认胶原带增加的厚度（图 7.2C）。Tenascin 免疫组织化学能标记胶原带[32]。轻微的 CG 改变时，Tenascin 免疫组织化学可作为胶原带的敏感标记[32]。

鉴别诊断

胃黏膜糜烂、纤维蛋白沉积、自身免疫性胃炎、局部缺血、放射治疗或溃疡愈合相关的黏膜纤维化均与 CG 中的胶原沉积相似。这些疾病的黏膜纤维化累及广泛的胃黏膜，而 CG 胶原沉积的位置仅出现在上皮下。淀粉样变性与 CG 需通过上皮下胶原带的位置和刚果红染色相鉴别。胃活检切片方向不佳时会造成胶原带增厚的假象，这时 CG 的其他特点，如表面上皮损

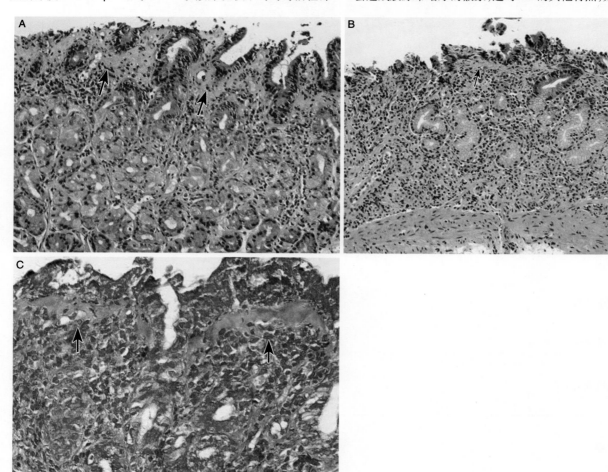

图 7.2　胶原性胃炎。（A）胃底黏膜，上皮下胶原带显著增厚（箭头），胶原层包裹毛细血管和炎症细胞。（B）胃窦黏膜，上皮下胶原带增厚（箭头）和固有层明显的嗜酸性粒细胞。（C）三色染色显示上皮下胶原沉积（箭头）

伤和固有层的慢性炎症将不明显。伴嗜酸性粒细胞增多的 CG 可能与嗜酸性粒细胞性胃炎混淆,但嗜酸性粒细胞性胃炎缺乏增厚的胶原带。

治疗和预后

CG 没有明确的治疗方法。质子泵抑制剂、类固醇、补铁和低过敏性饮食疗效均有限。少数 CG 的病例报告了随访资料,但其病程和预后仍不清楚。由于持续的炎症,大多数病例的胶原沉积可保持不变甚至更厚[26,33]。

嗜酸性粒细胞性胃炎

定义

嗜酸性粒细胞性胃炎(eosinophilic gastritis, EG)是指胃黏膜、肌层和浆膜内嗜酸性粒细胞的密集浸润。

临床特征

EG 单独发生比较罕见,常为嗜酸性粒细胞性胃肠炎的一部分。嗜酸性粒细胞性胃肠炎的临床病理诊断指标包括:①胃肠道的临床症状,②嗜酸性粒细胞浸润的组织学证据,③在其他器官中无嗜酸性粒细胞浸润,④无继发性嗜酸性粒细胞增多的原因。胃活检中嗜酸性粒细胞数量增多见于寄生虫感染[38]、幽门螺杆菌感染治疗后[39]、药物反应[40]、克罗恩病、结缔组织疾病和淋巴造血系统疾病。EG 可发生于儿童和成年人,无性别差异。最常见的症状是上腹痛、反流、吞咽困难和恶心呕吐。一些患者可出现胃幽门梗阻[41]或胃穿孔急腹症,需行急诊开腹术。

内镜特征

最常见的内镜下异常是黏膜红斑、糜烂、炎症或结节[42]。

在某些病例,黏膜也可能是正常的。

病理特征

组织学检查对诊断至关重要。EG 的特点是固有层内嗜酸性粒细胞显著增加(图 7.3A),并浸润表面上皮和隐窝上皮,伴有上皮细胞损伤和再生(图 7.3B),嗜酸性隐窝脓肿较少见(图 7.3A)。嗜酸性粒细胞可弥漫性浸润,也可成簇围绕隐窝周围。常累及黏膜肌层和黏膜下层。嗜酸性粒细胞数量一般为 127～2 108/mm²[42]。在活检标本中,嗜酸性粒细胞浸润>30 个/HPF,应诊断 EG[42]。EG 应考虑特发性和继发性的可能,并通过免疫组织化学排除幽门螺杆菌感染。其他原因,如药物、寄生虫、嗜酸性粒细胞增多综合征和克罗恩病,可通过临床和内镜等相关检查排除。

免疫组织化学不是常规标记嗜酸性粒细胞的方法,但可用于排除相关感染(如幽门螺杆菌)或淋巴造血系统肿瘤。

鉴别诊断

某些寄生虫感染,如圆线虫、蛔虫和异尖线虫,有明显的嗜酸性粒细胞浸润。在组织和粪便中识别寄生虫卵、幼虫或线虫有助于诊断。需要排除的另一种病因是药物反应。有些疾病可能有明显的嗜酸性粒细胞浸润,如 CG、克罗恩病、朗格汉斯细胞组织细胞增生症和肥大细胞增生症。因此,识别特征性组织学线索和相关的免疫组织化学检查是诊断的关键。某些淋巴造血恶性肿瘤,如霍奇金淋巴瘤,可显示密集的嗜酸性粒细胞浸润。结缔组织疾病、嗜酸性粒细胞增多综合征和血管炎也可使胃嗜酸性粒细胞增多。

治疗和预后

小部分患者可能会出现自愈。其治疗标准尚不明确,治疗方案可能包括质子泵抑制剂和幽门螺杆菌根治、饮食调节、类固醇、生物制剂和肥大细胞稳定剂。

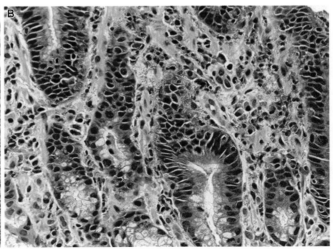

图 7.3　嗜酸性粒细胞性胃炎。(A)固有层显著嗜酸性粒细胞浸润,局灶嗜酸性隐窝脓肿(箭头)。(B)嗜酸性粒细胞浸润隐窝上皮

肉芽肿性胃炎

定义

　　肉芽肿性胃炎（granulomatous gastritis，GG）的定义是坏死性或非坏死性肉芽肿累及胃黏膜。

临床特征

　　GG 较少见，仅占胃活检或胃切除术的 0.35%[43]。明确的诊断需要结合临床、影像学、微生物学及随访。见于广泛的疾病，如克罗恩病、感染、结节病、药物反应、异物反应、恶性肿瘤（包括恶性淋巴瘤）和罕见的特发性肉芽肿性胃炎[44]。与幽门螺杆菌感染的关系不明，但是二者可共存[43,44]。

内镜特征

　　内镜下胃黏膜外观可以正常，也可呈线状溃疡、红斑、深溃疡、黏膜增厚或结节状。在克罗恩病相关的 GG 中，胃窦的表现更加明显。结节病患者可表现为胃幽门梗阻或胃蜂窝织炎样外观[45]。

病理特征

　　GG 的组织学特征是黏膜和/或黏膜下见肉芽肿。肉芽肿由上皮样或梭形组织细胞组成境界清楚的结节，其间夹杂有小淋巴细胞、嗜酸性粒细胞和多核巨细胞（图 7.4A）。肉芽肿的数量、大小、类型和位置因患者而异。肉芽肿可以是坏死性和非坏死性的。伴中央坏死或干酪样坏死的肉芽肿性炎症，大多数与分枝杆菌或真菌感染有关。

　　胃黏膜显示不同程度的慢性和活动性炎症。在克罗恩病中，胃黏膜固有层内轻度、中度或重度淋巴浆细胞浸润，伴有隐窝炎或隐窝脓肿（图 7.4B）。肉芽肿可以局灶性、斑片状及弥漫性分布。在少数病例中可见黏膜萎缩和肠上皮化生，其余黏膜可以完全正常。大体切除标本可显示克罗恩病的其他特点，包括透壁性炎症、淋巴细胞聚集及神经组织增生。

　　结节病是系统性肉芽肿疾病，很少累及胃，其肉芽肿数量多、致密、聚集伴纤维化，周围小淋巴细胞围绕（图 7.4A），但这些不是结节病的病理特点。结节病是一种排除性诊断，应密切结合临床和影像学检查。

　　所有肉芽肿性胃炎应行真菌和分枝杆菌的特殊染色（六胺银和抗酸染色）。在弥漫性淋巴浆细胞浸润的情况下，也应排除淋巴组织增生性疾病、MALT 淋巴瘤和霍奇金淋巴瘤。GG 也要行幽门螺杆菌免疫组织化学检查。

鉴别诊断

　　GG 是多种不同病因的组织学诊断（表 7.2）。

　　无论是回顾性还是前瞻性，大部分 GG 都被诊断为克罗恩病。在活检中，伴有活动性慢性胃炎及肉芽肿时应考虑克罗恩病。大多数胃克罗恩病患者都有回肠和结肠受累，所以，要结合肠镜和活检。约 10% 的克罗恩病患者同时患有幽门螺杆菌胃炎，因此，还应进行幽门螺杆菌的染色[43]。

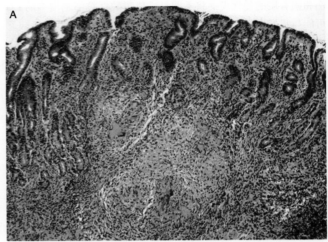

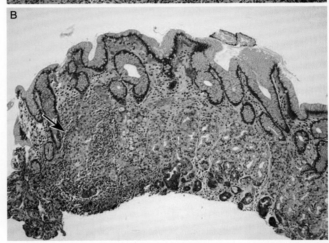

图 7.4　肉芽肿性胃炎。（A）结节病，固有层内可见界限清楚的非坏死性肉芽肿，伴有多核巨细胞。（B）克罗恩病，固有层慢性炎症和非坏死性肉芽肿（箭头）

表 7.2　肉芽肿性胃炎的病因

疾病
感染
分枝杆菌
真菌
克罗恩病相关肉芽肿
药物反应
恶性肿瘤
淋巴瘤
结节病
异物肉芽肿
特发性肉芽肿性胃炎

　　Fehimini 于 1963 年报道了特发性/孤立性肉芽肿性胃炎（idiopathic/isolated granulomatous gastritis，IGG）[46]，排除所有已知的 GG 病因后归类为 IGG。然而，这个概念受到了随后几项研究的挑战，迄今为止报告的大多数 IGG 都伴有慢性萎缩性胃炎、活动性慢性胃炎、伴有或不伴有肠上皮化生的慢性胃炎[46-49]，并与幽门螺杆菌感染有关。因此，最好不使用该术语，

而是进行描述性诊断。

治疗和预后

GG 的治疗和预后都依赖于潜在的病因。因此,结合适当的临床方法明确潜在的病因是治疗的关键。

移植物抗宿主病

定义

移植物抗宿主病(graft versus host disease,GVHD)是一种临床综合征,其组织学特征为不同程度的炎症,伴有上皮细胞凋亡和腺体缺失。

临床特征

GVHD 是造血干细胞移植最常见的并发症之一,是涉及多器官部位的临床综合征,包括胃肠道、皮肤、肝等。上消化道和下消化道都受累,胃、十二指肠和结肠是最常见的活检部位。最常见的症状是恶心、呕吐和腹泻。严重时可能出现胃肠道出血、蛋白质丢失性肠病或肠梗阻[50]。

内镜特征

内镜下表现多变,并与组织病理学表现不太相关。可从正常黏膜到严重溃疡,最常报道的是黏膜水肿、红斑和质脆[51]。

病理特征

GVHD 是临床病理诊断,没有明确的组织学标准。最常见的组织学特征是上皮细胞凋亡增加(图 7.5A)。上皮细胞凋亡见于大多数黏膜再生的部分,如胃窦较深的隐窝或胃体腺颈部。当细胞空泡化内含核碎片时,上皮细胞凋亡更易识别。胃活检中识别小的单个细胞凋亡具有挑战性。其他组织学表现包括:腺体扩张伴腔内碎屑(图 7.5B)、再生上皮细胞改变、胃窦血管扩张样改变、固有层炎性浸润增加,伴有明显嗜酸性粒细胞及偶有中性粒细胞浸润。黏膜受累的程度取决于疾病的严重程度,可呈斑片状,分布不均匀。凋亡增加的最小阈值较主观,诊断最低标准:一个以上腺体中散在凋亡小体或每个活检标本中至少可见一个凋亡小体。最终诊断不能仅依靠活检结果,在适当的临床和血清学背景下,组织学表现是该病的诊断依据。急性 GVHD 没有普遍接受的分级方案,最常用的是由 Lerner[52] 描述并由 Sale[53] 修改的结肠 GVHD 分级系统:

- 1 级:偶尔出现隐窝细胞凋亡,无隐窝缺失。
- 2 级:隐窝细胞凋亡,伴有个别隐窝缺失。
- 3 级:两个或两个以上连续隐窝缺失。
- 4 级:广泛隐窝缺失,黏膜脱落。

CMV 和腺病毒感染与其组织学表现相似,因此,每个病例应进行免疫组织化学染色排除感染。

鉴别诊断

GVHD 最主要的鉴别诊断包括感染,特别是 CMV 感染,以及药物相关的损伤,如麦考酚酯、非甾体抗炎药或质子泵抑制

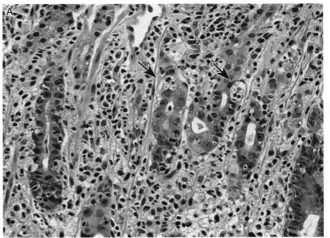

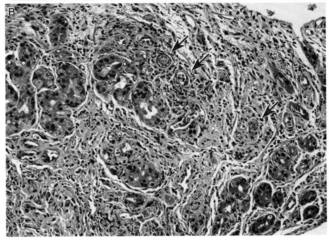

图 7.5 移植物抗宿主病。(A)上皮隐窝凋亡/核碎片(箭头)是移植物抗宿主病的组织学标志。(B)隐窝减少和缺失及多处管腔碎片(箭头)

剂。应仔细寻找 CMV 和腺病毒包涵体,即使没有发现病毒包涵体,也要行 CMV 免疫组织化学染色。另一个重要的鉴别诊断为药物治疗,尤其是麦考酚酯相关的损伤,目前无法明确区分两者。有报道[54],GVHD 可见隐窝脓肿和神经内分泌细胞聚集,而麦考酚酯相关的损伤中,固有层嗜酸性粒细胞比 GVHD 更常见。如用过吗替麦考酚酯,诊断 GVHD 应谨慎。

治疗和预后

一线治疗为皮质类固醇免疫抑制,<50% 的急性 GVHD 患者和 40%~50% 的慢性 GVHD 患者中出现持续有效反应。尽管进行了治疗,慢性 GVHD 仍是致病和致死的主要原因。

局灶增强性胃炎

定义

局灶增强性胃炎(focally enhanced gastritis,FEG)的定义是局灶性小淋巴细胞、组织细胞和中性粒细胞聚集在小凹上皮或胃腺体周围。

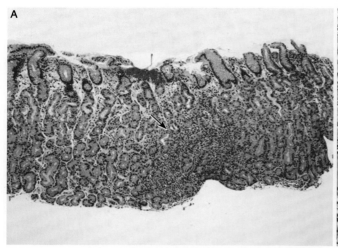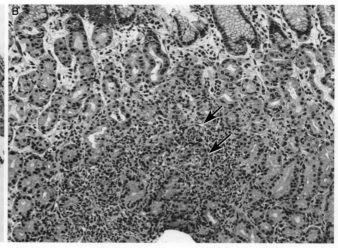

图 7.6 局灶增强性胃炎。(A) 一个小的离散病灶,包含被炎症浸润的一群腺体(箭头),邻近胃黏膜未受累。(B) 炎症浸润由小淋巴细胞、少量浆细胞、中性粒细胞(箭头)和少见的嗜酸性粒细胞组成

临床特征

FEG 曾是炎症性肠病的特异性诊断标志,常见于克罗恩病,其发生率为 43% ~ 76%[55-59]。但 10% ~ 24% 的溃疡性结肠炎和 2% ~ 19% 的非炎症性肠病患者也可出现 FEG[56,59-61]。与成人相比,儿童出现 FEG 更能预示炎症性肠病[62]。

内镜特征

内镜下黏膜外观可以是红斑、结节状、息肉状、增厚或水肿,也可以是正常形态。

病理特征

FEG 在临床上并不常见。胃活检显示局限性炎症病灶(图7.6A)。炎症病灶由小淋巴细胞、组织细胞和浆细胞组成。某些病例可以看到中性粒细胞和嗜酸性粒细胞(图 7.6B)。炎症围绕着单个腺体或一小组腺体。腺体损伤包括淋巴细胞浸润、组织细胞聚集及界限不清的肉芽肿。幽门螺杆菌免疫组织化学可以排除幽门螺杆菌相关性胃炎。

鉴别诊断

FEG 是黏膜损伤的形态学表现,可模仿其他形式的慢性胃炎,例如幽门螺杆菌相关的慢性胃炎或肉芽肿性胃炎。

治疗和预后

用质子泵抑制剂根除幽门螺杆菌感染。鉴于其与炎症性肠病的潜在关系,为确定是偶然发现还是与炎症性肠病相关,结合胃肠道其他部位的病理变化和其他临床特征是必要的。

肥厚性胃病

Menetrier 病

定义

Menetrier 病是一种罕见的蛋白质丢失性胃病,其特征是胃体和胃底的巨大黏膜肥厚。

临床特征

Menetrier 病是一种罕见的获得性疾病,其发病机制尚不完全清楚。最常见的症状包括恶心、呕吐、腹泻、腹痛、体重减轻、营养不良和低白蛋白血症引起的外周水肿,常发病隐匿,症状进行性加重,患胃癌的风险增加[63,64]。儿童可能患有自限性疾病,并可能与 CMV 感染相关[65]。自身免疫病如炎症性肠病、硬化性胆管炎和强直性脊柱炎患者也存在 Menetrier 病[66,67]。

内镜和大体表现

内镜下特征是胃黏膜皱襞明显增厚和肥大(图 7.7A)。这些表现还见于其他疾病,包括 Zollinger-Ellison 综合征、胃淋巴瘤、印戒细胞癌(signet ring cell adenocarcinoma)、胃息肉等。

病理特征

大体上,黏膜呈息肉样、海绵状及脑回样(图 7.7B)。通常累及胃体和胃底,胃窦较少见(图 7.7B,C)。

组织学特征包括胃小凹上皮的显著增生、伸长和扭曲(图7.7D)。泌酸腺被黏液腺替代,黏液腺呈囊状扩张(图 7.7E)。固有层不同程度的水肿和炎症细胞浸润。

鉴别诊断

从内镜和组织学角度来看,多种疾病可以模拟 Menetrier 病(表 7.3)。Zollinger-Ellison 综合征具有显著的壁细胞增生,且与小凹增生和蛋白质丢失无关。肥厚性淋巴细胞性胃炎累及胃底和胃窦,但上皮内淋巴细胞显著增加。肥厚性高分泌性胃病表现为所有腺体成分的增生,没有蛋白质流失,胃泌素水平正常。增生性息肉常累及胃窦,黏膜水肿,增生的小凹上皮常表现出明显的再生变化和表面糜烂。Cronkite-Canada 综合征在临床和内镜下表现类似 Menetrier 病,常累及整个胃肠道,伴有固有层水肿、腺体结构变形和非息肉样胃黏膜炎症,而 Menetrier 病局限于近端胃,没有胃窦和十二指肠疾病的内镜和组织学证据。

治疗和预后

西妥昔单抗是一种抗表皮生长因子受体(EGFR)的单克隆抗体,是治疗 Menetrier 病的一线药物。建议高蛋白饮食,并对幽门螺杆菌、CMV 感染等潜在病因进行治疗。尽管接受了西妥昔单抗治疗,但重症患者仍需行全胃切除术。预后是多变

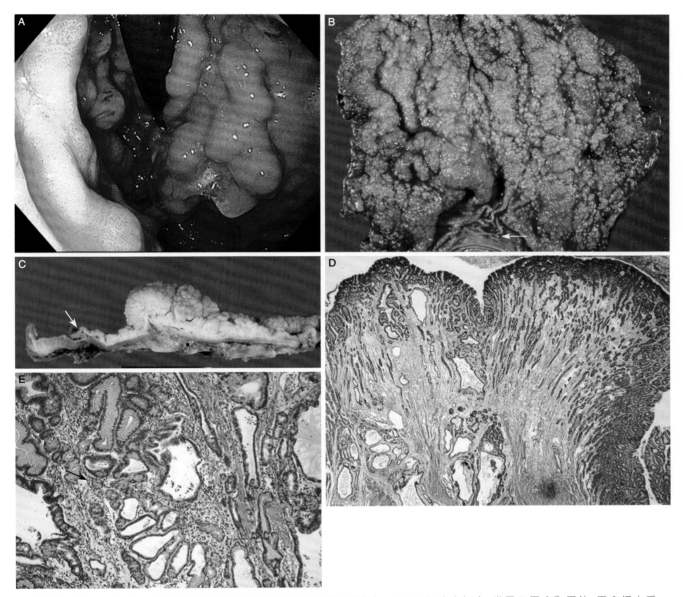

图 7.7　Menetrier 病。（A）内镜特征为明显增厚和息肉样黏膜皱襞。（B）胃切除术标本,常累及胃底和胃体,胃窦很少受累（箭头）。黏膜外观呈脑回样。（C）手术标本横截面显示明显的黏膜增厚和息肉样外观,累及胃底和胃体,胃窦很少受累（箭头）。（D）小凹上皮明显延长、增生和腺体扩张。胃泌酸腺缺失。（E）在明显小凹增生的背景下残留的壁细胞（箭头）

表 7.3　Menetrier 病的鉴别诊断

疾病
Zollinger-Ellison 综合征
肥大性淋巴细胞性胃炎
肥大性分泌过多性胃病
慢性幽门螺杆菌胃炎或 CMV 感染
胃息肉 增生性息肉 Cronkhite-Canada 综合征 幼年息肉 Cowden 综合征
胃恶性肿瘤 弥漫性胃癌 淋巴瘤
胃腺癌和胃近端息肉综合征（GAPPS）

的。可自愈或治疗潜在的幽门螺杆菌及 CMV 感染后消退。据估计,2% ~ 15% 的 Menetrier 病患者可能患胃癌[63,64],因此,建议患者每半年或每年进行一次内镜检测[68]。

Zollinger-Ellison 综合征

定义

Zollinger-Ellison 综合征（ZES）的特征是胃泌素瘤导致高胃泌素血症、胃酸分泌增加和消化性溃疡。

临床特征

ZES 是一种罕见疾病,由十二指肠和胰腺胃泌素瘤引起的胃分泌增加引起。胃泌素瘤的发病率为 0.5 ~ 2/1 000 000[69,70]。大多数胃泌素瘤是散发性的,30% 的胃泌素瘤与 1 型多发性内分泌肿瘤（MEN 1）有关[71]。常见症状是腹痛和慢性腹泻,其他症状包括体重减轻和消化道出血。

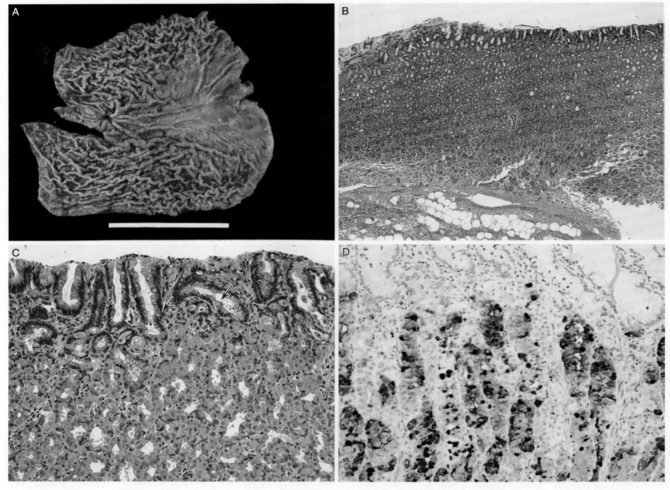

图 7.8 Zollinger-Ellison 综合征。(**A**) 胃切除术标本显示胃皱襞肥大。(**B**) 胃黏膜明显增厚。(**C**) 壁细胞显著增生,并延伸至小凹腺颈部(箭头)。(**D**) 嗜铬粒蛋白免疫组织化学染色显示 ECL 呈线状增生

内镜特征

胃黏膜皱襞肥大,累及胃底和胃体。

病理特征

大体上,胃皱襞增厚(图 7.8A),泌酸黏膜的厚度显著增加(图 7.8B),壁细胞显著增生和肥大,并延伸至小凹腺颈部(图 7.8B,C)。这些组织学变化继发于胃泌素水平显著升高。高胃泌素血症的另一个影响是胃底和胃体的内分泌细胞(ECL)增生(图 7.8D)。ECL 增生可以是线性和/或结节状。据报道,ZES 与 MEN 1 型的胃神经内分泌肿瘤相关。

胃泌素免疫组织化学染色可用于十二指肠或胰腺胃泌素瘤的诊断。嗜铬粒蛋白免疫组织化学染色可显示 ECL 增生和胃神经内分泌肿瘤。

鉴别诊断

Menetrier 病的特征是胃皱襞肥厚、蛋白质丢失性胃病和胃酸过少,Menetrier 病表现为显著的小凹增生和泌酸腺的丧失。自身免疫性胃炎也以高胃泌素血症为特征,自身免疫性胃炎显示泌酸黏膜的丧失/萎缩,并伴有胃酸过少。

治疗和预后

药物治疗是 ZES 的主要治疗手段,目的是降低消化性溃疡的临床症状和并发症。手术切除治疗无转移的散发性胃泌素瘤有效。影响 ZES 发病率和死亡率的主要原因是胃泌素瘤转移,但目前仍无有效的治疗方法。

(刘杨 译 王林 审)

参考文献

1. Haot J, et al. Lymphocytic gastritis—prospective study of its relationship with varioliform gastritis. Gut. 1990;31(3):282–5.

2. Jaskiewicz K, et al. Lymphocytic gastritis in nonulcer dyspepsia. Dig Dis Sci. 1991;36(8):1079–83.

3. Dixon MF, et al. Lymphocytic gastritis—relationship to Campylobacter pylori infection. J Pathol. 1988;154(2):125–32.

4. De Giacomo C, et al. Lymphocytic gastritis: a positive relationship with celiac disease. J Pediatr. 1994;124(1):57–62.

5. Hayat M, et al. The pattern of involvement of the gastric mucosa in lymphocytic gastritis is predictive of the presence of duodenal pathology. J Clin Pathol. 1999;52(11):815–9.

6. Crampton JR, et al. Chronic lymphocytic gastritis and protein losing gastropathy. Gut. 1989;30(Spec No):71–4.

7. Haot J, et al. Lymphocytic gastritis: a newly described entity: a retrospective endoscopic and histological study. Gut. 1988;29(9):1258–64.

8. Haot J, et al. Lymphocytic gastritis versus varioliform gastritis. A historical series revisited. J Pathol. 1989;158(1):19–22.

9. Wu TT, Hamilton SR. Lymphocytic gastritis: association with etiology and topology. Am J Surg Pathol. 1999;23(2):153–8.

10. Lynch DA, et al. Lymphocytic gastritis and associated small bowel disease: a diffuse lymphocytic gastroenteropathy? J Clin Pathol. 1995;48(10):939–45.

11. Wolfsen HC, Carpenter HA, Talley NJ. Menetrier's disease: a form of hypertrophic gastropathy or gastritis? Gastroenterology. 1993;104(5):1310–9.

12. Mosnier JF, et al. Hypertrophic gastropathy with gastric adeno-carcinoma: Menetrier's disease and lymphocytic gastritis? Gut. 1991;32(12):1565–7.

13. Haot J, et al. Menetrier's disease with lymphocytic gastritis: an unusual association with possible pathogenic implications. Hum Pathol. 1991;22(4):379–86.

14. Oberhuber G, et al. High proportion of granzyme B-positive (activated) intraepithelial and lamina propria lymphocytes in lymphocytic gastritis. Am J Surg Pathol. 1998;22(4):450–8.

15. Feeley KM, et al. Lymphocytic gastritis and coeliac disease: evidence of a positive association. J Clin Pathol. 1998;51(3):207–10.

16. Wolber R, et al. Lymphocytic gastritis in patients with celiac sprue or spruelike intestinal disease. Gastroenterology. 1990;98(2):310–5.

17. Karttunen T, Niemela S. Lymphocytic gastritis and coeliac disease. J Clin Pathol. 1990;43(5):436–7.

18. Hayat M, et al. Effects of Helicobacter pylori eradication on the natural history of lymphocytic gastritis. Gut. 1999;45(4):495–8.

19. Niemela S, et al. Ten year follow up study of lymphocytic gastritis: further evidence on Helicobacter pylori as a cause of lymphocytic gastritis and corpus gastritis. J Clin Pathol. 1995;48(12):1111–6.

20. Daniels JA, et al. Gastrointestinal tract pathology in patients with common variable immunodeficiency (CVID): a clinicopathologic study and review. Am J Surg Pathol. 2007;31(12):1800–12.

21. Madisch A, et al. Healing of lymphocytic gastritis after Helicobacter pylori eradication therapy—a randomized, double-blind, placebo-controlled multicentre trial. Aliment Pharmacol Ther. 2006;23(4):473–9.

22. Rustagi T, Rai M, Scholes JV. Collagenous gastroduodenitis. J Clin Gastroenterol. 2011;45(9):794–9.

23. Gopal P, McKenna BJ. The collagenous gastroenteritides: similarities and differences. Arch Pathol Lab Med. 2010;134(10):1485–9.

24. Brain O, et al. Collagenous gastritis: reports and systematic review. Eur J Gastroenterol Hepatol. 2009;21(12):1419–24.

25. Colletti RB, Trainer TD. Collagenous gastritis. Gastroenterology. 1989;97(6):1552–5.

26. Leung ST, et al. Collagenous gastritis: histopathologic features and association with other gastrointestinal diseases. Am J Surg Pathol. 2009;33(5):788–98.

27. Hijaz NM, et al. Clinical outcome of pediatric collagenous gastritis: case series and review of literature. World J Gastroenterol. 2013;19(9):1478–84.

28. Maguire AA, et al. Collagenous sprue: a clinicopathologic study of 12 cases. Am J Surg Pathol. 2009;33(10):1440–9.

29. Lagorce-Pages C, et al. Collagenous gastritis: a report of six cases. Am J Surg Pathol. 2001;25(9):1174–9.

30. Stancu M, et al. Collagenous gastritis associated with lymphocytic gastritis and celiac disease. Arch Pathol Lab Med. 2001;125(12):1579–84.

31. Vesoulis Z, et al. Collagenous gastritis: a case report, morphologic evaluation, and review. Mod Pathol. 2000;13(5):591–6.

32. Arnason T, et al. Collagenous gastritis: a morphologic and immuno-histochemical study of 40 patients. Mod Pathol. 2015;28(4):533–44.

33. Kamimura K, et al. Collagenous gastritis: review. World J Gastrointest Endosc. 2015;7(3):265–73.

34. Cote JF, et al. Collagenous gastritis revealed by severe anemia in a child. Hum Pathol. 1998;29(8):883–6.

35. Kajino Y, et al. Collagenous gastritis in a young Japanese woman. Pathol Int. 2003;53(3):174–8.

36. Park S, et al. Collagenous gastritis in a Korean child: a case report. J Korean Med Sci. 2005;20(1):146–9.

37. Soeda A, et al. Collagenous gastroduodenitis coexisting repeated Dieulafoy ulcer: a case report and review of collagenous gastritis and gastroduodenitis without colonic involvement. Clin J Gastroenterol. 2014;7(5):402–9.

38. Muraoka A, et al. Acute gastric anisakiasis: 28 cases during the last 10 years. Dig Dis Sci. 1996;41(12):2362–5.

39. Genta RM, Lew GM, Graham DY. Changes in the gastric mucosa following eradication of Helicobacter pylori. Mod Pathol. 1993;6(3):281–9.

40. Pusztaszeri MP, Genta RM, Cryer BL. Drug-induced injury in the gastrointestinal tract: clinical and pathologic considerations. Nat Clin Pract Gastroenterol Hepatol. 2007;4(8):442–53.

41. Katiyar R, et al. Primary eosinophilic gastritis in a child with gastric outlet obstruction. J Gastrointest Surg. 2016;20(6):1270–1.

42. Lwin T, Melton SD, Genta RM. Eosinophilic gastritis: histopatho-logical characterization and quantification of the normal gastric eosinophil content. Mod Pathol. 2011;24(4):556–63.

43. Shapiro JL, Goldblum JR, Petras RE. A clinicopathologic study of 42 patients with granulomatous gastritis. Is there really an "idio-pathic" granulomatous gastritis? Am J Surg Pathol. 1996;20(4):462–70.

44. Ectors NL, et al. Granulomatous gastritis: a morphological and diagnostic approach. Histopathology. 1993;23(1):55–61.

45. Tokala H, Polsani K, Kalavakunta JK. Gastric sarcoidosis: a rare clinical presentation. Case Rep Gastrointest Med. 2013;2013:260704.

46. Fahimi HD, et al. Isolated granulomatous gastritis: its relationship to disseminated sarcoidosis and regional enteritis. Gastroenterology. 1963;45:161–75.

47. Tukiainen H, et al. Granulomatous gastritis as a diagnostic problem between sarcoidosis and other granulomatous disorders. Sarcoidosis. 1988;5(1):66–7.

48. Weinstock JV. Idiopathic isolated granulomatous gastritis: spontaneous resolution without surgical intervention. Dig Dis Sci. 1980;25(3):233–5.

49. Woolf IL, et al. Granulomatous gastritis, iron deficiency, vitamin B12 malabsorption and immunoglobulin deficiency. Postgrad Med J. 1976;52(607):303–5.

50. Deeg HJ, Antin JH. The clinical spectrum of acute graft-versus-host disease. Semin Hematol. 2006;43(1):24–31.

51. Khan K, et al. Diagnostic endoscopy in children after hematopoietic stem cell transplantation. Gastrointest Endosc. 2006;64(3):379–85; quiz 389–92.

52. Lerner KG, et al. Histopathology of graft-vs.-host reaction (GvHR) in human recipients of marrow from HL-A-matched sibling donors. Transplant Proc. 1974;6(4):367–71.

53. Sale GE, et al. Gastrointestinal graft-versus-host disease in man. A clinicopathologic study of the rectal biopsy. Am J Surg Pathol. 1979;3(4):291–9.

54. Star KV, et al. Histologic features in colon biopsies can discriminate mycophenolate from GVHD-induced colitis. Am J Surg Pathol. 2013;37(9):1319–28.

55. Kundhal PS, et al. Gastral antral biopsy in the differentiation of pediatric colitides. Am J Gastroenterol. 2003;98(3):557–61.

56. Meining A, et al. Focal inflammatory infiltrations in gastric biopsy specimens are suggestive of Crohn's disease. Crohn's Disease Study Group, Germany. Scand J Gastroenterol. 1997;32(8):813–8.

57. Oberhuber G, et al. Focally enhanced gastritis: a frequent type of gastritis in patients with Crohn's disease. Gastroenterology. 1997;112(3):698–706.

58. Oberhuber G, Hirsch M, Stolte M. High incidence of upper gas-trointestinal tract involvement in Crohn's disease. Virchows Arch. 1998;432(1):49–52.

59. Parente F, et al. Focal gastric inflammatory infiltrates in inflammatory bowel diseases: prevalence, immunohistochemical characteristics, and diagnostic role. Am J Gastroenterol. 2000;95(3):705–11.

60. Hummel TZ, et al. Additional value of upper GI tract endoscopy in the diagnostic assessment of childhood IBD. J Pediatr Gastroenterol

Nutr. 2012;54(6):753–7.

61. Sharif F, et al. Focally enhanced gastritis in children with Crohn's disease and ulcerative colitis. Am J Gastroenterol. 2002;97(6):1415–20.

62. McHugh JB, Gopal P, Greenson JK. The clinical significance of focally enhanced gastritis in children. Am J Surg Pathol. 2013;37(2):295–9.

63. Coffey RJ, et al. Menetrier disease and gastrointestinal stromal tumors: hyperproliferative disorders of the stomach. J Clin Invest. 2007;117(1):70–80.

64. Scharschmidt BF. The natural history of hypertrophic gastrophy (Menetrier's disease). Report of a case with 16 year follow-up and review of 120 cases from the literature. Am J Med. 1977;63(4):644–52.

65. Eisenstat DD, et al. Acute cytomegalovirus infection in a child with Menetrier's disease. Gastroenterology. 1995;109(2):592–5.

66. Fiske WH, et al. Efficacy of cetuximab in the treatment of Menetrier's disease. Sci Transl Med. 2009;1(8):8ra18.

67. Hatemi I, et al. Menetrier's disease coexisting with ulcerative colitis and sclerosing cholangitis. Dig Liver Dis. 2008;40(1):78–9.

68. Nalle SC, Turner JR. Menetrier's disease therapy: rebooting mucosal signaling. Sci Transl Med. 2009;1(8):8ps10.

69. Kulke MH, et al. NANETS treatment guidelines: well-differentiated neuroendocrine tumors of the stomach and pancreas. Pancreas. 2010;39(6):735–52.

70. Metz DC, Jensen RT. Gastrointestinal neuroendocrine tumors: pancreatic endocrine tumors. Gastroenterology. 2008;135(5):1469–92.

71. Norton JA. Neuroendocrine tumors of the pancreas and duodenum. Curr Probl Surg. 1994;31(2):77–156.

第8章
药物性损伤、感染、血管性、先天性和其他疾病

Saba Yasir

药物性损伤

药物相关胃损伤报道已有数十年时间。1938年首次报道了阿司匹林相关胃损伤[1]。近些年种类显著增多。其中一些损伤的改变是非特异性的,需结合临床病史和患者用药史鉴别。然而某些特定药物可能具有特殊损伤形式。作为一名外科病理医生,熟悉普通及特异的药物相关胃损伤的特点对病理诊断是非常有帮助的。病理医生认识及报告药物相关胃损伤可以提醒临床医生损伤情况并纠正临床治疗。

铁制剂相关性胃损伤

口服铁剂是治疗和预防缺铁性贫血的常用药物。硫酸亚铁是最常见的引起胃损伤的铁制剂。铁过量可以引起胃黏膜严重腐蚀性损伤,从而引起溃疡及出血性坏死,严重病例可引起胃穿孔[2,3]。然而小部分患者也可能在服用治疗剂量铁剂时由于铁物质嵌入引起局限性胃黏膜损伤[4,5]。铁剂相关性胃损伤内镜下表现多样,如红斑、糜烂、溃疡、上皮下出血、平坦的黑色小斑点及胃黏膜呈现黑棕色。偶尔铁剂引起的胃溃疡可在影像学和内镜下呈现类似胃癌改变[6]。治疗性铁制剂相关黏膜损伤的致病机制尚不完全清楚,很大可能是胃动力障碍、原有的胃黏膜损伤及铁制剂滞留等因素共同作用所致。

胃黏膜铁沉积的诊断并不困难。铁物质表现为棕色的结晶状及块状纤维性物质,有折光性但无偏振光性(图8.1A)。

这种物质为氧化的无机铁,通常位于细胞外。大多数情况下,可沉积于腔面,位于上皮表层并与腔面炎性渗出混合在一起(图8.1B);也可沉积于黏膜固有层,沉积物上方黏膜腺体存在或者出现糜烂缺失;也可出现在炎性肉芽组织中。少数病例显示黏膜血管内的含铁血栓或黏膜血管壁铁沉积。

邻近的胃黏膜可见黏液缺失及胃小凹拉长扭曲的反应性胃小凹增生(图8.2)。胃上皮可显示显著不典型增生伴明显核仁,但黏膜结构存在、低核质比及缺乏核深染,可以与异型增生鉴别。

含铁血黄色沉积也常常见于胃黏膜表层上皮和/或胃腺体内。依靠铁染色,铁剂的结晶物质很容易与含铁血黄素鉴别,尽管二者均可见阳性反应(图8.3)。

质子泵抑制剂

质子泵抑制剂(proton pump inhibitor,PPI)常用于治疗反流性食管炎及胃消化性溃疡。这些药物是非处方药物,可以在药店购买,对减少胃酸效果显著。然而,长期使用该类药物存在发生胃息肉、萎缩性胃炎,甚至胃神经内分泌细胞增生的风险。

PPI可引起部分患者的胃体黏膜壁细胞增生,以壁细胞体积增大、数量增多突出于胃腺腔面为特征,甚至出现腺腔锯齿状表现(图8.4)。增生的壁细胞阻碍胃酸排出可能导致胃底腺囊肿样变及胃底腺息肉。一些研究证实,延长使用PPI可发生胃底腺息肉[7-9]。也有研究显示在停用PPI后胃底腺息肉消失,重新应用PPI后又可复发,进一步证实了PPI与胃底腺息

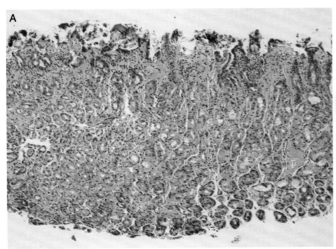
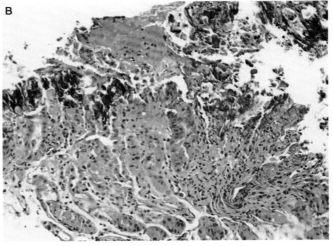

图8.1 铁剂相关胃损伤。棕色结晶状及块状纤维性铁剂物质覆盖在糜烂的表层上皮(A)。具有折光性的铁剂物质与腔面的炎性渗出混合(B)

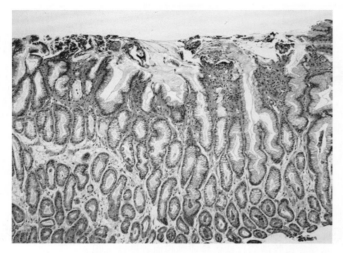

图 8.2　铁剂损伤相关反应性上皮改变。胃黏膜呈反应性胃小凹增生及拉长扭曲的胃小凹

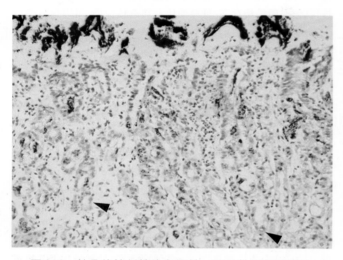

图 8.3　结晶状铁剂铁染色阳性。可见铁沉积于胃小凹腔内,偶尔位于胃上皮细胞内(箭头)

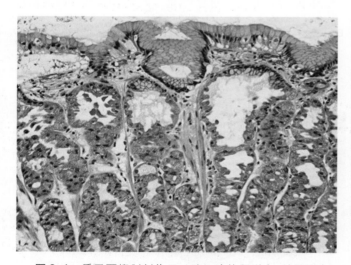

图 8.4　质子泵抑制剂作用。壁细胞体积增大、数量增加,并突向胃腺腔,胃体和胃底黏膜腺腔呈锯齿状

肉之间的关系[10]。然而,一些作者质疑这种关联[11,12]。

一些长期使用 PPI 类药物的患者血清中胃泌素水平增加2~4 倍[13-16]。由于胃泌素水平增加,一些患者可见神经内分泌细胞增生[16-18]。但是并未发现长期应用 PPI 使胃神经内分泌肿瘤风险增高的报道。应用 PPI 治疗幽门螺杆菌感染患者,发现胃炎恶化及胃体萎缩性改变[13,17-21]。因此,对于长期使用PPI 治疗前建议进行幽门螺杆菌检测[19]。

口服磷酸钠盐制剂相关性胃炎

口服磷酸钠盐制剂(OsmoPrep)是一种渗透性泻药的片剂,有时被用作结肠镜肠道准备剂。临床常将口服磷酸钠盐制剂应用于无法耐受常用的大量白亚状磷酸钠盐口服液进行肠道准备的患者。磷酸钠是该药的有效成分,存在急性磷酸盐肾毒性的危险。

最近有研究显示,一部分服用磷酸钠盐制剂的患者在胃黏膜固有层内可见紫黑色无机物沉积[22]。沉积物为大小不等(<100μm)的不规则药剂碎片。胃黏膜显示反应性胃病的特点,显著反应性上皮改变,包括黏液缺失、核深染。未见糜烂及溃疡改变。然而,一些病例中,在沉积物周围可见充血及轻度水肿。鉴别诊断包括铁剂、黏膜钙沉积症。口服磷酸钠盐制剂沉积 von Kossa 染色阳性而茜素红染色(alizarin red,一种钙螯合剂染料)阴性,可以与黏膜钙沉积症鉴别。磷酸钠盐制剂沉积物 Perls 铁染色阴性。

吗替麦考酚酯（骁悉）

吗替麦考酚酯(mycophenolate mofetil,MMF)是一种免疫抑制剂,用于器官、骨髓及干细胞移植后患者,以预防移植排斥及移植物抗宿主反应;也可用于治疗一些自身免疫及炎症性疾病,如银屑病、狼疮性肾炎及重症肌无力。MMF 相关性损伤的典型组织学特征为凋亡增加,核固缩、核碎裂及胞质粉染,这些退变细胞成分周围有空隙。胃活检标本可见从重度反应性胃病,包括肉芽肿性炎的克罗恩病样特点,到非特异性改变[23,24]。少部分患者可见壁细胞气球样变,特点为壁细胞体积超过正常两倍,胞质透亮[24]。

有丝分裂阻滞相关药物（秋水仙碱和紫杉醇）

秋水仙碱是一种用于治疗痛风及其他自身免疫/风湿性疾病的生物碱。秋水仙碱与微管蛋白结合并阻止微管蛋白聚合成微管从而发挥抑制有丝分裂的作用。肾及肝衰竭患者应用秋水仙碱可产生毒性。秋水仙碱毒性主要表现是有丝分裂停滞在中期,缺少纺锤体形成,并出现怪异染色体,特别是环状核分裂象(图 8.5)[25,26]。秋水仙碱毒性患者胃黏膜颈黏液区核分裂象显著增多。胃小凹上皮核大深染、极向消失及复层改变,也可见凋亡增加。重要的是,病理医生应识别这种上皮不典型性改变与秋水仙碱毒性相关,避免与高级别异型增生混淆。无秋水仙碱临床毒性症状的患者不会出现这些形态学改变。因此病理医生确定这些病变的目的是调整患者的用药方案,既然秋水仙碱是引起病变的药物,该患者可能存在秋水仙碱毒性。必须注意的是,治疗剂量的秋水仙碱很少引起环状核分裂象,特别是在结直肠息肉中[27]。停药后秋水仙碱毒性相关的组织学改变也会消退。

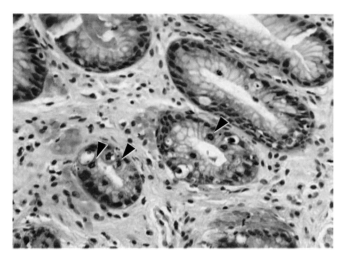

图 8.5　秋水仙碱毒性。服秋水仙碱的慢性肾衰竭患者的胃黏膜活检显示有丝分裂中期停滞（环状核分裂象，箭头）及凋亡增加

紫杉醇是一种化疗药物，用于治疗肺、食管及乳腺恶性肿瘤。紫杉醇与纺锤体的微管结合引起有丝分裂中期停滞。与秋水仙碱类似，紫杉醇也能引起核分裂增加或活性阻滞，包括环状核分裂象[25,28]。在胃黏膜增殖活跃区核分裂象明显增多。紫杉醇对组织学的影响与秋水仙碱相似，形态学不能区分。但与秋水仙碱不同，紫杉醇所致的组织学改变可见于任何应用该药物进行化疗的患者，出现有丝分裂阻滞及环状核分裂象并不提示紫杉醇毒性。少数情况下，端粒介导疾病的患者也可见环状核分裂象及凋亡现象[29]。

非甾体抗炎药

非甾体抗炎药（nonsteroidal anti-inflammatory drugs，NSAID）因其镇痛及抗炎作用被广泛应用。NSAID 类药物通过抑制环氧合酶 1 和 2 而阻止前列腺素合成。胃肠道黏膜前列腺素合成降低，由于黏膜保护剂减少导致黏膜缺血和黏膜的完整性受

损。胃黏膜损伤的三种主要表现：急性出血性胃炎（详见第 6 章）、溃疡及反应性胃病（详见第 6 章）[30,31]。NSAID 相关糜烂常见于胃体，而溃疡多见于胃窦，表现为溃疡面积大、多发且无痛[32,33]。

化疗及放疗相关改变

化疗药物，如 5-氟-2-脱氧尿苷（FUDR）及丝裂霉素 C，用于肝动脉灌注化疗时，在远端胃可引起糜烂及溃疡改变[34,35]。一些患者，化疗相关胃溃疡可表现出显著上皮不典型性，这种改变可能误诊为胃异型增生甚至早期胃癌[36,37]。以下组织学特点可与"真性"异型增生鉴别：散在分布、缺乏肿块病变、表层成熟、无肠上皮化生和浸润性生长，开放核染色质伴明显核仁、核极向存在、缺少不典型核分裂象、胞质嗜酸性和/或空泡形成[38]。

选择性内照射钇-90 微球注射可引起胃溃疡，并在黏膜毛细血管内见到黑色微球[36,37]。钇-90 标记微球偶然进入胃主要循环动脉也可造成意外的放射性损伤。胃黏膜固有层玻璃样变性、间质及内皮细胞呈不典型性改变及血管扩张（图 8.6A）。微球嗜碱性、形态规则，直径 30～40μm（图 8.6B）[40,41]。

合成树脂（聚苯乙烯磺酸钠-山梨糖酯、考来烯胺、考来维仑、考来替泊及司维拉姆）

合成树脂类是无法吸收的药物，可作为胃肠道中离子交换的平台。常用的树脂类药物包括聚苯乙烯磺酸钠、司维拉姆及胆汁酸螯合剂。

聚苯乙烯磺酸钠-山梨糖醇灌肠剂被用于治疗肾衰竭的高钾血症患者。聚苯乙烯磺酸钠是一种阳离子交换树脂，能结合大肠中过剩的钾离子与钠离子进行交换。这种树脂和钾离子结合后通过粪便排出体外。山梨醇酯是一种泻药，与聚苯乙烯磺酸钠一起服用，因为后者可以引起便秘及胃肠结石形成。然而，由于渗透负荷使血管分流，一部分尿毒症患者可发生胃肠道缺血甚至坏死[42-44]。也有作者认为聚苯乙烯磺酸钠可直接造成黏膜损伤[43]。出血性胃炎、匐行性溃疡及糜烂已被认为

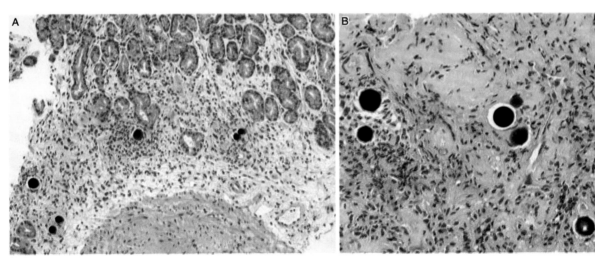

图 8.6　钇-90 微球介导胃黏膜损伤。胃黏膜固有层可见玻璃样变性，固有层（A）及肉芽组织（B）内嗜碱性形态规则的钇-90 微球

是服用聚苯乙烯磺酸钠-山梨糖醇相关的胃损伤（图8.7A）[42,44,45]。聚苯乙烯磺酸钠结晶在 H&E 染色中呈菱形或三角形，深嗜碱性（图8.7B），也可被 PAS-D（结晶呈紫红色）、Diff-Quik 及抗酸染色（结晶为黑色）突出显示。这些结晶显示出一种特征性的鱼鳞状镶嵌特点[42]。有折光性但无偏振光性。结晶可以附在完整黏膜面或与溃疡或糜烂的炎性渗出混合在一起。

考来烯胺是一种胆汁酸螯合剂，临床用于治疗高脂血症。考来烯胺结晶形状不规则，H&E 染色根据组织的厚度及染色差异，可呈现近黑色、深红色至亮橘色等颜色[46,48]。缺乏聚苯乙烯磺酸钠鱼鳞样的改变而呈现一种光滑的玻璃样形态（图8.8）。大块的考来烯胺结晶偶尔可出现不规则裂纹线但仍缺乏几何形鱼鳞样改变。抗酸染色呈暗黄色，而 PAS-D 染色为灰色或亮粉色[48,49]。考来烯胺可能不直接损伤胃肠道黏膜，但是可使之前存在的病变加重，因此增加了出血的风险[49]。考来烯胺与胃表浅糜烂和溃疡相关[50]。

考来维仑和考来替泊也是胆汁酸螯合剂，用于治疗腹泻、高胆固醇血症及血脂异常。这些药物并没有直接引起胃肠道黏膜损伤的能力[48]。在胃黏膜活检中偶然可以见到结晶。考来维仑和考来替泊形态学上与考来烯胺结晶无法鉴别。

碳酸司维拉姆是一种可以结合磷的阴离子交换树脂。用于治疗慢性肾衰竭伴高磷血症。与胃黏膜损伤相关，但并不确定是致病因素或仅仅是一个伴随因素[47]。H&E 染色中司维拉姆呈现宽而弯曲的不规则间隙（图8.9）。与聚苯乙烯磺酸钠相似，司维拉姆也可显示鱼鳞样形态。而不同之处是具有特征性的双色调，锈黄色背景上亮粉色线样加重[47]。PAS-D 染色，司维拉姆结晶为紫罗兰色。这些结晶仅见于慢性肾病患者，这是重要的诊断线索。

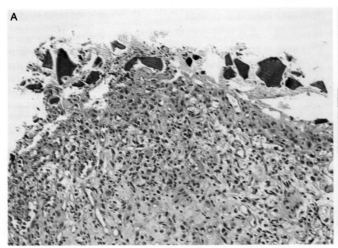
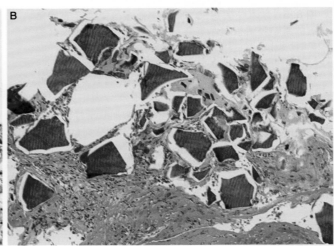

图8.7 聚苯乙烯磺酸钠-山梨糖醇相关胃损伤。在胃溃疡灶可见聚苯乙烯磺酸钠结晶（A）。聚苯乙烯磺酸钠结晶 H&E 染色呈菱形或三角形，深嗜碱性，显示出鱼鳞状镶嵌特征（B）

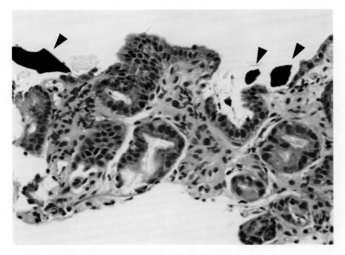
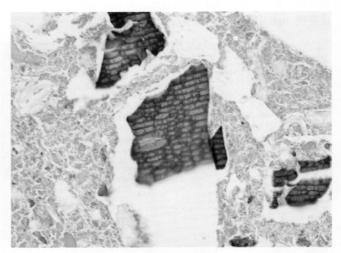

图8.8 考来烯胺结晶。考来烯胺结晶（箭头）形状不规则，H&E 染色呈近黑色、深红色至亮橘色，无鱼鳞样改变

图8.9 司维拉姆结晶。H&E 染色中司维拉姆结晶呈现宽而弯曲的不规则鱼鳞纹，具有特征性的双色调，锈黄色背景上亮粉色线样加重

镧

　　碳酸镧咀嚼片（fosrenol）被用于治疗慢性肾衰竭所致的高磷酸盐血症。镧是一种稀有碱土金属，在胃肠道可结合磷且不被胃肠道黏膜吸收。但少部分患者服用该药后可造成黏膜组织细胞镧沉积（图 8.10A-C）[51-53]，并见小的异物肉芽肿[54]。组织细胞内含颜色为棕色、灰色或紫色从细到粗的颗粒。一些病例中这些组织细胞普鲁士蓝和甲苯胺蓝染色阳性。电子显微镜可在组织细胞中发现镧颗粒，但诊断常需结合临床病史。有报道提示临床停用镧制剂后病变可能逆转，但罕见病例在停用镧制剂数年后，仍可见镧沉积现象[55,56]。

奥美沙坦

　　血管紧张素Ⅱ受体拮抗剂，如奥美沙坦（benicar）常被用于治疗高血压。部分患者服用奥美沙坦可出现淋巴细胞性胃炎（图 8.11）、胶原性胃炎或慢性胃炎[57]。

四环素/多西环素

　　多西环素（doxycycline）是一种口服四环素类抗生素。最近有报道多西环素引起特征性的伴有血管变性的浅表胃黏膜坏死[58,59]。内镜下显示黄白色斑块样病灶或非出血性溃疡。组织学改变：浅表胃黏膜坏死伴胃小凹细胞增生，固有层炎症及表层上皮脱失。血管变性表现为毛细血管壁嗜酸性坏死，形成环状深染嗜酸性颗粒状结构，甚至与周围组织分离出现空晕[58]。这种损伤模式是独特的，一旦出现即提示病理医生存在多西环素诱导胃损伤可能。

交聚维酮与微晶纤维素

　　交聚维酮与微晶纤维素（crospovidone and microcrystalline cellulose）是惰性生物性填充剂，可与药物结合加速药物传输。这类药物可在胃黏膜活检中见到。掌握这些形态特点可帮助病理医生与寄生虫、钙化及其他药物相关性黏膜损伤进行鉴别。Shaddy 等最近研究报道，胃黏膜活检中填充物总出现率大约 3%[60]。出现在肠腔外可能提示肠穿孔。交聚维酮在 H&E 染色中显示非双折光性、珊瑚状或海绵状，呈现粉红色的核及紫色外壳，直径 0.4~1.5μm（图 8.12）。微晶纤维素在 H&E 染色呈透明杆状或火柴样（图 8.13A），在偏振光下有明亮双折光性（图 8.13B）[60]。

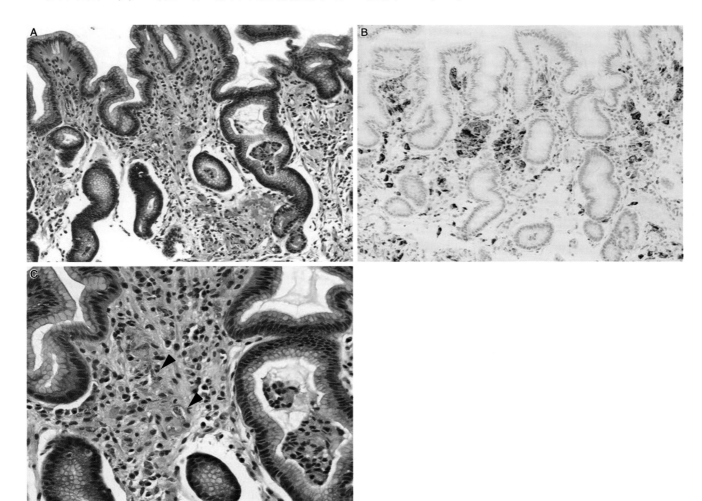

图 8.10　镧沉积。接受碳酸镧治疗的慢性肾衰竭高磷血症患者的胃窦黏膜活检显示黏膜固有层内组织细胞聚集（A）。黏膜固有层组织细胞免疫组织化学 CD68 染色阳性（B）。组织细胞胞质内棕色不规则分枝状的粗糙包涵体样物质（箭头）（C）

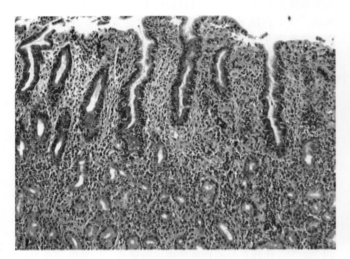

图 8.11　奥美沙坦相关性胃损伤。一例奥美沙坦相关性肠病患者淋巴细胞性胃炎的改变

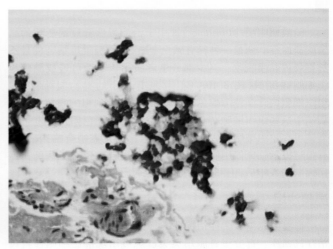

图 8.12　交聚维酮。这种填充物质在 H&E 染色中显示非双折光性、珊瑚状或者海绵状，呈现粉红色的核及紫色的外壳

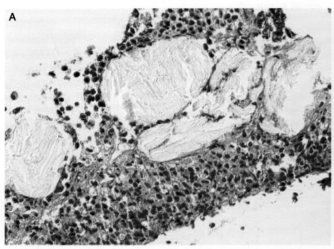

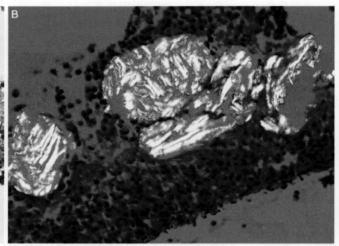

图 8.13　微晶纤维素。这种填充物在 H&E 染色下表现为透明杆状或火柴状（A）。在偏振光下呈现明亮双折光性（B）

感染

蜂窝织炎性（化脓性）胃炎

定义

蜂窝织炎性胃炎（phlegmonous gastritis）是一种少见且快速进展的胃化脓性细菌感染性疾病，坏死及坏疽是其特征。

临床特征

蜂窝织炎性胃炎患者通常有基础疾病，如免疫低下或因罹患恶性肿瘤、人类免疫缺陷病毒（human immunodeficiency virus，HIV）感染或酗酒所致的衰弱状态。具体的发病机制尚不清楚，通常是因为包括葡萄球菌、链球菌、肠球菌、大肠埃希菌、变形杆菌或梭状杆菌等各种细菌感染所致[61-63]。患者可出现发热、腹痛、恶心、呕吐或呕血等症状[61]。CT 扫描可显示胃壁弥

漫低密度增厚。内镜下表现为溃疡、胃皱襞增宽、肿块或坏死。

病理特征

大体表现，胃壁可见增厚及坏死。镜下显示黏膜化脓性坏死及黏膜下层急性炎症。重症患者中可见透壁性坏死。革兰氏染色可标示细菌。值得注意的是，如果病变局限在黏膜下层或更深层次时，表层黏膜活检可能病变并不明显。

鉴别诊断

鉴别诊断包括胃淋巴瘤、胃肠道间质瘤、皮革胃及伴发感染的恶性肿瘤。这些病变可通过仔细组织学观察进行鉴别，必要时可进行特殊染色。

治疗及预后

治疗措施包括药物及外科干预。广谱抗生素是有效的治疗手段。外科切除也可能是预后更好的治疗方案。局部病变时死亡率低（约 10%），如果胃弥漫受累，死亡率可增高（>50%）。早期诊断及治疗是改善生存率的关键[61,62]。

胃八叠球菌

定义

胃八叠球菌(sarcina ventriculi)为革兰氏阳性厌氧球菌,胃内可检出该菌,特别在胃排空延迟患者。

临床特征

胃八叠球菌主要见于成人,儿童也可见到,女性多于男性[64]。超过一半的患者有胃流出道梗阻、胃轻瘫和/或胃肠手术史。这种细菌感染与胃穿孔及气肿性胃炎相关[65,66],大多数患者表现为腹痛、恶心及呕吐。一些患者仅为偶然发现,可无症状[67]。内镜下显示胃结石、食物残渣滞留、糜烂及溃疡[64]。

病理特征

胃黏膜表面的黏液中常可见非浸润性微生物。H&E染色中,胃八叠球菌呈嗜碱性立方状菌体,直径1.8~3μm,四联状排列(图8.14A)。相邻菌体连接处细胞壁扁平,在自然状态下显示折光性[64]。革兰氏染色菌体强阳性。应用分子检测包括PCR和测序技术可检测16S核糖体RNA基因及丙酮酸脱羧酶基因。邻近胃黏膜组织通常无明显病变,一些病例可出现弥漫出血性胃炎伴溃疡(图8.14B)[68]。八叠球菌引起胃黏膜损伤的机制尚不完全清楚。有研究认为该菌可能是原有基础疾病的伴随现象。菌体可在健康人粪便中检见,特别是素食者[69]。在土壤和空气中也可检见[70]。然而,在胃黏膜活检中发现八叠球菌对于外科病理医生是重要的提示信息,与胃潴留及致命性气肿性胃炎密切相关,需要考虑胃流出道梗阻及胃排空延迟的问题。

鉴别诊断

八叠球菌主要与微球菌进行鉴别,微球菌为革兰氏阳性球菌,每组排列成四联状。然而,微球菌体积更小,直径为0.5μm,与八叠球菌不同,微球菌属排列更为紧密[68]。此外,微球菌需氧,过氧化氢酶阳性且不产芽孢;而胃八叠球菌厌氧,过氧化氢酶阴性且产芽孢[71]。葡萄球菌也是革兰氏阳性菌,也需要进行鉴别,但葡萄球菌体积更小,直径1μm,排列为葡萄串样,而非四联状。

治疗与预后

没有标准的治疗方案。抗生素如甲硝唑可杀灭该菌。健康无症状者无需治疗,因为该种细菌可出现共生现象[64]。

梅毒性胃炎

定义

由梅毒螺旋体(Treponema pallidum)感染引起的胃炎,常为性传播疾病。

临床特征

梅毒性胃炎患病的平均年龄为39岁,男性及黑色人种更为常见[72]。上腹痛或腹痛为最常见的症状,可伴有呕吐及体重减轻。只有少部分患者有梅毒病史,但多数患者之前或同时有临床症状。大多数患者梅毒血清学检查阳性[性传播疾病相关检测(VDRL)、快速血浆反应素试验(RPR)和/或科氏试验]。内镜下可显示为胃溃疡、糜烂、黏膜呈结节状或皱襞增厚,少数情况下呈肿块样病变[72]。

病理特征

镜下表现为显著浆细胞浸润性胃炎,伴有淋巴细胞及不同程度中性粒细胞混合。密集的浆细胞浸润呈现血管周分布特征,并见增生性动脉内膜炎为主的血管炎,静脉内膜炎偶尔也可见到。少数病例表现为萎缩性胃炎[72]。梅毒螺旋体的免疫染色可将该菌标记出来帮助诊断。银染如Warthin-Starry染色也可用于梅毒螺旋体,虽然其判读困难且灵敏度不高[73]。免疫荧光及PCR检测也有助于诊断[74]。梅毒螺旋体为革兰氏阴性螺旋体,长8~15μm,直径0.1~0.2μm。菌体常见于上皮细胞之间的黏膜固有层内。

鉴别诊断

梅毒螺旋体与幽门螺杆菌及海尔曼螺杆菌(Helicobacter heilmannii)形态学相似,需要进行鉴别。幽门螺杆菌体积小,长1~3μm,直径0.5~1μm。海尔曼螺杆菌较幽门螺杆菌菌体更长而宽,但较梅毒螺旋体短而宽,梅毒螺旋体有4~6个螺旋,呈螺旋形外观[75,76]。幽门螺杆菌与梅毒螺旋体的免疫染色可用于鉴别,但新近有报道梅毒螺旋体与海尔曼螺杆菌之间存在交叉反应[77]。

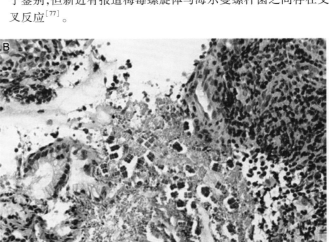

图8.14 胃八叠球菌。胃黏膜腔面可见嗜碱性、立方形微生物,四联状排列伴轻度慢性炎症(A)见于溃疡灶的炎性渗出物中(B)

治疗及预后

抗生素如青霉素可治疗这种感染。在治疗一周后临床症状消失,大约 10 天之后内镜下黏膜恢复正常。少数患者伴胃穿孔或梗阻等并发症,需要手术切除。

病毒感染

巨细胞病毒

巨细胞病毒(cytomegalovirus,CMV)性胃炎常见于免疫缺陷,如罹患恶性肿瘤、HIV 感染、移植后或服用类固醇患者[78]。症状包括发热及腹痛。内镜下显示黏膜红斑、糜烂及溃疡。少数病例可呈 Menetrier 病样增生性胃炎[79]。组织病理显示内皮细胞、间质细胞增大,或上皮细胞出现鹰眼样核内包涵体和/或胞质内嗜碱性颗粒状包涵体(图 8.15)。CMV 免疫染色有助于确定诊断。

单纯疱疹病毒

胃感染单纯疱疹病毒(herpesvirus,HSV)及水痘-带状疱疹病毒(varicella zoster virus,VZV)少见,但也可见于免疫抑制患者[80,81]。上皮细胞显示特征性的磨玻璃样核,周围透明空晕的嗜酸性包涵体,边界清楚,多核细胞及镶嵌排列。

Epstein-Barr 病毒

EB 病毒(Epstein-Barr virus,EBV)感染性胃炎(图 8.16A,B)少数病例报道与显著淋巴组织增生相关,可类似淋巴瘤样[82,83]。

真菌感染

念珠菌感染常见于免疫缺陷、酗酒或服用腐蚀性液体者。黏膜糜烂或溃疡。镜下,孢子和假菌丝可使用银染或 PAS-D 染色标记。较大的癌性溃疡可伴发念珠菌感染[84]。一例罕见病例报道,侵袭性毛霉菌(invasive mucormycosis)引起气肿性胃炎而致死[85]。

寄生虫

胃寄生虫感染少见。但血吸虫虫卵可见于胃[86]。隐孢子虫病在艾滋病患者中有报道,表现为狭窄引起的胃不全梗阻[87,88]。因食用鱼类而致胃侵袭性异尖线虫感染也有报道[89]。

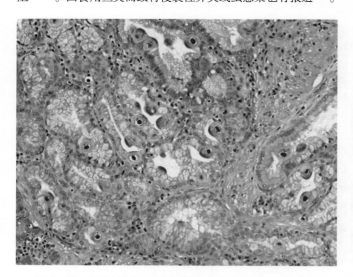

图 8.15　CMV 胃炎。胃窦黏膜上皮细胞内多个鹰眼样核内包涵体和胞质内嗜碱性颗粒状包涵体

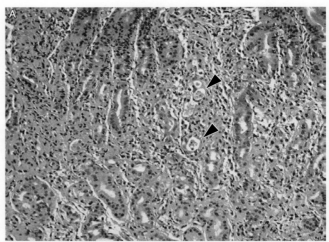

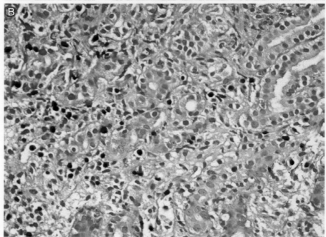

图 8.16　EB 病毒性胃炎。胃活检显示固有层多量淋巴细胞浸润和局灶上皮坏死(箭头)(A)。EB 病毒原位杂交显示黏膜固有层内多量 EBER 阳性淋巴细胞(B)

血管性疾病

胃窦血管扩张

定义

胃窦血管扩张(gastric antral vascular ectasia,GAVE)也被称为"西瓜胃",以内镜下显著静脉-毛细血管扩张为特点,累及胃窦并延伸至幽门。

临床特征

1953 年 Rider 等首次描述了 GAVE 病,该患者伴有严重的慢性缺铁性贫血[90]。Jabbari 等根据内镜下的特征性表现首次提出"西瓜胃"名称,病变主要表现为幽门放射状充血的条带[91]。GAVE 是根据其内镜下典型表现作出的诊断。GAVE 相对常见,大约 4% 的上消化道出血为该病所致[92]。造成 GAVE 的病理生理学机制尚不清楚,可能综合了胃动力学的异常、机械损伤及黏膜脱垂等原因所致[93,94]。一些作者认为 GAVE 可能与胃蛋白酶原及胃酸水平降低、胃泌素水平升高有关[94,95]。该病更常见于年长、女性、有慢性病史的患者。大约 30% GAVE

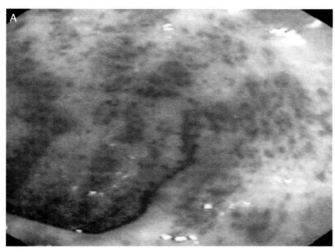
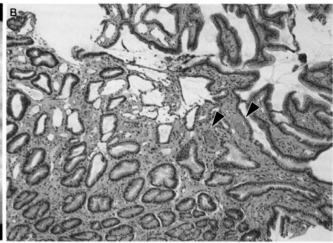

图 8.17　胃窦血管扩张。内镜下可见红色近平行排列的纵行黏膜条带,跨越胃窦部,呈现西瓜皮样(A)。显微镜下胃窦显著扩张的毛细血管内纤维蛋白性血栓(箭头)(B)

患者有肝硬化病史[96]。非肝硬化患者,以自身免疫病如结缔组织病及雷诺综合征最为常见[95]。其他情况下,如骨髓移植、慢性肾衰竭、缺血性心脏病、糖尿病及高血压也与 GAVE 相关[95,97,98]。大多数患者可因慢性失血导致贫血。急性出血较为少见。内镜下显示隆起、深红色平行排列纵向条纹从胃窦汇聚于幽门,与西瓜皮相似(图 8.17A)。隆起的黏膜可表现为息肉样病变[99]。重症病例可见胃出血。

病理特征

GAVE 的组织学特点包括胃窦黏膜毛细血管显著扩张,管腔内常见纤维蛋白性血栓(50% 病例)(图 8.17B)。病变周围组织呈现反应性胃病、水肿、间质出血及轻度慢性炎症。黏膜固有层扩张的毛细血管周围纤维玻璃样变性及肌纤维增生。胃体及胃底通常正常,然而少数病例可累及贲门。

鉴别诊断

组织学鉴别诊断包括胃静脉曲张,这种疾病常见于伴有门静脉高压的患者的胃食管交界处。门静脉高压性胃病也要鉴别。鉴别诊断见表 8.1。

表 8.1　门静脉高压性胃病及胃窦血管扩张的鉴别

特征	门静脉高压性胃病	胃窦血管扩张
性别	男性多见	女性多见
年龄	任何年龄,包括儿童	老年(>70 岁)
相关状态	门静脉高压,肝硬化	肝硬化,自身免疫病,结缔组织病
内镜	蛇皮样伴红色斑点	扭曲扩张的血管呈西瓜皮样或弥漫分布
位置	胃底,胃体	胃窦
血管扩张程度	轻度	显著
纤维蛋白血栓	无	有
纤维玻璃样变性	无	有

治疗及预后

内镜消融术是 GAVE 治疗首选。如果内镜治疗失败,可选择雌激素、孕激素及氨甲环酸进行药物治疗。治疗无效可选择外科胃窦切除术[100]。

门静脉高压性胃病

定义

发生于门静脉高压患者的胃黏膜血管病变及损伤。

临床特点

1984 年 Sarfeh 等提出"门静脉高压性胃炎"诊断名称,用于描述门静脉高压患者独特的胃黏膜出血性病变[101]。此病可发生于任何年龄,儿童及成人均有报道,男性多见。与之相关的两种疾病是门静脉高压及肝硬化[102-105]。有报道在门静脉高压患者中发病率为 20% ~ 75%,而在肝硬化患者中发病率为 35% ~ 80%。门静脉高压性胃病(portal hypertensive gastropathy)也可见于非肝硬化性的门静脉纤维化、肝外门静脉阻塞及肝静脉闭塞症[102,106,107]。发病机制中,门静脉系统被动性充血导致胃黏膜血流动力学不稳定发挥了一定的作用[108,109]。胃肠道出血和贫血是最常见症状,部分患者可能无症状。内镜显示蛇皮样镶嵌征或弥漫性红斑和网状鹅卵石样,伴有红色斑点,胃体及胃底黏膜比较显著[102,108,110,111]。

病理特点

组织学特征包括:反应性胃黏膜中见扩张的毛细血管及静脉(图 8.18A),黏膜下层静脉显著充血迂曲[112]。固有层间质纤维化及水肿(图 8.18B)。通常缺乏纤维蛋白性血栓。

鉴别诊断

需要与 GAVE 鉴别,两者鉴别见表 8.1。

治疗及预后

治疗目的是减少门静脉压力,可通过药物治疗(心得安)、内镜治疗(氩离子凝固术)、介入治疗(经颈静脉肝内门静脉分流术)和外科分流术[113]。

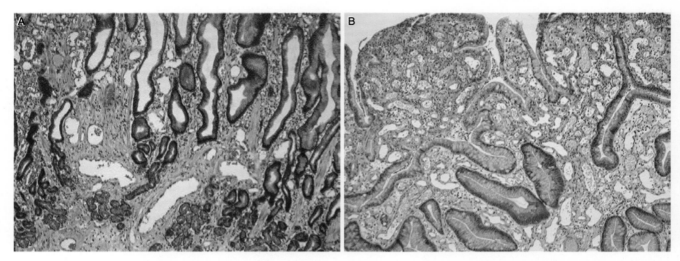

图8.18　门静脉高压性胃病。胃黏膜内可见扩张的毛细血管及静脉（A）。黏膜固有层见间质水肿及毛细血管显著扩张，
缺乏纤维蛋白样血栓（B）

迪氏病

定义

迪氏病（Dieulafoy disease）被定义为黏膜下层出现异常大口径动脉血管，突破表面被覆的胃黏膜破损处引起出血，该病存在致命性出血的风险，也被称为曲张的动脉瘤、恒径动脉及黏膜下层动脉畸形。

临床特征

1884年Gallard首次在2个尸检病例中将迪氏病描述为"胃动脉瘤"[114,115]。而1898年由法国外科医生Georges Dieulafoy准确报道了3名无症状男性患者出现致命性胃出血[115,116]。该病本质上被认为是先天性发育畸形。包括儿童在内的任何年龄均可发生，但更常见于年长的（>50岁）男性，1%~6%的上消化道出血与该病相关[115-117]。许多患者同时存在心肺功能不全、高血压、慢性肾衰竭等并发症。患者常出现急性无痛性胃肠道大出血，导致失血性休克。少部分可出现缺铁性贫血。确切的发病机制不清楚，有观点认为黏膜下大血管搏动引起其表面被覆的黏膜损伤，并导致局部缺血、糜烂并破

溃。另一理论认为胃机械压力造成动脉血栓从而引起其表面的黏膜损伤及坏死[114,118,119]。内镜下胃内一孤立凸起的血管出现活动性出血，其周围可见正常黏膜或血凝块，但无溃疡[114,120]。病变最常见的部位是距离胃食管交界6cm处胃小弯侧。

病理特征

显微镜下显示浅表黏膜下层一个管腔破裂的动脉（图8.19）。动脉损伤处覆盖纤维蛋白性血栓。动脉通常结构正常，无动脉瘤或动脉粥样硬化。相邻黏膜可见纤维蛋白样坏死但无明显炎症改变[121]。

鉴别诊断

GAVE需与迪氏病进行鉴别，胃黏膜内是否存在含纤维蛋白性血栓的扩张毛细血管及伴胃小凹增生的完整黏膜是鉴别的关键。门静脉高压患者胃静脉曲张常见于胃食管交界处，镜下显示静脉充血扩张。动静脉畸形也需要进行鉴别，通常以厚薄不一的不规则血管混合存在为特征。*Hp*感染或NSAID类药物所致糜烂性胃炎的炎症反应更重且缺乏破裂的动脉。

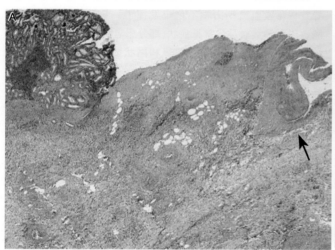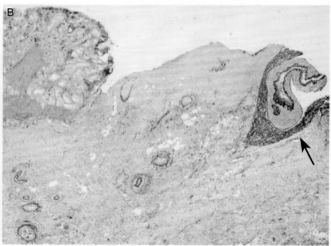

图8.19　迪氏病。H&E染色见被覆黏膜缺损的黏膜下层中有大口径畸形动脉（A），弹力纤维染色阳性（B）

治疗及预后

内镜技术的进步使疾病确诊率显著增加,相关死亡率从90%降低至5%[122-125]。内镜止血法是治疗首选。据报道内镜治疗后再次出血的风险为10%~40%。因此少数患者需要行血管栓塞及手术切除[115]。

先天性异常

胃重复囊肿

定义

胃重复囊肿(duplication cyst)是胃段完全性或部分性重复。

临床特征

胃肠道重复囊肿少见,本质上为先天性病变,可能为原始前肠残留的囊性发育畸形[126,127]。胃重复囊肿占胃肠道重复的2%~9%,常常与其他畸形并存,比如食管重复、肠旋转异常、泄殖腔异常、尿道畸形及心血管畸形。此类畸形常在早年被发现,大部分患者在新生儿期出现症状。症状包括腹痛、胃胀、肿块、恶心及呕吐。CT及MRI影像显示与胃相连或毗邻的囊性肿块。有时术前的CT及MRI影像可能将胃重复囊肿诊断为胃肠道间质瘤(GIST)或肉瘤[128]。

病理特征

大多数胃重复囊肿位于胃大弯侧前壁或后壁。一部分可与胰腺相连(图8.20A),也可与胰腺导管相通。大体检查发现,胃重复囊肿表现为圆筒形或椭圆形囊性肿物,大小从几毫米至12cm不等[128]。诊断胃重复囊肿需要满足三个条件:①与胃相连(不一定需与胃腔相通);②囊肿平滑肌与胃平滑肌层相连;③成熟或原始的胃肠道被覆上皮[129]。诊断重复囊肿需要存在肌层。缺少肌层则诊断为肠源性囊肿。胃重复囊肿内衬上皮可与正常胃黏膜上皮相似,但也可同时存在小肠或结肠上皮(图8.20B,C),也可能出现呼吸道黏膜、耵聍腺及软骨成分。胃重复囊肿进展可发生出血及溃疡。

鉴别诊断

心包囊肿是需要鉴别的病变,但心包囊肿为内衬扁平的间皮细胞且缺乏固有肌层。淋巴管瘤也是鉴别病变,其在显微镜下可在疏松结缔组织内见到大的淋巴管。

治疗及预后

手术切除是首选治疗措施[130]。罕见病例报道发现在胃重复囊肿的基础上可发生诸如腺癌、神经内分泌癌等恶性肿瘤[128,131]。

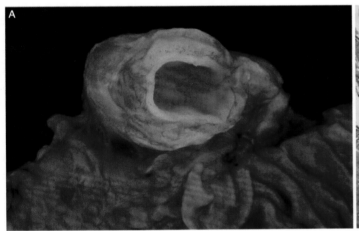

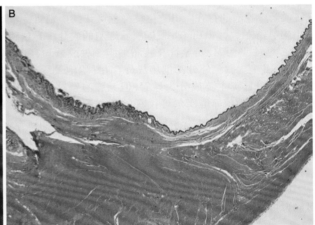

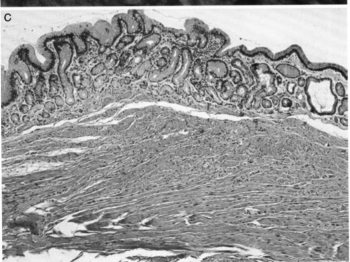

图8.20　胃重复囊肿。重复囊肿与胰腺相连(A)。囊壁可见固有肌层(B)。囊肿内衬上皮为正常胃上皮(C)

胰腺异位

定义

胰腺异位(pancreatic heterotopia)是指胰腺本身以外生长的胰腺组织,并与正常胰腺无解剖学、功能及血管联系。

临床特点

总体来说胰腺异位相对少见,尸检检出率0.6%~13%不等[132,133]。胃是胰腺异位最常见的部位。胰腺异位可与其他先天性异常相关,比如胃肠闭锁及重复。发病机制尚不清楚,被认为是在胃肠道胚胎发育过程中发生。在胚胎发育过程中,一个或多个胰始基外翻停留在原肠壁,随着胃肠道发育进程将残存胰始基带至其他部位,导致胰腺异位。另一个理论是在胚胎发育中黏膜下层内胚层组织发生胰腺化生。大部分患者无症状,在内镜、外科手术及尸检过程中偶然发现。少数可出现腹痛、出血、恶心及呕吐症状[134]。

病理特征

大体表现为黏膜下层单个、边界清楚、实性或囊性褐色肿块。内镜下,病变也可表现为被覆正常黏膜的中央脐状凹陷息肉。偶尔也可见固有肌层或浆膜内病变。病变大小0.2~6cm不等。少数病例可为多发或带蒂病变。组织学上,胰腺异位是混合性的正常胰腺组织。大部分病例可见导管及导管周围黏液腺。通常不需要进行特殊染色,而胰蛋白酶的免疫染色可用于证实胰腺腺泡的存在。CK7免疫染色可帮助识别胃活检组织中胰腺异位[135]。Heinrich根据胰腺细胞的成分将异位胰腺分为三类:Ⅰ型为腺泡、导管及胰岛细胞三种成分均存在(图8.21A);Ⅱ型为胰腺外分泌细胞成分存在(腺泡及导管,但无胰岛细胞);Ⅲ类主要成分为导管,但无腺泡及胰岛细胞(图8.21B)[136]。胰腺异位偶尔可仅有胰岛细胞(内分泌细胞异位)(图8.22A,B)[137]。少数病例可显示继发改变,如胰腺炎、脓肿形成、纤维化或脂肪坏死,异位组织变形。胰腺异位罕见情况下可发生内分泌和/或腺上皮肿瘤[138,139]。

鉴别诊断

如果病变仅见胰腺腺泡细胞,特别是在胃食管交界区域,可能为胰腺腺泡化生[140]。自身免疫性萎缩性胃炎也可见胃胰

腺腺泡化生[141]。内分泌胰腺异位与高分化神经内分泌肿瘤相似(图8.22A,B)。两者均为单形性神经内分泌细胞排列成小巢状或微管状。但病变散在分布、细胞巢较小且缺失间质反应等特点不支持神经内分泌肿瘤,更倾向于诊断内分泌胰腺异位。免疫染色有助于鉴别,内分泌胰腺异位细胞可能主要表达胰岛素(图8.22C),大部分位于结节中央,而结节周围细胞表达生长抑素(图8.22D)和胰高血糖素(图8.22E)[142]。

治疗及预后

无症状病例无需治疗,除非出现并发症。局部外科切除是治疗首选。

先天性幽门狭窄

定义

先天性幽门狭窄(congenital pyloric stenosis)定义为由于异常幽门增厚狭窄引起的胃流出道梗阻。

临床特征

先天性幽门狭窄是胃流出道梗阻最常见的原因,也是婴儿呕吐的手术原因。存活新生儿中发病率为1‰~6‰[143,144]。常见于白人、头胎及男婴。先天性幽门狭窄常与其他畸形相关,如食管闭锁、肠旋转不良及尿道缺陷[145]。病因目前仍不清楚,但可能涉及多因素包括遗传易感性、围产期及环境因素[146]。该病与多种异倍体综合征相关,如11q缺失、14q重复、9q重复、18三体、21三体[147]。人工喂养及阿奇霉素可能增加肥厚性幽门狭窄的风险[148,149]。该病变有家族聚集性[147]。患儿常在出生后2~8周内出现进行性喷射性非胆汁性呕吐[150,151]。若不及时治疗,患儿可进展为低氯低钾性碱中毒。临床见胃蠕动波及触诊中上腹部橄榄形肿块可考虑幽门肥厚诊断。腹部超声可证实[152,153]。

病理特征

大体发现的特点是中心性增大的幽门厚度超过1cm,且长度为正常的2~4倍。幽门由于黏膜下层平滑肌及弹力纤维增生变得非常硬韧。近端胃扩张伴胃窦增生及幽门流出道梗阻。镜下显示固有肌层环行及纵行平滑肌纤维增生肥厚。黏膜下层血管扩张。神经纤维和节细胞减少或缺失。Cajal间质细胞数量减少[154]。

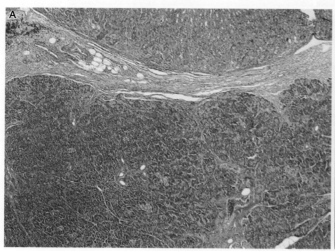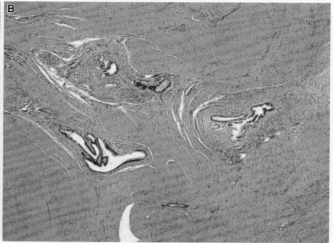

图8.21 胃胰腺异位。胰腺异位病变中可见各种细胞类型,包括外分泌细胞、内分泌细胞及导管上皮,分布于胃黏膜下层(A)。胃固有肌层中见仅由导管构成的胰腺异位病变(B)

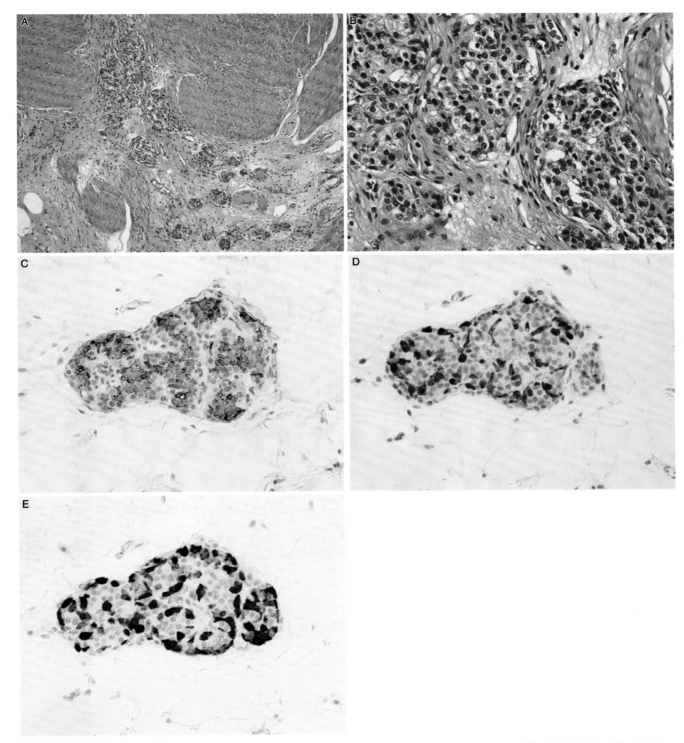

图 8.22 胃内分泌胰腺异位。胃固有肌层内仅见胰岛细胞的胰腺异位（A）。神经内分泌细胞排列成小巢状且缺乏间质反应（B）。免疫染色显示大部分位于结节中央的细胞表达胰岛素（C）。少数结节周围细胞表达生长抑制（D）及胰高血糖素（E）

治疗及预后

　　幽门环肌切开术是治疗首选[155,156]。出生后 2 周之内发病、症状延迟、术前住院时间延长是提示预后不良的指标[157]。大多数婴儿进行了幽门环肌切开术后预后良好，无后遗症。

息肉样病变

　　胃息肉是任何发生于黏膜表面并突出于胃腔的病变。1% ~ 6% 上消化道内镜检查中偶然发现胃息肉性病变[158-160]。少部分体积较大的息肉可表现为腹痛、出血、贫血或胃流出道梗阻[161]。特殊亚型的胃息肉内镜检查表现并非特异性，所以组织病理学检查对于准确诊断是必须的。病理医生的作用是确定胃息肉的特殊亚型，其具有临床预后意义，而病理诊断的中心目的是确定是否存在异型增生。许多胃息肉亚型存在慢性胃炎的背景或与胃息肉综合征相关。因此胃息肉特殊亚型的准确诊断可为其病因及胃黏膜背景的异常提供有用的线索。

胃黄色瘤

定义

　　胃黄色瘤（gastric xanthoma）由良性泡沫状富于脂质的组织细胞组成，也被称为胃黄斑或胃脂质小岛。

临床特征

　　非手术胃标本中发生率 1% ~ 6% 不等，最常见于胃但也可见于小肠、结肠及食管[162]。病因不明确。黄色瘤可能是对炎症或者变性引起局部细胞破坏的一种反应，导致胆固醇或脂肪聚集[163]。胃黄色瘤常见于 Billroth 切除术后患者，也可见于高脂血症、*Hp* 感染或胃异型增生患者，然而证据并不一致[164-166]。因为大部分患者无症状所以常为偶然发现。内镜下表现为单个或多发、黄至白色斑块，常境界清楚，圆形至扁平病变，大小为 1 ~ 10mm 不等。多分布于胃窦及小弯侧附近，偶尔可见于胃体、胃底，也可能多发。

病理特征

　　组织学上，黏膜固有层见大量泡沫状巨噬细胞（图 8.23A），位于黏膜上半部。泡沫细胞未见核异型性或核分裂。邻近的胃黏膜可显示慢性胃炎、肠上皮化生甚至萎缩性胃炎。

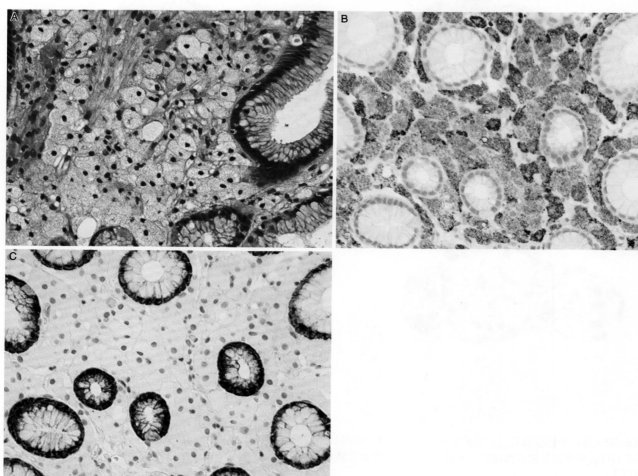

图 8.23　胃黄色瘤。（A）胃黏膜固有层内的大量泡沫样组织细胞。（B）CD68 免疫组织化学阳性。（C）CK 免疫组织化学阴性

泡沫细胞 CD68 及 CD163 阳性(图 8.23B),黏液卡红及角蛋白染色阴性(图 8.23C)。

鉴别诊断

主要的鉴别诊断是印戒细胞癌,而印戒细胞癌可显示核非典型性及黏液卡红、角蛋白阳性。转移性肾透明细胞癌也是鉴别诊断之一,其角蛋白及 PAX8 染色阳性。虽然胃内 Whipple病及鸟分枝杆菌感染少见,但也需要区分,特殊染色(PAS-D 及抗酸染色)可进行鉴别。

治疗及预后

无需治疗或随访。但是最近研究发现胃癌患者中胃黄色瘤发病率高,所以胃黄色瘤可能预示同时性或异时性胃癌[167,168]。

增生性息肉

定义

增生性息肉(hyperplastic polyp)是一种良性息肉,由拉长迂曲的胃小凹和炎性水肿的间质组成,也称为再生性息肉或增生源性息肉。

临床特征

在西方人群中,增生性息肉是仅次于胃底腺息肉的第二种常见的胃息肉(约 15%)[158,161]。可见于任何年龄,常见于 65~75 岁的成人。通常无症状,可发生在胃的任何部位,最常见于胃窦[169]。可以单发或多发,息肉大小从几毫米到数厘米,一般小于 2cm。增生性息肉由各种黏膜损伤引起,并与幽门螺杆菌、化学性或自身免疫性慢性胃炎密切相关[169,170],因此,评估增生性息肉的胃黏膜背景对预后判断很重要。肥厚性胃病可多发增生性息肉。器官移植也是增生性息肉的高危因素[171,172]。内镜下,增生性息肉可显示浅表溃疡和无蒂隆起。

病理特征

组织学上,增生性息肉由拉伸扩张的胃小凹和炎性水肿的固有层组成,内衬小凹上皮呈反应性改变(图 8.24A,B),血管丰富,表面糜烂或溃疡,胃小凹上皮可呈明显反应性非典型性(图 8.24C)。可见幽门腺和肠上皮化生(图 8.24D)。较大的息肉可见源于黏膜肌层的平滑肌束。

鉴别诊断

息肉样胃小凹增生(polypoid foveolar hyperplasia)被认为是胃增生性息肉的前体,其小于 1cm,与增生性息肉稍有不同,缺乏囊状扩张的胃小凹,固有层正常或仅轻微肿胀,炎症轻微。因两者间概念连续,明确的区分并不重要[173]。

胃黏膜脱垂性息肉(gastric mucosal prolapse polyp)可显示胃小凹不同程度的拉伸和囊状扩张(图 8.25),包含厚壁血管和明显的树枝状平滑肌束,腺体排列紧密,背靠背[173]。

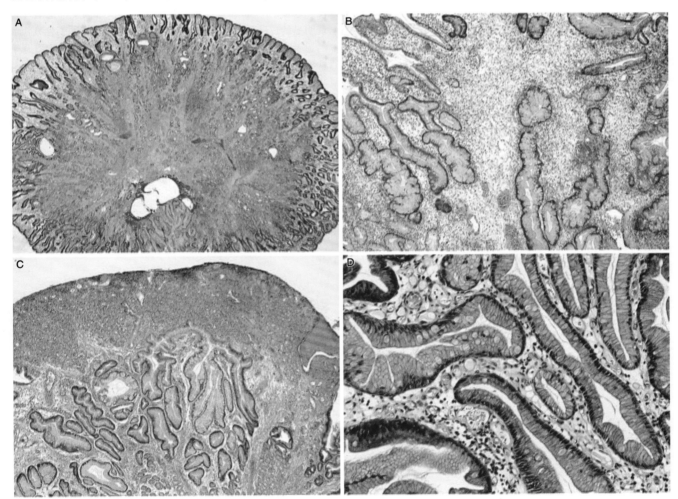

图 8.24　增生性息肉。胃增生性息肉由(A)拉伸扩张的胃小凹、(B)炎性水肿的固有层、(C)表面糜烂和肉芽组织及(D)肠上皮化生组成

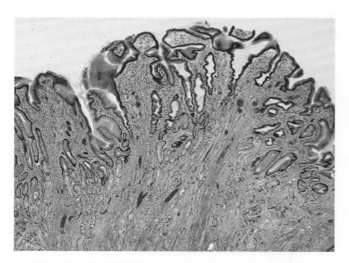

图 8.25　黏膜脱垂性息肉。胃窦黏膜内胃小凹拉伸和囊状扩张,固有层有明显的平滑肌束

肥厚性胃病可多发增生性息肉,通常局限于胃体和胃底。有明显的胃小凹增生,炎症程度较轻,息肉之间无正常的胃黏膜。

增生性息肉与 Cronkhite-Canada 综合征和幼年性息肉病(juvenile polyposis)中的错构瘤性息肉的形态学有重叠,鉴别非常困难。在这种情况下,与临床沟通以了解患者是否具有综合征的其他特征有助于正确诊断。Cronkhite-Canada 综合征的特征是在非息肉区域亦出现炎症和水肿,类似于息肉区的改变。相反,幼年性息肉病的炎症变化仅限于息肉区域。

小部分增生性息肉可出现局部假印戒样细胞改变,这与息肉扭转或缺血性损伤导致上皮脱落和腺体退化有关。上皮细胞呈现印戒样外观(图 8.26),与印戒细胞癌的区别在于缺乏细胞的高度异型和浸润性生长模式,周围黏膜呈现缺血或变性的改变。E-cadherin、Ki-67 和网状纤维染色可以鉴别。E-cadherin 在脱落的假印戒样细胞中呈膜阳性,而印戒细胞癌呈阴性。网状纤维显示假印戒样细胞局限在腺体基底膜内而缺乏

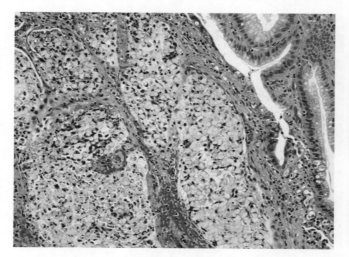

图 8.26　胃增生性息肉伴假印戒样细胞改变。在胃增生性息肉中,局灶性上皮脱落呈现印戒样外观,与息肉扭转或缺血性损伤引起的腺体退化有关

浸润模式。假印戒样细胞的 Ki-67 低表达(<2%),而印戒细胞癌 Ki-67 表达较高[174]。

治疗和预后

增生性息肉患者应检测并根治 *Hp* 感染。在内镜切除前根治 *Hp* 可以消退 80% 的增生性息肉[175,176]。增生性息肉很少发生肿瘤性转化,也少见异型增生(1.5%~4%,通常见于直径>2cm 的息肉)[169,177-179],腺癌更罕见(约 2%)。增生性息肉的周围胃黏膜发生癌的风险增加[180],因此,需要在内镜和显微镜下评估周围胃黏膜。关于息肉是否进行活检或者是否完整切除存在争议,有人建议对所有小息肉进行切除,并对较大的增生性息肉进行定期活检;也有人建议仅切除较大息肉。

Peutz-Jeghers 息肉

定义

Peutz-Jeghers 息肉是 Peutz-Jeghers 综合征(Peutz-Jeghers syndrome,PJS)时发生的错构瘤性息肉。

临床表现

PJS 是一种常染色体显性遗传病,由 *LKB1/STK11* 基因突变所致。WHO 临床诊断标准是:①检测到三个或以上经组织学证实的 Peutz-Jeghers 息肉;或②具有该家族史的患者中存在任意数量的 Peutz-Jeghers 息肉;或③具有该家族史的患者中发现明显的皮肤黏膜色素沉着;或④具有明显皮肤黏膜色素沉着的患者中检测到任意数量的 Peutz-Jeghers 息肉[181]。PJS 患者常出现胃肠道息肉病和口周色素沉着,而且 70 岁后患癌风险超过 80%[182,183]。大约 25% 的 PJS 患者存在胃息肉[184]。

病理特征

息肉的大小为 0.1~5cm,无蒂,常见于胃窦。由明显扩张分支的充满黏液的胃小凹组成,胃小凹由小凹上皮和数量不等的深凹腺体构成(图 8.27)。息肉可表面糜烂伴急性炎症,通常缺乏小肠或结肠中明显树枝状平滑肌束结构,其中的一部分可表现为不同程度的平滑肌增生,背景胃黏膜无明显病变。较大的息肉可在黏膜下层、固有肌层甚至浆膜内见到异位的良性

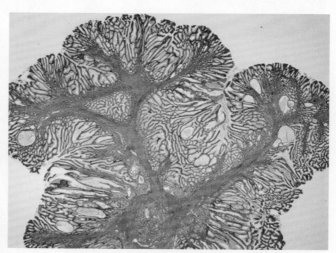

图 8.27　Peutz-Jeghers 息肉。错构瘤性息肉,由明显扩张或分支状充满黏液的胃小凹组成,胃小凹由小凹上皮和数量不等的深凹腺体构成。有些胃息肉可见树枝状平滑肌束

腺体和黏液囊肿,良性上皮表现可与浸润性腺癌鉴别。

鉴别诊断

胃 Peutz-Jeghers 息肉与增生性息肉、幼年性息肉有时难以鉴别[185]。需结合临床病史和其他相关特征以明确诊断。由于黏膜脱垂,较大的胃增生性息肉可能在息肉内形成明显的平滑肌束,因此,即使有显著的平滑肌束也不能诊断胃 Peutz-Jeghers 息肉。无临床病史时诊断 PJS 时应谨慎。

治疗与预后

PJS 患各种胃肠道内外恶性肿瘤的风险增加,包括胃癌、小肠癌和结直肠癌,其中胃癌风险达 29%[186,187]。胃 Peutz-Jeghers 息肉罕见异型增生。有人提出,Peutz-Jeghers 息肉不是癌前病变,只是趋癌状态中的附带现象[188]。目前尚无对 PJS 患者发生胃黏膜肿瘤的前瞻性研究[189]。监测指南建议 8 岁时进行首次上消化道内镜检查和结肠镜检查,如果发现息肉,应每 3 年复查一次;如果未发现息肉,18 岁时进行第二次检查,然后每 3 年复查一次,如果出现症状,则提前复查[182]。大于 1cm 的息肉应通过内镜切除,并每年复查一次[170]。

幼年性息肉

定义

胃幼年性息肉是一种见于幼年性息肉综合征(juvenile polyposis syndrome,JPS)患者的错构瘤性息肉。

临床特征

JPS 是一种常染色体显性遗传病,是最常见的错构瘤性息肉病,同义词包括广义的幼年性息肉病、婴幼儿幼年性息肉病和胃幼年性息肉病。20% 和 25% 的患者是由 SMAD4 基因(也称为 MADH4 基因)或 BMPR1A 基因突变导致的[190-192]。SMAD4 突变是上消化道受累的高危因素,超过 80% 的 SMAD4 突变会有结肠外受累[193-194]。幼儿与 ENG 胚系突变有关[195],大多数患者有 JPS 家族史,约 25% 散发性新确诊的病例表现新的突变[196]。WHO 对 JPS 的诊断标准:①3～5 个以上的结直肠幼年性息肉;或②整个胃肠道多个幼年性息肉;或③JPS 家族史患者出现任意数量的幼年性息肉[197]。JPS 在结肠和胃常出现错构瘤性息肉,但小肠中并不常见,超过 80% 的患者有胃部病

变。大部分在 20 岁之前就患上了息肉,因此,可能在成年后的一段时间内再作出该诊断("幼年性"一词表示息肉的类型,而不是息肉发病或确诊年龄)。临床严重程度各异,可仅有少数息肉,也可呈广泛的息肉病,表现为腹泻或吸收不良。

病理特征

幼年性息肉常为多发,大小为 0.1～5cm,常见于胃窦并累及胃底、胃体(图 8.28A),呈球形,表面光滑,较大的息肉呈分叶状或绒毛状结构。镜下由大量扭曲扩张的充满黏液的腺体组成,固有层疏松水肿,富于炎症细胞浸润(图 8.28B)。间质与上皮比例增高,固有层内几乎见不到平滑肌。15% 的胃幼年性息肉发生异型增生[198]。部分 JPS 可能会出现大量的胃幼年性息肉病,表现为无数息肉地毯样覆盖大部或全部胃黏膜,息肉大小从几毫米到 10cm 不等[199,200]。

鉴别诊断

胃幼年性息肉与增生性息肉或其他错构瘤性息肉(如 PJS、Cronkhite-Canada 综合征和 Cowden 综合征)相似[185],形态学上难以区分。Cronkhite-Canada 综合征中可有息肉间异常黏膜,但在 JPS 中没有。相比增生性息肉,JPS 的息肉更广泛而密集,间质富于炎症而缺乏胃小凹增生。

JPS 息肉应与散发的幼年性息肉鉴别。散发型幼年性息肉常是胃窦的单一偶发病变,在儿童和成人中发病率约为 2%;JPS 息肉通常多发,累及胃窦和胃体。形态学上无法区分是否为综合征息肉。

治疗和预后

JPS 患者发展成胃癌的风险为 20%[201]。推荐在 12～15 岁行上消化道内镜检查,如果发现息肉,应每年复查一次,如果没有发现息肉,应每 1～3 年复查一次[182]。

Cronkhite-Canada 综合征

定义

Cronkhite-Canada 综合征是一种罕见的非先天性蛋白质丢失性肠病,其特征是弥漫性胃肠道息肉和外胚层异常,如脱发和指甲营养不良。

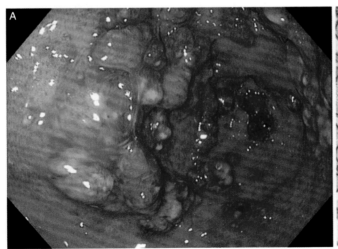
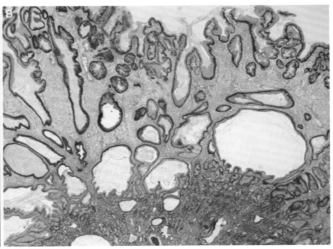

图 8.28 幼年性息肉综合征。(A)内镜检查示胃部有多个息肉,累及胃窦、胃体和胃底。(B)息肉显示大量扭曲扩张的充满黏液的腺体,固有层明显水肿

临床特征

常见于中老年,80%以上的患者确诊时超过50岁,平均年龄59岁。常见症状为腹痛、腹泻和体重减轻。由于吸收不良,还可能出现蛋白质丢失性肠病和外周水肿。几乎所有患者都表现外胚层异常,如脱毛(身体和头皮)、指甲营养不良和皮肤色素沉着。其确切病因尚不清楚,可能与自身免疫有关[202]。

病理特征

Cronkhite-Canada息肉累及除食管以外的整个胃肠道[203,204]。息肉的大小从几毫米至1.5cm不等,可累及整个胃(图8.29A)。胃有时可能选择性地免遭累及[204]。镜下Cronkhite-Canada息肉呈错构瘤样外观,胃腺体囊状扩张,固有层水肿伴轻度炎症(图8.29B)。壁细胞、主细胞、潘氏细胞及内分泌细胞均不明显,可见肥大细胞、嗜酸性粒细胞及IgG4阳性的浆细胞浸润[203,205-207]。Cronkhite-Canada息肉镜下区别于其他息肉病的最显著的特点是在息肉间、镜下/大体正常的无息肉的胃黏膜也有固有层水肿、腺体及隐窝结构扭曲。

鉴别诊断

胃Cronkhite-Canada息肉与增生性息肉或其他错构瘤性胃息肉(如PJS、JPS和Cowden综合征)相似[202],形态学难以区分。与其他息肉特有的鉴别点是Cronkhite-Canada综合征息肉间黏膜也出现异常的变化。

内镜检查显示黏膜弥漫增厚或萎缩,需与肿瘤和感染相鉴别。Cronkhite-Canada综合征的腺体及隐窝结构扭曲和固有层改变,较易与肿瘤和感染相鉴别,特殊染色有助于区分感染性疾病。

Menetrier病在内镜检查中也可表现为息肉样胃黏膜。Cronkhite-Canada综合征临床上与外周水肿、腹泻和蛋白质丢失性肠病有关。在Menetrier病中增生性改变几乎局限于近端胃,在内镜及组织学上胃窦黏膜改变不明显,十二指肠黏膜也是正常的[208]。

治疗与预后

Cronkhite-Canada综合征息肉是非肿瘤性,是否存在恶性潜能仍有争议,但已有报道在Cronkhite-Canada综合征患者中发现了胃癌[209-211],由于太罕见,Cronkhite-Canada综合征患者是否有胃肠道癌症的风险值得商榷。多种治疗方法(如营养支持、抗炎、免疫抑制和手术)相结合,已取得了一定的疗效[202],但完全缓解的患者小于5%,总体预后很差[212]。5年死亡率达55%,与胃肠道出血、感染、营养不良或充血性心力衰竭有关[204,213]。

Cowden综合征

定义

Cowden综合征是一种罕见的常染色体显性遗传病,以多发性错构瘤样病变为特征,包括在PTEN错构瘤综合征的谱系中。最近的研究表明,Cowden综合征患者PTEN突变率为25%~35%[214-216]。

临床特征

Cowden综合征的特征是病理性皮肤黏膜病变(面部毛根鞘瘤、肢端角化病、乳头状瘤样丘疹和黏膜病变)、癌症风险增加(乳腺、甲状腺、子宫内膜、结直肠、肾和黑色素瘤)、良性错构瘤(包括胃肠道息肉病)和巨头畸形。Cowden综合征通常表现为累及整个胃肠道的息肉病。几乎所有的Cowden综合征患者都有胃息肉,大多数Cowden综合征患者在20岁左右出现这种症状。国际Cowden联合会(International Cowden Consortium)已经建立了Cowden综合征诊断标准的共识[217,218]。

病理特征

胃息肉数量较多,大小0.1~2cm不等(图8.30A)。类似于其他息肉综合征(如Cronkhite-Canada综合征和JPS),镜下表现增生性或错构瘤性息肉(图8.30B),异型增生极其罕见。

鉴别诊断

Cowden综合征的胃息肉与增生性息肉或其他错构瘤性胃息肉(如PJS、JPS和Cronkhite-Canada综合征)相似,单凭形态学难以区分。

治疗与预后

尚不清楚Cowden综合征患者患胃癌的风险是否增加,但有报道,少数Cowden综合征患者发生了胃癌[219,220]。建议从15岁开始,每2~3年进行一次上消化道内镜检查[182]。

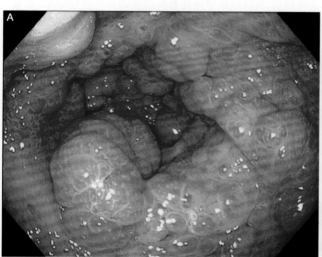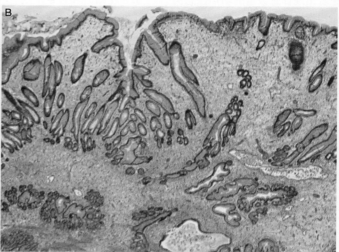

图8.29 Cronkhite-Canada综合征。(A)内镜检查中,整个胃内大量息肉样病变。(B)息肉呈错构瘤样表现,胃腺体囊状扩张,固有层水肿

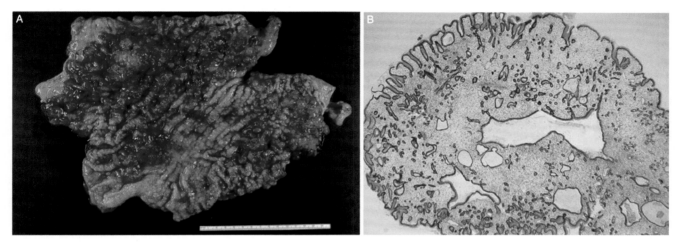

图 8.30 Cowden 综合征。（A）胃切除术标本显示胃底、胃体多发息肉。（B）息肉呈增生性或错构瘤样表现，类似于幼年性息肉或 Cronkhite-Canada 综合征的组织学特征

其他病变

胰腺腺泡化生

定义

胰腺腺泡化生（pancreatic acinar metaplasia，PAM）为巢状或小叶状的胰腺腺泡组织，由胞质顶端嗜酸性粗颗粒状的细胞组成，伴或不伴黏液细胞。同义词包括胰腺细胞化生和胰腺化生。

临床特征

本病常为偶然发现，无性别和年龄差异，可能是先天性残留或是一种化生[140,221-225]。研究表明，高达 11% 的受试者有 PAM[140,141,221]，常见于贲门和胃窦，与炎症、萎缩或肠上皮化生无明显关联。胃体的 PAM 与自身免疫性萎缩性胃炎相关[141]。研究还表明，位于胃食管交界处上方的 PAM 与 Hp 胃炎和胃食管反流有关[226]。

病理特征

在 H&E 染色切片上，PAM 表现为胰腺腺泡样细胞，细胞质丰富，中上部呈嗜酸性颗粒状，底部呈嗜碱性（图 8.31）。细胞核位于基底部，小而圆，形态一致，核仁不明显。黏液细胞可能与小叶内腺泡样细胞混合，或呈小管及小囊状排列。PAM 的病灶可与邻近的胃黏膜腺体相连，也可能被平滑肌或纤维组织与相邻的胃黏膜腺体分隔。免疫组织化学显示，PAM 的胰脂肪酶、淀粉酶和胰蛋白酶表达阳性[140,221]，通常不需免疫组织化学即可诊断。PAM 中少数细胞嗜铬素 A（CgA）、突触素（SyN）或胃泌素呈阳性。

鉴别诊断

胰腺异位症与 PAM 的区别在于存在导管成分和明确的胰岛。PAM 还需与潘氏细胞进行鉴别，潘氏细胞内大的不折光颗粒有助于区分，而 PAM 中的酶原颗粒更小且嗜酸性。鉴别困难时，胰蛋白酶或脂肪酶的免疫组织化学会有帮助。

治疗与预后

通常是偶然发现，无需治疗。成人胃体或胃底黏膜中发现 PAM，特别是存在相关的慢性炎症和泌酸腺萎缩时，应怀疑自

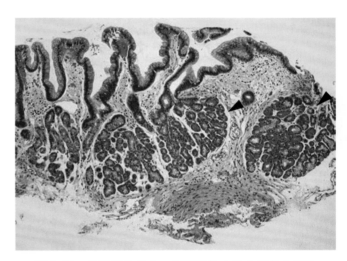

图 8.31 胰腺腺泡化生。贲门活检中见少量分化好的胰腺腺泡细胞（箭头），伴有固有层轻度慢性炎症

身免疫性萎缩性胃炎。

深在性囊性胃炎

定义

深在性囊性胃炎（gastritis cystica polyposa）是一种罕见的假瘤，其特征是胃深部腺体穿过黏膜肌层进入黏膜下层或以外呈良性生长。息肉样病变称为息肉病，当以倒置为主，形成黏膜下病变或肿块时，称为深在性囊性胃炎。

临床特征

深在性囊性/息肉性胃炎常见于 50~60 岁的成年人。患者可能无症状或腹痛、胃肠道出血，偶见幽门梗阻。内镜检查显示黏膜结节状，常见于既往有胃手术史，如胃肠吻合术的患者[227-229]，也可见于未经手术的胃[230-232]。慢性炎症、胃手术和缺血被认为是最重要的致病因素[233]，黏膜溃疡、疝、医源性黏膜缺损（手术、活检或息肉切除术）或小憩室，引起上皮移位并植入黏膜下层或以外。常规的内镜活检通常对诊断帮助不大，因为很少取到黏膜下层。该病术前诊断较困难，可能必须行胃切除术以获得最终诊断。

病理特征

组织学显示,扩张的腺体穿过黏膜肌层,进入黏膜下层、固有肌层,甚至达浆膜(图8.32)。这些腺体由小凹上皮构成,缺乏核异型或核分裂。腺体周围有正常固有层包绕,无促纤维增生的间质反应。周围间质可能水肿,伴有不同程度的急慢性炎症、含铁血黄素沉积及纤维化。被覆的胃黏膜可表现为活动性慢性炎、溃疡、腺体萎缩或肠上皮化生。

鉴别诊断

深在性囊性胃炎与侵袭性高分化腺癌鉴别有一定难度[234]。深在性囊性胃炎缺乏浸润性生长模式、细胞异型性、促结缔组织增生的间质反应,存在腺体周围固有层及既往手术史有助于鉴别(表8.2)。子宫内膜异位症存在子宫内膜间质及免疫组织化学雌激素受体阳性有鉴别意义。

治疗与预后

局部手术切除可以治疗,包括内镜下黏膜剥离和黏膜切除[231],术后很少复发[235]。对于深在性囊性/息肉性胃炎是否为癌前病变仍有争议[236-238]。在未经手术的胃中,与胃腺癌相关的深在性囊性/息肉性胃炎偶有报道[239,240]。

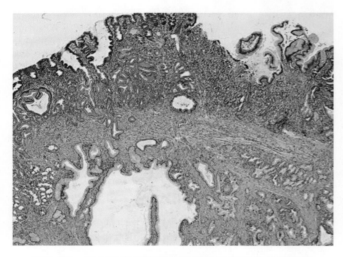

图8.32 深在性囊性胃炎。缺乏核异型性的扩张的胃腺体,穿透黏膜肌层延伸到黏膜下层。黏膜下层的腺体被正常固有层包绕,无促纤维增生的间质反应

表8.2 深在性囊性/息肉性胃炎与浸润性腺癌的鉴别

特征	深在性囊性/息肉性胃炎	浸润性腺癌
被覆上皮非典型性	无	有
腺体周围固有层	有	无
腺体周围促结缔组织增生性的间质反应	无	有
核分裂	无或罕见	有
腺体轮廓	光滑、规则、小叶状	不规则、扭曲
细胞异型性	无	有

黏膜钙盐沉积症

定义

胃黏膜钙盐沉积症是指钙盐在胃黏膜内沉积。

临床特征

胃黏膜钙盐沉积症(gastric mucosal calcinosis)常见于成年女性。通常无症状,偶见消化不良、恶心呕吐和上腹部疼痛。大多数是在尸检时发现的,可能是使用了放射性药物,如锝-99m亚甲基二磷酸盐。胃钙盐沉积症罕见,在胃活检中<0.1%[241],但是在33%的移植患者和60%的慢性尿毒症透析患者的胃活检中可见钙盐沉着[242,243]。胃黏膜钙盐沉积症相关病因包括:高钙血症和/或高磷血症(与慢性肾病、尿毒症、透析和继发性甲状旁腺功能亢进有关)、抑酸药、硫糖铝、含柠檬酸血制品和器官移植[241]。内镜检查可显示胃底、胃体和胃窦内1~5mm白色扁平斑块或结节[244,245]。偶尔出现类似恶性肿瘤的巨大溃疡病变[246]。

病理特征

组织学可见固有层中无定形不规则嗜碱性沉积物,通常位于上皮或小凹尖端下方(图8.33A)。这些沉积物也可在固有层深部或黏膜肌层内。沉积物有轻微的折射,但无极性。硝酸银(图8.33B)和茜素红染色呈阳性。病变无特定部位,在胃底、胃体和胃窦中均可发现。严重的病例中,黏膜下血管可见到钙盐沉着伴管腔狭窄。多数情况下,背景胃黏膜变化不明显(转移性钙化),约30%的病例可能表现出一些背景变化,如炎症、水肿、溃疡、萎缩和小凹增生(营养不良性钙化)。胃黏膜钙盐沉积症与Hp之间无明显关联。

鉴别诊断

聚磺苯乙烯钠结晶形状为菱形或三角形,在H&E染色中呈强嗜碱性,结晶体呈鱼鳞样镶嵌式排列[42]。血吸虫卵和类圆线虫在不同阶段均可发生钙化,识别寄生虫结构、嗜酸性粒细胞和夏科-莱登结晶有助于鉴别。OsmoPrep(肠道清洁剂)与黏膜钙盐沉积症相似,但是呈紫色或黑色,硝酸银染色阳性,茜素红染色阴性[22]。

治疗与预后

胃活检中发现黏膜钙盐沉积时应在报告中提出,因为提示可能存在致命性的心脏等器官"转移性"钙盐沉积[243]。生化指标正常后,有些黏膜钙盐沉积可逆转[241]。

淀粉样变性

定义

胃淀粉样变性(gastric amyloidosis)是指胃内淀粉样蛋白沉积。

临床特征

系统性淀粉样变性患者胃受累见于约8%的活检病例和12%的尸检病例[247],常见于50~70岁的成年男性。症状包括恶心、呕吐、体重减轻、腹痛、胃肠道出血和幽门梗阻[248-252],大约1%的胃淀粉样变性患者出现症状。

内镜下表现包括:胃黏膜皱襞增厚、皱襞消失、溃疡、血肿、颗粒状黏膜、胃潴留,结节性、肿块性和斑块样病变[247,253]。1/3胃淀粉样变性的患者内镜下胃黏膜改变不明显,确诊必须行胃活检[249]。

病理特征

H&E染色显示粉染无结构的淀粉样物沉积(图8.34A)。

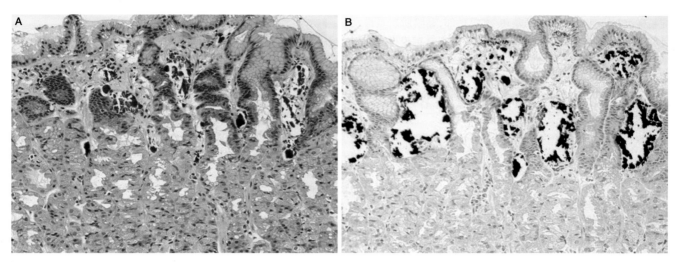

图 8.33 黏膜钙盐沉积症。(A)无定形的不规则嗜碱性沉淀物存在于胃表面上皮或小凹下方的固有层。(B)硝酸银染色阳性

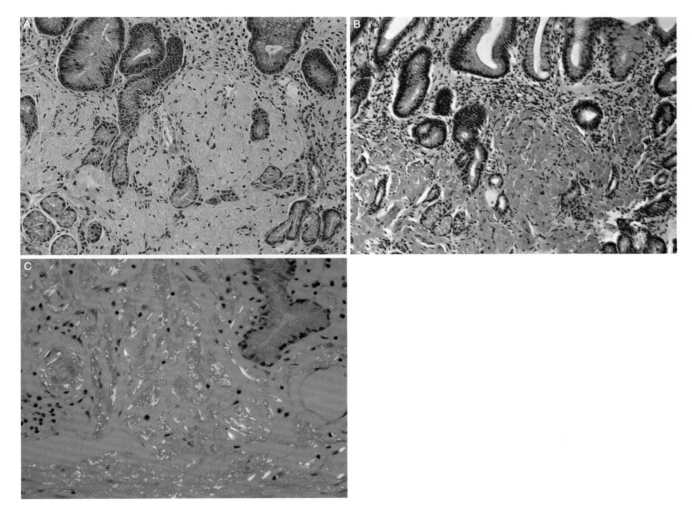

图 8.34 胃淀粉样变性。(A)H&E 染色显示固有层内有粉染无结构的淀粉样物质沉积。(B)刚果红染色阳性。(C)偏振光下呈苹果绿双折光

刚果红染色阳性,偏振光下显示苹果绿双折光(图 8.34B,C)。淀粉样沉积可见于胃体或胃底和/或胃窦部,黏膜肌层是最常见的部位,其次是固有层和黏膜下层[249]。血管壁也可有淀粉样物沉积。周围胃黏膜可能出现反应性胃病、胃炎、肠上皮化生和 *Hp* 感染。最近研究表明,最常见的胃淀粉样变性亚型是淀粉样轻链蛋白型(AL),其次是甲状腺素转运蛋白型(ATTR)、获得性淀粉样蛋白型(AA)和载脂蛋白 A1 型(AApo A1)[249]。

鉴别诊断

鉴别诊断包括胶原沉积、轻链沉积病和弹力纤维变性(图 8.35A)。在 H&E 染色中,胶原纤维比淀粉样蛋白更明亮,嗜酸性更强;Masson 三色染色胶原呈强阳性,淀粉样变性呈阴性或弱阳性;也可用刚果红染色区分,胶原蛋白呈阴性;在偏振光下,胶原蛋白不显示苹果绿双折光,而呈银白色双折光。轻链沉积病在胃内很少见[254,255],单克隆轻链通常为 kappa 轻链限制性,刚果红染色呈阴性。酸性地衣红-吉姆萨染色和 Verhoeff-van-Gieson 染色(图 8.35B)可用于标记弹力纤维。

治疗与预后

淀粉样变性的治疗和预后取决于基础疾病,因此,淀粉样变性准确分型对于治疗和预后是非常重要的。AL 型淀粉样变性治疗的重点是浆细胞异常增生性病变,而 AA 型则应针对炎

症或感染性疾病治疗。

胃铁质沉着症

定义

胃铁质沉着症(gastric siderosis)定义为胃黏膜内铁沉积。

临床特征

胃铁质沉着症见于成年人,无性别差异,常见于铁负荷过多/血色病患者、酗酒者或服用铁剂药物的患者。有研究显示,50% ~ 69% 的血色病或酗酒者的胃活检中发现铁质沉着症[256],但该病罕见,在胃活检中的发病率为 3.6%[257]。通常无症状,或出现与基础疾病相关症状。实验室检查显示铁蛋白升高。内镜检查可能显示胃内有褐色斑点病灶[258]。

病理特征

铁沉积物呈棕色颗粒,与含铁血黄素相似。有时可能形成粗大的纤维样团块。胃铁质沉着症有三种类型[257]:①最常见的是间质细胞和巨噬细胞中铁沉积,可能由胃部炎症或创伤、出血导致;②细胞外铁沉积,伴有轻度胃炎和反应性胃病,与口服铁剂有关;③胃窦和胃底腺上皮内铁沉积,可能与系统性铁负荷过多/血色病有关(图 8.36A)。胃铁质沉着症中的铁普鲁士蓝(铁)染色阳性(图 8.36B)。

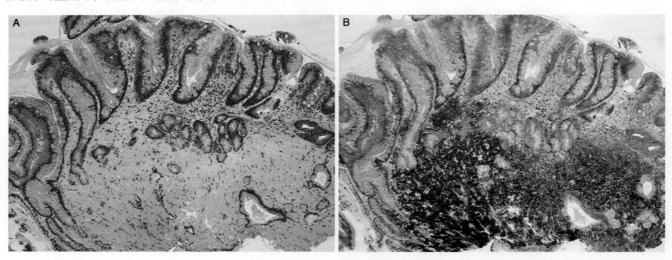

图 8.35　弹力纤维变性。(A)胃窦活检,H&E 染色显示固有层内有粉染嗜酸性无定形物质沉积。(B)粉染嗜酸性无定形物质为弹性纤维,Verhoeff-van Gieson 染色阳性

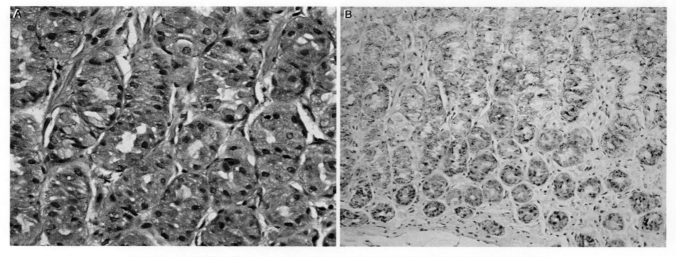

图 8.36　胃铁质沉着症。(A)胃底腺上皮有褐色铁沉积。(B)普鲁士蓝染色阳性

鉴别诊断

胃铁质沉着症需要与铁剂相关的胃炎鉴别。残留铁剂往往呈现为典型块状或纤细棕色结晶，有折光性（图 8.1），而且这些棕色结晶一般位于黏膜表面腺体腔缘里，与炎性渗出物混合存在。邻近的胃黏膜可表现为反应性小凹增生，伴有黏蛋白减少和胃小凹拉伸迂曲。尽管在铁染色时，结晶铁与含铁血黄素都呈阳性，但两者较易区别。

治疗和预后

该病治疗依赖于基础疾病的治疗。当发现胃铁质沉着时，应进一步检查，以排除患者铁负荷过多/血色病及门静脉高压。

（王征　刘杨 译　刘云霄 审）

参考文献

1. Douthwaite AH, Lintott GAM. Gastroscopic observation of the effect of aspirin and certain other substances of the stomach. Lancet. 1938;232(6013):1225. https://doi.org/10.1016/S0140–6736(00)78970–7.
2. Banner W Jr, Tong TG. Iron poisoning. Pediatr Clin N Am. 1986;33(2):393–409.
3. McGuigan MA. Acute iron poisoning. Pediatr Ann. 1996;25(1):33–8.
4. Eckstein RP, Symons P. Iron tablets cause histopathologically distinctive lesions in mucosal biopsies of the stomach and esophagus. Pathology. 1996;28(2):142–5.
5. Abraham SC, Yardley JH, Wu TT. Erosive injury to the upper gastrointestinal tract in patients receiving iron medication: an under-recognized entity. Am J Surg Pathol. 1999;23(10):1241–7.
6. Smith IM, Bryson G, Glen P. Iron-induced gastric ulceration with radiological and endoscopic appearance of carcinoma. BMJ Case Reports. 2015;2015 https://doi.org/10.1136/bcr-2015–211997.
7. Jalving M, Koornstra JJ, Wesseling J, Boezen HM, De Jong S, Kleibeuker JH. Increased risk of fundic gland polyps during long-term proton pump inhibitor therapy. Aliment Pharmacol Ther. 2006;24(9):1341–8. https://doi.org/10.1111/j.1365–2036.2006.03127.x.
8. Ally MR, Veerappan GR, Maydonovitch CL, Duncan TJ, Perry JL, Osgard EM, et al. Chronic proton pump inhibitor therapy associated with increased development of fundic gland polyps. Dig Dis Sci. 2009;54(12):2617–22. https://doi.org/10.1007/s10620–009–0993-z.
9. Zelter A, Fernández JL, Bilder C, Rodríguez P, Wonaga A, Dorado F, et al. Fundic gland polyps and association with proton pump inhibitor intake: a prospective study in 1,780 endoscopies. Dig Dis Sci. 2011;56(6):1743–8. https://doi.org/10.1007/s10620–010–1493-x.
10. Choudhry U, Boyce HW Jr, Coppola D. Proton pump inhibitor-associated gastric polyps: a retrospective analysis of their frequency, and endoscopic, histologic, and ultrastructural characteristics. Am J Clin Pathol. 1998;110(5):615–21.
11. Declich P, Ambrosiani L, Bellone S, Tavani E, Prada A, Bortoli A, et al. Fundic gland polyps under omeprazole treatment [1] (multiple letters). Am J Clin Pathol. 1999;112(4):576–7.
12. Declich P, Tavani E, Porcellati M, Bellone S, Grassini R. Long-term omeprazole treatment and fundic gland polyps: a very authoritative proof against a link? [7]. Am J Gastroenterol. 2001;96(5):1650.
13. Berstad AE, Hatlebakk JG, Maartmann-Moe H, Berstad A, Brandtzaeg P. Helicobacter pylori gastritis and epithelial cell proliferation in patients with reflux oesophagitis after treatment with lansoprazole. Gut. 1997;41(6):740–7.
14. Klinkenberg-Knol EC, Festen HPM, Jansen JBMJ, Lamers CBHW, Nelis F, Snel P, et al. Long-term treatment with omeprazole for refractory reflux esophagitis: efficacy and safety. Ann Intern Med. 1994;121(3):161–7.
15. McCloy RF, Arnold R, Bardhan KD, Cattan D, Klinkenberg-Knol E, Maton PN, et al. Pathophysiological effects of long-term acid suppression in man. Dig Dis Sci. 1995;40(2 Supplement):96S–120S. https://doi.org/10.1007/BF02214874.
16. Lamberts R, Creutzfeldt W, Strüber HG, Brunner G, Solcia E. Long-term omeprazole therapy in peptic ulcer disease: gastrin, endocrine cell growth, and gastritis. Gastroenterology. 1993;104(5):1356–70.
17. Lamberts R, Brunner G, Solcia E. Effects of very long (up to 10 years) proton pump blockade on human gastric mucosa. Digestion. 2001;64(4):205–13. https://doi.org/10.1159/000048863.
18. Kuipers EJ, Lundell L, Klinkenberg-Knol EC, Havu N, Festen HPM, Liedman B, et al. Atrophic gastritis and helicobacter pylori infection in patients with reflux esophagitis treated with omeprazole or fundoplication. N Engl J Med. 1996;334(16):1018–22. https://doi.org/10.1056/NEJM199604183341603.
19. Kuipers EJ, Uyterlinde AM, Pena AS, Hazenberg HJA, Bloemena E, Lindeman J, et al. Increase of helicobacter pylori-associated corpus gastritis during acid suppressive therapy: implications for long-term safety. Am J Gastroenterol. 1995;90(9):1401–6.
20. Meining A, Kiel G, Stolte M. Changes in helicobacter pylori-induced gastritis in the antrum and corpus during and after 12 months of treatment with ranitidine and lansoprazole in patients with duodenal ulcer disease. Aliment Pharmacol Ther. 1998;12(8):735–40. https://doi.org/10.1046/j.1365–2036.1998.00370.x.
21. Kuipers EJ, Lee A, Klinkenberg-Knol EC, Meuwissen SGM. The development of atrophic gastritis—helicobacter pylori and the effects of acid suppressive therapy. Aliment Pharmacol Ther. 1995;9(4):331–40. https://doi.org/10.1111/j.1365–2036.1995.tb00391.x.
22. Matsukuma K, Gui D, Olson KA, Tejaswi S, Clayton EF, Thai A. OsmoPrep-associated gastritis. Am J Surg Pathol. 2016;40(11):1550–6. https://doi.org/10.1097/PAS.0000000000000706.
23. Parfitt JR, Jayakumar S, Driman DK. Mycophenolate Mofetil-related gastrointestinal mucosal injury: variable injury patterns, including graft-versus-host disease-like changes. Am J Surg Pathol. 2008;32(9):1367–72. https://doi.org/10.1097/PAS.0b013e31816bf3fe.
24. Nguyen T, Park JY, Scudiere JR, Montgomery E. Mycophenolic acid (cellcept and myofortic) induced injury of the upper gi tract. Am J Surg Pathol. 2009;33(9):1355–63. https://doi.org/10.1097/PAS.0b013e3181a755bd.
25. Iacobuzio-Donahue CA, Lee EL, Abraham SC, Yardley JH, Wu TT. Colchicine toxicity: distinct morphologic findings in gastrointestinal biopsies. Am J Surg Pathol. 2001;25(8):1067–73. https://doi.org/10.1097/00000478–200108000–00012.
26. Al-Daraji WI, Al-Mahmoud RM, Ilyas M. Gastric changes following colchicine therapy in patients with FMF. Dig Dis Sci. 2008;53(8):2079–82. https://doi.org/10.1007/s10620–007–0132–7.
27. Torbenson M, Montgomery EA, Iacobuzio-Donahue C, Yardley JH, Wu TT, Abraham SC. Colchicine effect in a colonic hyperplastic polyp: a lesion mimicking serrated adenoma. Arch Pathol Lab Med. 2002;126(5):615–7.
28. Daniels JA, Gibson MK, Xu L, Sun S, Canto MI, Heath E, et al. Gastrointestinal tract epithelial changes associated with taxanes: marker of drug toxicity versus effect. Am J Surg Pathol. 2008;32(3):473–7. https://doi.org/10.1097/PAS.0b013e3181582331.
29. Jonassaint NL, Guo N, Califano JA, Montgomery EA, Armanios M. The gastrointestinal manifestations of telomere-mediated disease. Aging Cell. 2013;12(2):319–23. https://doi.org/10.1111/acel.12041.
30. Taha AS. Histopathological aspects of mucosal injury related to non-steroidal anti-inflammatory drugs. Ital J Gastroenterol. 1996;28(SUPPL. 4):12–5.
31. Quinn CM, Bjarnason I, Price AB. Gastritis in patients on non-steroidal anti-inflammatory drugs. Histopathology. 1993;23(4):341–8. https://doi.org/10.1111/j.1365–2559.1993.tb01217.x.
32. Hirschowitz BI, Lanas A. Atypical and aggressive upper gastrointestinal ulceration associated with aspirin abuse.

J Clin Gastroenterol. 2002;34(5):523–8. https://doi.org/10.1097/00004836–200205000–00008.

33. Sung JJY, Russell RI, Yeomans N, Chan FKL, Chen SL, Fock KM, et al. Non-steroidal anti-inflammatory drug toxicity in the upper gastrointestinal tract. J Gastroenterol Hepatol. 2000;15(SUPPL. OCTOBER):G58–68. https://doi.org/10.1046/j.1440–1746.2000.02267.x.

34. Jewell LD, Fields AL, Murray CJW, Thomson ABR. Erosive gastroduodenitis with marked epithelial atypia after hepatic arterial infusion chemotherapy. Am J Gastroenterol. 1985;80(6):421–4. https://doi.org/10.1111/j.1572–0241.1985.tb02136.x.

35. Wells JJ, Nostrant TT, Wilson JAP, Gyves JW. Gastroduodenal ulcerations in patients receiving selective hepatic artery infusion chemotherapy. Am J Gastroenterol. 1985;80(6):425–9. https://doi.org/10.1111/j.1572–0241.1985.tb02137.x.

36. Weidner N, Smith JG, LaVanway JM. Peptic ulceration with marked epithelial atypia following hepatic arterial infusion chemotherapy. A lesion initially misinterpreted as carcinoma. Am J Surg Pathol. 1983;7(3):261–8.

37. Petras RE, Hart WR, Bukowski RM. Gastric epithelial atypia associated with hepatic arterial infusion chemotherapy. Its distinction from early gastric carcinoma. Cancer. 1985;56(4):745–50. https://doi.org/10.1002/1097–0142(19850815)56:4<745::AID-CNCR2820560408>3.0.CO;2-Q.

38. Brien TP, Farraye FA, Odze RD. Gastric dysplasia-like epithelial atypia associated with chemoradiotherapy for esophageal cancer: a clinicopathologic and immunohistochemical study of 15 cases. Mod Pathol. 2001;14(5):389–96. https://doi.org/10.1038/modpathol.3880323.

39. Lim LC, Gibbs P, Yip D, Shapiro JD, Dowling R, Smith D, et al. A prospective evaluation of treatment with selective internal radiation therapy (SIR-spheres) in patients with unresectable liver metastases from colorectal cancer previously treated with 5-FU based chemotherapy. BMC Cancer. 2005;5 https://doi.org/10.1186/1471–2407–5-132.

40. Ogawa F, Mino-Kenudson M, Shimizu M, Ligato S, Lauwers GY. Gastroduodenitis associated with yttrium 90-microsphere selective internal radiation: an iatrogenic complication in need of recognition. Arch Pathol Lab Med. 2008;132(11):1734–8. https://doi.org/10.1043/1543-2165-132.11.1734.

41. Crowder CD, Grabowski C, Inampudi S, Sielaff T, Sherman CA, Batts KP. Selective internal radiation therapy-induced extrahepatic injury an emerging cause of iatrogenic organ damage. Am J Surg Pathol. 2009;33(7):963–75. https://doi.org/10.1097/PAS.0b013e31817ed787.

42. Abraham SC, Bhagavan BS, Lee LA, Rashid A, Wu TT. Upper gastrointestinal tract injury in patients receiving Kayexalate (sodium polystyrene sulfonate) in sorbitol: clinical, endoscopic, and histopathologic findings. Am J Surg Pathol. 2001;25(5):637–44. https://doi.org/10.1097/00000478–200105000–00011.

43. Harel Z, Harel S, Shah PS, Wald R, Perl J, Bell CM. Gastrointestinal adverse events with sodium polystyrene sulfonate (Kayexalate) use: a systematic review. Am J Med. 2013;126(3):264 .e9–e.e24. https://doi.org/10.1016/j.amjmed.2012.08.016.

44. Rashid A, Hamilton SR. Necrosis of the gastrointestinal tract in uremic patients as a result of sodium polystyrene sulfonate (kayexalate) in sorbitol: an underrecognized condition. Am J Surg Pathol. 1997;21(1):60–9. https://doi.org/10.1097/00000478–199701000–00007.

45. Roy-Chaudhury P, Meisels IS, Freedman S, Steinman TI, Steer M. Combined gastric and ileocecal toxicity (serpiginous ulcers) after oral Kayexalate in sorbital therapy. Am J Kidney Dis. 1997;30(1):120–2. https://doi.org/10.1016/S0272–6386(97)90574–6.

46. Chen Z, Scudiere JR, Montgomery E. Medication-induced upper gastrointestinal tract injury. J Clin Pathol. 2009;62(2):113–9. https://doi.org/10.1136/jcp.2008.058263.

47. Swanson BJ, Limketkai BN, Liu TC, Montgomery E, Nazari K, Park JY, et al. Sevelamer crystals in the gastrointestinal tract (GIT): a new entity associated with mucosal injury. Am J Surg Pathol. 2013;37(11):1686–93. https://doi.org/10.1097/PAS.0b013e3182999d8d.

48. Arnold MA, Swanson BJ, Crowder CD, Frankel WL, Lam-Himlin D, Singhi AD, et al. Colesevelam and colestipol: novel medication resins in the gastrointestinal tract. Am J Surg Pathol. 2014;38(11):1530–7. https://doi.org/10.1097/PAS.0000000000000260.

49. Vieth M, Montgomery E. Medication-associated gastrointestinal tract injury. Virchows Arch. 2017;470(3):245–66. https://doi.org/10.1007/s00428–017–2077–3.

50. Seminerio J, McGrath K, Arnold CA, Voltaggio L, Singhi AD. Medication-associated lesions of the GI tract. Gastrointest Endosc. 2014;79(1):140–50. https://doi.org/10.1016/j.gie.2013.08.027.

51. Goto K, Ogawa K. Lanthanum deposition is frequently observed in the gastric mucosa of dialysis patients with lanthanum carbonate therapy: a clinicopathologic study of 13 cases, including 1 case of lanthanum granuloma in the colon and 2 nongranulomatous gastric cases. Int J Surg Pathol. 2016;24(1):89–92. https://doi.org/10.1177/1066896915613434.

52. Rothenberg ME, Araya H, Longacre TA, Pasricha PJ. Lanthanum-induced gastrointestinal histiocytosis. ACG Case Rep J. 2015;2:187–9.

53. Yasunaga C, Haratake J, Ohtani A. Specific accumulation of lanthanum carbonate in the gastric mucosal histiocytes in a dialysis patient. Ther Apher Dial. 2015;19(6):622–4. https://doi.org/10.1111/1744–9987.12325.

54. Yabuki K, Shiba E, Harada H, Uchihashi K, Matsuyama A, Haratake J, et al. Lanthanum deposition in the gastrointestinal mucosa and regional lymph nodes in dialysis patients: analysis of surgically excised specimens and review of the literature. Pathol Res Pract. 2016;212(10):919–26. https://doi.org/10.1016/j.prp.2016.07.017.

55. Hoda RS, Sanyal S, Abraham JL, Everett JM, Hundemer GL, Yee E, et al. Lanthanum deposition from oral lanthanum carbonate in the upper gastrointestinal tract. Histopathology. 2017;70(7):1072–8. https://doi.org/10.1111/his.13178.

56. Davis RL, Abraham JL. Lanthanum deposition in a dialysis patient. Nephrol Dial Transplant. 2009;24(10):3247–50. https://doi.org/10.1093/ndt/gfp364.

57. Rubio-Tapia A, Herman ML, Ludvigsson JF, Kelly DG, Mangan TF, Wu TT, et al. Severe spruelike enteropathy associated with olmesartan. Mayo Clin Proc. 2012;87(8):732–8. https://doi.org/10.1016/j.mayocp.2012.06.003.

58. Shih AR, Lauwers GY, Mattia A, Schaefer EA, Misdraji J. Vascular injury characterizes doxycycline-induced upper gastrointestinal tract mucosal injury. Am J Surg Pathol. 2017;41(3):374–81. https://doi.org/10.1097/PAS.0000000000000792.

59. Xiao SY, Zhao L, Hart J, Semrad CE. Doxycycline-induced gastric and esophageal mucosal injuries with vascular degeneration. Am J Surg Pathol. 2013;37(7):1115–6. https://doi.org/10.1097/PAS.0b013e31828f5b3a.

60. Shaddy SM, Arnold MA, Shilo K, Frankel WL, Harzman AE, Stanich PP, et al. Crospovidone and microcrystalline cellulose. Am J Surg Pathol. 2017;41(4):564–9. https://doi.org/10.1097/PAS.0000000000000790.

61. Rada-Palomino A, Muñoz-Duyos A, Pérez-Romero N, Vargas-Pierola H, Puértolas-Rico N, Ruiz-Campos L, et al. Phlegmonous gastritis: a rare entity as a differential diagnostic of an acute abdomen. Description of a case and a bibliographic review. Revista Espanola de Enfermedades Digestivas. 2014;106(6):418–24.

62. Kim GY, Ward J, Henessey B, Peji J, Godell C, Desta H, et al. Phlegmonous gastritis: case report and review. Gastrointest Endosc. 2005;61(1):168–74. https://doi.org/10.1016/S0016–5107(04)02217–5.

63. Guo J, Young SK, Lorenzo CR, Lee CM, Kanel GC, Brynes RK, et al. Phlegmonous gastritis in a patient with myeloid sarcoma: a case report. Appl Immunohistochem Mol Morphol. 2009;17(5):458–62. https://doi.org/10.1097/PAI.0b013e31819f86e2.

64. Al Rasheed MR, Senseng CG. Sarcina ventriculi : review of the

literature. Arch Pathol Lab Med. 2016;140(12):1441–5. https://doi.org/10.5858/arpa.2016–0028-RS.

65. Laass MW, Pargac N, Fischer R, Bernhardt H, Knoke M, Henker J. Emphysematous gastritis caused by Sarcina ventriculi. Gastrointest Endosc. 2010;72(5):1101–3. https://doi.org/10.1016/j.gie.2010.02.021.

66. Tolentino LF, Kallichanda N, Javier B, Yoshimori R, French SW. A case report of gastric perforation and peritonitis associated with opportunistic infection by Sarcina ventriculi. Lab Med. 2003;34(7):535–7. https://doi.org/10.1309/CDFF-04HE-9FHD-QPAN.

67. Haroon Al Rasheed MR, Kim GJ, Senseng C. A rare case of Sarcina ventriculi of the stomach in an asymptomatic patient. Int J Surg Pathol. 2016;24(2):142–5.

68. Lam-Himlin D, Tsiatis AC, Montgomery E, Pai RK, Brown JA, Razavi M, et al. Sarcina organisms in the gastrointestinal tract: a clinicopathologic and molecular study. Am J Surg Pathol. 2011;35(11):1700–5. https://doi.org/10.1097/PAS.0b013e31822911e6.

69. Crowther JS. Sarcina ventriculi in human faeces. J Med Microbiol. 1971;4(3):343–50.

70. Lowe SE, Pankratz HS, Zeikus JG. Influence of pH extremes on sporulation and ultrastructure of Sarcina ventriculi. J Bacteriol. 1989;171(7):3775–81.

71. Canale-Parola E. Biology of the sugar-fermenting Sarcinae. Bacteriol Rev. 1970;34(1):82–97.

72. Mylona EE, Baraboutis IG, Papastamopoulos V, Tsagalou EP, Vryonis E, Samarkos M, et al. Gastric syphilis: a systematic review of published cases of the last 50 years. Sex Transm Dis. 2010;37(3):177–83. https://doi.org/10.1097/OLQ.0b013e3181c0d51f.

73. Martín-Ezquerra G, Fernandez-Casado A, Barco D, Jucglà A, Juanpere-Rodero N, Manresa JM, et al. Treponema pallidum distribution patterns in mucocutaneous lesions of primary and secondary syphilis: an immunohistochemical and ultrastructural study. Hum Pathol. 2009;40(5):624–30. https://doi.org/10.1016/j.humpath.2008.10.017.

74. Chen CY, Chi KH, George RW, Cox DL, Srivastava A, Rui Silva M, et al. Diagnosis of gastric syphilis by direct immunofluorescence staining and real-time PCR testing. J Clin Microbiol. 2006;44(9):3452–6. https://doi.org/10.1128/JCM.00721–06.

75. Neafie RC, Marty AM. Unusual infections in humans. Clin Microbiol Rev. 1993;6(1):34–56.

76. Rank EL, Goldenberg SA, Hasson J, Cartun RW, Grey N. Treponema pallidum and helicobacter pylori recovered in a case of chronic active gastritis. Am J Clin Pathol. 1992;97(1):116–20.

77. Fernandez-Flores A, Garcia Varona A. Anti-Treponema antibody also stains helicobacter heilmannii. Appl Immunohistochem Mol Morphol. 2016;24(3):e20–1. https://doi.org/10.1097/PAI.0000000000000266.

78. Hinnant KL, Rotterdam HZ, Bell ET, Tapper ML. Cytomegalovirus infection of the alimentary tract: a clinicopathological correlation. Am J Gastroenterol. 1986;81(10):944–50.

79. Xiao SY, Hart J. Marked gastric foveolar hyperplasia associated with active cytomegalovirus infection. Am J Gastroenterol. 2001;96(1):223–6. https://doi.org/10.1111/j.1572–0241.2001.03480.x.

80. Nohr EW, Itani DM, Andrews CN, Kelly MM. Varicella-zoster virus gastritis: case report and review of the literature. Int J Surg Pathol. 2017;25(5):449–52. https://doi.org/10.1177/1066896917696751.

81. Rivera-Vaquerizo PA, Gomez-Garrido J, Vicente-Gutierrez M, Blasco-Colmenarejo M, Mayor-Lopez J, Perez-Flores R. Varicella zoster gastritis 3 years after bone marrow transplantation for treatment of acute leukemia. Gastrointest Endosc. 2001;53(7):809–10.

82. Chen ZM, Shah R, Zuckerman GR, Wang HL. Epstein-Barr virus gastritis: an underrecognized form of severe gastritis simulating gastric lymphoma. Am J Surg Pathol. 2007;31(9):1446–51. https://doi.org/10.1097/PAS.0b013e318050072f.

83. Kitayama Y, Honda S, Sugimura H. Epstein-Barr virus-related gastric pseudolymphoma in infectious mononucleosis. Gastrointest Endosc. 2000;52(2):290–1. https://doi.org/10.1067/mge.2000.107715.

84. Loffeld RJ, Loffeld BC, Arends JW, Flendrig JA, van Spreeuwel JP. Fungal colonization of gastric ulcers. Am J Gastroenterol. 1988;83(7):730–3.

85. Cherney CL, Chutuape A, Fikrig MK. Fatal invasive gastric mucormycosis occurring with emphysematous gastritis: case report and literature review. Am J Gastroenterol. 1999;94(1):252–6. https://doi.org/10.1111/j.1572–0241.1999.00809.x.

86. Mohamed AE, Ghandour ZM, Al-Karawi MA, Yasawy MI, Sammak B. Gastrointestinal parasites presentations and histological diagnosis from endoscopic biopsies and surgical specimens. Saudi Med J. 2000;21(7):629–34.

87. Forester G, Sidhom O, Nahass R, Andavolu R. AIDS-associated cryptosporidiosis with gastric stricture and a therapeutic response to paromomycin. Am J Gastroenterol. 1994;89(7):1096–8.

88. Garone MA, Winston BJ, Lewis JH. Cryptosporidiosis of the stomach. Am J Gastroenterol. 1986;81(6):465–70.

89. Sohn WM, Na BK, Kim TH, Park TJ. Anisakiasis: report of 15 gastric cases caused by Anisakis type I larvae and a brief review of Korean Anisakiasis cases. Korean J Parasitol. 2015;53(4):465–70. https://doi.org/10.3347/kjp.2015.53.4.465.

90. Rider JA, Klotz AP, Kirsner JB. Gastritis with venocapillary ectasia as a source of massive gastric hemorrhage. Gastroenterology. 1953;24(1):118–23. https://doi.org/10.1016/S0016–5085(53)80070–3.

91. Jabbari M, Cherry R, Lough JO, Daly DS, Kinnear DG, Goresky CA. Gastric antral vascular ectasia: the watermelon stomach. Gastroenterology. 1984;87(5):1165–70. https://doi.org/10.1016/S0016–5085(84)80008–3.

92. Dulai GS, Jensen DM, Kovacs TOG, Gralnek IM, Jutabha R. Endoscopic treatment outcomes in watermelon stomach patients with and without portal hypertension. Endoscopy. 2004;36(1):68–72. https://doi.org/10.1055/s-2004–814112.

93. Charneau J, Petit R, Cales P, Dauver A, Boyer J. Antral motility in patients with cirrhosis with or without gastric antral vascular ectasia. Gut. 1995;37(4):488–92.

94. Quintero E, Pique JM, Bombi JA, Bordas JM, Sentis J, Elena M, et al. Gastric mucosal vascular ectasias causing bleeding in cirrhosis. A distinct entity associated with hypergastrinemia and low serum levels of pepsinogen I. Gastroenterology. 1987;93(5):1054–61.

95. Gostout CJ, Viggiano TR, Ahlquist DA, Wang KK, Larson MV, Balm R. The clinical and endoscopic spectrum of the watermelon stomach. J Clin Gastroenterol. 1992;15(3):256–63.

96. Ward EM, Raimondo M, Rosser BG, Wallace MB, Dickson RD. Prevalence and natural history of gastric antral vascular ectasia in patients undergoing orthotopic liver transplantation. J Clin Gastroenterol. 2004;38(10):898–900. https://doi.org/10.1097/00004836–200411000–00013.

97. Tobin RW, Hackman RC, Kimmey MB, Durtschi B, Hayashi A, Malik R, et al. Bleeding from gastric antral vascular ectasia in marrow transplant patients. Gastrointest Endosc. 1996;44(3):223–9. https://doi.org/10.1016/S0016–5107(96)70155–4.

98. Smith E, Tekola B, Patrie J, Cornella S, Caldwell S. Clinical characterization of gastric antral vascular ectasia: a potential manifestation of the metabolic syndrome. Am J Med. 2016;129(12):1329 e19–23. https://doi.org/10.1016/j.amjmed.2016.07.007.

99. Hudson C, Fontenot E, Landreneau S. Gastric antral vascular ectasia presenting as a polypoid mass in a patient with cirrhosis. Gastrointest Endosc. 2017; https://doi.org/10.1016/j.gie.2017.08.002.

100. Selinger CP, Ang YS. Gastric antral vascular ectasia (GAVE): an update on clinical presentation, pathophysiology and treatment. Digestion. 2008;77(2):131–7. https://doi.org/10.1159/000124339.

101. James Sarfeh I, Tarnawski A. Portal hypertensive gastritis. Gastroenterology. 1984;86(3):592. https://doi.org/10.1016/S0016–5085(84)80052–9.

102. Sarin SK, Sreenivas DV, Lahoti D, Saraya A. Factors influencing development of portal hypertensive gastropathy in patients with portal hypertension. Gastroenterology. 1992;102(3):994–9.

103. Parikh SS, Desai SB, Prabhu SR, Trivedi MH, Shankaran K, Bhukhanwala FA, et al. Congestive Gastropathy: factors influencing development, endoscopic features, helicobacter pylori infection, and microvessel changes. Am J Gastroenterol. 1994;89(7):1036–42. https://doi.org/10.1111/j.1572–0241.1994.tb03219.x.

104. Primignani M, Carpinelli L, Preatoni P, Battaglia G, Carta A, Prada A, et al. Natural history of portal hypertensive gastropathy in patients with liver cirrhosis. Gastroenterology. 2000;119(1):181–7. https://doi.org/10.1053/gast.2000.8555.

105. Thuluvath PJ, Yoo HY. Portal hypertensive gastropathy. Am J Gastroenterol. 2002;97(12):2973–8. https://doi.org/10.1016/S0002–9270(02)05511–9.

106. Sogaard KK, Astrup LB, Vilstrup H, Gronbaek H. Portal vein thrombosis; risk factors, clinical presentation and treatment. BMC Gastroenterol. 2007;7 https://doi.org/10.1186/1471–230X-7–34.

107. Kamath PS, Lacerda M, Ahlquist DA, McKusick MA, Andrews JC, Nagorney DA. Gastric mucosal responses to intrahepatic portosystemic shunting in patients with cirrhosis. Gastroenterology. 2000;118(5):905–11. https://doi.org/10.1016/S0016–5085(00)70176–4.

108. Cubillas R, Rockey DC. Portal hypertensive gastropathy: a review. Liver Int. 2010;30(8):1094–102. https://doi.org/10.1111/j.1478–3231.2010.02286.x.

109. Ohta M, Yamaguchi S, Gotoh N, Tomikawa M. Pathogenesis of portal hypertensive gastropathy: a clinical and experimental review. Surgery. 2002;131(1):S165–S70. https://doi.org/10.1067/msy.2002.119499.

110. Ohta M, Higashi MHH, Ueno K, Tomikawa M, Kishihara F, Kawanaka H, et al. Portal and gastric mucosal hemodynamics in cirrhotic patients with portal-hypertensive gastropathy. Hepatology. 1994;20(6):1432–6. https://doi.org/10.1002/hep.1840200609.

111. Massoni F, Ricci L, Pelosi M, Ricci S. The portal hypertensive Gastropathy: a case and review of literature. J Clin Diagn Res. 2016;10(6):HD01–2. https://doi.org/10.7860/JCDR/2016/14489.7942.

112. McCormack TT, Sims J, Eyre-Brook I, Kennedy H, Goepel J, Johnson AG, et al. Gastric lesions in portal hypertension: inflammatory gastritis or congestive gastropathy? Gut. 1985;26(11):1226–32. https://doi.org/10.1136/gut.26.11.1226.

113. Han S, Chaudhary N, Wassef W. Portal hypertensive gastropathy and gastric antral vascular ectasia. Curr Opin Gastroenterol. 2015;31(6):506–12. https://doi.org/10.1097/MOG.0000000000000214.

114. Chaer RA, Helton WS. Dieulafoy's disease. J Am Coll Surg. 2003;196(2):290–6. https://doi.org/10.1016/S1072–7515(02)01801-X.

115. Nguyen DC, Jackson CS. The Dieulafoy's lesion: an update on evaluation, diagnosis, and management. J Clin Gastroenterol. 2015;49(7):541–9. https://doi.org/10.1097/MCG.0000000000000321.

116. Baxter M, Aly EH. Dieulafoy's lesion: current trends in diagnosis and management. Ann R Coll Surg Engl. 2010;92(7):548–54. https://doi.org/10.1308/003588410X12699663905311.

117. Marangoni G, Cresswell AB, Faraj W, Shaikh H, Bowles MJ. An uncommon cause of life-threatening gastrointestinal bleeding: 2 synchronous Dieulafoy lesions. J Pediatr Surg. 2009;44(2):441–3. https://doi.org/10.1016/j.jpedsurg.2008.09.033.

118. Juler GL, Labitzke HG, Lamb R, Allen R. The pathogenesis of Dieulafoy's gastric erosion. Am J Gastroenterol. 1984;79(3):195–200. https://doi.org/10.1111/j.1572–0241.1984.tb05118.x.

119. Miko TL, Thomázy VA. The caliber persistent artery of the stomach: a unifying approach to gastric aneurysm, Dieulafoy's lesion, and submucosal arterial malformation. Hum Pathol.

1988;19(8):914–21. https://doi.org/10.1016/S0046–8177(88)80006–6.

120. Stark ME, Gostout CJ, Balm RK. Clinical features and endoscopic management of Dieulafoy's disease. Gastrointest Endosc. 1992;38(5):545–50. https://doi.org/10.1016/S0016–5107(92)70513–6.

121. Senger JL, Kanthan R. The evolution of Dieulafoy's lesion since 1897: then and now-a journey through the Lens of a pediatric lesion with literature review. Gastroenterol Res Pract. 2012;2012:432517. https://doi.org/10.1155/2012/432517.

122. Chung IK, Kim EJ, Lee MS, Kim HS, Park SH, Lee MH, et al. Bleeding Dieulafoy's lesions and the choice of endoscopic method: comparing the hemostatic efficacy of mechanical and injection methods. Gastrointest Endosc. 2000;52(6):721–4. https://doi.org/10.1067/mge.2000.108040.

123. Matsui S, Kamisako T, Kudo M, Inoue R. Endoscopic band ligation for control of nonvariceal upper GI hemorrhage: comparison with bipolar electrocoagulation. Gastrointest Endosc. 2002;55(2):214–8. https://doi.org/10.1067/mge.2002.121337.

124. Park CH, Sohn YH, Lee WS, Joo YE, Choi SK, Rew JS, et al. The usefulness of endoscopic hemoclipping for bleeding Dieulafoy lesions. Endoscopy. 2003;35(5):388–92. https://doi.org/10.1055/s-2003–38780.

125. Park CH, Joo YE, Kim HS, Choi SK, Rew JS, Kim SJ. A prospective, randomized trial of endoscopic band ligation versus endoscopic hemoclip placement for bleeding gastric Dieulafoy's lesions. Endoscopy. 2004;36(8):677–81. https://doi.org/10.1055/s-2004–825661.

126. Khoury T, Rivera L. Foregut duplication cysts: a report of two cases with emphasis on embryogenesis. World J Gastroenterol. 2011;17(1):130–4. https://doi.org/10.3748/wjg.v17.i1.130.

127. Sharma S, Nezakatgoo N, Sreenivasan P, Vanatta J, Jabbour N. Foregut cystic developmental malformation: new taxonomy and classification—unifying embryopathological concepts. Indian J Pathol Microbiol. 2009;52(4):461–72. https://doi.org/10.4103/0377–4929.56119.

128. Horne G, Ming-Lum C, Kirkpatrick AW, Parker RL. High-grade neuroendocrine carcinoma arising in a gastric duplication cyst: a case report with literature review. Int J Surg Pathol. 2007;15(2):187–91. https://doi.org/10.1177/1066896906295777.

129. Rowling JT. Some observations on gastric cysts. Br J Surg. 1959;46(199):441–5.

130. Holcomb Iii GW, Gheissari A, O'Neill JA Jr, Shorter NA, Bishop HC. Surgical management of alimentary tract duplications. Ann Surg. 1989;209(2):167–74.

131. Kuraoka K, Nakayama H, Kagawa T, Ichikawa T, Yasui W. Adenocarcinoma arising from a gastric duplication cyst with invasion to the stomach: a case report with literature review. J Clin Pathol. 2004;57(4):428–31. https://doi.org/10.1136/jcp.2003.013946.

132. Dolan RV, Remine WH, Dockerty MB. The fate of heterotopic pancreatic tissue: a study of 212 cases. Arch Surg. 1974;109(6):762–5. https://doi.org/10.1001/archsurg.1974.01360060032010.

133. Martinez NS, Morlock CG, Dockerty MB, Waugh JM, Weber HM. Heterotopic pancreatic tissue involving the stomach. Ann Surg. 1958;147(1):1–12.

134. Chen HL, Chang WH, Shih SC, Bair MJ, Lin SC. Changing pattern of ectopic pancreas: 22 years of experience in a medical center. J Formos Med Assoc. 2008;107(12):932–6. https://doi.org/10.1016/S0929–6646(09)60016–4.

135. Lindtner RA, Schreiber F, Langner C. Cytokeratin 7 immunostaining facilitates recognition of pancreatic heterotopia in gastric biopsies. Pathol Int. 2007;57(8):548–50. https://doi.org/10.1111/j.1440–1827.2007.02138.x.

136. Distler M, Ruckert F, Aust D, Saeger HD, Grutzmann R. Pancreatic heterotopia of the duodenum: anatomic anomaly or clinical challenge? J Gastrointest Surg. 2011;15(4):631–6. https://doi.org/10.1007/s11605–011–1420–2.

137. Gaspar Fuentes A, Campos Tarrech JM, Fernández Burgui JL, Castells Tejón E, Ruíz Rossello J, Gómez Pérez J, et al. Pancreatic ectopias. Revista Espanola de las Enfermedades del Aparato Digestivo. 1973;39(3):255–68.

138. Osanai M, Miyokawa N, Tamaki T, Yonekawa M, Kawamura A, Sawada N. Adenocarcinoma arising in gastric heterotopic pancreas: clinicopathological and immunohistochemical study with genetic analysis of a case. Pathol Int. 2001;51(7):549–54. https://doi.org/10.1046/j.1440-1827.2001.01240.x.

139. Chetty R, Weinreb I. Gastric neuroendocrine carcinoma arising from heterotopic pancreatic tissue. J Clin Pathol. 2004;57(3):314–7. https://doi.org/10.1136/jcp.2003.013557.

140. Wang HH, Zeroogian JM, Spechler SJ, Goyal RK, Antonioli DA. Prevalence and significance of pancreatic acinar metaplasia at the gastroesophageal junction. Am J Surg Pathol. 1996;20(12):1507–10.

141. Jhala NC, Montemor M, Jhala D, Lu L, Talley L, Haber MM, et al. Pancreatic acinar cell metaplasia in autoimmune gastritis. Arch Pathol Lab Med. 2003;127(7):854–7. https://doi.org/10.1043/1543-2165(2003)127<854:PACMIA>2.0.CO;2.

142. Hammock L, Jorda M. Gastric endocrine pancreatic heterotopia: report of a case with histologic and immunohistochemical findings and review of the literature. Arch Pathol Lab Med. 2002;126(4):464–7.

143. To T, Wajja A, Wales PW, Langer JC. Population demographic indicators associated with incidence of pyloric stenosis. Arch Pediatr Adolesc Med. 2005;159(6):520–5. https://doi.org/10.1001/archpedi.159.6.520.

144. Mullassery D, Perry D, Goyal A, Jesudason EC, Losty PD. Surgical practice for infantile hypertrophic pyloric stenosis in the United Kingdom and Ireland-a survey of members of the British Association of Paediatric Surgeons. J Pediatr Surg. 2008;43(6):1227–9. https://doi.org/10.1016/j.jpedsurg.2007.12.075.

145. Applegate MS, Druschel CM. The epidemiology of infantile hypertrophic pyloric stenosis in New York state: 1983 to 1990. Arch Pediatr Adolesc Med. 1995;149(10):1123–9. https://doi.org/10.1001/archpedi.1995.02170230077011.

146. Zhu J, Zhu T, Lin Z, Qu Y, Mu D. Perinatal risk factors for infantile hypertrophic pyloric stenosis: a meta-analysis. J Pediatr Surg. 2017;52(9):1389–97. https://doi.org/10.1016/j.jpedsurg.2017.02.017.

147. Peeters B, Benninga MA, Hennekam RC. Infantile hypertrophic pyloric stenosis—genetics and syndromes. Nat Rev Gastroenterol Hepatol. 2012;9(11):646–60. https://doi.org/10.1038/nrgastro.2012.133.

148. Wayne C, Hung JH, Chan E, Sedgwick I, Bass J, Nasr A. Formula-feeding and hypertrophic pyloric stenosis: is there an association? A case-control study. J Pediatr Surg. 2016;51(5):779–82. https://doi.org/10.1016/j.jpedsurg.2016.02.021.

149. Eberly MD, Eide MB, Thompson JL, Nylund CM. Azithromycin in early infancy and pyloric stenosis. Pediatrics. 2015;135(3):483–8. https://doi.org/10.1542/peds.2014-2026.

150. Poon TS, Zhang AL, Cartmill T, Cass DT. Changing patterns of diagnosis and treatment of infantile hypertrophic pyloric stenosis: a clinical audit of 303 patients. J Pediatr Surg. 1996;31(12):1611–5.

151. Panteli C. New insights into the pathogenesis of infantile pyloric stenosis. Pediatr Surg Int. 2009;25(12):1043–52. https://doi.org/10.1007/s00383-009-2484-x.

152. Taylor ND, Cass DT, Holland AJA. Infantile hypertrophic pyloric stenosis: has anything changed? J Paediatr Child Health. 2013;49(1):33–7. https://doi.org/10.1111/jpc.12027.

153. Hernanz-Schulman M. Infantile hypertrophic pyloric stenosis. Radiology. 2003;227(2):319–31. https://doi.org/10.1148/radiol.2272011329.

154. Rolle U, Piaseczna-Piotrowska A, Puri P. Interstitial cells of Cajal in the normal gut and in intestinal motility disorders of childhood. Pediatr Surg Int. 2007;23(12):1139–52. https://doi.org/10.1007/

s00383-007-2022-7.

155. Aspelund G, Langer JC. Current management of hypertrophic pyloric stenosis. Semin Pediatr Surg. 2007;16(1):27–33. https://doi.org/10.1053/j.sempedsurg.2006.10.004.

156. Perger L, Fuchs JR, Komidar L, Mooney DP. Impact of surgical approach on outcome in 622 consecutive pyloromyotomies at a pediatric teaching institution. J Pediatr Surg. 2009;44(11):2119–25. https://doi.org/10.1016/j.jpedsurg.2009.02.067.

157. Chalya PL, Manyama M, Kayange NM, Mabula JB, Massenga A. Infantile hypertrophic pyloric stenosis at a tertiary care hospital in Tanzania: a surgical experience with 102 patients over a 5-year period. BMC Res Notes. 2015;8:690. https://doi.org/10.1186/s13104-015-1660-4.

158. Carmack SW, Genta RM, Schuler CM, Saboorian MH. The current spectrum of gastric polyps: a 1-year national study of over 120,000 patients. Am J Gastroenterol. 2009;104(6):1524–32. https://doi.org/10.1038/ajg.2009.139.

159. Cao H, Wang B, Zhang Z, Zhang H, Qu R. Distribution trends of gastric polyps: an endoscopy database analysis of 24121 northern Chinese patients. J Gastroenterol Hepatol. 2012;27(7):1175–80. https://doi.org/10.1111/j.1440-1746.2012.07116.x.

160. Archimandritis A, Spiliadis C, Tzivras M, Vamvakousis B, Davaris P, Manika Z, et al. Gastric epithelial polyps: a retrospective endoscopic study of 12974 symptomatic patients. Ital J Gastroenterol. 1996;28(7):387–90.

161. Islam RS, Patel NC, Lam-Himlin D, Nguyen CC. Gastric polyps: a review of clinical, endoscopic, and histopathologic features and management decisions. Gastroenterol Hepatol. 2013;9(10):640–51.

162. Gencosmanoglu R, Sen-Oran E, Kurtkaya-Yapicier O, Tozun N. Xanthelasmas of the upper gastrointestinal tract. J Gastroenterol. 2004;39(3):215–9. https://doi.org/10.1007/s00535-003-1288-3.

163. Chandan VS, Wang W, Landas SK. Gastric lipid islands. Arch Pathol Lab Med. 2004;128(8):937–8. https://doi.org/10.1043/1543-2165(2004)128<937:GLI>2.0.CO;2.

164. Hori S, Tsutsumi Y. Helicobacter pylori infection in gastric xanthomas: Immunohistochemical analysis of 145 lesions. Pathol Int. 1996;46(8):589–93.

165. Isomoto H, Mizuta Y, Inoue K, Matsuo T, Hayakawa T, Miyazaki M, et al. A close relationship between helicobacter pylori infection and gastric xanthoma. Scand J Gastroenterol. 1999;34(4):346–52. https://doi.org/10.1080/003655299750026344.

166. Yi SY. Dyslipidemia and H pylori in gastric xanthomatosis. World J Gastroenterol. 2007;13(34):4598–601.

167. Shibukawa N, Ouchi S, Wakamatsu S, Wakahara Y, Kaneko A. Gastric xanthoma is a predictive marker for metachronous and synchronous gastric cancer. World J Gastrointest Oncol. 2017;9(8):327–32. https://doi.org/10.4251/wjgo.v9.i8.327.

168. Kitamura S, Muguruma N, Okamoto K, Tanahashi T, Fukuya A, Tanaka K, et al. Clinicopathological assessment of gastric xanthoma as potential predictive marker of gastric Cancer. Digestion. 2017;96(4):199–206. https://doi.org/10.1159/000481346.

169. Abraham SC, Singh VK, Yardley JH, Wu TT. Hyperplastic polyps of the stomach: associations with histologic patterns of gastritis and gastric atrophy. Am J Surg Pathol. 2001;25(4):500–7. https://doi.org/10.1097/00000478-200104000-00010.

170. Goddard AF, Badreldin R, Pritchard DM, Walker MM, Warren B. The management of gastric polyps. Gut. 2010;59(9):1270–6. https://doi.org/10.1136/gut.2009.182089.

171. Amaro R, Neff GW, Karnam US, Tzakis AG, Raskin JB. Acquired hyperplastic gastric polyps in solid organ transplant patients. Am J Gastroenterol. 2002;97(9):2220–4. https://doi.org/10.1016/S0002-9270(02)04332-0.

172. Jewell KD, Toweill DL, Swanson PE, Upton MP, Yeh MM. Gastric hyperplastic polyps in post transplant patients: a clinicopathologic study. Mod Pathol. 2008;21(9):1108–12. https://doi.org/10.1038/modpathol.2008.87.

173. Gonzalez-Obeso E, Fujita H, Deshpande V, Ogawa F, Lisovsky M, Genevay M, et al. Gastric hyperplastic polyps: a heterogeneous

clinicopathologic group including a distinct subset best categorized as mucosal prolapse polyp. Am J Surg Pathol. 2011;35(5):670–7. https://doi.org/10.1097/PAS.0b013e3182127d2b.

174. Boncher J, Bronner M, Goldblum JR, Liu X. Reticulin staining clarifies florid benign signet ring cell change with mitotic activity in a penetrating gastric ulcer. Am J Surg Pathol. 2011;35(5):762–6. https://doi.org/10.1097/PAS.0b013e318213f833.

175. Ohkusa T, Takashimizu I, Fujiki K, Suzuki S, Shimoi K, Horiuchi T, et al. Disappearance of hyperplastic polyps in the stomach after eradication of helicobacter pylori: a randomized, controlled trial. Ann Intern Med. 1998;129(9):712–5.

176. Ljubičić N, Banić M, Kujundžić M, Antić Z, Vrkljan M, Kovačević I, et al. The effect of eradicating helicobacter pylori infection on the course of adenomatous and hyperplastic gastric polyps. Eur J Gastroenterol Hepatol. 1999;11(7):727–30.

177. Daibo M, Itabashi M, Hirota T. Malignant transformation of gastric hyperplastic polyps. Am J Gastroenterol. 1987;82(10):1016–25.

178. Han AR, Sung CO, Kim KM, Park CK, Min BH, Lee JH, et al. The clinicopathological features of gastric hyperplastic polyps with neoplastic transformations: a suggestion of indication for endoscopic polypectomy. Gut Liver. 2009;3(4):271–5. https://doi.org/10.5009/gnl.2009.3.4.271.

179. Hattori T. Morphological range of hyperplastic polyps and carcinomas arising in hyperplastic polyps of the stomach. J Clin Pathol. 1985;38(6):622–30.

180. Dirschmid K, Platz-Baudin C, Stolte M. Why is the hyperplastic polyp a marker for the precancerous condition of the gastric mucosa? Virchows Arch. 2006;448(1):80–4. https://doi.org/10.1007/s00428–005–0068–2.

181. Offerhaus GJA, Billaud M, Gruber SB. Peutz-Jehgers syndrome. Tumours of the Digestive System. Editors Bosman FT, Carneiro F, Hruban RH and Theise ND, IARC, Lyon, 2010:166–70.

182. Syngal S, Brand RE, Church JM, Giardiello FM, Hampel HL, Burt RW. ACG clinical guideline: genetic testing and management of hereditary gastrointestinal cancer syndromes. Am J Gastroenterol. 2015;110(2):223–62. https://doi.org/10.1038/ajg.2014.435.

183. Brosens LAA, van Hattem WA, Jansen M, de Leng WWJ, Giardiello FM, Offerhaus GJA. Gastrointestinal polyposis syndromes. Curr Mol Med. 2007;7(1):29–46. https://doi.org/10.2174/156652407779940404.

184. McGarrity TJ, Kulin HE, Zaino RJ. Peutz-Jeghers syndrome. Am J Gastroenterol. 2000;95(3):596–604. https://doi.org/10.1016/S0002–9270(99)00890–4.

185. Lam-Himlin D, Park JY, Cornish TC, Shi C, Montgomery E. Morphologic characterization of syndromic gastric polyps. Am J Surg Pathol. 2010;34(11):1656–62. https://doi.org/10.1097/PAS.0b013e3181f2b1f1.

186. Van Lier MGF, Westerman AM, Wagner A, Looman CWN, Wilson JHP, De Rooij FWM, et al. High cancer risk and increased mortality in patients with Peutz—Jeghers syndrome. Gut. 2011;60(2):141–7. https://doi.org/10.1136/gut.2010.223750.

187. Giardiello FM, Brensinger JD, Tersmette AC, Goodman SN, Petersen GM, Booker SV, et al. Very high risk of cancer in familial Peutz-Jeghers syndrome. Gastroenterology. 2000;119(6):1447–53. https://doi.org/10.1053/gast.2000.20228.

188. Jansen M, De Leng WWJ, Baas AF, Myoshi H, Mathus-Vliegen L, Taketo MM, et al. Mucosal prolapse in the pathogenesis of Peutz-Jeghers polyposis. Gut. 2006;55(1):1–5. https://doi.org/10.1136/gut.2005.069062.

189. Langeveld D, Jansen M, De Boer DV, Van Sprundel M, Brosens LAA, Morsink FH, et al. Aberrant intestinal stem cell lineage dynamics in Peutz-Jeghers syndrome and familial adenomatous polyposis consistent with protracted clonal evolution in the crypt. Gut. 2012;61(6):839–46. https://doi.org/10.1136/gutjnl-2011–300622.

190. Howe JR, Roth S, Ringold JC, Summers RW, Järvinen HJ, Sistonen P, et al. Mutations in the SMAD4/DPC4 gene in juvenile polyposis. Science. 1998;280(5366):1086–8. https://doi.org/10.1126/science.280.5366.1086.

191. Howe JR, Ringold JC, Summers RW, Mitros FA, Nishimura DY, Stone EM. A gene for familial juvenile polyposis maps to chromosome 18q21.1. Am J Hum Genet. 1998;62(5):1129–36. https://doi.org/10.1086/301840.

192. Howe JR, Bair JL, Sayed MG, Anderson ME, Mitros FA, Petersen GM, et al. Germline mutations of the gene encoding bone morphogenetic protein receptor 1A in juvenile polyposis. Nat Genet. 2001;28(2):184–7. https://doi.org/10.1038/88919.

193. Aretz S, Stienen D, Uhlhaas S, Stolte M, Entius MM, Loff S, et al. High proportion of large genomic deletions and a genotype-phenotype update in 80 unrelated families with juvenile polyposis syndrome. J Med Genet. 2007;44(11):702–9. https://doi.org/10.1136/jmg.2007.052506.

194. Sayed MG, Ahmed AF, Ringold JR, Anderson ME, Bair JL, Mitros FA, et al. Germline SMAD4 or BMPR1A mutations and phenotype of juvenile polyposis. Ann Surg Oncol. 2002;9(9):901–6.

195. Sweet K, Willis J, Zhou XP, Gallione C, Sawada T, Alhopuro P, et al. Molecular classification of patients with unexplained hamartomatous and hyperplastic polyposis. J Am Med Assoc. 2005;294(19):2465–73. https://doi.org/10.1001/jama.294.19.2465.

196. Schreibman IR, Baker M, Amos C, McGarrity TJ. The hamartomatous polyposis syndromes: a clinical and molecular review. Am J Gastroenterol. 2005;100(2):476–90. https://doi.org/10.1111/j.1572–0241.2005.40237.x.

197. Offerhaus GJA, Howe JR. Juvenile polyposis. WHO Classification of Tumours of the Digestive System 2010:166–7.

198. Ma C, Giardiello FM, Montgomery EA. Upper tract juvenile polyps in juvenile polyposis patients: dysplasia and malignancy are associated with foveolar, intestinal, and pyloric differentiation. Am J Surg Pathol. 2014;38(12):1618–26.

199. Gonzalez RS, Adsay V, Graham RP, Shroff SG, Feely MM, Drage MG, et al. Massive gastric juvenile-type polyposis: a clinicopathological analysis of 22 cases. Histopathology. 2017;70(6):918–28. https://doi.org/10.1111/his.13149.

200. Lawless ME, Toweill DL, Jewell KD, Jain D, Lamps L, Krasinskas AM, et al. Massive gastric juvenile polyposis: a clinicopathologic study using SMAD4 immunohistochemistry. Am J Clin Pathol. 2017;147(4):390. https://doi.org/10.1093/ajcp/aqx015.

201. Howe JR, Mitros FA, Summers RW. The risk of gastrointestinal carcinoma in familial juvenile polyposis. Ann Surg Oncol. 1998;5(8):751–6.

202. Slavik T, Montgomery EA. Cronkhite-Canada syndrome six decades on: the many faces of an enigmatic disease. J Clin Pathol. 2014;67(10):891–7. https://doi.org/10.1136/jclinpath-2014–202488.

203. Ward EM, Wolfsen HC. Review article: the non-inherited gastrointestinal polyposis syndromes. Aliment Pharmacol Ther. 2002;16(3):333–42. https://doi.org/10.1046/j.1365–2036.2002.01172.x.

204. Daniel ES, Ludwig SL, Lewin KJ, Ruprecht RM, Rajacich GM, Schwabe AD. The cronkhite-Canada syndrome: an analysis of clinical and pathologic features and therapy in 55 patients. Medicine (United States). 1982;61(5):293–309.

205. Riegert-Johnson DL, Osborn N, Smyrk T, Boardman LA. Cronkhite-Canada syndrome hamartomatous polyps are infiltrated with IgG4 plasma cells [1]. Digestion. 2007;75(2–3):96–7. https://doi.org/10.1159/000102963.

206. Sweetser S, Ahlquist DA, Osborn NK, Sanderson SO, Smyrk TC, Chari ST, et al. Clinicopathologic features and treatment outcomes in Cronkhite-Canada syndrome: support for autoimmunity. Dig Dis Sci. 2012;57(2):496–502. https://doi.org/10.1007/s10620–011–1874–9.

207. Burke AP, Sobin LH. The pathology of Cronkhite-Canada polyps. A comparison to juvenile polyposis. Am J Surg Pathol. 1989;13(11):940–6. https://doi.org/10.1097/00000478–198911000–00004.

208. Wolfsen HC, Carpenter HA, Talley NJ. Menetrier's dis-

ease: a form of hypertrophic gastropathy or gastritis? Gastroenterology. 1993;104(5):1310–9. https://doi.org/10.1016/0016–5085(93)90339-E.

209. Isobe T, Kobayashi T, Hashimoto K, Kizaki J, Miyagi M, Aoyagi K, et al. Cronkhite-Canada syndrome complicated with multiple gastric cancers and multiple colon adenomas. Am J Case Rep. 2013;14:120–8. https://doi.org/10.12659/AJCR.889083.

210. Egawa T, Kubota T, Otani Y, Kurihara N, Abe S, Kimata M, et al. Surgically treated Cronkhite-Canada syndrome associated with gastric cancer. Gastric Cancer. 2000;3(3):156–60.

211. Watanabe T, Kudo M, Shirane H, Kashida H, Tomita S, Orino A, et al. Cronkhite-Canada syndrome associated with triple gastric cancers: a case report. Gastrointest Endosc. 1999;50(5):688–91.

212. Chadalavada R, Brown DK, Walker AN, Sedghi S. Cronkhite-Canada syndrome: sustained remission after corticosteroid treatment. Am J Gastroenterol. 2003;98(6):1444–6. https://doi.org/10.1111/j.1572–0241.2003.07509.x.

213. Goto A. Cronkhite-Canada syndrome: epidemiological study of 110 cases reported in Japan. Archiv fur Japanische Chirurgie. 1995;64(1):3–14.

214. Pilarski R, Stephens JA, Noss R, Fisher JL, Prior TW. Predicting PTEN mutations: an evaluation of cowden syndrome and Bannayan-Riley-Ruvalcaba syndrome clinical features. J Med Genet. 2011;48(8):505–12. https://doi.org/10.1136/jmg.2011.088807.

215. Pilarski R, Burt R, Kohlman W, Pho L, Shannon KM, Swisher E. Cowden syndrome and the PTEN hamartoma tumor syndrome: systematic review and revised diagnostic criteria. J Natl Cancer Inst. 2013;105(21):1607–16. https://doi.org/10.1093/jnci/djt277.

216. Ngeow J, Sesock K, Eng C. Clinical implications for Germline PTEN Spectrum disorders. Endocrinol Metab Clin N Am. 2017;46(2):503–17. https://doi.org/10.1016/j.ecl.2017.01.013.

217. Eng C. Will the real Cowden syndrome please stand up: revised diagnostic criteria. J Med Genet. 2000;37(11):828–30.

218. Pilarski R, Eng C. Will the real Cowden syndrome please stand up (again)? Expanding mutational and clinical spectra of the PTEN hamartoma tumour syndrome. J Med Genet. 2004;41(5):323–6.

219. Al-Thihli K, Palma L, Marcus V, Cesari M, Kushner YB, Barkun A, et al. A case of Cowden's syndrome presenting with gastric carcinomas and gastrointestinal polyposis. Nat Clin Pract Gastroenterol Hepatol. 2009;6(3):184–9. https://doi.org/10.1038/ncpgasthep1359.

220. Hamby LS, Lee EY, Schwartz RW. Parathyroid adenoma and gatric carcinoma as manifestations of cowden's disease. Surgery. 1995;118(1):115–7. https://doi.org/10.1016/S0039–6060(05)80018–2.

221. Doglioni C, Laurino L, Dei Tos AP, De Boni M, Franzin G, Braidotti P, et al. Pancreatic (acinar) metaplasia of the gastric mucosa: histology, ultrastructure, immunocytochemistry, and clinicopathologic correlations of 101 cases. Am J Surg Pathol. 1993;17(11):1134–43. https://doi.org/10.1097/00000478–199311000–00006.

222. Krishnamurthy S, Dayal Y. Pancreatic metaplasia in Barrett's esophagus: an immunohistochemical study. Am J Surg Pathol. 1995;19(10):1172–80.

223. Integlia MJ. Pancreatic metaplasia of the gastric mucosa in pediatric patients. Am J Gastroenterol. 1997;92(9):1553–6.

224. Krishnamurthy S, Integlia MJ, Grand RJ, Dayal Y. Pancreatic acinar cell clusters in pediatric gastric mucosa. Am J Surg Pathol. 1998;22(1):100–5. https://doi.org/10.1097/00000478–199801000–00013.

225. Jhala N, Jhala D, West B, Atkinson BF, Haber MH. Pancreatic (acinar cell) metaplasia or early pancreatic heterotopia? Am J Clin Pathol. 1994;101:385.

226. Johansson J, Hakansson HO, Mellblom L, Kempas A, Kjellen G, Brudin L, et al. Pancreatic acinar metaplasia in the distal oesophagus and the gastric cardia: prevalence, predictors and relation to GORD. J Gastroenterol. 2010;45(3):291–9. https://doi.org/10.1007/s00535–009–0161–4.

227. Littler ER, Gleibermann E. Gastritis cystica polyposa. (Gastric mucosal prolapse at gastroenterostomy site, with cystic and infiltrative epithelial hyperplasia). Cancer. 1972;29(1):205–9. https://doi.org/10.1002/1097–0142(197201)29:1<205::AID-CNCR2820290130>3.0.CO;2-J.

228. Qizilbash AH. Gastritis cystica and carcinoma arising in old gastrojejunostomy stoma. Can Med Assoc J. 1975;112(12):1432–3.

229. Tomizuka T, Mazaki T, Mado K, Henmi A, Ishii Y, Masuda H, et al. A case of gastritis cystica profunda. Surgery. 2008;143(3):449–50. https://doi.org/10.1016/j.surg.2007.02.009.

230. Béchade D, Desramé J, Algayres JP. Gastritis cystica profunda in a patient with no history of gastric surgery. Endoscopy. 2007;39(Suppl 1):E80–1. https://doi.org/10.1055/s-2006–945070.

231. Xu G, Peng C, Li X, Zhang W, Lv Y, Ling T, et al. Endoscopic resection of gastritis cystica profunda: preliminary experience with 34 patients from a single center in China. Gastrointest Endosc. 2015;81(6):1493–8. https://doi.org/10.1016/j.gie.2014.11.017.

232. Yu XF, Guo LW, Chen ST, Teng LS. Gastritis cystica profunda in a previously unoperated stomach: a case report. World J Gastroenterol. 2015;21(12):3759–62. https://doi.org/10.3748/wjg.v21.i12.3759.

233. Franzin G, Novelli P. Gastritis cystica profunda. Histopathology. 1981;5(5):535–47. https://doi.org/10.1111/j.1365–2559.1981.tb01817.x.

234. Odze RD, Greenson J, Lauwers G, Goldblum J. Gastritis cystica profunda versus invasive adenocarcinoma. Am J Surg Pathol. 2012;36(2):316. https://doi.org/10.1097/PAS.0b013e31823edb3b.

235. Wang L, Yan H, Cao DC, Huo L, Huo HZ, Wang B, et al. Gastritis cystica profunda recurrence after surgical resection: 2-year follow-up. World J Surg Oncol. 2014;12(1) https://doi.org/10.1186/1477–7819–12–133.

236. Fonde EC, Rodning CB. Gastritis cystica profunda. Am J Gastroenterol. 1986;81(6):459–64. https://doi.org/10.1111/j.1572–0241.1986.tb01523.x.

237. Franzin G, Musola R, Zamboni G, Manfrini C. Gastritis cystica polyposa: a possible precancerous lesion. Tumori. 1985;71(1):13–8.

238. Choi MG, Jeong JY, Kim KM, Bae JM, Noh JH, Sohn TS, et al. Clinical significance of gastritis cystica profunda and its association with Epstein-Barr virus in gastric cancer. Cancer. 2012;118(21):5227–33. https://doi.org/10.1002/cncr.27541.

239. Park CH, Park JM, Jung CK, Kim DB, Kang SH, Lee SW, et al. Early gastric cancer associated with gastritis cystica polyposa in the unoperated stomach treated by endoscopic submucosal dissection. Gastrointest Endosc. 2009;69(6):e47–50. https://doi.org/10.1016/j.gie.2008.10.020.

240. Deery S, Yates R, Hata J, Shi C, Parikh AA. Gastric adenocarcinoma associated with gastritis cystica profunda in an unoperated stomach. Am Surg. 2012;78(8):E379–E80.

241. Gorospe M, Fadare O. Gastric mucosal calcinosis: clinicopathologic considerations. Adv Anat Pathol. 2007;14(3):224–8. https://doi.org/10.1097/PAP.0b013e31805048ea.

242. Greenson JK, Trinidad SB, Pfeil SA, Brainard JA, McBride PT, Colijn HO, et al. Gastric mucosal calcinosis: calcified aluminum phosphate deposits secondary to aluminum-containing antacids or sucralfate therapy in organ transplant patients. Am J Surg Pathol. 1993;17(1):45–50. https://doi.org/10.1097/00000478–199301000–00005.

243. Kuzela DC, Huffer WE, Conger JD, Winter SD, Hammond WS. Soft tissue calcification in chronic dialysis patients. Am J Pathol. 1977;86(2):403–24.

244. Ou Tim L, Hurwitz S, Tuch P. The endoscopic diagnosis of gastric calcification. J Clin Gastroenterol. 1982;4(3):213–5.

245. Saab S, Venkataramani A, Behling CA, Savides TJ. Gastric mucosal calcinosis in a patient with dyspepsia. J Clin Gastroenterol. 1996;22(2):156–7. https://doi.org/10.1097/00004836–199603000–00020.

246. Nayak HK, Mohindra S, Iqbal S, Saraswat VA, Agarwal V, Pande G. Gastric mucosal calcinosis mimicking malignancy. Am J Gastroenterol. 2016;111(10):1380. https://doi.org/10.1038/ajg.2016.274.

247. Ebert EC, Nagar M. Gastrointestinal manifestations of amyloidosis. Am J Gastroenterol. 2008;103(3):776–87. https://doi.org/10.1111/j.1572–0241.2007.01669.x.

248. Menke DM, Kyle RA, Fleming CR, Wolfe JT III, Kurtin PJ, Oldenburg WA. Symptomatic gastric amyloidosis in patients with primary systemic amyloidosis. Mayo Clin Proc. 1993;68(8):763–7. https://doi.org/10.1016/S0025–6196(12)60634-X.

249. Said SM, Grogg KL, Smyrk TC. Gastric amyloidosis: clinicopathological correlations in 79 cases from a single institution. Human Pathology. 2015;46(4):491–8. Original contribution. https://doi.org/10.1016/j.humpath.2014.12.009.

250. Seon CS, Park YS, Jung YM, Choi JH, Son BK, Ahn SB, et al. Gastric outlet obstruction due to gastric amyloidosis mimicking malignancy in a patient with ankylosing spondylitis. Clin Endosc. 2013;46(6):651–5. https://doi.org/10.5946/ce.2013.46.6.651.

251. Khan Z, Darr U, Renno A, Tiwari A, Sofi A, Nawras A. Massive upper and lower GI bleed from simultaneous primary (AL) amyloidosis of the stomach and transverse colon in a patient with multiple myeloma. Case Rep Gastroenterol. 2017;11(3):625–31. https://doi.org/10.1159/000480073.

252. Rivera R, Kaul V, DeCross A, Whitney-Miller C. Primary gastric amyloidosis presenting as an isolated gastric mass. Gastrointest Endosc. 2012;76(1):186–7. https://doi.org/10.1016/j.gie.2012.02.059.

253. Tada S, Lida M, Iwashita A, Matsui T, Fuchigami T, Yamamoto T, et al. Endoscopic and biopsy findings of the upper digestive tract in patients with amyloidosis. Gastrointest Endosc. 1990;36(1):10–4. https://doi.org/10.1016/S0016–5107(90)70913–3.

254. Jimenez-Zepeda VH, Vajpeyi R, John R, Trudel S. Light chain deposition disease affecting the gastrointestinal tract in the setting of post-living donor kidney transplantation. Int J Hematol. 2012;96(1):125–31. https://doi.org/10.1007/s12185–012–1090–1.

255. Kwon JH, Jeong SH, Kim JW, Bang SM, Kim H, Kim YH, et al. Case report: a case of light chain deposition disease involving liver and stomach with chronic hepatitis C virus infection and hepatocellular carcinoma. J Med Virol. 2011;83(5):810–4. https://doi.org/10.1002/jmv.22050.

256. Conte D, Velio P, Brunelli L, Mandelli C, Cesana M, Ferrario L, et al. Stainable Iron in gastric and duodenal mucosa of primary hemochromatosis patients and alcoholics. Am J Gastroenterol. 1987;82(3):237–40. https://doi.org/10.1111/j.1572–0241.1987.tb05298.x.

257. Marginean EC, Bennick M, Cyczk J, Robert ME, Jain D. Gastric siderosis: patterns and significance. Am J Surg Pathol. 2006;30(4):514–20. https://doi.org/10.1097/00000478–200604000–00013.

258. Antunes AG, Cadilla J, Guerreiro H. Gastric siderosis as a cause of dyspepsia. BMJ Case Rep. 2016;2016 https://doi.org/10.1136/bcr-2016–216862.

第四篇
十二指肠非肿瘤性疾病

第 9 章

吸收障碍和营养不良性疾病

Tsung-Teh Wu

乳糜泻

定义

乳糜泻(celiac disease)是对谷蛋白不耐受引起的免疫介导及遗传易感性相关的慢性吸收不良性疾病。乳糜泻也被称为口炎性腹泻、非热带口炎性腹泻、谷蛋白诱导性肠病或谷蛋白敏感性肠病[1-4]。

临床特征

流行病学 乳糜泻可发生于任何年龄,女性的发病率大约是男性的两倍[5]。乳糜泻的发病率因地域而不同,并且在过去几十年中随着对疾病监测和认知的提高而不断上升。在西方和美国人群中发病率约为 1%[6-8]。发病率随着危险因素的增加而升高,其中乳糜泻患者的一级亲属中高达 20%,1 型糖尿病患者中占 3%～6%,缺铁性贫血患者中高达 15%,骨质疏松症患者中占 1%～3%[9]。唐氏综合征、特纳综合征、威廉姆斯综合征及结节病患者也会增加罹患乳糜泻的风险[10-13]。

发病机制 谷蛋白的摄入是乳糜泻发生的前提,其他环境因素,例如未经持续母乳喂养就给予大剂量的谷蛋白暴露、胃肠道感染、药物、α 干扰素及手术等,可增加患病风险或引起疾病的进展[14,15]。乳糜泻与 HLA-DQ 异二聚体 DQ2 及 DQ8 显著相关;约 95% 患者具有 HLA-DQ2,5% 患者具有 HLA-DQ8[16,17]。如果两种类型的 HLA-DQ 检测均为阴性,则难以诊断乳糜泻[18]。本病发病机制是 T 淋巴细胞介导,HLA-DQ2、HLA-DQ8 分子呈递的对谷蛋白的免疫反应。由组织转谷氨酰胺酶 2(tissue transglutaminase 2,TTG2)修饰和脱氨基的麦胶蛋白肽,可与 HLA-DQ2、HLA-DQ8 分子结合具有更高的亲和力,并能活化固有层内的 CD4+T 细胞,导致一系列的炎症反应、黏膜损伤及绒毛萎缩[19]。未经治疗的乳糜泻患者具有典型的高滴度抗组织转谷氨酰胺酶抗体(IgA-TTG2)及脱酰胺麦胶蛋白肽[20-22]。

临床表现 乳糜泻的典型临床表现为吸收不良引起的腹泻、脂肪泻、体重减轻和发育不良。首次发病临床表现可不典型,例如贫血、腹部隐痛、神经病变、共济失调、抑郁、身材矮小症、骨质疏松症及肝疾病[23]。33% 成年乳糜泻患者的常见临床表现是缺铁性贫血[24],12%～41% 的患者表现为维生素缺乏,如维生素 B12 的缺乏,35%～49% 的患者表现为血清叶酸水平低[25]。其他常见临床表现包括因钙和/或维生素 D 吸收不良导致的骨质减少、骨质疏松症或骨软化等疾病[26]。

内镜特征 黏膜皱襞消失、扇贝样、马赛克样、结节状、裂隙样及明显的黏膜下血管为乳糜泻的主要内镜下特征(图 9.1)[27,28]。成人与儿童的内镜改变有所不同,马赛克模式常见于儿童。胶囊内镜、双气囊内镜及染色内镜均可用于诊断乳糜泻。

绒毛萎缩模式具有典型性,出现在 9%～19% 的乳糜泻患者中,远端十二指肠及近端空肠广泛受累,但也可仅累及局部[29-32]。局限于十二指肠球部的乳糜泻(超短乳糜泻)可发生于 9%～13% 的患者[33-36]。包含十二指肠球部的活检可提高乳糜泻的诊断率。诊断乳糜泻推荐十二指肠多处活检,包括远端十二指肠至少 4 块活检组织,十二指肠球部(9 或 12 点钟)1 或 2 块活检组织[37]。

实验室检查 乳糜泻的血清学检查包括肌内膜抗体(endomysial antibody,EMA)、IgA 组织转谷氨酰胺酶抗体(IgA anti-transglutaminase antibody,IgA TTG)、IgG 组织转谷氨酰胺酶抗体(IgG anti-transglutaminase antibody,IgG TTG)、抗脱氨基麦胶蛋白抗体(deaminated antigliadin antibody,DGP,IgA 或 IgG 亚型)。乳糜泻患者进食含谷蛋白饮食时,应进行这些血清学检查。目前美国胃肠病协会(American Gastroenterological Association,AGA)推荐,大于 2 岁儿童乳糜泻的诊断首选单一检测是

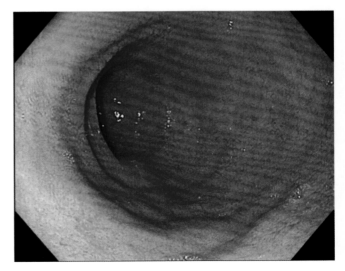

图 9.1 乳糜泻的内镜特征。十二指肠显示正常的十二指肠皱襞消失,形成扇贝状及马赛克样模式

IgA TTG 检测，其敏感性及特异性均约 95%[37]。而筛查小于 2 岁的儿童时，IgA TTG 应联合 IgA 和 IgG DGP 检测。值得注意的是，IgA 缺乏症出现在 2%~3% 的乳糜泻患者，比在普通人群中（1/400~1/800）[38] 更常见。怀疑同时有乳糜泻及 IgA 缺乏症的患者，应检测总 IgA 和 IgG DGP[37]。

乳糜泻的诊断应基于血清学阳性、临床病史、内镜表现及十二指肠活检显示绒毛萎缩等组织学改变[37]。5%~16% 由活检证实的乳糜泻患者，IgA TTG 可为阴性[21,39]。对于接受无谷蛋白饮食（gluten-free diet，GFD）的乳糜泻患者血清学检查可为阴性。对于十二指肠活检不明确或采用 GFD 的患者，HLA-DQ2 及 HLA-DQ8 检测阴性可排除乳糜泻[40]。

在儿童人群中常用十二指肠活检来确诊乳糜泻的要求已受到质疑。2012 年，欧洲儿科胃肠病、肝病和营养学协会（European Society for Paediatric Gastroenterology，Hepatology，and Nutrition，ESPGHAN）提出如果患儿符合下列标准，可避免活检：具有乳糜泻的典型症状，IgA TTG 水平 >10 倍正常上限，检测到 EMA 和 HLA-DQ2/DQ8 阳性[41]。采用这一标准，>50% 的乳糜泻儿童及青少年无需十二指肠活检即可确诊。然而，成人确诊乳糜泻仍需要活检[42]。十二指肠活检还可用于鉴别乳糜泻与其他原因引起的吸收障碍疾病。

病理特征

十二指肠活检病变需要组织在病理切片上有正确的定向，以明确绒毛高度与隐窝深度的比值（Vh：Cd），以此来评估绒毛萎缩。正常十二指肠黏膜 Vh：Cd 比值应 >3，上皮内散在淋巴细胞（<25 个/100 个肠上皮细胞），分布呈所谓的"递减"模式，沿着绒毛侧边更明显，自基底部向绒毛顶端逐渐减少（图 9.2）。乳糜泻的典型组织学特征包括绒毛萎缩、隐窝增生、固有层内慢性炎症细胞及上皮内淋巴细胞（intraepithelial lymphocyte，IEL）增多[43]。乳糜泻的 IEL 增多位于绒毛顶端，甚至分

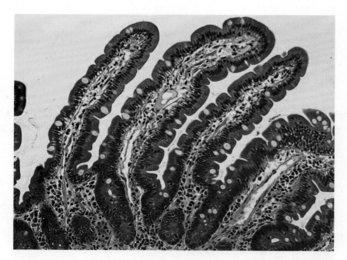

图 9.2　正常十二指肠黏膜。绒毛高度与隐窝深度（Vh：Cd）比值 >3，伴有散在上皮内淋巴细胞（<25 个/100 个肠上皮细胞），沿着绒毛侧边更明显，自基底部向绒毛顶端逐渐减少（递减模式）

布于整个绒毛[44]。IEL 计数应在 H&E 切片上评估，可在 5 个绒毛各 20 个肠上皮细胞或 2 个绒毛各 50 个肠上皮细胞进行计数[8,45]。典型的组织学特征主要累及近端小肠，包括十二指肠及近端空肠，也可累及回肠末端。在 17%~60% 的病例中回肠末端的病理改变主要是 IEL>25 个/100 个肠上皮细胞，绒毛萎缩较少见[46-48]。

1992 年 Marsh 第一次提出了用于分类乳糜泻组织学谱系的分级系统[49]，之后 Oberhuber 于 1999 年进行了修正[50]。Marsh-Oberhuber 分级系统基于绒毛萎缩的程度、有无隐窝增生、出现 IEL>40 个/100 个肠上皮细胞，描述了四种不同类型的小肠损伤（表 9.1）。1 型为浸润型，正常 Vh：Cd>3 和 IEL 增多（图 9.3A~C）。2 型为浸润-增生型，正常 Vh：Cd>3，隐窝增生及 IEL 增多。这种模式非常罕见，仅见于实验条件下及伴有疱疹样皮炎的患者。3 型为破坏型，出现绒毛萎缩和 IEL 增多，并可进一步根据绒毛萎缩的程度分为 3a 型（轻微绒毛萎缩，1≤Vh：Cd≤3）、3b 型（不完全绒毛萎缩，0<Vh：Cd<1）及 3c 型（完全绒毛萎缩，Vh：Cd=0）（图 9.4A~D）。4 型为萎缩型，黏膜平坦，仅见少量隐窝，IEL 几乎正常。这种模式非常罕见，通常见于难治性口炎性腹泻、溃疡性空肠回肠炎及肠病相关性 T 细胞淋巴瘤患者。使用 Marsh-Oberhuber 分级系统具有显著的观察者间差异。2005 年 Corazza 和 Villanacci 提出了一个简化的分级系统[51]，将黏膜病变分为两个级别（A 级和 B 级）。A 级是非萎缩性病变，伴有 IEL 增多>25 个/100 个肠上皮细胞（等同于 Marsh-Oberhuber 1 和 2 型），B 级是萎缩性病变，伴有 IEL 增多>25 个/100 个肠上皮细胞（B1 等同于 Marsh-Oberhuber 3a 和 3b 型，B2 等同于 Marsh-Oberhuber 3c 型）（表 9.1）。Marsh-Oberhuber 分级系统中，IEL 增多定义为>40 个/100 个肠上皮细胞，此由克罗斯比活检管（Crosby capsule）自远端小肠获取的活检测定，这比 Corazza-Villianacci 分类中定义的>25 个/100 个肠上皮细胞多，后者由取十二指肠的内镜活检测定。

30% 的乳糜泻患者结肠活检可见结肠淋巴细胞增多[52]。4% 的乳糜泻患者具有显微镜下结肠炎（75%~80% 为淋巴细胞性结肠炎，20%~25% 为胶原性结肠炎），是普通人群的 50~70 倍[53,54]。显微镜下结肠炎通常发生于确诊乳糜泻后[53]。另一方面，15% 显微镜下结肠炎患者[55] 及 13% 胶原性结肠炎患者[56] 也常被诊断为乳糜泻。36%~42% 的儿童乳糜泻患者[57,58] 及 1/3 的乳糜泻患者[59] 也伴有淋巴细胞性胃炎。

鉴别诊断

十二指肠 IEL 增多及绒毛萎缩并不是乳糜泻特有的组织学特征，也可见于其他疾病（表 9.2）。淋巴细胞性十二指肠炎可见于 3.8% 乳糜泻血清学阴性的群体[8]，并与感染如幽门螺杆菌和贾第鞭毛虫感染、热带口炎性腹泻、药物如非甾体抗炎药（nonsteroidal anti-inflammatory drugs，NSAID）、IgA 缺乏症、普通变异型免疫缺陷病（common variable immunodeficiency，CVID）及炎症性肠病如克罗恩病等有关[3,60,61]。递减模式的 IEL 分布，即隐窝和绒毛下部 IEL 更多，并不是乳糜泻的典型特

表 9.1　乳糜泻的组织学分级

Marsh-Oberhuber	组织学特征	Corazza-Villanancci
1 型	正常 Vh：Cd 比值，IEL 增多[a]	A 级
2 型	正常 Vh：Cd 比值，隐窝增生，IEL 增多	A 级
3a 型	轻微绒毛萎缩，IEL 增多	B1 级
3b 型	不完全绒毛萎缩，IEL 增多	B1 级
3c 型	完全绒毛萎缩，IEL 增多	B2 级
4 型[b]	黏膜平坦，IEL 正常	

　[a]IEL 增多定义为>40 个/100 个肠上皮细胞，由克罗斯比活检管（Crosby capsule）自远端小肠获取的活检测定，Marsh-Oberhuber 分级系统的数值比 Corazza-Villianacci 分类中定义的>25 个/100 个肠上皮细胞多，后者由取十二指肠的内镜活检测定。

　[b]Marsh-Oberhuber 4 型在 Corazza-Villianacci 分类中被删除。

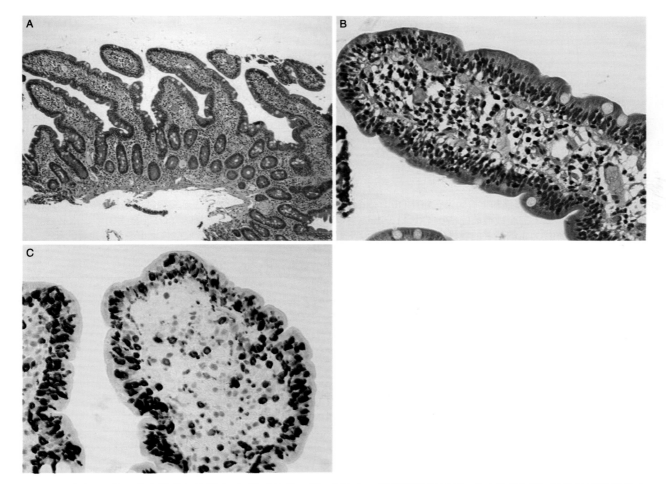

图 9.3　乳糜泻，伴上皮内淋巴细胞增多，但绒毛结构正常。（A）十二指肠活检显示 Vh：Cd 比值正常，低倍镜下沿着整个绒毛的上皮内淋巴细胞增多。（B）高倍镜下，十二指肠绒毛顶端呈显著的上皮内淋巴细胞增多。（C）免疫组织化学 CD3 显示上皮内淋巴细胞增多

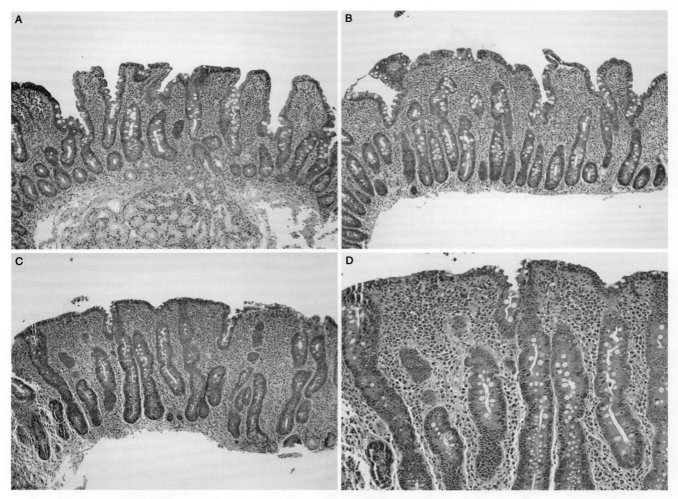

图 9.4 乳糜泻,伴绒毛萎缩和上皮内淋巴细胞(IEL)增多。(A) 乳糜泻的十二指肠活检显示轻微绒毛萎缩,1<Vh:Cd<3,以及 IEL。(B) 乳糜泻,不完全绒毛萎缩(Vh:Cd<1)及 IEL。(C) 乳糜泻,完全绒毛萎缩及 IEL。(D) 乳糜泻的十二指肠活检显示固有层内以浆细胞为主的显著的慢性炎症细胞增多,以及隐窝增生。表面柱状上皮显示反应性上皮改变伴显著的 IEL

表 9.2 乳糜泻的鉴别诊断

IEL 增多,绒毛结构正常	绒毛萎缩±IEL 增多
疱疹样皮炎	疱疹样皮炎
幽门螺杆菌胃炎	热带口炎性腹泻
细菌过度繁殖综合征	细菌过度繁殖综合征
非甾体抗炎药(NSAID)	自身免疫性肠病
奥美沙坦	奥美沙坦
克罗恩病	克罗恩病
感染(贾第鞭毛虫、隐孢子虫、病毒等)	胶原性口炎性腹泻
食物过敏(牛乳、大豆等)	难治性口炎性腹泻
消化性十二指肠炎	嗜酸性粒细胞性肠炎
普通变异型免疫缺陷病(CVID)	CVID
IgA 缺乏症	Whipple 病
系统性自身免疫病(类风湿关节炎、系统性红斑狼疮、桥本甲状腺炎等)	淋巴瘤
	分枝杆菌感染
	微绒毛包涵体病
	簇绒肠病
	化疗
	营养不良

点。没有绒毛萎缩的乳糜泻,IEL 分布模式可以是连续的,沿着绒毛或在绒毛顶端均匀分布[44];然而,IEL 这样的分布模式不是无绒毛萎缩的乳糜泻独有的,也可见于表 9.2 描述的绒毛结构正常的其他情况[60,62-64]。

绒毛萎缩也可见于感染、药物如奥美沙坦、食物过敏、免疫疾病、淋巴瘤和营养不良疾病[37,65,66]。急性炎症,例如隐窝炎和隐窝脓肿(图 9.5),不是乳糜泻的典型组织学改变,但可出现在 53% 新诊断的乳糜泻中,不能作为排除乳糜泻的病理学特征[47,67]。通常见于消化性十二指肠炎的胃型黏液样化生,也可见于乳糜泻(图 9.6)。

当十二指肠活检显示 IEL 增多及绒毛萎缩,但乳糜泻血清学阴性,HLA-DQ2 和 HLA-DQ8 阴性时,病理医生应及时考虑到类似乳糜泻的非乳糜泻疾病[68]。

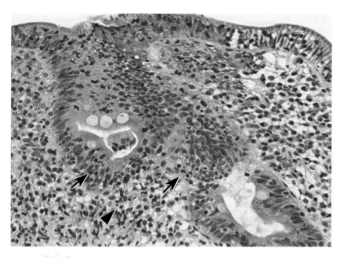

图 9.5 伴急性炎症的乳糜泻。乳糜泻患者的十二指肠活检显示绒毛萎缩,IEL,固有层内慢性炎症细胞增多,固有层内急性炎症(三角箭头)和隐窝炎(长箭头)

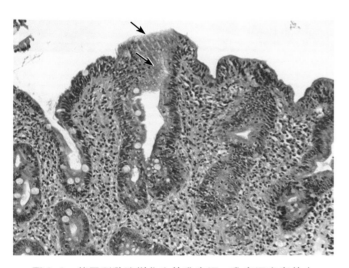

图 9.6 伴胃型黏液样化生的乳糜泻。乳糜泻患者的十二指肠活检显示绒毛萎缩,IEL,固有层内慢性炎症细胞增多,出现消化性损伤中可见的胃型黏液样化生(箭头)

治疗和预后

乳糜泻患者要求终身遵从 GFD。目前,没有可靠的药物用来预防乳糜泻患者谷蛋白暴露引起的小肠黏膜损伤[37,69]。4%～30% 的患者在 GFD 开始后,也可因谷蛋白的误食发生无反应性乳糜泻[70]。食物不耐受、小肠细菌过度生长、胰功能不全、肠易激综合征及难治性乳糜泻(refractory celiac disease,RCD)均可引起无反应性乳糜泻[70-72]。乳糜泻血清学滴度在 GFD 开始后可迅速下降,在 GFD 两年后可为阴性或正常[73]。GFD 的乳糜泻患者在持续性小肠黏膜损伤时血清学可持续升高,但对于评价黏膜萎缩并不敏感[74]。血清学正常或阴性的乳糜泻 GFD 患者也可见持续的黏膜萎缩[74,75]。

GFD 的成年乳糜泻患者,其症状和血清学改善较明显,组织学恢复缓慢且延迟[75,76]。成人乳糜泻患者中,57%～76% GFD 的患者可达到组织学愈合,而无论是症状或血清学对预测 GFD 的持续性小肠损伤都不可靠[74,75,77,78]。34% GFD 两年的乳糜泻患者,66% GFD 五年的患者(中位时间三年),镜下黏膜可完全愈合[75]。GFD 两年后进行活检随访,对于评估黏膜愈合程度较合理[37]。GFD 的儿童乳糜泻患者,黏膜愈合更快,95% GFD 两年的儿童可达到黏膜愈合[77]。儿童乳糜泻患者不推荐常规活检随访[37]。

RCD 不常见[72,79,80],其中 Ⅱ 型 RCD 患者死亡率升高,并可进展为肠病相关性 T 细胞淋巴瘤[79]。乳糜泻患者罹患非霍奇金淋巴瘤和小肠腺癌的风险增加[81-83],因心血管疾病、肺疾病和癌症而死亡的风险增加[84]。

难治性乳糜泻

定义

难治性乳糜泻(refractory celiac disease,RCD),也被称为难治性口炎性腹泻,定义为严格遵从 GFD 超过 12 个月,无其他原因和明显淋巴瘤的情况下,持续性或复发性的吸收障碍和小肠绒毛萎缩[65,70,72,85]。大部分 RCD 患者的诊断是由于对 GFD 见效多年后,出现新症状及复发性腹泻(继发性 RCD)。原发性 RCD 发生于对 GFD 未见效的 RCD 患者[65]。RCD 进一步分为 Ⅰ 型和 Ⅱ 型。Ⅰ 型 RCD 呈 IEL 增多,T 细胞表型正常;Ⅱ 型具有异常 T 细胞表型或单克隆 T 细胞[65]。

临床特征

流行病学 RCD 罕见,占乳糜泻患者的 0.7%～1.5%[72,86]。常见于女性,是男性的 2～3 倍[79,80]。在美国,Ⅰ 型 RCD 比 Ⅱ 型更常见[72]。

发病机制 Ⅰ 型 RCD 组织学上与活动性乳糜泻类似,可表现出对谷蛋白的敏感性增加或对谷蛋白的戒断反应延迟。病毒感染,例如轮状病毒或乙型肝炎病毒,可能在 RCD 发展中起作用[87]。RCD 与活动性乳糜泻相比,有不同的黏膜效应细胞因子谱。IL-15、TNF-α、IL-6 和 IL-17A 在 RCD 中上调[87,88]；Smad7 高表达与 TGF-β1 信号通路缺陷相关，导致 RCD 中炎症细胞因子持续产生[89]。细胞遗传学改变，例如 1q22~44 部分三体常见于 Ⅱ 型 RCD，而 1q 的获得也可见于 16% 的肠病相关性 T 细胞淋巴瘤[90]。

临床表现　持续的吸收障碍症状，其中最常见的症状如腹泻、腹痛和体重减轻，还可见贫血、疲劳、全身乏力、多种维生素缺乏、血栓性疾病、自身免疫病等[65,91,92]。

内镜特征　常见的内镜表现为溃疡及绒毛萎缩。大溃疡（>1cm）或溃疡性空肠炎在 Ⅱ 型 RCD 患者中常见[79,80]。高达 50% 的 RCD 患者可伴发肠系膜淋巴结增大及非特异性小肠异常，例如肠壁增厚[79]。

实验室检查　尽管严格遵从 GFD，但是仍有 19%~30% 的 RCD 患者乳糜泻血清学阳性[79,80]。98% 的 RCD 患者可出现 HLA-DQ2，其余病例几乎都有 HLA-DQ8。50% 的 RCD 患者可有转氨酶的慢性升高[80]。

病理特征

RCD 的组织学特征与活动性乳糜泻类似。Ⅰ 型和 Ⅱ 型 RCD 的不同是基于 IEL 异常表型的检测，可采用包括免疫组织化学、流式细胞术和 T 细胞受体（TCR）克隆性的分子检测等不同方法[65,93,94]。正常的十二指肠 IEL 的正常免疫标志物为：CD3+、CD7+、CD8+ 及 TCR+。Ⅰ 型 RCD 有多克隆 IEL 和正常的 T 细胞表型（图 9.7A~C）。Ⅱ 型 RCD 有异常的上皮内 T 细胞，呈 CD3、CD8 和 TCR 在细胞表面的丢失，胞质 CD3（CD3ε）保留，PCR 示 TCR 链（γ 和 δ）出现克隆性重排。免疫组织化学 CD3 和 CD8 相结合比流式细胞术更常用于检测异常 IEL 表型。典型的 Ⅱ 型 RCD 免疫组织化学显示 CD3ε+/CD8- 表型（图 9.8A-C）。Ⅱ 型 RCD 很少呈正常的 CD3+/CD8+ 表型，而 PCR 显示 TCR 基因单克隆重排[95]。要确认克隆性 IEL 的存在需用 PCR 进行 TCR 克隆性重排检测，并应与免疫组织化学 CD3 和 CD8 一起评估 RCD 患者[65]。

鉴别诊断

RCD 应与 T 细胞淋巴瘤相鉴别，包括小肠 CD4+ 或 CD8+T 细胞淋巴瘤及肠病相关性 T 细胞淋巴瘤。RCD 的组织学特征与活动性乳糜泻相似，不会出现淋巴增殖病变的形态学特征。小肠 CD4+ 或 CD8+ 淋巴增殖性疾病是异质性的惰性淋巴瘤，生

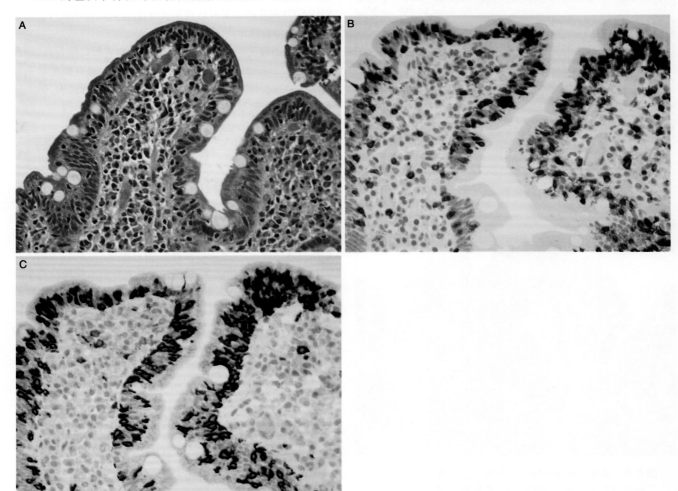

图 9.7　Ⅰ 型 RCD。（A）Ⅰ 型 RCD 的十二指肠活检显示绒毛萎缩和 IEL。IEL 有正常 T 细胞表型，免疫组织化学表达 CD3（B）和 CD8（C）

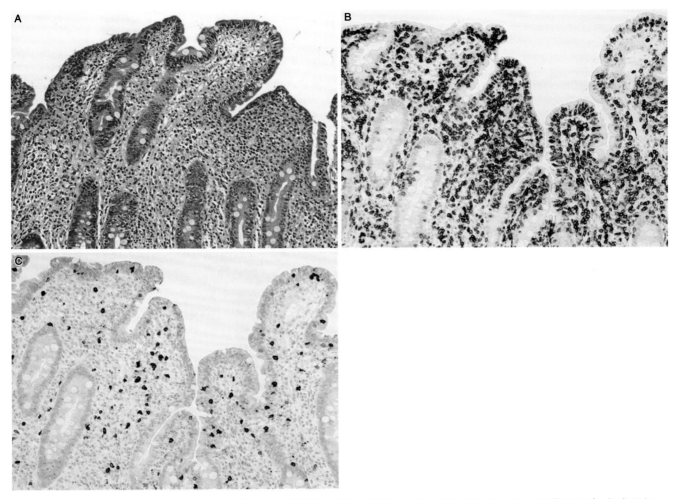

图 9.8　Ⅱ型 RCD。（A）Ⅱ型 RCD 患者的十二指肠活检显示绒毛萎缩和 IEL。IEL 有异常上皮内 T 淋巴细胞,免疫组织化学示正常表面 CD3 丢失但胞质 CD3（CD3ε）保留（B）,和正常 CD8 表达的丢失（C）

存期较长,临床和组织学上均可与乳糜泻相似[96-99]。小肠 CD4+ 或 CD8+T 细胞淋巴瘤的典型组织学特征包括十二指肠绒毛萎缩,IEL 浸润主要在隐窝而不是表面上皮,CD4+/CD8-或 CD8+/CD4-的小 CD3+T 细胞致密浸润（图 9.9A-E）,TCR 基因克隆性重排。对比乳糜泻,后者主要为浆细胞而不是 T 淋巴细胞。频发的 *STAT3-JAK2* 融合已在小肠 CD4 + 淋巴增殖性疾病中确认[100]。

治疗和预后

　　对 RCD 患者没有标准疗法[37,69,87]。一般方法为去除谷蛋白暴露及控制症状。泼尼松、布地奈德或泼尼松与硫唑嘌呤联用,对大多数 I 型 RCD 患者的临床症状改善和黏膜愈合都有效果[65,79,80,101,102]。Ⅱ型 RCD 比 I 型 RCD 患者有更严重的症状和体征,也不容易对治疗产生反应。对 Ⅱ 型 RCD 还没有被证实有效的治疗方法。一系列免疫抑制剂,包括全身用类固醇、肠溶布地奈德、硫唑嘌呤、甲氨蝶呤、环孢霉素、抗肿瘤坏死因子（TNF）抗体和克拉屈滨,都已用于治疗 Ⅱ 型 RCD[37]。

　　血清白蛋白偏低和贫血常见,并提示预后较差[79,101]。I 型 RCD 的预后比 Ⅱ 型 RCD 好很多。Ⅱ型 RCD 患者的五年生存率为 40% ~ 58%[79,80,101]。Ⅱ型 RCD 患者预后差,主要是因为常易（33% ~ 52%）发展为显性的肠病相关性 T 细胞淋巴瘤[80,103]。

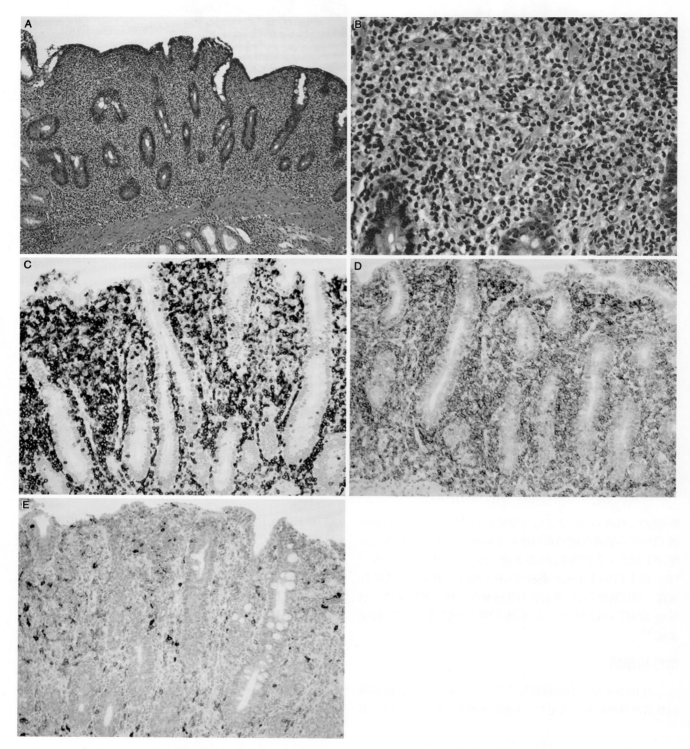

图 9.9 小肠 CD4+淋巴增殖性疾病可类似于 RCD。(A) 十二指肠活检显示完全绒毛萎缩和 IEL。(B) 高倍镜下,固有层因小单核细胞的单一浸润而增宽,但无浆细胞。固有层内浸润的单核细胞免疫组织化学显示为 CD3+的 T 淋巴细胞(C),且 CD4 阳性(D),但 CD8 阴性(E)

胶原性口炎性腹泻

定义

胶原性口炎性腹泻(collagenous sprue,CS)的特点是慢性腹泻和吸收障碍,伴有小肠黏膜严重的绒毛萎缩和上皮下胶原沉积[104-107]。

临床特征

流行病学　CS 是小肠肠病的一种罕见类型。CS 初次由 Schein 于 1947 年描述[108],于 1970 年组织学证实[109]。CS 之前被认为是难治性口炎性腹泻或未分类口炎性腹泻,随访过程中,约 50% 的难治性口炎性腹泻会发展为 CS[110]。

发病机制　CS 的发病机制和病因学不明。相关免疫介导性疾病出现在 70% 的 CS 中,乳糜泻是最常见的[106]。其他相关疾病包括自身免疫性肠病、低丙种球蛋白血症、甲状腺功能减退症、显微镜下结肠炎及 IgG4 阳性浆细胞增多[106,111]。环境因素及药物,例如 NSAID 和奥美沙坦,是 CS 的促成因素[66]。胶原合成增加伴纤维溶解不足似乎促使了 CS 厚的胶原带沉积。显著的上皮下胶原沉积是由于主要的成纤维基因表达增加:肌成纤维细胞产生的前胶原蛋白 I 和 MMP-1 组织抑制因子(TIMP-1)及未改变的纤维溶解基质金属蛋白酶(MMP)[112]。

临床表现　CS 多见于女性,男女比例为 1:2,特别是中老年女性[104-106]。CS 占 30% ~ 50% 的难治性口炎性腹泻病例[110,113]。严重腹泻和体重减轻是 CS 最常见的症状[106]。大约三分之一的 CS 患者与乳糜泻有关[104,106],这一关联在 Vakiani 的研究中甚至更高(89%)[105]。胶原性结肠炎、淋巴细胞性结肠炎、胶原性胃炎和淋巴细胞性胃炎常见于 CS 患者[104-106]。

内镜特征　在十二指肠和上段空肠中常见于乳糜泻的黏膜结节、黏膜皱襞减少、扇贝样和马赛克样模式也可见于 CS。

病理特征

绒毛萎缩(完全或不完全)伴有上皮下胶原沉积,是 CS 的关键组织学特征(图 9.10A)。小肠正常的基底膜厚度<1.5μm,而超过半数的活动性乳糜泻中,可见基底膜轻微增厚或纤维化至

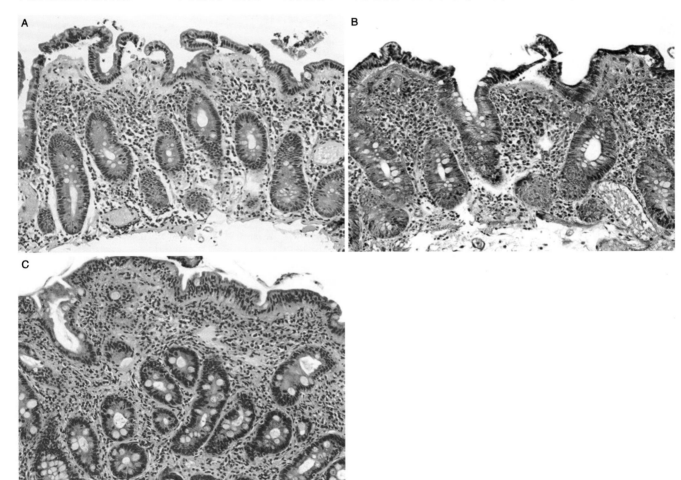

图 9.10　胶原性口炎性腹泻。(A)十二指肠活检显示完全绒毛萎缩,伴有上皮下胶原带沉积。增厚的上皮下胶原沉积延伸至固有层,边缘不规则,呈锯齿状,毛细血管、间质和炎症细胞陷入。(B)三色染色证实增厚的上皮下胶原带沉积。(C)胶原性口炎性腹泻出现上皮内淋巴细胞增多的示例

5μm,但无临床意义[105,114]。CS 中的胶原带厚度不一,对能诊断 CS 的最小胶原带厚度尚无共识。在不同研究中,能诊断 CS 的最小胶原带厚度 5～12μm 不等[105,107,110]。与胶原性结肠炎类似,增厚的上皮下胶原带延伸至固有层,边缘不规则,呈锯齿状。CS 中可见陷入的毛细血管、间质和炎症细胞(图 9.10A)。三色染色可用来证实增厚的上皮下胶原带(图 9.10B)。胶原沉积可以是弥漫或局灶的[106]。上皮下胶原沉积时常伴随表面上皮损伤,而 66%～100% 的 CS 可见上皮分离,25%～70% 的 CS 可见 IEL 增多(图 9.10C)[104-106]。固有层内慢性炎症细胞增多,包括淋巴细胞、浆细胞,偶尔有嗜酸性粒细胞。23% 的 CS 可见固有层内 IgG4 阳性的浆细胞增多[111]。40%～50% 的 CS 小肠活检的表面上皮及隐窝可见急性炎症[105,106]。

活检所见的黏膜异常程度,与患者的临床症状无关联,但受累小肠的总长度与临床表现的严重性相关[115]。Ⅱ型难治性口炎性腹泻相关的 CS 可由 TCR 基因重排 PCR 检测到克隆性 T 细胞[105],6 例 CS 病例中可检测到 5 例[104]。

鉴别诊断

因十二指肠黏膜切片导致的基底膜增厚可类似于上皮下胶原带增厚,方向较好的小肠黏膜 H&E 切片深切或三色染色可以解决这一问题。糜烂或溃疡相关的固有层纤维化增加应与 CS 的上皮下胶原沉积相鉴别。糜烂或溃疡相关的纤维化并不局限于上皮下的位置,通常累及固有层内广泛区域。淀粉样沉积,特别是上皮下沉积出现时可类似于 CS,刚果红染色可用以明确淀粉样沉积的诊断。

治疗和预后

因为严重营养不良的较高发病率和死亡率,CS 的预后被认为较差。但近期研究表明,高达 80% 的 CS 患者采用 GFD 和免疫抑制治疗,可获得较好的临床转归[105,106]。CS 患者不会发展为淋巴瘤,但偶尔会因营养不良的并发症死亡[104-106]。小肠穿孔是 CS 罕见的并发症[116]。

疱疹样皮炎

定义

疱疹样皮炎(dermatitis herpetiformis,DH)是由谷蛋白饮食促发的谷蛋白敏感性肠病的皮肤表现,特点为乳头状真皮内颗粒状 IgA 沉积,亚临床的小肠绒毛萎缩或 IEL 增多[117,118]。

临床特征

流行病学　DH 可发生于任何年龄,在中年人中更常见,男性略多。DH 在北欧相对常见,发病率为 30～75/10 万人,在亚洲罕见[118]。

发病机制　DH 患者中均存在 TTG2 及抗具高亲和性的表皮转谷氨酰胺酶(TG3)的 IgA 抗体。DH 的发病机制涉及

IgA-TG3 抗体和 TG3 免疫复合物在真皮-表皮连接处沉积,之后通过伸展、压力或其他因素激活 TG3,导致炎症反应汇入乳头状真皮[118,119]。

临床表现　DH 为水疱状、瘙痒的皮疹,典型者发于手肘部、膝盖和臀部。DH 患者大部分无症状,很少表现出典型见于乳糜泻的突发的和严重的胃肠症状或吸收障碍的体征[118,120]。

内镜特征　乳糜泻的特征,包括黏膜皱襞缺乏、扇贝样、马赛克样模式、结节状、裂隙样及显著黏膜下血管,可见于 DH 患者,但程度较轻。

实验室检查　与乳糜泻患者类似,95%～100% 的 DH 患者出现 HLA DQ2,高达 95% 的 DH 患者出现抗 TG3 和 TTG2 的 IgA 抗体(IgA TTG)[118,121]。

病理特征

DH 的诊断,需在紧邻活动性病变的未受累皮肤处取皮肤活检,经直接免疫荧光发现真皮-表皮连接处的颗粒状 IgA 沉积。小肠活检中,70%～75% 的患者出现绒毛萎缩,其余 25%～30% 的患者有 IEL 增多(图 9.11)[118,122-124]。DH 的绒毛萎缩程度比乳糜泻轻[124]。

鉴别诊断

十二指肠 IEL 增多和绒毛萎缩,并不是 DH 独有的,可见于乳糜泻和多种其他情况(表 9.2)。

治疗和预后

终身 GFD 是对皮疹和小肠病变都有效的 DH 患者的治疗方法。皮疹对 GFD 产生反应需要数周至数月,氨苯砜与 GFD 联用治疗皮肤损伤[118]。严格遵从 GFD 的 DH 患者预后非常好[125],只有小部分(1.7%)DH 患者,在严格 GFD 后,仍有活动性皮疹,但小肠黏膜已恢复[118]。DH 患者中非霍奇金淋巴瘤的风险增加了十倍,但超过五年的 GFD 具有保护作用[126-128]。

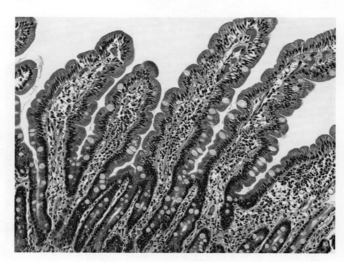

图 9.11　疱疹样皮炎。疱疹样皮炎患者的十二指肠活检显示正常的绒毛结构和上皮内淋巴细胞增多

IgA 缺乏症

定义

　　IgA 缺乏症是指 4 岁以上患者血清 IgA 缺失或低至<7mg/ml，但 IgG 和 IgM 水平均正常，而且排除了引起低丙种球蛋白血症和 T 细胞缺陷的其他病因，以及因接种疫苗所引起的 IgG 抗体正常免疫应答等情况[129,130]。

临床特征

　　流行病学　选择性 IgA 缺乏症是最常见的原发性抗体缺乏症[129]，西方世界普通人群发病率为 1/600[131]。发病率因种族不同而异，高加索人群为 1/965～1/143，亚洲人群较为少见[130,132]。IgA 缺乏出现在 2%～3% 的乳糜泻患者，比普通人群高 10～15 倍[133,134]。

　　发病机制　IgA 是人体内产生最丰富的抗体亚型，在血清中仅次于 IgG。IgA 在肠道内有循环单体形式和分泌二聚体形式[135]。肠道内的集合淋巴小结(Peyer's patches)、孤立淋巴滤泡和固有层是 T 细胞依赖或 T 细胞非依赖机制产生局部 IgA 的部位[129]。肠道的内源性细菌由分泌型 IgA 包裹，导致上皮黏附和渗透受限；因此，细菌被限定在表面上皮[136]。IgA 缺乏症患者在 B 细胞产生 IgA 中有成熟缺陷[137]，这可能是由于内在的 B 细胞缺陷、T 细胞异常和细胞因子网络异常[129,130,135]。作为补偿机制，在大部分 IgA 缺乏症患者，分泌型 IgM 产生增加[138]。IgA 缺乏症是一组异质性的基因异常，包括不同的染色体异常、细胞遗传缺陷和单基因突变[130]。*TNFRSF13B* 基因在 B 细胞亚型转换中起作用，编码跨膜激活剂及钙调亲环素配体相互作用分子(transmembrane activator and calcium-modulator and cyclophilin ligand interactor, TACI)。此基因突变可见于一部分 IgA 缺乏症和普通变异型免疫缺陷病(common variable immunodeficiency, CVID)患者[139,140]。细胞毒性 T 淋巴细胞相关分子-4-可诱导共刺激分子(CTLA4-ICOS)共享风险位点，在乳糜泻、IgA 缺乏症和 CVID 中已明确[141]。

　　临床表现　大部分(85%～90%)的 IgA 缺乏症个体没有症状。一些 IgA 缺乏症患者可反复出现肺部感染、胃肠道感染、自身免疫病、过敏和恶性肿瘤[129,130]。反复的肺部感染是最常见的疾病，发生在 40%～90% 的有症状的 IgA 缺乏症患者中。自身免疫病可发生于 5%～30% 的 IgA 缺乏症患者[142-144]。IgA 缺乏症常见的自身免疫病有特发性血小板减少性紫癜、Grave 病、自身免疫性溶血性贫血、1 型糖尿病、类风湿关节炎、系统性红斑狼疮和乳糜泻[145]。IgA 缺乏症出现胃肠道疾病的概率不高，报道的有贾第鞭毛虫病、吸收障碍、乳糜泻、乳糖不耐受、溃疡性结肠炎、克罗恩病、恶性贫血、结节状淋巴组织增生和结肠腺癌[146-151]。过敏性疾病，例如过敏性鼻炎、结膜炎、荨麻疹、湿疹、食物过敏和哮喘，可见于 40% 的 IgA 缺乏症患者。约 25% 的 IgA 缺乏症患者是在评估过敏性疾病时发现的[152]。严重的过敏性输血反应在 IgA 缺乏症患者中很少见到。

　　实验室检查　IgA 血清水平<7mg/ml，IgG 和 IgM 水平正常。IgA 缺乏症患者中筛查乳糜泻应使用 IgG DGP 而不是 IgA TTG[37]。

病理特征

　　IgA 缺乏症患者的十二指肠活检最常见的组织学特征是 IEL 增多，无绒毛萎缩(图 9.12A)[153]。绒毛萎缩、IEL 增多、固

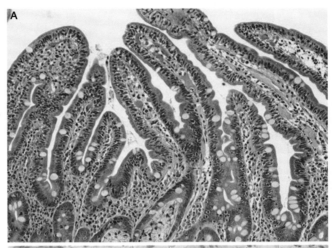

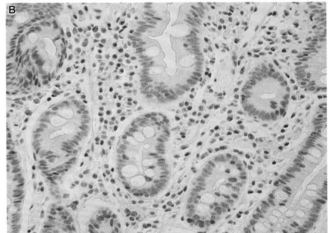

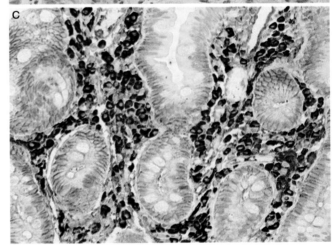

图 9.12　IgA 缺乏症。(A) IgA 缺乏症患者的十二指肠活检显示上皮内淋巴细胞增多，绒毛结构正常。(B)免疫组织化学示固有层内浆细胞 IgA 阴性。(C)免疫组织化学示固有层内 IgM 阳性浆细胞增多

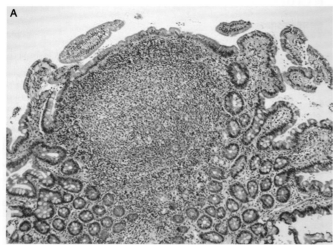
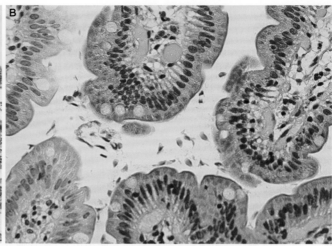

图 9.13   IgA 缺乏症的结节状淋巴组织增生和贾第鞭毛虫感染。（A）IgA 缺乏症患者的十二指肠活检显示结节状淋巴组织增生和贾第鞭毛虫感染，无急性炎症。（B）高倍镜下证实腔内梨形贾第鞭毛虫

有层内慢性炎症增多见于 IgA 缺乏症伴乳糜泻患者。固有层内存在浆细胞，这些浆细胞免疫组织化学示 IgA 阴性（图9.12B），而 IgM 阳性浆细胞增多（图 9.12C）。贾第鞭毛虫感染[146]和结节状淋巴组织增生[154,155]可见于 IgA 缺乏症患者的十二指肠活检（图 9.13A，B）。

鉴别诊断

淋巴细胞性十二指肠炎可发生于多种疾病（表 9.2），IgA缺乏症的诊断需确认固有层内 IgA 阳性浆细胞减少或缺失，伴有血清 IgA 水平降低。结节状淋巴组织增生不是 IgA 缺乏症特异的，也可发生于 CVID、淋巴增殖性疾病和免疫缺陷病。

治疗和预后

无症状的 IgA 缺乏症患者除了需要知晓潜在的过敏性输血反应之外，不需要治疗。有症状的 IgA 缺乏症患者治疗应个体化并针对相关疾病。预后取决于相关疾病，没有相关疾病的患者预后好。IgA 缺乏症和 CVID 可发生于同一家族，并且 IgA缺乏症可发展为 CVID[156,157]。癌症发病率在 IgA 缺乏症患者中没有增高[158]，淋巴组织和胃肠道恶性肿瘤有个别的病例报道[159,160]。

自身免疫性肠病

定义

自身免疫性肠病（autoimmune enteropathy，AIE）的特点为严重且持久的腹泻，缺乏对限制性饮食的反应，小肠绒毛萎缩，存在血液中的自身抗体或对自身免疫病的易感证据[161-164]。

临床特征

流行病学   AIE 是难治性腹泻的罕见病因，最早由 Walker-Smith 在一名 15 个月大的幼儿中描述[165]，主要是影响婴儿出生最初 6 个月的儿童疾病。婴儿发病率为<1/10 000，是高达25%～29% 的儿童难治性腹泻最常见的诊断[163,166,167]。AIE 也可累及成年人[162,168,169]。

发病机制   AIE 的潜在发病机制还不完全了解，但似乎是肠道免疫功能失调导致的。AIE 有两种综合征类型：IPEX（免疫失调、多内分泌病变、肠病和 X 连锁综合征）和 APECED（自身免疫现象、多内分泌病变、念珠菌病和外胚层营养不良）[170,171]。IPEX 是一种 X 连锁隐性遗传病，通常发生在婴儿期，包括 AIE、胰岛素依赖性糖尿病、湿疹、特异性皮炎和脱发的皮肤表现。IPEX 是由于 FOXP3 功能失去突变导致，FOXP3是一个对调节性 T 细胞正常发育和功能维持非常重要的转录调节因子。FOXP3 活性丢失会导致由 CD4+效应 T 细胞引起的免疫细胞高度活化和自身免疫病[172]。影响 T 细胞功能调节的罕见基因突变，包括 CTLA-4、CD25、STSAT1、STAT3、STAT5B 和ITCH，可有 IPEX 样表型[173]。APECED 又被称为自身免疫性多腺体综合征 1 型（APS 1），是一种常染色体隐性遗传病，发生在儿童期和青春期，特点为吸收不良、腹泻、肾上腺功能不全和甲状旁腺功能减退。APECED 是由于自身免疫调节（AIRE）基因功能失去突变导致，该基因编码的转录因子（自身免疫调节蛋白），可调控胸腺内由 HLA 分子呈递至成熟 T 细胞的自身抗原的表达。AIRE 的缺陷引起可识别自身抗体的 T 细胞发育，导致自身免疫病[174]。AIE 患者常可检测到抗杯状细胞或肠上皮细胞的自身抗体及肠上皮细胞 HLA Ⅱ型分子的异常表达[161,162,175]。

临床表现   儿童 AIE 患者典型表现为出生数周或前 6 个月内发生严重和危及生命的腹泻，需要肠外营养[163,173]。肠道吸收障碍导致生长迟缓和体重偏低。由于皮肤和肠道屏障丢失、营养不良和免疫抑制剂治疗，局部和系统性感染常见。儿童 AIE 的临床表现可以局限于胃肠道或是系统性原发免疫缺陷疾病的一部分，例如 IPEX 和 APECED[171,173]。成年 AIE 表现为吸收障碍、慢性腹泻和严重的体重减轻，最初常被疑为谷蛋白敏感性肠炎，但对 GFD 没有反应[162,163]。AIE 与其他自身免疫病相关，包括 1 型糖尿病、类风湿关节炎、自身免疫性肝

炎、自身免疫性甲状腺炎及 CVID[162,169]。AIE 曾在胸腺瘤患者中报道[162,176,177]。AIE 可发生多系统肠外表现,包括内分泌、肺、肾、肝、血液及肌肉骨骼系统的累及[163,164]。

内镜特征　在成人 AIE,扇贝状、裂隙状、马赛克样模式和绒毛萎缩等的大体异常,可见于 53% 经食管胃十二指肠镜检查的十二指肠,以及 71% 经胶囊内镜检查的近端小肠[162]。

实验室检查　抗肠上皮细胞抗体可见于 64% ~80% 的 AIE 患者,抗杯状细胞抗体可见于 43% 的患者[162,169,171]。抗杯状细胞或肠上皮的自身抗体不单见于 AIE,可见于其他疾病,诊断 AIE 应结合临床表现和组织学改变。抗肠上皮抗体可见于 HIV 感染,抗杯状细胞抗体可见于炎症性肠病、乳糜泻和过敏性肠炎[164,173]。其他自身抗体包括抗核抗体、抗平滑肌抗体、抗胃壁细胞抗体和抗绒毛蛋白抗体均可出现[164]。

病理特征

绒毛萎缩、固有层内浆细胞和淋巴细胞组成的慢性炎症浸润增多、较深隐窝内淋巴细胞浸润、隐窝凋亡小体增多、IEL、杯状细胞和/或潘氏细胞缺失,都可出现在 AIE[162,171]。

组织学特征可分为四个组织学模式:①活动性慢性十二指肠炎/肠炎,②乳糜泻样,③移植物抗宿主病样,④混合/无显著模式[169]。活动性慢性十二指肠炎/肠炎是最常见的组织学模式,特点为中度至重度绒毛萎缩、单核炎症细胞致固有层增宽及如隐窝炎或隐窝脓肿的散在急性炎症,发生在 52% 的成人及儿童 AIE(图 9.14A)[169]。乳糜泻样模式呈绒毛萎缩、隐窝增生和表面 IEL(图 9.14B),为第二常见模式,可见于 21% 的成人及儿童 AIE[169]。显著的隐窝上皮细胞凋亡伴绒毛萎缩及相对的炎症缺乏是类似于移植物抗宿主病的组织学模式(图 9.14C),可见于 17% 的成人和儿童 AIE[169],并在伴有 IPEX 的 AIE 患者中常见(75%)[170]。混合/无显著模式的特点为绒毛萎缩、固有层内单核细胞浸润和隐窝凋亡增加,但组织学特征不满足上述三种组织学模式,可见于 13% 的 AIE。见于十二指肠的组织学特征也可出现在回肠[169]。杯状细胞和/或潘氏细胞缺失(图 9.14D)可见于 8% ~60% 的儿童和成人 AIE[162,169,171,173]。

AIE 中,黏膜异常不止累及小肠。大部分患者至少有另外一处胃肠道的黏膜损伤,胃是最常受累的部位(71% ~86%),

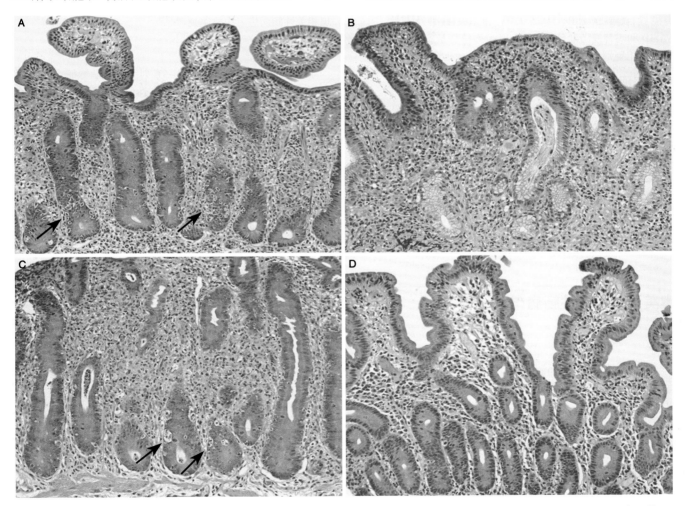

图 9.14　自身免疫性肠病的组织学模式。(A)活动性慢性十二指肠炎/肠炎模式。十二指肠活检示中度至重度绒毛萎缩、单核炎症细胞致固有层增宽及伴隐窝炎(箭头)的急性炎症。(B)乳糜泻样模式,绒毛萎缩、隐窝增生和表面上皮内淋巴细胞增多。(C)移植物抗宿主样模式,显著的隐窝上皮细胞凋亡(箭头),绒毛萎缩和轻度急性炎症。(D)十二指肠活检示杯状细胞和潘氏细胞缺失

其次是结肠（50%~64%）和食管（28%~69%）[169,171,173]。慢性胃炎是胃黏膜改变最常见的模式，活动性慢性胃炎、淋巴细胞性胃炎和自身免疫性萎缩性胃炎样模式也都在 AIE 患者中描述过。活动性慢性炎症可见于 32%~50% 的 AIE 患者的结肠活检中，淋巴细胞性结肠炎、隐窝凋亡增加和杯状细胞缺失也可出现[169,171]。在累及食管的患者中，反应性上皮改变是最常见的特征，而鳞状黏膜内嗜酸性粒细胞浸润可见于 22% 的 AIE 患者[169,171]。

鉴别诊断

由于非特异的组织学特征，AIE 主要的鉴别诊断包括乳糜泻、难治性口炎性腹泻、炎症性肠病、移植物抗宿主病和药物相关损伤。阳性乳糜泻血清学和对 GFD 有临床反应可鉴别乳糜泻与 AIE。炎症性肠病，无论是克罗恩病还是溃疡性结肠炎，十二指肠受累都可表现为活动性慢性十二指肠炎/肠炎模式，有炎症性肠病的病史是与 AIE 鉴别的关键。在免疫调节药物，例如抗 CTLA-4（伊匹木单抗）、抗 PD-1/PD-L1（纳武单抗和帕姆利珠单抗）和艾代拉里斯（磷酸肌醇 3-激酶抑制剂）等中可见的药物相关性小肠损伤，可出现活动性慢性十二指肠炎/肠炎模式，类似于 AIE[178-180]。CMV 和 HIV 感染及药物，例如 NASID 和吗替麦考酚酯，也可表现为移植物抗宿主病模式，需与 AIE 相鉴别。

治疗和预后

AIE 患者通常需要完全肠外营养和全身用类固醇。免疫抑制剂，例如硫唑嘌呤、甲氨蝶呤、吗替麦考酚酯、他克莫司、环孢霉素、英夫利昔单抗和利妥昔单抗，都曾应用于对类固醇耐药的 AIE，并获得了不同程度的成功[164,173]。大部分 IPEX 的儿童 AIE 患者接受了造血干细胞移植[169,181]。预后通常取决于症状的严重程度和潜在的病因。73%~93% 的患者治疗后有组织学好转（部分或全部反应），尽管并不总是与临床表现相关[162,169,171]。免疫抑制治疗难治腹泻导致的死亡在成人和儿童中均有报道[162,169,171]。

奥美沙坦相关性肠病

定义

奥美沙坦（olmesartan）是用于治疗高血压的一种血管紧张素 II 受体拮抗剂（ARB）。伴慢性腹泻和体重减轻的严重肠病可与奥美沙坦有关，奥美沙坦停用后，肠病的临床和组织学好转[66,182,183]。

临床特征

流行病学 奥美沙坦相关性肠病（olmesartan-associated enteropathy）是一种罕见疾病，在奥美沙坦使用者中的发病率尚未确定[182,183]。在乳糜泻血清学阴性的绒毛萎缩患者中，奥美沙坦相关性肠病是仅次于血清学阴性的乳糜泻（28%）的第二位常见（26%）的病因[184]。

发病机制 奥美沙坦相关性肠病的机制未知。有人认为是细胞介导的炎症免疫损伤，因为奥美沙坦治疗开始与肠病发展之间有较长延迟。ARB 被认为对 TGFβ 活性具有抑制作用，后者对肠道免疫稳态的维持非常重要[66]。奥美沙坦相关性肠病与乳糜泻类似的免疫发病机制通路相似，十二指肠上皮细胞 CD8+细胞增多、IL-15 过度表达[185]。服用厄贝沙坦、缬沙坦和替米沙坦的患者中，奥美沙坦之外的 ARB 相关性肠病鲜有报道[182,186,187]。

临床表现 奥美沙坦相关性肠病对男性和女性都有影响，主要影响 60~80 岁的老年人[66,182,188]。慢性腹泻和体重减轻是最常见的表现，其他常见症状包括恶心、呕吐、腹痛、胃肠胀气和疲劳[66,189]。临床症状出现在奥美沙坦治疗后的数月或数年[183]。64% 的患者临床症状可很严重，需要住院治疗[66]。

内镜特征 奥美沙坦相关性肠病的内镜特征还未有很好的描述，但可呈黏膜结节、绒毛萎缩和溃疡[189]。

实验室检查 43%~92% 的奥美沙坦相关性肠病患者可出现 HLA DQ2/DQ8，乳糜泻血清学通常阴性[66,183]。正常细胞性贫血、低蛋白血症、电解质异常、锌缺乏和小肠细菌过度生长也可发生[66]。抗肠上皮抗体和抗杯状细胞抗体很少在奥美沙坦相关性肠病患者中检测到[66,190]。

病理特征

奥美沙坦相关性肠病具有一系列的组织学特征，包括乳糜泻样、胶原性口炎性腹泻、自身免疫性肠病样和移植物抗宿主病样模式[66,183,190]。绒毛萎缩（完全或部分）最常见，可见于 95% 的十二指肠活检，其次 70% 的活检可见 IEL 增多，30% 的活检可见固有层内慢性炎症和上皮下胶原带增厚（胶原性腹泻）（图 9.15）[183]。急性炎症也常见，可见于 73% 的十二指肠活检[66]。隐窝凋亡增加和杯状细胞缺乏偶见于十二指肠活检[183,190]。奥美沙坦相关性肠病中，IEL 未检测到异常 T 细胞表型[66,182,190]。口炎性腹泻样组织学特征，例如绒毛萎缩和隐窝增生，与其他 ARB 相比更多出现在服用奥美沙坦并伴有腹痛的患者中[191]。

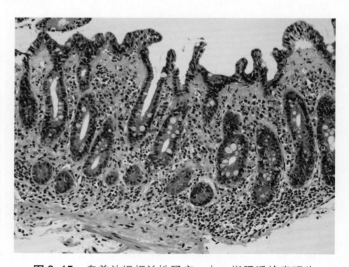

图 9.15 奥美沙坦相关性肠病。十二指肠活检表现为胶原性口炎性腹泻，伴绒毛萎缩、固有层内慢性炎症增多和上皮下胶原带增厚

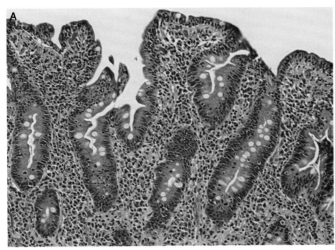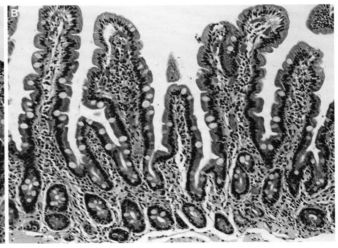

图 9.16 奥美沙坦相关性肠病停药后,绒毛萎缩的组织学恢复。(A)服用奥美沙坦患者的十二指肠活检示绒毛萎缩,固有层内慢性炎症增多及上皮内淋巴细胞增多,与乳糜泻类似。(B)停用奥美沙坦和摄入谷蛋白后,十二指肠活检恢复正常绒毛结构,无上皮内淋巴细胞增多

奥美沙坦相关性肠病也可累及结肠和胃。淋巴细胞性或胶原性结肠炎可见于 19%~100% 的奥美沙坦相关性肠病患者[183]。结肠隐窝凋亡、急性炎症和活动性慢性炎症均有报道[66,183]。淋巴细胞性或胶原性胃炎可见于 14%~100% 的奥美沙坦相关性肠病患者[183]。活动性慢性胃炎也可发生[66]。

鉴别诊断

奥美沙坦相关性肠病的组织学特征并不特异,不能用以区分其他疾病,例如乳糜泻、热带口炎性腹泻、胶原性口炎性腹泻、AIE、其他医源性损伤、炎症性肠病和移植物抗宿主病(表 9.2)[183,188]。奥美沙坦相关性肠病在 2012 年被报道前,大部分被诊断为未分类口炎性腹泻、胶原性口炎性腹泻或 AIE[66,182]。与用药史及停用奥美沙坦后临床缓解的相关性是奥美沙坦相关性肠病与上述疾病相鉴别的关键。乳糜泻血清学在乳糜泻中呈阳性,但在奥美沙坦相关性肠病中呈阴性。AIE 患者会伴有其他自身免疫病和/或阳性抗肠上皮或抗杯状细胞抗体。

治疗和预后

预后很好。大部分患者(高达 100%)在停药后可出现肠病症状的临床缓解和绒毛萎缩的组织学恢复(图 9.16A,B)[66,182,183,189]。罕见病例在奥美沙坦停用后仍有持续性腹泻,需要抗 TNFα 治疗[190]。

热带口炎性腹泻

定义

热带口炎性腹泻(tropical sprue)是一种伴有肠道吸收不良综合征的获得性慢性炎症性疾病,好发于包括印度、东南亚、西非、中美洲和南美洲北部等热带地区的居民和旅行者[192,193]。

临床特征

发病机制 热带口炎性腹泻的发病机制尚未阐明,但因主要在环境卫生差的农村地区流行,现认为是感染性的病因,又被称为"感染后热带吸收不良"[194,195]。热带口炎性腹泻的患者中可见小肠由包括大肠埃希菌、肺炎克雷伯菌和阴沟肠杆菌等需氧菌污染,但没有发现特异的致病病原[194-196]。热带口炎性腹泻患者的口盲肠传输时间延长[195]。波多黎各患者的 HLA Aw19 和 Aw31 更常见[197,198]。

临床表现 热带口炎性腹泻患者的典型症状为慢性非血性腹泻、脂肪泻、体重减轻、胀气和腹部绞痛。在严重的病例中,维生素 A 缺乏可导致夜盲症,维生素 B_{12} 和叶酸吸收障碍可导致巨幼细胞贫血和神经症状[198,199]。

病理特征

热带口炎性腹泻的病理学特征包括 IEL 增多、绒毛萎缩和固有层内慢性炎症细胞增多[199,120]。这些组织学特征可见于包括十二指肠、空肠和回肠的整个小肠(图 9.17A,B)。热带口炎性腹泻患者的所有十二指肠活检均可见显著的 IEL 和固有层内嗜酸性粒细胞增多,25% 的热带口炎性腹泻患者可见不伴绒毛萎缩的 IEL 增多[199]。胃型黏液样化生可见于十二指肠黏膜。绒毛的 IEL 程度很高,相较于隐窝,无顶端增强。热带口炎性腹泻不出现急性炎症,例如上皮内中性粒细胞浸润。绒毛萎缩程度在回肠末端的活检比十二指肠的更严重,IEL 的程度两者类似[199]。轻度 IEL 可见于 43% 的结肠活检[199],淋巴细胞性结肠炎很少见于热带口炎性腹泻患者[201]。

鉴别诊断

热带口炎性腹泻的主要组织学鉴别诊断是乳糜泻,小肠细菌过度生长(small intestinal bacterial overgrowth syndrome,SIBO)及其他疾病(详见表 9.2)。热带口炎性腹泻患者通常有疫区旅游史,且乳糜泻血清学检查阴性[202]。回肠末端和十二指肠均见 IEL 增多和绒毛萎缩更倾向诊断热带口炎性腹泻而不是乳糜泻。SIBO 患者存在动力障碍和淤滞的潜在危险因素,组织学特征表现更为轻微。

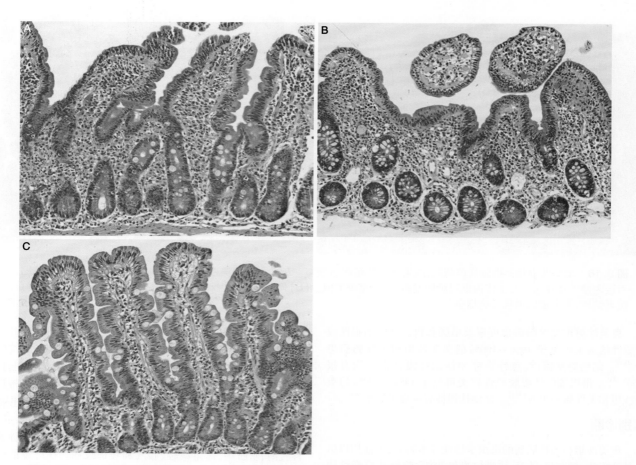

图 9.17 （A）热带口炎性腹泻。十二指肠活检示绒毛萎缩、固有层内慢性炎症细胞增多和上皮内淋巴细胞增多。（B）回肠末端活检示类似的组织学特征。（C）经抗生素多西环素治疗后，十二指肠黏膜示正常绒毛结构和无上皮内淋巴细胞增多

治疗和预后

热带口炎性腹泻的治疗包括联合维生素 B_{12} 和叶酸的补充，以及 3~6 个月多西环素或西环素抗生素的使用[196]。回到非热带地区的游客一般在 2~6 周的治疗后能症状改善并完全康复（图 9.17C）；疫区患者中存在 20%~50% 的复发率[199,203]。

小肠细菌过度生长

定义

小肠细菌过度生长（SIBO）的特征是每 ml 小肠细菌数量增多[>10⁵ 菌落形成单位（CFU）]，以及小肠中革兰氏阴性需氧菌和厌氧菌的定植（这些细菌正常局限于结肠，少数情况下来自口咽菌群），临床症状包括腹泻、腹痛、体重减轻、腹胀、恶心、呕吐和吸收不良[204,205]。

临床特征

流行病学 SIBO 是慢性腹泻的常见原因[206]。SIBO 在普通人群中的发病率尚不清楚，根据小型研究和不同的诊断方法，报道为 2.5%~22%[204]。SIBO 在易感患者中的发病率各不相同，肝硬化患者中为 50%，伴小肠狭窄的克罗恩病中为 96%，生活在城市贫民窟中的儿童人群为 38%，残疾老年人为 26%，肠易激综合征患者为 30%~85%[204,207]。

发病机制 SIBO 的发病机制涉及内源性防御机制的改变，包括胃酸分泌、肠动力、完整的回盲瓣、肠免疫球蛋白分泌、胰液和胆汁分泌的抑菌特性，有以上改变的患者则易发展为 SIBO[204]。SIBO 最常见的易感因素（占 90%）为术后解剖结构的改变，例如盲襻综合征和狭窄、肠动力受损、慢性胰腺炎。其他易感疾病包括胃酸缺乏、免疫缺陷综合征、乳糜泻、克罗恩病、短肠综合征、肝硬化、硬皮病、糖尿病自主神经病变、放射性肠病和纤维肌痛[204,205]。部分患者存在多个易感因素。细菌过度生长可产生各种有全身效应的毒性物质，并导致小肠损伤。

临床表现 SIBO 患者可无症状或出现类似肠易激综合征的非特异性临床症状，如腹胀、胀气、腹痛和腹泻。严重的 SIBO 病例会产生体重减轻、脂肪泻、营养不良和维生素缺乏[204,207]。

实验室检查 诊断 SIBO 的金标准是吸取小肠液进行微生物培养，十二指肠液或空肠液中的细菌生长至少 10⁵CFU/ml[204,207]。鉴定出的主要细菌有链球菌、大肠埃希菌、葡萄球菌、微球菌和克雷伯菌等需氧菌，以及拟杆菌、乳

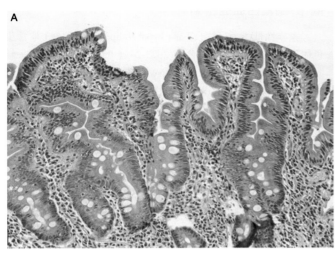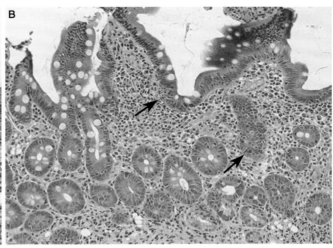

图 9.18　小肠细菌过度生长。(A) 小肠细菌过度生长的十二指肠活检示类似乳糜泻的绒毛萎缩,固有层慢性炎症浸润增多,上皮内淋巴细胞增多。**(B)** 小肠细菌过度生长患者的十二指肠活检呈局灶急性炎症伴隐窝炎(箭头)

酸杆菌和梭状芽孢杆菌等厌氧菌[208]。其他无创性氢气呼吸试验也可用于 SIBO 的诊断。葡萄糖氢呼气试验中特异性高,但敏感性低;而乳果糖氢呼气试验中的早期高峰标准非常不特异[209]。

病理特征

SIBO 患者的小肠活检中可见绒毛萎缩、IEL 增多、固有层慢性炎症浸润增多及局灶急性炎症(图 9.18A,B)[207,210,211]。在一项对 67 例 SIBO 患者进行的大型组织学评估中,52% 的十二指肠活检呈正常组织学,仅 24% 的十二指肠活检见绒毛萎缩,22% 见 IEL[207]。也可见到固有层中 IgA 阳性的浆细胞增多和 CD8 阳性的 IEL 增多[212]。

鉴别诊断

SIBO 中可见绒毛萎缩和 IEL 增多,需要考虑表 9.2 所列的鉴别诊断。然而有一半以上诊断为 SIBO 的患者的十二指肠活检无显著组织学改变。正常的十二指肠活检不能排除 SIBO 的诊断。

治疗与预后

SIBO 的治疗是个体化的,应包括基础疾病的治疗、营养和维生素支持及针对培养分离出的菌群选择抗生素。SIBO 的预后主要取决于引起 SIBO 的基础疾病。用利福昔明治疗后的 9 个月内 SIBO 的复发率较高(44%)[213]。

脂肪吸收不良

膳食脂肪的运输主要发生在小肠。脂肪的吸收首先由胰脂肪酶、磷脂酶 A2 和胆固醇酯酶等脂肪水解开始,随后被胆盐乳化成混悬液,后通过被动扩散进入肠上皮细胞。在肠上皮细胞内,脂肪降解的产物在内质网中经各种酶重新酯化成糖蛋白。载脂蛋白 B-48 的合成和与微粒体甘油三酯转运蛋白(MTP)的相互作用对乳糜微粒前体的组装非常重要。乳糜微粒前体的形成对于经由 Sar1b GTP 酶介导将新生脂蛋白转运至高尔基体至关重要。乳糜微粒前体成熟为乳糜微粒的过程是在高尔基体发生的,随后乳糜微粒通过胞吐作用释放入肠淋巴管中[214]。

脂肪吸收不良常发生于严重肝病、慢性胰腺炎、囊性纤维化及广泛小肠切除的克罗恩病患者,是由于胆汁酸的肠肝循环受损引起的。β-脂蛋白缺乏症、低 β-脂蛋白血症和乳糜微粒滞留病(安德森病)是先天性肠脂肪代谢疾病,存在肠上皮细胞内脂肪转运缺陷。这些先天性脂肪代谢疾病不常见,具有相似的临床特征,包括儿童时期生长发育不良、脂肪吸收不良、血清脂肪水平低、脂溶性维生素吸收不良引起的视觉障碍和神经系统疾病及肠上皮细胞内的脂肪小泡蓄积。

β-脂蛋白缺乏症

定义

β-脂蛋白缺乏症(abetalipoproteinemia)是一种罕见的常染色体隐性遗传疾病,估计发病率不到百万分之一[215]。β-脂蛋白缺乏症是 MTP 缺乏引起的,由于染色体 4q22～24 上 *MTTP* 基因的功能失去突变所导致[216,217]。MTP 蛋白表达于肠上皮细胞(十二指肠和近端空肠)和肝细胞的内质网,在 apo B 的正确折叠中及含 apo B 的脂蛋白的组装中起关键作用。MTP 缺乏会导致新生 apo B 的过早降解及阻止乳糜微粒前体的形成[218]。

临床特征

β-脂蛋白缺乏症的患者可有多系统性表现,呈腹泻、脂肪泻、棘皮症、低血清胆固醇和 apo-B,以及生长发育不良。腹泻和脂肪吸收不良常在出生后的几个月内发生。然而该病存在临床异质性,这些症状和体征也可出现在老年人。

脂溶性维生素 A 和 E 的缺乏会引起神经系统症状和色素性视网膜炎[214]。肝脂肪变性伴血清转氨酶升高和肝大常有报道,肝硬化也可发生[219,220]。

病理特征

空腹患者的小肠活检显示结构完整的绒毛的肠上皮细胞内具有多空泡状的脂质内容物(图 9.19)。脂质空泡在电子显微镜下大小不一、无膜包裹[221]。

鉴别诊断

禁食时间不足患者的十二指肠活检中可见绒毛的肠上皮细胞内大的脂质空泡位于绒毛顶端(图 9.20),而 β-脂蛋白缺乏症的脂质空泡沿整个小肠绒毛弥漫分布。

治疗与预后

早期诊断结合低脂饮食及补充必需脂肪酸和脂溶性维生素,有助于预防 β-脂蛋白缺乏症带来的严重后果[214,222]。

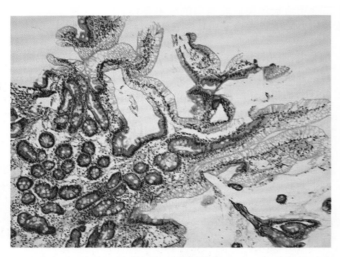

图 9.19　β-脂蛋白缺乏症。空腹患者的小肠活检标本示结构完整的绒毛的肠上皮细胞内的多空泡状的脂质内容物

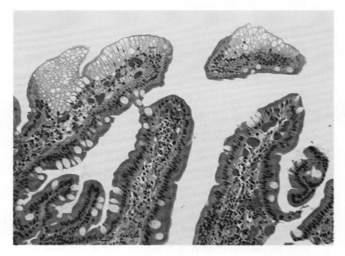

图 9.20　禁食时间不足导致的十二指肠绒毛的肠上皮细胞内大的脂质空泡。脂肪空泡位于绒毛顶端

低 β-脂蛋白血症

家族性低 β-脂蛋白血症(hypobetalipoproteinemia)是常染色体显性遗传病,以染色体 2p23-24 上的 *APOB* 基因分子缺陷为特征,干扰全长 Apo B mRNA 的翻译,导致 Apo B 蛋白被截断[223,224]。纯合型家族性低 β-脂蛋白血症患者具有的临床表现和组织学表型与 β-脂蛋白缺乏症患者无法区别,而杂合型患者发病轻微,通常无症状。轻度的转氨酶升高和肝脂肪变性是杂合型家族性低 β-脂蛋白血症的主要临床表现[225,226]。肝硬化和肝细胞癌在家族性低 β-脂蛋白血症患者中有报道[227-229]。

乳糜微粒滞留病(安德森病)

乳糜微粒滞留病(chylomicron retention disease)也称"安德森病"(Anderson disease),是常染色体隐性遗传疾病,由编码 Sar1b 蛋白的 *SAR1B* 基因突变所致,该病以脂肪吸收不良、脂肪泻和伴婴儿期脂肪分布改变的生长发育不良为特征[230]。相较于 β-脂蛋白缺乏症和家族性低 β-脂蛋白血症的患者,其前乳糜微粒囊泡的合成正常。Sar1b GTP 酶的遗传缺陷抑制了前乳糜微粒运送到高尔基体,导致了在肠上皮细胞胞质内的聚集[214]。在骨骼肌和心脏中也存在 Sar1b 蛋白的大量表达,乳糜微粒滞留病患者已报道有肌溶解、心脏异常和肌酸激酶水平升高[231]。小肠活检的组织学特征与 β-脂蛋白缺乏症相似,即在肠上皮细胞中存在多量小空泡。电子显微镜检查显示大量的脂滴和微绒毛减少[232,233]。肝脂肪变性也可见于少数患者,但无肝硬化的报道[233]。乳糜微粒滞留病的治疗方法与 β-脂蛋白缺乏症类似[214,233]。

先天性肠病

婴儿顽固性腹泻或先天性肠病(congenital enteropathy)是由 Avery 等人描述的术语,其特征为腹泻持续时间超过 2 周,婴儿期生长发育不良,且已排除感染性病因[234]。这类先天性肠病罕见,包括簇绒肠病(TE)、微绒毛包涵体病(MID)、肠内分泌细胞发育不全(ECD)、综合征性腹泻和先天性钠性腹泻(CSD)。

簇绒肠病

定义

簇绒肠病(tufting enteropathy,TE)由 Reifen 等人命名[235],也称肠上皮发育不良,是一种常染色体隐性遗传疾病,由染色体 2p21 上 *EpCAM* 基因发生功能失去突变而引起。TE 的特征为出生后的难治性腹泻和生长发育不良及小肠活检中小圆形泪滴状肠上皮细胞在表面形成簇状[236]。

临床特征

流行病学　TE 是一种罕见疾病,在西欧新生儿中的发病率为 1/50 000~100 000[237],在具有近亲血缘关系的国家中患病率更高。

发病机制　已证实 TE 患者存在上皮屏障功能丧失,伴 α2β1 凝集素、桥粒蛋白、层粘连蛋白、硫酸肝素蛋白多糖在肠上皮中的异常表达[238]。EpCAM 在小肠和结肠均表达,参与了紧密连接、细胞黏附及肠渗透性的形成。EpCAM 基因突变可致 TE,TE 患者的 EpCAM 蛋白表达明显减低[236]。EpCAM 突变的小鼠模型也发生和人类 TE 相似的表型[239,240]。在综合征型 TE 中已鉴定出染色体 19q13.2 上的 SPINT2 突变,其编码 kunitz 型蛋白酶抑制剂 2[241]。

临床表现　出生后第一天即出现严重水样腹泻,并生长发育不良。罕见病例可因腹泻症状不太严重而误诊。多数患者的父母有近亲关系,且兄弟姐妹也患病[237]。后鼻孔闭锁相关多畸形综合征、眼部疾患、血液系统疾病和毛发异常在 TE 患者中也有描述[242,243]。在超过 60% 的 TE 患者中还可见到非特异性的点状角膜炎[244]。

病理特征

绒毛萎缩在所有 TE 患者均可见,但轻重程度不一。小肠上皮显示拥挤的表面肠上皮细胞排列紊乱及圆形泪滴状细胞在绒毛顶端形成簇状(图 9.21A)[235]。在固有层中可见轻度的淋巴浆细胞浸润,但无 IEL 增多[245]。簇状的组织学特征可在整个小肠和结肠中见到[245,246],在胃黏膜中罕见[246]。对十二指肠、结肠和胃黏膜进行 EpCAM 抗体(MOC31 或 BerEP4)免疫组织化学染色,显示 EpCAM 表达缺失,可明确 TE 的诊断(图 9.21B,C)[245-247]。

鉴别诊断

上皮"假簇绒"可见于多种情况,包括缺血性损伤、脱水和感染性肠炎;假簇绒(图 9.22)和 TE 的真簇绒可通过 MOC31 或 BerEP4 免疫组织化学染色进行鉴别,假簇绒 MOC31 或 BerEP4 染色正常表达。微绒毛包涵体病具有典型的胞质空泡,而无上皮簇绒。PAS 染色和 CD10 免疫组织化学染色可用于显示胞质空泡和不规则的顶端刷状缘,电子显微镜检查可见含微绒毛的胞质包涵体,以及显著缩短的顶端微绒毛,这些都是 MVID 的特征[246,247]。

治疗与预后

TE 可因严重腹泻导致迅速脱水、电解质紊乱和代谢失调而危及生命。其治疗需要长期的胃肠外营养,不可避免会出现相关并发症,包括肝病、感染和血管并发症[237]。小肠移植和肝移植也是一种可选治疗方案,尤其在严重晚期肝纤维化患者[237]。

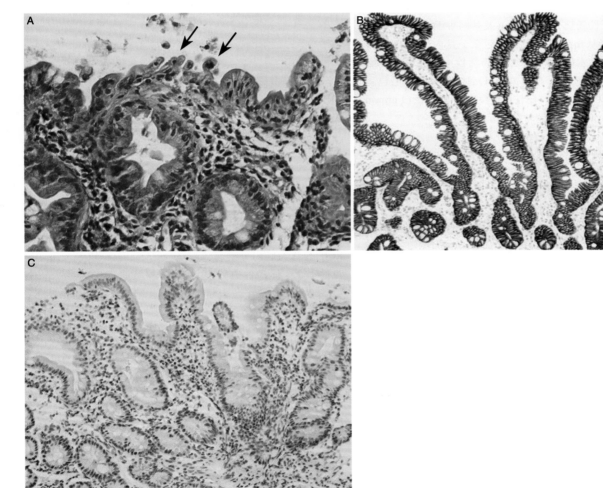

图 9.21　(A)簇绒肠病。十二指肠活检示绒毛萎缩、拥挤的表面肠上皮细胞排列紊乱及圆形泪滴状细胞在绒毛顶端形成簇状(箭头)。(B)正常十二指肠黏膜表达 EpCAM,免疫组织化学染色 BerEP4 阳性。(C)簇绒肠病的十二指肠黏膜中,BerEP4 免疫组织化学染色提示 EpCAM 表达缺失

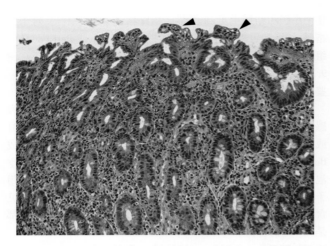

图 9.22　上皮假簇绒。嗜酸性粒细胞性十二指肠炎活检示因上皮反应性改变形成的假簇绒（箭头）

微绒毛包涵体病

定义

微绒毛包涵体病（microvillous inclusion disease，MVID）是一种罕见的先天性肠病，由 Davidson 及其同事于 1978 年首次描述[248]，特征为从出生第一天或生后 2 个月内（迟发型）即出现持续性难治性水样腹泻，十二指肠活检中可见绒毛萎缩伴微绒毛萎缩或缺失，电子显微镜（EM）证实存在微绒毛包涵体[249,250]。MVID 是常染色体隐性遗传疾病，由肌球蛋白 myosin Vb（MYO5B）和 syntaxin3（STX3）突变导致[251,252]。

临床特征

流行病学　MVID 是一种极为罕见的先天性疾病，暂无流行病学数据。在具有近亲血缘关系的国家中患病率更高[249]。在美国北亚利桑那州的纳瓦霍人群中有 MVID 聚集的报道[253]。

发病机制　细胞内蛋白转运至顶端胞膜的中断和改变导致肠上皮细胞极向紊乱，这是 MVID 潜在的发病机制[251,254,255]。多数 MVID 患者存在 MYO5B 失活突变，而 MYO5B 蛋白参与维持一类特殊 RAB 小 GTP 酶（RAB8A、RAB10 和 RAB11）在近顶端胞膜的正确定位。这些相互作用对维持正常肠细胞的极向、顶端运输和微绒毛生长至关重要。MYO5B 突变引起 RAB 与 MYO5B 解偶联，并伴整个细胞质内 RAB8A 和 RAB11A 的异常定位[256]。MYO5B 与 RAB8A、RAB11A 解偶联，可分别促进微绒毛的丧失和微绒毛包涵体的形成[256]。MYO5B 突变也可导致两类刷状缘膜转运蛋白的功能表达减低，分别为 SLC26A3［腺瘤中表达下调（downregulated in adenoma，DRA）］和钠氢交换蛋白 3（HHE5），从而引起 MVID 腹泻时 Cl^- 和 Na^+ 从粪便排出[257]。STX3 是一类定位于胞质顶端的定点 N-乙基马来酰亚胺敏感因子附着蛋白受体（SNARE），可促进肠上皮细胞目标胞膜和囊泡的融合，在蛋白运输、囊泡融合及胞吐过程中发挥调节因子作用[252]。和 MVID 类似的临床和病理表现也在 syntaxin3 结合蛋白 2（STXBP2）突变引起的家族性噬血细胞增生征 5 型中报道[258]。

临床表现　先天性早发型 MVID 在出生第一天即出现严重的致命性水样腹泻，导致体重严重减轻，深度代谢性酸中毒和重度脱水[249]。迟发性 MVID 可于出生后 2~3 个月出现症状。内镜检查示全胃肠道表现正常。大多数病例无其他临床征象，然而在多达三分之一的 MVID 患者中可存在进行性家族性肝内胆汁淤积（PFIC）样胆汁淤积性肝病[259]。一部分 MVID 患者可有较轻消化道症状的不典型表现[260]。

病理特征

小肠活检示绒毛萎缩，伴隐窝发育不全或隐窝增生，固有层内无明显炎症细胞浸润。肠上皮细胞的顶端胞质呈泡沫状、空泡状，刷状缘广泛或片状缺失，偶见胞质包涵体（图 9.23A）[261-263]。PAS 染色及 CD10、p-CEA 和 Rab11 免疫组织化学染色可用于显示上皮顶端细胞质呈明亮的红色染色，以及正常肠上皮细胞的线性刷状缘染色模式的缺失（图 9.23 B-E）[264-266]。电子显微镜检查可见刷状缘微绒毛缩短或消失，胞质顶端下各种囊泡/小管结构聚集（PAS 阳性分泌颗粒），以及微绒毛包涵体形成（具有向心性微绒毛的空泡）（图 9.24A，B）[250,267]。微绒毛包涵体见于绒毛顶端 10% 左右的肠上皮细胞内[256]。MVID 电子显微镜检查的诊断性特征仅见于少数肠上皮细胞，而不是所有肠上皮细胞[250]。在小肠中见到的形态学改变也可在结肠中见到程度较轻的改变[261]。

治疗与预后

由于肝衰竭和感染，很多患者存活时间不超过 3 年[249]。MVID 患者需要终身全胃肠外营养（TPN）以补充液体和营养物质。目前无对因治疗方法，小肠移植是一种可替代 TPN 的治疗方案，并能治愈重症腹泻[250,268]。TPN 和小肠移植都有副作用，如胆汁淤积和免疫抑制引起的继发感染。迟发型 MVID 患者可获得一定的肠道自主性，能耐受肠内营养，降低对 TPN 的依赖[249,250]。

肠内分泌细胞发育不全

肠内分泌细胞发育不全（enteroendocrine cell dysgenesis，ECD）也称为肠内分泌病（enteric anendocrinosis），是一种很罕见的常染色体隐性遗传疾病，由于神经原素 3（neurogenin3）（NEUROG3）突变导致内分泌细胞分化缺陷从而引起先天性吸收不良性腹泻[269]。neurogenin3 是一种肠和胰腺内分泌细胞发育所必需的转录因子。NEUROG3 的突变导致肠内分泌细胞发育停滞。该病患者有严重的吸收不良性腹泻，除了水分以外无法吸收任何营养成分。临床资料显示在 4~10 岁可发生糖尿病。小肠活检显示肠内分泌细胞缺失，但绒毛结构、杯状细胞和潘氏细胞均正常，且无固有层慢性炎症细胞增多[269,270]。在 ECD 患者的结肠活检中也可见到肠内分泌细胞缺失[270,271]。AIE、IPEX 和自身免疫性多腺体综合征 1 型中也可见到小肠内分泌细胞缺失或减少，主要是由于炎症导致的肠内分泌细胞和潘氏细胞破坏[272]，绒毛萎缩和急慢性炎症背景可与 ECD 鉴别[270]。

综合征型腹泻／发-肝-肠综合征

综合征型腹泻（syndromic diarrhea，SD）/发-肝-肠综合征

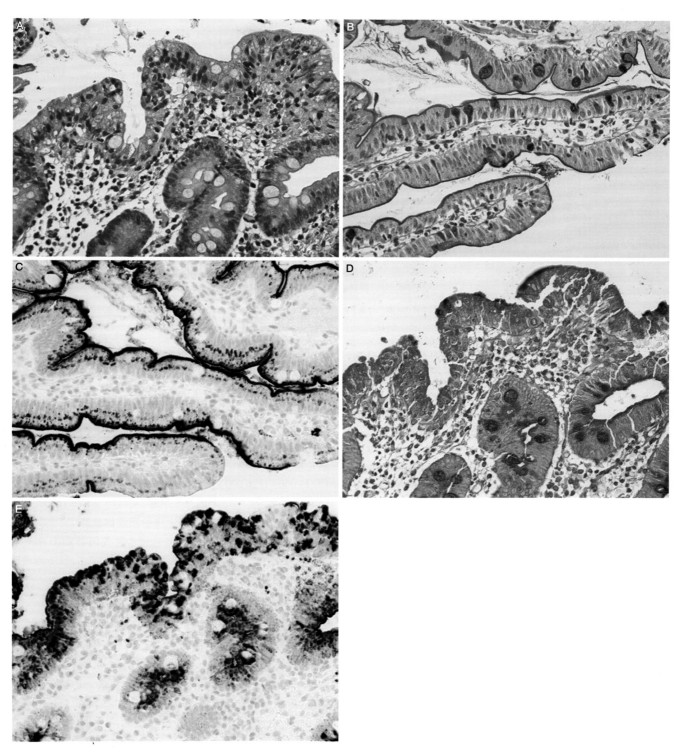

图 9.23　微绒毛包涵体病。(A)十二指肠活检示绒毛萎缩,肠上皮细胞的顶端胞质呈泡沫状、空泡状,伴刷状缘广泛或片状缺失,偶见胞质包涵体。(B)正常肠上皮细胞 PAS 染色呈线性刷状缘染色模式。(C)正常肠上皮细胞 CD10 免疫组织化学染色呈线性刷状缘染色模式。(D)PAS 染色显示微绒毛包涵体病的肠上皮细胞胞质红色染色,正常线性刷状缘染色模式缺失。(E)CD10 免疫组织化学染色也显示类似的胞质染色,正常的线性刷状缘染色缺失

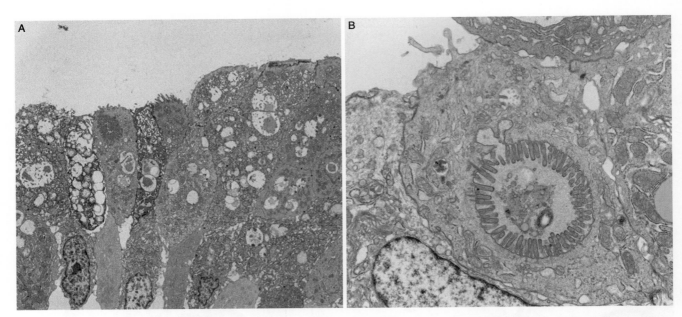

图9.24　电子显微镜示微绒毛包涵体病的结构异常。（A）电子显微镜检查下十二指肠活检中见微绒毛刷状缘缩短或缺失。（B）也可见不同种类的囊泡/小管结构的近顶端聚集和微绒毛包涵体（带有向心性微绒毛的空泡）

（trichohepatoenteric syndrome，THES）是一种罕见的常染色体隐性先天性肠病，在出生早期即可发生严重腹泻，该病是由编码SKI复合体亚单位的 *SKIV2L* （superkiller viralicidic activity 2-like）或 *TTC37* （teratricopeptide repeat protein 37）基因突变引起[273,274]。TTC37缺失会导致顶端转运蛋白运输缺陷和/或表达减低[255]。新生儿患病率约为1/1 000 000[275]。SD/THES具有特征性的九种体征（难治性腹泻、毛发异常、面部畸形、免疫异常、胎儿宫内发育迟缓/小于胎龄、肝脏异常、皮肤异常、先天性心脏疾病、血小板异常）[275]。小肠活检示中至重度绒毛萎缩，伴固有层轻度或无炎症细胞浸润[273]。对SD/THES的治疗主要包括肠外营养和补充免疫球蛋白，该病预后与肠外营养的并发症和感染有关[275,276]。

先天性失钠性腹泻

先天性失钠性腹泻（congenital sodium diarrhea，CSD）是一组罕见的先天性肠病，由不同的单基因改变而致病，包括编码鸟苷酸环化酶C（GC-C）的 *GUCY2C* 基因的显性激活突变，以及编码 Na^+/H^+ 交换蛋白3（NHE3）的 *SLC9A3* 基因的功能失去突变，NHE3是肠道刷状缘主要的 Na^+/H^+ 交换蛋白和GC-C的下游靶点[277,278]。*GUCY2C* 的激活突变使细胞内cGMP水平升高，而致NHE3的抑制[278]。CSD患者有致命性的分泌性腹泻，伴严重的代谢性酸中毒，以及由于粪便钠流失较多引起的低钠血症[279,280]。经典CSD和先天性失氯性腹泻（congenital chloride diarrhea，CCD）类似，但与CCD不同的是CSD粪便钠流失较多。综合征型CSD是由 *SPINT2* 突变所致，典型表现为后鼻孔闭锁、角膜糜烂、眼距增宽、腭裂、重复肾和拇指畸形，小肠活检呈类似簇绒肠病的特征，因而也称为综合征型簇绒肠病[241,281,282]。CSD的治疗涉及水和电解质失衡或代谢紊乱的

肠内或肠外替代。

先天性失氯性腹泻

先天性失氯性腹泻（congenital chloride diarrhea，CCD）是一种罕见的常染色体隐性先天性腹泻病，其特征是高 Cl^- 低 H^+ 的水样腹泻，导致脱水和低氯代谢性碱中毒[284]。腹泻始于宫内胎儿期，导致羊水过多和宫内发育迟缓。其发病率在芬兰（1/43 000~1/20 000）、波兰、沙特阿拉伯和科威特较高[285]。CCD是由于 *SLC26A3* 基因突变引起，编码跨膜 Cl^-/HCO_3^- 交换蛋白，主要表达于回肠和结肠上皮的顶端刷状缘[285,286]。若治疗不当，CCD可致命。终身口服盐和水替代仍是CCD唯一有效的治疗方法[287]，该病只要早期治疗、预防脱水、预防肾病或其他并发症，长期预后一般较好[283]。

维生素缺乏（维生素 B_{12} 和叶酸）及矿物质缺乏（锌和铁）

维生素 B_{12} 和叶酸缺乏

巨幼细胞贫血是由于维生素 B_{12} 和叶酸缺乏引起。约94%严重的维生素 B_{12} 缺乏是由于自身免疫性萎缩性胃炎导致胃内因子缺乏引起的恶性贫血所致，内因子是回肠远端吸收维生素 B_{12} 所必需的[288]。维生素 B_{12} 和叶酸缺乏在乳糜泻患者中也很常见[25]。维生素 B_{12} 缺乏在胃切除术患者、热带口炎性腹泻患者、5.6%~38%的克罗恩病患者，以及Kock回肠膀胱术患者中均有报道[289-291]。恶性贫血和叶酸缺乏的患者其小肠黏膜一般正常。也可出现如上皮巨幼细胞改变、绒毛萎缩、炎症

细胞增多等异常改变(图9.25),经维生素 B_{12} 和叶酸治疗可恢复小肠的正常组织学[292-295]。在小肠活检中出现的上皮巨幼细胞性改变是由于维生素 B_{12} 缺乏,从而导致 DNA 合成和细胞分裂受损引起的[292]。

铁缺乏

铁缺乏是吸收不良引起的乳糜泻的常见临床表现[24]。在儿童人群中,吸收不良症状和脂肪泻可见于非乳糜泻相关的缺铁性贫血患者。一项研究中,患者十二指肠活检呈固有层炎症细胞增多和不同程度绒毛萎缩,在补充铁剂后,11 名患者中有 7 名患者的绒毛结构恢复正常[296]。与此相似,小肠绒毛萎缩在一名胃切除术后严重缺铁性贫血的成年患者中有报道[297]。

锌缺乏

锌在婴儿和儿童的生长发育、免疫、神经系统和内分泌功能中至关重要[298]。锌缺乏分为获得性和遗传性,可导致一系列临床表现,如脱发、腹泻、皮肤病损、味觉障碍、食欲缺乏、免疫功能受损、神经精神改变和生长迟缓。获得性锌缺乏是由于肠道锌吸收功能受损或全身性疾病的并发症、肾病综合征、克罗恩病导致的饮食摄入减少所引起[299-301]。有两种遗传性锌缺乏症:肠病性肢端皮炎和短暂性新生儿锌缺乏(transient neonatal zinc deficiency,TNZD)[298,302]。

肠病性肢端皮炎是一种常染色体隐性遗传疾病,因染色体 8q24.3 上编码 Zrt/Irt 样转运蛋白 4(ZIP4)的 SLC39A4 基因突变导致十二指肠和空肠锌吸收不良[303,304]。肠病性肢端皮炎的儿童发病率约 1/500 000,其特征为湿疹性皮炎、脱发和腹泻,通常发生于婴儿早期和母乳喂养断乳后的婴儿[298,305]。在肠病性肢端皮炎患者的小肠活检中通过电子显微镜检查可发现有伴巨大颗粒和包涵体的潘氏细胞异常[306,307]。肠病性肢端皮炎患者的十二指肠活检中亦有报道存在绒毛萎缩,且锌治疗后恢复正常绒毛结构[308]。肠病性肢端皮炎患者需要终身锌治疗。

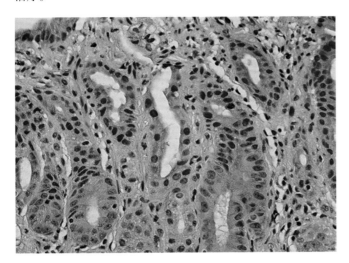

图 9.25 巨幼细胞贫血的十二指肠改变。维生素 B_{12} 和叶酸缺乏导致的恶性贫血患者的十二指肠活检,显示上皮巨幼细胞改变、绒毛萎缩和炎症细胞增多

TNZD 是一种常染色体显性遗传疾病,因编码锌转运蛋白 2(ZnT2)的 SLC30A2 基因突变导致母乳中的锌浓度较低[309]。TNZD 仅在母乳喂养阶段发生,断乳后无复发[298]。TNZD 患者在短期补锌和断乳后均有改善[302]。

瓦尔登斯特伦巨球蛋白血症

瓦尔登斯特伦巨球蛋白血症(Waldenström macroglobulinemia,WM)是一类具有单克隆性 IgM 蛋白的淋巴浆细胞性淋巴瘤[310],其特征是骨髓中有>10% 的克隆性淋巴浆细胞浸润,几乎所有患者有 IgM 型意义未明单克隆丙种球蛋白血症(MGUS)的前期病变[311]。WM 年龄调整后发病率为每年 3.8/1 000 000,发病率随年龄增长而增加,男性的发病率是女性的两倍[312]。绝大多数 WM 患者(70%～100%)存在染色体 3p22.2 上 MYD88 基因的第 265 位点的体细胞点突变(T 变为 C 核苷酸),导致脯氨酸取代亮氨酸(MYD88 L265P)[313,314]。MYD88 L265P 突变并非 WM 特有,可出现在高达 87% 的 IgM 型 MGUS、71% 的 IgM 淀粉样变性、7% 的黏膜相关淋巴组织淋巴瘤(mucosa-associated lymphatic tissue lymphoma),以及 4% 的脾边缘区淋巴瘤中[311,314]。病程后期在 28%～34% 的 WM 患者中可见到获得涉及调节性羧基末端结构域的 C-X-C 趋化因子受体 4(CXCR4)突变[314,315],几乎所有 CXCR4 突变病例也存在 MYD88 突变。

20%～25% 的 WM 患者在诊断时无症状,最常见的临床表现是贫血导致的乏力、肝大、脾大、淋巴结肿大和高黏滞综合征[311,314]。WM 可出现腹泻,然而 WM 累及小肠罕见,且发病率未知[316-321]。WM 有两种肠道受累形式:细胞外巨球蛋白沉积和较少见的淋巴瘤浸润[318]。腹泻和吸收不良伴蛋白质丢失性肠病是主要特征;而肝大、脾大、淋巴结肿大和高黏滞综合征在肠道受累的 WM 患者中常无[320]。内镜检查可见小肠由于淋巴管扩张引起皱襞水肿[321]。十二指肠活检可见细胞外间隙和淋巴管内嗜酸性无定形物沉积伴淋巴管扩张,但无淋巴瘤细胞浸润(图 9.26A)[316-321]。这些细胞外嗜酸性物质 PAS 染色阳性,且耐淀粉酶消化(PAS-D)(图 9.26B),免疫组织化学染色示 IgM 阳性,而 IgA 和 IgG 阴性(图 9.26C)。目前尚不清楚小肠中的这些细胞外 IgM 沉积是如何发生的,可能是由于循环中的巨球蛋白使淋巴结黏滞增加,进而导致淋巴淤积[319]。淀粉样变性可累及小肠。原发性系统性淀粉样变性是一种罕见的并发症,可发生于 WM 患者,最常在心、肾、肝和肺[322]。细胞外 IgM 沉积需要与肠淋巴管扩张症及小肠淀粉样沉积鉴别。肠淋巴管扩张症的淋巴液在 PAS-D 染色和 IgM 免疫组织化学染色阴性。而淀粉样沉积在刚果红染色阳性。

WM 是一种惰性的低级别淋巴瘤,中位生存期已提高到 8 年[311]。WM 的治疗包括利妥昔单抗、苯达莫司汀及其他治疗方案[311]。

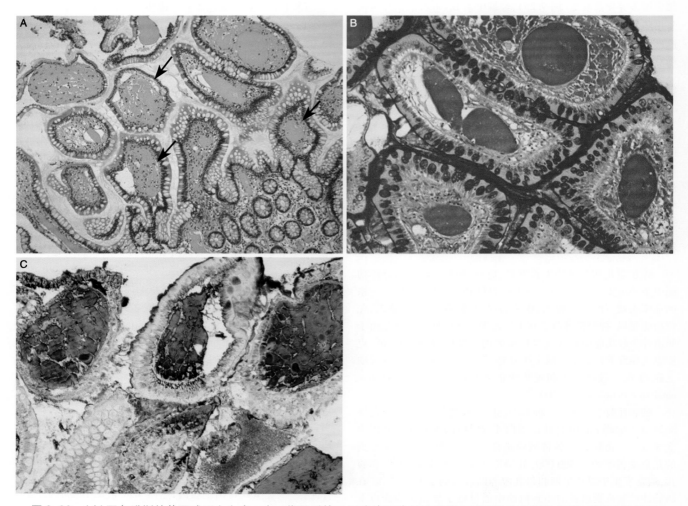

图 9.26 （A）瓦尔登斯特伦巨球蛋白血症。十二指肠活检示细胞外间隙和淋巴管内嗜酸性无定形物沉积（箭头）伴淋巴管扩张。无淋巴瘤细胞浸润。（B）这些细胞外嗜酸性无定形物 PAS 染色阳性，且耐淀粉酶消化。（C）IgM 免疫组织化学染色也阳性

肠淋巴管扩张症

肠淋巴管扩张症（intestinal lymphangiectasia）可继发于恶性肿瘤，如淋巴瘤、Whipple 病、克罗恩病、缩窄性心包炎、淋巴管肠瘘、结节病、系统性硬化症、肠结核、放化疗相关性腹膜后纤维化、HIV 相关性肠病等的淋巴系统阻塞，或罕见的原发性肠淋巴管扩张症[323,324]。无相关吸收症状的十二指肠和小肠的功能性淋巴管扩张并不少见，在 13% 行双气囊肠镜检查的患者和 9% 行常规上消化道内镜检查的患者中可见[325-328]。实质上功能性肠淋巴管扩张症是一过性的，但在某些情况下也可持续[327]。淋巴管扩张症也与小肠血管扩张症相关，可引起胃肠道隐性出血[329]。

原发性肠淋巴管扩张症

定义

原发性肠淋巴管扩张症（primary intestinal lymphangiectasia，PIL）也称为 Waldmann 病，是一种罕见疾病，其特征是小肠乳糜管扩张伴蛋白质丢失性肠病，导致淋巴细胞减少、低白蛋白血症和低丙种球蛋白血症[323,330]。

临床特征

流行病学 PIL 的发病率未知，目前仅有 200 多例报道[324,331]。肠淋巴管扩张症也可以是遗传综合征的一部分，如 Turner、Noonan、Von Recklinghausen、Hennekam, Klippel-Trenaunay 和黄甲综合征[323,324]。

发病机制 PIL 的发病机制尚不明确。其可能机制有淋巴管阻塞和参与淋巴管生成的基因发生突变，如血管内皮生长因子受体 3、FOXC2、PROX1 及 SOX18[323,324]。编码胶原蛋白和钙结合 EGF 结构域 1 的 CCBE1 基因突变可引起肠淋巴管扩张症，在 23% 的 Hennekam 综合征患者中存在此突变[332]。肠淋巴管扩张症可导致淋巴液漏入肠腔，并引起淋巴细胞减少和低白蛋白血症。

临床表现 PIL 主要发生于儿童，大多数病例是在出生后 3 年内诊断，但也可见于成年人[332,324]。大约 90% 的 PIL 病例为散发性，其余为家族性[331]。主要临床表现为不同程度的凹陷性水肿，通常对称性累及双下肢，其他常见表现包括乳糜性

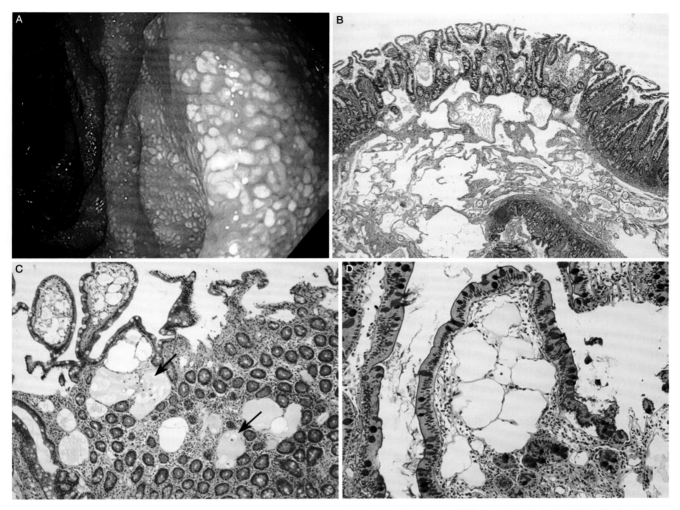

图 9.27　淋巴管扩张症。(A)内镜检查示雪花样外观。(B)十二指肠活检示扩张的淋巴管弥漫分布于黏膜和黏膜下层，伴固有层慢性炎症细胞和浆细胞增多。(C)扩张淋巴管内见散在泡沫样组织细胞(箭头)，与透明淋巴液混合。(D)淋巴液 PAS-D 染色阴性

腹水、胸腔积液和心包炎。中度腹泻是主要消化系统症状，老年患者可出现吸收不良综合征。其他罕见的临床症状包括腹部肿块、机械性肠梗阻、缺铁性贫血、乳糜泻、骨软化症和淋巴水肿[323,324]。

内镜特征　内镜检查可见弥漫拉长的、环周的、息肉样黏膜，表面被覆白色增大的绒毛，呈雪花外观覆盖肠黏膜(图 9.27A)[324,333]。

病理特征

PIL 的诊断基于双气囊肠镜检查的特征性表现，并通过相应活检标本的组织学检查确认[324]。在小肠活检的黏膜和黏膜下层，以及小肠切除标本的浆膜层可见弥漫性扩张的淋巴管，伴多克隆性浆细胞(图 9.27B)[324]。扩张淋巴管内见散在泡沫样组织细胞，与透明淋巴液混合(图 9.27C)。淋巴液 PAS-D 染色阴性(图 9.27D)。绒毛高度通常无改变，小肠绒毛萎缩罕见[334]。

鉴别诊断

功能性肠淋巴管扩张症和继发性淋巴管扩张症可有与 PIL 相同的组织学特征，应通过相关临床表现予以排除。淀粉样物

沉积和 WM 可类似淋巴管扩张症。刚果红染色和 IgM 免疫组织化学染色可用于这些疾病之间的鉴别。

治疗与预后

PIL 是一种慢性消耗性疾病。高蛋白低脂饮食，并补充中链甘油三酯是主要及有效的治疗方法。大多数 PIL 患者需要长期饮食疗法[324]。中链甘油三酯由门静脉循环直接吸收，可防止肠道乳糜超负荷。对饮食治疗无改善的患者，可以使用奥曲肽、抗纤溶酶、氨甲环酸、维生素 D 补充，以及节段或局部手术切除[324]。浆液性积液，如胸腔和心包积液，可发生并可危及生命[323]。恶性淋巴瘤是晚期并发症，发生在 PIL 诊断后 19~45 年[335]。

淀粉样变性

定义

淀粉样变性的特征是刚果红组织化学染色阳性的异常 β-

折叠纤维蛋白在细胞外沉积,并可影响任何器官系统。

临床特征

临床表现　已发现超过 25 种不同的淀粉样蛋白[336]。淀粉样变性可为系统性和局限性。淀粉样变性最常见的类型是继发于浆细胞异常的系统性免疫球蛋白轻链型淀粉样变性(AL),其发病率为每年 9/1 000 000[337]。淀粉样变性的其他类型,包括与感染、炎症或肿瘤相关的血清淀粉样蛋白 A(AA)、白细胞趋化因子 2(ALECT2)和 β2-微球蛋白(Aβ2 M),以及家族性,包括转甲状腺素蛋白(ATTR)、纤维蛋白原 Aα 链(AFib)、载脂蛋白 A I(AApo A I)、载脂蛋白 A II(AApo A II)、载脂蛋白 AIV(AApo AIV)、溶菌酶(ALys)、凝溶胶蛋白(AGel)和胱抑素(ACys)[338]。淀粉样变性常累及胃肠道,小肠是最常见的受累部位,其次是胃和结肠,食管最少见[336,339]。系统性 AL 淀粉样变性最常累及胃肠道,在 80% 的胃和直肠活检中可见到[337]。老年性淀粉样变性可见于 10% ~ 36% 的 80 岁以上患者,其中有 41% ~ 44% 的患者出现胃肠道受累,主要在结肠和小肠[340]。遗传性溶菌酶淀粉样变性(ALys)是一种常染色体显性遗传疾病,具有胃肠道症状、干燥综合征、肾功能不全、肝破裂和淋巴结肿大[341]。淀粉样沉积出现在所有 ALys 患者的肝和大多数患者的胃肠道中[341]。家族性淀粉样变性周围神经病患者常出现胃肠道症状[342]。约三分之一的 Aβ2M 淀粉样变性患者存在胃肠道受累,尤其是血液透析超过 10 年的患者[343]。

小肠是系统性淀粉样变性最常累及的部位[344]。淀粉样变性伴小肠受累的临床表现包括腹泻、脂肪泻、蛋白质丢失、出血、阻塞、缺血、穿孔、肠套叠、肠壁积气、便秘和假性阻塞[336,340]。吸收不良可见于 8.5% 的 AL 淀粉样变性和 2.3% 的 AA 淀粉样变性患者[345],吸收不良综合征可以是 AL 淀粉样变性的主要表现[346]。高达 98% 的家族性淀粉样变性周围神经病患者中有脂肪泻[342]。据报道,16 例 ALys 淀粉样变性患者中有 4 例出现小肠受累(其中 3 例为腹泻和体重减轻,1 例为小肠穿孔)[341]。小肠淀粉样变性可表现为局限性病变[347],罕见与胃肠道淋巴瘤相关[348]。

内镜和影像学特征　淀粉样变性累及小肠的内镜下特征包括细颗粒状外观、糜烂、黏膜易脆、环状襞增厚及多发性息肉样隆起[349]。细颗粒状外观在 AA 型淀粉样变性中更常见,而 AL 型淀粉样变性中更常见到多发性息肉样隆起和环状襞增厚[350]。小肠淀粉样变性最常见的影像学表现是缺血性改变,由于淀粉样物沉积于血管壁导致的继发性水肿、皱襞对称性增厚及回肠"空肠化"[351]。

病理特征

小肠活检中的淀粉样变性显示嗜酸性无定形物沉积,刚果红染色阳性,在偏振光下呈苹果绿色的双折射光(图 9.28)。在活检标本的固有层、黏膜肌层和黏膜下血管壁可见到淀粉样沉积物。AL 型和 AA 型淀粉样变性在小肠中呈现不同的淀粉样物沉积模式,AA 型淀粉样变性主要位于固有层,而 AL 型淀粉样变性则位于黏膜层、黏膜下层和固有肌层[349]。在家族性淀粉样变性周围神经病的黏膜下神经周围可见到淀粉样物沉积[352]。胃肠道所有不同种类的淀粉样沉积物具有相似的组织学特征,需要进行亚分型。ALECT2 的球状淀粉样沉积物仅见于肝,未见于胃肠道[353]。免疫组织化学染色可用于 AA、AApoA I、Alys、ALac 和 ATTR 的分型。然而,用免疫组织化学染色对 AL 和罕见遗传性淀粉样变性进行分类具有挑战性,有时无法分类[354]。淀粉样物的进一步分型可通过激光显微切割后进行质谱分析,这是目前对淀粉样物进一步分型的首选方法[338,355]。

鉴别诊断

肠淀粉样变性的主要鉴别诊断是肠 WM 和肠弹力纤维瘤样变。WM 刚果红染色阴性,但 IgM 免疫组织化学染色阳性。弹力纤维瘤样变中的弹力纤维变性位于黏膜肌层和黏膜下层,呈细颗粒状和纤维状的无定形外观,含纤维性成分[356,357]。弹力纤维瘤样变中弹力纤维染色(VVG)呈阳性(参见第 8 章图 8.35),但刚果红染色阴性。

治疗和预后

累及胃肠道的淀粉样变性所引起的并发症并无特效疗法。

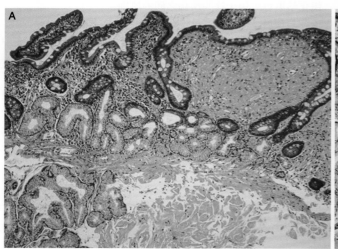
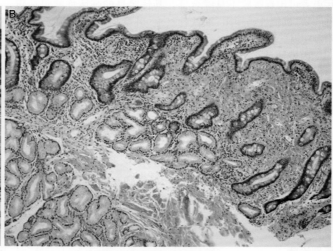

图 9.28　十二指肠的淀粉样物沉积。(A)AL 型淀粉样变性患者的十二指肠活检示黏膜固有层、黏膜肌层和黏膜下层的嗜酸性无定形物沉积。(B)这些嗜酸性无定形物刚果红染色阳性,在偏振光下呈苹果绿色的双折射光

治疗淀粉样变性的潜在病因及支持疗法可帮助减轻相关胃肠道症状[336]。

食物过敏和蛋白质不耐受

最常见的食物变应原包括牛乳、鸡蛋、花生、坚果、小麦、甲壳类水生动物和大豆。对食物蛋白的免疫反应可分为 IgE 介导（速发胃肠道超敏反应和口腔过敏反应）、混合性（过敏性嗜酸性粒细胞性食管炎、胃炎和胃肠炎）及非 IgE 介导[358,359]。非 IgE 介导的食物过敏表现为亚急性或慢性自然病程，通常只累及胃肠道，包括三个主要临床类型：食物蛋白诱发性小肠结肠炎（food protein-induced enterocolitis，FPIES）、食物蛋白诱发性直肠结肠炎和食物蛋白诱发性肠病。FPIES 发生于婴儿，主要由于对牛乳、大豆和大米产生反应[359-361]。FPIES 患者在出生后一个月内通常会出现大量呕吐、腹泻和黑便。停止摄入致敏食物后，多数孩子在 3 岁前可以耐受此食物。食物蛋白诱发性直肠结肠炎是一种良性疾病，通常只发生在母乳喂养的婴儿，对母亲摄入的并出现于乳汁的食物变应原起反应。食物蛋白诱发性直肠结肠炎，即使未经治疗，通常可在 6 个月至 2 年内消退[362]。食物蛋白诱发性肠病发生在出生后第一个月，表现为慢性腹泻、脂肪泻、吸收不良及体重增加不足，这是由于对牛乳、大豆，以及较少见的鸡肉、大米和鱼发生反应而引起[359]。

牛乳和大豆蛋白不耐受

牛乳蛋白敏感性肠病（cow's milk protein-sensitive enteropathy，CMSE）的特征是由于对牛乳不耐受引起的持续性腹泻和吸收不良，发生于婴儿，偶见于学龄儿童[363,364]。在无牛乳饮食下，临床症状可改善，若重新接触牛乳蛋白可复发。CMSE 是一种非 IgE 介导的胃肠道食物过敏性疾病。对牛乳蛋白不耐受的婴儿常常对其他蛋白质也不耐受，包括大豆蛋白[365]。大豆蛋白不耐受的婴儿也可表现为持续性腹泻、结肠炎、肠黏膜平坦[366,367]。

牛乳不耐受婴儿的空肠活检组织学特征有部分绒毛萎缩、轻度 IEL 和固有层中包括浆细胞和嗜酸性粒细胞的慢性炎症细胞增多[363,368-372]。无牛乳饮食下，小肠黏膜在 3～13 个月可恢复正常[368]。在年龄较大的 CMSE 儿童，十二指肠球部淋巴结增生是典型内镜表现[364]。显微镜下十二指肠活检中可见淋巴滤泡，但无绒毛萎缩的证据[364]。

CMSE 的治疗方法是停止摄入牛乳和所有含有牛乳的食品，用不含牛乳的配方乳替代或深度水解配方乳或氨基酸配方乳替代[373]。饮食疗法是暂时的，大多数婴儿可在 1～4 岁恢复正常饮食[374,375]。

夸希奥科病（蛋白质热量营养不良）

定义

夸希奥科病（Kwashiorkor disease，KD）是蛋白质热量营养不良的一种类型，发生在婴儿或儿童，是在热量摄入充足的情况下蛋白质摄入不足而致。其特征是水肿、腹部膨隆、"斗牛犬"面容、皮炎和毛发稀疏、体重减轻、生长发育不良、易怒和嗜睡[376]。

临床特征

流行病学　KD 最常见于发展中国家或饥荒地区的儿童，在非洲很普遍[376]。KD 在发达国家极少见，主要原因是疏忽性的营养不足和因对配方乳或牛乳不耐受而有意识的蛋白质缺乏性饮食[377,378]。

发病机制　KD 发病机制尚不清楚，但在热量摄入充足的情况下，蛋白质摄入不足是通常接受的理论。十二指肠上皮和固有层的肠上皮细胞硫酸肝素蛋白聚糖（heparin sulfate proteoglycan，HSPG）和硫酸化糖胺聚糖（sulfated glycosaminoglycan，GAG）的表达均明显降低，这可能会导致蛋白质丢失性肠病从而引起水肿[379]。

临床表现　KD 的早期症状无特异性，包括易怒、疲劳、嗜睡、生长发育不良、肌肉含量流失、水肿、腹胀及蛋白质持续缺乏后发生的免疫力低下。患儿由于低白蛋白血症继发腹水及脂肪浸润致肝大而引起腹部巨大膨隆、特征性的"斗牛犬"眼、剥脱性或油漆脱落外观的皮炎和毛发稀疏[378]。KD 罕见情况下在成年人可继发于 Roux-en-Y 胃旁路手术[380]。

病理特征

KD 患者的空肠或十二指肠活检示部分或不完全绒毛萎缩、IEL 增加，以及固有层包括浆细胞、淋巴细胞和嗜酸性粒细胞的慢性炎症细胞增多[381,382]。小肠黏膜在治疗 12 个月后仍为异常，但在治疗 4～10 年后可显示正常结构[382,383]。

鉴别诊断

消瘦（marasmus）是由于饮食中热量的大量缺失而引起，其特征是显著消耗和体能活动减少，这与 KD 不同。

治疗与预后

KD 是最致命的营养不良疾病，流行地区的死亡率高达 25%～30%[384]。KD 治疗需要提高能量和蛋白质的摄入，但完全的生长潜力永远无法达到[377,378]。

碳水化合物吸收不良和二糖酶缺乏症

淀粉、二糖（蔗糖和乳糖）和葡萄糖是饮食中主要的碳水化合物，并以单糖形式在小肠吸收。碳水化合物被唾液和胰淀粉酶、胃酸和肠刷状缘二糖酶（麦芽糖酶、异麦芽糖酶、乳糖酶和糖化酶）消化成单糖（葡萄糖、半乳糖和果糖）。葡萄糖和半乳糖通过转运蛋白 SGLT1 被吸收，果糖通过自身载体（GLUT5）被吸收。这三类单糖都是通过一种共同的易化性糖转运蛋白（GLUT2）从肠上皮细胞进入门静脉血[385]。

由于存在唾液淀粉酶和肠刷状缘酶的补偿机制，由胰腺外分泌不足引起的复合碳水化合物吸收不良发生的可能性较小。肠刷状缘酶的异常与二糖的消化不良和吸收不良有关（乳糖不耐受、先天性乳糖酶缺乏、先天性蔗糖-异麦芽糖酶缺乏和先天性麦芽糖酶-葡萄糖淀粉酶缺乏），而 GLUT 缺陷会导致单糖吸收不良（先天性葡萄糖-半乳糖吸收不良、Fanconi-Bickel 综合征和果糖吸收不良）[283,385]。未被吸收的单糖可吸引水和电解质进入肠腔，引起渗透性腹泻，而未吸收的碳水化合物可作为肠道细菌的底物，产生脂肪酸和气体，导致腹胀和胀气。

乳糖酶不耐受

乳糖在肠刷状缘由乳糖酶水解为葡萄糖和半乳糖。在儿童期和青少年时期乳糖酶水平约降至婴儿水平的 10%。乳糖酶缺乏症可分为三类：先天性、原发性和继发性[385]。常见的症状有腹痛、腹泻、腹胀、恶心和胀气。继发性乳糖酶缺乏症和小肠疾病有关，如感染、乳糜泻和克罗恩病，是由于小肠的结构和功能变化而引起的。原发性乳糖酶缺乏症是乳糖不耐受的最常见类型，发生于有遗传基因的族裔人群中，有相对的或完全的乳糖酶缺乏。

先天性乳糖酶缺乏症

先天性乳糖酶缺乏症（congenital lactase deficiency）是一种罕见的发生于婴儿的常染色体隐性遗传疾病，由染色体 2q21 上的乳糖酶（LCT）基因突变引起，导致乳糖酶根皮苷水解酶（lactase phlorizin hydrolase）活性非常低[386,387]。在芬兰，先天性乳糖酶缺乏症的发病率为 1/60 000[386]。

先天性蔗糖-异麦芽糖酶缺乏症

先天性蔗糖-异麦芽糖酶缺乏症（congenital sucrose-isomaltase deficiency）是一种常染色体隐性遗传疾病，其特征是染色体 3q25~26 上的蔗糖-异麦芽糖酶（SI）基因存在遗传缺陷，导致无法消化蔗糖和其他碳水化合物[388,389]。欧洲后裔的发病率为 0.2%，格陵兰原住民的发病率为 5%~10%，阿拉斯加和加拿大的因纽特人发病率为 3%~7%[390]。去除或限制饮食中的蔗糖是快速缓解症状的疗法。

先天性麦芽糖酶-葡萄糖淀粉酶缺乏症

先天性麦芽糖酶-葡萄糖淀粉酶缺乏症（congenital maltase-glucoamylase deficiency）的特征是消化淀粉所需的麦芽糖酶-葡萄糖淀粉酶活性减少或缺乏，该病可独立存在或与乳糖酶或蔗糖-异麦芽糖酶缺乏症相关[391]。在染色体 7q34 上的麦芽糖酶-葡萄糖淀粉酶（MGAM）基因未发现突变[391]。

先天性葡萄糖-半乳糖吸收不良

先天性葡萄糖-半乳糖吸收不良（congenital glucose-galactose malabsorption）是一种罕见的常染色体隐性遗传疾病，其特征为婴儿的严重腹泻，是由于染色体 22q13.1 上钠/葡萄糖共转运蛋白 SLC5A1（SGLT1）基因突变引起，导致葡萄糖和半乳糖（而非果糖）吸收不良[392]。去除饮食中的葡萄糖和半乳糖可改善临床症状。果糖吸收不受影响，因此可被添加到不含碳水化合物的婴儿配方食品中。

Fanconi-Bickel 综合征

Fanconi-Bickel 综合征是一种罕见的常染色体隐性遗传疾病，其特征是糖原蓄积引起的肝大、葡萄糖和半乳糖不耐受、空腹低血糖、肾小管肾病、佝偻病和生长迟缓，这是由于染色体 3q26.2 上易化性葡萄糖转运蛋白基因 SLC2A2（GLUT2）突变而引起的[393]。

果糖吸收不良

由于 SLC2A5（GLUT5）基因缺陷导致的真正的果糖吸收不良尚未见报道[385]。果糖吸收不良被定义为在任何情况下游离果糖在能被小肠吸收之前而被腔内细菌发酵代谢[394]。在儿童和成人中，果糖吸收不良被认为是引起腹痛的原因之一。

胆汁酸吸收不良

定义

胆汁酸是在肝中由胆固醇合成的，95% 的两种初级胆汁酸（胆酸盐和鹅脱氧胆酸盐）是由微粒体胆固醇 7a-羟化酶（CYP7A1）通过经典途径生成的，然后与甘氨酸或牛磺酸结合，分泌入胆道系统。在末端回肠中，约 95% 的胆汁酸被主动重吸收并通过门静脉系统返回肝，称为肠肝循环。胆汁酸吸收不良（bile acid malabsorption，BAM）是由于末端回肠中胆汁酸的吸收受损，导致胆汁酸的正常肠肝循环中断，分泌的胆汁酸到达结肠的比例增加[395,396]。BAM 有三种类型[397]：1 型 BAM 发生在由于回肠切除、旁路或如克罗恩病的疾病引起的回肠功能障碍；2 型 BAM（原发性）发生在形态学正常的回肠，是由于回肠胆汁酸吸收缺陷或成纤维细胞生长因子（FGF）19 肠肝反馈机制缺陷引起[396,398]；3 型 BAM 继发于各种其他原因，如胆囊切除术、消化性溃疡手术、慢性胰腺炎、乳糜泻、小肠细菌过度生长和放射性肠炎。

临床特征

流行病学 BAM 是导致慢性腹泻的常见原因，存在于 50% 接受75 硒高胆酸牛磺酸检测（75SeHCAT）的慢性腹泻患者及 30% 的以腹泻为主的肠易激综合征患者[399]。约 1/3 的 BAM 患者为原发性（2 型）BAM[399]。

发病机制 二羟胆酸可刺激结肠液和电解质分泌从而引起腹泻。胆汁酸还可增加肠的通透性，损害肠黏膜的完整性，并增加肠道蠕动。严重的 BAM 会影响脂肪消化并导致脂肪泻[398]。已在少部分原发性 BAM 患者中发现回肠钠依赖性胆汁酸转运体（SLC10A2）基因突变[400]。回肠肠上皮细胞产生的 FGF19 可以下调肝细胞中的胆汁酸合成。已在原发性 BAM 患者中发现血清 FGF19 减少，且 FGF19 肠肝反馈机制缺陷[401]。

临床表现 水样腹泻、脂肪泻和其他胃肠道症状（如腹胀、便急和便失禁）是 BAM 的常见表现[396]。

粪胆汁酸 24 小时测量是 BAM 的确诊方法。然而这项检查令人不适，仅在少数研究型实验室中应用[396]。7 日75SeHCAT 是常用的临床检测，保留值超过 10%~15% 时可诊断 BAM[399]。BAM 的其他检测包括血清胆汁酸前体 7α-OH-4-胆甾烯-3-酮（7αC4）和 FGF19 的测量[395,396]。

治疗与预后

BAM 的治疗应是针对病因。低脂饮食和胆汁酸螯合剂，例如消胆胺、降胆宁和考来维仑可用于缓解无明确病因患者的临床症状[396]。

（王超 张钰 译 许晶虹 审）

参考文献

1. Dicke WK, Weijers HA, Van De Kamer JH. Coeliac disease. II. The presence in wheat of a factor having a deleterious effect in cases of coeliac disease. Acta Paediatr. 1953;42(1):34–42.
2. Ensari A. Gluten-sensitive enteropathy (celiac disease): controversies in diagnosis and classification. Arch Pathol Lab Med. 2010;134(6):826–36. https://doi.org/10.1043/1543–2165–134.6.826.
3. Walker MM, Murray JA. An update in the diagnosis of coeliac disease. Histopathology. 2011;59(2):166–79. https://doi.org/10.1111/j.1365–2559.2010.03680.x.
4. Lebwohl B, Sanders DS, Green PHR. Coeliac disease. Lancet. 2017; https://doi.org/10.1016/s0140–6736(17)31796–8.
5. Murray JA, Van Dyke C, Plevak MF, Dierkhising RA, Zinsmeister AR, Melton LJ 3rd. Trends in the identification and clinical features of celiac disease in a North American community, 1950–2001. Clin Gastroenterol Hepatol. 2003;1(1):19–27. https://doi.org/10.1053/jcgh.2003.50004.
6. Mustalahti K, Catassi C, Reunanen A, Fabiani E, Heier M, McMillan S, et al. The prevalence of celiac disease in Europe: results of a centralized, international mass screening project. Ann Med. 2010;42(8):587–95. https://doi.org/10.3109/07853890.2010.505931.
7. Rubio-Tapia A, Ludvigsson JF, Brantner TL, Murray JA, Everhart JE. The prevalence of celiac disease in the United States. Am J Gastroenterol. 2012;107(10):1538–44; quiz 7, 45. https://doi.org/10.1038/ajg.2012.219.
8. Walker MM, Murray JA, Ronkainen J, Aro P, Storskrubb T, D'Amato M, et al. Detection of celiac disease and lymphocytic enteropathy by parallel serology and histopathology in a population-based study. Gastroenterology. 2010;139(1):112–9. https://doi.org/10.1053/j.gastro.2010.04.007.
9. Dube C, Rostom A, Sy R, Cranney A, Saloojee N, Garritty C, et al. The prevalence of celiac disease in average-risk and at-risk Western European populations: a systematic review. Gastroenterology. 2005;128(4 Suppl 1):S57–67.
10. Marild K, Stephansson O, Grahnquist L, Cnattingius S, Soderman G, Ludvigsson JF. Down syndrome is associated with elevated risk of celiac disease: a nationwide case-control study. J Pediatr. 2013;163(1):237–42. https://doi.org/10.1016/j.jpeds.2012.12.087.
11. Gillett PM, Gillett HR, Israel DM, Metzger DL, Stewart L, Chanoine JP, et al. Increased prevalence of celiac disease in girls with Turner syndrome detected using antibodies to endomysium and tissue transglutaminase. Can J Gastroenterol. 2000;14(11):915–8.
12. Giannotti A, Tiberio G, Castro M, Virgilii F, Colistro F, Ferretti F, et al. Coeliac disease in Williams syndrome. J Med Genet. 2001;38(11):767–8.
13. Rutherford RM, Brutsche MH, Kearns M, Bourke M, Stevens F, Gilmartin JJ. Prevalence of coeliac disease in patients with sarcoidosis. Eur J Gastroenterol Hepatol. 2004;16(9):911–5.
14. Welander A, Tjernberg AR, Montgomery SM, Ludvigsson J, Ludvigsson JF. Infectious disease and risk of later celiac disease in childhood. Pediatrics. 2010;125(3):e530–6. https://doi.org/10.1542/peds.2009–1200.
15. Riddle MS, Murray JA, Porter CK. The incidence and risk of celiac disease in a healthy US adult population. Am J Gastroenterol. 2012;107(8):1248–55. https://doi.org/10.1038/ajg.2012.130.
16. Sollid LM, Markussen G, Ek J, Gjerde H, Vartdal F, Thorsby E. Evidence for a primary association of celiac disease to a particular HLA-DQ alpha/beta heterodimer. J Exp Med. 1989;169(1):345–50.
17. Sollid LM, Thorsby E. The primary association of celiac disease to a given HLA-DQ alpha/beta heterodimer explains the divergent HLA-DR associations observed in various Caucasian populations. Tissue Antigens. 1990;36(3):136–7.
18. Hadithi M, von Blomberg BM, Crusius JB, Bloemena E, Kostense PJ, Meijer JW, et al. Accuracy of serologic tests and HLA-DQ typing for diagnosing celiac disease. Ann Intern Med. 2007;147(5):294–302.
19. Schuppan D, Junker Y, Barisani D. Celiac disease: from pathogenesis to novel therapies. Gastroenterology. 2009;137(6):1912–33. https://doi.org/10.1053/j.gastro.2009.09.008.
20. Dieterich W, Ehnis T, Bauer M, Donner P, Volta U, Riecken EO, et al. Identification of tissue transglutaminase as the autoantigen of celiac disease. Nat Med. 1997;3(7):797–801.
21. Rashtak S, Ettore MW, Homburger HA, Murray JA. Comparative usefulness of deamidated gliadin antibodies in the diagnosis of celiac disease. Clin Gastroenterol Hepatol. 2008;6(4):426–32; quiz 370. https://doi.org/10.1016/j.cgh.2007.12.030.
22. Sulkanen S, Halttunen T, Laurila K, Kolho KL, Korponay-Szabo IR, Sarnesto A, et al. Tissue transglutaminase autoantibody enzyme-linked immunosorbent assay in detecting celiac disease. Gastroenterology. 1998;115(6):1322–8.
23. Ludvigsson JF, Leffler DA, Bai JC, Biagi F, Fasano A, Green PH, et al. The Oslo definitions for coeliac disease and related terms. Gut. 2013;62(1):43–52. https://doi.org/10.1136/gutjnl-2011–301346.
24. Grisolano SW, Oxentenko AS, Murray JA, Burgart LJ, Dierkhising RA, Alexander JA. The usefulness of routine small bowel biopsies in evaluation of iron deficiency anemia. J Clin Gastroenterol. 2004;38(9):756–60.
25. Dickey W. Low serum vitamin B12 is common in coeliac disease and is not due to autoimmune gastritis. Eur J Gastroenterol Hepatol. 2002;14(4):425–7.
26. Blazina S, Bratanic N, Campa AS, Blagus R, Orel R. Bone mineral density and importance of strict gluten-free diet in children and adolescents with celiac disease. Bone. 2010;47(3):598–603. https://doi.org/10.1016/j.bone.2010.06.008.
27. Dickey W, Hughes D. Prevalence of celiac disease and its endoscopic markers among patients having routine upper gastrointestinal endoscopy. Am J Gastroenterol. 1999;94(8):2182–6. https://doi.org/10.1111/j.1572–0241.1999.01348.x.
28. Oxentenko AS, Grisolano SW, Murray JA, Burgart LJ, Dierkhising RA, Alexander JA. The insensitivity of endoscopic markers in celiac disease. Am J Gastroenterol. 2002;97(4):933–8. https://doi.org/10.1111/j.1572–0241.2002.05612.x.
29. Ravelli A, Bolognini S, Gambarotti M, Villanacci V. Variability of histologic lesions in relation to biopsy site in gluten-sensitive enteropathy. Am J Gastroenterol. 2005;100(1):177–85. https://doi.org/10.1111/j.1572–0241.2005.40669.x.
30. Ravelli A, Villanacci V, Monfredini C, Martinazzi S, Grassi V, Manenti S. How patchy is patchy villous atrophy?: distribution pattern of histological lesions in the duodenum of children with celiac disease. Am J Gastroenterol. 2010;105(9):2103–10. https://doi.org/10.1038/ajg.2010.153.
31. Bonamico M, Mariani P, Thanasi E, Ferri M, Nenna R, Tiberti C, et al. Patchy villous atrophy of the duodenum in childhood celiac disease. J Pediatr Gastroenterol Nutr. 2004;38(2):204–7.
32. Hopper AD, Cross SS, Sanders DS. Patchy villous atrophy in adult patients with suspected gluten-sensitive enteropathy: is a multiple duodenal biopsy strategy appropriate? Endoscopy. 2008;40(3):219–24. https://doi.org/10.1055/s-2007–995361.
33. Mooney PD, Kurien M, Evans KE, Rosario E, Cross SS, Vergani P, et al. Clinical and immunologic features of ultra-short celiac disease. Gastroenterology. 2016;150(5):1125–34. https://doi.org/10.1053/j.gastro.2016.01.029.
34. Evans KE, Aziz I, Cross SS, Sahota GR, Hopper AD, Hadjivassiliou M, et al. A prospective study of duodenal bulb biopsy in newly diagnosed and established adult celiac disease. Am J Gastroenterol. 2011;106(10):1837–742. https://doi.org/10.1038/ajg.2011.171.
35. Gonzalez S, Gupta A, Cheng J, Tennyson C, Lewis SK, Bhagat G, et al. Prospective study of the role of duodenal bulb biopsies in the diagnosis of celiac disease. Gastrointest Endosc. 2010;72(4):758–65. https://doi.org/10.1016/j.gie.2010.06.026.
36. Bonamico M, Thanasi E, Mariani P, Nenna R, Luparia RP, Barbera C, et al. Duodenal bulb biopsies in celiac disease: a multicenter study. J Pediatr Gastroenterol Nutr. 2008;47(5):618–22.
37. Rubio-Tapia A, Hill ID, Kelly CP, Calderwood AH, Murray

JA. American College of G. ACG clinical guidelines: diagnosis and management of celiac disease. Am J Gastroenterol. 2013;108(5):656–76; quiz 77. https://doi.org/10.1038/ajg.2013.79.

38. Conrad K, Roggenbuck D, Ittenson A, Reinhold D, Buettner T, Laass MW. A new dot immunoassay for simultaneous detection of celiac specific antibodies and IgA-deficiency. Clin Chem Lab Med. 2012;50(2):337–43. https://doi.org/10.1515/cclm.2011.760.

39. Lewis NR, Scott BB. Meta-analysis: deamidated gliadin peptide antibody and tissue transglutaminase antibody compared as screening tests for coeliac disease. Aliment Pharmacol Ther. 2010;31(1):73–81. https://doi.org/10.1111/j.1365–2036.2009.04110.x.

40. Kaukinen K, Partanen J, Maki M, Collin P. HLA-DQ typing in the diagnosis of celiac disease. Am J Gastroenterol. 2002;97(3):695–9. https://doi.org/10.1111/j.1572–0241.2002.05471.x.

41. Husby S, Koletzko S, Korponay-Szabo IR, Mearin ML, Phillips A, Shamir R, et al. European Society for Pediatric Gastroenterology, Hepatology, and Nutrition guidelines for the diagnosis of coeliac disease. J Pediatr Gastroenterol Nutr. 2012;54(1):136–60. https://doi.org/10.1097/MPG.0b013e31821a23d0.

42. Werkstetter KJ, Korponay-Szabo IR, Popp A, Villanacci V, Salemme M, Heilig G, et al. Accuracy in diagnosis of celiac disease without biopsies in clinical practice. Gastroenterology. 2017;153(4):924–35. https://doi.org/10.1053/j.gastro.2017.06.002.

43. Serra S, Jani PA. An approach to duodenal biopsies. J Clin Pathol. 2006;59(11):1133–50. https://doi.org/10.1136/jcp.2005.031260.

44. Goldstein NS, Underhill J. Morphologic features suggestive of gluten sensitivity in architecturally normal duodenal biopsy specimens. Am J Clin Pathol. 2001;116(1):63–71. https://doi.org/10.1309/5prj-cm0u-6kld-6kcm.

45. Biagi F, Luinetti O, Campanella J, Klersy C, Zambelli C, Villanacci V, et al. Intraepithelial lymphocytes in the villous tip: do they indicate potential coeliac disease? J Clin Pathol. 2004;57(8):835–9. https://doi.org/10.1136/jcp.2003.013607.

46. Dickey W, Hughes DF. Histology of the terminal ileum in coeliac disease. Scand J Gastroenterol. 2004;39(7):665–7. https://doi.org/10.1080/00365520410004901.

47. Brown IS, Smith J, Rosty C. Gastrointestinal pathology in celiac disease: a case series of 150 consecutive newly diagnosed patients. Am J Clin Pathol. 2012;138(1):42–9. https://doi.org/10.1309/ajcpe89zpvjtspwl.

48. Hopper AD, Hurlstone DP, Leeds JS, McAlindon ME, Dube AK, Stephenson TJ, et al. The occurrence of terminal ileal histological abnormalities in patients with coeliac disease. Dig Liver Dis. 2006;38(11):815–9. https://doi.org/10.1016/j.dld.2006.04.003.

49. Marsh MN. Gluten, major histocompatibility complex, and the small intestine. A molecular and immunobiologic approach to the spectrum of gluten sensitivity ('celiac sprue'). Gastroenterology. 1992;102(1):330–54.

50. Oberhuber G, Granditsch G, Vogelsang H. The histopathology of coeliac disease: time for a standardized report scheme for pathologists. Eur J Gastroenterol Hepatol. 1999;11(10):1185–94.

51. Corazza GR, Villanacci V. Coeliac disease. J Clin Pathol. 2005;58(6):573–4. https://doi.org/10.1136/jcp.2004.023978.

52. Wolber R, Owen D, Freeman H. Colonic lymphocytosis in patients with celiac sprue. Hum Pathol. 1990;21(11):1092–6.

53. Green PH, Yang J, Cheng J, Lee AR, Harper JW, Bhagat G. An association between microscopic colitis and celiac disease. Clin Gastroenterol Hepatol. 2009;7(11):1210–6. https://doi.org/10.1016/j.cgh.2009.07.011.

54. Stewart M, Andrews CN, Urbanski S, Beck PL, Storr M. The association of coeliac disease and microscopic colitis: a large population-based study. Aliment Pharmacol Ther. 2011;33(12):1340–9. https://doi.org/10.1111/j.1365–2036.2011.04666.x.

55. Matteoni CA, Goldblum JR, Wang N, Brzezinski A, Achkar E, Soffer EE. Celiac disease is highly prevalent in lymphocytic colitis. J Clin Gastroenterol. 2001;32(3):225–7.

56. Vigren L, Tysk C, Strom M, Kilander AF, Hjortswang H, Bohr J, et al. Celiac disease and other autoimmune diseases in patients with collagenous colitis. Scand J Gastroenterol. 2013;48(8):944–50.

https://doi.org/10.3109/00365521.2013.805809.

57. Prasad KK, Thapa BR, Lal S, Sharma AK, Nain CK, Singh K. Lymphocytic gastritis and celiac disease in indian children: evidence of a positive relation. J Pediatr Gastroenterol Nutr. 2008;47(5):568–72.

58. De Giacomo C, Gianatti A, Negrini R, Perotti P, Bawa P, Maggiore G, et al. Lymphocytic gastritis: a positive relationship with celiac disease. J Pediatr. 1994;124(1):57–62.

59. Wu TT, Hamilton SR. Lymphocytic gastritis: association with etiology and topology. Am J Surg Pathol. 1999;23(2):153–8.

60. Patterson ER, Shmidt E, Oxentenko AS, Enders FT, Smyrk TC. Normal villous architecture with increased intraepithelial lymphocytes: a duodenal manifestation of Crohn disease. Am J Clin Pathol. 2015;143(3):445–50. https://doi.org/10.1309/ajcpbkqnd4shvx9q.

61. Brown I, Mino-Kenudson M, Deshpande V, Lauwers GY. Intraepithelial lymphocytosis in architecturally preserved proximal small intestinal mucosa: an increasing diagnostic problem with a wide differential diagnosis. Arch Pathol Lab Med. 2006;130(7):1020–5. https://doi.org/10.1043/1543–2165(2006)130[1020:iliapp]2.0.co;2.

62. Kakar S, Nehra V, Murray JA, Dayharsh GA, Burgart LJ. Significance of intraepithelial lymphocytosis in small bowel biopsy samples with normal mucosal architecture. Am J Gastroenterol. 2003;98(9):2027–33. https://doi.org/10.1111/j.1572–0241.2003.07631.x.

63. Mino M, Lauwers GY. Role of lymphocytic immunophenotyping in the diagnosis of gluten-sensitive enteropathy with preserved villous architecture. Am J Surg Pathol. 2003;27(9):1237–42.

64. Memeo L, Jhang J, Hibshoosh H, Green PH, Rotterdam H, Bhagat G. Duodenal intraepithelial lymphocytosis with normal villous architecture: common occurrence in H. pylori gastritis. Mod Pathol. 2005;18(8):1134–44. https://doi.org/10.1038/modpathol.3800404.

65. Rubio-Tapia A, Murray JA. Classification and management of refractory coeliac disease. Gut. 2010;59(4):547–57. https://doi.org/10.1136/gut.2009.195131.

66. Rubio-Tapia A, Herman ML, Ludvigsson JF, Kelly DG, Mangan TF, Wu TT, et al. Severe spruelike enteropathy associated with olmesartan. Mayo Clin Proc. 2012;87(8):732–8. https://doi.org/10.1016/j.mayocp.2012.06.003.

67. Jeffers MD, Hourihane DO. Coeliac disease with histological features of peptic duodenitis: value of assessment of intraepithelial lymphocytes. J Clin Pathol. 1993;46(5):420–4.

68. Brown IS, Bettington A, Bettington M, Rosty C. Self-limited coeliac-like enteropathy: a series of 18 cases highlighting another coeliac disease mimic. Histopathology. 2016;68(2):254–61. https://doi.org/10.1111/his.12752.

69. Ludvigsson JF, Bai JC, Biagi F, Card TR, Ciacci C, Ciclitira PJ, et al. Diagnosis and management of adult coeliac disease: guidelines from the British Society of Gastroenterology. Gut. 2014;63(8):1210–28. https://doi.org/10.1136/gutjnl-2013–306578.

70. Leffler DA, Dennis M, Hyett B, Kelly E, Schuppan D, Kelly CP. Etiologies and predictors of diagnosis in nonresponsive celiac disease. Clin Gastroenterol Hepatol. 2007;5(4):445–50. https://doi.org/10.1016/j.cgh.2006.12.006.

71. Abdulkarim AS, Burgart LJ, See J, Murray JA. Etiology of nonresponsive celiac disease: results of a systematic approach. Am J Gastroenterol. 2002;97(8):2016–21. https://doi.org/10.1111/j.1572–0241.2002.05917.x.

72. Roshan B, Leffler DA, Jamma S, Dennis M, Sheth S, Falchuk K, et al. The incidence and clinical spectrum of refractory celiac disease in a north american referral center. Am J Gastroenterol. 2011;106(5):923–8. https://doi.org/10.1038/ajg.2011.104.

73. Nachman F, Sugai E, Vazquez H, Gonzalez A, Andrenacci P, Niveloni S, et al. Serological tests for celiac disease as indicators of long-term compliance with the gluten-free diet. Eur J Gastroenterol Hepatol. 2011;23(6):473–80. https://doi.org/10.1097/MEG.0b013e328346e0f1.

74. Silvester JA, Kurada S, Szwajcer A, Kelly CP, Leffler DA, Duerksen DR. Tests for serum transglutaminase and endomysial antibodies do not detect most patients with celiac disease and

persistent villous atrophy on gluten-free diets: a meta-analysis. Gastroenterology. 2017;153(3):689–701.e1. https://doi.org/10.1053/j.gastro.2017.05.015.

75. Rubio-Tapia A, Rahim MW, See JA, Lahr BD, Wu TT, Murray JA. Mucosal recovery and mortality in adults with celiac disease after treatment with a gluten-free diet. Am J Gastroenterol. 2010;105(6):1412–20. https://doi.org/10.1038/ajg.2010.10.

76. Lanzini A, Lanzarotto F, Villanacci V, Mora A, Bertolazzi S, Turini D, et al. Complete recovery of intestinal mucosa occurs very rarely in adult coeliac patients despite adherence to gluten-free diet. Aliment Pharmacol Ther. 2009;29(12):1299–308. https://doi.org/10.1111/j.1365–2036.2009.03992.x.

77. Wahab PJ, Meijer JW, Mulder CJ. Histologic follow-up of people with celiac disease on a gluten-free diet: slow and incomplete recovery. Am J Clin Pathol. 2002;118(3):459–63. https://doi.org/10.1309/evxt-851x-whlc-rlx9.

78. Kaukinen K, Peraaho M, Lindfors K, Partanen J, Woolley N, Pikkarainen P, et al. Persistent small bowel mucosal villous atrophy without symptoms in coeliac disease. Aliment Pharmacol Ther. 2007;25(10):1237–45. https://doi.org/10.1111/j.1365–2036.2007.03311.x.

79. Rubio-Tapia A, Kelly DG, Lahr BD, Dogan A, Wu TT, Murray JA. Clinical staging and survival in refractory celiac disease: a single center experience. Gastroenterology. 2009;136(1):99–107; quiz 352–3. https://doi.org/10.1053/j.gastro.2008.10.013.

80. Malamut G, Afchain P, Verkarre V, Lecomte T, Amiot A, Damotte D, et al. Presentation and long-term follow-up of refractory celiac disease: comparison of type I with type II. Gastroenterology. 2009;136(1):81–90. https://doi.org/10.1053/j.gastro.2008.09.069.

81. Leslie LA, Lebwohl B, Neugut AI, Gregory Mears J, Bhagat G, Green PH. Incidence of lymphoproliferative disorders in patients with celiac disease. Am J Hematol. 2012;87(8):754–9. https://doi.org/10.1002/ajh.23237.

82. Olen O, Askling J, Ludvigsson JF, Hildebrand H, Ekbom A, Smedby KE. Coeliac disease characteristics, compliance to a gluten free diet and risk of lymphoma by subtype. Dig Liver Dis. 2011;43(11):862–8. https://doi.org/10.1016/j.dld.2011.07.012.

83. Elfstrom P, Granath F, Ye W, Ludvigsson JF. Low risk of gastrointestinal cancer among patients with celiac disease, inflammation, or latent celiac disease. Clin Gastroenterol Hepatol. 2012;10(1):30–6. https://doi.org/10.1016/j.cgh.2011.06.029.

84. Ludvigsson JF, Montgomery SM, Ekbom A, Brandt L, Granath F. Small-intestinal histopathology and mortality risk in celiac disease. JAMA. 2009;302(11):1171–8. https://doi.org/10.1001/jama.2009.1320.

85. Biagi F, Corazza GR. Defining gluten refractory enteropathy. Eur J Gastroenterol Hepatol. 2001;13(5):561–5.

86. West J. Celiac disease and its complications: a time traveller's perspective. Gastroenterology. 2009;136(1):32–4. https://doi.org/10.1053/j.gastro.2008.11.026.

87. Malamut G, Cellier C. Refractory coeliac disease. Curr Opin Oncol. 2013;25(5):445–51. https://doi.org/10.1097/01.cco.0000432526.47228.b6.

88. Caruso R, Marafini I, Sedda S, Del Vecchio Blanco G, Giuffrida P, MacDonald TT, et al. Analysis of the cytokine profile in the duodenal mucosa of refractory celiac disease patients. Clin Sci (Lond). 2014;126(6):451–8. https://doi.org/10.1042/cs20130478.

89. Sedda S, De Simone V, Marafini I, Bevivino G, Izzo R, Paoluzi OA, et al. High Smad7 sustains inflammatory cytokine response in refractory coeliac disease. Immunology. 2017;150(3):356–63. https://doi.org/10.1111/imm.12690.

90. Verkarre V, Romana SP, Cellier C, Asnafi V, Mention JJ, Barbe U, et al. Recurrent partial trisomy 1q22-q44 in clonal intraepithelial lymphocytes in refractory celiac sprue. Gastroenterology. 2003;125(1):40–6.

91. Daum S, Cellier C, Mulder CJ. Refractory coeliac disease. Best Pract Res Clin Gastroenterol. 2005;19(3):413–24. https://doi.org/10.1016/j.bpg.2005.02.001.

92. Daum S, Ipczynski R, Schumann M, Wahnschaffe U, Zeitz M,

Ullrich R. High rates of complications and substantial mortality in both types of refractory sprue. Eur J Gastroenterol Hepatol. 2009;21(1):66–70. https://doi.org/10.1097/MEG.0b013e328307c20c.

93. Patey-Mariaud De Serre N, Cellier C, Jabri B, Delabesse E, Verkarre V, Roche B, et al. Distinction between coeliac disease and refractory sprue: a simple immunohistochemical method. Histopathology. 2000;37(1):70–7.

94. Verbeek WH, Goerres MS, von Blomberg BM, Oudejans JJ, Scholten PE, Hadithi M, et al. Flow cytometric determination of aberrant intra-epithelial lymphocytes predicts T-cell lymphoma development more accurately than T-cell clonality analysis in Refractory Celiac Disease. Clin Immunol. 2008;126(1):48–56. https://doi.org/10.1016/j.clim.2007.09.002.

95. de Mascarel A, Belleannee G, Stanislas S, Merlio C, Parrens M, Laharie D, et al. Mucosal intraepithelial T-lymphocytes in refractory celiac disease: a neoplastic population with a variable CD8 phenotype. Am J Surg Pathol. 2008;32(5):744–51. https://doi.org/10.1097/PAS.0b013e318159b478.

96. Zivny J, Banner BF, Agrawal S, Pihan G, Barnard GF. CD4+ T-cell lymphoproliferative disorder of the gut clinically mimicking celiac sprue. Dig Dis Sci. 2004;49(4):551–5.

97. Matnani R, Ganapathi KA, Lewis SK, Green PH, Alobeid B, Bhagat G. Indolent T- and NK-cell lymphoproliferative disorders of the gastrointestinal tract: a review and update. Hematol Oncol. 2017;35(1):3–16. https://doi.org/10.1002/hon.2317.

98. Margolskee E, Jobanputra V, Lewis SK, Alobeid B, Green PH, Bhagat G. Indolent small intestinal CD4+ T-cell lymphoma is a distinct entity with unique biologic and clinical features. PLoS One. 2013;8(7):e68343. https://doi.org/10.1371/journal.pone.0068343.

99. Malamut G, Meresse B, Kaltenbach S, Derrieux C, Verkarre V, Macintyre E, et al. Small intestinal CD4+ T-cell lymphoma is a heterogenous entity with common pathology features. Clin Gastroenterol Hepatol. 2014;12(4):599–608.e1. https://doi.org/10.1016/j.cgh.2013.11.028.

100. Sharma A, Oishi N, Boddicker RL, Hu G, Benson HK, Ketterling RP, et al. Recurrent STAT3-JAK2 fusions in indolent T-cell lymphoproliferative disorder of the gastrointestinal tract. Blood. 2018;131(20):2262–6. https://doi.org/10.1182/blood-2018–01–830968.

101. Al-Toma A, Verbeek WH, Hadithi M, von Blomberg BM, Mulder CJ. Survival in refractory coeliac disease and enteropathy-associated T-cell lymphoma: retrospective evaluation of single-centre experience. Gut. 2007;56(10):1373–8. https://doi.org/10.1136/gut.2006.114512.

102. Brar P, Lee S, Lewis S, Egbuna I, Bhagat G, Green PH. Budesonide in the treatment of refractory celiac disease. Am J Gastroenterol. 2007;102(10):2265–9. https://doi.org/10.1111/j.1572–0241.2007.01380.x.

103. Al-Toma A, Goerres MS, Meijer JW, von Blomberg BM, Wahab PJ, Kerckhaert JA, et al. Cladribine therapy in refractory celiac disease with aberrant T cells. Clin Gastroenterol Hepatol. 2006;4(11):1322–7; quiz 00. https://doi.org/10.1016/j.cgh.2006.07.007.

104. Maguire AA, Greenson JK, Lauwers GY, Ginsburg RE, Williams GT, Brown IS, et al. Collagenous sprue: a clinicopathologic study of 12 cases. Am J Surg Pathol. 2009;33(10):1440–9. https://doi.org/10.1097/PAS.0b013e3181ae2545.

105. Vakiani E, Arguelles-Grande C, Mansukhani MM, Lewis SK, Rotterdam H, Green PH, et al. Collagenous sprue is not always associated with dismal outcomes: a clinicopathological study of 19 patients. Mod Pathol. 2010;23(1):12–26. https://doi.org/10.1038/modpathol.2009.151.

106. Rubio-Tapia A, Talley NJ, Gurudu SR, Wu TT, Murray JA. Gluten-free diet and steroid treatment are effective therapy for most patients with collagenous sprue. Clin Gastroenterol Hepatol. 2010;8(4):344–9.e3. https://doi.org/10.1016/j.cgh.2009.12.023.

107. Zhao X, Johnson RL. Collagenous sprue: a rare, severe small-bowel malabsorptive disorder. Arch Pathol Lab Med. 2011;135(6):803–9. https://doi.org/10.1043/2010–0028-rs.1.

108. Schein J. Syndrome on non tropical sprue with hitherto undescribed lesions of the intestine. Gastroenterology. 1947;8(4):438–60.

109. Weinstein WM, Saunders DR, Tytgat GN, Rubin CE. Collagenous sprue—an unrecognized type of malabsorption. N Engl J Med. 1970;283(24):1297–301. https://doi.org/10.1056/nejm197012102832401.

110. Robert ME, Ament ME, Weinstein WM. The histologic spectrum and clinical outcome of refractory and unclassified sprue. Am J Surg Pathol. 2000;24(5):676–87.

111. Schoolmeester JK, Jenkins SM, Murray JA, Wu TT, Chandan VS. Increased immunoglobulin G4-positive plasma cells in collagenous sprue. Hum Pathol. 2013;44(8):1624–9. https://doi.org/10.1016/j.humpath.2013.01.013.

112. Daum S, Foss HD, Schuppan D, Riecken EO, Zeitz M, Ullrich R. Synthesis of collagen I in collagenous sprue. Clin Gastroenterol Hepatol. 2006;4(10):1232–6. https://doi.org/10.1016/j.cgh.2006.07.003.

113. Cellier C, Delabesse E, Helmer C, Patey N, Matuchansky C, Jabri B, et al. Refractory sprue, coeliac disease, and enteropathy-associated T-cell lymphoma. French Coeliac Disease Study Group. Lancet. 2000;356(9225):203–8.

114. Bossart R, Henry K, Doe WF, Booth CC. Proceedings: collagenous basement membrane thickening in jejunal biopsies from patients with adult coeliac disease. Gut. 1974;15(4):338.

115. Robert ME. Gluten sensitive enteropathy and other causes of small intestinal lymphocytosis. Semin Diagn Pathol. 2005;22(4):284–94.

116. Freeman HJ, Webber DL. Free perforation of the small intestine in collagenous sprue. World J Gastroenterol. 2009;15(35):4446–8.

117. Leonard J, Haffenden G, Tucker W, Unsworth J, Swain F, McMinn R, et al. Gluten challenge in dermatitis herpetiformis. N Engl J Med. 1983;308(14):816–9. https://doi.org/10.1056/nejm198304073081406.

118. Reunala T, Salmi TT, Hervonen K. Dermatitis herpetiformis: pathognomonic transglutaminase IgA deposits in the skin and excellent prognosis on a gluten-free diet. Acta Derm Venereol. 2015;95(8):917–22. https://doi.org/10.2340/00015555–2162.

119. Sardy M, Karpati S, Merkl B, Paulsson M, Smyth N. Epidermal transglutaminase (TGase 3) is the autoantigen of dermatitis herpetiformis. J Exp Med. 2002;195(6):747–57.

120. Karpati S. Dermatitis herpetiformis. Clin Dermatol. 2012;30(1):56–9. https://doi.org/10.1016/j.clindermatol.2011.03.010.

121. Rose C, Armbruster FP, Ruppert J, Igl BW, Zillikens D, Shimanovich I. Autoantibodies against epidermal transglutaminase are a sensitive diagnostic marker in patients with dermatitis herpetiformis on a normal or gluten-free diet. J Am Acad Dermatol. 2009;61(1):39–43. https://doi.org/10.1016/j.jaad.2008.12.037.

122. van de Staak WJ, van Tongeren JH. Dermatitis herpetiformis and pathological changes of the mucous membrane of the small intestine. Dermatologica. 1970;140(4):231–41.

123. Brow JR, Parker F, Weinstein WM, Rubin CE. The small intestinal mucosa in dermatitis herpetiformis. I. Severity and distribution of the small intestinal lesion and associated malabsorption. Gastroenterology. 1971;60(3):355–61.

124. Collin P, Salmi TT, Hervonen K, Kaukinen K, Reunala T. Dermatitis herpetiformis: a cutaneous manifestation of coeliac disease. Ann Med. 2017;49(1):23–31. https://doi.org/10.1080/07853890.2016.1222450.

125. Hervonen K, Alakoski A, Salmi TT, Helakorpi S, Kautiainen H, Kaukinen K, et al. Reduced mortality in dermatitis herpetiformis: a population-based study of 476 patients. Br J Dermatol. 2012;167(6):1331–7. https://doi.org/10.1111/j.1365–2133.2012.11105.x.

126. Lewis HM, Renaula TL, Garioch JJ, Leonard JN, Fry JS, Collin P, et al. Protective effect of gluten-free diet against development of lymphoma in dermatitis herpetiformis. Br J Dermatol. 1996;135(3):363–7.

127. Hervonen K, Vornanen M, Kautiainen H, Collin P, Reunala T. Lymphoma in patients with dermatitis herpetiformis and their first-degree relatives. Br J Dermatol. 2005;152(1):82–6. https://doi.org/10.1111/j.1365–2133.2005.06345.x.

128. Grainge MJ, West J, Solaymani-Dodaran M, Card TR, Logan RF. The long-term risk of malignancy following a diagnosis of coeliac disease or dermatitis herpetiformis: a cohort study. Aliment Pharmacol Ther. 2012;35(6):730–9. https://doi.org/10.1111/j.1365–2036.2012.04998.x.

129. Yel L. Selective IgA deficiency. J Clin Immunol. 2010;30(1):10–6. https://doi.org/10.1007/s10875–009–9357-x.

130. Yazdani R, Azizi G, Abolhassani H, Aghamohammadi A. Selective IgA deficiency: epidemiology, pathogenesis, clinical phenotype, diagnosis, prognosis and management. Scand J Immunol. 2017;85(1):3–12. https://doi.org/10.1111/sji.12499.

131. Burrows PD, Cooper MD. IgA deficiency. Adv Immunol. 1997;65:245–76.

132. Abolhassani H, Gharib B, Shahinpour S, Masoom SN, Havaei A, Mirminachi B, et al. Autoimmunity in patients with selective IgA deficiency. J Investig Allergol Clin Immunol. 2015;25(2):112–9.

133. Cataldo F, Marino V, Ventura A, Bottaro G, Corazza GR. Prevalence and clinical features of selective immunoglobulin A deficiency in coeliac disease: an Italian multicentre study. Italian Society of Paediatric Gastroenterology and Hepatology (SIGEP) and "Club del Tenue" Working Groups on Coeliac Disease. Gut. 1998;42(3):362–5.

134. Chow MA, Lebwohl B, Reilly NR, Green PH. Immunoglobulin A deficiency in celiac disease. J Clin Gastroenterol. 2012;46(10):850–4. https://doi.org/10.1097/MCG.0b013e31824b2277.

135. Woof JM, Kerr MA. The function of immunoglobulin A in immunity. J Pathol. 2006;208(2):270–82. https://doi.org/10.1002/path.1877.

136. Macpherson AJ, Geuking MB, McCoy KD. Immune responses that adapt the intestinal mucosa to commensal intestinal bacteria. Immunology. 2005;115(2):153–62. https://doi.org/10.1111/j.1365–2567.2005.02159.x.

137. Wang Z, Yunis D, Irigoyen M, Kitchens B, Bottaro A, Alt FW, et al. Discordance between IgA switching at the DNA level and IgA expression at the mRNA level in IgA-deficient patients. Clin Immunol. 1999;91(3):263–70. https://doi.org/10.1006/clim.1999.4702.

138. Brandtzaeg P, Karlsson G, Hansson G, Petruson B, Bjorkander J, Hanson LA. The clinical condition of IgA-deficient patients is related to the proportion of IgD- and IgM-producing cells in their nasal mucosa. Clin Exp Immunol. 1987;67(3):626–36.

139. Castigli E, Wilson SA, Garibyan L, Rachid R, Bonilla F, Schneider L, et al. TACI is mutant in common variable immunodeficiency and IgA deficiency. Nat Genet. 2005;37(8):829–34. https://doi.org/10.1038/ng1601.

140. Rachid R, Castigli E, Geha RS, Bonilla FA. TACI mutation in common variable immunodeficiency and IgA deficiency. Curr Allergy Asthma Rep. 2006;6(5):357–62.

141. Haimila K, Einarsdottir E, de Kauwe A, Koskinen LL, Pan-Hammarstrom Q, Kaartinen T, et al. The shared CTLA4-ICOS risk locus in celiac disease, IgA deficiency and common variable immunodeficiency. Genes Immun. 2009;10(2):151–61. https://doi.org/10.1038/gene.2008.89.

142. Jacob CM, Pastorino AC, Fahl K, Carneiro-Sampaio M, Monteiro RC. Autoimmunity in IgA deficiency: revisiting the role of IgA as a silent housekeeper. J Clin Immunol. 2008;28(Suppl 1):S56–61. https://doi.org/10.1007/s10875–007–9163–2.

143. Singh K, Chang C, Gershwin ME. IgA deficiency and autoimmunity. Autoimmun Rev. 2014;13(2):163–77. https://doi.org/10.1016/j.autrev.2013.10.005.

144. Yazdani R, Latif A, Tabassomi F, Abolhassani H, Azizi G, Rezaei N, et al. Clinical phenotype classification for selective immunoglobulin A deficiency. Expert Rev Clin Immunol. 2015;11(11):1245–54. https://doi.org/10.1586/1744666x.2015.1081565.

145. Wang N, Shen N, Vyse TJ, Anand V, Gunnarson I, Sturfelt

G, et al. Selective IgA deficiency in autoimmune diseases. Mol Med. 2011;17(11–12):1383–96. https://doi.org/10.2119/molmed.2011.00195.

146. Zinneman HH, Kaplan AP. The association of giardiasis with reduced intestinal secretory immunoglobulin A. Am J Dig Dis. 1972;17(9):793–7.

147. Meini A, Pillan NM, Villanacci V, Monafo V, Ugazio AG, Plebani A. Prevalence and diagnosis of celiac disease in IgA-deficient children. Ann Allergy Asthma Immunol. 1996;77(4):333–6. https://doi.org/10.1016/s1081–1206(10)63329–7.

148. Brandtzaeg P. Update on mucosal immunoglobulin A in gastrointestinal disease. Curr Opin Gastroenterol. 2010;26(6):554–63. https://doi.org/10.1097/MOG.0b013e32833dccf8.

149. Iizuka M, Itou H, Sato M, Yukawa M, Shirasaka T, Chiba M, et al. Crohn's disease associated with selective immunoglobulin a deficiency. J Gastroenterol Hepatol. 2001;16(8):951–2.

150. Asada Y, Isomoto H, Shikuwa S, Wen CY, Fukuda E, Miyazato M, et al. Development of ulcerative colitis during the course of rheumatoid arthritis: association with selective IgA deficiency. World J Gastroenterol. 2006;12(32):5240–3.

151. Lai Ping So A, Mayer L. Gastrointestinal manifestations of primary immunodeficiency disorders. Semin Gastrointest Dis. 1997;8(1):22–32.

152. Cunningham-Rundles C. Physiology of IgA and IgA deficiency. J Clin Immunol. 2001;21(5):303–9.

153. Klemola T. Immunohistochemical findings in the intestine of IgA-deficient persons: number of intraepithelial T lymphocytes is increased. J Pediatr Gastroenterol Nutr. 1988;7(4):537–43.

154. Piascik M, Rydzewska G, Pawlik M, Milewski J, Furmanek MI, Wronska E, et al. Diffuse nodular lymphoid hyperplasia of the gastrointestinal tract in patient with selective immunoglobulin A deficiency and sarcoid-like syndrome—case report. Adv Med Sci. 2007;52:296–300.

155. Joo M, Shim SH, Chang SH, Kim H, Chi JG, Kim NH. Nodular lymphoid hyperplasia and histologic changes mimicking celiac disease, collagenous sprue, and lymphocytic colitis in a patient with selective IgA deficiency. Pathol Res Pract. 2009;205(12):876–80. https://doi.org/10.1016/j.prp.2009.02.005.

156. Hammarstrom L, Vorechovsky I, Webster D. Selective IgA deficiency (SIgAD) and common variable immunodeficiency (CVID). Clin Exp Immunol. 2000;120(2):225–31.

157. Aghamohammadi A, Mohammadi J, Parvaneh N, Rezaei N, Moin M, Espanol T, et al. Progression of selective IgA deficiency to common variable immunodeficiency. Int Arch Allergy Immunol. 2008;147(2):87–92. https://doi.org/10.1159/000135694.

158. Mellemkjaer L, Hammarstrom L, Andersen V, Yuen J, Heilmann C, Barington T, et al. Cancer risk among patients with IgA deficiency or common variable immunodeficiency and their relatives: a combined Danish and Swedish study. Clin Exp Immunol. 2002;130(3):495–500.

159. Mir-Madjlessi SH, Vafai M, Khademi J, Kamalian N. Coexisting primary malignant lymphoma and adenocarcinoma of the large intestine in an IgA-deficient boy. Dis Colon Rectum. 1984;27(12):822–4.

160. Kersey JH, Shapiro RS, Filipovich AH. Relationship of immunodeficiency to lymphoid malignancy. Pediatr Infect Dis J. 1988;7(5 Suppl):S10–2.

161. Unsworth DJ, Walker-Smith JA. Autoimmunity in diarrhoeal disease. J Pediatr Gastroenterol Nutr. 1985;4(3):375–80.

162. Akram S, Murray JA, Pardi DS, Alexander GL, Schaffner JA, Russo PA, et al. Adult autoimmune enteropathy: Mayo Clinic Rochester experience. Clin Gastroenterol Hepatol. 2007;5(11):1282–90; quiz 45. https://doi.org/10.1016/j.cgh.2007.05.013.

163. Montalto M, D'Onofrio F, Santoro L, Gallo A, Gasbarrini A, Gasbarrini G. Autoimmune enteropathy in children and adults. Scand J Gastroenterol. 2009;44(9):1029–36. https://doi.org/10.1080/00365520902783691.

164. Gentile NM, Murray JA, Pardi DS. Autoimmune enteropathy: a review and update of clinical management. Curr Gastroenterol Rep. 2012;14(5):380–5. https://doi.org/10.1007/s11894–012–0276–2.

165. Walker-Smith JA, Unsworth DJ, Hutchins P, Phillips AD, Holborow EJ. Autoantibodies against gut epithelium in child with small-intestinal enteropathy. Lancet. 1982;1(8271):566–7.

166. Catassi C, Fabiani E, Spagnuolo MI, Barera G, Guarino A. Severe and protracted diarrhea: results of the 3-year SIGEP multicenter survey. Working Group of the Italian Society of Pediatric Gastroenterology and Hepatology (SIGEP). J Pediatr Gastroenterol Nutr. 1999;29(1):63–8.

167. Goulet OJ, Brousse N, Canioni D, Walker-Smith JA, Schmitz J, Phillips AD. Syndrome of intractable diarrhoea with persistent villous atrophy in early childhood: a clinicopathological survey of 47 cases. J Pediatr Gastroenterol Nutr. 1998;26(2):151–61.

168. Corazza GR, Biagi F, Volta U, Andreani ML, De Franceschi L, Gasbarrini G. Autoimmune enteropathy and villous atrophy in adults. Lancet. 1997;350(9071):106–9. https://doi.org/10.1016/s0140–6736(97)01042–8.

169. Masia R, Peyton S, Lauwers GY, Brown I. Gastrointestinal biopsy findings of autoimmune enteropathy: a review of 25 cases. Am J Surg Pathol. 2014;38(10):1319–29. https://doi.org/10.1097/pas.0000000000000317.

170. Patey-Mariaud de Serre N, Canioni D, Ganousse S, Rieux-Laucat F, Goulet O, Ruemmele F, et al. Digestive histopathological presentation of IPEX syndrome. Mod Pathol. 2009;22(1):95–102. https://doi.org/10.1038/modpathol.2008.161.

171. Singhi AD, Goyal A, Davison JM, Regueiro MD, Roche RL, Ranganathan S. Pediatric autoimmune enteropathy: an entity frequently associated with immunodeficiency disorders. Mod Pathol. 2014;27(4):543–53. https://doi.org/10.1038/modpathol.2013.150.

172. Ruemmele FM, Moes N, de Serre NP, Rieux-Laucat F, Goulet O. Clinical and molecular aspects of autoimmune enteropathy and immune dysregulation, polyendocrinopathy autoimmune enteropathy X-linked syndrome. Curr Opin Gastroenterol. 2008;24(6):742–8. https://doi.org/10.1097/MOG.0b013e32830c9022.

173. Umetsu SE, Brown I, Langner C, Lauwers GY. Autoimmune enteropathies. Virchows Arch. 2017; https://doi.org/10.1007/s00428–017–2243–7.

174. Kisand K, Peterson P. Autoimmune polyendocrinopathy candidiasis ectodermal dystrophy. J Clin Immunol. 2015;35(5):463–78. https://doi.org/10.1007/s10875–015–0176-y.

175. Mirakian R, Hill S, Richardson A, Milla PJ, Walker-Smith JA, Bottazzo GF. HLA product expression and lymphocyte subpopulations in jejunum biopsies of children with idiopathic protracted diarrhoea and enterocyte autoantibodies. J Autoimmun. 1988;1(3):263–77.

176. Mais DD, Mulhall BP, Adolphson KR, Yamamoto K. Thymoma-associated autoimmune enteropathy. A report of two cases. Am J Clin Pathol. 1999;112(6):810–5.

177. Elwing JE, Clouse RE. Adult-onset autoimmune enteropathy in the setting of thymoma successfully treated with infliximab. Dig Dis Sci. 2005;50(5):928–32.

178. Oble DA, Mino-Kenudson M, Goldsmith J, Hodi FS, Seliem RM, Dranoff G, et al. Alpha-CTLA-4 mAb-associated panenteritis: a histologic and immunohistochemical analysis. Am J Surg Pathol. 2008;32(8):1130–7. https://doi.org/10.1097/PAS.0b013e31817150e3.

179. Gonzalez RS, Salaria SN, Bohannon CD, Huber AR, Feely MM, Shi C. PD-1 inhibitor gastroenterocolitis: case series and appraisal of 'immunomodulatory gastroenterocolitis'. Histopathology. 2017;70(4):558–67. https://doi.org/10.1111/his.13118.

180. Louie CY, DiMaio MA, Matsukuma KE, Coutre SE, Berry GJ, Longacre TA. Idelalisib-associated enterocolitis: clinicopathologic features and distinction from other enterocolitides. Am J Surg Pathol. 2015;39(12):1653–60. https://doi.org/10.1097/pas.0000000000000525.

181. Moes N, Rieux-Laucat F, Begue B, Verdier J, Neven B, Patey N, et al. Reduced expression of FOXP3 and regulatory T-cell function in severe forms of early-onset autoimmune enteropathy.

Gastroenterology. 2010;139(3):770–8. https://doi.org/10.1053/j.gastro.2010.06.006.

182. Marthey L, Cadiot G, Seksik P, Pouderoux P, Lacroute J, Skinazi F, et al. Olmesartan-associated enteropathy: results of a national survey. Aliment Pharmacol Ther. 2014;40(9):1103–9. https://doi.org/10.1111/apt.12937.

183. Burbure N, Lebwohl B, Arguelles-Grande C, Green PH, Bhagat G, Lagana S. Olmesartan-associated sprue-like enteropathy: a systematic review with emphasis on histopathology. Hum Pathol. 2016;50:127–34. https://doi.org/10.1016/j.humpath.2015.12.001.

184. DeGaetani M, Tennyson CA, Lebwohl B, Lewis SK, Abu Daya H, Arguelles-Grande C, et al. Villous atrophy and negative celiac serology: a diagnostic and therapeutic dilemma. Am J Gastroenterol. 2013;108(5):647–53. https://doi.org/10.1038/ajg.2013.45.

185. Marietta EV, Nadeau AM, Cartee AK, Singh I, Rishi A, Choung RS, et al. Immunopathogenesis of olmesartan-associated enteropathy. Aliment Pharmacol Ther. 2015;42(11–12):1303–14. https://doi.org/10.1111/apt.13413.

186. Mandavdhare HS, Sharma V, Prasad KK, Kumar A, Rathi M, Rana SS. Telmisartan-induced sprue-like enteropathy: a case report and a review of patients using non-olmesartan angiotensin receptor blockers. Intest Res. 2017;15(3):419–21. https://doi.org/10.5217/ir.2017.15.3.419.

187. Zanelli M, Negro A, Santi R, Bisagni A, Ragazzi M, Ascani S, et al. Letter: sprue-like enteropathy associated with angiotensin II receptor blockers other than olmesartan. Aliment Pharmacol Ther. 2017;46(4):471–3. https://doi.org/10.1111/apt.14176.

188. Choi EY, McKenna BJ. Olmesartan-associated enteropathy: a review of clinical and histologic findings. Arch Pathol Lab Med. 2015;139(10):1242–7. https://doi.org/10.5858/arpa.2015–0204-RA.

189. Ianiro G, Bibbo S, Montalto M, Ricci R, Gasbarrini A, Cammarota G. Systematic review: sprue-like enteropathy associated with olmesartan. Aliment Pharmacol Ther. 2014;40(1):16–23. https://doi.org/10.1111/apt.12780.

190. Scialom S, Malamut G, Meresse B, Guegan N, Brousse N, Verkarre V, et al. Gastrointestinal disorder associated with olmesartan mimics autoimmune enteropathy. PLoS One. 2015;10(6):e0125024. https://doi.org/10.1371/journal.pone.0125024.

191. Lagana SM, Braunstein ED, Arguelles-Grande C, Bhagat G, Green PH, Lebwohl B. Sprue-like histology in patients with abdominal pain taking olmesartan compared with other angiotensin receptor blockers. J Clin Pathol. 2015;68(1):29–32. https://doi.org/10.1136/jclinpath-2014–202615.

192. Mathan VI. Tropical sprue. Springer Semin Immunopathol. 1990;12(2–3):231–7.

193. Nath SK. Tropical sprue. Curr Gastroenterol Rep. 2005;7(5):343–9.

194. Cook GC. Aetiology and pathogenesis of postinfective tropical malabsorption (tropical sprue). Lancet. 1984;1(8379):721–3.

195. Ghoshal UC, Ghoshal U, Ayyagari A, Ranjan P, Krishnani N, Misra A, et al. Tropical sprue is associated with contamination of small bowel with aerobic bacteria and reversible prolongation of orocecal transit time. J Gastroenterol Hepatol. 2003;18(5):540–7.

196. Walker MM. What is tropical sprue? J Gastroenterol Hepatol. 2003;18(8):887–90.

197. Haghighi P, Wolf PL. Tropical sprue and subclinical enteropathy: a vision for the nineties. Crit Rev Clin Lab Sci. 1997;34(4):313–41. https://doi.org/10.3109/10408369708998096.

198. Batheja MJ, Leighton J, Azueta A, Heigh R. The face of tropical sprue in 2010. Case Rep Gastroenterol. 2010;4(2):168–72. https://doi.org/10.1159/000314231.

199. Brown IS, Bettington A, Bettington M, Rosty C. Tropical sprue: revisiting an underrecognized disease. Am J Surg Pathol. 2014;38(5):666–72. https://doi.org/10.1097/pas.0000000000000153.

200. Swanson VL, Thomassen RW. Pathology of the jejunal mucosa in tropical sprue. Am J Pathol. 1965;46:511–51.

201. Puri AS, Khan EM, Kumar M, Pandey R, Choudhuri G. Association of lymphocytic (microscopic) colitis with tropical sprue. J Gastroenterol Hepatol. 1994;9(1):105–7.

202. Langenberg MC, Wismans PJ, van Genderen PJ. Distinguishing tropical sprue from celiac disease in returning travellers with chronic diarrhoea: a diagnostic challenge? Travel Med Infect Dis. 2014;12(4):401–5. https://doi.org/10.1016/j.tmaid.2014.05.001.

203. Rickles FR, Klipstein FA, Tomasini J, Corcino JJ, Maldonado N. Long-term follow-up of antibiotic-treated tropical sprue. Ann Intern Med. 1972;76(2):203–10.

204. Bures J, Cyrany J, Kohoutova D, Forstl M, Rejchrt S, Kvetina J, et al. Small intestinal bacterial overgrowth syndrome. World J Gastroenterol. 2010;16(24):2978–90.

205. Rezaie A, Pimentel M, Rao SS. How to test and treat small intestinal bacterial overgrowth: an evidence-based approach. Curr Gastroenterol Rep. 2016;18(2):8. https://doi.org/10.1007/s11894–015–0482–9.

206. Teo M, Chung S, Chitti L, Tran C, Kritas S, Butler R, et al. Small bowel bacterial overgrowth is a common cause of chronic diarrhea. J Gastroenterol Hepatol. 2004;19(8):904–9. https://doi.org/10.1111/j.1440–1746.2004.03376.x.

207. Lappinga PJ, Abraham SC, Murray JA, Vetter EA, Patel R, Wu TT. Small intestinal bacterial overgrowth: histopathologic features and clinical correlates in an underrecognized entity. Arch Pathol Lab Med. 2010;134(2):264–70. https://doi.org/10.1043/1543–2165–134.2.264.

208. Bouhnik Y, Alain S, Attar A, Flourie B, Raskine L, Sanson-Le Pors MJ, et al. Bacterial populations contaminating the upper gut in patients with small intestinal bacterial overgrowth syndrome. Am J Gastroenterol. 1999;94(5):1327–31. https://doi.org/10.1111/j.1572–0241.1999.01016.x.

209. Ghoshal UC, Shukla R, Ghoshal U. Small intestinal bacterial overgrowth and irritable bowel syndrome: a bridge between functional organic dichotomy. Gut Liver. 2017;11(2):196–208. https://doi.org/10.5009/gnl16126.

210. Ament ME, Shimoda SS, Saunders DR, Rubin CE. Pathogenesis of steatorrhea in three cases of small intestinal stasis syndrome. Gastroenterology. 1972;63(5):728–47.

211. Haboubi NY, Lee GS, Montgomery RD. Duodenal mucosal morphometry of elderly patients with small intestinal bacterial overgrowth: response to antibiotic treatment. Age Ageing. 1991;20(1):29–32.

212. Riordan SM, McIver CJ, Wakefield D, Duncombe VM, Bolin TD, Thomas MC. Luminal antigliadin antibodies in small intestinal bacterial overgrowth. Am J Gastroenterol. 1997;92(8):1335–8.

213. Lauritano EC, Gabrielli M, Scarpellini E, Lupascu A, Novi M, Sottili S, et al. Small intestinal bacterial overgrowth recurrence after antibiotic therapy. Am J Gastroenterol. 2008;103(8):2031–5.

214. Levy E. Insights from human congenital disorders of intestinal lipid metabolism. J Lipid Res. 2015;56(5):945–62. https://doi.org/10.1194/jlr.R052415.

215. Burnett JR, Bell DA, Hooper AJ, Hegele RA. Clinical utility gene card for: Abetalipoproteinaemia—Update 2014. Eur J Hum Genet. 2015;23(6) https://doi.org/10.1038/ejhg.2014.224.

216. Wetterau JR, Aggerbeck LP, Bouma ME, Eisenberg C, Munck A, Hermier M, et al. Absence of microsomal triglyceride transfer protein in individuals with abetalipoproteinemia. Science (New York, NY). 1992;258(5084):999–1001.

217. Shoulders CC, Brett DJ, Bayliss JD, Narcisi TM, Jarmuz A, Grantham TT, et al. Abetalipoproteinemia is caused by defects of the gene encoding the 97 kDa subunit of a microsomal triglyceride transfer protein. Hum Mol Genet. 1993;2(12):2109–16.

218. Berriot-Varoqueaux N, Aggerbeck LP, Samson-Bouma M, Wetterau JR. The role of the microsomal triglyceride transfer protein in abetalipoproteinemia. Annu Rev Nutr. 2000;20:663–97. https://doi.org/10.1146/annurev.nutr.20.1.663.

219. Collins JC, Scheinberg IH, Giblin DR, Sternlieb I. Hepatic peroxisomal abnormalities in abetalipoproteinemia. Gastroenterology. 1989;97(3):766–70.

220. Avigan MI, Ishak KG, Gregg RE, Hoofnagle JH. Morphologic

features of the liver in abetalipoproteinemia. Hepatology. 1984;4(6):1223–6.

221. Sidler AK, Huston BM, Thomas DB. Pathological case of the month. Abetalipoproteinemia (Bassen-Kornzweig syndrome). Arch Pediatr Adolesc Med. 1997;151(12):1265–6.

222. Lee J, Hegele RA. Abetalipoproteinemia and homozygous hypobetalipoproteinemia: a framework for diagnosis and management. J Inherit Metab Dis. 2014;37(3):333–9. https://doi.org/10.1007/s10545–013–9665–4.

223. Burnett JR, Zhong S, Jiang ZG, Hooper AJ, Fisher EA, McLeod RS, et al. Missense mutations in APOB within the betaalpha1 domain of human APOB-100 result in impaired secretion of ApoB and ApoB-containing lipoproteins in familial hypobetalipoproteinemia. J Biol Chem. 2007;282(33):24270–83. https://doi.org/10.1074/jbc.M702442200.

224. Vongsuvanh R, Hooper AJ, Coakley JC, Macdessi JS, O'Loughlin EV, Burnett JR, et al. Novel mutations in abetalipoproteinaemia and homozygous familial hypobetalipoproteinaemia. J Inherit Metab Dis. 2007;30(6):990. https://doi.org/10.1007/s10545–007–0693–9.

225. Tarugi P, Lonardo A, Ballarini G, Grisendi A, Pulvirenti M, Bagni A, et al. Fatty liver in heterozygous hypobetalipoproteinemia caused by a novel truncated form of apolipoprotein B. Gastroenterology. 1996;111(4):1125–33.

226. Schonfeld G, Patterson BW, Yablonskiy DA, Tanoli TS, Averna M, Elias N, et al. Fatty liver in familial hypobetalipoproteinemia: triglyceride assembly into VLDL particles is affected by the extent of hepatic steatosis. J Lipid Res. 2003;44(3):470–8. https://doi.org/10.1194/jlr.M200342-JLR200.

227. Lonardo A, Tarugi P, Ballarini G, Bagni A. Familial heterozygous hypobetalipoproteinemia, extrahepatic primary malignancy, and hepatocellular carcinoma. Dig Dis Sci. 1998;43(11):2489–92.

228. Bonnefont-Rousselot D, Condat B, Sassolas A, Chebel S, Bittar R, Federspiel MC, et al. Cryptogenic cirrhosis in a patient with familial hypocholesterolemia due to a new truncated form of apolipoprotein B. Eur J Gastroenterol Hepatol. 2009;21(1):104–8. https://doi.org/10.1097/MEG.0b013e3282ffd9f8.

229. Cefalu AB, Pirruccello JP, Noto D, Gabriel S, Valenti V, Gupta N, et al. A novel APOB mutation identified by exome sequencing cosegregates with steatosis, liver cancer, and hypocholesterolemia. Arterioscler Thromb Vasc Biol. 2013;33(8):2021–5. https://doi.org/10.1161/atvbaha.112.301101.

230. Jones B, Jones EL, Bonney SA, Patel HN, Mensenkamp AR, Eichenbaum-Voline S, et al. Mutations in a Sar1 GTPase of COPII vesicles are associated with lipid absorption disorders. Nat Genet. 2003;34(1):29–31. https://doi.org/10.1038/ng1145.

231. Silvain M, Bligny D, Aparicio T, Laforet P, Grodet A, Peretti N, et al. Anderson's disease (chylomicron retention disease): a new mutation in the SARA2 gene associated with muscular and cardiac abnormalities. Clin Genet. 2008;74(6):546–52. https://doi.org/10.1111/j.1399–0004.2008.01069.x.

232. Boldrini R, Biselli R, Bosman C. Chylomicron retention disease—the role of ultrastructural examination in differential diagnosis. Pathol Res Pract. 2001;197(11):753–7. https://doi.org/10.1078/0344–0338–00154.

233. Peretti N, Sassolas A, Roy CC, Deslandres C, Charcosset M, Castagnetti J, et al. Guidelines for the diagnosis and management of chylomicron retention disease based on a review of the literature and the experience of two centers. Orphanet J Rare Dis. 2010;5:24. https://doi.org/10.1186/1750–1172–5-24.

234. Avery GB, Villavicencio O, Lilly JR, Randolph JG. Intractable diarrhea in early infancy. Pediatrics. 1968;41(4):712–22.

235. Reifen RM, Cutz E, Griffiths AM, Ngan BY, Sherman PM. Tufting enteropathy: a newly recognized clinicopathological entity associated with refractory diarrhea in infants. J Pediatr Gastroenterol Nutr. 1994;18(3):379–85.

236. Sivagnanam M, Mueller JL, Lee H, Chen Z, Nelson SF, Turner D, et al. Identification of EpCAM as the gene for congenital tufting

enteropathy. Gastroenterology. 2008;135(2):429–37. https://doi.org/10.1053/j.gastro.2008.05.036.

237. Goulet O, Salomon J, Ruemmele F, de Serres NP, Brousse N. Intestinal epithelial dysplasia (tufting enteropathy). Orphanet J Rare Dis. 2007;2:20. https://doi.org/10.1186/1750–1172–2-20.

238. Patey N, Scoazec JY, Cuenod-Jabri B, Canioni D, Kedinger M, Goulet O, et al. Distribution of cell adhesion molecules in infants with intestinal epithelial dysplasia (tufting enteropathy). Gastroenterology. 1997;113(3):833–43.

239. Guerra E, Lattanzio R, La Sorda R, Dini F, Tiboni GM, Piantelli M, et al. mTrop1/Epcam knockout mice develop congenital tufting enteropathy through dysregulation of intestinal E-cadherin/beta-catenin. PLoS One. 2012;7(11):e49302. https://doi.org/10.1371/journal.pone.0049302.

240. Mueller JL, McGeough MD, Pena CA, Sivagnanam M. Functional consequences of EpCam mutation in mice and men. Am J Physiol Gastrointest Liver Physiol. 2014;306(4):G278–88. https://doi.org/10.1152/ajpgi.00286.2013.

241. Salomon J, Goulet O, Canioni D, Brousse N, Lemale J, Tounian P, et al. Genetic characterization of congenital tufting enteropathy: epcam associated phenotype and involvement of SPINT2 in the syndromic form. Hum Genet. 2014;133(3):299–310. https://doi.org/10.1007/s00439–013–1380–6.

242. Abely M, Hankard GF, Hugot JP, Cezard JP, Peuchmaur M, Navarro J. Intractable infant diarrhea with epithelial dysplasia associated with polymalformation. J Pediatr Gastroenterol Nutr. 1998;27(3):348–52.

243. Bird LM, Sivagnanam M, Taylor S, Newbury RO. A new syndrome of tufting enteropathy and choanal atresia, with ophthalmologic, hematologic and hair abnormalities. Clin Dysmorphol. 2007;16(4):211–21. https://doi.org/10.1097/MCD.0b013e328274264b.

244. Roche O, Putterman M, Salomon J, Lacaille F, Brousse N, Goulet O, et al. Superficial punctate keratitis and conjunctival erosions associated with congenital tufting enteropathy. Am J Ophthalmol. 2010;150(1):116–21.e1. https://doi.org/10.1016/j.ajo.2010.01.034.

245. Ranganathan S, Schmitt LA, Sindhi R. Tufting enteropathy revisited: the utility of MOC31 (EpCAM) immunohistochemistry in diagnosis. Am J Surg Pathol. 2014;38(2):265–72. https://doi.org/10.1097/pas.0000000000000106.

246. Treetipsatit J, Hazard FK. Features of gastric and colonic mucosa in congenital enteropathies: a study in histology and immunohistochemistry. Am J Surg Pathol. 2014;38(12):1697–706. https://doi.org/10.1097/pas.0000000000000287.

247. Martin BA, Kerner JA, Hazard FK, Longacre TA. Evaluation of intestinal biopsies for pediatric enteropathy: a proposed immunohistochemical panel approach. Am J Surg Pathol. 2014;38(10):1387–95. https://doi.org/10.1097/pas.0000000000000314.

248. Davidson GP, Cutz E, Hamilton JR, Gall DG. Familial enteropathy: a syndrome of protracted diarrhea from birth, failure to thrive, and hypoplastic villus atrophy. Gastroenterology. 1978;75(5):783–90.

249. Ruemmele FM, Schmitz J, Goulet O. Microvillous inclusion disease (microvillous atrophy). Orphanet J Rare Dis. 2006;1:22. https://doi.org/10.1186/1750–1172–1-22.

250. Vogel GF, Hess MW, Pfaller K, Huber LA, Janecke AR, Muller T. Towards understanding microvillus inclusion disease. Mol Cell Pediatr. 2016;3(1):3. https://doi.org/10.1186/s40348–016–0031–0.

251. Muller T, Hess MW, Schiefermeier N, Pfaller K, Ebner HL, Heinz-Erian P, et al. MYO5B mutations cause microvillus inclusion disease and disrupt epithelial cell polarity. Nat Genet. 2008;40(10):1163–5. https://doi.org/10.1038/ng.225.

252. Wiegerinck CL, Janecke AR, Schneeberger K, Vogel GF, van Haaften-Visser DY, Escher JC, et al. Loss of syntaxin 3 causes variant microvillus inclusion disease. Gastroenterology. 2014;147(1):65–8.e10. https://doi.org/10.1053/j.gastro.2014.04.002.

253. Pohl JF, Shub MD, Trevelline EE, Ingebo K, Silber G, Rayhorn

N, et al. A cluster of microvillous inclusion disease in the Navajo population. J Pediatr. 1999;134(1):103–6.

254. Canani RB, Castaldo G, Bacchetta R, Martin MG, Goulet O. Congenital diarrhoeal disorders: advances in this evolving web of inherited enteropathies. Nat Rev Gastroenterol Hepatol. 2015;12(5):293–302. https://doi.org/10.1038/nrgastro.2015.44.

255. Overeem AW, Posovszky C, Rings EH, Giepmans BN, van ISC. The role of enterocyte defects in the pathogenesis of congenital diarrheal disorders. Dis Model Mech. 2016;9(1):1–12. https://doi.org/10.1242/dmm.022269.

256. Knowles BC, Roland JT, Krishnan M, Tyska MJ, Lapierre LA, Dickman PS, et al. Myosin Vb uncoupling from RAB8A and RAB11A elicits microvillus inclusion disease. J Clin Invest. 2014;124(7):2947–62. https://doi.org/10.1172/jci71651.

257. Kravtsov DV, Ahsan MK, Kumari V, van Ijzendoorn SC, Reyes-Mugica M, Kumar A, et al. Identification of intestinal ion transport defects in microvillus inclusion disease. Am J Physiol Gastrointest Liver Physiol. 2016;311(1):G142–55. https://doi.org/10.1152/ajpgi.00041.2016.

258. Stepensky P, Bartram J, Barth TF, Lehmberg K, Walther P, Amann K, et al. Persistent defective membrane trafficking in epithelial cells of patients with familial hemophagocytic lymphohistiocytosis type 5 due to STXBP2/MUNC18–2 mutations. Pediatr Blood Cancer. 2013;60(7):1215–22. https://doi.org/10.1002/pbc.24475.

259. Girard M, Lacaille F, Verkarre V, Mategot R, Feldmann G, Grodet A, et al. MYO5B and bile salt export pump contribute to cholestatic liver disorder in microvillous inclusion disease. Hepatology. 2014;60(1):301–10. https://doi.org/10.1002/hep.26974.

260. Perry A, Bensallah H, Martinez-Vinson C, Berrebi D, Arbeille B, Salomon J, et al. Microvillous atrophy: atypical presentations. J Pediatr Gastroenterol Nutr. 2014;59(6):779–85. https://doi.org/10.1097/mpg.0000000000000526.

261. Phillips AD, Jenkins P, Raafat F, Walker-Smith JA. Congenital microvillous atrophy: specific diagnostic features. Arch Dis Child. 1985;60(2):135–40.

262. Raafat F, Green NJ, Nathavitharana KA, Booth IW. Intestinal microvillous dystrophy: a variant of microvillous inclusion disease or a new entity? Hum Pathol. 1994;25(11):1243–8.

263. Al-Daraji WI, Zelger B, Zelger B, Hussein MR. Microvillous inclusion disease: a clinicopathologic study of 17 cases from the UK. Ultrastruct Pathol. 2010;34(6):327–32. https://doi.org/10.3109/01913123.2010.500447.

264. Groisman GM, Ben-Izhak O, Schwersenz A, Berant M, Fyfe B. The value of polyclonal carcinoembryonic antigen immunostaining in the diagnosis of microvillous inclusion disease. Hum Pathol. 1993;24(11):1232–7.

265. Groisman GM, Amar M, Livne E. CD10: a valuable tool for the light microscopic diagnosis of microvillous inclusion disease (familial microvillous atrophy). Am J Surg Pathol. 2002;26(7):902–7.

266. Talmon G, Holzapfel M, DiMaio DJ, Muirhead D. Rab11 is a useful tool for the diagnosis of microvillous inclusion disease. Int J Surg Pathol. 2012;20(3):252–6. https://doi.org/10.1177/1066896911430959.

267. Iancu TC, Mahajnah M, Manov I, Shaoul R. Microvillous inclusion disease: ultrastructural variability. Ultrastruct Pathol. 2007;31(3):173–88. https://doi.org/10.1080/01913120701350712.

268. Halac U, Lacaille F, Joly F, Hugot JP, Talbotec C, Colomb V, et al. Microvillous inclusion disease: how to improve the prognosis of a severe congenital enterocyte disorder. J Pediatr Gastroenterol Nutr. 2011;52(4):460–5. https://doi.org/10.1097/MPG.0b013e3181fb4559.

269. Wang J, Cortina G, Wu SV, Tran R, Cho JH, Tsai MJ, et al. Mutant neurogenin-3 in congenital malabsorptive diarrhea. N Engl J Med. 2006;355(3):270–80. https://doi.org/10.1056/NEJMoa054288.

270. Cortina G, Smart CN, Farmer DG, Bhuta S, Treem WR, Hill ID, et al. Enteroendocrine cell dysgenesis and malabsorption, a histopathologic and immunohistochemical characterization. Hum Pathol. 2007;38(4):570–80. https://doi.org/10.1016/j.humpath.2006.10.014.

271. Ohsie S, Gerney G, Gui D, Kahana D, Martin MG, Cortina G. A paucity of colonic enteroendocrine and/or enterochromaffin cells characterizes a subset of patients with chronic unexplained diarrhea/malabsorption. Hum Pathol. 2009;40(7):1006–14. https://doi.org/10.1016/j.humpath.2008.12.016.

272. Al Khalidi H, Kandel G, Streutker CJ. Enteropathy with loss of enteroendocrine and paneth cells in a patient with immune dysregulation: a case of adult autoimmune enteropathy. Hum Pathol. 2006;37(3):373–6.

273. Goulet O, Vinson C, Roquelaure B, Brousse N, Bodemer C, Cezard JP. Syndromic (phenotypic) diarrhea in early infancy. Orphanet J Rare Dis. 2008;3:6. https://doi.org/10.1186/1750–1172–3-6.

274. Hartley JL, Zachos NC, Dawood B, Donowitz M, Forman J, Pollitt RJ, et al. Mutations in TTC37 cause trichohepatoenteric syndrome (phenotypic diarrhea of infancy). Gastroenterology. 2010;138(7):2388–98, 98.e1–2. https://doi.org/10.1053/j.gastro.2010.02.010.

275. Fabre A, Bourgeois P, Coste ME, Roman C, Barlogis V, Badens C. Management of syndromic diarrhea/tricho-hepato-enteric syndrome: a review of the literature. Intractable Rare Dis Res. 2017;6(3):152–7. https://doi.org/10.5582/irdr.2017.01040.

276. Fabre A, Martinez-Vinson C, Goulet O, Badens C. Syndromic diarrhea/Tricho-hepato-enteric syndrome. Orphanet J Rare Dis. 2013;8:5. https://doi.org/10.1186/1750–1172–8-5.

277. Muller T, Rasool I, Heinz-Erian P, Mildenberger E, Hulstrunk C, Muller T, et al. Congenital secretory diarrhoea caused by activating germline mutations in GUCY2C. Gut. 2016;65(8):1306–13. https://doi.org/10.1136/gutjnl-2015–309441.

278. Janecke AR, Heinz-Erian P, Yin J, Petersen BS, Franke A, Lechner S, et al. Reduced sodium/proton exchanger NHE3 activity causes congenital sodium diarrhea. Hum Mol Genet. 2015;24(23):6614–23. https://doi.org/10.1093/hmg/ddv367.

279. Holmberg C, Perheentupa J. Congenital Na+ diarrhea: a new type of secretory diarrhea. J Pediatr. 1985;106(1):56–61.

280. Booth IW, Stange G, Murer H, Fenton TR, Milla PJ. Defective jejunal brush-border Na+/H+ exchange: a cause of congenital secretory diarrhoea. Lancet. 1985;1(8437):1066–9.

281. Heinz-Erian P, Muller T, Krabichler B, Schranz M, Becker C, Ruschendorf F, et al. Mutations in SPINT2 cause a syndromic form of congenital sodium diarrhea. Am J Hum Genet. 2009;84(2):188–96. https://doi.org/10.1016/j.ajhg.2009.01.004.

282. Sivagnanam M, Janecke AR, Muller T, Heinz-Erian P, Taylor S, Bird LM. Case of syndromic tufting enteropathy harbors SPINT2 mutation seen in congenital sodium diarrhea. Clin Dysmorphol. 2010;19(1):48. https://doi.org/10.1097/MCD.0b013e328331de38.

283. Posovszky C. Congenital intestinal diarrhoeal diseases: a diagnostic and therapeutic challenge. Best Pract Res Clin Gastroenterol. 2016;30(2):187–211. https://doi.org/10.1016/j.bpg.2016.03.004.

284. Norio R, Perheentupa J, Launiala K, Hallman N. Congenital chloride diarrhea, an autosomal recessive disease. Genetic study of 14 Finnish and 12 other families. Clin Genet. 1971;2(3):182–92.

285. Hoglund P, Auranen M, Socha J, Popinska K, Nazer H, Rajaram U, et al. Genetic background of congenital chloride diarrhea in high-incidence populations: Finland, Poland, and Saudi Arabia and Kuwait. Am J Hum Genet. 1998;63(3):760–8. https://doi.org/10.1086/301998.

286. Wedenoja S, Pekansaari E, Hoglund P, Makela S, Holmberg C, Kere J. Update on SLC26A3 mutations in congenital chloride diarrhea. Hum Mutat. 2011;32(7):715–22. https://doi.org/10.1002/humu.21498.

287. Hihnala S, Hoglund P, Lammi L, Kokkonen J, Ormala T, Holmberg C. Long-term clinical outcome in patients with congenital chloride diarrhea. J Pediatr Gastroenterol Nutr. 2006;42(4):369–75. https://doi.org/10.1097/01.mpg.0000214161.37574.9a.

288. Carmel R. Biomarkers of cobalamin (vitamin B-12) status in the epidemiologic setting: a critical overview of context, applications, and performance characteristics of cobalamin, methylmalonic acid, and holotranscobalamin II. Am J Clin Nutr. 2011;94(1):348s–

58s. https://doi.org/10.3945/ajcn.111.013441.

289. Battat R, Kopylov U, Szilagyi A, Saxena A, Rosenblatt DS, Warner M, et al. Vitamin B12 deficiency in inflammatory bowel disease: prevalence, risk factors, evaluation, and management. Inflamm Bowel Dis. 2014;20(6):1120–8. https://doi.org/10.1097/mib.0000000000000024.

290. Ward MG, Kariyawasam VC, Mogan SB, Patel KV, Pantelidou M, Sobczynska-Malefora A, et al. Prevalence and risk factors for functional vitamin B12 deficiency in patients with Crohn's Disease. Inflamm Bowel Dis. 2015;21(12):2839–47. https://doi.org/10.1097/mib.0000000000000559.

291. Abd-el-Gawa G, Abrahamsson K, Norlen L, Hjalmas K, Hanson E. Vitamin B12 and folate after 5–12 years of continent ileal urostomy (Kock reservoir) in children and adolescents. Eur Urol. 2002;41(2):199–205.

292. Foroozan P, Trier JS. Mucosa of the small intestine in pernicious anemia. N Engl J Med. 1967;277(11):553–9. https://doi.org/10.1056/nejm196709142771101.

293. Pena AS, Truelove SC, Callender ST, Whitehead R. Mucosal abnormalities and disaccharidases in pernicious anemia. Gut. 1970;11(12):1066.

294. Dawson DW. Partial villous atrophy in nutritional megaloblastic anaemia corrected by folic acid therapy. J Clin Pathol. 1971;24(2):131–5.

295. Bianchi A, Chipman DW, Dreskin A, Rosensweig NS. Nutritional folic acid deficiency with megaloblastic changes in the small-bowel epithelium. N Engl J Med. 1970;282(15):859–61. https://doi.org/10.1056/nejm197004092821510.

296. Hermos JA, Adams WH, Liu YK, Sullivan LW, Trier JS. Mucosa of the small intestine in folate-deficient alcoholics. Ann Intern Med. 1972;76(6):957–65.

297. Lizarraga A, Cuerda C, Junca E, Breton I, Camblor M, Velasco C, et al. Atrophy of the intestinal villi in a post-gastrectomy patient with severe iron deficiency anemia. Nutr Hosp. 2009;24(5):618–21.

298. Kambe T, Fukue K, Ishida R, Miyazaki S. Overview of inherited zinc deficiency in infants and children. J Nutr Sci Vitaminol. 2015;61(Suppl):S44–6. https://doi.org/10.3177/jnsv.61.S44.

299. Shah KN, Yan AC. Acquired zinc deficiency acrodermatitis associated with nephrotic syndrome. Pediatr Dermatol. 2008;25(1):56–9. https://doi.org/10.1111/j.1525–1470.2007.00583.x.

300. McClain C, Soutor C, Zieve L. Zinc deficiency: a complication of Crohn's disease. Gastroenterology. 1980;78(2):272–9.

301. Krasovec M, Frenk E. Acrodermatitis enteropathica secondary to Crohn's disease. Dermatology. 1996;193(4):361–3.

302. Kasana S, Din J, Maret W. Genetic causes and gene-nutrient interactions in mammalian zinc deficiencies: acrodermatitis enteropathica and transient neonatal zinc deficiency as examples. J Trace Elem Med Biol. 2015;29:47–62. https://doi.org/10.1016/j.jtemb.2014.10.003.

303. Wang K, Zhou B, Kuo YM, Zemansky J, Gitschier J. A novel member of a zinc transporter family is defective in acrodermatitis enteropathica. Am J Hum Genet. 2002;71(1):66–73. https://doi.org/10.1086/341125.

304. Kury S, Dreno B, Bezieau S, Giraudet S, Kharfi M, Kamoun R, et al. Identification of SLC39A4, a gene involved in acrodermatitis enteropathica. Nat Genet. 2002;31(3):239–40. https://doi.org/10.1038/ng913.

305. Maverakis E, Fung MA, Lynch PJ, Draznin M, Michael DJ, Ruben B, et al. Acrodermatitis enteropathica and an overview of zinc metabolism. J Am Acad Dermatol. 2007;56(1):116–24. https://doi.org/10.1016/j.jaad.2006.08.015.

306. Braun OH, Heilmann K, Pauli W, Rossner JA, Bergmann KE. Acrodermatitis enteropathica: recent findings concerning clinical features, pathogenesis, diagnosis and therapy. Eur J Pediatr. 1976;121(4):247–61.

307. Lombeck I, von Bassewitz DB, Becker K, Tinschmann P, Kastner H. Ultrastructural findings in acrodermatitis enteropathica. Pediatr Res. 1974;8(2):82–8. https://doi.org/10.1203/00006450–197402000–00003.

308. Kelly R, Davidson GP, Townley RR, Campbell PE. Reversible intestinal mucosal abnormality in acrodermatitis enteropathica. Arch Dis Child. 1976;51(3):219–22.

309. Chowanadisai W, Lonnerdal B, Kelleher SL. Identification of a mutation in SLC30A2 (ZnT-2) in women with low milk zinc concentration that results in transient neonatal zinc deficiency. J Biol Chem. 2006;281(51):39699–707. https://doi.org/10.1074/jbc.M605821200.

310. Owen RG, Treon SP, Al-Katib A, Fonseca R, Greipp PR, McMaster ML, et al. Clinicopathological definition of Waldenstrom's macroglobulinemia: consensus panel recommendations from the Second International Workshop on Waldenstrom's Macroglobulinemia. Semin Oncol. 2003;30(2):110–5. https://doi.org/10.1053/sonc.2003.50082.

311. Gertz MA. Waldenstrom macroglobulinemia: 2017 update on diagnosis, risk stratification, and management. Am J Hematol. 2017;92(2):209–17. https://doi.org/10.1002/ajh.24557.

312. Wang H, Chen Y, Li F, Delasalle K, Wang J, Alexanian R, et al. Temporal and geographic variations of Waldenstrom macroglobulinemia incidence: a large population-based study. Cancer. 2012;118(15):3793–800. https://doi.org/10.1002/cncr.26627.

313. Treon SP, Xu L, Yang G, Zhou Y, Liu X, Cao Y, et al. MYD88 L265P somatic mutation in Waldenstrom's macroglobulinemia. N Engl J Med. 2012;367(9):826–33. https://doi.org/10.1056/NEJMoa1200710.

314. Kapoor P, Paludo J, Ansell SM. Waldenstrom macroglobulinemia: familial predisposition and the role of genomics in prognosis and treatment selection. Curr Treat Options in Oncol. 2016;17(3):16. https://doi.org/10.1007/s11864–016–0391–7.

315. Hunter ZR, Xu L, Yang G, Zhou Y, Liu X, Cao Y, et al. The genomic landscape of Waldenstrom macroglobulinemia is characterized by highly recurring MYD88 and WHIM-like CXCR4 mutations, and small somatic deletions associated with B-cell lymphomagenesis. Blood. 2014;123(11):1637–46. https://doi.org/10.1182/blood-2013–09–525808.

316. Bedine MS, Yardley JH, Elliott HL, Banwell JG, Hendrix TR. Intestinal involvement in Waldenstrom's macroglobulinemia. Gastroenterology. 1973;65(2):308–15.

317. Veloso FT, Fraga J, Saleiro JV. Macroglobulinemia and small intestinal disease. A case report with review of the literature. J Clin Gastroenterol. 1988;10(5):546–50.

318. Pruzanski W, Warren RE, Goldie JH, Katz A. Malabsorption syndrome with infiltration of the intestinal wall by extracellular monoclonal macroglobulin. Am J Med. 1973;54(6):811–8.

319. Harris M, Burton IE, Scarffe JH. Macroglobulinaemia and intestinal lymphangiectasia: a rare association. J Clin Pathol. 1983;36(1):30–6.

320. Case records of the Massachusetts General Hospital. Weekly clinicopathological exercises. Case 3–1990. A 66-year-old woman with Waldenstrom's macroglobulinemia, diarrhea, anemia, and persistent gastrointestinal bleeding. N Engl J Med. 1990;322(3):183–92. https://doi.org/10.1056/nejm199001183220308.

321. Pratz KW, Dingli D, Smyrk TC, Lust JA. Intestinal lymphangiectasia with protein-losing enteropathy in Waldenstrom macroglobulinemia. Medicine. 2007;86(4):210–4. https://doi.org/10.1097/MD.0b013e31812e5242.

322. Gertz MA, Kyle RA, Noel P. Primary systemic amyloidosis: a rare complication of immunoglobulin M monoclonal gammopathies and Waldenstrom's macroglobulinemia. J Clin Oncol. 1993;11(5):914–20. https://doi.org/10.1200/jco.1993.11.5.914.

323. Vignes S, Bellanger J. Primary intestinal lymphangiectasia (Waldmann's disease). Orphanet J Rare Dis. 2008;3:5. https://doi.org/10.1186/1750–1172-3-5.

324. Ingle SB, Hinge Ingle CR. Primary intestinal lymphangiectasia: minireview. World J Clin Cases. 2014;2(10):528–33. https://doi.org/10.12998/wjcc.v2.i10.528.

325. Femppel J, Lux G, Kaduk B, Roesch W. Functional lymphangiectasia of the duodenal mucosa. Endoscopy. 1978;10(1):44–6.

https://doi.org/10.1055/s-0028–1098260.

326. Patel AS, DeRidder PH. Endoscopic appearance and significance of functional lymphangiectasia of the duodenal mucosa. Gastrointest Endosc. 1990;36(4):376–8.

327. Kim JH, Bak YT, Kim JS, Seol SY, Shin BK, Kim HK. Clinical significance of duodenal lymphangiectasia incidentally found during routine upper gastrointestinal endoscopy. Endoscopy. 2009;41(6):510–5. https://doi.org/10.1055/s-0029–1214611.

328. Bellutti M, Monkemuller K, Fry LC, Dombrowski F, Malfertheiner P. Characterization of yellow plaques found in the small bowel during double-balloon enteroscopy. Endoscopy. 2007;39(12):1059–63. https://doi.org/10.1055/s-2007–966824.

329. Macdonald J, Porter V, Scott NW, McNamara D. Small bowel lymphangiectasia and angiodysplasia: a positive association; novel clinical marker or shared pathophysiology? J Clin Gastroenterol. 2010;44(9):610–4. https://doi.org/10.1097/MCG.0b013e3181dd9c3f.

330. Waldmann TA, Steinfeld JL, Dutcher TF, Davidson JD, Gordon RS Jr. The role of the gastrointestinal system in "idiopathic hypoproteinemia". Gastroenterology. 1961;41:197–207.

331. Alshikho MJ, Talas JM, Noureldine SI, Zazou S, Addas A, Kurabi H, et al. Intestinal lymphangiectasia: insights on management and literature review. Am J Case Rep. 2016;17:512–22.

332. Alders M, Hogan BM, Gjini E, Salehi F, Al-Gazali L, Hennekam EA, et al. Mutations in CCBE1 cause generalized lymph vessel dysplasia in humans. Nat Genet. 2009;41(12):1272–4. https://doi.org/10.1038/ng.484.

333. Oh TG, Chung JW, Kim HM, Han SJ, Lee JS, Park JY, et al. Primary intestinal lymphangiectasia diagnosed by capsule endoscopy and double balloon enteroscopy. World J Gastrointest Endosc. 2011;3(11):235–40. https://doi.org/10.4253/wjge.v3.i11.235.

334. Parfitt AM. Familial neonatal hypoproteinaemia with exudative enteropathy and intestinal lymphangiectasis. Arch Dis Child. 1966;41(215):54–62.

335. Wen J, Tang Q, Wu J, Wang Y, Cai W. Primary intestinal lymphangiectasia: four case reports and a review of the literature. Dig Dis Sci. 2010;55(12):3466–72. https://doi.org/10.1007/s10620–010–1161–1.

336. Syed U, Ching Companioni RA, Alkhawam H, Walfish A. Amyloidosis of the gastrointestinal tract and the liver: clinical context, diagnosis and management. Eur J Gastroenterol Hepatol. 2016;28(10):1109–21. https://doi.org/10.1097/meg.0000000000000695.

337. Desport E, Bridoux F, Sirac C, Delbes S, Bender S, Fernandez B, et al. Al amyloidosis. Orphanet J Rare Dis. 2012;7:54. https://doi.org/10.1186/1750–1172-7-54.

338. Said SM, Grogg KL, Smyrk TC. Gastric amyloidosis: clinicopathological correlations in 79 cases from a single institution. Hum Pathol. 2015;46(4):491–8. https://doi.org/10.1016/j.humpath.2014.12.009.

339. Tada S, Iida M, Iwashita A, Matsui T, Fuchigami T, Yamamoto T, et al. Endoscopic and biopsy findings of the upper digestive tract in patients with amyloidosis. Gastrointest Endosc. 1990;36(1):10–4.

340. Ebert EC, Nagar M. Gastrointestinal manifestations of amyloidosis. Am J Gastroenterol. 2008;103(3):776–87. https://doi.org/10.1111/j.1572–0241.2007.01669.x.

341. Sattianayagam PT, Gibbs SD, Rowczenio D, Pinney JH, Wechalekar AD, Gilbertson JA, et al. Hereditary lysozyme amyloidosis—phenotypic heterogeneity and the role of solid organ transplantation. J Intern Med. 2012;272(1):36–44. https://doi.org/10.1111/j.1365–2796.2011.02470.x.

342. Steen L, Ek B. Familial amyloidosis with polyneuropathy. A long-term follow-up of 21 patients with special reference to gastrointestinal symptoms. Acta Med Scand. 1983;214(5):387–97.

343. Jimenez RE, Price DA, Pinkus GS, Owen WF Jr, Lazarus JM, Kay J, et al. Development of gastrointestinal beta2-microglobulin amyloidosis correlates with time on dialysis. Am J Surg Pathol. 1998;22(6):729–35.

344. Gilat T, Spiro HM. Amyloidosis and the gut. Am J Dig Dis. 1968;13(7):619–33.

345. Herskovic T, Bartholomew LG, Green PA. Amyloidosis and Malabsorption Syndrome. Arch Intern Med. 1964;114:629–33.

346. Hayman SR, Lacy MQ, Kyle RA, Gertz MA. Primary systemic amyloidosis: a cause of malabsorption syndrome. Am J Med. 2001;111(7):535–40.

347. Peny MO, Debongnie JC, Haot J, Van Gossum A. Localized amyloid tumor in small bowel. Dig Dis Sci. 2000;45(9):1850–3.

348. Goteri G, Ranaldi R, Pileri SA, Bearzi I. Localized amyloidosis and gastrointestinal lymphoma: a rare association. Histopathology. 1998;32(4):348–55.

349. Tada S, Iida M, Yao T, Kawakubo K, Yao T, Okada M, et al. Endoscopic features in amyloidosis of the small intestine: clinical and morphologic differences between chemical types of amyloid protein. Gastrointest Endosc. 1994;40(1):45–50.

350. Tada S, Iida M, Yao T, Kawakubo K, Yao T, Fuchigami T, et al. Gastrointestinal amyloidosis: radiologic features by chemical types. Radiology. 1994;190(1):37–42. https://doi.org/10.1148/radiology.190.1.8259424.

351. Kim SH, Han JK, Lee KH, Won HJ, Kim KW, Kim JS, et al. Abdominal amyloidosis: spectrum of radiological findings. Clin Radiol. 2003;58(8):610–20.

352. Yoshimatsu S, Ando Y, Terazaki H, Sakashita N, Tada S, Yamashita T, et al. Endoscopic and pathological manifestations of the gastrointestinal tract in familial amyloidotic polyneuropathy type I (Met30). J Intern Med. 1998;243(1):65–72.

353. Chandan VS, Shah SS, Lam-Himlin DM, Petris GD, Mereuta OM, Dogan A, et al. Globular hepatic amyloid is highly sensitive and specific for LECT2 amyloidosis. Am J Surg Pathol. 2015;39(4):558–64. https://doi.org/10.1097/pas.0000000000000373.

354. Kebbel A, Rocken C. Immunohistochemical classification of amyloid in surgical pathology revisited. Am J Surg Pathol. 2006;30(6):673–83.

355. Vrana JA, Gamez JD, Madden BJ, Theis JD, Bergen HR 3rd, Dogan A. Classification of amyloidosis by laser microdissection and mass spectrometry-based proteomic analysis in clinical biopsy specimens. Blood. 2009;114(24):4957–9. https://doi.org/10.1182/blood-2009–07–230722.

356. Hobbs CM, Burch DM, Sobin LH. Elastosis and elastofibromatous change in the gastrointestinal tract: a clinicopathologic study of 13 cases and a review of the literature. Am J Clin Pathol. 2004;122(2):232–7. https://doi.org/10.1309/lbgt-cg1q-cd96-m3nf.

357. Ishida M, Iwai M, Kagotani A, Iwamoto N, Okabe H. Elastofibromatous change of the intestine: report of four lesions from three patients with review of the literature. Int J Clin Exp Pathol. 2014;7(5):2291–7.

358. Caubet JC, Nowak-Wegrzyn A. Current understanding of the immune mechanisms of food protein-induced enterocolitis syndrome. Expert Rev Clin Immunol. 2011;7(3):317–27. https://doi.org/10.1586/eci.11.13.

359. Turnbull JL, Adams HN, Gorard DA. Review article: the diagnosis and management of food allergy and food intolerances. Aliment Pharmacol Ther. 2015;41(1):3–25. https://doi.org/10.1111/apt.12984.

360. Mehr S, Kakakios A, Frith K, Kemp AS. Food protein-induced enterocolitis syndrome: 16-year experience. Pediatrics. 2009;123(3):e459–64. https://doi.org/10.1542/peds.2008–2029.

361. Katz Y, Goldberg MR, Rajuan N, Cohen A, Leshno M. The prevalence and natural course of food protein-induced enterocolitis syndrome to cow's milk: a large-scale, prospective population-based study. J Allergy Clin Immunol. 2011;127(3):647–53. e1–3. https://doi.org/10.1016/j.jaci.2010.12.1105.

362. Guandalini S, Newland C. Differentiating food allergies from food intolerances. Curr Gastroenterol Rep. 2011;13(5):426–34. https://doi.org/10.1007/s11894–011–0215–7.

363. Iyngkaran N, Robinson MJ, Prathap K, Sumithran E, Yadav M. Cows' milk protein-sensitive enteropathy. Combined clinical and histological criteria for diagnosis. Arch Dis Child.

1978;53(1):20–6.

364. Kokkonen J, Haapalahti M, Laurila K, Karttunen TJ, Maki M. Cow's milk protein-sensitive enteropathy at school age. J Pediatr. 2001;139(6):797–803. https://doi.org/10.1067/mpd.2001.118882.

365. Iyngkaran N, Yadav M, Boey CG, Kamath KR, Lam KL. Causative effect of cow's milk protein and soy protein on progressive small bowel mucosal damage. J Gastroenterol Hepatol. 1989;4(2):127–36.

366. Halpin TC, Byrne WJ, Ament ME. Colitis, persistent diarrhea, and soy protein intolerance. J Pediatr. 1977;91(3):404–7.

367. Ament ME, Rubin CE. Soy protein—another cause of the flat intestinal lesion. Gastroenterology. 1972;62(2):227–34.

368. Fontaine JL, Navarro J. Small intestinal biopsy in cows milk protein allergy in infancy. Arch Dis Child. 1975;50(5):357–62.

369. Kuitunen P, Visakorpi JK, Savilahti E, Pelkonen P. Malabsorption syndrome with cow's milk intolerance. Clinical findings and course in 54 cases. Arch Dis Child. 1975;50(5):351–6.

370. Rosekrans PC, Meijer CJ, Cornelisse CJ, van der Wal AM, Lindeman J. Use of morphometry and immunohistochemistry of small intestinal biopsy specimens in the diagnosis of food allergy. J Clin Pathol. 1980;33(2):125–30.

371. Phillips AD, Rice SJ, France NE, Walker-Smith JA. Small intestinal intraepithelial lymphocyte levels in cow's milk protein intolerance. Gut. 1979;20(6):509–12.

372. Walker-Smith J, Harrison M, Kilby A, Phillips A, France N. Cows' milk-sensitive enteropathy. Arch Dis Child. 1978;53(5):375–80.

373. Vandenplas Y, Koletzko S, Isolauri E, Hill D, Oranje AP, Brueton M, et al. Guidelines for the diagnosis and management of cow's milk protein allergy in infants. Arch Dis Child. 2007;92(10):902–8. https://doi.org/10.1136/adc.2006.110999.

374. Walker-Smith JA. Cow milk-sensitive enteropathy: predisposing factors and treatment. J Pediatr. 1992;121(5 Pt 2):S111–5.

375. Schrander JJ, Oudsen S, Forget PP, Kuijten RH. Follow up study of cow's milk protein intolerant infants. Eur J Pediatr. 1992;151(10):783–5.

376. Williams CD. Kwashiorkor. J Am Med Assoc. 1953;153(14):1280–5.

377. Liu T, Howard RM, Mancini AJ, Weston WL, Paller AS, Drolet BA, et al. Kwashiorkor in the United States: fad diets, perceived and true milk allergy, and nutritional ignorance. Arch Dermatol. 2001;137(5):630–6.

378. Tierney EP, Sage RJ, Shwayder T. Kwashiorkor from a severe dietary restriction in an 8-month infant in suburban Detroit, Michigan: case report and review of the literature. Int J Dermatol. 2010;49(5):500–6. https://doi.org/10.1111/j.1365-4632.2010.04253.x.

379. Amadi B, Fagbemi AO, Kelly P, Mwiya M, Torrente F, Salvestrini C, et al. Reduced production of sulfated glycosaminoglycans occurs in Zambian children with kwashiorkor but not marasmus. Am J Clin Nutr. 2009;89(2):592–600. https://doi.org/10.3945/ajcn.2008.27092.

380. William JH, Tapper EB, Yee EU, Robson SC. Secondary kwashiorkor: a rare complication of gastric bypass surgery. Am J Med. 2015;128(5):e1–2. https://doi.org/10.1016/j.amjmed.2014.12.002.

381. Stanfield JP, Hutt MS, Tunnicliffe R. Intestinal biopsy in kwashiorkor. Lancet. 1965;2(7411):519–23.

382. Shiner M, Redmond AO, Hansen JD. The jejunal mucosa in protein-energy malnutrition. A clinical, histological, and ultrastructural study. Exp Mol Pathol. 1973;19(1):61–78.

383. Cook GC, Lee FD. The jejunum after kwashiorkor. Lancet. 1966;2(7476):1263–7.

384. Waterlow JC. Intensive nursing care of kwashiorkor in Malawi. Acta Paediatr. 2000;89(2):138–40.

385. Schulzke JD, Troger H, Amasheh M. Disorders of intestinal secretion and absorption. Best Pract Res Clin Gastroenterol. 2009;23(3):395–406. https://doi.org/10.1016/j.bpg.2009.04.005.

386. Kuokkanen M, Kokkonen J, Enattah NS, Ylisaukko-Oja T, Komu H, Varilo T, et al. Mutations in the translated region of the lactase gene (LCT) underlie congenital lactase deficiency. Am J Hum Genet. 2006;78(2):339–44. https://doi.org/10.1086/500053.

387. Diekmann L, Pfeiffer K, Naim HY. Congenital lactose intolerance is triggered by severe mutations on both alleles of the lactase gene. BMC Gastroenterol. 2015;15:36. https://doi.org/10.1186/s12876-015-0261-y.

388. Ritz V, Alfalah M, Zimmer KP, Schmitz J, Jacob R, Naim HY. Congenital sucrase-isomaltase deficiency because of an accumulation of the mutant enzyme in the endoplasmic reticulum. Gastroenterology. 2003;125(6):1678–85.

389. Sander P, Alfalah M, Keiser M, Korponay-Szabo I, Kovacs JB, Leeb T, et al. Novel mutations in the human sucrase-isomaltase gene (SI) that cause congenital carbohydrate malabsorption. Hum Mutat. 2006;27(1):119. https://doi.org/10.1002/humu.9392.

390. Gericke B, Amiri M, Scott CR, Naim HY. Molecular pathogenicity of novel sucrase-isomaltase mutations found in congenital sucrase-isomaltase deficiency patients. Biochim Biophys Acta. 2017;1863(3):817–26. https://doi.org/10.1016/j.bbadis.2016.12.017.

391. Nichols BL, Avery SE, Karnsakul W, Jahoor F, Sen P, Swallow DM, et al. Congenital maltase-glucoamylase deficiency associated with lactase and sucrase deficiencies. J Pediatr Gastroenterol Nutr. 2002;35(4):573–9.

392. Wright EM, Turk E, Martin MG. Molecular basis for glucose-galactose malabsorption. Cell Biochem Biophys. 2002;36(2–3):115–21. https://doi.org/10.1385/cbb:36:2–3:115.

393. Santer R, Groth S, Kinner M, Dombrowski A, Berry GT, Brodehl J, et al. The mutation spectrum of the facilitative glucose transporter gene SLC2A2 (GLUT2) in patients with Fanconi-Bickel syndrome. Hum Genet. 2002;110(1):21–9. https://doi.org/10.1007/s00439-001-0638-6.

394. Gibson PR, Newnham E, Barrett JS, Shepherd SJ, Muir JG. Review article: fructose malabsorption and the bigger picture. Aliment Pharmacol Ther. 2007;25(4):349–63. https://doi.org/10.1111/j.1365-2036.2006.03186.x.

395. Johnston I, Nolan J, Pattni SS, Walters JR. New insights into bile acid malabsorption. Curr Gastroenterol Rep. 2011;13(5):418–25. https://doi.org/10.1007/s11894-011-0219-3.

396. Wilcox C, Turner J, Green J. Systematic review: the management of chronic diarrhoea due to bile acid malabsorption. Aliment Pharmacol Ther. 2014;39(9):923–39. https://doi.org/10.1111/apt.12684.

397. Fromm H, Malavolti M. Bile acid-induced diarrhoea. Clin Gastroenterol. 1986;15(3):567–82.

398. Vitek L. Bile acid malabsorption in inflammatory bowel disease. Inflamm Bowel Dis. 2015;21(2):476–83. https://doi.org/10.1097/mib.0000000000000193.

399. Gracie DJ, Kane JS, Mumtaz S, Scarsbrook AF, Chowdhury FU, Ford AC. Prevalence of, and predictors of, bile acid malabsorption in outpatients with chronic diarrhea. Neurogastroenterol Motil. 2012;24(11):983–e538. https://doi.org/10.1111/j.1365-2982.2012.01953.x.

400. Oelkers P, Kirby LC, Heubi JE, Dawson PA. Primary bile acid malabsorption caused by mutations in the ileal sodium-dependent bile acid transporter gene (SLC10A2). J Clin Invest. 1997;99(8):1880–7. https://doi.org/10.1172/jci119355.

401. Walters JR, Tasleem AM, Omer OS, Brydon WG, Dew T, le Roux CW. A new mechanism for bile acid diarrhea: defective feedback inhibition of bile acid biosynthesis. Clin Gastroenterol Hepatol. 2009;7(11):1189–94. https://doi.org/10.1016/j.cgh.2009.04.024.

第 10 章
十二指肠其他炎症性疾病

Tsung-Teh Wu

慢性十二指肠炎

定义

慢性十二指肠炎(chronic duodenitis)的特征是黏膜水肿、固有层内淋巴浆细胞浸润增多、固有层纤维化、轻度上皮损伤和表面上皮反应性改变。在活动性慢性十二指肠炎中,可见绒毛萎缩伴表面上皮和固有层内中性粒细胞浸润[1,2]。

临床特征

流行病学 慢性十二指肠炎在成人良性十二指肠病变中最常见,占60%[3],并可见于5%经过内镜检查的儿童[4]。

临床特征 最常见的临床症状是上腹部疼痛。慢性十二指肠炎可发生于各种临床状况,包括幽门螺杆菌感染、非甾体抗炎药(NSAID)等药物使用和慢性肾衰竭。服用NSAID的患者在十二指肠活检时90%可见慢性十二指肠炎,绝大多数是轻至中度,只有7%是重度慢性十二指肠炎[5]。而活动性慢性十二指肠炎在长期服用NSAID的患者中不常见[6]。12%~71%慢性肾衰竭患者可以呈现活动性慢性十二指肠炎[7,8],其中34%的患者可以出现结节性十二指肠炎[9]。慢性十二指肠炎也可出现在12%的健康个体中[1,10]。

内镜特征 慢性十二指肠炎的内镜表现特征是红斑、糜烂和上皮下出血。内镜下的十二指肠炎和组织学上的慢性十二指肠炎的相关性不佳。约73%内镜下表现明显的十二指肠炎病例组织学上可无或仅有轻微炎症。因此,慢性十二指肠炎的诊断需要组织学的证实[11]。

病理特征

固有层内单核细胞包括浆细胞和淋巴细胞的浸润增加伴黏膜水肿和上皮损伤,是慢性十二指肠炎的组织学特征(图10.1A)[1,12]。活动性慢性十二指肠炎显示中性粒细胞在上皮和固有层内浸润,同时伴有明显的上皮损伤。重度活动性慢性十二指肠炎可出现糜烂和溃疡(图10.1B)。结节性十二指肠炎存在于绒毛萎缩和黏膜增厚,黏膜增厚是由于固有层内纤维化伴慢性炎症细胞浸润增多或淋巴细胞的聚集[9]。

鉴别诊断

正常十二指肠黏膜固有层内含有数量不等的炎症细胞,包括浆细胞、淋巴细胞,尤其在无黏膜水肿和上皮损伤时,不应过度诊断为轻度慢性十二指肠炎。消化性十二指肠炎也可出现相似程度的炎症细胞浸润和上皮损伤,与慢性十二指肠炎的鉴别是存在胃型黏液样化生。

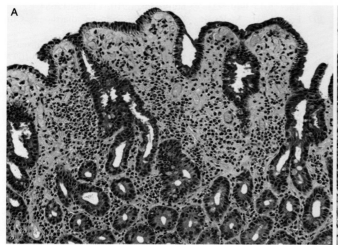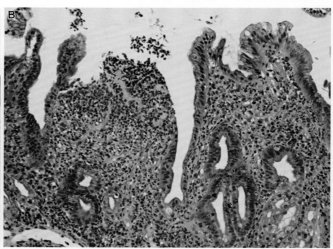

图10.1 慢性十二指肠炎,(A)十二指肠活检显示固有膜内单核细胞浸润增多,包括浆细胞和淋巴细胞,伴黏膜水肿、绒毛萎缩和上皮损伤,(B)急性炎症和糜烂存在于重度活动性慢性十二指肠炎中

消化性十二指肠炎

定义

消化性十二指肠炎(peptic duodenitis)由 R. Crismer 于 1962 年首次描述,指十二指肠黏膜出现胃型黏液样化生,伴或不伴幽门螺杆菌的感染[13]。消化性十二指肠炎的特征是绒毛不规则并变短,伴固有层水肿、单核细胞浸润增多,表面上皮损伤伴胃型黏液样化生,上皮内中性粒细胞浸润和糜烂[14]。

临床特征

流行病学　十二指肠胃型黏液样化生存在于 34% ~ 66% 伴有消化不良的成人和 7% 经过内镜检查的儿童中[15,16]。伴或不伴活动性炎的消化性十二指肠炎可见于 7% 的十二指肠内镜活检中[13]。幽门螺杆菌性胃炎与 90% 以上的消化性十二指肠溃疡相关[17-19]。十二指肠胃型黏液样化生也可以发生在幽门螺杆菌阴性但伴有泌酸增多和高胃泌素血症的患者中。广泛的胃型黏液样化生和消化性十二指肠炎可存在于 Zollinger-Ellison 综合征患者中[20]。

发病机制　十二指肠的胃型黏液样化生在成人较儿童常见,男性较女性常见[21]。十二指肠胃型黏液样化生与空腹胃的低 pH 相关,而与酒精、吸烟和 NSAID 使用无关。胃型黏液样化生的程度与活动性慢性十二指肠炎和幽门螺杆菌性胃炎相关[21,22]。34%伴有幽门螺杆菌感染的成人和 42%伴幽门螺杆菌感染的儿童存在胃型黏液样化生[23,24]。幽门螺杆菌感染改变了胃酸的产生,尤其是在产酸增加的胃窦为主型胃炎[22]。而十二指肠的高胃酸负荷引起了十二指肠绒毛胃型黏液样化生,化生性改变可能是通过 Brunner 腺的导管上皮细胞迁徙[16]。胃型黏液样化生呈斑片状分布,在十二指肠球部更显著,通常只在严重病例中会有十二指肠的降部累及[16]。胃型黏液样化生的程度与十二指肠和胃窦的炎症程度、胃窦部幽门螺杆菌的密度相关[23,25]。十二指肠溃疡可由胃窦部幽门螺杆菌感染的序贯效应导致,即胃酸分泌增多、消化性十二指肠炎、幽门螺杆菌在胃型黏液样化生灶内定植、碳酸氢盐分泌减少和黏膜破坏[21,22,26]。十二指肠溃疡和 *cagA* 阳性的幽门螺杆菌存在相关性[22];十二指肠溃疡患者的幽门螺杆菌密度高于正常人的 20 倍,更可能发生 *cagA* 阳性幽门螺杆菌的感染[27]。

临床特征　腹痛、十二指肠和空肠溃疡、胃肠道出血和腹泻是 Zollinger-Ellison 综合征患者的常见表现[28]。

病理特征

固有层内单核细胞浸润增多、胃型黏液样化生、黏膜内 Brunner 腺增多、绒毛萎缩和中性粒细胞在上皮和固有层内浸润是消化性十二指肠炎的主要特征(图 10.2A,B)。胃型黏液样化生的特征是十二指肠上皮中存在具有顶浆中性黏液的胃

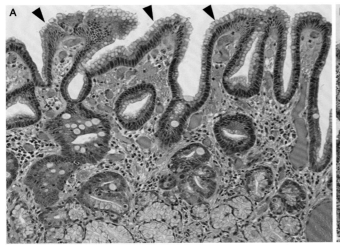
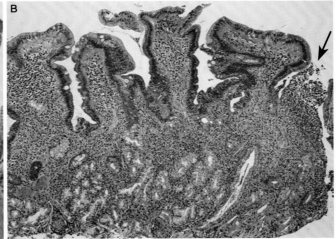
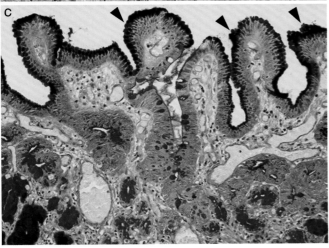

图 10.2　消化性十二指肠炎。(A)十二指肠活检,慢性消化性十二指肠炎显示固有层内单核细胞浸润增多,胃型黏液样化生(三角箭头),黏膜内 Brunner 腺增多,绒毛萎缩。(B)上皮和固有层内中性粒细胞浸润的急性炎症,并伴有糜烂(长箭头)。(C)胃型黏液样化生(三角箭头)的特征是存在含 PAS 染色阳性的中性黏液的胃黏液细胞

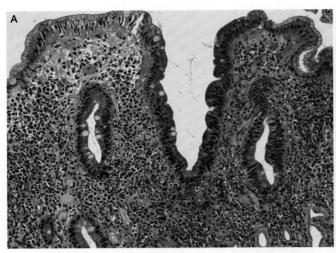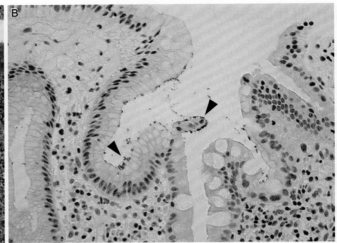

图 10.3　活动性消化性十二指肠炎伴幽门螺杆菌感染。（A）活动性慢性幽门螺杆菌胃炎患者的十二指肠活检，显示活动性消化性十二指肠炎。（B）免疫组织化学染色示多量幽门螺杆菌（箭头）在胃型黏液样化生灶内紧邻腺腔表面

黏液细胞，并可通过过碘酸希夫（PAS）染色证实（图10.2C）。有学者建议消化性十二指肠炎无活动性炎症时，应被归类于消化性十二指肠病[13]。消化性十二指肠炎发生在球部较降部更常见[14]。幽门螺杆菌可在68%的活动性消化性十二指肠炎中检测出，较检出率仅16%的无活动性炎者更多见（图10.3A，B）。IEL增多也可以存在于伴有幽门螺杆菌感染的消化性十二指肠炎中[29]。幽门螺杆菌感染存在于58%的胃型黏液样化生和57%的弥漫性结节性十二指肠炎中[30]。而根除幽门螺杆菌6个月后，54%的患者可有胃型黏液样化生的明显减轻或完全消退，但对于弥漫性结节性十二指肠炎的肉眼观无明显改善[30]。

鉴别诊断

在健康人群中，胃型黏液样化生和黏膜内Brunner腺可存在于64%和96%的十二指肠球部、4%和34%的十二指肠降部[1]。十二指肠的胃型黏液样化生是对损伤和炎症的非特异性反应，也可存在于非消化性十二指肠炎的病变中，比如克罗恩病和乳糜泻[22]。胃黏膜异位与胃型黏液样化生的区别是存在主细胞和/或壁细胞，并无单核细胞浸润增加及急性炎症[13]。

治疗和预后

根除幽门螺杆菌和胃酸抑制是主要的治疗方法。胃酸抑制可减少43%的胃型黏液样化生，但对炎症程度无影响。根除幽门螺杆菌可减少42%的胃型黏液样化生，改善炎症状况[25]。但有研究表明，根除幽门螺杆菌感染后胃型黏液样化生可持续存在[16,31]。

淋巴细胞性十二指肠炎

定义

淋巴细胞性十二指肠炎（lymphocytic duodenitis）或小肠炎是一种组织学诊断，由一组异源性疾病包括谷蛋白介导和非谷蛋白相关疾病引起，特征是十二指肠或小肠黏膜绒毛结构正常，而IEL增多（每100个上皮内>25个淋巴细胞）[32-36]。淋巴细胞性十二指肠炎或小肠炎被称为显微镜下肠炎，尽管IEL增多并不是诊断显微镜下肠炎的必要条件[36,37]。

临床特征

流行病学　淋巴细胞性十二指肠炎在成人和儿童十二指肠活检标本中并不少见，发生率为1.3%～10.9%[38-42]。从2000年至2010年的十年期间，淋巴细胞性十二指肠炎的发病率从3%至10.9%增加了约三倍，并多数由除乳糜泻以外的原因引起[41]。

淋巴细胞性十二指肠炎或小肠炎最常见的病因是乳糜泻（9%～21%）、服用NSAID（8%～21%）、幽门螺杆菌感染（6%～14%）、肠易激综合征（9%～20%）、炎症性肠病（克罗恩病和溃疡性结肠炎，2%～12%）、自身免疫病（4%～14%）、细菌过度生长综合征（3%～5%）[35,36]。淋巴细胞性十二指肠炎或小肠炎也可与以下疾病相关：非乳糜泻肠病；疱疹样皮炎；小麦过敏；食物或蛋白过敏；自身免疫性肠病；自身免疫疾病如类风湿关节炎、自身免疫性甲状腺炎、银屑病；感染性疾病如贾第鞭毛虫病和隐孢子虫病；热带口炎性腹泻；药物如奥美沙坦和艾代拉里斯；淋巴组织增生性病变，包括T细胞和B细胞淋巴瘤；免疫缺陷病如IgA缺陷病和普通变异型免疫缺陷病（CVID）、移植物抗宿主病（GVHD）[32,33,35,36,43]。4%～43%被诊断为淋巴细胞性十二指肠炎或小肠炎的患者无法发现明确病因[35,36]，但多数患者常在其后随访过程中诊断为乳糜泻或肠易激综合征[44]。

发病机制　淋巴细胞性十二指肠炎或小肠炎中IEL增多是肠黏膜在人类宿主和微生物及非自身抗原间免疫反应的表现。IEL是CD3+和CD8+细胞，并作为对谷蛋白、其他抗原、细菌、食物和药物的抗原呈递细胞的调节细胞[36]。

临床特征　淋巴细胞性十二指肠炎或小肠炎的临床特征

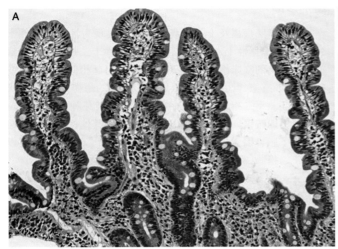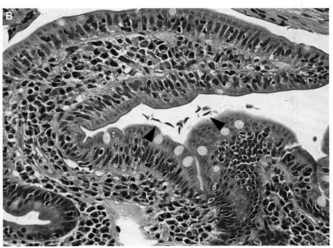

图 10.4　淋巴细胞性十二指肠炎。(A)活动性慢性幽门螺杆菌胃炎患者的十二指肠活检,显示上皮内淋巴细胞增多而绒毛结构正常。(B)淋巴细胞性十二指肠炎存在于贾第鞭毛虫(箭头)感染的患者中

因其病因而不同。腹泻、体重减轻、腹痛、贫血、恶心、呕吐和腹胀是常见表现[39],也可发生铁、叶酸、维生素 B_{12} 或维生素 D 缺乏症。消化不良或上腹部疼痛与幽门螺杆菌感染相关。反复感染在免疫缺陷病中常见。鼻炎、哮喘和荨麻疹与过敏性疾病相关[36]。

病理特征

正常小肠绒毛结构的 IEL 增多是淋巴细胞性十二指肠炎或小肠炎的典型病理学特征(图 10.4A)。组织学特征与乳糜泻 Marsh 分级 I 级相似。乳糜泻相关的淋巴细胞性十二指肠炎中,IEL 分布形式是连续均匀分布于绒毛或绒毛顶端[45];但这种形式的分布特征并非乳糜泻独有,也可见于炎症性肠病、幽门螺杆菌和其他非谷蛋白相关的淋巴细胞性十二指肠炎中[29,39,46]。感染相关的淋巴细胞性十二指肠炎如贾第鞭毛虫和隐孢子虫感染,可在十二指肠活检中发现寄生虫(图 10.4B)。普通变异型免疫缺陷病(CVID)相关的淋巴细胞性十二指肠炎黏膜内无浆细胞存在,在 IgA 缺陷病中浆细胞免疫组织化学 IgA 阴性表达。幽门螺杆菌胃炎患者十二指肠活检时 44% 可见淋巴细胞性十二指肠炎[29]。

鉴别诊断

淋巴细胞性十二指肠炎或小肠炎是一种组织学诊断,而发病的病因需要相关的临床信息。乳糜泻相关的淋巴细胞性十二指肠炎或小肠炎中,患者应该有阳性的乳糜泻血清学检查结果和特征性的人类白细胞抗原(HLA)遗传表型。非乳糜泻型谷蛋白过敏的患者临床特征与乳糜泻相同,但抗谷氨酰胺转移酶 IgA 抗体阴性,起病于谷蛋白暴露后不久,而乳糜泻通常是几周后[47,48]。非乳糜泻型谷蛋白过敏的发生率据报道在一般人群中达 6%,远较乳糜泻常见[35,49]。

治疗和预后

淋巴细胞性十二指肠炎或小肠炎的治疗是根据相关的

病因学。

炎症性肠病累及十二指肠

定义

存在于炎症性肠病患者(克罗恩病或溃疡性结肠炎)中的伴有活动性和/或慢性炎症的十二指肠炎,并除外了其他可引起十二指肠炎的病因。

临床特征

流行病学　十二指肠克罗恩病发生于 0.5%~4% 的克罗恩病患者中[50-52]。而十二指肠炎存在于 13% 炎症性肠病、26%~28% 的克罗恩病和 3% 的溃疡性结肠炎患者中。儿童炎症性肠病患者较成人患者更多见[53,54]。儿童十二指肠炎据报道存在于 31%~33% 的克罗恩病和 3%~23% 的溃疡性结肠炎儿童患者中[55-57]。另一方面,克罗恩病或溃疡性结肠炎也是十二指肠炎的常见病因(分别为 13% 和 3%)[4]。儿童患者中,胃和十二指肠球部的活动性炎相比于非难治性溃疡性结肠炎患者,更常见于对用药无反应的难治性溃疡性结肠炎患者[58]。

临床特征　上腹部疼痛、幽门梗阻、体重减轻、偶尔胃肠道出血是克罗恩病累及十二指肠的常见临床特征[59]。孤立且局限于胃十二指肠的克罗恩病罕见,占比小于 0.07%[52,60]。胃十二指肠瘘可发生于回结肠型或原发性十二指肠克罗恩病[61,62]。

内镜特征　十二指肠降部结节状改变是克罗恩病或溃疡性结肠炎的显著特征。内镜下十二指肠异常在全结肠型溃疡性结肠炎患者较左半型/直肠型更明显[63]。颗粒状、结节状、黏膜皱襞增厚、阿弗他溃疡、黏膜皱襞溃疡伴缺口状改变可见于儿童克罗恩病患者[59,64,65]。

病理特征

炎症性肠病累及十二指肠的常见组织学特征是慢性十二指肠炎，表现为固有层内呈灶性、斑片状或弥漫性分布的淋巴浆细胞增生、绒毛萎缩、胃型黏液样化生和活动性炎（图10.5A，B）[66,67]。非坏死性肉芽肿可见于3%～11%的克罗恩病患者的十二指肠活检中（图10.5C）[66-68]。IEL增多伴正常绒毛结构（淋巴细胞性十二指肠炎）在克罗恩病和溃疡性结肠炎患者的十二指肠活检标本中均可见（图10.5D）[35,46,69]。

弥漫性活动性慢性十二指肠炎伴绒毛萎缩、固有层内弥漫性浆细胞增生、斑片状隐窝炎（图10.6）可见于10%（4例/40例）的溃疡性结肠炎中，所有4例患者均有结肠切除病史伴结肠储袋[70]。弥漫性溃疡性肠炎累及小肠[71,72]和难治性溃疡性结肠炎全结肠切除后患者死亡的病例均有报道[73]。儿童溃疡性结肠炎患者在十二指肠可存在肉芽肿性炎和/或被破坏腺体周围的多核巨细胞反应[74]。

鉴别诊断

炎症性肠病累及十二指肠的组织学表现为活动性慢性十二指肠炎、消化性十二指肠炎和淋巴细胞性十二指肠炎。了解炎症性肠病的临床诊断，并除外其他可能引起相似组织学改变的病因，如感染、营养紊乱和服用如NSAID的药物，可协助作出正确诊断。十二指肠活检中存在非坏死性肉芽肿，并通过Gomori亚甲四胺银染、快酸细菌染色（AFB）和其他检测的阴性结果除外了感染因素，则倾向克罗恩病的诊断[69]。结节病可以累及十二指肠，需与十二指肠克罗恩病鉴别[75,76]。

治疗和预后

质子泵抑制剂联用类固醇是活动性胃十二指肠克罗恩病的一线治疗方案[65]。胃十二指肠狭窄可用气囊扩张，但十二指肠瘘需要手术治疗[61,62]。难治性胃十二指肠克罗恩病可能需要外科治疗[52]。

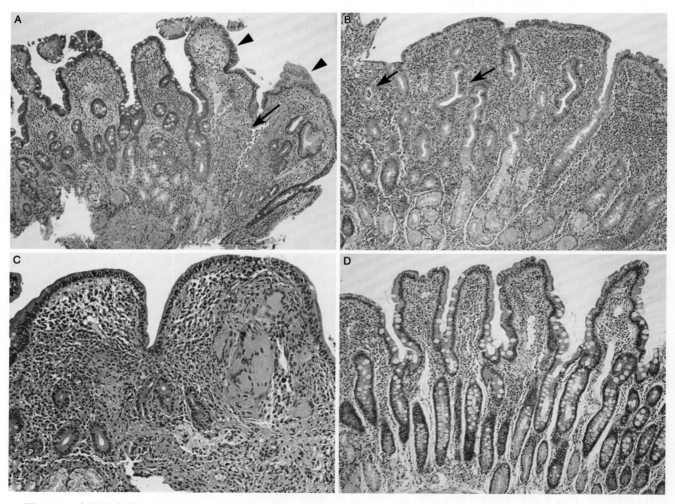

图10.5　克罗恩病累及十二指肠。（A）一例克罗恩病患者的十二指肠活检，显示慢性十二指肠炎模式，固有层内淋巴浆细胞浸润、绒毛萎缩、胃型黏液样化生（三角箭头）、小灶性非坏死性肉芽肿（长箭头）。（B）另一例克罗恩病患者的十二指肠活检，伴隐窝炎和隐窝脓肿的活动性炎症、固有层内显著的淋巴浆细胞浸润。（C）克罗恩病患者的多灶性非坏死性肉芽肿。（D）克罗恩病患者的十二指肠活检示上皮内淋巴细胞增多伴正常绒毛结构（淋巴细胞性十二指肠炎）

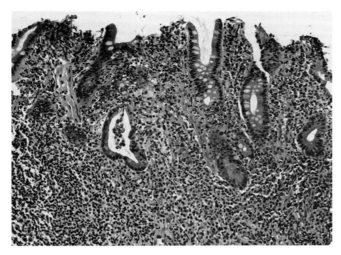

图 10.6　溃疡性结肠炎累及十二指肠,溃疡性结肠炎患者十二指肠活检示活动性十二指肠炎伴绒毛萎缩、固有层内弥漫性淋巴浆细胞浸润、隐窝炎和隐窝脓肿

结节病

结节病(sarcoidosis)是不明原因的系统性肉芽肿病,特征表现为受累器官内非坏死性肉芽肿形成[77,78]。结节病主要发生在年轻或中年人。患病率为 4.7~64/100 000 人,发病率为 1~35.5/100 000 人年[78]。结节病的终身发病率女性(1.3%)高于男性(1%)、黑人(2.4%)高于高加索人种(0.8%)[79,80]。肺和淋巴系统是最常见累及的部位,其次是眼、皮肤和肝,但任何器官均可累及。

结节病累及胃肠道罕见,据报道在所有病例中发生率为 0.1%~1.6%[81,82]。整个消化道均可受累,胃是最常累及部位[76,83]。腹痛、体重减轻、恶心或呕吐、腹泻和出血是最常见的胃肠道症状[76]。

小肠结节病罕见[76],可以是孤立发病或是胃肠道播散的部分受累[84-86]。临床症状包括腹泻、吸收不良、失蛋白性肠病、上腹部疼痛和出血[87,88]。有报道小肠结节病还可发生叶酸和维生素 B_{12} 的营养缺乏[89]、伴有肿块形成[75]的十二指肠梗阻[90,91]。小肠或十二指肠结节病的病理特征是非坏死性肉芽肿和部分绒毛萎缩[89,92]。多核巨细胞伴草酸钙结晶和绍曼小体可见于非坏死性肉芽肿内。小肠结节病在临床表现和组织学特征上可与克罗恩病相似[85,89]。克罗恩病患者无血清血管紧张素转化酶水平升高。小肠结节病的非坏死性肉芽肿倾向于局限于黏膜内而非黏膜下层;相反,瘘管、活动性慢性炎症、结构破坏在克罗恩病中更常见。

移植物抗宿主病

定义

移植物抗宿主病(graft-versus-host disease,GVHD)是同种异体造血干细胞移植的常见并发症,偶尔也可发生于自体造血干细胞移植和实体器官移植。GVHD 常累及皮肤、胃肠道、肝,罕见于肺[93-95]。GVHD 是一种临床综合征,诊断需要综合相关临床、实验室检查和组织病理学所见[96]。GVHD 分为急性和慢性二型。急性 GVHD 包括:①经典型急性 GVHD,发生在造血干细胞移植后 100 天内,并且不符合慢性 GVHD 诊断标准;②持续、反复或延迟起病的急性 GVHD,发生在造血干细胞移植后 100 天以上,并且不符合慢性 GVHD 诊断标准。慢性 GVHD 包括:①经典型慢性 GVHD,无急性 GVHD 特征;②急性和慢性 GVHD 特征均存在的重叠综合征[96]。

临床特征

流行病学　急性 GVHD 常见于造血干细胞移植患者中(35%~80%)[97]。在 HLA 匹配的兄弟姐妹移植者发生率为 20%~50%,而 HLA 不匹配移植者发生率更高(60%~80%)[98]。胃肠道是急性 GVHD 第二常见累及器官,可发生在 50%~81% 的急性 GVHD 患者中[99-101]。急性 GVHD 报道可在 10% 的自体造血干细胞移植后的患者发生,通常典型表现为皮肤红疹[94],胃肠道累及的发生率为 4%~13%[102,103]。慢性 GVHD 在异体造血干细胞移植的发生率为 30%~70%[96]。在实体器官移植后的发生率可能存在于 5% 的小肠移植、12% 的多器官移植和 1%~2% 的肝移植患者中[95,104]。

发病机制　GVHD 是一种由 T 细胞介导的疾病,被移植的供体淋巴细胞处于异体环境,导致以宿主抗原为靶点的炎症细胞激活和增生[97,105]。急性 GVHD 的发展可概念化地归为三个循序的阶段[97]。阶段一:抗原呈递细胞被原发疾病和造血干细胞移植预处理激活。“危险”信号包括促炎细胞因子如 TNF-α 和趋化因子、黏附分子表达增加、主要组织相容性复合体抗原(major histocompatibility complex,MHC)和被损伤的宿主组织产生的对宿主抗原呈递细胞的共刺激分子[105]。阶段二:供体 T 细胞对宿主抗原呈递细胞的激活。在小鼠模型中,CD4+细胞诱导对主要组织相容性复合体Ⅱ的急性 GVHD,而 CD8+细胞诱导对主要组织相容性复合体Ⅰ的急性 GVHD。在 HLA 相同的造血干细胞移植中,CD4+和 CD8+细胞均对次要组织相容性抗原产生应答,引起急性 GVHD。T 细胞激活导致多种细胞内生物化学级联反应,并产生过多的 Th1 细胞因子(IFN-γ、IL-2 和 TNF-α)。阶段三:细胞和炎症效应器期。此阶段涉及细胞效应器(细胞毒性 T 淋巴细胞和 NK 细胞)和可溶性炎症介质(TNF-γ、IL-1、TNF-α 和一氧化氮);细胞效应器和炎症介质二者协同作用,并放大炎症反应和组织破坏性。

临床表现　恶心、呕吐、水样腹泻、食欲缺乏、血性或黏液便和腹痛,是造血干细胞移植后 100 天内急性 GVHD 的常见胃肠道表现[106]。而慢性 GVHD 胃肠道表现包括食管蹼、近端狭窄或同心环形成、吞咽困难、厌食症、恶心、呕吐、腹泻、体重减轻、发育停滞[96]。内镜下或影像学检查存在食管蹼、近端狭窄或同心环是慢性 GVHD 累及胃肠道的仍然是唯一公认的诊断特征[96]。异体骨髓移植和外周血干细胞移植的 GVHD 在胃肠道发生率、组织学严重程度和治疗反应上无差异[93]。实体器官移植的 GVHD 主要临床特征是皮肤红疹(100%),其次是全血细胞减少(16%)、腹泻(11%)和发热(5%)[95,107]。

巨细胞病毒(cytomegalovirus,CMV)和腺病毒感染可发生在异体造血干细胞移植者中。CMV 疾病的发生率在异体移植开始预防性使用抗病毒药鸟苷酸后下降。在异体造血干细胞移植患者中最重要的危险因素是供者和受者的血清学状况。约30%的血清CMV阴性受者接受血清学CMV阳性供者移植后发生原发性CMV病。CMV血清阴性受者接受CMV血清阴性供体移植,其发生原发性CMV病的风险非常低[108]。相较未用阿仑单抗者(一种抗CD52单克隆抗体,可引起CD41和CD81淋巴细胞减少),接受阿仑单抗9个月以上治疗的患者CMV感染率较高[108,109]。尽管自体造血干细胞移植后的CMV疾病罕见,但CMV感染可发生于约40%的此类移植患者中[108]。CMV胃肠道炎发生于16%~25%的GVHD患者,特别是在HLA不匹配的异体移植后[110,111]。

腺病毒感染发生于3%~41%造血干细胞移植患者中,在儿童(31%)高于成人(14%),33%~40%腺病毒阳性患者有腺病毒病[112-117]。腺病毒感染发生于2%~12%自体造血干细胞移植患者中[114]。胃肠道腺病毒感染在异体造血干细胞移植患者中的发生率是10%[113]。伴有腹泻的肠炎是儿童腺病毒感染的最常见胃肠道症状[115]。

内镜特征 GVHD尚无临床、内镜和组织学关联[102,118]。最常见的十二指肠改变为黏膜充血、糜烂和溃疡形成[119]。目前对于在上消化道或下消化道活检能更好地诊断GVHD尚无共识[93,101,118]。GVHD可同时累及上、下消化道(75%~83%),也可仅累及下消化道(6%)或仅累及上消化道(11%~19%),取决于不同部位病变严重程度以及对治疗的不同反应性[93,100,120]。对在内镜下可见的上、下消化道损伤或红斑区域处进行活检可获得最高的诊断率[121]。

病理特征

急性GVHD特征性的组织学改变是隐窝凋亡、隐窝或腺体破坏和黏膜剥脱(图10.7A)[102,118,122]。凋亡小体可表现为隐窝的崩解、大的透明区域内染色质深染的核碎屑残余、伴嗜酸性胞质和浓集细胞核的皱缩小细胞(图10.7A)[118,123]。局限于黏膜表层和固有层内的凋亡碎屑是非特异性的,不能用于急性GVHD的诊断。对于胃肠道急性GVHD的最低诊断标准存在争议[118]。有提议诊断标准为凋亡小体数量>6个/10个连续隐窝,

相似于用于小肠移植的急性细胞排斥的诊断标准。尽管有特异性,但对于急性GVHD的诊断较不敏感(59.4%)[106,124]。使用每枚活检组织(平均)>1~2个凋亡小体的标准增加了敏感性,但降低了一些特异性[125,126]。胃肠道的急性GVHD可按Lerner等在结肠中的描述分级,并由Sale修正[123,127]:

1级:隐窝凋亡,无隐窝缺失

2级:隐窝凋亡,个别隐窝缺失

3级:隐窝凋亡,2个或以上连续隐窝缺失

4级:广泛隐窝缺失,黏膜剥脱/溃疡(图10.7B)

这种组织学分级目前还没有被美国国立卫生研究院(NIH)的GVHD的病理工作组推荐在常规工作中应用[118]。尽管嗜酸性粒细胞和急性炎症不是急性GVHD的特有特征,但嗜酸性粒细胞和急性炎症存在于隐窝凋亡内曾被描述发生在急性GVHD中,不能用来排除急性GVHD[102,128]。

胃肠道慢性GVHD内镜活检无特异性组织学特征[102]。慢性GVHD在胃肠道的特异性特征诸如黏膜下或浆膜下纤维化、黏膜下层小静脉玻璃样变性,无法在内镜活检标本中评估[93,122]。黏膜纤维化、隐窝变形、固有层内单核细胞浸润、结肠中潘氏细胞化生、溃疡,可存在于慢性GVHD中,但并不特异[93,102,129]。

鉴别诊断

在造血干细胞移植前运用的细胞减灭治疗可引起严重胃肠道黏膜损伤,且损伤效应可持续3周[93]。隐窝凋亡小体并非急性GVHD的特异改变,也可见于感染性病变(CMV、腺病毒和隐孢子虫)和药物介导的胃肠道损伤(吗替麦考酚酯、NSAID和质子泵抑制剂)。质子泵抑制剂相关的凋亡是轻微的,通常发生于胃窦[130]。CMV(图10.8A,B)和腺病毒感染(图10.9A,B)可用免疫组织化学染色检测[131]。免疫组织化学CD123的表达增加常发生在结肠急性GVHD而不是CMV结肠炎,因此可辅助二者间的鉴别诊断[133,134]。GVHD样的组织学特征也是吗替麦考酚酯诱导的胃肠道损伤的组织学模式之一[133,134],需要与急性GVHD鉴别。固有层和上皮内嗜酸性粒细胞增多、神经内分泌细胞缺失(通常在急性GVHD中保留),倾向是吗替麦考酚酯诱导的胃肠道损伤[135]。

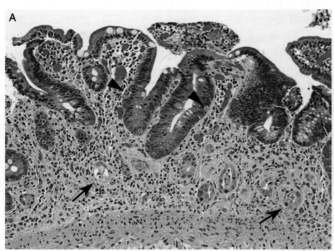
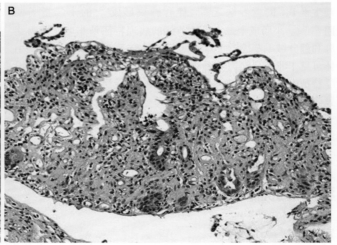

图10.7 移植物抗宿主病。(A)异体骨髓移植患者的十二指肠活检,显示隐窝凋亡(三角箭头)和隐窝变形(长箭头)。(B)重度移植物抗宿主病中伴有黏膜脱落和溃疡的广泛性隐窝缺失

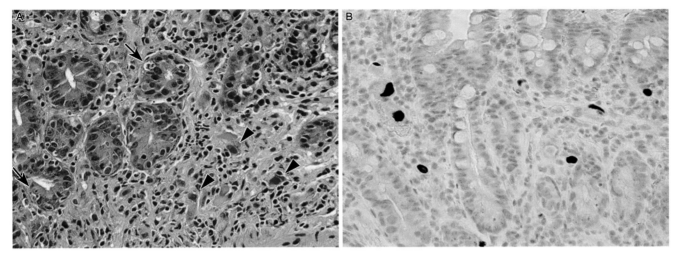

图 10.8　骨髓移植后的巨细胞病毒(CMV)感染。(A)异体骨髓移植患者十二指肠活检,示隐窝凋亡(长箭头)和间质细胞内多个 CMV 细胞核和胞质内的病毒包涵体(三角箭头)。(B)免疫组织化学染色证实 CMV 感染

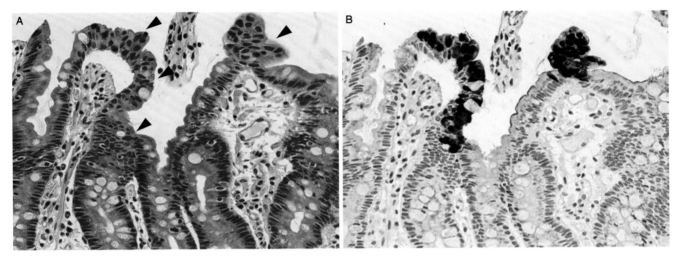

图 10.9　骨髓移植后的腺病毒感染。(A)异体骨髓移植患者的十二指肠活检,示较多肠上皮内伴有增大、模糊状的细胞核内的腺病毒包涵体(箭头)。(B)免疫组织化学证实腺病毒感染

治疗和预后

系统性应用皮质类固醇是 GVHD 的治疗方法[98],慢性 GVHD 是延迟性移植相关致死的主要原因之一[96]。实体器官移植发生 GVHD 的死亡率较高(30%~75%)[95,107,136]。

嗜酸性粒细胞性十二指肠炎/小肠炎

嗜酸性粒细胞性胃肠炎(eosinophilic gastroenteritis,EG)是一种罕见和具有异质性的疾病,由三项标准定义:①存在胃肠道症状,②活检显示嗜酸粒细胞浸润一个或以上的胃肠道部位或特征性影像学表现伴外周嗜酸性粒细胞增多,③无寄生虫或肠外疾病的证据[137]。EG 最常累及的部位是胃和近端小肠[138]。嗜酸性粒细胞性十二指肠炎/肠炎是 EG 的临床特征之一[139]。

EG 任何年龄组均可受累,但最常见于 30~50 岁,具有轻度男性好发倾向[140]。在美国的估计患病率是每 10 000 人中

2.5~30 人[140-142]。部分病例常见外周血嗜酸性粒细胞增高(75%~83%)[143-145]。

基于病变分布的 Klein 分类,将 EG 分为三种不同类型:①黏膜为主型,②肌层为主型,③浆膜下为主型[146]。嗜酸性粒细胞浸润的解剖位置和胃肠道累及的深度决定了临床症状[138,147]。黏膜为主型模式是最常见的形式(占 44%~58%),以黏膜和黏膜下层累及为特征(图 10.10A),常见的临床症状包括腹痛、恶心、呕吐、腹泻、出血、贫血、蛋白缺失性肠病、吸收不良和体重减轻。肌层为主型是 EG 的第二常见形式(30%~39%),以肌层累及为特征,患者可表现为肠壁增厚和梗阻症状,最常受影响的是胃和十二指肠。浆膜下型是最少见的形式(12%),特征是嗜酸性粒细胞浸润消化道全层至浆膜层(图 10.10B),伴嗜酸性粒细胞型腹水,对激素治疗非常有效[137,140,143,144]。

十二指肠和小肠的正常嗜酸性粒细胞数量范围尚没有明确标准,在不同地理区域和不同季节其数量会有所不同[140,148]。EG 尚无公认的诊断标准,但最被接受的定义是至少在一个取样标本内的嗜酸性粒细胞计数>20~25 个/HPF[149,150]。黏膜内嗜

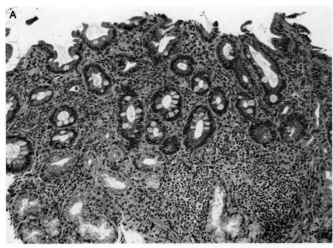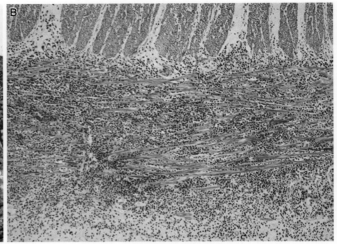

图 10.10　嗜酸性粒细胞性小肠炎。(**A**)黏膜为主型嗜酸性粒细胞性小肠炎,十二指肠活检显示明显的隐窝内嗜酸性粒细胞(上皮内嗜酸性粒细胞)和固有层内的嗜酸性粒细胞聚集。(**B**)浆膜为主型嗜酸细胞小肠炎,小肠切除标本内可见广泛性固有肌层和浆膜下嗜酸性粒细胞浸润

酸性细胞分布模式也是嗜酸性粒细胞性十二指肠/小肠炎诊断的重要线索。隐窝内存在显著数量的嗜酸性粒细胞(上皮内嗜酸性粒细胞或嗜酸性粒细胞性隐窝脓肿)、固有层内嗜酸性粒细胞聚集和黏膜肌内存在嗜酸性粒细胞,无论嗜酸性粒细胞的计数是多少,都需要考虑嗜酸性粒细胞性十二指肠/小肠炎[151]。EG 的嗜酸性粒细胞浸润可以是斑片状分布的,活检时可取样误差而漏诊。

EG 需要与因高嗜酸性粒细胞综合征而继发的 EG 和蛋白质过敏性肠病鉴别。胃肠道内嗜酸性粒细胞浸润增多也可发生于炎症性肠病、乳糜泻、感染(例如幽门螺杆菌、结核、真菌和寄生虫)、结缔组织疾病(硬皮病)、血管炎(结节性多发性动脉炎和 Churg-Strauss 综合征)、系统性肥大细胞增多症、GVHD、药物反应、食物过敏和恶性肿瘤(例如淋巴瘤或白血病)[152]。系统性类固醇激素使用是 EG 在饮食治疗不可行或无改善后的主要治疗方法[140,147]。

常见变异型免疫缺陷病

定义

常见变异型免疫缺陷病(common variable immunodeficiency,CVID)的特征是低丙种球蛋白血症伴 IgG、IgA 和/或 IgM 水平显著降低、疫苗接种后的抗体缺陷和以呼吸道和胃肠道为主要部位的反复感染,并除外其他已知的原发或继发原因引起的低丙种球蛋白血症[153,154]。

临床特征

流行病学　CVID 是原发性免疫缺陷的常见形式。其起病年龄各异,高峰是在儿童期和 10~30 岁[154]。CVID 的患病率在白人中估计为 1/50 000~1/10 000,在亚洲和非洲人群中罕见[154,155]。绝大多数 CVID 是散发性的,据报道 5%~25% 是伴常染色体显性遗传的家族性发病[154,155]。

发病机制　CVID 是一组伴有较多表型和遗传学上异质性的疾病。随着二代测序技术的发展,CVID 被认为是多基因或多因素疾病。单基因突变仅发现在 2%~10% 的患者中[156,157]。

涉及单基因突变型 CVID 的多个基因包括 *ICOS*、*TNFRSF13B*(*TACI*)、*TNFRSF13C*(*BAFF-R*)、*TNFRSF12*(*TWEAK*)、*CD19*、*CD81*、*CR2*(*CD21*)、*MS4A1*(*CD20*)、*TNFRSF7*(*CD27*)、*IL21*、*IL21R*、*LRBA*、*CTLA4*、*PRKCD*、*PLCG2*、*NFκB1*、*PIK3CD*、*PIK3R1*、*VAV1*、*RAC2*、*BLK*、*IKZF1* 和 *IRF2BP2*[156,158-160]。

小部分(9%)的 CVID 患者可以伴有重度 T 细胞缺陷,称为迟发联合免疫缺陷(late-onset combined immune deficiency,LOCID),定义为发生机会性感染和/或 CD4+T 细胞计数<200×10^6/L[161]。与 CVID 相比,伴有 LOCID 的患者发生脾大、肉芽肿、胃肠道疾病和淋巴瘤的概率更高[161]。

CVID 患者的肠道病变发病机制仍然不明。胃肠道固有层内无浆细胞存在,提示是分泌型抗体局限性缺失的作用[162],固有层内单核细胞产生明显更多的 T 辅助(Th)1 细胞因子、IL-12 和 IFNγ,类似克罗恩病[163]。

临床表现　最常见的初发症状是肺部感染[164]。自身免疫、肉芽肿性疾病(8%~22%)、淋巴组织增生性病变在 CVID 患者中也较常见[165-167]。从消化不良、胀气、腹痛到慢性腹泻的胃肠道症状可见于高达 50%~82% 的患者中[162,164,168-172]。胃肠道症状可以是感染或非感染因素引起。急性和慢性感染性腹泻是 CVID 中最常见的胃肠道症状[164,173]。贾第鞭毛虫、沙门菌和弯曲杆菌感染常见于 CVID 患者,并在未检测出血清 IgA 水平的患者中更常见[164]。诺如病毒感染越来越多被发现在伴有肠病的 CVID 患者中[174,175]。非感染性肠病存在于 10%~50% 的 CVID 患者中,并与其他胃肠道疾病如乳糜泻、克罗恩病和溃疡性结肠炎相似[162,173]。慢性腹泻是最常发生的症状,发生于 92% 的伴胃肠道症状患者中,其次是消化不良(66%)、贫血(56%)、吸收不良(54%)和腹痛(52%)[162]。CVID 患者中的慢性腹泻,还可以与淋巴样组织增生、绒毛萎缩、肉芽肿和炎症性肠病样改变相关[164]。炎症性肠病样病变存在于 6%~10% 的患者中[163,176]。

内镜特征　胃肠镜异常见于 83% 内镜筛检的患者中,且最常见的表现为胃肠炎[177]。77% CVID 患者的胃部存在内镜异常胃肠道症状,包括红斑(27%)、萎缩(27%)、滤泡(13%)和溃疡(10%)性胃炎[162]。十二指肠的内镜异常存在于 68% 伴有胃肠道症状患者中,包括 44% 的结节性淋巴样增生、22% 的十二指肠皱襞消失和镶嵌样改变、2% 的溃疡性十二指肠

炎[162]。结肠的内镜下炎症、结节性淋巴样增生或溃疡分别存在于 26%、31% 和 14% 伴有胃肠道症状的患者中[162]。

病理特征

病理学改变可以存在于整个胃肠道中，CVID 患者在食管 50%（5/10 例）有显著的 IEL 增多，40%（4/10 例）有急性炎症伴念珠菌感染，10%（1/10 例）有显著凋亡[178]。在胃部，66% 固有层内浆细胞稀少；61% 有淋巴样小结；33% ～40% 有凋亡增加、单

核细胞浸润、偶发腺体或隐窝退变，类似 GVHD；22% 存在淋巴细胞性胃炎；44% 急性炎症伴有 CMV、幽门螺杆菌和隐球菌感染；6% 存在肉芽肿[178,179]。在结肠，81% 存在淋巴样小结；63% 固有层内浆细胞稀少；50% 有凋亡增加、单核细胞浸润、偶发腺体或隐窝退变，类似 GVHD；38% ～70% 有淋巴细胞性结肠炎；88% 有急性炎症；43% 隐窝变形；19% 存在肉芽肿[168,178,179]。

在十二指肠和小肠，62% ～71% 固有层内浆细胞稀少（图 10.11A）；21% ～40% 有凋亡增加、单核细胞浸润、偶发腺体或隐

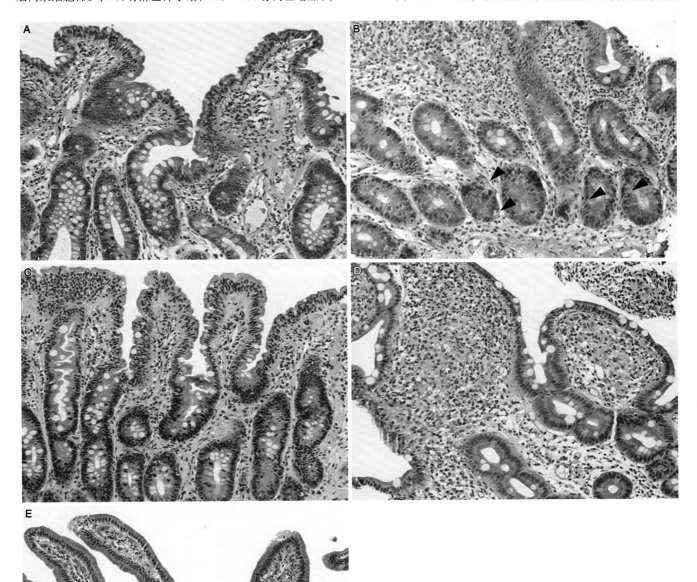

图 10.11　常见变异型免疫缺陷病的组织学特征。（A）十二指肠活检显示固有层内浆细胞和慢性炎症细胞稀少。（B）凋亡（箭头）和单核细胞浸润增多，与移植物抗宿主病相似。（C）上皮内淋巴细胞增多伴绒毛萎缩，与乳糜泻相似。（D）非坏死性肉芽肿。与克罗恩病相似。（E）无杯状细胞和潘氏细胞存在，与自身免疫性肠炎相似

窝退变,类似 GVHD(图 10.11B);30% ~ 63% 有 IEL 增多;30% ~ 52% 有 IEL 增多伴绒毛萎缩类似乳糜泻(图 10.11C);10% ~ 49% 有明显的淋巴样小结;32% ~ 35% 有急性炎症;11% 有肉芽肿(图 10.11D);5% 有胶原性腹泻;5% 有自身免疫性肠病(图 10.11E)[162,168,171,172,178-180]。IEL 增多和绒毛萎缩(部分萎缩较重度萎缩更常见)更常见于 76%(31/41 例)和 51%(21/41 例)伴有胃肠道症状的 CVID 患者中[162]。高达 30% CVID 患者十二指肠活检显示存在贾第鞭毛虫、CMV 和隐球菌感染[162,178,179]。曾报道一例患者存在显著的泡沫状组织细胞,与 Whipple 病相似,但无 PAS 染色阳性杆菌[179]。

鉴别诊断

急性 GVHD 和乳糜泻是 CVID 十二指肠表现的主要鉴别诊断。显著的凋亡和固有层内浆细胞、骨髓移植或实体器官移植病史,可见于诊断为急性 GVHD 的患者。绒毛萎缩伴有 IEL 增多,固有层内无浆细胞存在伴凋亡,显著的淋巴样小结,临床上对无谷蛋白饮食腹泻治疗无反应,支持 CVID 的诊断[181]。

治疗和预后

CVID 的标准治疗是定期静脉内给予免疫球蛋白(IVIg)[169,182]。IVIg 治疗对减轻胃肠道症状无效,特别是慢性腹泻和吸收不良。类固醇激素治疗可明显减轻慢性腹泻和吸收不良症状[162]。CVID 患者发生胃腺癌的风险增加 10 倍以上[183],2% ~ 10%[153,166] 可发生结节性淋巴样增生基础上的淋巴瘤[162,184]。

X 连锁无丙种球蛋白血症

定义

X 连锁无丙种球蛋白血症(X-linked agammaglobulinemia,XLA)是一种原发性免疫缺陷疾病,特征为 B 淋巴细胞显著减少、涉及所有亚型免疫球蛋白的低丙种球蛋白血症、因布鲁顿酪氨酸激酶(Bruton's tyrosine kinase,BTK)基因突变导致的 B 细胞发育缺陷而引起的反复肺部感染[185-188]。

临床特征

流行病学 X 连锁无丙种球蛋白血症占原发性免疫缺陷病的 6% ~ 11%。发生率在不同国家略有差异,报道在新生儿为 1/20 000 000 ~ 1/100 000[189]。

发病机制 XLA 由位于 Xq21.3-Xq22 上的 BTK 基因突变引起,占先天性低丙种球蛋白血症的 85%[186,187]。BTK 基因突变具有高度异质性,单位点突变少于 XLA 患者的 3%[190]。BTK 基因编码胞质内非受体蛋白酪氨酸激酶,属于 Tec 激酶家族,并在 B 细胞受体信号通路和 B 细胞发育过程中起重要作用。B 细胞受体信号通路的缺陷导致外周血中无成熟 B 细胞[191]。尚无特定基因表型和临床表型相关联[192],但是特定突变,如发生在 BTK 基因保守区而非恒定区突变的氨基酸置换,与疾病较轻的临床特征相关[193,194]。

临床表现 XLA 通常见于母亲抗体消失后的 2 岁内男孩,伴有反复细菌和肠道病毒感染[195]。

胃肠道症状发生在 35% 的患者中,与其他抗体缺陷综合征相比,XLA 相对较少发生胃肠道症状,主要原因是其他免疫缺陷综合征中,还存在驱动肠道疾病的 T 细胞功能失常[196,197]。慢性腹泻是最常见的胃肠道症状,约占 XLA 患者的 21%,其次是腹痛(17%)、炎症性肠病或克罗恩病(4% ~ 10%)[197-199]。胃肠道感染发生在 35% 的患者中[198]。感染性腹泻最常见的原因是贾第鞭毛虫、沙门菌、弯曲杆菌和隐孢子虫[189,196]。发生于肠道的柯萨奇病毒和艾柯病毒感染,同时可以引起严重的神经系统缺陷[196,200]。

病理特征

据报道 XLA 患者中存在与克罗恩病相似的反复性小肠裂隙状溃疡[179,200,201]。与典型的克罗恩病相比,XLA 患者中无肉芽肿和浆细胞存在[179]。

治疗和预后

主要的治疗是静脉内和皮下注射丙种球蛋白。XLA 患者罕见有发生胃和结肠腺癌的报道[202-204]。

常染色体隐性无丙种球蛋白血症

常染色体隐性无丙种球蛋白血症(autosomal-recessive agammaglobulinemia,ARA)占先天性无丙种球蛋白血症的 15%[190]。发病率非常低(约占出生人口的 1/2 000 000)[205]。ARA 与几个基因突变相关,包括免疫球蛋白重链恒定区 Mu(IGHM)、CD79A、CD79B、IGLL1、BLNK、LRRC8A 和 PIK3R1[190,205]。20% ~ 30% 的患者是由于位于染色体 14q32.2 上的 IGHM 基因突变导致[206,207]。与 XLA 患者相比,ARA 发病年龄更低且有更严重的并发症[190,205,207]。其部分临床症状可被 BTK 基因突变解释,BTK 基因突变导致 B 细胞发育部分阻断,因此几乎所有 XLA 患者外周血中还存在少量 B 细胞和 IgG,而相比较上述缺陷,IGHM 基因突变完全阻断了 B 细胞发育[207]。

X 连锁高 IgM 综合征

定义

X 连锁高 IgM 综合征(X-linked hyper-IgM syndrome,XHIGM)是一种不常见的原发性免疫缺陷疾病,特征是反复感染;IgM 水平正常或升高;IgG、IgA 和 IgE 水平降低;抗原诱导的增生反应及 T 细胞和巨噬细胞的效应器功能的各种缺陷[208]。T 淋巴细胞的数量通常正常,B 细胞数量正常或轻度减少。

临床特征

流行病学 XHIGM 的发病率约为新生儿的 1/1 030 000[209]。

发病机制 XHIGM 是最常见(70%)的高 IgM 综合征亚型[210],因 CD40 配体/CD40 信号通路或 NF-κB 必须调节因子的缺陷,导致 B 细胞的免疫球蛋白同型转化缺陷[211]。CD40 配体由位于染色体 Xq26.3-Xq27.1 上的 CD40L 基因编码,主要表达于活化的成熟 T 细胞[212-215]。CD40 是 CD40 配体的受体,表达于 B 细胞、单核细胞/巨噬细胞、树突状细胞、内皮细胞和上皮细胞。CD40 与 CD40 配体的相互作用,同时影响细胞免疫和体液免疫,为 T 细胞激活提供共刺激信号,可以促进 B 细胞增生和免疫球蛋白类别转换[211]。XHIGM 也可以是因 CD40、AICDA（诱导活化胞嘧啶核苷脱氨酶）、UNG（尿嘧啶-DNA 糖苷酶）基因突变引起的常染色体隐性疾病[210]，还可以是 PIK3CD（磷酸肌醇-3-激酶催化亚基 δ 肽）基因功能获得突变引起的常染色体显性疾病[216]。

临床表现　绝大多数（超过 90%）XHIGM 患者在 4 岁前被诊断[209]。常见的临床特征是肺炎（81%）、上呼吸道感染（49%）和反复/迁延腹泻（32% ~ 50%）[196,209,216]。胃肠道表现包括口腔溃疡、牙龈炎和直肠溃疡，多数是继发于中性粒细胞减少[217]。感染性腹泻最常见于隐孢子虫、贾第鞭毛虫、沙门菌和溶组织阿米巴[196,217]。结节性淋巴样增生也可累及胃肠道[196]。

治疗和预后

XHIGM 的治疗是用抗生素控制感染并发症来替代免疫球蛋白[216]。造血干细胞移植或同时肝移植可用于患者的治疗[196,209,216]。罕见有报道 XHIGM 患者在肝、胰腺和胃肠道发生肝细胞肝癌、胆管癌、神经内分泌肿瘤或癌[209,218,219]。

重症联合免疫缺陷

定义

重症联合免疫缺陷（severe combined immunodeficiency，SCID）是一组异质性遗传学疾病，特征是从胸腺和骨髓来源的 T 和 B 细胞功能障碍，影响了细胞免疫和体液免疫[220]。

临床特征

流行病学　SCID 的发生率占新生儿的 1/75 000 ~ 1/40 000，最常见于出生后的最初几个月，中位诊断年龄为 4 ~ 7 个月，伴有严重的反复细菌或病毒感染、脓肿、生长停滞和湿疹样红斑[220-223]。

发病机制　X 连锁的 SCID 最常见的原因是染色体 Xq13.1 上的白细胞介素 2 受体 γ（IL2RG）的基因突变，占所有 SCID 的 40% ~ 50%[220]。经典型 SCID 定义为无 T 细胞或重度减少（CD3+<300μl），对植物凝集素的增生反应无或严重减弱（<最低限值 10%），或母系淋巴细胞的植入[224]。经典型 SCID 可归为五个机制：

1. 因造血干细胞凋亡而网状组织发育不良，是一种腺苷酸激酶 2（AK2）基因突变引起的常染色体隐性综合征。

2. 淋巴细胞前体细胞成熟前凋亡，是由腺苷脱氨酶（ADA）基因突变导致的嘌呤代谢产物引起，占 SCID 的 10% ~ 20%。

3. T 细胞和 NK 前体细胞的细胞因子依赖性信号传导缺陷，是由于 IL2RG、白细胞介素 7 受体 α（L7RA）和受体酪氨酸激酶 3（JAK3）基因突变引起。

4. 抗原特异性 T 细胞和 B 细胞受体的缺陷传代，是由于 V（D）J 重组激活基因 1（RAG1）、RAG2、DNA 交联修复 1C（DCLRE1C）、DNA 联结酶 4（LIG4）和 NHEJ 因子 1（NHEJ1）基因突变引起，占 SCID 的 30%。

5. 前 T 细胞受体（TCR）和 TCR 的信号传导缺陷，是由于前 TCR-TCR 复合体的 CD45、CD3δ、CD3ε 和 CD3ζ 亚单位缺陷，占 SCID 的 2%[223]。

除了经典型 SCID，RAG1、RAG2、DCLRE1C、LIG4 的亚型基因突变，可以导致 Omenn 综合征和遗漏型 SCID[225-227]。Omenn 综合征的特征是发病早和严重的炎症综合征，包括全身性红皮症、腹泻、肝脾大、淋巴结肿大伴嗜酸性粒细胞增高、IgE 水平增高，T 细胞计数可以正常甚至增高[226,228]。遗漏型 SCID 是较轻微形式的 SCID，也可由 ADA、L7RA、IL2RG 和 JAK3 基因突变导致[226]。

裸型 SCID 是罕见的常染色体隐性病变，是由于 FOXN1 基因功能失去突变导致，特征是无胸腺、无全身毛发和指甲营养不良[220,229]。据报道，常染色体隐性家族性胃肠道闭锁与 SCID 相关[230,231]，但近期研究提示免疫缺陷并非肠道闭锁的原发原因[232]。

临床表现　生长停滞、腹泻和易感于如耶氏肺孢子菌机会性微生物是 SCID 的最常见症状。患者在不慎给予活疫苗接种时，可发生严重的系统性致命疾病[223]。母系淋巴细胞的植入可以引起 16% 的 SCID 患者在皮肤和肝发生 GVHD[233,234]。SCID 患者增加了胃肠道真菌感染的易感性，常见的是念珠菌和曲霉菌[196,235]。胃食管反流可发生在 21% 的患者中[236]。

治疗和预后

SCID 可以用异体造血干细胞移植方法成功治疗[223]。一些选择性亚型可以用基因治疗和酶替代治疗[237,238]。

Wiskott-Aldrich 综合征

Wiskott-Aldrich 综合征（Wiskott-Aldrich syndrome，WAS）是罕见的 X 连锁原发性免疫缺陷疾病，特征是免疫缺陷、血小板减少、重度湿疹、反复感染、自身免疫病和恶性肿瘤发病率增高[239-241]。WAS 由编码 WAS 蛋白、位于 Xp11.22-p11.23 的 WAS 基因突变引起[242]。WAS 蛋白仅在造血细胞中表达，是造血细胞肌动蛋白聚合作用的主要调节物，参与信号转导、细胞迁徙、免疫突触形成[239,241]。

有症状的 WAS 发病率约为 1/1 000 000[239,243]。不同的 WAS 基因突变对 WAS 蛋白水平有不同影响，并与疾病的严重程度相关，WAS 分类为经典型、X 连锁血小板减少症（X-linked thrombocytopenia，XLT）、间歇性 X 连锁血小板减少症（intermittent X-linked thrombocytopenia，IXLT）和 X 连锁中性粒细胞减少症（X-linked neutropenia，XLN）[239,241,244]。经典型 WAS 和 XLT 常在出生时即伴有瘀斑、挫伤和血性腹泻。血小板减少和血小板的体积变小、感染、细菌性肺炎和皮肤感染是常见症状。XLT 患者有相对较低概率的湿疹和感染发生，并可能被误诊为特发性血小板减少症[244]。XLN 患者也在出生时受累，但症状与经典型 WAS 和 XLT 不同[239]。

自身免疫病常发生在 40% ~ 70% 的 WAS 患者中，绝大多数病例起病时小于 2 岁[240]。自身免疫性溶血性贫血、血小板减少症和中性粒细胞减少症是最常见的自身免疫病，其次是血管炎、肾病和过敏性紫癜[239,240,245]。据报道，与溃疡性结肠炎相似的炎症性肠病发生在 9% 的患者中，因此发病早的炎症性肠病鉴别诊断需要考虑 WAS[196,245-247]。恶性肿瘤，主要是淋巴瘤（通常 EB 病毒阳性）、白血病和骨髓异常增生症可发生在 10% ~ 20% 的 WAS 患者中[239,240]。造血干细胞移植是 WAS 治愈性的治疗方法[243]。

（肖立　译　仲林　审）

参考文献

1. Kreuning J, Bosman FT, Kuiper G, Wal AM, Lindeman J. Gastric and duodenal mucosa in 'healthy' individuals. An endoscopic and histopathological study of 50 volunteers. J Clin Pathol. 1978;31(1):69–77.

2. Jenkins D, Goodall A, Gillet FR, Scott BB. Defining duodenitis: quantitative histological study of mucosal responses and their correlations. J Clin Pathol. 1985;38(10):1119–26.

3. Terada T. Pathologic observations of the duodenum in 615 consecutive duodenal specimens: I. benign lesions. Int J Clin Exp Pathol. 2012;5(1):46–51.

4. Alper A, Hardee S, Rojas-Velasquez D, Escalera S, Morotti RA, Pashankar DS. Prevalence and clinical, endoscopic, and pathological features of duodenitis in children. J Pediatr Gastroenterol Nutr. 2016;62(2):314–6. https://doi.org/10.1097/mpg.0000000000000942.

5. Moghal N, Jafarey NA. A histological study of the effects of non-steroidal anti-inflammatory drugs (NSAIDs) on the gastric and duodenal mucosa. J Pak Med Assoc. 1989;39(11):287–90.

6. Taha AS. Histopathological aspects of mucosal injury related to non-steroidal anti-inflammatory drugs. Ital J Gastroenterol. 1996;28(Suppl 4):12–5.

7. Wee A, Kang JY, Ho MS, Choong HL, Wu AY, Sutherland IH. Gastroduodenal mucosa in uraemia: endoscopic and histological correlation and prevalence of helicobacter-like organisms. Gut. 1990;31(10):1093–6.

8. Misra V, Misra SP, Shukla SK, Jaiswal PK, Agarwal R, Tondon S. Endoscopic and histological changes in upper gastrointestinal tract of patients with chronic renal failure. Indian J Pathol Microbiol. 2004;47(2):170–3.

9. Zukerman GR, Mills BA, Koehler RE, Siegel A, Harter HR, DeSchryver-Kecskemeti K. Nodular duodenitis. Pathologic and clinical characteristics in patients with end-stage renal disease. Dig Dis Sci. 1983;28(11):1018–24.

10. Kreuning J, vd Wal AM, Kuiper G, Lindeman J. Chronic nonspecific duodenitis. A multiple biopsy study of the duodenal bulb in health and disease. Scand J Gastroenterol Suppl. 1989;167:16–20.

11. Lewis S, Stableforth W, Awasthi R, Awasthi A, Pitts N, Ottaway J, et al. An examination of the relationship between the endoscopic appearance of duodenitis and the histological findings in patients with epigastric pain. Int J Clin Exp Pathol. 2012;5(6):581–7.

12. Whitehead R, Roca M, Meikle DD, Skinner J, Truelove SC. The histological classification of duodenitis in fibreoptic biopsy specimens. Digestion. 1975;13(3):129–36.

13. Genta RM, Kinsey RS, Singhal A, Suterwala S. Gastric foveolar metaplasia and gastric heterotopia in the duodenum: no evidence of an etiologic role for Helicobacter pylori. Hum Pathol. 2010;41(11):1593–600. https://doi.org/10.1016/j.humpath.2010.04.010.

14. Leonard N, Feighery CF, Hourihane DO. Peptic duodenitis—does it exist in the second part of the duodenum? J Clin Pathol. 1997;50(1):54–8.

15. Frierson HF Jr, Caldwell SH, Marshall BJ. Duodenal bulb biopsy findings for patients with non-ulcer dyspepsia with or without Campylobacter pylori gastritis. Mod Pathol. 1990;3(3):271–6.

16. Walker MM, Dixon MF. Gastric metaplasia: its role in duodenal ulceration. Aliment Pharmacol Ther. 1996;10(Suppl 1):119–28.

17. Marshall BJ, Goodwin CS, Warren JR, Murray R, Blincow ED, Blackbourn SJ, et al. Prospective double-blind trial of duodenal ulcer relapse after eradication of Campylobacter pylori. Lancet (London, England). 1988;2(8626–8627):1437–42.

18. Blaser MJ. Gastric Campylobacter-like organisms, gastritis, and peptic ulcer disease. Gastroenterology. 1987;93(2):371–83.

19. Graham DY. Campylobacter pylori and peptic ulcer disease. Gastroenterology. 1989;96(2 Pt 2 Suppl):615–25.

20. Parrish JA, Rawlins DC. Intestinal mucosa in the Zollinger-Ellison syndrome. Gut. 1965;6(3):286–9.

21. Wyatt JI, Rathbone BJ, Sobala GM, Shallcross T, Heatley RV, Axon AT, et al. Gastric epithelium in the duodenum: its association with Helicobacter pylori and inflammation. J Clin Pathol. 1990;43(12):981–6.

22. Walker MM, Crabtree JE. Helicobacter pylori infection and the pathogenesis of duodenal ulceration. Ann N Y Acad Sci. 1998;859:96–111.

23. Wyatt JI, Rathbone BJ, Dixon MF, Heatley RV. Campylobacter pyloridis and acid induced gastric metaplasia in the pathogenesis of duodenitis. J Clin Pathol. 1987;40(8):841–8.

24. Shabib SM, Cutz E, Drumm B, Sherman PM. Association of gastric metaplasia and duodenitis with Helicobacter pylori infection in children. Am J Clin Pathol. 1994;102(2):188–91.

25. Khulusi S, Badve S, Patel P, Lloyd R, Marrero JM, Finlayson C, et al. Pathogenesis of gastric metaplasia of the human duodenum: role of Helicobacter pylori, gastric acid, and ulceration. Gastroenterology. 1996;110(2):452–8.

26. Wyatt JI. Histopathology of gastroduodenal inflammation: the impact of Helicobacter pylori. Histopathology. 1995;26(1):1–15.

27. Hamlet A, Thoreson AC, Nilsson O, Svennerholm AM, Olbe L. Duodenal Helicobacter pylori infection differs in cagA genotype between asymptomatic subjects and patients with duodenal ulcers. Gastroenterology. 1999;116(2):259–68.

28. Ellison EH, Wilson SD. The Zollinger-Ellison syndrome: reappraisal and evaluation of 260 registered cases. Ann Surg. 1964;160:512–30.

29. Memeo L, Jhang J, Hibshoosh H, Green PH, Rotterdam H, Bhagat G. Duodenal intraepithelial lymphocytosis with normal villous architecture: common occurrence in H. pylori gastritis. Mod Pathol. 2005;18(8):1134–44. https://doi.org/10.1038/modpathol.3800404.

30. Li XB, Ge ZZ, Chen XY, Liu WZ. Duodenal gastric metaplasia and Helicobacter pylori infection in patients with diffuse nodular duodenitis. Braz J Med Biol Res. 2007;40(7):897–902.

31. Noach LA, Rolf TM, Bosma NB, Schwartz MP, Oosting J, Rauws EA, et al. Gastric metaplasia and Helicobacter pylori infection. Gut. 1993;34(11):1510–4.

32. Brown I, Mino-Kenudson M, Deshpande V, Lauwers GY. Intraepithelial lymphocytosis in architecturally preserved proximal small intestinal mucosa: an increasing diagnostic problem with a wide differential diagnosis. Arch Pathol Lab Med. 2006;130(7):1020–5. https://doi.org/10.1043/1543–2165(2006)130[1020:iliapp]2.0.co;2.

33. Hammer ST, Greenson JK. The clinical significance of duodenal lymphocytosis with normal villus architecture. Arch Pathol Lab Med. 2013;137(9):1216–9. https://doi.org/10.5858/arpa.2013–0261-RA.

34. Vande Voort JL, Murray JA, Lahr BD, Van Dyke CT, Kroning CM, Moore SB, et al. Lymphocytic duodenosis and the spectrum of celiac disease. Am J Gastroenterol. 2009;104(1):142–8. https://doi.org/10.1038/ajg.2008.7.

35. Lauwers GY, Fasano A, Brown IS. Duodenal lymphocytosis with no or minimal enteropathy: much ado about nothing? Mod Pathol. 2015;28(Suppl 1):S22–9. https://doi.org/10.1038/modpathol.2014.135.

36. Ierardi E, Losurdo G, Iannone A, Piscitelli D, Amoruso A, Barone M, et al. Lymphocytic duodenitis or microscopic enteritis and gluten-related conditions: what needs to be explored? Ann Gastroenterol. 2017;30(4):380–92. https://doi.org/10.20524/aog.2017.0165.

37. Rostami K, Aldulaimi D, Holmes G, Johnson MW, Robert M, Srivastava A, et al. Microscopic enteritis: Bucharest consensus. World J Gastroenterol. 2015;21(9):2593–604. https://doi.org/10.3748/wjg.v21.i9.2593.

38. Mahadeva S, Wyatt JI, Howdle PD. Is a raised intraepithelial lymphocyte count with normal duodenal villous architecture clinically

relevant? J Clin Pathol. 2002;55(6):424–8.

39. Kakar S, Nehra V, Murray JA, Dayharsh GA, Burgart LJ. Significance of intraepithelial lymphocytosis in small bowel biopsy samples with normal mucosal architecture. Am J Gastroenterol. 2003;98(9):2027–33. https://doi.org/10.1111/j.1572–0241.2003.07631.x.

40. Shmidt E, Smyrk TC, Faubion WA, Oxentenko AS. Duodenal intraepithelial lymphocytosis with normal villous architecture in pediatric patients: Mayo Clinic experience, 2000–2009. J Pediatr Gastroenterol Nutr. 2013;56(1):51–5. https://doi.org/10.1097/MPG.0b013e318267c353.

41. Shmidt E, Smyrk TC, Boswell CL, Enders FT, Oxentenko AS. Increasing duodenal intraepithelial lymphocytosis found at upper endoscopy: time trends and associations. Gastrointest Endosc. 2014;80(1):105–11. https://doi.org/10.1016/j.gie.2014.01.008.

42. Galli G, Purchiaroni F, Lahner E, Sacchi MC, Pilozzi E, Corleto VD, et al. Time trend occurrence of duodenal intraepithelial lymphocytosis and celiac disease in an open access endoscopic population. United European Gastroenterol J. 2017;5(6):811–8. https://doi.org/10.1177/2050640616680971.

43. Sergi C, Shen F, Bouma G. Intraepithelial lymphocytes, scores, mimickers and challenges in diagnosing gluten-sensitive enteropathy (celiac disease). World J Gastroenterol. 2017;23(4):573–89. https://doi.org/10.3748/wjg.v23.i4.573.

44. Losurdo G, Piscitelli D, Giangaspero A, Principi M, Buffelli F, Giorgio F, et al. Evolution of nonspecific duodenal lymphocytosis over 2 years of follow-up. World J Gastroenterol. 2015;21(24):7545–52. https://doi.org/10.3748/wjg.v21.i24.7545.

45. Goldstein NS, Underhill J. Morphologic features suggestive of gluten sensitivity in architecturally normal duodenal biopsy specimens. Am J Clin Pathol. 2001;116(1):63–71. https://doi.org/10.1309/5prj-cm0u-6kld-6kcm.

46. Patterson ER, Shmidt E, Oxentenko AS, Enders FT, Smyrk TC. Normal villous architecture with increased intraepithelial lymphocytes: a duodenal manifestation of Crohn disease. Am J Clin Pathol. 2015;143(3):445–50. https://doi.org/10.1309/ajcpbkqnd4shvx9q.

47. Fasano A, Sapone A, Zevallos V, Schuppan D. Nonceliac gluten sensitivity. Gastroenterology. 2015;148(6):1195–204. https://doi.org/10.1053/j.gastro.2014.12.049.

48. Volta U, Caio G, Karunaratne TB, Alaedini A, De Giorgio R. Non-coeliac gluten/wheat sensitivity: advances in knowledge and relevant questions. Expert Rev Gastroenterol Hepatol. 2017;11(1):9–18. https://doi.org/10.1080/17474124.2017.1260003.

49. Aziz I, Lewis NR, Hadjivassiliou M, Winfield SN, Rugg N, Kelsall A, et al. A UK study assessing the population prevalence of self-reported gluten sensitivity and referral characteristics to secondary care. Eur J Gastroenterol Hepatol. 2014;26(1):33–9. https://doi.org/10.1097/01.meg.0000435546.87251.f7.

50. Wise L, Kyriakos M, McCown A, Ballinger WF. Crohn's disease of the duodenum. A report and analysis of eleven new cases. Am J Surg. 1971;121(2):184–94.

51. Nugent FW, Roy MA. Duodenal Crohn's disease: an analysis of 89 cases. Am J Gastroenterol. 1989;84(3):249–54.

52. Ingle SB, Adgaonkar BD, Jamadar NP, Siddiqui S, Hinge CR. Crohn's disease with gastroduodenal involvement: diagnostic approach. World J Clin Cases. 2015;3(6):479–83. https://doi.org/10.12998/wjcc.v3.i6.479.

53. Sonnenberg A, Melton SD, Genta RM. Frequent occurrence of gastritis and duodenitis in patients with inflammatory bowel disease. Inflamm Bowel Dis. 2011;17(1):39–44. https://doi.org/10.1002/ibd.21356.

54. Diaz L, Hernandez-Oquet RE, Deshpande AR, Moshiree B. Upper gastrointestinal involvement in Crohn disease: histopathologic and endoscopic findings. South Med J. 2015;108(11):695–700. https://doi.org/10.14423/smj.0000000000000373.

55. Ruuska T, Vaajalahti P, Arajarvi P, Maki M. Prospective evaluation of upper gastrointestinal mucosal lesions in children with ulcerative colitis and Crohn's disease. J Pediatr Gastroenterol Nutr. 1994;19(2):181–6.

56. Tobin JM, Sinha B, Ramani P, Saleh AR, Murphy MS. Upper gastrointestinal mucosal disease in pediatric Crohn disease and ulcerative colitis: a blinded, controlled study. J Pediatr Gastroenterol Nutr. 2001;32(4):443–8.

57. Hummel TZ, ten Kate FJ, Reitsma JB, Benninga MA, Kindermann A. Additional value of upper GI tract endoscopy in the diagnostic assessment of childhood IBD. J Pediatr Gastroenterol Nutr. 2012;54(6):753–7. https://doi.org/10.1097/MPG.0b013e318243e3e3.

58. Sullivan KJ, Wei M, Chernetsova E, Hallani S, de Nanassy J, Benchimol EI, et al. Value of upper endoscopic biopsies in predicting medical refractoriness in pediatric patients with ulcerative colitis. Hum Pathol. 2017;66:167–76. https://doi.org/10.1016/j.humpath.2017.06.006.

59. Nugent FW, Richmond M, Park SK. Crohn's disease of the duodenum. Gut. 1977;18(2):115–20.

60. Song DJ, Whang IS, Choi HW, Jeong CY, Jung SH. Crohn's disease confined to the duodenum: a case report. World J Clin Cases. 2016;4(6):146–50. https://doi.org/10.12998/wjcc.v4.i6.146.

61. Yamamoto T, Bain IM, Connolly AB, Keighley MR. Gastroduodenal fistulas in Crohn's disease: clinical features and management. Dis Colon Rectum. 1998;41(10):1287–92.

62. Uchino M, Ikeuchi H, Matsuoka H, Matsumoto T, Takesue Y, Tomita N. Clinical features and management of duodenal fistula in patients with Crohn's disease. Hepatogastroenterology. 2012;59(113):171–4. https://doi.org/10.5754/hge10205.

63. Honma J, Mitomi H, Murakami K, Igarashi M, Saigenji K, Toyama K. Nodular duodenitis involving CD8+ cell infiltration in patients with ulcerative colitis. Hepatogastroenterology. 2001;48(42):1604–10.

64. Cameron DJ. Upper and lower gastrointestinal endoscopy in children and adolescents with Crohn's disease: a prospective study. J Gastroenterol Hepatol. 1991;6(4):355–8.

65. Laube R, Liu K, Schifter M, Yang JL, Suen MK, Leong RW. Oral and upper gastrointestinal Crohn's disease. J Gastroenterol Hepatol. 2018;33(2):355–64. https://doi.org/10.1111/jgh.13866.

66. Hardee S, Alper A, Pashankar DS, Morotti RA. Histopathology of duodenal mucosal lesions in pediatric patients with inflammatory bowel disease: statistical analysis to identify distinctive features. Pediatr Dev Pathol. 2014;17(6):450–4. https://doi.org/10.2350/14–07–1529-oa.1.

67. Brown IS, Miller GC, Bettington ML, Rosty C. Histopathological findings of extra-ileal manifestations at initial diagnosis of Crohn's disease-related ileitis. Virchows Arch. 2016;469(5):515–22. https://doi.org/10.1007/s00428–016–2009–7.

68. Sakuraba A, Iwao Y, Matsuoka K, Naganuma M, Ogata H, Kanai T, et al. Endoscopic and pathologic changes of the upper gastrointestinal tract in Crohn's disease. Biomed Res Int. 2014;2014:610767. https://doi.org/10.1155/2014/610767.

69. Wright CL, Riddell RH. Histology of the stomach and duodenum in Crohn's disease. Am J Surg Pathol. 1998;22(4):383–90.

70. Lin J, McKenna BJ, Appelman HD. Morphologic findings in upper gastrointestinal biopsies of patients with ulcerative colitis: a controlled study. Am J Surg Pathol. 2010;34(11):1672–7. https://doi.org/10.1097/PAS.0b013e3181f3de93.

71. Rubenstein J, Sherif A, Appelman H, Chey WD. Ulcerative colitis associated enteritis: is ulcerative colitis always confined to the colon? J Clin Gastroenterol. 2004;38(1):46–51.

72. Corporaal S, Karrenbeld A, van der Linde K, Voskuil JH, Kleibeuker JH, Dijkstra G. Diffuse enteritis after colectomy for ulcerative colitis: two case reports and review of the literature. Eur J Gastroenterol Hepatol. 2009;21(6):710–5. https://doi.org/10.1097/MEG.0b013e32831bc400.

73. Annese V, Caruso N, Bisceglia M, Lombardi G, Clemente R, Modola G, et al. Fatal ulcerative panenteritis following colectomy in a patient with ulcerative colitis. Dig Dis Sci.

1999;44(6):1189–95.

74. Queliza K, Ihekweazu FD, Schady D, Jensen C, Kellermayer R. Granulomatous upper gastrointestinal inflammation in pediatric ulcerative colitis. J Pediatr Gastroenterol Nutr. 2017. https://doi.org/10.1097/mpg.0000000000001771.

75. Tsujino T, Ito Y, Yoshida H, Ikushima S, Takemura T, Nakata R, et al. Duodenal mass in a patient with weight loss and liver dysfunction. Duodenal and liver sarcoidosis. Gut. 2011;60(12):1659–60, 77. https://doi.org/10.1136/gut.2010.212365.

76. Ghrenassia E, Mekinian A, Chapelon-Albric C, Levy P, Cosnes J, Seve P, et al. Digestive-tract sarcoidosis: French nationwide case-control study of 25 cases. Medicine. 2016;95(29):e4279. https://doi.org/10.1097/md.0000000000004279.

77. Baughman RP, Lower EE, du Bois RM. Sarcoidosis. Lancet (London, England). 2003;361(9363):1111–8. https://doi.org/10.1016/s0140–6736(03)12888–7.

78. Valeyre D, Prasse A, Nunes H, Uzunhan Y, Brillet PY, Muller-Quernheim J. Sarcoidosis. Lancet (London, England). 2014;383(9923):1155–67. https://doi.org/10.1016/s0140–6736(13)60680–7.

79. Hillerdal G, Nou E, Osterman K, Schmekel B. Sarcoidosis: epidemiology and prognosis. A 15-year European study. Am Rev Respir Dis. 1984;130(1):29–32. https://doi.org/10.1164/arrd.1984.130.1.29.

80. Nunes H, Bouvry D, Soler P, Valeyre D. Sarcoidosis. Orphanet J Rare Dis. 2007;2:46. https://doi.org/10.1186/1750–1172-2-46.

81. Morimoto T, Azuma A, Abe S, Usuki J, Kudoh S, Sugisaki K, et al. Epidemiology of sarcoidosis in Japan. Eur Respir J. 2008;31(2):372–9. https://doi.org/10.1183/09031936.00075307.

82. Farman J, Ramirez G, Rybak B, Lebwohl O, Semrad C, Rotterdam H. Gastric sarcoidosis. Abdom Imaging. 1997;22(3):248–52.

83. Vahid B, Spodik M, Braun KN, Ghazi LJ, Esmaili A. Sarcoidosis of gastrointestinal tract: a rare disease. Dig Dis Sci. 2007;52(12):3316–20. https://doi.org/10.1007/s10620–006–9448-y.

84. Sprague R, Harper P, McClain S, Trainer T, Beeken W. Disseminated gastrointestinal sarcoidosis. Case report and review of the literature. Gastroenterology. 1984;87(2):421–5.

85. Bulger K, O'Riordan M, Purdy S, O'Brien M, Lennon J. Gastrointestinal sarcoidosis resembling Crohn's disease. Am J Gastroenterol. 1988;83(12):1415–7.

86. Rauf A, Davis P, Levendoglu H. Sarcoidosis of the small intestine. Am J Gastroenterol. 1988;83(2):187–9.

87. Lindgren A, Engstrom CP, Nilsson O, Abrahamsson H. Protein-losing enteropathy in an unusual form of sarcoidosis. Eur J Gastroenterol Hepatol. 1995;7(10):1005–7.

88. Popovic OS, Brkic S, Bojic P, Kenic V, Jojic N, Djuric V, et al. Sarcoidosis and protein losing enteropathy. Gastroenterology. 1980;78(1):119–25.

89. MacRury SM, McQuaker G, Morton R, Hume R. Sarcoidosis: association with small bowel disease and folate deficiency. J Clin Pathol. 1992;45(9):823–5.

90. Stampfl DA, Grimm IS, Barbot DJ, Rosato FE, Gordon SJ. Sarcoidosis causing duodenal obstruction. Case report and review of gastrointestinal manifestations. Dig Dis Sci. 1990;35(4):526–32.

91. Noel JM, Katona IM, Pineiro-Carrero VM. Sarcoidosis resulting in duodenal obstruction in an adolescent. J Pediatr Gastroenterol Nutr. 1997;24(5):594–8.

92. Esmadi M, Ahmad DS, Odum B, Diaz-Arias A, Hammad H. Sarcoidosis: an extremely rare cause of granulomatous enterocolitis. J Gastrointestin Liver Dis. 2012;21(4):423–5.

93. Kambham N, Higgins JP, Sundram U, Troxell ML. Hematopoietic stem cell transplantation: graft versus host disease and pathology of gastrointestinal tract, liver, and lung. Adv Anat Pathol. 2014;21(5):301–20. https://doi.org/10.1097/pap.0000000000000032.

94. Holmberg L, Kikuchi K, Gooley TA, Adams KM, Hockenbery DM, Flowers ME, et al. Gastrointestinal graft-versus-host disease in recipients of autologous hematopoietic stem cells: incidence, risk factors, and outcome. Biol Blood Marrow Transplant. 2006;12(2):226–34. https://doi.org/10.1016/j.bbmt.2005.10.011.

95. Zhang Y, Ruiz P. Solid organ transplant-associated acute graft-versus-host disease. Arch Pathol Lab Med. 2010;134(8):1220–4. https://doi.org/10.1043/2008–0679-rs.1.

96. Jagasia MH, Greinix HT, Arora M, Williams KM, Wolff D, Cowen EW, et al. National Institutes of Health consensus development project on criteria for clinical trials in chronic graft-versus-host disease: I. The 2014 diagnosis and staging working group report. Biol Blood Marrow Transplant. 2015;21(3):389–401.e1. https://doi.org/10.1016/j.bbmt.2014.12.001.

97. Ferrara JL, Levine JE, Reddy P, Holler E. Graft-versus-host disease. Lancet (London, England). 2009;373(9674):1550–61. https://doi.org/10.1016/s0140–6736(09)60237–3.

98. Ross WA, Couriel D. Colonic graft-versus-host disease. Curr Opin Gastroenterol. 2005;21(1):64–9.

99. Przepiorka D, Smith TL, Folloder J, Khouri I, Ueno NT, Mehra R, et al. Risk factors for acute graft-versus-host disease after allogeneic blood stem cell transplantation. Blood. 1999;94(4):1465–70.

100. Aslanian H, Chander B, Robert M, Cooper D, Proctor D, Seropian S, et al. Prospective evaluation of acute graft-versus-host disease. Dig Dis Sci. 2012;57(3):720–5. https://doi.org/10.1007/s10620–011–1938-x.

101. Ross WA, Ghosh S, Dekovich AA, Liu S, Ayers GD, Cleary KR, et al. Endoscopic biopsy diagnosis of acute gastrointestinal graft-versus-host disease: rectosigmoid biopsies are more sensitive than upper gastrointestinal biopsies. Am J Gastroenterol. 2008;103(4):982–9. https://doi.org/10.1111/j.1572–0241.2007.01639.x.

102. Washington K, Jagasia M. Pathology of graft-versus-host disease in the gastrointestinal tract. Hum Pathol. 2009;40(7):909–17. https://doi.org/10.1016/j.humpath.2009.04.001.

103. Cogbill CH, Drobyski WR, Komorowski RA. Gastrointestinal pathology of autologous graft-versus-host disease following hematopoietic stem cell transplantation: a clinicopathological study of 17 cases. Mod Pathol. 2011;24(1):117–25. https://doi.org/10.1038/modpathol.2010.163.

104. Wu G, Selvaggi G, Nishida S, Moon J, Island E, Ruiz P, et al. Graft-versus-host disease after intestinal and multivisceral transplantation. Transplantation. 2011;91(2):219–24. https://doi.org/10.1097/TP.0b013e3181ff86ec.

105. Choi SW, Levine JE, Ferrara JL. Pathogenesis and management of graft-versus-host disease. Immunol Allergy Clin North Am. 2010;30(1):75–101. https://doi.org/10.1016/j.iac.2009.10.001.

106. Gomez AJ, Arai S, Higgins JP, Kambham N. Clinicopathologic threshold of acute colorectal graft-versus-host disease. Arch Pathol Lab Med. 2016;140(6):570–7. https://doi.org/10.5858/arpa.2015–0187-OA.

107. Assi MA, Pulido JS, Peters SG, McCannel CA, Razonable RR. Graft-vs.-host disease in lung and other solid organ transplant recipients. Clin Transplant. 2007;21(1):1–6. https://doi.org/10.1111/j.1399–0012.2006.00573.x.

108. Ljungman P, Hakki M, Boeckh M. Cytomegalovirus in hematopoietic stem cell transplant recipients. Hematol Oncol Clin North Am. 2011;25(1):151–69. https://doi.org/10.1016/j.hoc.2010.11.011.

109. Park SH, Choi SM, Lee DG, Choi JH, Yoo JH, Kim SH, et al. Infectious complications associated with alemtuzumab use for allogeneic hematopoietic stem cell transplantation: comparison with anti-thymocyte globulin. Transpl Infect Dis. 2009;11(5):413–23. https://doi.org/10.1111/j.1399–3062.2009.00414.x.

110. Cho BS, Yahng SA, Kim JH, Yoon JH, Shin SH, Lee SE, et al. Impact of cytomegalovirus gastrointestinal disease on the clinical outcomes in patients with gastrointestinal graft-versus-host disease in the era of preemptive therapy. Ann Hematol. 2013;92(4):497–504. https://doi.org/10.1007/s00277–012–1632-x.

111. Bhutani D, Dyson G, Manasa R, Deol A, Ratanatharathorn V, Ayash L, et al. Incidence, risk factors, and outcome of cytomegalovirus viremia and gastroenteritis in patients with gastrointes-

tinal graft-versus-host disease. Biol Blood Marrow Transplant. 2015;21(1):159–64. https://doi.org/10.1016/j.bbmt.2014.10.004.

112. Flomenberg P, Babbitt J, Drobyski WR, Ash RC, Carrigan DR, Sedmak GV, et al. Increasing incidence of adenovirus disease in bone marrow transplant recipients. J Infect Dis. 1994;169(4):775–81.

113. Runde V, Ross S, Trenschel R, Lagemann E, Basu O, Renzing-Kohler K, et al. Adenoviral infection after allogeneic stem cell transplantation (SCT): report on 130 patients from a single SCT unit involved in a prospective multi center surveillance study. Bone Marrow Transplant. 2001;28(1):51–7. https://doi.org/10.1038/sj.bmt.1703083.

114. Suparno C, Milligan DW, Moss PA, Mautner V. Adenovirus infections in stem cell transplant recipients: recent developments in understanding of pathogenesis, diagnosis and management. Leuk Lymphoma. 2004;45(5):873–85. https://doi.org/10.1080/1042819 0310001628176.

115. Feuchtinger T, Lang P, Handgretinger R. Adenovirus infection after allogeneic stem cell transplantation. Leuk Lymphoma. 2007;48(2):244–55. https://doi.org/10.1080/10428190600881157.

116. Kampmann B, Cubitt D, Walls T, Naik P, Depala M, Samarasinghe S, et al. Improved outcome for children with disseminated adenoviral infection following allogeneic stem cell transplantation. Br J Haematol. 2005;130(4):595–603. https://doi.org/10.1111/j.1365–2141.2005.05649.x.

117. Yilmaz M, Chemaly RF, Han XY, Thall PF, Fox PS, Tarrand JJ, et al. Adenoviral infections in adult allogeneic hematopoietic SCT recipients: a single center experience. Bone Marrow Transplant. 2013;48(9):1218–23. https://doi.org/10.1038/bmt.2013.33.

118. Shulman HM, Cardona DM, Greenson JK, Hingorani S, Horn T, Huber E, et al. NIH Consensus development project on criteria for clinical trials in chronic graft-versus-host disease: II. The 2014 pathology working group report. Biol Blood Marrow Transplant. 2015;21(4):589–603. https://doi.org/10.1016/j.bbmt.2014.12.031.

119. Nomura K, Iizuka T, Kaji D, Yamamoto H, Kuribayashi Y, Kimura R, et al. Clinicopathological features of patients with acute graft-versus-host disease of the upper digestive tract. J Gastroenterol Hepatol. 2014;29(11):1867–72. https://doi.org/10.1111/jgh.12651.

120. Ma C, Maluf HM, Liu TC. Acute graft-versus-host disease is more prevalent and severe in the lower than the upper gastrointestinal tract. Hum Pathol. 2015;46(10):1480–7. https://doi.org/10.1016/j.humpath.2015.06.005.

121. Thompson B, Salzman D, Steinhauer J, Lazenby AJ, Wilcox CM. Prospective endoscopic evaluation for gastrointestinal graft-versus-host disease: determination of the best diagnostic approach. Bone Marrow Transplant. 2006;38(5):371–6. https://doi.org/10.1038/sj.bmt.1705453.

122. Snover DC. Graft-versus-host disease of the gastrointestinal tract. Am J Surg Pathol. 1990;14(Suppl 1):101–8.

123. Sale GE, Shulman HM, McDonald GB, Thomas ED. Gastrointestinal graft-versus-host disease in man. A clinicopathologic study of the rectal biopsy. Am J Surg Pathol. 1979;3(4):291–9.

124. Lin J, Fan R, Zhao Z, Cummings OW, Chen S. Is the presence of 6 or fewer crypt apoptotic bodies sufficient for diagnosis of graft versus host disease? A decade of experience at a single institution. Am J Surg Pathol. 2013;37(4):539–47. https://doi.org/10.1097/PAS.0b013e318272c62a.

125. Shulman HM, Kleiner D, Lee SJ, Morton T, Pavletic SZ, Farmer E, et al. Histopathologic diagnosis of chronic graft-versus-host disease: National Institutes of Health consensus development project on criteria for clinical trials in chronic graft-versus-host disease: II. Pathology working group report. Biol Blood Marrow Transplant. 2006;12(1):31–47. https://doi.org/10.1016/j.bbmt.2005.10.023.

126. Nguyen CV, Kastenberg DM, Choudhary C, Katz LC, DiMarino A, Palazzo JP. Is single-cell apoptosis sufficient for the diagnosis of graft-versus-host disease in the colon? Dig Dis Sci. 2008;53(3):747–56. https://doi.org/10.1007/s10620–007–9904–3.

127. Lerner KG, Kao GF, Storb R, Buckner CD, Clift RA, Thomas ED. Histopathology of graft-vs.-host reaction (GvHR) in human recipients of marrow from HL-A-matched sibling donors. Transplant Proc. 1974;6(4):367–71.

128. Wong NA. Gastrointestinal pathology in transplant patients. Histopathology. 2015;66(4):467–79. https://doi.org/10.1111/his.12542.

129. Akpek G, Chinratanalab W, Lee LA, Torbenson M, Hallick JP, Anders V, et al. Gastrointestinal involvement in chronic graft-versus-host disease: a clinicopathologic study. Biol Blood Marrow Transplant. 2003;9(1):46–51. https://doi.org/10.1053/bbmt.2003.49999.

130. Welch DC, Wirth PS, Goldenring JR, Ness E, Jagasia M, Washington K. Gastric graft-versus-host disease revisited: does proton pump inhibitor therapy affect endoscopic gastric biopsy interpretation? Am J Surg Pathol. 2006;30(4):444–9.

131. Weidner AS, Panarelli NC, Rennert H, Jessurun J, Yantiss RK. Immunohistochemistry improves the detection of adenovirus in gastrointestinal biopsy specimens from hematopoietic stem cell transplant recipients. Am J Clin Pathol. 2016;146(5):627–31. https://doi.org/10.1093/ajcp/aqw179.

132. Lin J, Chen S, Zhao Z, Cummings OW, Fan R. CD123 is a useful immunohistochemical marker to facilitate diagnosis of acute graft-versus-host disease in colon. Hum Pathol. 2013;44(10):2075–80. https://doi.org/10.1016/j.humpath.2013.02.023.

133. Parfitt JR, Jayakumar S, Driman DK. Mycophenolate mofetil-related gastrointestinal mucosal injury: variable injury patterns, including graft-versus-host disease-like changes. Am J Surg Pathol. 2008;32(9):1367–72.

134. Nguyen T, Park JY, Scudiere JR, Montgomery E. Mycophenolic acid (cellcept and myofortic) induced injury of the upper GI tract. Am J Surg Pathol. 2009;33(9):1355–63. https://doi.org/10.1097/PAS.0b013e3181a755bd.

135. Star KV, Ho VT, Wang HH, Odze RD. Histologic features in colon biopsies can discriminate mycophenolate from GVHD-induced colitis. Am J Surg Pathol. 2013;37(9):1319–28. https://doi.org/10.1097/PAS.0b013e31829ab1ef.

136. Shin CR, Nathan J, Alonso M, Yazigi N, Kocoshis S, Tiao G, et al. Incidence of acute and chronic graft-versus-host disease and donor T-cell chimerism after small bowel or combined organ transplantation. J Pediatr Surg. 2011;46(9):1732–8. https://doi.org/10.1016/j.jpedsurg.2011.04.016.

137. Talley NJ, Shorter RG, Phillips SF, Zinsmeister AR. Eosinophilic gastroenteritis: a clinicopathological study of patients with disease of the mucosa, muscle layer, and subserosal tissues. Gut. 1990;31(1):54–8.

138. Ingle SB, Hinge Ingle CR. Eosinophilic gastroenteritis: an unusual type of gastroenteritis. World J Gastroenterol. 2013;19(31):5061–6. https://doi.org/10.3748/wjg.v19.i31.5061.

139. Reed C, Woosley JT, Dellon ES. Clinical characteristics, treatment outcomes, and resource utilization in children and adults with eosinophilic gastroenteritis. Dig Liver Dis. 2015;47(3):197–201. https://doi.org/10.1016/j.dld.2014.11.009.

140. Zhang M, Li Y. Eosinophilic gastroenteritis: a state-of-the-art review. J Gastroenterol Hepatol. 2017;32(1):64–72. https://doi.org/10.1111/jgh.13463.

141. Mansoor E, Saleh MA, Cooper GS. Prevalence of eosinophilic gastroenteritis and colitis in a population-based study, from 2012 to 2017. Clin Gastroenterol Hepatol. 2017;15(11):1733–41. https://doi.org/10.1016/j.cgh.2017.05.050.

142. Jensen ET, Martin CF, Kappelman MD, Dellon ES. Prevalence of eosinophilic gastritis, gastroenteritis, and colitis: estimates from a national administrative database. J Pediatr Gastroenterol Nutr. 2016;62(1):36–42. https://doi.org/10.1097/mpg.0000000000000865.

143. Yan BM, Shaffer EA. Primary eosinophilic disorders of the gastro-

intestinal tract. Gut. 2009;58(5):721–32. https://doi.org/10.1136/gut.2008.165894.

144. Pineton de Chambrun G, Gonzalez F, Canva JY, Gonzalez S, Houssin L, Desreumaux P, et al. Natural history of eosinophilic gastroenteritis. Clin Gastroenterol Hepatol. 2011;9(11):950–6.e1. https://doi.org/10.1016/j.cgh.2011.07.017.

145. Zhang L, Duan L, Ding S, Lu J, Jin Z, Cui R, et al. Eosinophilic gastroenteritis: clinical manifestations and morphological characteristics, a retrospective study of 42 patients. Scand J Gastroenterol. 2011;46(9):1074–80. https://doi.org/10.3109/00365521.2011.579998.

146. Klein NC, Hargrove RL, Sleisenger MH, Jeffries GH. Eosinophilic gastroenteritis. Medicine. 1970;49(4):299–319.

147. Prussin C. Eosinophilic gastroenteritis and related eosinophilic disorders. Gastroenterol Clin North Am. 2014;43(2):317–27. https://doi.org/10.1016/j.gtc.2014.02.013.

148. Conner JR, Kirsch R. The pathology and causes of tissue eosinophilia in the gastrointestinal tract. Histopathology. 2017;71(2):177–99. https://doi.org/10.1111/his.13228.

149. McCarthy AJ, Sheahan K. Classification of eosinophilic disorders of the small and large intestine. Virchows Arch. 2017. https://doi.org/10.1007/s00428–017–2249–1.

150. Alhmoud T, Hanson JA, Parasher G. Eosinophilic gastroenteritis: an underdiagnosed condition. Dig Dis Sci. 2016;61(9):2585–92. https://doi.org/10.1007/s10620–016–4203–5.

151. Yantiss RK. Eosinophils in the GI tract: how many is too many and what do they mean? Mod Pathol. 2015;28(Suppl 1):S7–21. https://doi.org/10.1038/modpathol.2014.132.

152. Hurrell JM, Genta RM, Melton SD. Histopathologic diagnosis of eosinophilic conditions in the gastrointestinal tract. Adv Anat Pathol. 2011;18(5):335–48. https://doi.org/10.1097/PAP.0b013e318229bfe2.

153. Gathmann B, Grimbacher B, Beaute J, Dudoit Y, Mahlaoui N, Fischer A, et al. The European internet-based patient and research database for primary immunodeficiencies: results 2006–2008. Clin Exp Immunol. 2009;157(Suppl 1):3–11. https://doi.org/10.1111/j.1365–2249.2009.03954.x.

154. Bonilla FA, Barlan I, Chapel H, Costa-Carvalho BT, Cunningham-Rundles C, de la Morena MT, et al. International Consensus Document (ICON): common variable immunodeficiency disorders. J Allergy Clin Immunol Pract. 2016;4(1):38–59. https://doi.org/10.1016/j.jaip.2015.07.025.

155. Hammarstrom L, Vorechovsky I, Webster D. Selective IgA deficiency (SIgAD) and common variable immunodeficiency (CVID). Clin Exp Immunol. 2000;120(2):225–31.

156. Bogaert DJ, Dullaers M, Lambrecht BN, Vermaelen KY, De Baere E, Haerynck F. Genes associated with common variable immunodeficiency: one diagnosis to rule them all? J Med Genet. 2016;53(9):575–90. https://doi.org/10.1136/jmedgenet-2015–103690.

157. Kienzler AK, Hargreaves CE, Patel SY. The role of genomics in common variable immunodeficiency disorders. Clin Exp Immunol. 2017;188(3):326–32. https://doi.org/10.1111/cei.12947.

158. Grimbacher B, Hutloff A, Schlesier M, Glocker E, Warnatz K, Drager R, et al. Homozygous loss of ICOS is associated with adult-onset common variable immunodeficiency. Nat Immunol. 2003;4(3):261–8. https://doi.org/10.1038/ni902.

159. Castigli E, Wilson SA, Garibyan L, Rachid R, Bonilla F, Schneider L, et al. TACI is mutant in common variable immunodeficiency and IgA deficiency. Nat Genet. 2005;37(8):829–34. https://doi.org/10.1038/ng1601.

160. Salzer U, Chapel HM, Webster AD, Pan-Hammarstrom Q, Schmitt-Graeff A, Schlesier M, et al. Mutations in TNFRSF13B encoding TACI are associated with common variable immunodeficiency in humans. Nat Genet. 2005;37(8):820–8. https://doi.org/10.1038/ng1600.

161. Malphettes M, Gerard L, Carmagnat M, Mouillot G, Vince N, Boutboul D, et al. Late-onset combined immune deficiency: a subset of common variable immunodeficiency with severe T

cell defect. Clin Infect Dis. 2009;49(9):1329–38. https://doi.org/10.1086/606059.

162. Malamut G, Verkarre V, Suarez F, Viallard JF, Lascaux AS, Cosnes J, et al. The enteropathy associated with common variable immunodeficiency: the delineated frontiers with celiac disease. Am J Gastroenterol. 2010;105(10):2262–75. https://doi.org/10.1038/ajg.2010.214.

163. Mannon PJ, Fuss IJ, Dill S, Friend J, Groden C, Hornung R, et al. Excess IL-12 but not IL-23 accompanies the inflammatory bowel disease associated with common variable immunodeficiency. Gastroenterology. 2006;131(3):748–56. https://doi.org/10.1053/j.gastro.2006.06.022.

164. Oksenhendler E, Gerard L, Fieschi C, Malphettes M, Mouillot G, Jaussaud R, et al. Infections in 252 patients with common variable immunodeficiency. Clin Infect Dis. 2008;46(10):1547–54. https://doi.org/10.1086/587669.

165. Ardeniz O, Cunningham-Rundles C. Granulomatous disease in common variable immunodeficiency. Clin Immunol (Orlando, FL). 2009;133(2):198–207. https://doi.org/10.1016/j.clim.2009.05.001.

166. Cunningham-Rundles C. The many faces of common variable immunodeficiency. Hematology Am Soc Hematol Educ Program. 2012;2012:301–5. https://doi.org/10.1182/asheducation-2012.1.301.

167. Boursiquot JN, Gerard L, Malphettes M, Fieschi C, Galicier L, Boutboul D, et al. Granulomatous disease in CVID: retrospective analysis of clinical characteristics and treatment efficacy in a cohort of 59 patients. J Clin Immunol. 2013;33(1):84–95. https://doi.org/10.1007/s10875–012–9778–9.

168. Teahon K, Webster AD, Price AB, Weston J, Bjarnason I. Studies on the enteropathy associated with primary hypogammaglobulinaemia. Gut. 1994;35(9):1244–9.

169. Cunningham-Rundles C, Bodian C. Common variable immunodeficiency: clinical and immunological features of 248 patients. Clin Immunol (Orlando, FL). 1999;92(1):34–48. https://doi.org/10.1006/clim.1999.4725.

170. Khodadad A, Aghamohammadi A, Parvaneh N, Rezaei N, Mahjoob F, Bashashati M, et al. Gastrointestinal manifestations in patients with common variable immunodeficiency. Dig Dis Sci. 2007;52(11):2977–83. https://doi.org/10.1007/s10620–006–9736–6.

171. Jorgensen SF, Reims HM, Frydenlund D, Holm K, Paulsen V, Michelsen AE, et al. A cross-sectional study of the prevalence of gastrointestinal symptoms and pathology in patients with common variable immunodeficiency. Am J Gastroenterol. 2016;111(10):1467–75. https://doi.org/10.1038/ajg.2016.329.

172. Lougaris V, Ravelli A, Villanacci V, Salemme M, Soresina A, Fuoti M, et al. Gastrointestinal pathologic abnormalities in pediatric- and adult-onset common variable immunodeficiency. Dig Dis Sci. 2015;60(8):2384–9. https://doi.org/10.1007/s10620–015–3638–4.

173. Uzzan M, Ko HM, Mehandru S, Cunningham-Rundles C. Gastrointestinal disorders associated with common variable immune deficiency (CVID) and chronic granulomatous disease (CGD). Curr Gastroenterol Rep. 2016;18(4):17. https://doi.org/10.1007/s11894–016–0491–3.

174. Woodward JM, Gkrania-Klotsas E, Cordero-Ng AY, Aravinthan A, Bandoh BN, Liu H, et al. The role of chronic norovirus infection in the enteropathy associated with common variable immunodeficiency. Am J Gastroenterol. 2015;110(2):320–7. https://doi.org/10.1038/ajg.2014.432.

175. Woodward J, Gkrania-Klotsas E, Kumararatne D. Chronic norovirus infection and common variable immunodeficiency. Clin Exp Immunol. 2017;188(3):363–70. https://doi.org/10.1111/cei.12884.

176. Agarwal S, Smereka P, Harpaz N, Cunningham-Rundles C, Mayer L. Characterization of immunologic defects in patients with common variable immunodeficiency (CVID) with intestinal disease. Inflamm Bowel Dis. 2011;17(1):251–9. https://doi.org/10.1002/ibd.21376.

177. Maarschalk-Ellerbroek LJ, Oldenburg B, Mombers IM, Hoepelman AI, Brosens LA, Offerhaus GJ, et al. Outcome of screening endoscopy in common variable immunodeficiency disorder and X-linked agammaglobulinemia. Endoscopy. 2013;45(4):320–3. https://doi.org/10.1055/s-0032–1326078.

178. Daniels JA, Lederman HM, Maitra A, Montgomery EA. Gastrointestinal tract pathology in patients with common variable immunodeficiency (CVID): a clinicopathologic study and review. Am J Surg Pathol. 2007;31(12):1800–12. https://doi.org/10.1097/PAS.0b013e3180cab60c.

179. Washington K, Stenzel TT, Buckley RH, Gottfried MR. Gastrointestinal pathology in patients with common variable immunodeficiency and X-linked agammaglobulinemia. Am J Surg Pathol. 1996;20(10):1240–52.

180. Luzi G, Zullo A, Iebba F, Rinaldi V, Sanchez Mete L, Muscaritoli M, et al. Duodenal pathology and clinical-immunological implications in common variable immunodeficiency patients. Am J Gastroenterol. 2003;98(1):118–21. https://doi.org/10.1111/j.1572–0241.2003.07159.x.

181. Biagi F, Bianchi PI, Zilli A, Marchese A, Luinetti O, Lougaris V, et al. The significance of duodenal mucosal atrophy in patients with common variable immunodeficiency: a clinical and histopathologic study. Am J Clin Pathol. 2012;138(2):185–9. https://doi.org/10.1309/ajcpeiilh2c0wfye.

182. Quinti I, Soresina A, Guerra A, Rondelli R, Spadaro G, Agostini C, et al. Effectiveness of immunoglobulin replacement therapy on clinical outcome in patients with primary antibody deficiencies: results from a multicenter prospective cohort study. J Clin Immunol. 2011;31(3):315–22. https://doi.org/10.1007/s10875–011–9511–0.

183. Dhalla F, da Silva SP, Lucas M, Travis S, Chapel H. Review of gastric cancer risk factors in patients with common variable immunodeficiency disorders, resulting in a proposal for a surveillance programme. Clin Exp Immunol. 2011;165(1):1–7. https://doi.org/10.1111/j.1365–2249.2011.04384.x.

184. Gangemi S, Allegra A, Musolino C. Lymphoproliferative disease and cancer among patients with common variable immunodeficiency. Leuk Res. 2015;39(4):389–96. https://doi.org/10.1016/j.leukres.2015.02.002.

185. Bruton OC. Agammaglobulinemia. Pediatrics. 1952;9(6):722–8.

186. Vetrie D, Vorechovsky I, Sideras P, Holland J, Davies A, Flinter F, et al. The gene involved in X-linked agammaglobulinaemia is a member of the src family of protein-tyrosine kinases. Nature. 1993;361(6409):226–33. https://doi.org/10.1038/361226a0.

187. Tsukada S, Saffran DC, Rawlings DJ, Parolini O, Allen RC, Klisak I, et al. Deficient expression of a B cell cytoplasmic tyrosine kinase in human X-linked agammaglobulinemia. Cell. 1993;72(2):279–90.

188. Conley ME, Rohrer J, Minegishi Y. X-linked agammaglobulinemia. Clin Rev Allergy Immunol. 2000;19(2):183–204. https://doi.org/10.1385/criai:19:2:183.

189. Winkelstein JA, Marino MC, Lederman HM, Jones SM, Sullivan K, Burks AW, et al. X-linked agammaglobulinemia: report on a United States registry of 201 patients. Medicine. 2006;85(4):193–202. https://doi.org/10.1097/01.md.0000229482.27398.ad.

190. Conley ME, Broides A, Hernandez-Trujillo V, Howard V, Kanegane H, Miyawaki T, et al. Genetic analysis of patients with defects in early B-cell development. Immunol Rev. 2005;203:216–34. https://doi.org/10.1111/j.0105–2896.2005.00233.x.

191. Ponader S, Burger JA. Bruton's tyrosine kinase: from X-linked agammaglobulinemia toward targeted therapy for B-cell malignancies. J Clin Oncol. 2014;32(17):1830–9. https://doi.org/10.1200/jco.2013.53.1046.

192. Holinski-Feder E, Weiss M, Brandau O, Jedele KB, Nore B, Backesjo CM, et al. Mutation screening of the BTK gene in 56 families with X-linked agammaglobulinemia (XLA): 47 unique mutations without correlation to clinical course. Pediatrics. 1998;101(2):276–84.

193. Broides A, Yang W, Conley ME. Genotype/phenotype correlations in X-linked agammaglobulinemia. Clin Immunol (Orlando, FL). 2006;118(2–3):195–200. https://doi.org/10.1016/j.clim.2005.10.007.

194. Lopez-Granados E, Perez de Diego R, Ferreira Cerdan A, Fontan Casariego G, Garcia Rodriguez MC. A genotype-phenotype correlation study in a group of 54 patients with X-linked agammaglobulinemia. J Allergy Clin Immunol. 2005;116(3):690–7. https://doi.org/10.1016/j.jaci.2005.04.043.

195. Bearden D, Collett M, Quan PL, Costa-Carvalho BT, Sullivan KE. Enteroviruses in X-linked agammaglobulinemia: update on epidemiology and therapy. J Allergy Clin Immunol Pract. 2016;4(6):1059–65. https://doi.org/10.1016/j.jaip.2015.12.015.

196. Agarwal S, Mayer L. Diagnosis and treatment of gastrointestinal disorders in patients with primary immunodeficiency. Clin Gastroenterol Hepatol. 2013;11(9):1050–63. https://doi.org/10.1016/j.cgh.2013.02.024.

197. Barmettler S, Otani IM, Minhas J, Abraham RS, Chang Y, Dorsey MJ, et al. Gastrointestinal manifestations in X-linked agammaglobulinemia. J Clin Immunol. 2017;37(3):287–94. https://doi.org/10.1007/s10875–017–0374-x.

198. Lederman HM, Winkelstein JA. X-linked agammaglobulinemia: an analysis of 96 patients. Medicine. 1985;64(3):145–56.

199. Hernandez-Trujillo VP, Scalchunes C, Cunningham-Rundles C, Ochs HD, Bonilla FA, Paris K, et al. Autoimmunity and inflammation in X-linked agammaglobulinemia. J Clin Immunol. 2014;34(6):627–32. https://doi.org/10.1007/s10875–014–0056-x.

200. Cellier C, Foray S, Hermine O. Regional enteritis associated with enterovirus in a patient with X-linked agammaglobulinemia. N Engl J Med. 2000;342(21):1611–2. https://doi.org/10.1056/nejm200005253422113.

201. Abramowsky CR, Sorensen RU. Regional enteritis-like enteropathy in a patient with agammaglobulinemia: histologic and immunocytologic studies. Hum Pathol. 1988;19(4):483–6.

202. van der Meer JW, Weening RS, Schellekens PT, van Munster IP, Nagengast FM. Colorectal cancer in patients with X-linked agammaglobulinaemia. Lancet (London, England). 1993;341(8858):1439–40.

203. Bachmeyer C, Monge M, Cazier A, Le Deist F, de Saint Basile G, Durandy A, et al. Gastric adenocarcinoma in a patient with X-linked agammaglobulinaemia. Eur J Gastroenterol Hepatol. 2000;12(9):1033–5.

204. Staines Boone AT, Torres Martinez MG, Lopez Herrera G, de Leija Portilla JO, Espinosa Padilla SE, Espinosa Rosales FJ, et al. Gastric adenocarcinoma in the context of X-linked agammaglobulinemia: case report and review of the literature. J Clin Immunol. 2014;34(2):134–7. https://doi.org/10.1007/s10875–013–9971–5.

205. Silva P, Justicia A, Regueiro A, Farina S, Couselo JM, Loidi L. Autosomal recessive agammaglobulinemia due to defect in μ heavy chain caused by a novel mutation in the IGHM gene. Genes Immun. 2017;18(3):197–9. https://doi.org/10.1038/gene.2017.14.

206. Yel L, Minegishi Y, Coustan-Smith E, Buckley RH, Trubel H, Pachman LM, et al. Mutations in the mu heavy-chain gene in patients with agammaglobulinemia. N Engl J Med. 1996;335(20):1486–93. https://doi.org/10.1056/nejm199611143352003.

207. Lopez Granados E, Porpiglia AS, Hogan MB, Matamoros N, Krasovec S, Pignata C, et al. Clinical and molecular analysis of patients with defects in micro heavy chain gene. J Clin Invest. 2002;110(7):1029–35. https://doi.org/10.1172/jci15658.

208. Notarangelo LD, Duse M, Ugazio AG. Immunodeficiency with hyper-IgM (HIM). Immunodefic Rev. 1992;3(2):101–21.

209. Winkelstein JA, Marino MC, Ochs H, Fuleihan R, Scholl PR, Geha R, et al. The X-linked hyper-IgM syndrome: clinical and immunologic features of 79 patients. Medicine. 2003;82(6):373–84. https://doi.org/10.1097/01.md.0000100046.06009.b0.

210. Davies EG, Thrasher AJ. Update on the hyper immunoglobulin M syndromes. Br J Haematol. 2010;149(2):167–80. https://doi.org/10.1111/j.1365–2141.2010.08077.x.

211. Qamar N, Fuleihan RL. The hyper IgM syndromes. Clin Rev Allergy Immunol. 2014;46(2):120–30. https://doi.org/10.1007/s12016–013–8378–7.

212. Allen RC, Armitage RJ, Conley ME, Rosenblatt H, Jenkins NA, Copeland NG, et al. CD40 ligand gene defects responsible for X-linked hyper-IgM syndrome. Science (New York, NY). 1993;259(5097):990–3.

213. Aruffo A, Farrington M, Hollenbaugh D, Li X, Milatovich A, Nonoyama S, et al. The CD40 ligand, gp39, is defective in activated T cells from patients with X-linked hyper-IgM syndrome. Cell. 1993;72(2):291–300.

214. DiSanto JP, Bonnefoy JY, Gauchat JF, Fischer A, de Saint Basile G. CD40 ligand mutations in x-linked immunodeficiency with hyper-IgM. Nature. 1993;361(6412):541–3. https://doi.org/10.1038/361541a0.

215. Korthauer U, Graf D, Mages HW, Briere F, Padayachee M, Malcolm S, et al. Defective expression of T-cell CD40 ligand causes X-linked immunodeficiency with hyper-IgM. Nature. 1993;361(6412):539–41. https://doi.org/10.1038/361539a0.

216. Leven EA, Maffucci P, Ochs HD, Scholl PR, Buckley RH, Fuleihan RL, et al. Hyper IgM syndrome: a report from the USIDNET registry. J Clin Immunol. 2016;36(5):490–501. https://doi.org/10.1007/s10875–016–0291–4.

217. Levy J, Espanol-Boren T, Thomas C, Fischer A, Tovo P, Bordigoni P, et al. Clinical spectrum of X-linked hyper-IgM syndrome. J Pediatr. 1997;131(1 Pt 1):47–54.

218. Hayward AR, Levy J, Facchetti F, Notarangelo L, Ochs HD, Etzioni A, et al. Cholangiopathy and tumors of the pancreas, liver, and biliary tree in boys with X-linked immunodeficiency with hyper-IgM. J Immunol. 1997;158(2):977–83.

219. Erdos M, Garami M, Rakoczi E, Zalatnai A, Steinbach D, Baumann U, et al. Neuroendocrine carcinoma associated with X-linked hyper-immunoglobulin M syndrome: report of four cases and review of the literature. Clin Immunol (Orlando, FL). 2008;129(3):455–61. https://doi.org/10.1016/j.clim.2008.08.005.

220. Cirillo E, Giardino G, Gallo V, D'Assante R, Grasso F, Romano R, et al. Severe combined immunodeficiency—an update. Ann N Y Acad Sci. 2015;1356:90–106. https://doi.org/10.1111/nyas.12849.

221. Agarwal S, Mayer L. Gastrointestinal manifestations in primary immune disorders. Inflamm Bowel Dis. 2010;16(4):703–11. https://doi.org/10.1002/ibd.21040.

222. Cossu F. Genetics of SCID. Ital J Pediatr. 2010;36:76. https://doi.org/10.1186/1824–7288–36–76.

223. Fischer A, Notarangelo LD, Neven B, Cavazzana M, Puck JM. Severe combined immunodeficiencies and related disorders. Nat Rev Dis Primers. 2015;1:15061. https://doi.org/10.1038/nrdp.2015.61.

224. Shearer WT, Dunn E, Notarangelo LD, Dvorak CC, Puck JM, Logan BR, et al. Establishing diagnostic criteria for severe combined immunodeficiency disease (SCID), leaky SCID, and Omenn syndrome: the Primary Immune Deficiency Treatment Consortium experience. J Allergy Clin Immunol. 2014;133(4):1092–8. https://doi.org/10.1016/j.jaci.2013.09.044.

225. Honig M, Schwarz K. Omenn syndrome: a lack of tolerance on the background of deficient lymphocyte development and maturation. Curr Opin Rheumatol. 2006;18(4):383–8. https://doi.org/10.1097/01.bor.0000231907.50290.6f.

226. Felgentreff K, Perez-Becker R, Speckmann C, Schwarz K, Kalwak K, Markelj G, et al. Clinical and immunological manifestations of patients with atypical severe combined immunodeficiency. Clin Immunol (Orlando, FL). 2011;141(1):73–82. https://doi.org/10.1016/j.clim.2011.05.007.

227. Humblet-Baron S, Schonefeldt S, Garcia-Perez JE, Baron F, Pasciuto E, Liston A. Cytotoxic T-lymphocyte-associated protein 4-Ig effectively controls immune activation and inflammatory disease in a novel murine model of leaky severe combined immunodeficiency. J Allergy Clin Immunol. 2017;140(5):1394–403.e8. https://doi.org/10.1016/j.jaci.2016.12.968.

228. Omenn GS. Familial reticuloendotheliosis with eosinophilia. N Engl J Med. 1965;273:427–32. https://doi.org/10.1056/nejm196508192730806.

229. Rota IA, Dhalla F. FOXN1 deficient nude severe combined immunodeficiency. Orphanet J Rare Dis. 2017;12(1):6. https://doi.org/10.1186/s13023–016–0557–1.

230. Moreno LA, Gottrand F, Turck D, Manouvrier-Hanu S, Mazingue F, Morisot C, et al. Severe combined immunodeficiency syndrome associated with autosomal recessive familial multiple gastrointestinal atresias: study of a family. Am J Med Genet. 1990;37(1):143–6. https://doi.org/10.1002/ajmg.1320370133.

231. Rothenberg ME, White FV, Chilmonczyk B, Chatila T. A syndrome involving immunodeficiency and multiple intestinal atresias. Immunodeficiency. 1995;5(3):171–8.

232. Cole C, Freitas A, Clifton MS, Durham MM. Hereditary multiple intestinal atresias: 2 new cases and review of the literature. J Pediatr Surg. 2010;45(4):E21–4. https://doi.org/10.1016/j.jpedsurg.2010.01.017.

233. Snover DC, Filipovich AH, Ramsay NK, Weisdorf SA, Kersey JH. Graft-versus-host-disease-like histopathological findings in pre-bone-marrow transplantation biopsies of patients with severe T cell deficiency. Transplantation. 1985;39(1):95–7.

234. Muller SM, Ege M, Pottharst A, Schulz AS, Schwarz K, Friedrich W. Transplacentally acquired maternal T lymphocytes in severe combined immunodeficiency: a study of 121 patients. Blood. 2001;98(6):1847–51.

235. Antachopoulos C. Invasive fungal infections in congenital immunodeficiencies. Clin Microbiol Infect. 2010;16(9):1335–42. https://doi.org/10.1111/j.1469–0691.2010.03289.x.

236. Boeck A, Buckley RH, Schiff RI. Gastroesophageal reflux and severe combined immunodeficiency. J Allergy Clin Immunol. 1997;99(3):420–4.

237. Sponzilli I, Notarangelo LD. Severe combined immunodeficiency (SCID): from molecular basis to clinical management. Acta Biomed. 2011;82(1):5–13.

238. Thrasher AJ, Williams DA. Evolving gene therapy in primary immunodeficiency. Mol Ther. 2017;25(5):1132–41. https://doi.org/10.1016/j.ymthe.2017.03.018.

239. Ochs HD, Filipovich AH, Veys P, Cowan MJ, Kapoor N. Wiskott-Aldrich syndrome: diagnosis, clinical and laboratory manifestations, and treatment. Biol Blood Marrow Transplant. 2009;15(1 Suppl):84–90. https://doi.org/10.1016/j.bbmt.2008.10.007.

240. Ariga T. Wiskott-Aldrich syndrome; an x-linked primary immunodeficiency disease with unique and characteristic features. Allergol Int. 2012;61(2):183–9. https://doi.org/10.2332/allergolint.11-RAI-0412.

241. Massaad MJ, Ramesh N, Geha RS. Wiskott-Aldrich syndrome: a comprehensive review. Ann N Y Acad Sci. 2013;1285:26–43. https://doi.org/10.1111/nyas.12049.

242. Derry JM, Ochs HD, Francke U. Isolation of a novel gene mutated in Wiskott-Aldrich syndrome. Cell. 1994;78(4):635–44.

243. Ozsahin H, Cavazzana-Calvo M, Notarangelo LD, Schulz A, Thrasher AJ, Mazzolari E, et al. Long-term outcome following hematopoietic stem-cell transplantation in Wiskott-Aldrich syndrome: collaborative study of the European Society for Immunodeficiencies and European Group for Blood and Marrow Transplantation. Blood. 2008;111(1):439–45. https://doi.org/10.1182/blood-2007–03–076679.

244. Notarangelo LD, Miao CH, Ochs HD. Wiskott-Aldrich syndrome. Curr Opin Hematol. 2008;15(1):30–6. https://doi.org/10.1097/MOH.0b013e3282f30448.

245. Dupuis-Girod S, Medioni J, Haddad E, Quartier P, Cavazzana-

Calvo M, Le Deist F, et al. Autoimmunity in Wiskott-Aldrich syndrome: risk factors, clinical features, and outcome in a single-center cohort of 55 patients. Pediatrics. 2003;111(5 Pt 1):e622–7.

246. Cannioto Z, Berti I, Martelossi S, Bruno I, Giurici N, Crovella S, et al. IBD and IBD mimicking enterocolitis in children younger than 2 years of age. Eur J Pediatr. 2009;168(2):149–55. https://doi.org/10.1007/s00431–008–0721–2.

247. Folwaczny C, Ruelfs C, Walther J, Konig A, Emmerich B. Ulcerative colitis in a patient with Wiskott-Aldrich syndrome. Endoscopy. 2002;34(10):840–1. https://doi.org/10.1055/s-2002–34272.

第 11 章
十二指肠和小肠感染性疾病

Audrey N. Schuetz

前言

小肠感染性疾病在全世界范围内很常见。大多数小肠的感染会导致腹泻,多是自限性的。此类感染通常不需要进一步研究明确感染病因。有时,小肠感染病程是慢性的,由于宿主的免疫功能低下或由于感染原本身毒力导致的发病。在本章中,我们将总结回顾引起小肠疾病的病原体的病理特征。将在下文总结回顾可能引导临床医生进行十二指肠或小肠活检等诊断性操作的感染性肠炎的组织病理学表现。会涵盖各种引起小肠疾病的病毒、细菌、真菌和寄生虫。将讨论的临床特征包括流行病学、发病机制和临床特征。适时地描述病变的内镜下特点。实验室检查和影像学辅助诊断方法,包括分子检测技术也会提到。最后,每个部分将分别总结病变的组织病理学特征、临床和病理鉴别诊断、治疗和预后。更常见于胃肠道其他部位的引起肠道疾病的病原体将在本书其他各章介绍。

病毒性疾病

腺病毒

定义

腺病毒是一组 DNA 病毒,能够感染人体的各类细胞。最常见的是导致上呼吸道感染和肺炎,也可引起胃肠道疾病。尽管腺病毒在正常人和免疫功能低下的人群中均具有潜在的致病性,但大多数用于评估胃肠道疾病性质的肠镜活检标本多来自免疫功能低下的人群。

临床特征

腺病毒在全世界范围内分布,一年四季均可发病。目前已鉴定出超过 60 种能够感染人类的腺病毒血清亚型,其中某些血清亚型只在人体的特定部位引发感染[1]。腺病毒可通过飞沫,粪-口或污染物进行传播,病毒颗粒可以在环境表面长期生存。大多数人在儿童时期就有腺病毒感染的血清学证据。

腺病毒可引起胃肠炎、腹泻和肠套叠及胃肠道以外的疾病。免疫力正常的患者,感染通常轻微并具有自限性。在小肠移植和异体造血干细胞移植的患者中,已有腺病毒引起肠炎的报道,在免疫功能低下的患者中腺病毒会引起严重的感染[2,3]。肠套叠与腺病毒感染导致的淋巴组织增生有关。其他器官的腺病毒感染包括肝炎、出血性膀胱炎、肾炎、急性呼吸道疾病、咽炎、肺炎、角膜结膜炎、脑炎和心肌炎。

除组织病理学检查以外,辅助诊断方法还包括病毒培养和分子检测。新鲜组织的病毒培养可以在培养 3~5 天内通过感染宿主细胞后产生的特征性细胞病理变化而得到鉴定;特征性的细胞病理变化是指细胞培养中形成的葡萄簇样改变。由于通过病毒培养进行诊断所需的时间长,分子检测目前已取代病毒培养(包括肠镜活检)成为鉴定病毒的主要方法[4]。腺病毒在粪便中脱落,在首次感染后数月内都可以通过分子检测方法检测到[5]。血液中腺病毒的检测是免疫力低下患者诊断腺病毒感染的主要手段之一。电子显微镜检查目前在临床上的应用也较少,因其检查费时,并且需要相当多的专业知识背景才能操作和作出诊断。在电子显微镜下,腺病毒感染的组织可以看到直径 70~90nm 的二十面体外壳的亚结晶体。目前组织病理学和分子检测是腺病毒诊断的主要手段。在内镜检查下,腺病毒引起的严重肠道疾病可能会出现黏膜糜烂和溃疡。

病理特征

腺病毒感染上皮细胞并形成核内包涵体。感染早期,包涵体小、致密且嗜双色性。包涵体通常被透明带包围,外周染色质在边缘凝聚。感染后期,包涵体呈嗜碱性和模糊状(图 11.1A,B)。受感染的细胞核一般显著增大,随着包涵体的成熟,核的边缘会模糊(图 11.1C)。有时,腺病毒感染与 Cowdry A 型包涵体密切相关。在免疫力正常的患者中,炎性背景通常为淋巴细胞,有时可夹杂其他炎症细胞。

免疫组织化学和原位杂交检测可用来鉴定腺病毒包涵体的存在(图 11.2A,B)。

鉴别诊断

各种病毒都会导致被感染细胞产生包涵体。单纯疱疹病毒(HSV)或水痘-带状疱疹病毒(VZV)都会导致核内包涵体产生,但这两种病毒相关的感染中常见合胞体或多核细胞。巨细胞病毒(CMV)感染多见胞质内包涵体及核内包涵体。其他病毒包括 BK 病毒和 JC 病毒则很少引起小肠感染。表 11.1 显示这些病毒引起的胃肠道感染的各种包涵体的比较。

治疗与预后

预后取决于感染部位和患者的免疫力状况。通常,腺病毒引起的疾病在免疫能力正常的宿主中是自限性的,但在免疫缺陷的儿童和成人中可能与高死亡率(>50%)相关。在弥漫性腺病毒感染的移植患者中,治疗较困难,可以尝试使用西多福韦或其他抗病毒药物[6]。免疫力正常患者的肠道腺病毒感染具有自限性,无需治疗即可治愈。

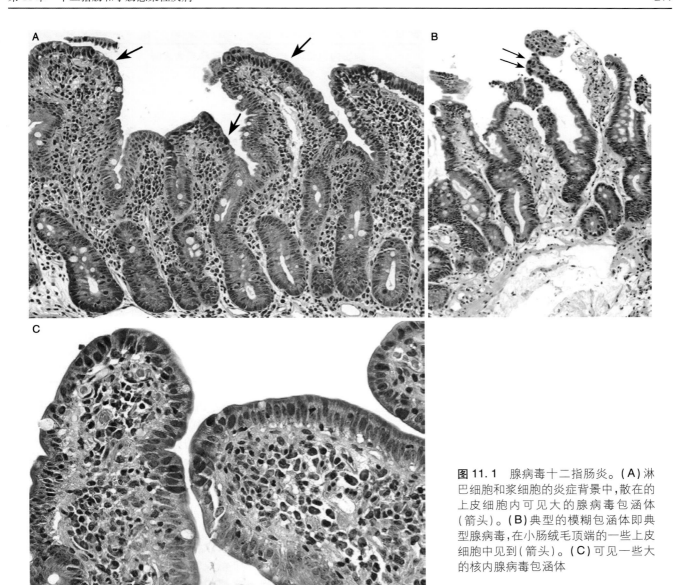

图 11.1　腺病毒十二指肠炎。(A)淋巴细胞和浆细胞的炎症背景中,散在的上皮细胞内可见大的腺病毒包涵体(箭头)。(B)典型的模糊包涵体即典型腺病毒,在小肠绒毛顶端的一些上皮细胞中见到(箭头)。(C)可见一些大的核内腺病毒包涵体

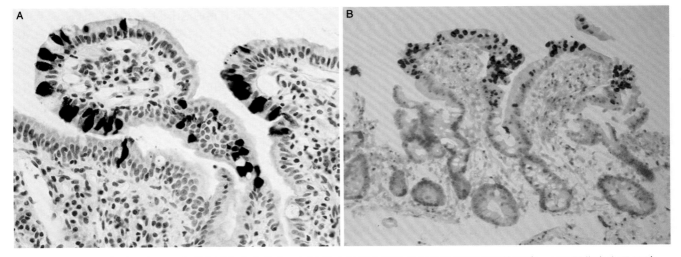

图 11.2　腺病毒的免疫组织化学和原位杂交染色。(A)免疫组织化学染色显示腺病毒感染的细胞。(B)原位杂交显示腺病毒感染细胞呈斑片状分布

表 11.1 小肠病毒感染的特征

病毒	感染细胞	核内包涵体	胞质内包涵体	疾病表现和患者人群	备注
腺病毒	上皮	早期:小而嗜双色 晚期:嗜碱性,模糊	无	小肠炎 结肠炎 免疫能力正常或免疫力低下的个体	核增大,随着包涵体的成熟核轮廓变得模糊
巨细胞病毒	内皮 上皮 间质	嗜碱性至嗜双色性,周围有光晕	嗜酸性至嗜碱性	黏膜溃疡和糜烂 小肠炎和结肠炎 常见于免疫力低下的个体	明显增大的细胞,特征性的 Cowdry A 型包涵体
单纯疱疹病毒	上皮	嗜酸性,Cowdry A 型,毛玻璃染色质	无	上消化道疾病 偶发性小肠炎 免疫力低下的个体	多核化常见;核镶嵌聚集、核质边集;单细胞不增大
水痘-带状疱疹病毒	上皮	嗜酸性,Cowdry A 型,毛玻璃染色质	无	上消化道疾病 罕见小肠炎	多核化常见;核镶嵌聚集、核质边集;单细胞不增大;多核化主要在鳞状上皮中

细菌性疾病

惠普尔养障体

定义

惠普尔养障体(*Tropheryma whipplei*)被认为是导致惠普尔病的致病菌,惠普尔病是一种慢性多系统疾病,其特征是巨噬细胞浸润多个器官和组织。惠普尔病最常累及小肠,通常需要进行小肠活检诊断。

临床特征

据报道,大多数惠普尔病病例来自欧洲和美国[7]。惠普尔病多见于中年男性。尽管尚未确定惠普尔养障体的传播途径,目前多认为其通过粪-口途径传播。部分专家认为无症状携带者也是传染源,在无症状感染者的粪便、唾液和活检组织中检测到了惠普尔养障体 DNA[8,9]。目前也有越来越多的证据表明惠普尔病是遗传易感性疾病[8]。

惠普尔病中的巨噬细胞内含有大量细菌。巨噬细胞将其吞噬在细胞质中,无法杀死细菌,细菌通过淋巴系统传播到循环系统,并扩散到体内其他器官。肠道症状是由于肠壁内大量巨噬细胞导致黏膜增厚和黏膜表面改变。

惠普尔病最常见于小肠,但该病可能会影响胃肠道其他部位或其他器官。临床体征和症状不具有特异性,包括体重减轻、发热和贫血。肠道表现包括腹泻、脂肪泻和腹部不适,多见于疾病晚期。肠系膜和腹膜后淋巴结肿大常见。身体的其他部位也可能受到累及,多系统受累可能是诊断惠普尔病的线索。临床特征包括关节不适、淋巴结肿大、关节痛和色素沉着。大约 70% 的病例会发生不同程度的关节受累,这通常是惠普尔病的早期表现[8]。

内镜检查可发现小肠黏膜增厚,颜色淡黄或发白;有时小肠也可无明显病变[10]。红斑和肠黏膜的其他炎症表现不常见。病变分布可能是弥漫的或散在的,因此,应多点取材。隐匿性胃肠道出血会导致贫血。组织病理学可以确诊,也可对新鲜组织或石蜡切片进行分子检测进行诊断。

病理特征

惠普尔病的小肠活检病理是绒毛受累,随着乳糜管的扩张,绒毛肿胀或变扁平(图 11.3A-C)。含有芽孢杆菌的巨噬细胞通常聚集在绒毛的顶端,主要位于黏膜层内,也可延伸到黏膜下层,绒毛结构仍然保留。尽管炎症性成分很少,但固有层有时可见淋巴细胞、浆细胞或嗜酸性粒细胞,偶尔会出现非坏死性肉芽肿。疾病的严重程度可能与巨噬细胞进入黏膜下层的深度及非巨噬细胞炎症和绒毛变钝的程度有关(图 11.3C)。

充满 PAS 阳性杆菌的泡沫状巨噬细胞的集聚是惠普尔病的特征。在 H&E 切片上,巨噬细胞呈多边形,含有浅灰色空泡状的细胞质(图 11.3D,E)。PAS 和 PAS-淀粉酶染色可清晰显示胞质内强阳性的粉红色或红色杆菌或棒状小体(图 11.4A,B),由于巨噬细胞对细菌的降解形式不同,细胞内小体也可能呈球状。Warthin-Starry 银染色也可以显示惠普尔养障体的细菌小体。作为革兰氏阴性杆菌,在组织中革兰氏染色不易见到惠普尔养障体杆菌。在电子显微镜下,惠普尔养障体杆菌为棒状(图 11.4C,D),由三层膜组成的外部致密层和内部致密层构成。

经过治疗后,杆菌在 PAS 和其他染色下显示不明显。同时,由于巨噬细胞清除细菌速度变慢,经过一年的抗生素治疗后惠普尔养障体杆菌仍可能存在[11]。

鉴别诊断

由于肠道惠普尔病的症状具有非特异性,因此临床鉴别诊断范围很广,包括吸收不良综合征,如乳糜泻和结节病。

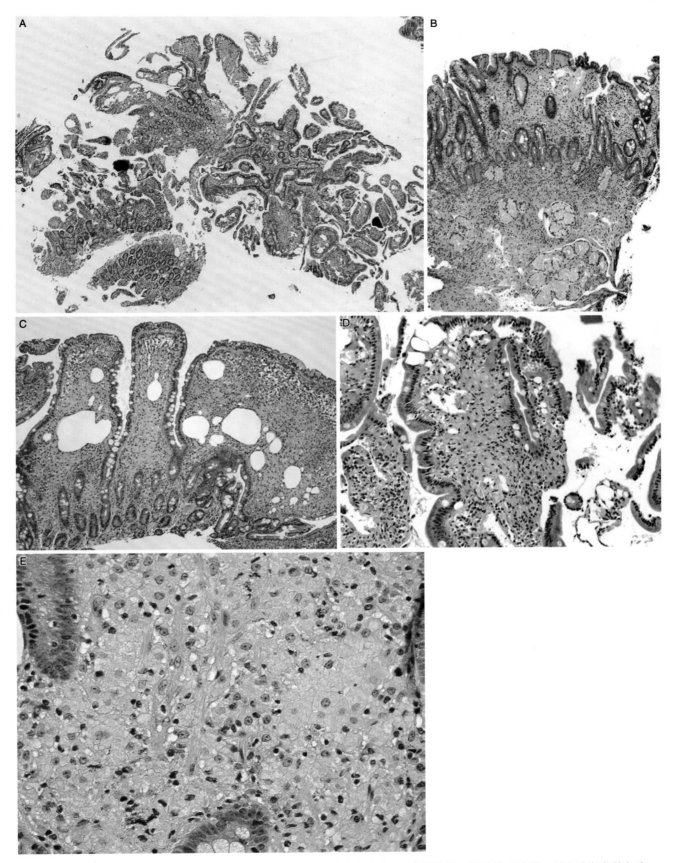

图 11.3 累及小肠的惠普尔病。(A)低倍视野下累及小肠的惠普尔病,巨噬细胞增生导致绒毛肿胀。(B)重度惠普尔病,绒毛变钝,泡沫状巨噬细胞浸润明显。(C)这例惠普尔病中,乳糜管明显扩张,炎症细胞增多。(D)泡沫状巨噬细胞增生使绒毛肿胀。(E)高倍镜观察到泡沫状巨噬细胞胞质内明显空泡形成

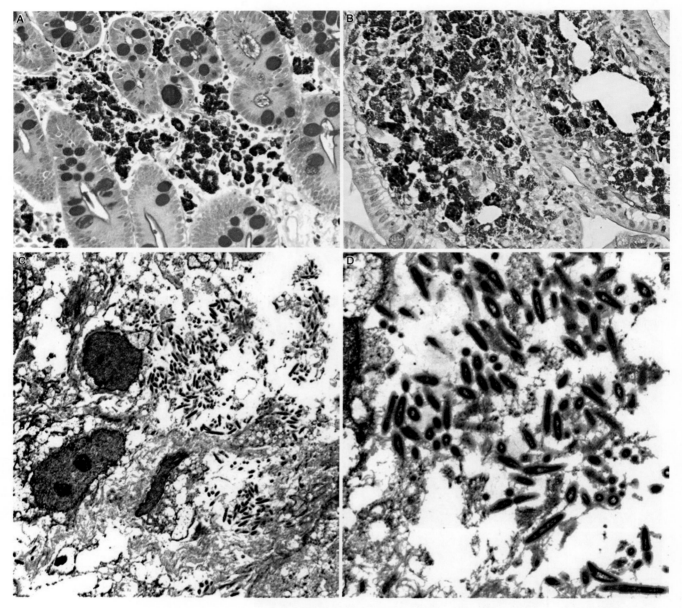

图 11.4 小肠惠普尔病。(A) 球状和杆状 PAS 阳性惠普尔养障体杆菌位于巨噬细胞胞质内。(B) 由于巨噬细胞部分降解, PAS 阳性惠普尔养障体杆菌在此活检组织中呈球状。(C) 电子显微镜显示胞质内杆状惠普尔养障体杆菌。(D) 高倍镜观察杆状惠普尔养障体杆菌

泡沫状巨噬细胞内 PAS 阳性颗粒的鉴别诊断包括马红球菌和结核分枝杆菌以外的分枝杆菌。在由鸟分枝杆菌（mycobacterium avium complex, MAC）或与 HIV 或艾滋病相关的其他非结核分枝杆菌（NTM）引起的肠道疾病中，肠道固有层中都可能发现含有 PAS 阳性杆菌的巨噬细胞，但惠普尔病的抗酸染色呈阴性，分枝杆菌则呈阳性。惠普尔病还需与巨球蛋白血症鉴别，巨球蛋白血症中的巨噬细胞 PAS 染色弱且均质。在惠普尔病中非坏死性肉芽肿并不常见，需排除结节病或其他肉芽肿疾病。

治疗与预后

惠普尔病如不治疗预后会很差。肠道惠普尔病的抗生素治疗包括长期联合用药，通常为 12 个月的多西环素加羟氯喹，

然后用多西环素进行终身抑制[12]。尽管开始治疗后肠道症状会迅速改善，但在停用抗菌药物后可能会复发。开始治疗后也可能会发生免疫重建炎症综合征（IRIS）[12]。

分枝杆菌

定义

非结核分枝杆菌（non-tuberculous mycobacteria, NTM）会在免疫功能低下的人群中引起散发性或局灶性疾病。MAC（NTM 之一）在免疫功能低下的患者中引起的感染症状是非特异性的，包括腹泻等，可对其进行肠镜活检诊断。

临床特征

NTM 在环境中无处不在，土壤、灰尘、淡水、海水和动物体

内都可分离到[13]。在 20 世纪 80 年代,由于艾滋病的流行,由 MAC 引起的传染性疾病很普遍,随着抗逆转录病毒疗法的广泛使用,在过去 20 年中,MAC 感染的发生率显著下降[14]。在感染 HIV 的患者中,CD4 计数低于 100 个/μl 是传染性 MAC 感染的高危因素。其他 NTM 亚型,如日内瓦分枝杆菌在免疫功能低下患者中易引起的传染性疾病与 MAC 感染的组织学和临床特征类似[15]。

HIV 以外的免疫功能低下患者也可能会出现 NTM 肠道感染[16],在器官移植或骨髓移植受者中有 NTM 肠道感染及传染性疾病感染的报道。

NTM 肠道感染最常累及的部位是小肠,尤其是十二指肠,也可累及结肠,但胃或食管很少受累。肠系膜淋巴结可肿大,有文献报道由于腹腔淋巴结肿大而引起肠梗阻[17]。播散性的 MAC 或其他 NTM 可以累及任何器官,其中骨髓受累多见,肝和脾受累也常见。播散性 NTM 感染也可表现为体重减轻和发热,如累及肠道,会引起腹泻和腹痛,由于小肠黏膜的结构发生变化(例如绒毛变平坦)也可导致吸收不良。

内镜检查可见十二指肠黏膜有细小的白色结节,部分病例可见明显的绒毛表面平坦。肠道溃疡或出血较罕见[18]。

播散性 NTM 疾病影像学检查或实验室检查呈非特异性。由于胃肠道内定植有大量的 NTM,粪便培养不能用于常规诊断肠道 NTM 病。淋巴结、骨髓或血液的培养有助于诊断播散性 NTM 病。

病理特征

在免疫力正常的患者中,播散性 NTM 感染患者的肠道活检中会出现坏死性或非坏死性肉芽肿,抗酸涂片可见很少数的杆菌;但在艾滋病或 HIV 感染的患者中,通常不会形成肉芽肿。在小肠弥漫性 NTM 感染的 HIV 阳性患者的小肠和周围淋巴结中可以看到大量的泡沫状巨噬细胞浸润(图 11.5A),巨噬细胞体积巨大(图 11.5B 和图 11.6B)。在免疫缺陷的患者中肉芽肿可能形成不良或见不到肉芽肿。近端小肠或十二指肠通常是胃肠道感染最严重的部位。在晚期病例中,感染的巨噬细胞会出现在整个增厚的小肠壁上(图 11.6A),组织细胞浸润非常严重,绒毛增宽及扁平(图 11.5A)。

抗酸染色阳性的杆菌呈串珠样,染色均匀,杆菌长度为 4~6μm,直径小于 1μm。在免疫功能低下患者中,巨噬细胞内充满抗酸染色阳性的分枝杆菌(图 11.5C 和图 11.6C)。分枝杆菌 PAS 染色(图 11.5D)和 GMS 染色均阳性。

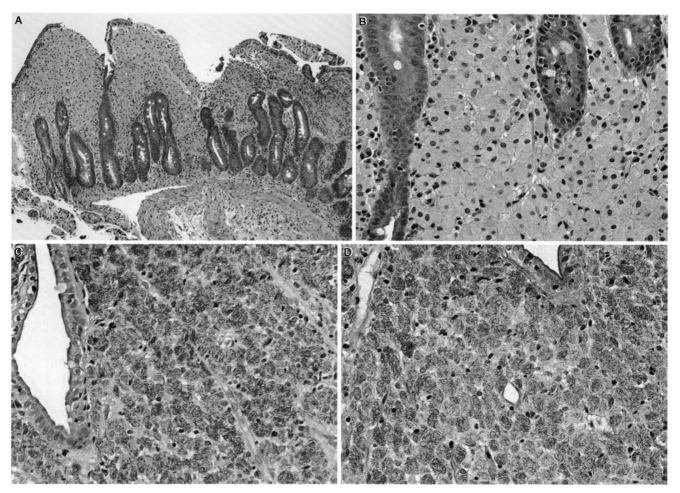

图 11.5　免疫功能低下患者的十二指肠活检巨噬细胞含有泡沫状胞质。(A)大量巨噬细胞增生导致绒毛拥挤和肿胀。(B)巨噬细胞含泡沫状胞质。(C)胞质内大量抗酸染色阳性分枝杆菌。(D)分枝杆菌 PAS 染色阳性

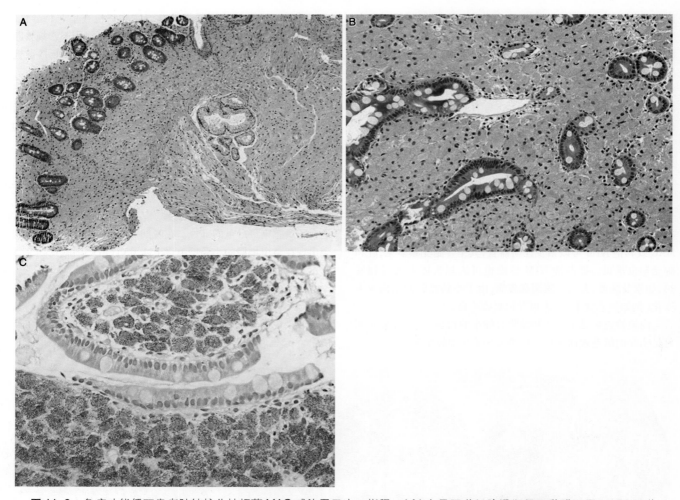

图11.6 免疫功能低下患者肺结核分枝杆菌 MAC 感染累及十二指肠。（A）大量巨噬细胞浸润侵及黏膜下层。（B）巨噬细胞含有泡沫状胞质。（C）抗酸染色显示巨噬细胞内充满染色阳性的分枝杆菌

鉴别诊断

　　小肠活检可见黏膜固有层组织细胞浸润和绒毛扁平，与播散性 NTM 病及惠普尔病相类似[19]。尽管惠普尔杆菌和分枝杆菌 PAS 染色均为阳性，但分枝杆菌抗酸染色呈阳性，惠普尔养障体杆菌抗酸染色呈阴性。真菌 GMS 染色也呈阳性，但真菌菌丝比分枝杆菌大（直径大于 1μm）且可有分枝。分枝杆菌以外的细菌也可呈 GMS 染色阳性，可通过抗酸染色进行鉴别。

治疗和预后

　　不同种类分枝杆菌的治疗方案是不同的，因此通过培养来鉴定病原体对治疗方案的制定有着重要意义。由于分枝杆菌生长缓慢，治疗常采取联合用药，持续时间为数月至数年。治疗时间还取决于患者免疫功能恢复情况、免疫应答状态和疾病迁延程度。

真菌病

微孢子虫

定义

　　微孢子虫是专性细胞内形成孢子的真菌，可感染人体全身的各种细胞。微孢子虫病是免疫功能严重低下的患者肠道感染最常发生的疾病，常见的病原体是肠微孢子虫或脑炎微孢子虫。

临床特征

　　微孢子虫是一组复杂的单细胞真菌，最初被认为是原生动物的寄生虫，由多种属组成，包括孢子虫属、脑炎微孢子虫属、小孢子虫属和匹里虫属。已知的可感染人类的微孢子菌种很小，长度为 1~5μm。微孢子虫也是许多动物的专性寄生虫，包括昆虫、鱼类、爬行动物、哺乳动物和鸟类。微孢子虫的孢子在环境中无处不在，孢子是其感染形式，在环境中可以很好地存活。通过食入或吸入进入人类宿主。每个孢子内都有一个盘绕的极性小管，一旦进入宿主细胞，就会将其内含物注入宿主细胞，从而感染细胞。成熟后，宿主细胞内的孢子离开被感染的细胞，继续感染邻近的细胞。微孢子虫病的发病机制、传播方式和生命周期尚不完全清楚。

　　无症状感染发生在免疫力正常的人群中，而免疫功能低下患者的感染通常有症状。微孢子虫病最常见的临床表现是腹泻、恶心、腹痛和发热等。免疫功能低下者的腹泻常为慢性且严重。自 20 世纪 80 年代艾滋病逐渐获得认知以来，HIV 患者的小肠微孢子虫病的发病率已明显下降[20]。CD4+细胞计数降至 20 个/μl 以下时，HIV 患者发生肠道微孢子虫病的风险增

加[21]。其他免疫功能低下的情况,例如器官移植、化疗和与慢性疾病相关的免疫抑制剂的应用,也可导致微孢子虫感染。微孢子虫可以从肠道扩散到身体的其他部位,例如大脑、泌尿生殖系统和呼吸道等。

由于孢子非常小,仅通过组织病理学很难发现微孢子虫病的病原体。以往需要电子显微镜来对微孢子虫种属进行鉴定,电子显微图片上看到的孢子线圈数量和排列因物种而异,近年来 PCR 等分子技术已被应用于微孢子虫病的诊断,但并未在临床上得到广泛使用[22]。也可使用特殊染色剂(例如 2R 型和改良型三色染色剂)对粪便或其他体液或组织样本中的微孢子虫进行检测。

病理特征

肠道微孢子虫病的小肠活检可见绒毛萎缩。固有层可见巨噬细胞、淋巴细胞和浆细胞轻度增加。微孢子虫的孢子通常存在于肠上皮细胞胞质的顶端,但某些种属的微孢子虫孢子可以感染肠上皮细胞以外的细胞,例如内皮细胞、成纤维细胞等。大多数感染肠道的微孢子菌大小约为 $1\mu m$,即使以油镜高倍放大也难以观察到(图 11.7A)。H&E 染色下,孢子在人宿主细胞的细胞质中以小液泡的形式出现,或在液泡中以微弱的嗜碱性颗粒的形式出现。组织革兰氏染色如 Brown-Brenn 和 Brown-Hopps 染色呈深紫色或革兰氏阳性(图 11.7B,C)。孢子 PAS 染色呈强阳性[23]。极小管染色在 GMS 和 Ziehl-Neelsen 抗酸染色上呈带状条纹;PAS 上,孢子的一端可能会出现集中染色;在偏振光下,孢子呈双折光性。

鉴别诊断

大多数感染肠道的微孢子虫很小(约 $1\mu m$),存在于肠上皮细胞的顶端;感染身体其他部位(例如呼吸道或眼睛)的微孢子虫可达 $2\sim5\mu m$。这些较大的微孢子虫可被误认为是小酵母菌,例如荚膜组织胞浆菌。但与酵母菌相反,微孢子虫在 GMS 染色呈局灶或弱阳性,没有出芽。另外,局灶抗酸染色和双折射法可将微小孢子虫与小酵母菌区分开。微孢子虫还需要与位于肠上皮细胞核底部的嗜铬粒颗粒相鉴别。

治疗与预后

阿苯达唑是治疗肠道微孢子虫病的主要药物。但阿苯达唑对比氏肠微孢子虫无效,比氏肠微孢子虫感染推荐使用烟曲霉素[24]。通过 PCR 检测确定肠道微孢子虫的种属对于指导治疗显得尤为重要。

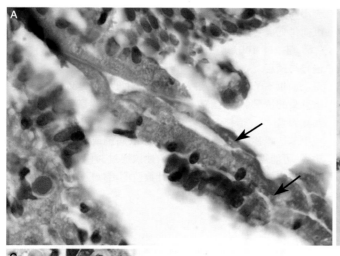
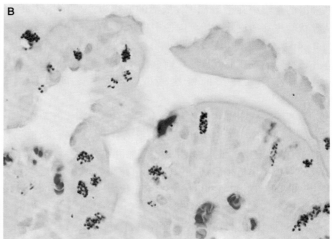
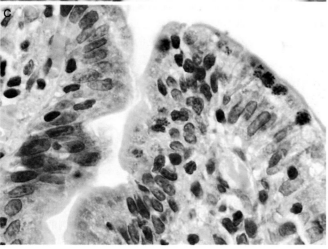

图 11.7 小肠微孢子虫病。(A)小肠黏膜的微孢子虫在肠上皮细胞的顶端内呈空泡状(箭头)。油镜 100 倍视野下,微孢子虫在 H&E 切片上很难找到。(B) Brown-Brenn 革兰氏染色显示黑色的微孢子虫聚集在肠上皮细胞的顶端。(C) Brown-Hopps 革兰氏染色也显示黑色的微孢子虫聚集在肠上皮细胞的顶端

寄生虫病

类圆线虫

定义

类圆线虫病是由类圆线虫引起的多系统疾病。近年来,由于免疫抑制剂在器官移植和癌症患者中的广泛使用,这种肠道寄生虫感染引起了人们的广泛关注[25]。

临床特征

类圆线虫生活在热带和温带地区温暖湿润的土壤中,在美国南部流行。类圆线虫的演变史是线虫类群中最复杂的。感染性丝状幼虫穿透人体皮肤并通过静脉循环直接迁移到肠道或肺部时发生感染。丝状幼虫长 500~600pm,可穿透肺泡壁到达气管,然后通过吞咽到达消化道。成虫在十二指肠发育,每天可产生多达 50 枚虫卵[25]。成年雌虫通过无性繁殖的方式进行繁殖。虫卵在小肠的黏膜内孵化成无感染性的杆状幼虫,幼虫迁移到肠腔并通过粪便释放到外部环境中,24~36 小时内在土壤中发育成丝状幼虫或成活的成虫,它们可以在潮湿的土壤中存活数周[26],成活的成虫可产生丝状幼虫。从丝状幼虫穿透皮肤开始到粪便中杆状幼虫出现的整个过程为 2~4 周。在此过程中,可出现自体感染,若幼虫在离开人体并迁移到肠壁或肛周皮肤之前就发展成具有感染性的丝状幼虫,则会导致持续的慢性感染。人与人之间会发生传染[27]。

类圆线虫感染可发生在免疫力正常的个体中,但若在免疫力低下的个体感染则会出现更严重的症状,如器官移植受者、长期接受糖皮质激素治疗的患者、血液系统恶性肿瘤的患者及人类嗜 T 淋巴细胞病毒(HTLV-1)感染者[28]。在健康人中,类圆线虫菌引起的感染通常是无症状的,慢性感染的症状包括腹部不适、上腹痛、腹泻和荨麻疹,由于幼虫在皮肤中的迁移,还可能反复出现瘙痒、迁徙性和红斑性皮疹;其他慢性症状包括体重减轻、恶心和呕吐、乏力和便秘。在免疫功能低下的宿主中,伴随着幼虫迁移至肺部,可能出现喘息和呼吸困难,称为 Loeffler 样综合征;在免疫力低下或严重虚弱的人中,类圆线虫病可表现为自体感染或引起重度感染,大量丝状幼虫穿透肠壁并扩散到中枢神经系统或其他器官时,则引起较严重的感染。

内镜检查可见肠黏膜表面水肿,可有局部瘀点和小溃疡。若通过对粪便、呼吸道标本或十二指肠抽吸物进行显微镜检查找到了类圆线虫的幼虫,则可以对类圆线虫病进行诊断。粪便或其他标本也可以通过在营养琼脂平板上进行培养来检查是否存在杆状或丝状幼虫。有时,需要对标本进行重复检查以查找病原体。也可以通过酶免疫分析(EIA)进行血清学检查,在已确认感染类圆线虫的患者中,其敏感率为 85%~95%[29]。但是,血清学检测在免疫缺陷患者中检测的敏感性降低,与其他线虫感染(如钩虫、蛔虫和丝虫病)存在交叉反应。在急性感染中可能会出现 10%~25% 的中度外周血嗜酸性粒细胞增多,但该表现缺乏特异性。在严重感染的情况下,人体肠道细菌

(多为肠道革兰氏阴性杆菌或肠球菌[30])可能会随丝状幼虫穿透肠壁,从而导致血源性感染或脑膜炎。目前分子诊断主要用于科研领域,并未广泛应用于临床。

病理特征

肠壁水肿,严重感染时会出现肠壁充血,也可出现慢性炎症的表现。当病原体死亡时,可能会形成肉芽肿。幼虫(长度为 180~380μm)是活检组织中常见的形式(图 11.8A-D),但在固有层中也可见虫卵(直径为 30~40μm)和成虫(直径为 30~40μm)(图 11.9A,B)。幼虫和成虫的横切面在 H&E 染色中呈紫色、点彩状。感染较重时,也可在活检中看到大量幼虫和虫卵。

鉴别诊断

多数其他肠道线虫的感染通常不会在肠壁的活检标本中看到幼虫、虫卵和成虫,因此类圆线虫感染的诊断通常很直观。需要与之鉴别的主要是菲律宾毛细线虫引起的肠道感染,肠道毛细线虫病与类圆线虫病有相似的临床症状,菲律宾毛细线虫虫卵、幼虫和成虫通常感染空肠,并且在形态上与类圆线虫相似(图 11.10A)。在活检中,有两个特征将菲律宾毛细线虫与类圆线虫区分开:第一,前者的虫卵呈花生形,扁平且有极性,大小为 35~45pm;第二,菲律宾毛细线虫拥有一种杆状体(即纵向排列成一排的一系列深色细胞),类圆线虫缺乏这种杆状体[31](图 11.10B)。

治疗与预后

如果不予治疗,类圆线虫引起的重度感染是致命的。在播散感染的情况下,细菌感染引起的败血症是休克和死亡的独立预测因素[32]。治疗上主要采用伊维菌素,也可使用阿苯达唑或甲苯达唑替代伊维菌素。对于播散病例或免疫严重受损的患者,可能需要多个疗程的治疗,建议通过粪便显微镜检查、痰液检查或外周血嗜酸性粒细胞计数监测治疗反应[25]。

贾第鞭毛虫

定义

贾第鞭毛虫病是由原生动物寄生虫贾第鞭毛虫引起的胃肠道感染性疾病,包括肠贾第鞭毛虫和蓝氏贾第鞭毛虫,其中蓝氏贾第鞭毛虫是世界上最常见的肠道原生动物。贾第鞭毛虫具有鞭毛,有两种存在形式:包囊和滋养体。

临床特征

该疾病在全世界范围内广泛分布。在卫生条件差的地区和机构环境中,例如儿童未经厕所训练的托儿所等地方,患病率较高,儿童比成年人感染率高,尤其在温暖气候条件下更常见。寄生虫通过粪-口途径传播,主要通过摄入感染个体的粪便中的包囊而感染;传播也可通过饮用未滤水源(如山泉溪流)或在受污染的水体中游泳及食用受污染的食物而发生。海狸、牛、狗和猫等多种野生和家养动物都可能是贾第鞭毛虫的宿主。曾有过与娱乐场所用水有关的暴发病例的报道[33],也有露营者饮用未经处理的湖泊或溪流水导致感染的病例,肛交也可能是贾第鞭毛虫的传播方式[34]。贾第鞭毛虫的包囊很坚硬,具有抗氯和消毒液的性能,也可以在冷水中存活数月。

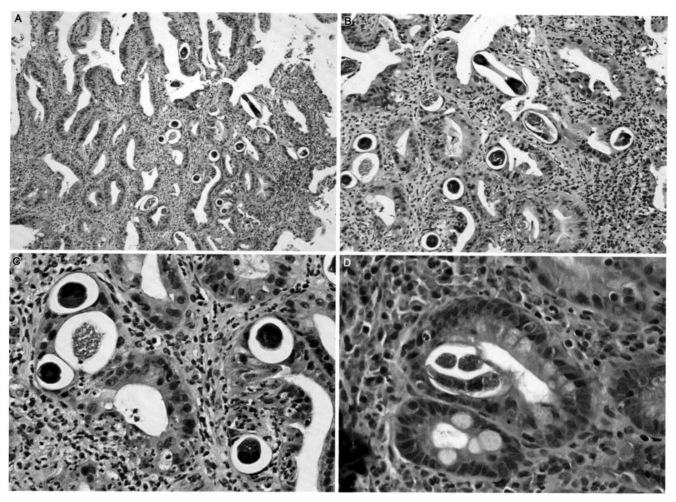

图 11.8　小肠类圆线虫病。(A,B)整个十二指肠黏膜中可见多条幼虫。(C,D)高倍镜下的幼虫

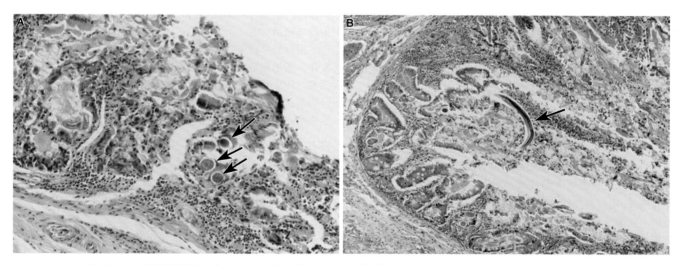

图 11.9　小肠类圆线虫病。(A)除幼虫外,还可见虫卵(箭头)。(B)除幼虫外,还可见成虫(箭头)

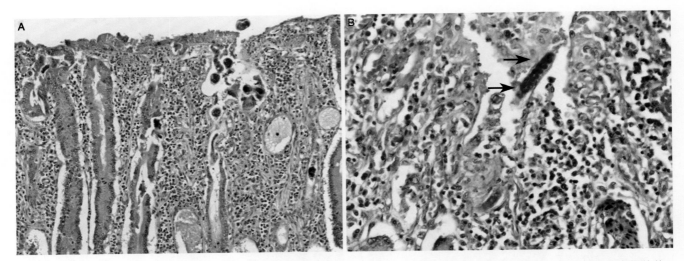

图 11.10　小肠毛细线虫病。(A)小肠毛细线虫幼虫类似类圆线虫。(B)毛细线虫有杆状体(箭头),而类圆线虫没有杆状体

该疾病的潜伏期为 3~25 天(中位数为 7~10 天)。贾第鞭毛虫被摄入后,会进入小肠中脱囊并释放滋养体,每个包囊释放两个滋养体,滋养体在肠腔中繁殖,并通过腹侧吸盘附着在肠腔黏膜上,通过干扰肠黏膜的吸收功能引发疾病。滋养体可以在肠道内形成包囊,也可以通过粪便中游离滋养体的形式进行传播。包囊在粪便排出时或在粪便排出后不久就具有传染性,因此,无需环境成熟即可进行人际传播。滋养体随水样便排出体外,且在自然环境中无法生存,而包囊通常不会随水样便排出体外。

贾第鞭毛虫病的临床特征是多样的,从无症状携带者到严重腹泻和吸收不良。典型症状包括恶心、全身乏力、大量恶臭的水样腹泻,也可出现慢性腹泻,伴有脂肪泻、腹部绞痛、腹胀和胃肠胀气的症状,腹泻和便秘交替出现。粪便因含有过多的脂肪或空气而不成形,呈苍白、油状,并漂浮在水面上。严重的腹泻由于脂溶性维生素的丢失,会导致吸收不良和体重减轻。

内镜检查可见小肠外观正常或者由于水肿和绒毛变钝而变平。通过粪便检查找到贾第鞭毛虫的包囊或滋养体可确诊。滋养体和包囊在粪便中间歇性脱落,因此,建议在几天内多次收集粪便标本,以排除贾第鞭毛虫病。贾第鞭毛虫病的诊断往往需要七次粪便标本的检查。

粪便中虫卵和寄生虫检查可见典型的梨形滋养体或卵圆形包囊,两者均具有多个核,一个纵轴丝和横向弯曲的正中体。十二指肠取材可通过抽吸或经口线试验获取(即包裹的螺旋线,被吞咽时,胶囊溶解,通过蠕动将螺旋线带到十二指肠),然后通过实验室检查抽吸物或螺旋线是否含有寄生虫。除形态学检查外,还可将粪便通过酶免疫分析或直接荧光法进行抗原检测。血清学检测在贾第鞭毛虫病的诊断中作用不大。针对贾第鞭毛虫和其他与腹泻有关的病原微生物的粪便进行多重分子检测的试剂已上市,在临床上有较好的应用前景[35]。

病理特征

绒毛可能出现钝化或扁平。固有层内可有淋巴细胞和粒细胞浸润。可伴有轻度上皮内淋巴细胞增多。在小肠活检中,在正常或钝化的绒毛之间发现十二指肠滋养体(图 11.11A,B)。这种生物很小(10~20μm),尤其在数量较少时可能被误认为是细胞碎片。该生物体可能粘附在黏膜上,呈新月形、椭圆形或梨形等多种形态(图 11.11C)。如果在腹侧切割生物体,偶尔可以看到滋养体的成对核(图 11.11D,E)。

鉴别诊断

通过十二指肠或小肠组织病理学检查一般不作为诊断贾第鞭毛虫病的常规方法。肠镜活检最常用于慢性贾第鞭毛虫病诊断,因为慢性贾第鞭毛虫病的病变范围广泛。非感染性的临床症状需要与以下疾病鉴别:乳糜泻、肠易激综合征、炎症性肠病或小肠淋巴瘤,还应考虑与细菌性、病毒性和其他寄生虫引起的腹泻相区别。

因贾第鞭毛虫滋养体的大小和寄生位置的特殊性,与其他肠道寄生虫较易区分。隐孢子虫较小(5μm),多存在于刷状缘内;贝氏孢子虫体型较大且呈椭圆形,多存在于肠上皮细胞的胞质内;微孢子虫要小得多(1~5μm),存在于肠上皮细胞的胞质内。

治疗与预后

慢性贾第鞭毛虫病诊断和治疗均困难,其症状可能会反复发作。贾第鞭毛虫病引起的急性腹泻一般会在 2~4 周内自行缓解。HIV 感染者可患有严重的慢性贾第鞭毛虫病。其治疗药物多选择甲硝唑或替硝唑,硝唑尼特、巴龙霉素和其他抗微生物药多用于重症感染或复发性及慢性病例的治疗[36]。

环孢子虫

定义

环孢子虫病(cyclospora)是由于圆球环孢子虫引起的小肠感染。

临床特征

环孢子虫在许多国家流行,尤其在热带、亚热带地区。人类是这种寄生虫的宿主,目前还没有已知的动物宿主。其主要通过粪-口途径传播,通过摄入污染的饮用水或游泳水中的孢子、传染性的卵囊或食用了被污染的水果或蔬菜而感染。食源性暴发与覆盆子、罗勒、梅斯兰生菜和其他生鲜食品有关[37]。

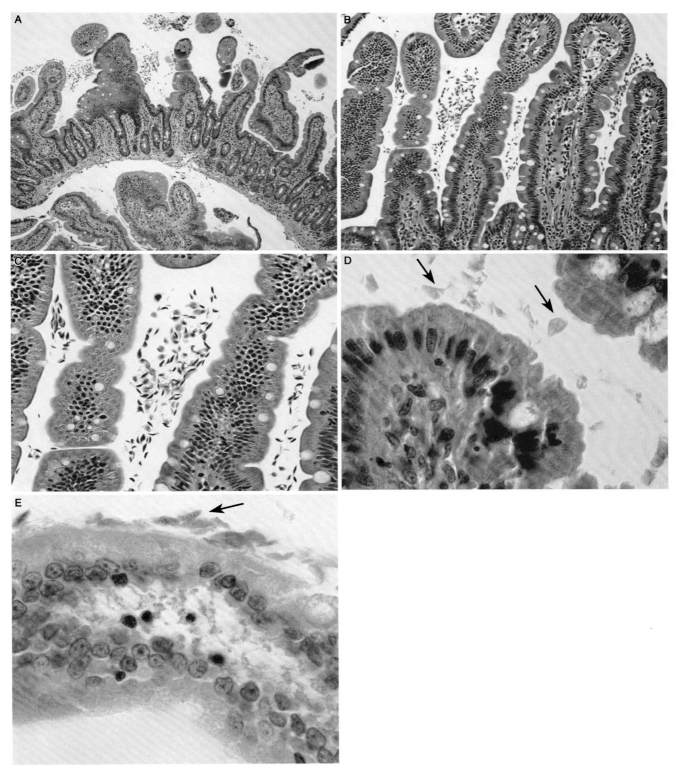

图 11.11　小肠贾第鞭毛虫病。(A) 小肠绒毛之间可见大量的贾第鞭毛虫。(B) 绒毛之间的贾第鞭毛虫呈新月形。(C) 高倍镜下,贾第鞭毛虫呈新月形和梨形。(D,E) 在高倍镜下,可见贾第鞭毛虫滋养体成对的核仁(箭头)

在经过 1 周的潜伏期后,摄入的卵囊会发生脱囊,游离的子孢子侵入小肠的上皮细胞,并在细胞内的寄生虫空泡内发展为卵囊,卵囊随粪便排出体外,未形成孢子的卵囊不具有感染性,需在环境中经过数天至数周才能形成具有感染性的孢子,

因此不会在人与人之间进行传播。孢子虫的卵囊对氯具有很高的抵抗力。孢子虫病的临床症状包括腹泻、水肿、恶心、厌食、腹部绞痛和体重减轻,发热不常见。症状可反复出现。

临床微生物学实验室可使用多种技术来检测粪便中的孢

子虫卵囊。因为该病原体不能被用于检测虫卵和寄生虫的三色染色剂染色,所以实验室一般不通过显微镜观察这种病原体,这类病原体需使用改良的耐酸染色剂进行染色[38,39]。由于孢子虫卵囊自身的荧光性质,可以在某些波长的紫外线下观察孢子虫的卵囊,但这种技术也很少在临床实验室中使用。尽管粪便的显微镜检查很困难并且需要经过培训的技术人员进行操作,但仍然是临床上推荐的孢子虫病诊断方法。如果在组织活检时怀疑孢子虫感染,则应进行后续的粪便检查。临床医生若怀疑患者有孢子虫感染,也应与实验室沟通,允许实验室使用上述其他诊断方法进行诊断,或酌情将样品送到有条件的实验室进行检测。针对孢子虫和其他与腹泻有关的微生物的粪便多重分子检测试剂已经上市,在临床实验室有着广泛的应用前景[40]。

病理特征

　　孢子虫主要感染空肠,可导致微绒毛萎缩、缩短和扩大,镜下可见多种类型的炎性细胞浸润固有层,在细胞顶端的宿主细胞胞质内可看到寄生虫的发育阶段(图 11.12A)。孢子虫虫体

大小为 $8 \sim 10 \mu m$,在绒毛尖端附近的上皮细胞内可见寄生虫位于寄生空泡内,周围有空泡(图 11.12B)。在寄生虫发育的不同阶段寄生空泡呈球形(即配子细胞)或细长形(即裂殖子)(图 11.12C,D)。

鉴别诊断

　　临床上,大多数孢子虫病病例是在这种寄生虫流行地区的旅行者或当地居民中被诊断出来的。由于其临床症状与其他细菌性或寄生虫性腹泻相重叠,需要与多种疾病进行鉴别诊断。

　　伯利囊孢虫(等孢子球虫)的大小($10 \sim 20 \mu m$)比孢子虫稍大,但这两种寄生虫在组织切片的形态上相似,孢子虫多见于靠近管腔边界附近的上皮细胞腔缘,囊孢虫则多见于细胞的基底部(图 11.13)。隐孢子虫比孢子虫小,大小为 $4 \sim 6 \mu m$,隐孢子虫显示为小型嗜碱性圆形物体,似乎在上皮细胞表面的刷状缘内成排排列,但隐孢子虫实际上位于细胞内。孢子虫、囊孢虫和隐孢子虫引起的感染均可表现出黏膜损伤、微绒毛萎缩和固有层内炎性细胞浸润。

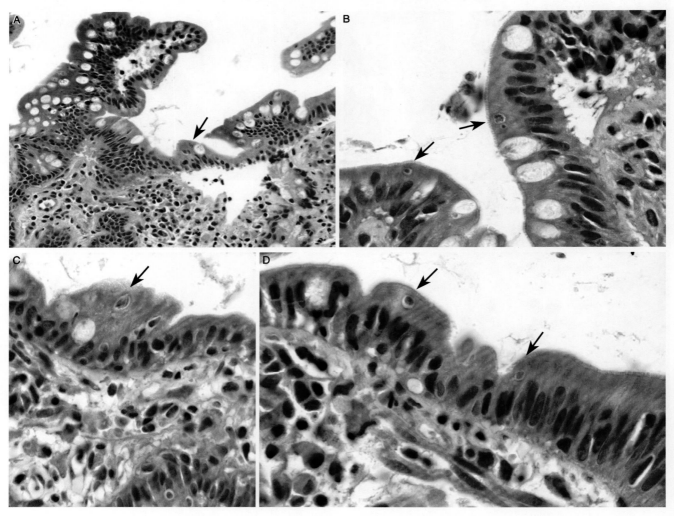

图 11.12　小肠孢子虫病。(A)空泡内见到大量孢子虫(箭头)。(B)细胞质内见到的几种不同的孢子虫(箭头),在肠上皮细胞的顶端被透明空泡包围。(C)细胞内可见长条形的孢子虫(箭头)。(D)球形孢子虫

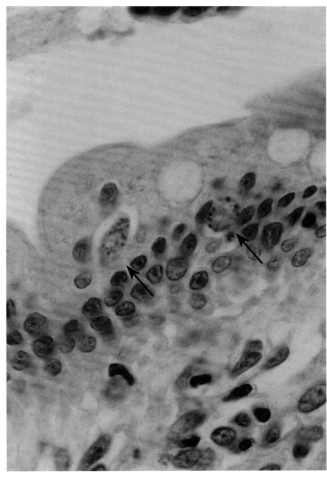

图 11.13　小肠囊孢虫病在宿主细胞的基底部可见到较多囊孢虫(箭头)

治疗与预后

甲氧苄啶联合磺胺甲噁唑治疗 7～10 天,大多数孢子虫感染可以治愈。若不能耐受磺胺类药物,可使用环丙沙星,但这种药物的治疗效果较差,目前硝唑尼特也已被应用于临床[41]。HIV 感染患者疗程更久。患者病程会出现自限性发作,症状时好时坏。

隐孢子虫

定义

隐孢子虫病(cryptosporidium)是由于微小隐孢子虫和人型隐孢子虫引起的小肠寄生虫感染。

临床特征

在全世界范围内均存在隐孢子虫感染人类和动物的病例。在人类中,隐孢子虫通过自然传播引起散发性暴发,在免疫力正常的宿主中引起自限性腹泻,在免疫力低下的患者尤其是HIV 感染患者,则可导致慢性疾病。在发展中国家,由隐孢子虫病引起的腹泻可导致幼儿营养不良。隐孢子虫还可感染哺乳动物、爬行动物、鸟类和鱼类,这些动物可以是宿主或传播媒介。隐孢子虫可以通过受污染的饮用水、受污染的娱乐用水设施和游泳池、动物接触,人与人之间密切接触或家庭成员之间的接触而发生传播。美国最大的一次隐孢子虫疫情暴发发生

在 1993 年威斯康星州的密尔沃基市,其间有 40 万人因公共供水污染而患病[42]。

隐孢子虫传播可通过摄入感染性包囊而发生。摄入的包囊脱囊后,释放子孢子并侵入小肠上皮细胞,寄生虫在肠道中繁殖,并释放卵囊,卵囊随宿主的粪便排出体外。寄生虫释放的炎性介质和肠道上皮的结构改变导致渗透性腹泻[43]。与环孢子虫的卵囊不同,隐孢子虫的卵囊具有即时传染性。因此,隐孢子虫可导致人与人之间的传播,也会发生自我感染。尽管隐孢子虫对化学消毒剂具有抵抗力,但使用可去除 0.1～1.0μm 大小颗粒的水过滤器可有效过滤隐孢子虫。

隐孢子虫潜伏期平均为 1 周(1～12 天),其感染后症状包括水样腹泻、脱水、腹痛、发热、恶心和呕吐等。重症患者可出现体重减轻。隐孢子虫也可侵犯胃肠道以外的身体其他部位,如肺、呼吸道和结膜等。

临床微生物学实验室可使用多种技术来检测隐孢子虫的包囊。隐孢子虫不能被用于虫卵和寄生虫检查的三色染色剂很好地染色,并且易与酵母菌相混淆[43]。其他诊断方式也可用于诊断粪便中的隐孢子虫,例如直接荧光抗原检测或酶免疫分析。针对粪便的隐孢子虫和其他与腹泻有关的微生物的粪便多重分子检测试剂已经上市,在临床实验室有着广泛的应用前景[40]。

病理特征

小肠微绒毛可出现萎缩、缩短和变宽。空肠通常是小肠感染最严重的部位。黏膜固有层可见多种炎症细胞浸润(图11.14A)。隐孢子虫卵囊在上皮细胞表面刷状缘内排成行,且呈嗜碱性圆形小体(图 11.14B,C)。尽管隐孢子虫在位置上看起来是位于细胞外的,但实际上它是位于细胞内的胞质外,大小为 4～6μm,通常处于不同的发育阶段(图 11.14D)。

鉴别诊断

由于临床症状与其他细菌性或寄生虫性腹泻相似,隐孢子虫病需与多种疾病相鉴别。

孢子虫,伯利囊孢虫(cystoisospora belli)和隐孢子虫都会在小肠中引起相似的病变,可以在肠镜活检中被发现。隐孢子虫最小,大小为 4～6μm。孢子虫次大,8～10μm。孢子虫多位于上皮细胞顶缘的液泡内,但在细胞质中比细胞质外的隐孢子虫位置更深;此外,隐孢子虫多呈球形,而孢子虫可以细长的裂殖子形式出现。囊孢虫最大,大小为 10～20μm,多位于宿主细胞的基底部(图 11.13)。孢子虫、囊孢虫和隐孢子虫感染在肠镜下都可见到黏膜损伤,包括微绒毛萎缩和固有层内炎性细胞浸润等。

治疗与预后

免疫力正常的人群感染隐孢子虫病通常具有自限性,只需要对症治疗即可。目前硝唑尼特已广泛应用于非 HIV 感染者的隐孢子虫病的治疗。对于 HIV 感染患者,控制病毒载量的抗逆转录病毒疗法是控制隐孢子虫病最有效的方法。若不治疗,免疫力正常者的腹泻通常会持续 10～24 天。免疫力低下者症状则可能持续数月。

异尖线虫

定义

异尖线虫病(anisakiasis)是由于单纯异尖线虫(和其他异

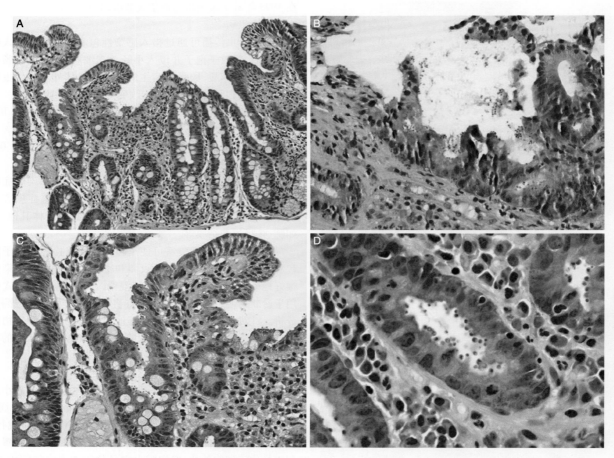

图 11.14　小肠隐孢子虫病。(A)小肠黏膜固有层炎症细胞浸润,许多隐孢子虫排列在上皮细胞的腔缘侧。(B,C)高倍视野下见大量嗜碱性的球形隐孢子虫。(D)可见大量不同发育阶段的隐孢子虫

尖线虫)或拟地新线虫的幼虫侵入人体组织引起的。寄生虫附着黏膜并侵入小肠或胃壁组织,导致相应的临床症状。

临床特征

异尖线虫感染多见于食用未煮熟或未煮过的海水鱼或鱿鱼的人群中。多数病例来自食用寿司和生鱼片的日本、食用渍鲑鱼片的斯堪的纳维亚半岛、食用酸橘汁腌鱼的拉丁美洲、食用鲱鱼的荷兰、食用凤尾鱼的西班牙。最常见的可导致异尖线虫幼虫感染的鱼包括鳕鱼、黑线鳕、鲱鱼、大比目鱼、石鱼和狭鳕。海水鱼类和海洋哺乳动物是异尖线虫的寄生宿主。人类在食用异尖线虫幼虫后被感染,但人类是终端宿主,无法进一步传播,因此,不会出现人传人的现象。异尖线虫的虫卵经海洋哺乳动物排出后,在水中孵化成幼虫,后被甲壳类动物摄取。受感染的甲壳类动物被鱼或鱿鱼摄入,幼虫会迁移到鱼和鱿鱼的肌肉组织。最后,海洋哺乳动物会摄取被感染的鱼和鱿鱼,从而完成其生命周期。

人类在食入未煮熟被感染的鱼或鱿鱼后数小时内就会出现腹痛、恶心和呕吐的胃肠道症状。异尖线虫幼虫侵入胃黏膜,可导致呕血,寄生虫死亡所引起的炎症或组织反应可导致食管或胃肠道肿块。有些患者叙述在食用生的或未煮熟的鱼或鱿鱼时会有刺痛的感觉,有报道指出这种感觉是蠕虫在口腔和喉咙中移动产生的。异尖线虫病会导致严重的过敏反应,表现为食用被感染的食物后出现荨麻疹或其他过敏反应[44]。小肠症状通常在食用后几天或几周内出现,可能是由于蠕虫周围的炎症反应所引起。

异尖线虫感染通常通过内镜检查确诊。蠕虫可以盘绕并包埋在胃黏膜中,小肠感染在内镜下表现为黏膜水肿和管腔狭窄。单纯异尖线虫幼虫为白色,长度为 19~36mm;拟地新线虫幼虫为黄棕色,长度为 20~25mm,比单纯型稍宽。为了明确异尖线虫幼虫的具体类型,应将其送至专业的微生物实验室进行鉴定。胃异尖线虫病外周血嗜酸性粒细胞增多较小肠异尖线虫更常见[45]。可进行血清学检查辅助诊断,但与其他线虫感染如犬弓首线虫会有交叉反应[45]。

病理特征

异尖线虫可侵入肠道的任何部位,但回肠末端最常见。异尖线虫幼虫的虫体周围会产生强烈的嗜酸性反应(图 11.15A),死虫和濒死的幼虫周围会形成脓肿,随着病程进展,肉芽肿性病变会替代脓肿。已经退化的寄生虫难以识别。在横切面上,单纯异尖线虫有狭窄的底部,侧面呈 Y 形(图 11.15B)。而拟地新线虫的底部更宽,外观更紧凑。

鉴别诊断

通过内镜检查将虫体取出,结合形态特征和临床特征即可诊断。肉眼下,异尖线虫可与蛔虫混淆,但蛔虫虫体通常较大(长度为 15~35cm)。

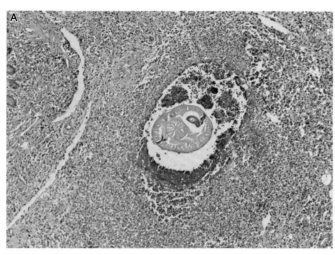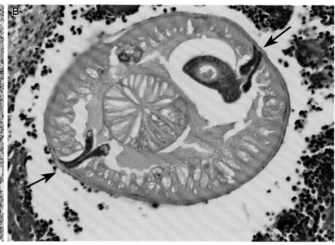

图 11. 15　小肠的异尖线虫病。（A）小肠中的异尖线虫幼虫，周围有致密炎症细胞浸润，由大量嗜酸性粒细胞和其他炎症细胞组成。（B）异尖线虫幼虫，侧面呈 Y 形（箭头）

治疗与预后

通过内镜取出寄生虫具有诊断和治疗作用。如果不能使用手术或内镜治疗，则可使用阿苯达唑进行治疗。

哥斯达管圆线虫

定义

哥斯达管圆线虫（*Angiostrongylus costaricensis*）是一种线虫，可导致人类肠炎，多见于儿童。

临床特征

管圆线虫病是一种由管圆线虫引起的人兽共患寄生虫疾病。啮齿动物（例如大鼠）是管圆线虫的天然宿主，蜗牛和鼻涕虫是中间宿主。人类若食用受感染的蜗牛或鼻涕虫或食用被软体动物分泌物（如泥浆）污染的生蔬菜，就会被管圆线虫感染。管圆线虫幼虫在肠道内发育成成虫，并释放虫卵，虫卵和幼虫退化会引起强烈的局部炎症反应。症状出现前潜伏期通常为 2~4 周。

管圆线虫感染多见于 6~12 岁儿童[46]。据报道，大多数感染病例来自中美洲和南美洲，目前尚不清楚加勒比海和美洲以外地区是否有管圆线虫感染的流行[47]。

患者常见的主诉包括腹痛、发热、厌食、呕吐、便秘和腹泻。儿童可出现腹部压痛、右下腹肿块、右侧髂窝肿块，重症者可发生肠梗阻和穿孔。成虫和虫卵在肠系膜动脉中可导致血管炎和血栓形成，从而引起腹痛和不适。也有肝受累的病例报道[48]。幼虫和虫卵往往不会随人的粪便排出体外，因而在临床上多根据活检或切除标本的组织病理学表现进行诊断。由于该疾病多见腹部肿块，常通过剖腹探查术进行手术切除，而非通过内镜活检进行诊断。此病常见外周血白细胞增多，典型者嗜酸性粒细胞增多可超正常值 20%[49]。目前针对该病的分子诊断手段尚不可靠。

病理特征

肉眼检查，肠壁外观往往增厚、变硬，在浆膜下可见黄色颗粒，还可累及阑尾、小肠末端或结肠。组织学检查，肿块内可包括成虫（图 11.16A）或被大量嗜酸性粒细胞包围的虫卵。成虫或虫卵的肉芽肿反应明显（图 11.16B，C），成虫可在回盲部的小动脉中发现，周围有嗜酸性粒细胞浸润，成虫虫体很大，长度为 40~45mm。虫卵和幼虫也可在淋巴结、肠壁和网膜组织中找到。分布于组织中的虫卵壁很薄，长度为 50~65μm（图 11.16D）。

鉴别诊断

当圆管线虫病表现为肠道肿块时，临床需要鉴别诊断的疾病范围很广，包括恶性肿瘤、阑尾炎、炎症性肠病或梅克尔憩室。由成虫和虫卵引起的炎性肿块，以及肠系膜动脉炎是这种寄生虫感染特殊的临床特征。

治疗与预后

肠道圆管线虫病通常在感染后数周至数月内自愈，无需任何治疗，噻苯达唑、阿苯达唑和二乙基氨基甲嗪治疗可能有效。当病变范围较大或感染较重时，则需要外科手术治疗。

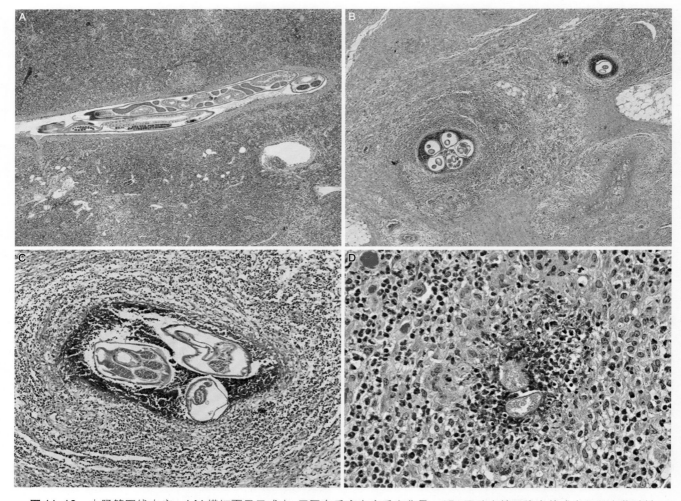

图 11. 16   小肠管圆线虫病。（A）横切面显示成虫，周围有重度炎症反应背景。（B）肠壁内管圆线虫的成虫周围肉芽肿性炎。（C）肠壁内部分降解的管圆线虫的成虫，周围大量的嗜酸性粒细胞浸润。（D）管圆线虫虫卵壁薄，周围嗜酸性粒细胞和肉芽肿性炎

（詹升华 译   仲林 审）

参考文献

1. Han G, Niu H, Zhao S, Zhu B, Wang C, Liu Y, et al. Identification and typing of respiratory adenoviruses in Guangzhou, Southern China using a rapid and simple method. Virol Sin. 2013;28(2):103–8. https://doi.org/10.1007/s12250–013–3308–7.

2. Pinchoff RJ, Kaufman SS, Magid MS, Erdman DD, Gondolesi GE, Mendelson MH, et al. Adenovirus infection in pediatric small bowel transplantation recipients. Transplantation. 2003;76(1):183–9. https://doi.org/10.1097/01.TP.0000072808.93060.0F.

3. Robin M, Marque-Juillet S, Scieux C, Peffault de Latour R, Ferry C, Rocha V, et al. Disseminated adenovirus infections after allogeneic hematopoietic stem cell transplantation: incidence, risk factors and outcome. Haematologica. 2007;92(9):1254–7.

4. McLaughlin GE, Delis S, Kashimawo L, Cantwell GP, Mittal N, Cirocco RE, et al. Adenovirus infection in pediatric liver and intestinal transplant recipients: utility of DNA detection by PCR. Am J Transplant. 2003;3(2):224–8.

5. Fox JP, Hall CE, Cooney MK. The Seattle virus watch. VII. observations of adenovirus infections. Am J Epidemiol. 1977;105(4): 362–86.

6. Lion T. Adenovirus infections in immunocompetent and immunocompromised patients. Clin Microbiol Rev. 2014;27(3):441–62. https://doi.org/10.1128/cmr.00116–13.

7. Biagi F, Balduzzi D, Delvino P, Schiepatti A, Klersy C, Corazza GR. Prevalence of Whipple's disease in north-western Italy. Eur J Clin Microbiol Infect Dis. 2015;34(7):1347–8. https://doi.org/10.1007/s10096–015–2357–2.

8. Dolmans RA, Boel CH, Lacle MM, Kusters JG. Clinical manifestations, treatment, and diagnosis of Tropheryma whipplei infections. Clin Microbiol Rev. 2017;30(2):529–55. https://doi.org/10.1128/cmr.00033–16.

9. Grasman ME, Pettersson AM, Catsburg A, Koek AG, van Bodegraven AA, Savelkoul PH. Tropheryma whipplei, a potential commensal detected in individuals undergoing routine colonoscopy. J Clin Microbiol. 2015;53(12):3919–21. https://doi.org/10.1128/jcm.02630–15.

10. Gunther U, Moos V, Offenmuller G, Oelkers G, Heise W, Moter A, et al. Gastrointestinal diagnosis of classical Whipple disease: clinical, endoscopic, and histopathologic features in 191 patients. Medicine. 2015;94(15):e714. https://doi.org/10.1097/md.0000000000000714.

11. Dobbins WO. Whipple's disease. In: Connor DH, Chandler FW,

Schwartz DA, Manz HJ, Lack EE, editors. Pathology of infectious diseases. Stamford: Appleton & Lange; 1997. p. 897–903.

12. Fenollar F, Puechal X, Raoult D. Whipple's disease. N Engl J Med. 2007;356(1):55–66. https://doi.org/10.1056/NEJMra062477.

13. Reed C, von Reyn CF, Chamblee S, Ellerbrock TV, Johnson JW, Marsh BJ, et al. Environmental risk factors for infection with *Mycobacterium avium* complex. Am J Epidemiol. 2006;164(1):32–40. https://doi.org/10.1093/aje/kwj159.

14. Karakousis PC, Moore RD, Chaisson RE. *Mycobacterium avium* complex in patients with HIV infection in the era of highly active antiretroviral therapy. Lancet Infect Dis. 2004;4(9):557–65. https://doi.org/10.1016/s1473–3099(04)01130–2.

15. Santos M, Gil-Brusola A, Escandell A, Blanes M, Gobernado M. Mycobacterium genavense infections in a tertiary hospital and reviewed cases in non-HIV patients. Patholog Res Int. 2014;2014:371370. https://doi.org/10.1155/2014/371370.

16. Yamazaki R, Mori T, Nakazato T, Aisa Y, Imaeda H, Hisamatsu T, et al. Non-tuberculous mycobacterial infection localized in small intestine developing after allogeneic bone marrow transplantation. Intern Med (Tokyo, Japan). 2010;49(12):1191–3.

17. Mohar SM, Saeed S, Ramcharan A, Depaz H. Small bowel obstruction due to mesenteric abscess caused by *Mycobacterium avium* complex in an HIV patient: a case report and literature review. J Surg Case Rep. 2017;2017(7):rjx129. https://doi.org/10.1093/jscr/rjx129.

18. Cappell MS, Gupta A. Gastrointestinal hemorrhage due to gastrointestinal *Mycobacterium avium* intracellulare or esophageal candidiasis in patients with the acquired immunodeficiency syndrome. Am J Gastroenterol. 1992;87(2):224–9.

19. Roth RI, Owen RL, Keren DF, Volberding PA. Intestinal infection with *Mycobacterium avium* in acquired immune deficiency syndrome (AIDS). Histological and clinical comparison with Whipple's disease. Dig Dis Sci. 1985;30(5):497–504.

20. Field AS, Hing MC, Milliken ST, Marriott DJ. Microsporidia in the small intestine of HIV-infected patients. A new diagnostic technique and a new species. Med J Aust. 1993;158(6):390–4.

21. Dore GJ, Marriott DJ, Hing MC, Harkness JL, Field AS. Disseminated microsporidiosis due to Septata intestinalis in nine patients infected with the human immunodeficiency virus: response to therapy with albendazole. Clin Infect Dis. 1995;21(1):70–6.

22. Ghosh K, Weiss LM. Molecular diagnostic tests for microsporidia. Interdiscip Perspect Infect Dis. 2009;2009:926521. https://doi.org/10.1155/2009/926521.

23. Field AS, Milner DA Jr. Intestinal microsporidiosis. Clin Lab Med. 2015;35(2):445–59. https://doi.org/10.1016/j.cll.2015.02.011.

24. Molina JM, Tourneur M, Sarfati C, Chevret S, de Gouvello A, Gobert JG, et al. Fumagillin treatment of intestinal microsporidiosis. N Engl J Med. 2002;346(25):1963–9. https://doi.org/10.1056/NEJMoa012924.

25. Jourdan PM, Lamberton PHL, Fenwick A, Addiss DG. Soil-transmitted helminth infections. Lancet (London, England). 2017. https://doi.org/10.1016/s0140–6736(17)31930-x.

26. Baek BK, Islam MK, Matsuda K. Viability of eggs, filariform larvae and adults of Strongyloides venezuelensis (Nematoda: Strongyloidea) maintained in vitro. Korean J Parasitol. 1998;36(2):99–107.

27. Czachor JS, Jonas AP. Transmission of Strongyloides steracolis person to person. J Travel Med. 2000;7(4):211–2.

28. Izquierdo I, Briones J, Lluch R, Arqueros C, Martino R. Fatal strongyloides hyperinfection complicating a gram-negative sepsis after allogeneic stem cell transplantation: a case report and review of the literature. Case Rep Hematol. 2013;2013:860976. https://doi.org/10.1155/2013/860976.

29. Loutfy MR, Wilson M, Keystone JS, Kain KC. Serology and eosinophil count in the diagnosis and management of strongyloidiasis in a non-endemic area. Am J Trop Med Hyg. 2002;66(6):749–52.

30. Abu Omar M, Abu Ghanimeh M, Kim S, Howell G. Strongyloides hyperinfection syndrome and VRE pneumonia. BMJ Case Rep. 2017;2017. https://doi.org/10.1136/bcr-2016–216634.

31. Cross JH. Intestinal capillariasis. Clin Microbiol Rev. 1992;5(2):120–9.

32. Geri G, Rabbat A, Mayaux J, Zafrani L, Chalumeau-Lemoine L, Guidet B, et al. *Strongyloides stercoralis* hyperinfection syndrome: a case series and a review of the literature. Infection. 2015;43(6):691–8. https://doi.org/10.1007/s15010–015–0799–1.

33. McClung RP, Roth DM, Vigar M, Roberts VA, Kahler AM, Cooley LA, et al. Waterborne disease outbreaks associated with environmental and undetermined exposures to water—United States, 2013–2014. MMWR Morb Mortal Wkly Rep. 2017;66(44):1222–5. https://doi.org/10.15585/mmwr.mm6644a4.

34. Pakianathan MR, McMillan A. Intestinal protozoa in homosexual men in Edinburgh. Int J STD AIDS. 1999;10(12):780–4.

35. Parcina M, Reiter-Owona I, Mockenhaupt FP, Vojvoda V, Gahutu JB, Hoerauf A, et al. Highly sensitive and specific detection of Giardia duodenalis, Entamoeba histolytica, and Cryptosporidium spp. in human stool samples by the BD MAX Enteric Parasite Panel. Parasitol Res. 2018;117(2):447–51. https://doi.org/10.1007/s00436–017–5720–7.

36. Escobedo AA, Cimerman S. Giardiasis: a pharmacotherapy review. Expert Opin Pharmacother. 2007;8(12):1885–902. https://doi.org/10.1517/14656566.8.12.1885.

37. Ortega YR, Sanchez R. Update on Cyclospora cayetanensis, a food-borne and waterborne parasite. Clin Microbiol Rev. 2010;23(1):218–34. https://doi.org/10.1128/cmr.00026–09.

38. Visvesvara GS, Moura H, Kovacs-Nace E, Wallace S, Eberhard ML. Uniform staining of Cyclospora oocysts in fecal smears by a modified safranin technique with microwave heating. J Clin Microbiol. 1997;35(3):730–3.

39. Cann KJ, Chalmers RM, Nichols G, O'Brien SJ. Cyclospora infections in England and Wales: 1993 to 1998. Commun Dis Public Health. 2000;3(1):46–9.

40. Buss SN, Leber A, Chapin K, Fey PD, Bankowski MJ, Jones MK, et al. Multicenter evaluation of the BioFire FilmArray gastrointestinal panel for etiologic diagnosis of infectious gastroenteritis. J Clin Microbiol. 2015;53(3):915–25. https://doi.org/10.1128/jcm.02674–14.

41. Zimmer SM, Schuetz AN, Franco-Paredes C. Efficacy of nitazoxanide for cyclosporiasis in patients with sulfa allergy. Clin Infect Dis. 2007;44(3):466–7. https://doi.org/10.1086/510744.

42. MacKenzie WR, Schell WL, Blair KA, Addiss DG, Peterson DE, Hoxie NJ, et al. Massive outbreak of waterborne cryptosporidium infection in Milwaukee, Wisconsin: recurrence of illness and risk of secondary transmission. Clin Infect Dis. 1995;21(1):57–62.

43. Vanathy K, Parija SC, Mandal J, Hamide A, Krishnamurthy S. Cryptosporidiosis: a mini review. Trop Parasitol. 2017;7(2):72–80. https://doi.org/10.4103/tp.TP_25_17.

44. Audicana MT, Kennedy MW. Anisakis simplex: from obscure infectious worm to inducer of immune hypersensitivity. Clin Microbiol Rev. 2008;21(2):360–79, table of contents. https://doi.org/10.1128/cmr.00012–07.

45. Hochberg NS, Hamer DH. Anisakidosis: perils of the deep. Clin Infect Dis. 2010;51(7):806–12. https://doi.org/10.1086/656238.

46. Loria-Cortes R, Lobo-Sanahuja JF. Clinical abdominal angiostrongylosis. A study of 116 children with intestinal eosinophilic granuloma caused by Angiostrongylus costaricensis. Am J Trop Med Hyg. 1980;29(4):538–44.

47. Neafie RC, Marty AM. Unusual infections in humans. Clin Microbiol Rev. 1993;6(1):34–56.

48. Vazquez JJ, Sola JJ, Boils PL. Hepatic lesions induced by Angiostrongylus costaricensis. Histopathology. 1994;25(5):489–91.

49. Kroner PT, Argueta V. Abdominal angiostrongyliasis mimicking acute appendicitis. Endoscopy. 2015;47(Suppl 1 UCTN):E179–80. https://doi.org/10.1055/s-0034–1391501.

第12章
药物性损伤、息肉、先天性和其他疾病

Vishal S. Chandan, Tsung-Teh Wu

药物性损伤

近年来,损伤胃肠道的药物逐渐增多。所以,部分特征性的病变模式应考虑到药物性损伤的可能。本文的目的是为外科病理医生提供一个实用指南,以识别和诊断与药物相关的十二指肠损伤。部分药物可引起特征性的组织学损伤,但大多数的损伤都是非特异性的,常与其他药物、感染或自身免疫病引起的组织学改变有较多重叠。这些变化的类型和严重程度还取决于许多因素,诸如药物剂量、药物相互作用、作用机制及患者的基础疾病。

免疫调节剂和靶向药物

伊匹单抗(ipilimumab)是一种抗细胞毒性T淋巴细胞相关抗原-4(CTLA-4)的单克隆抗体,可与CTLA-4结合阻断抑制信号,增强T细胞激活对抗癌细胞[1]。该药物已于2011年获得FDA的批准,并在转移性黑色素瘤患者中显示出显著的生存获益[2-4]。对其他恶性肿瘤的作用正在研究中,如前列腺癌、肾细胞癌和非小细胞肺癌[5-8]。该药最常见的胃肠道副作用是腹泻和结肠炎,据报道有高达30%的患者出现此类症状[9]。症状通常发生在用药后1~2个月或更早,偶尔也可以在停药后数周至数月观察到。内镜检查可在十二指肠发现小溃疡[10]。在某些病例中,小肠炎可能先于结肠炎,因此,小肠内镜检查对于作出

诊断很有必要。十二指肠组织学表现可见伴有急性炎症的绒毛变钝,隐窝扭曲,固有层淋巴细胞、浆细胞增多,Brunner腺增生,凋亡小体增多(图12.1)[10,11]。治疗包括停用伊匹单抗,使用类固醇,其次是使用英夫利昔单抗(抗肿瘤坏死因子α)[12]。

程序性细胞死亡蛋白1(PD-1)作为细胞表面受体存在于T细胞上,其功能是作为免疫检查点,以防止自身抗原激活细胞毒性T细胞[13]。一些肿瘤高水平表达PD-1配体(PD-L1),削弱了对它们的免疫反应。PD-1抑制剂绕过这种相互作用,促进细胞毒性T细胞活性,达到抗肿瘤的作用[14]。PD-1和PD-L1抑制剂(如帕博利珠单抗、纳武单抗和阿替利珠单抗)已被证明成功地延长了转移性黑色素瘤、肺癌、肾细胞癌、错配修复缺陷型结直肠癌和尿路上皮癌患者的生存期。腹泻是这些药物最常见的副作用之一,发生于10%~20%的患者[15,16]。其他常见的副作用包括恶心、呕吐和疲劳[15,17]。内镜检查时,十二指肠可出现红斑、糜烂或小的无出血性溃疡。组织学表现包括绒毛变钝,急性炎症改变,固有层内嗜酸性粒细胞、淋巴细胞、浆细胞增多,杯状细胞和潘氏细胞减少,上皮内淋巴细胞增多,隐窝细胞凋亡增加[18]。

艾代拉里斯(Idelalisib)是磷酸肌醇3-激酶(PI3k)δ亚型的抑制剂,最近被批准用于治疗复发的慢性淋巴细胞白血病和非霍奇金淋巴瘤。艾代拉里斯诱导的损伤的组织学特征与PD-1/PD-L1和CTLA-4抑制剂相似,包括上皮内淋巴细胞增多、急性炎症改变和细胞凋亡增加[19,20]。

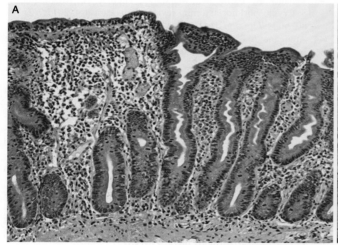
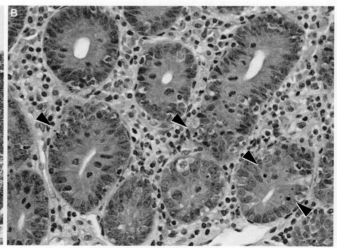

图12.1 伊匹单抗相关损伤。(A)前列腺癌患者经三个周期的伊匹单抗治疗后出现水样腹泻,十二指肠活检示绒毛萎缩,固有层慢性炎症加重,上皮内淋巴细胞增多,并出现上皮细胞反应性改变,杯状细胞和潘氏细胞数量减少。(B)隐窝内凋亡小体(箭头)增多

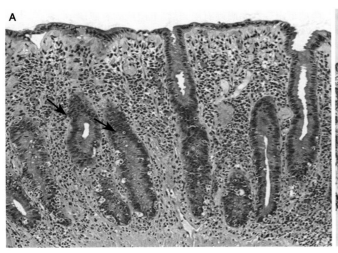
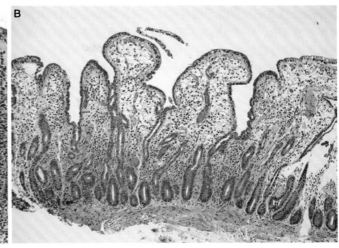

图 12.2 吗替麦考酚酯诱导的损伤。(A)十二指肠活检示绒毛萎缩,固有层淋巴细胞、浆细胞浸润增多,局灶隐窝炎(箭头)和显著的凋亡小体,类似移植物抗宿主病。(B)慢性十二指肠炎样特征,固有层水肿,上皮细胞显著反应性改变

吗替麦考酚酯(骁悉)

吗替麦考酚酯(mycophenolate mofetil, MMF)是一种用于实体器官和骨髓及干细胞移植患者的免疫抑制剂,以预防同种异体排斥和移植物抗宿主病(GVHD)。MMF 诱导损伤的组织学特征是隐窝细胞凋亡增加,显微镜下特点为退变细胞周围出现空晕,退变成分包含固缩的、碎片状的蓝色细胞核和粉红色细胞质。十二指肠活检可见绒毛变钝,隐窝细胞凋亡增加(图 12.2A),慢性炎症损伤伴胃型黏液样化生,慢性十二指肠炎(图 12.2B),以及上皮内淋巴细胞增多[21]。

与有丝分裂阻滞相关的药物(秋水仙碱和紫杉醇)

秋水仙碱是一种生物碱,用于治疗痛风和其他风湿免疫性疾病。秋水仙碱具有抗有丝分裂的活性,能够与微管蛋白结合并阻止微管蛋白聚合成微管。肾和/或肝衰竭患者通常有发生秋水仙碱毒性的风险。秋水仙碱毒性的最显著特征是阻滞中期有丝分裂,缺乏有丝分裂纺锤体,染色质形态奇异,特别是出现环状核分裂象[22,23]。独特的形态学特征包括中期有丝分裂(环状核分裂象),上皮假复层改变,细胞凋亡增加,上皮细胞极性消失(图 12.3)。病理医生通过认识到这类上皮非典型性与秋水仙碱毒性有关,从而避免与高级别异型增生混淆。秋水仙碱所致的损伤也可出现绒毛萎缩和胃型黏液样化生[22]。这些组织学改变通常不会出现在没有临床毒性证据的服用秋水仙碱的患者中。因此,当病理医生发现这些变化时,明确患者的用药史很重要,因为如果秋水仙碱是触发因素,那么患者可能就中毒了。值得注意的是,即使是治疗剂量的秋水仙碱也很少引起环状核分裂象,特别是在结直肠息肉中[24]。停用秋水仙碱后,毒性造成的组织学改变可以恢复。

紫杉酚(紫杉醇)是一种用于治疗肺、食管和乳腺恶性肿瘤的化疗药物。和秋水仙碱一样,紫杉醇可抑制有丝分裂活性,包括出现环状核分裂象[22,25]。核分裂象主要出现在十二指肠

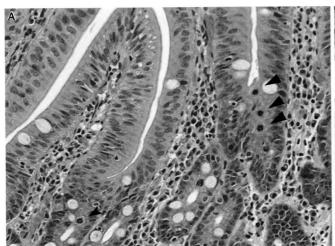
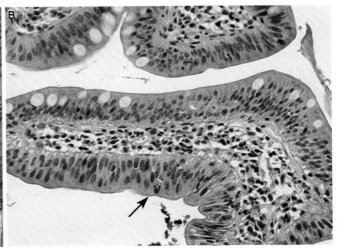

图 12.3 秋水仙碱毒性的组织学特征。(A)慢性肾衰竭服用秋水仙碱的患者十二指肠活检可见多个环状核分裂象(三角箭头)。(B)秋水仙碱毒性的反应性上皮改变,上皮假复层改变(长箭头)和细胞凋亡增多

黏膜增生区域。紫杉醇效应所致的组织学改变与秋水仙碱相同,形态上无法区分。然而前者可以出现在任何使用这种化疗药物的患者中。与秋水仙碱不同,紫杉醇用药后的有丝分裂阻滞和环状核分裂象并不一定表明紫杉醇中毒。个别端粒介导疾病的患者会出现环状核分裂象和细胞凋亡[26]。

非甾体抗炎药

非甾体抗炎药(non-steroidal anti-inflammatory drug,NSAID)因其镇痛和抗炎作用而被广泛应用。它们可以阻止前列腺素合成,从而导致黏膜缺血和损伤。在十二指肠内,可引起黏膜结构变形,伴有类似克罗恩病的节段性炎症。也能引起上皮内淋巴细胞增多[27]。慢性 NSAID 使用者可发生十二指肠溃疡。

钇-90

无法切除的原发性或转移性肝癌患者通常选择性注射钇-90 微球进行体内放疗。可能与十二指肠溃疡形成和黏膜毛细血管内出现黑色微球有关[28,29]。钇-90 微球可以意外进入十二指肠供血动脉,造成意外的辐射损伤。十二指肠出现黏膜溃疡和肉芽组织增生,伴固有层纤维化,以及非典型间质细胞和内皮细胞。微球直径为 30~40μm,呈深紫色、嗜碱性、均匀一

致的圆形非细胞异物,类似砂砾体(图 12.4)[29-31]。这些辐射微球可出现在黏膜固有层、黏膜下层或固有肌层中。

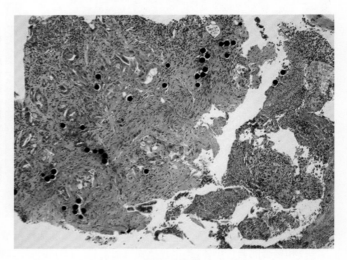

图 12.4　注射钇-90 微球引起的十二指肠溃疡。放射损伤引起的十二指肠溃疡伴显著的反应性腺上皮非典型性,固有层和黏膜肌层可见多个嗜碱性、深紫色、大小一致的圆形砂砾体样微球

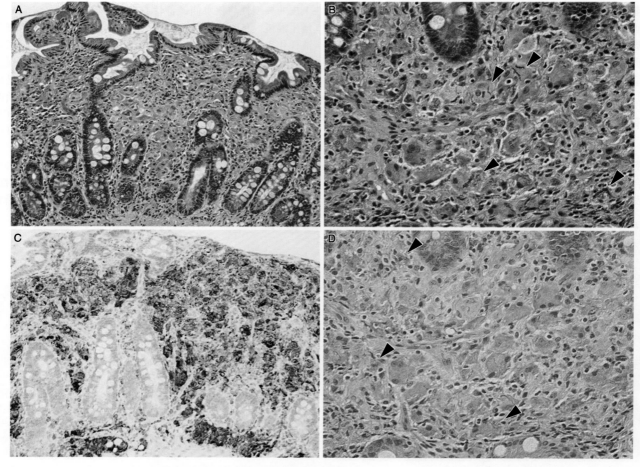

图 12.5　镧沉积物。(A)因高磷血症接受碳酸镧治疗的慢性肾衰竭患者的十二指肠活检出现绒毛萎缩和固有层显著的组织细胞聚集。(B)组织细胞胞质中出现大量呈褐色粗糙的类似包涵体的不规则分支物质(箭头)。(C)固有层中的组织细胞免疫组织化学染色 CD68 呈阳性。(D)胞质中的包涵体样物普鲁士蓝染色呈聚集状的弱阳性(箭头)

镧

碳酸镧（fosrenol）用于治疗慢性肾衰竭患者的高磷血症。与磷酸盐结合，在胃肠道中不易被吸收。因而，一小部分服用该药物的患者可在黏膜组织细胞内形成镧沉积，导致十二指肠绒毛萎缩和局灶溃疡形成（图 12.5A）[32,33]。组织细胞内出现一种细小至粗糙的类似包涵体的不规则分支或卷曲状物质，颜色变化呈棕色、灰色到紫色不等（图 12.5B）。这些组织细胞 CD68 免疫组织化学染色呈阳性（图 12.5C），普鲁士蓝和甲苯胺蓝染色可呈阳性（图 12.5D）。通过电子显微镜观察可以在组织细胞中发现镧，但确诊通常需要结合临床病史。一些报道认为，这种沉积物在停用镧后可发生逆转，但在极少数病例中，在停用镧数年后依然可见沉积物[34,35]。

非肿瘤性息肉样病变

十二指肠息肉是指任何一种突出于十二指肠黏膜表面的病变，较胃和结肠息肉少见。其患病率为 0.3% ~ 4.6%[36-38]。然而，近年来由于上消化道内镜的广泛应用，十二指肠息肉的诊断越来越多。一小部分大息肉可伴有腹痛、出血或贫血。十二指肠息肉特殊亚型的内镜形态并不特异，因此需要组织病理学检查才能作出准确的病理诊断。病理医生需判断十二指肠息肉的特殊亚型，诊断息肉是否有异型增生。

Peutz-Jeghers 息肉

定义

Peutz-Jeghers 息肉是一种错构瘤性息肉，发生于 Peutz-Jeghers 综合征（PJS）患者或散发患者。

临床特征

PJS 是一种常染色体显性遗传综合征，其特征为胃肠道息肉病、口周色素沉着，超过 80% 的患者 70 岁前有罹患癌症的风险[39,40]。最常见的部位是小肠，以空肠为主，其次是回肠和十二指肠[41]。主要症状为出血、贫血和肠套叠。半数患者一生中至少经历一次小肠套叠，需要手术干预[42]。

病理特征

息肉大小通常在 0.1cm 到几厘米之间，可以无蒂或有蒂。数量可以从一个到几十个不等。大体息肉表面可见粗大的分支。PJS 息肉的典型组织学改变是以平滑肌束为轴心，形成树枝状外观，将被覆温和上皮细胞的结构复杂的腺体分隔开（图 12.6A）[43]。平滑肌束来源于黏膜肌层，逐渐变细，最终到达息肉表面时变得不明显。息肉的被覆上皮由组织结构正常的小肠上皮组成，伴有正常的或轻度炎性水肿的固有层。常见扩张的囊样腺体形成的黏液囊肿，其内充满浓稠黏液。潘氏细胞和神经内分泌细胞通常出现在隐窝基底部。息肉内还可见胃小凹型化生上皮，息肉的表面可伴炎症。上皮隐窝可能因反应性增生而伸长。PJS 息肉可以长得很大，在这些大息肉中错位腺体及其相应的固有层可能出现在黏膜下层内或黏膜下层外（假性浸润），突入息肉的蒂中（图 12.6B）[44]。

鉴别诊断

PJS 息肉通常难以与幼年性息肉和非综合征性错构瘤性息肉区分[43]。最好的鉴别是结合临床病史和其他各综合征的特点，以作出正确的诊断。然而，几乎所有的 PJS 息肉都表现出一定程度的平滑肌增生。一大部分的幼年性息肉或非综合征性错构瘤性息肉也可能由于黏膜脱垂而在息肉内形成明显的平滑肌束。因此，对于 PJS 息肉来说，显著的平滑肌束并不特异。

在较大的 PJS 息肉中出现的上皮错位病灶（假性浸润）应与浸润性腺癌鉴别。被覆上皮细胞形态温和、固有层结构的存在、边界清楚、缺乏促纤维结缔组织间质反应，这些都有助于鉴别。

治疗与预后

这些患者罹患多种肠外和胃肠道恶性肿瘤的风险增加。

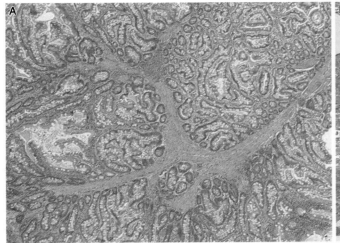
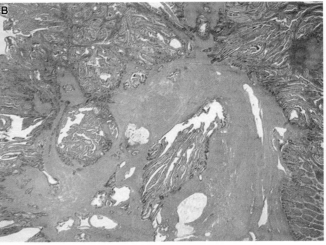

图 12.6　Peutz-Jeghers 息肉。（A）错构瘤性息肉由以平滑肌束为轴心的显著分支组成，呈树枝状外观，将被覆温和小肠上皮的结构复杂的腺体分隔开。（B）在一个大的 Peutz-Jeghers 息肉中，固有肌层出现错位的温和腺体及相应的固有层（假性浸润）

他们一生中罹患小肠癌的风险为 13%[45,46]。十二指肠 PJS 息肉异型增生罕见。PJS 患者监测指南建议在 8 岁时首先进行可视小肠胶囊内镜检查。如发现息肉，应每 3 年复查一次。如果没有发现息肉，则应在 18 岁时做第二次检查，然后每 3 年做一次，如果出现症状，则应更早进行检查[39]。

幼年性息肉

定义

幼年性息肉是发生在幼年性息肉病综合征（juvenile polyposis syndrome，JPS）或 PTEN 错构瘤性肿瘤综合征（Cowden 综合征）患者中的错构瘤性息肉。Cronkhite-Canada 综合征的患者也会发生十二指肠幼年性息肉。

临床特征

十二指肠幼年性息肉罕见。JPS、PTEN 错构瘤性肿瘤综合征（Cowden 综合征）和 Cronkhite-Canada 综合征的患者很少发生小肠的错构瘤性息肉。幼年性息肉由于易碎，经常自行断裂。因此，表现的症状可能与出血有关，如贫血和疲劳。

病理特征

幼年性息肉通常多发，大小从 0.1cm 到几厘米不等。息肉通常是带蒂的。镜下可见大量变形的、充满黏液的扩张隐窝，伴固有层间质水肿及炎症细胞浸润（图 12.7）。间质/上皮比例高于正常范围。平滑肌在固有层内很少见。间质内可有显著的嗜酸性粒细胞浸润。

鉴别诊断

十二指肠幼年性息肉与炎性息肉有相似之处。因此，仅凭形态学很难鉴别。差异主要是基于发生的临床背景。因此，在一个已知诊断为息肉病综合征的患者，诊断为幼年性息肉是适当的。然而，将单发幼年性息肉或十二指肠炎性息肉的患者考虑为息肉病综合征时，应该谨慎。

治疗和预后

JPS 患者的十二指肠腺癌罕见，但患该病的风险增加。因此，建议在 12~15 岁进行上消化道内镜检查，如果发现息肉应每年复查一次，未发现息肉应每 1~3 年复查一次[39]。目前尚不清楚 PTEN 错构瘤性肿瘤综合征（Cowden 综合征）患者患十二指肠癌的风险是否增加。然而，对于 Cowden 综合征患者，建议从 15 岁开始每 2~3 年进行上消化道内镜监测[39]。

增生性息肉

定义

增生性息肉的腺腔和隐窝呈锯齿状，伴正常的腺体形态结构和细胞增生特性。

临床特征

十二指肠增生性息肉很少见，常为偶发[47-49]。通常体积小，最常见于十二指肠降部。

病理特征

形态上，与发生于结肠的微泡性增生性息肉相似。息肉的上部呈锯齿状，隐窝拉长伴基底部狭窄（图 12.8）。息肉被覆正常的小肠上皮。细胞核温和，无非典型性。邻近的十二指肠黏膜未见明显异常。一小部分的增生性息肉具有 BRAF 或 KRAS 突变[47]。

鉴别诊断

黏膜脱垂可能与增生性息肉相似，因为有时其被覆上皮可呈锯齿状改变。然而，慢性炎症、局灶性腺体锯齿状改变及脱垂改变中的平滑肌增生应有助于与增生性息肉鉴别。

治疗和预后

与任何息肉病综合征或任何慢性炎症性疾病无关。由于十二指肠增生性息肉罕见，其复发和进展的风险未知。

炎性息肉

十二指肠炎性息肉罕见，但是可发生于克罗恩病患者，通常很小并且偶发。显微镜下，可呈不同程度的结构改变伴活动性慢性炎症。

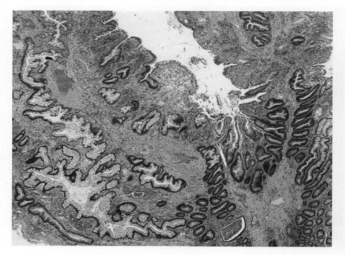

图 12.7 幼年性息肉。一位幼年性息肉综合征患者的带蒂十二指肠息肉，显著扭曲和扩张的隐窝，伴固有层水肿及炎症细胞增加

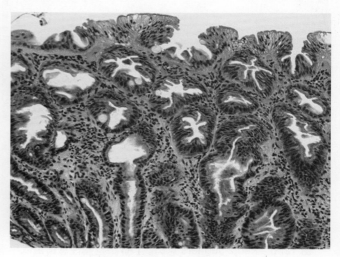

图 12.8 增生性息肉。十二指肠息肉的上部呈锯齿状改变，隐窝拉长伴基底部狭窄，与结肠微泡性增生性息肉相似

先天性异常

胃黏膜异位

定义

十二指肠胃黏膜异位的定义是指十二指肠黏膜内出现泌酸性腺体,包括壁细胞和主细胞[50]。

临床特征

十二指肠活检标本中十二指肠胃黏膜异位的患病率为1.9%,十二指肠切除标本中为23%~33%[50-52]。男性患病率略高于女性(1.7∶1)[53]。十二指肠胃黏膜异位多见于十二指肠球部或十二指肠降部,可表现为扁平红斑、隆起斑块、微小息肉、息肉样肿块等[51,54-57]。十二指肠胃黏膜异位与胃底腺息肉密切相关[50]。腹痛、胃灼热和腹胀与十二指肠胃黏膜异位有关[53]。

病理特征

十二指肠胃黏膜异位的典型组织学改变是存在由壁细胞和主细胞组成的胃黏膜腺,常被覆胃小凹上皮,并突然转变为十二指肠型黏膜(图 12.9)。十二指肠胃黏膜异位最初被认为是一种先天性病变,也可能发生在由于消化性损伤引起的化生性改变[56,58]。在十二指肠胃黏膜异位中发现了包括 β-catenin 突变(84%)、激活的 GNAS(28%)和 KRAS(2%)基因突变[59,60]。

鉴别诊断

胃黏膜异位可与消化性十二指肠炎或其他十二指肠黏膜损伤中常见的胃型黏液样化生鉴别,其存在壁细胞和主细胞,缺乏单核细胞浸润和急性炎症。

治疗和预后

十二指肠胃黏膜异位的演变史尚不知晓。据不同的研究,该病变可以持续存在或在重复的内镜检查中消退[61]。有报道认为幽门腺腺瘤发生于十二指肠胃黏膜异位[62,63]。

胰腺异位

定义

十二指肠胰腺异位是指异位胰腺组织存在于十二指肠且与胰腺没有解剖学或血管相连。

临床特征

异位胰腺可发生在胃肠道的任何部位,以上消化道最常见,包括胃、十二指肠和空肠[64]。据报道5%~6%的胰腺和/或十二指肠切除术标本中有异位胰腺[65,66]。大多数(84%)十二指肠异位胰腺患者无症状,多为偶然发现。腹痛和十二指肠梗阻是有症状患者的常见临床表现[66]。

病理特征

十二指肠异位胰腺被认为起源于在胚胎旋转和背部胰腺胚芽融合过程中从胰腺分离出来的异位组织[65]。根据 Heinrich 基于胰腺细胞的种类,异位胰腺可分为三种类型:Ⅰ型,胰腺组织的所有三种成分(腺泡、导管和胰岛细胞);Ⅱ型,胰腺组织的外分泌成分(腺泡和导管,但没有胰岛细胞);Ⅲ型,以导管为主,无腺泡或胰岛细胞[65]。在十二指肠异位胰腺中,Ⅰ型和Ⅱ型比Ⅲ型更常见[65]。组织学上,类似于正常胰腺实质,异位胰腺由腺泡、导管和胰岛细胞组成,可累及十二指肠黏膜、黏膜下层和固有肌层(图 12.10A,B)。与异位胰腺组织相邻的十二指肠黏膜通常保持正常绒毛结构,无明显炎症。

鉴别诊断

胰腺组织通常可出现在十二指肠小乳头区,而十二指肠黏膜中出现局限性的小灶胰腺腺泡细胞提示胰腺腺泡细胞化生(图 12.11),不应归为异位胰腺。

十二指肠异位胰腺不应与十二指肠旁胰腺炎(沟槽型胰腺炎)相混淆。众所周知,十二指肠旁胰腺炎是慢性胰腺炎的一个并发症,病变累及十二指肠并且20%~31%的病例出现十二指肠狭窄,该病通常见于饮酒的年轻及中年男性[67]。十二指肠旁胰腺炎也被称为壶腹周围壁囊肿、异位胰腺囊性营养不良和十二指肠胰腺错构瘤。十二指肠旁胰腺炎通常分布于小乳头旁的十二指肠壁,伴有肠腔狭窄、巨大的黏膜皱襞、筛状囊性改变,十二指肠壁"沟槽区"增厚或形成瘢痕[68,69]。十二指肠壁中形成的囊肿可以多个,大小1~10cm 不等,囊内含有清亮液体、坏死和颗粒状物或结石。组织学上,十二指肠旁胰腺炎的特征是十二指肠壁中出现胰腺组织,伴有扩张的导管和囊性改变,周围平滑肌和肌成纤维细胞增生,十二指肠黏膜下纤维化扩展至邻近沟槽区的软组织和胰腺,以及数量不等的十二指肠腺增生(图 12.12A,B)[69]。

治疗和预后

对于有症状的十二指肠异位胰腺患者,在排除恶性肿瘤后,局部切除病变是适当的治疗方法[66]。正常胰腺中发生的疾病如慢性胰腺炎、胰腺上皮内瘤变、导管内乳头状黏液性肿瘤、黏液性肿瘤等均在异位胰腺中有报道[70-72]。异位胰腺恶变的概率较低,为0.7%~1.8%[73,74],也可发生在十二指肠异位胰腺中[75,76]。

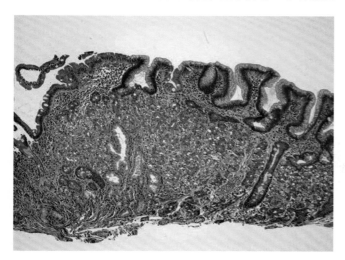

图 12.9 十二指肠胃黏膜异位。发生于十二指肠第二部分的结节活检显示壁细胞和主细胞病灶,被覆胃小凹上皮并突然转变为十二指肠型黏膜

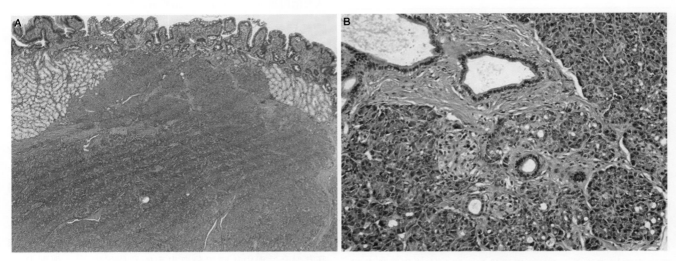

图 12.10　十二指肠胰腺异位。(A)切除的十二指肠肿块显示异位胰腺出现在十二指肠黏膜、黏膜下层和固有肌层。(B)高倍镜观察,可见正常胰腺腺泡、导管和胰岛细胞

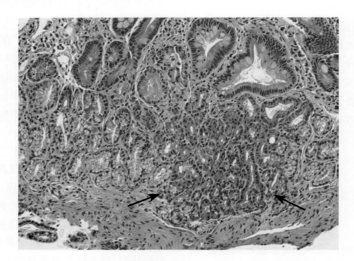

图 12.11　十二指肠胰腺腺泡细胞化生。内镜下形态正常的十二指肠黏膜可见黏膜内一小灶胰腺腺泡细胞(箭头)

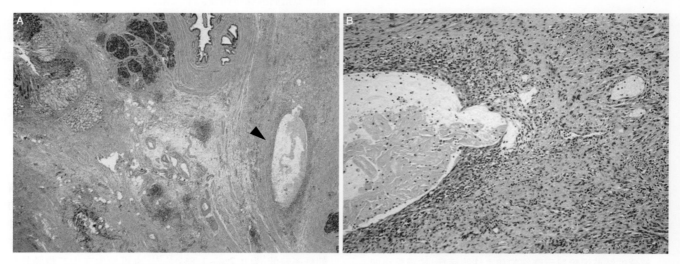

图 12.12　十二指肠旁胰腺炎(沟槽型胰腺炎)。(A)十二指肠壁内的胰腺组织显示扩张的导管和囊性改变(箭头)。(B)扩张的导管伴囊性改变,伴周围炎症、平滑肌和肌成纤维细胞增生

其他疾病

十二指肠假黑变病

定义

十二指肠假黑变病（pseudomelanosis duodeni，PD）的特征是十二指肠绒毛固有层的巨噬细胞内黑色色素颗粒沉着。

临床特征

PD 是一种罕见的疾病，主要发生在中年或 60 岁以上的成年人，更常见于女性[77,78]。偶见于儿童[77,79]。通常是偶然发现的，没有典型的临床表现。在上消化道内镜中，十二指肠球部及十二指肠降部的肠黏膜可见多发斑点状、不连续的、扁平的黑斑（图 12.13A），而这些典型的内镜特征在 35% 的病理诊断为 PD 的患者中表现明显[78]。胃、空肠和回肠也可出现棕黑色的黏膜斑点[80-82]。PD 发生于慢性肾衰竭、动脉性高血压、糖尿病、胃肠道出血，以及使用硫酸亚铁等药物和肼苯哒嗪、普萘洛尔、氢氯噻嗪、呋塞米等抗高血压药物的患者[78]。

病理特征

十二指肠活检显示黏膜固有层巨噬细胞中见棕黑色颗粒状色素沉积，主要分布在绒毛的顶端（图 12.13B）。这些棕黑色素最初被认为是黑色素[83,84]、假黑色素或含铁血黄素，现在已经证明，主要是硫酸亚铁和少量的钙、钾、铝、镁、二氧化硅[85,86]。铁（普鲁士蓝）或黑色素（Masson-FontanA）染色可能呈阳性（图 12.13C），但染色可能有变化[77,78]。如果是氧化亚铁而不是硫化亚铁，铁染色可以是阴性的[86]。PD 确切的发病机制尚不清楚，可能的解释包括：口服铁摄入后继发的铁异常积聚或上消化道黏膜出血[86,87]；或巨噬细胞药物代谢缺陷，这些药物包括环类化合物如酚类、粪臭素和吲哚类[88]。与身体其他部位的其他铁和其他重金属沉积不同，PD 无特异性纤维炎症反应、纤维化、糜烂或狭窄。

鉴别诊断

棕黑色色素的出现需要与转移性黑色素瘤、黏膜出血继发的含铁血黄素沉着及其他色素如外源性摄入的硫酸钡和木炭相鉴别。木炭诱导的小肠假黑变病主要出现在回肠末端，而不是十二指肠近端[89,90]。继发于黏膜出血的含铁血黄素沉着的色素呈棕色，铁染色呈强阳性。

治疗和预后

PD 的预后尚不清楚，还有待进一步研究。PD 患者不存在潜在疾病恶化或恶变等长期并发症。不推荐特定的治疗或随访方案[78]。

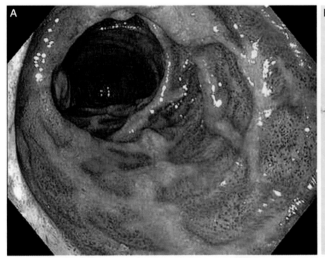
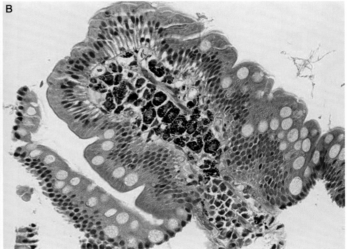
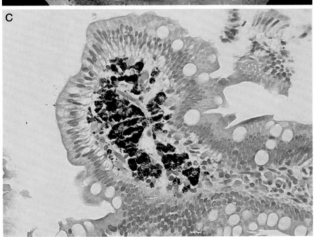

图 12.13　十二指肠假黑变病。（A）上消化道内镜检查十二指肠出现多发斑点状、不连续的、扁平的黑斑。（B）绒毛顶端固有层巨噬细胞中见棕黑色颗粒状色素沉积。（C）在这个病例中，这些棕黑色色素普鲁士蓝染色阳性

良性结节性淋巴组织增生

定义

　　良性结节性淋巴组织增生(benign nodular lymphoid hyper-plasia,NLH)的特征是多发肉眼可见的黏膜增生性淋巴滤泡,通常直径为 2~10mm。

临床特征

　　胃肠道 NLH 发生于所有年龄组,但以 10 岁以下儿童为主[91]。在儿童中,NLH 可与病毒感染和食物过敏相关,并倾向于良性进程,可自发消退[92,93]。NLH 是一种罕见成人胃肠道疾病,通常发生于先天性或获得性免疫缺陷患者如 IgA 缺乏症、普通变异型免疫缺陷病(CVID)和获得性免疫缺陷综合征(AIDS)、胃肠道感染鞭毛虫或幽门螺杆菌和乳糜泻[94-100]。NLH 也可发生于免疫力强的患者[101,102]。NLH 患者可无症状或伴有腹痛、慢性腹泻、出血、肠梗阻的胃肠道症状[91]。伴 CVID 的患者十二指肠 NLH 可表现为息肉病[103]。

病理特征

　　NLH 可分为弥漫性和局限性,也可累及结肠、末端回肠、胃和小肠[94]。NLH 的病理特征是黏膜固有层和黏膜下层浅层中出现增生性淋巴滤泡,伴大的生发中心,被形态正常的套区包绕(图 12.14)[94]。

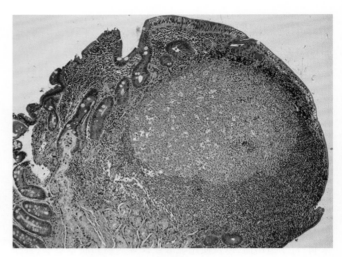

图 12.14　良性结节性淋巴组织增生。一名 9 岁男性患者的十二指肠大体无明显变化,其十二指肠固有层可见增生的淋巴滤泡,生发中心有大量巨噬细胞,并被正常的套区包绕

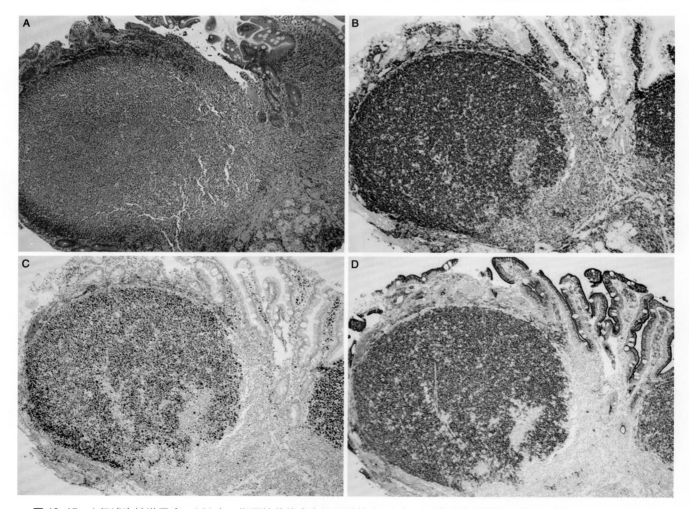

图 12.15　1 级滤泡性淋巴瘤。(A)十二指肠结节状病变组织活检中,小中心细胞呈结节性单一性增生,缺乏可染体巨噬细胞及正常生发中心极性。这些单一的小中心细胞免疫组织化学染色 BCL-2 阳性(B),BCL-6 阳性(C),CD10 阳性(D)

NLH 的发病机制尚不清楚。在免疫缺陷状态下，NLH 的出现可能是由于 B 淋巴细胞发育成熟缺陷导致浆细胞前体积累，以弥补功能不足的肠道淋巴组织[91]。肠道抗原触发可能是由于感染，如贾第鞭毛虫反复刺激，最终导致淋巴组织增生，这可以解释 NLH 发生在缺乏免疫缺陷的情况[91]。

鉴别诊断

1~2 级滤泡性淋巴瘤应与 NLH 鉴别。十二指肠滤泡性淋巴瘤通常是内镜检查中偶然发现的，具有惰性的临床病程[104,105]，与累及胃肠道其他部位的滤泡性淋巴瘤不同[105]。滤泡性淋巴瘤呈 BCL-2、BCL-6 和 CD10 阳性的小中心细胞的结节性单一性增生，缺乏巨噬细胞和生发中心正常极性（图 12.15A~D）；与之相反，NLH 正常生发中心免疫组织化学染色 BCL-6 和 CD10 阳性，而 BCL-2 阴性。

治疗和预后

治疗主要是对症，监测以排除淋巴瘤转化是必要的[91]。据报道，NLH 中出现恶性淋巴瘤与免疫缺陷或免疫能力低下有关[106,107]。

Brunner 腺增生/错构瘤

定义

Brunner 腺增生/错构瘤（Brunner gland hyperplasia/hamartoma，BGH）是一种发生在十二指肠黏膜固有层和黏膜下层的 Brunner 腺增生性病变。

临床特征

BGH 是一种并不罕见的发生于十二指肠近端的良性病变，在 2% 的上消化道内镜检查中可以被发现[108]。BGH 主要发生在成人，很少发生在儿童[109]。据报道，Brunner 腺增生在男性中更常见，Brunner 腺错构瘤在女性中更常见[108,110,111]。BGH 通常（15%~55%）发生在尿毒症患者中[112]。BGH 患者可无症状或有恶心、呕吐、腹痛或腹胀的非特异性症状[108]。较大的（>2cm）BGH 患者可发生胃肠道出血、伴有急性胰腺炎的胆道梗阻症状、胃十二指肠肠套叠和幽门梗阻[109,110,113,114]。BGH 多见于十二指肠球部，也可发生于十二指肠的降部或水平部[108,110,111]。

病理特征

BGH 表现为局限性结节性增生、弥漫性结节性增生和息肉样瘤样病变，大小为 0.5~6cm（图 12.16A，B）[108,110]。Brunner 腺增生和错构瘤经常交替使用，并具有相似的组织学特征，即在黏膜和黏膜下层由纤维间隔分隔的分叶状 Brunner 腺增生（图 12.16C）。Brunner 腺错构瘤倾向是一种单发的病变并以 Brunner 腺、导管、平滑肌、脂肪组织和淋巴组织的存在为特征[110,111]。Brunner 腺腺瘤这个术语也被用来描述 Brunner 腺错构瘤，我们并不建议这样使用，以避免混淆由 BGH 引起的罕见的真性异型增生。免疫组织化学染色显示 Brunner 腺表达黏蛋白核心肽 MUC6，Brunner 导管偶尔表达黏蛋白核心肽 MUC1 或 MUC6[111]。BGH 可以表现为囊性病变，也被称为 Brunner 腺囊肿（图 12.16D）、Brunner 腺黏液囊肿和囊性 Brunner 腺错构瘤[115,116]。

BGH 的发病机制尚不完全清楚。BGH 被认为是错构瘤性病变[117]；然而，胃酸分泌过多和幽门螺杆菌的存在可能在 Brunner 腺增生的发生中起重要作用[108]。

鉴别诊断

消化性十二指肠炎常伴有黏膜内 Brunner 腺增生，而内镜下发现十二指肠结节时，黏膜和黏膜下层的 Brunner 腺增生应为 BGH。胃黏膜异位引起的幽门腺腺瘤有小幽门腺增生，组织学特征类似 BGH。免疫组织化学检测幽门腺和 Brunner 腺均为 MUC6 阳性，但幽门腺腺瘤 MUC5AC 阳性，可与 BGH 鉴别[63]。

治疗和预后

BGH 不是肿瘤性病变[118]。大的或有蒂的 BGH 可以通过手术或内镜切除，效果良好[110]。仅有很少报道 BGH 中 Brunner 导管异型增生，Brunner 腺却没有异型增生[119,120]。大多数报道的 BGH 异型增生和腺癌是表面上皮相关的异型增生，而不是 BGH 本身；腺癌可能起源于幽门腺腺瘤而不是 BGH[118,121-123]。

门静脉高压十二指肠病和门静脉高压肠病

定义

门静脉高压十二指肠病（portal hypertensive duodenopathy，PHD）和门静脉高压肠病（enteropathy，PHE）是一种发生在门静脉高压患者的黏膜病理性异常的疾病。

临床特征

PHD 和 PHE（以前也称为门静脉高压肠血管病）是门静脉高压患者门静脉高压变化累及十二指肠和小肠的临床表现。根据不同的内镜方法或用于肝硬化患者的视频胶囊内镜（VCE），PHE 的患病率为 15%~82% 不等[124]。临床表现可以是无症状或有贫血、黑便、便血、呕血和隐匿性消化道出血的症状。在 PHE 患者中危及生命的小肠静脉曲张出血也有报道[125,126]。

PHD 和 PHE 通常通过 VCE 或深在内镜检查诊断。内镜下表现为广泛的黏膜血管和非血管改变，包括黏膜水肿、充血、圆钝型绒毛呈典型的"鲱鱼卵"样外观、易碎、血管化消失、扁平红斑、血管扩张、黏膜颗粒状、溃疡、静脉曲张和炎性息肉形成[124-126]。在 0.3% 的门静脉高压患者中，PHE 也可表现为息肉样病变或小肠息肉病[126,127]。有几种推荐的内镜下 PHE 评分系统；然而，目前还没有标准化的评分系统[128-130]。

病理特征

PHD 和 PHE 的典型病理学改变为黏膜血管扩张，伴血管壁增厚，毛细血管充血增生，固有层水肿，肌成纤维细胞增生，绒毛变钝，黏膜肌层增厚和糜烂（图 12.17）[131,132]。

鉴别诊断

小肠血管扩张症（small intestinal angioectasia），也称为小肠血管发育不良，是 40 岁以上成人小肠出血最常见的原因[133,134]，是一种局限性血管病变，黏膜层和黏膜下层可见成群异常扩张的血管，可类似于小肠的 PHE。

治疗和预后

对于有症状的 PHE 尚无标准化的治疗指南，应根据出血的严重程度、病变的内镜可及性和患者的手术风险来个体化处理[124]。氩等离子凝固用于治疗血管扩张，包括内镜下静脉曲张结扎、内镜下硬化治疗、经颈静脉肝内门体静脉分流术和息肉切除术在内的多种途径已被用于治疗伴有息肉样肠病的小肠静脉曲张[124,126,135]。

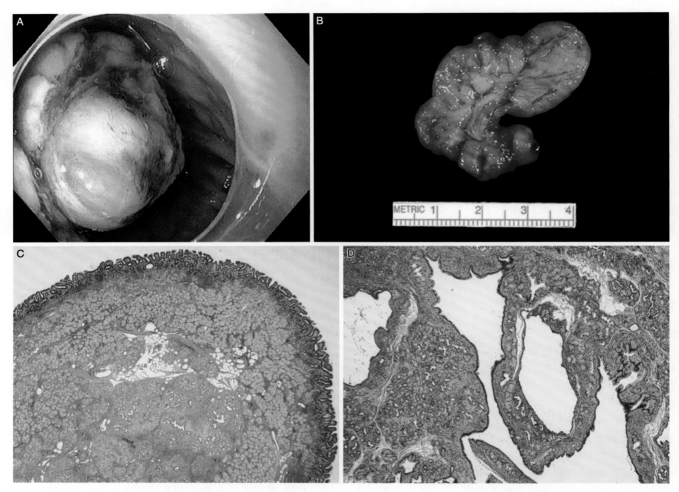

图 12.16 Brunner 腺增生/错构瘤。（A）内镜检查发现十二指肠球部有一个大的息肉样病变。（B）切除的息肉样病变横切面显示黏膜下淡黄色多分叶的结节。（C）低倍镜下黏膜和黏膜下层被细纤维间隔分隔的 Brunner 腺分叶状增生。（D）Brunner 腺增生/错构瘤显示 Brunner 腺囊肿伴多个大的囊性扩张腺体

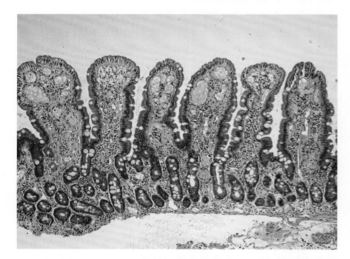

图 12.17 门静脉高压十二指肠病。一个肝硬化和门静脉高压患者的十二指肠活检显示多处黏膜血管扩张，伴血管壁增厚，毛细血管充血增生和固有层水肿

（潘贝晶 译　吕丽 审）

参考文献

1. Peggs KS, Quezada SA, Korman AJ, Allison JP. Principles and use of anti-CTLA4 antibody in human cancer immunotherapy. Curr Opin Immunol. 2006;18(2):206–13. https://doi.org/10.1016/j.coi.2006.01.011.

2. Traynor K. Ipilimumab approved for metastatic melanoma. Am J Health Syst Pharm. 2011;68(9):768. https://doi.org/10.2146/news110025.

3. Hodi FS, O'Day SJ, McDermott DF, Weber RW, Sosman JA, Haanen JB, et al. Improved survival with ipilimumab in patients with metastatic melanoma. N Engl J Med. 2010;363(8):711–23. https://doi.org/10.1056/NEJMoa1003466.

4. Robert C, Thomas L, Bondarenko I, O'Day S, Weber J, Garbe C, et al. Ipilimumab plus dacarbazine for previously untreated metastatic melanoma. N Engl J Med. 2011;364(26):2517–26. https://doi.org/10.1056/NEJMoa1104621.

5. Jochems C, Tucker JA, Tsang KY, Madan RA, Dahut WL, Liewehr DJ, et al. A combination trial of vaccine plus ipilimumab in metastatic castration-resistant prostate cancer patients: immune correlates. Cancer Immunol Immunother. 2014;63(4):407–18. https://doi.org/10.1007/s00262–014–1524–0.

6. Kwon ED, Drake CG, Scher HI, Fizazi K, Bossi A, Van den Eertwegh AJM, et al. Ipilimumab versus placebo after radiotherapy in patients with metastatic castration-resistant prostate cancer that had progressed after docetaxel chemotherapy (CA184–043): a multicentre, randomised, double-blind, phase 3 trial. Lancet Oncol. 2014;15(7):700–12. https://doi.org/10.1016/S1470–2045(14)70189–5.

7. Reck M, Bondarenko I, Luft A, Serwatowski P, Barlesi F, Chacko R, et al. Ipilimumab in combination with paclitaxel and carboplatin as first-line therapy in extensivedisease-small-cell lungcancer: results from a randomized, double-blind, multicenter phase 2 trial. Ann Oncol. 2013;24(1):75–83. https://doi.org/10.1093/annonc/mds213.

8. Van den Eertwegh AJM, Versluis J, Van den Berg HP, Santegoets SJAM, Van Moorselaar RJA, Van der Sluis TM, et al. Combined immunotherapy with granulocyte-macrophage colony-stimulating factor-transduced allogeneic prostate cancer cells and ipilimumab in patients with metastatic castration-resistant prostate cancer: a phase 1 dose-escalation trial. Lancet Oncol. 2012;13(5):509–17. https://doi.org/10.1016/S1470–2045(12)70007–4.

9. Freeman HJ. Colitis associated with biological agents. World J Gastroenterol. 2012;18(16):1871–4. https://doi.org/10.3748/wjg.v18.i16.1871.

10. Messmer M, Upreti S, Tarabishy Y, Mazumder N, Chowdhury R, Yarchoan M, et al. Ipilimumab-induced enteritis without colitis: a new challenge. Case Rep Oncol. 2016;9(3):705–13. https://doi.org/10.1159/000452403.

11. Cramer P, Bresalier RS. Gastrointestinal and hepatic complications of immune checkpoint inhibitors. Curr Gastroenterol Rep. 2017;19(1):3. https://doi.org/10.1007/s11894–017–0540–6.

12. Klair JS, Girotra M, Hutchins LF, Caradine KD, Aduli F, Garcia-Saenz-de-Sicilia M. Ipilimumab-induced gastrointestinal toxicities: a management algorithm. Dig Dis Sci. 2016;61(7):2132–9. https://doi.org/10.1007/s10620–016–4042–4.

13. Keir ME, Butte MJ, Freeman GJ, Sharpe AH. PD-1 and its ligands in tolerance and immunity. Ann Rev Immunol. 2008;26:677–704.

14. McDermott DF, Atkins MB. PD-1 as a potential target in cancer therapy. Cancer Med. 2013;2(5):662–73. https://doi.org/10.1002/cam4.106.

15. Topalian SL, Hodi FS, Brahmer JR, Gettinger SN, Smith DC, McDermott DF, et al. Safety, activity, and immune correlates of anti-PD-1 antibody in cancer. N Engl J Med. 2012;366(26):2443–54. https://doi.org/10.1056/NEJMoa1200690.

16. Hamid O, Robert C, Daud A, Hodi FS, Hwu WJ, Kefford R, et al. Safety and tumor responses with lambrolizumab (anti-PD-1) in melanoma. N Engl J Med. 2013;369(2):134–44. https://doi.org/10.1056/NEJMoa1305133.

17. Ribas A, Hamid O, Daud A, Hodi FS, Wolchok JD, Kefford R, et al. Association of pembrolizumab with tumor response and survival among patients with advanced melanoma. JAMA. 2016;315(15):1600–9. https://doi.org/10.1001/jama.2016.4059.

18. Gonzalez RS, Salaria SN, Bohannon CD, Huber AR, Feely MM, Shi C. PD-1 inhibitor gastroenterocolitis: case series and appraisal of 'immunomodulatory gastroenterocolitis'. Histopathology. 2017;70(4):558–67. https://doi.org/10.1111/his.13118.

19. Weidner AS, Panarelli NC, Geyer JT, Bhavsar EB, Furman RR, Leonard JP, et al. Idelalisib-associated colitis. Am J Surg Pathol. 2015;39(12):1661–7. https://doi.org/10.1097/PAS.0000000000000522.

20. Louie CY, Dimaio MA, Matsukuma KE, Coutre SE, Berry GJ, Longacre TA. Idelalisib-associated enterocolitis. Am J Surg Pathol. 2015;39(12):1653–60. https://doi.org/10.1097/PAS.0000000000000525.

21. Nguyen T, Park JY, Scudiere JR, Montgomery E. Mycophenolic acid (cellcept and myofortic) induced injury of the upper gi tract. Am J Surg Pathol. 2009;33(9):1355–63. https://doi.org/10.1097/PAS.0b013e3181a755bd.

22. Iacobuzio-Donahue CA, Lee EL, Abraham SC, Yardley JH, Wu TT. Colchicine toxicity: distinct morphologic findings in gastrointestinal biopsies. Am J Surg Pathol. 2001;25(8):1067–73. https://doi.org/10.1097/00000478–200108000–00012.

23. Al-Daraji WI, Al-Mahmoud RM, Ilyas M. Gastric changes following colchicine therapy in patients with FMF. Dig Dis Sci. 2008;53(8):2079–82. https://doi.org/10.1007/s10620–007–0132–7.

24. Torbenson M, Montgomery EA, Iacobuzio-Donahue C, Yardley JH, Wu TT, Abraham SC. Colchicine effect in a colonic hyperplastic polyp: a lesion mimicking serrated adenoma. Arch Pathol Lab Med. 2002;126(5):615–7.

25. Daniels JA, Gibson MK, Xu L, Sun S, Canto MI, Heath E, et al. Gastrointestinal tract epithelial changes associated with taxanes: marker of drug toxicity versus effect. Am J Surg Pathol. 2008;32(3):473–7. https://doi.org/10.1097/PAS.0b013e3181582331.

26. Jonassaint NL, Guo N, Califano JA, Montgomery EA, Armanios M. The gastrointestinal manifestations of telomere-mediated disease. Aging Cell. 2013;12(2):319–23. https://doi.org/10.1111/acel.12041.

27. Kakar S, Nehra V, Murray JA, Dayharsh GA, Burgart LJ. Significance of intraepithelial lymphocytosis in small bowel biopsy samples with normal mucosal architecture. Am J Gastroenterol. 2003;98(9):2027–33. https://doi.org/10.1111/j.1572–0241.2003.07631.x.

28. Lim LC, Gibbs P, Yip D, Shapiro JD, Dowling R, Smith D, et al. A prospective evaluation of treatment with selective internal radiation therapy (SIR-spheres) in patients with unresectable liver metastases from colorectal cancer previously treated with 5-FU based chemotherapy. BMC Cancer. 2005;5 https://doi.org/10.1186/1471–2407–5–132.

29. Ogawa F, Mino-Kenudson M, Shimizu M, Ligato S, Lauwers GY. Gastroduodenitis associated with yttrium 90-microsphere selective internal radiation: an iatrogenic complication in need of recognition. Arch Pathol Lab Med. 2008;132(11):1734–8. https://doi.org/10.1043/1543–2165-132.11.1734.

30. Crowder CD, Grabowski C, Inampudi S, Sielaff T, Sherman CA, Batts KP. Selective internal radiation therapy-induced extrahepatic injury an emerging cause of iatrogenic organ damage. Am J Surg Pathol. 2009;33(7):963–75. https://doi.org/10.1097/PAS.0b013e31817ed787.

31. Konda A, Savin MA, Cappell MS, Duffy MC. Radiation microsphere-induced GI ulcers after selective internal radiation therapy for hepatic tumors: an underrecognized clinical entity. Gastrointest Endosc. 2009;70(3):561–7. https://doi.org/10.1016/j.gie.2009.03.015.

32. Rothenberg ME, Araya H, Longacre TA, Pasricha PJ. Lanthanum-induced gastrointestinal histiocytosis. ACG Case Rep J. 2015;2:187–9.

33. Haratake J, Yasunaga C, Ootani A, Shimajiri S, Matsuyama A, Hisaoka M. Peculiar histiocytic lesions with massive lanthanum deposition in dialysis patients treated with lanthanum carbonate. Am J Surg Pathol. 2015;39(6):767–71. https://doi.org/10.1097/pas.0000000000000385.

34. Hoda RS, Sanyal S, Abraham JL, Everett JM, Hundemer GL, Yee E, et al. Lanthanum deposition from oral lanthanum carbonate in the upper gastrointestinal tract. Histopathology. 2017;70(7):1072–8. https://doi.org/10.1111/his.13178.

35. Davis RL, Abraham JL. Lanthanum deposition in a dialysis patient. Nephrol Dial Transplant. 2009;24(10):3247–50. https://doi.org/10.1093/ndt/gfp364.

36. Hochter W, Weingart J, Seib HJ, Ottenjann R. Duodenal polyps. Deutsche Medizinische Wochenschrift. 1984;109(31–32):1183–6.

37. Reddy RR, Schuman BM, Priest RJ. Duodenal polyps: diagnosis and management. J Clin Gastroenterol. 1981;3(2):139–45.

38. Jepsen JM, Persson M, Jakobsen NO, Christiansen T, Skoubo-Kristensen E, Funch-Jensen P, et al. Prospective study of prevalence and endoscopic and histopathologic characteristics of duodenal polyps in patients submitted to upper endoscopy. Scand J Gastroenterol. 1994;29(6):483–7. https://doi.org/10.3109/00365529409092458.

39. Syngal S, Brand RE, Church JM, Giardiello FM, Hampel HL, Burt RW. ACG clinical guideline: genetic testing and management of hereditary gastrointestinal cancer syndromes. Am J Gastroenterol. 2015;110(2):223–62. https://doi.org/10.1038/ajg.2014.435.

40. Brosens LAA, van Hattem WA, Jansen M, de Leng WWJ,

Giardiello FM, Offerhaus GJA. Gastrointestinal polyposis syndromes. Curr Mol Med. 2007;7(1):29–46. https://doi.org/10.2174/156652407779940404.

41. Latchford AR, Phillips RKS. Gastrointestinal polyps and cancer in Peutz-Jeghers syndrome: clinical aspects. Fam Cancer. 2011;10(3):455–61. https://doi.org/10.1007/s10689–011–9442–1.

42. Westerman AM, Entius MM, De Baar E, Boor PPC, Koole R, Van Velthuysen MLF, et al. Peutz-Jeghers syndrome: 78-year follow-up of the original family. Lancet. 1999;353(9160):1211–5. https://doi.org/10.1016/S0140–6736(98)08018–0.

43. Shaco-Levy R, Jasperson KW, Martin K, Samadder NJ, Burt RW, Ying J, et al. Morphologic characterization of hamartomatous gastrointestinal polyps in Cowden syndrome, Peutz-Jeghers syndrome, and juvenile polyposis syndrome. Hum Pathol. 2016;49:39–48. https://doi.org/10.1016/j.humpath.2015.10.002.

44. Shepherd NA, Bussey HJR, Jass JR. Epithelial misplacement in Peutz-Jeghers polyps. A diagnostic pitfall. Am J Surg Pathol. 1987;11(10):743–9.

45. Van Lier MGF, Westerman AM, Wagner A, Looman CWN, Wilson JHP, De Rooij FWM, et al. High cancer risk and increased mortality in patients with Peutz—Jeghers syndrome. Gut. 2011;60(2):141–7. https://doi.org/10.1136/gut.2010.223750.

46. Giardiello FM, Brensinger JD, Tersmette AC, Goodman SN, Petersen GM, Booker SV, et al. Very high risk of cancer in familial Peutz-Jeghers syndrome. Gastroenterology. 2000;119(6):1447–53. https://doi.org/10.1053/gast.2000.20228.

47. Rosty C, Buchanan DD, Walters RJ, Carr NJ, Bothman JW, Young JP, et al. Hyperplastic polyp of the duodenum: a report of 9 cases with immunohistochemical and molecular findings. Hum Pathol. 2011;42(12):1953–9. https://doi.org/10.1016/j.humpath.2011.02.018.

48. Roche HJ, Carr NJ, Laing H, Bateman AC. Hyperplastic polyps of the duodenum: an unusual histological finding. J Clin Pathol. 2006;59(12):1305–6. https://doi.org/10.1136/jcp.2005.035022.

49. Franzin G, Novelli P, Fratton A. Hyperplastic and metaplastic polyps of the duodenum. Gastrointest Endosc. 1983;29(2):140–2. https://doi.org/10.1016/S0016–5107(83)72560–5.

50. Genta RM, Kinsey RS, Singhal A, Suterwala S. Gastric foveolar metaplasia and gastric heterotopia in the duodenum: no evidence of an etiologic role for Helicobacter pylori. Hum Pathol. 2010;41(11):1593–600. https://doi.org/10.1016/j.humpath.2010.04.010.

51. Hoedemaeker PJ. Heterotopic gastric mucosa in the duodenum. Digestion. 1970;3(3):165–73. https://doi.org/10.1159/000197027.

52. Johansen A, Hansen OH. Heterotopic gastric epithelium in the duodenum and its correlation to gastric disease and acid level. Acta Pathol Microbiol Scand A Pathol. 1973;81(5):676–80.

53. Yu L, Yang Y, Cui L, Peng L, Sun G. Heterotopic gastric mucosa of the gastrointestinal tract: prevalence, histological features, and clinical characteristics. Scand J Gastroenterol. 2014;49(2):138–44. https://doi.org/10.3109/00365521.2013.860558.

54. Vizcarrondo FJ, Wang TY, Brady PG. Heterotopic gastric mucosa: presentation as a rugose duodenal mass. Gastrointest Endosc. 1983;29(2):107–11.

55. James AH. Gastric epithelium in the duodenum. Gut. 1964;5:285–94.

56. Lessells AM, Martin DF. Heterotopic gastric mucosa in the duodenum. J Clin Pathol. 1982;35(6):591–5.

57. Terada T. Pathologic observations of the duodenum in 615 consecutive duodenal specimens: I. benign lesions. Int J Clin Exp Pathol. 2012;5(1):46–51.

58. Graham DY. Campylobacter pylori and peptic ulcer disease. Gastroenterology. 1989;96(2 Pt 2 Suppl):615–25.

59. Nakagawa M, Kitazawa R, Kondo T, Ninomiya K, Okita M, Haraguchi R, et al. Duodenal gastric heterotopia, sporadic or fundic gland polyp-associated, frequently carries beta-catenin mutation. Virchows Arch. 2014;465(3):253–6. https://doi.org/10.1007/s00428–014–1612–8.

60. Matsubara A, Ogawa R, Suzuki H, Oda I, Taniguchi H, Kanai Y, et al. Activating GNAS and KRAS mutations in gastric foveolar metaplasia, gastric heterotopia, and adenocarcinoma of the duodenum. Br J Cancer. 2015;112(8):1398–404. https://doi.org/10.1038/bjc.2015.104.

61. Conlon N, Logan E, Veerappan S, McKiernan S, O'Brian

S. Duodenal gastric heterotopia: further evidence of an association with fundic gland polyps. Hum Pathol. 2013;44(4):636–42. https://doi.org/10.1016/j.humpath.2012.07.014.

62. Kushima R, Rüthlein HJ, Stolte M, Bamba M, Hattori T, Borchard F. 'Pyloric gland-type adenoma' arising in heterotopic gastric mucosa of the duodenum, with dysplastic progression of the gastric type. Virchows Archiv. 1999;435(4):452–7. https://doi.org/10.1007/s004280050425.

63. Chen ZM, Scudiere JR, Abraham SC, Montgomery E. Pyloric gland adenoma: an entity distinct from gastric foveolar type adenoma. Am J Surg Pathol. 2009;33(2):186–93. https://doi.org/10.1097/PAS.0b013e31817d7ff4.

64. Lai ECS, Tompkins RK. Heterotopic pancreas. Review of a 26 year experience. Am J Surg. 1986;151(6):697–700. https://doi.org/10.1016/0002–9610(86)90045–0.

65. Distler M, Ruckert F, Aust D, Saeger HD, Grutzmann R. Pancreatic heterotopia of the duodenum: anatomic anomaly or clinical challenge? J Gastrointest Surg. 2011;15(4):631–6. https://doi.org/10.1007/s11605–011–1420–2.

66. Betzler A, Mees ST, Pump J, Scholch S, Zimmermann C, Aust DE, et al. Clinical impact of duodenal pancreatic heterotopia—Is there a need for surgical treatment? BMC Surg. 2017;17(1):53. https://doi.org/10.1186/s12893–017–0250-x.

67. Becker V, Mischke U. Groove pancreatitis. Int J Pancreatol. 1991;10(3–4):173–82.

68. Kloppel G. Chronic pancreatitis, pseudotumors and other tumor-like lesions. Mod Pathol. 2007;20(Suppl 1):S113–31. https://doi.org/10.1038/modpathol.3800690.

69. DeSouza K, Nodit L. Groove pancreatitis: a brief review of a diagnostic challenge. Arch Pathol Lab Med. 2015;139(3):417–21. https://doi.org/10.5858/arpa.2013–0597-RS.

70. Zhang L, Sanderson SO, Lloyd RV, Smyrk TC. Pancreatic intraepithelial neoplasia in heterotopic pancreas: evidence for the progression model of pancreatic ductal adenocarcinoma. Am J Surg Pathol. 2007;31(8):1191–5. https://doi.org/10.1097/PAS.0b013e31806841e1.

71. Cates JM, Williams TL, Suriawinata AA. Intraductal papillary mucinous adenoma that arises from pancreatic heterotopia within a meckel diverticulum. Arch Pathol Lab Med. 2005;129(3):e67–9. https://doi.org/10.1043/1543–2165(2005)129<e67:IPMATA>2.0.CO;2.

72. Naqvi A, de la Roza G. Borderline mucinous cystic tumor in jejunal pancreatic heterotopia. Ann Diagn Pathol. 2004;8(3):151–5.

73. Guillou L, Nordback P, Gerbet C, Schneider RP. Ductal adenocarcinoma arising in a heterotopic pancreas situated in a hiatal hernia. Arch Pathol Lab Med. 1994;118(5):568–71.

74. Makhlouf HR, Almeida JL, Sobin LH. Carcinoma in jejunal pancreatic heterotopia. Arch Pathol Lab Med. 1999;123(8):707–11.

75. Fukino N, Oida T, Mimatsu K, Kuboi Y, Kida K. Adenocarcinoma arising from heterotopic pancreas at the third portion of the duodenum. World J Gastroenterol. 2015;21(13):4082–8. https://doi.org/10.3748/wjg.v21.i13.4082.

76. Ginori A, Vassallo L, Butorano MA, Bettarini F, Di Mare G, Marrelli D. Pancreatic adenocarcinoma in duodenal ectopic pancreas: a case report and review of the literature. Pathologica. 2013;105(2):56–8.

77. Kang JY, Wu AY, Chia JL, Wee A, Sutherland IH, Hori R. Clinical and ultrastructural studies in duodenal pseudomelanosis. Gut. 1987;28(12):1673–81.

78. Giusto D, Jakate S. Pseudomelanosis duodeni: associated with multiple clinical conditions and unpredictable iron stainability—A case series. Endoscopy. 2008;40(2):165–7. https://doi.org/10.1055/s-2007–995472.

79. Pueblitz S, Squires RH, Timmons CF. Pseudomelanosis duodeni in an adolescent male: case report and review of the literature. Pediatr Pathol Lab Med. 1997;17(1):115–23.

80. Weinstock LB, Katzman D, Wang HL. Pseudomelanosis of stomach, duodenum, and jejunum. Gastrointest Endosc. 2003;58(4):578.

81. Rustagi T, Mansoor MS, Gibson JA, Kapadia CR. Pseudomelanosis of stomach, duodenum, and jejunum. J Clin Gastroenterol. 2015;49(2):124–6. https://doi.org/10.1097/mcg.0000000000000081.

82. Sunkara T, Caughey ME, Gaduputi V. Rare finding of concomitant pseudomelanosis of stomach and duodenum; case report and literature review. Gastroenterol Hepatol from bed to bench. 2018;11(1):86–9.

83. Bisordi WM, Kleinman MS. Melanosis duodeni. Gastrointest Endosc. 1976;23(1):37–8.

84. Breslaw L. Melanosis of the duodenal mucosa. Gastrointest Endosc. 1980;26(2):45–6.

85. Ghadially FN, Walley VM. Pigments of the gastrointestinal tract: a comparison of light microscopic and electron microscopic findings. Ultrastruct Pathol. 1995;19(4):213–9.

86. Pounder DJ, Ghadially FN, Mukherjee TM, Hecker R, Rowland R, Dixon B, et al. Ultrastructure and electron-probe x-ray analysis of the pigment in melanosis duodeni. J Submicrosc Cytol. 1982;14(2):389–400.

87. Steckman M, Bozymski EM. Hemosiderosis of the duodenum. Gastrointest Endosc. 1983;29(4):326–7.

88. Leong S. Pseudomelanosis duodeni and the controversial pigment—a clinical study of 4 cases. Ann Acad Med Singap. 1992;21(3):394–8.

89. Kim J, Hwang JK, Choi WS, Lee BJ, Park JJ, Kim JS, et al. Pseudomelanosis ilei associated with ingestion of charcoal: case report and review of literature. Dig Endosc. 2010;22(1):56–8. https://doi.org/10.1111/j.1443–1661.2009.00919.x.

90. Kim SY, Koo JS, Hynun JJ, Jung SW, Choung RS, Yim HJ, et al. Charcoal-induced pseudomelanosis ilei. Endoscopy. 2011;43(Suppl 2 UCTN):E380. https://doi.org/10.1055/s-0030–1257042.

91. Albuquerque A. Nodular lymphoid hyperplasia in the gastrointestinal tract in adult patients: a review. World J Gastrointest Endosc. 2014;6(11):534–40. https://doi.org/10.4253/wjge.v6.i11.534.

92. Colon AR, DiPalma JS, Leftridge CA. Intestinal lymphonodular hyperplasia of childhood: patterns of presentation. J Clin Gastroenterol. 1991;13(2):163–6.

93. Mansueto P, Iacono G, Seidita A, D'Alcamo A, Sprini D, Carroccio A. Review article: intestinal lymphoid nodular hyperplasia in children—the relationship to food hypersensitivity. Aliment Pharmacol Ther. 2012;35(9):1000–9. https://doi.org/10.1111/j.1365–2036.2012.05062.x.

94. Ranchod M, Lewin KJ, Dorfman RF. Lymphoid hyperplasia of the gastrointestinal tract. A study of 26 cases and review of the literature. Am J Surg Pathol. 1978;2(4):383–400.

95. Ward H, Jalan KN, Maitra TK, Agarwal SK, Mahalanabis D. Small intestinal nodular lymphoid hyperplasia in patients with giardiasis and normal serum immunoglobulins. Gut. 1983;24(2):120–6.

96. Washington K, Stenzel TT, Buckley RH, Gottfried MR. Gastrointestinal pathology in patients with common variable immunodeficiency and X-linked agammaglobulinemia. Am J Surg Pathol. 1996;20(10):1240–52.

97. Daniels JA, Lederman HM, Maitra A, Montgomery EA. Gastrointestinal tract pathology in patients with common variable immunodeficiency (CVID): a clinicopathologic study and review. Am J Surg Pathol. 2007;31(12):1800–12. https://doi.org/10.1097/PAS.0b013e3180cab60c.

98. Khuroo MS, Khuroo NS, Khuroo MS. Diffuse duodenal nodular lymphoid hyperplasia: a large cohort of patients etiologically related to Helicobacter pylori infection. BMC Gastroenterol. 2011;11:36. https://doi.org/10.1186/1471–230x-11–36.

99. Elkholy S, Mogawer S, Farag A. Nodular lymphoid hyperplasia of the gastrointestinal tract: a comprehensive review. Acta Gastroenterol Belg. 2017;80(3):405–10.

100. Rubio-Tapia A, Hernandez-Calleros J, Trinidad-Hernandez S, Uscanga L. Clinical characteristics of a group of adults with nodular lymphoid hyperplasia: a single center experience. World J Gastroenterol. 2006;12(12):1945–8.

101. Rambaud JC, De Saint-Louvent P, Marti R, Galian A, Mason DY, Wassef M, et al. Diffuse follicular lymphoid hyperplasia of the small intestine without primary immunoglobulin deficiency. Am J Med. 1982;73(1):125–32.

102. Matuchansky C, Morichau-Beauchant M, Touchard G, Lenormand Y, Bloch P, Tanzer J, et al. Nodular lymphoid hyperplasia of the small bowel associated with primary jejunal malignant lymphoma. Evidence favoring a cytogenetic relationship. Gastroenterology. 1980;78(6):1587–92.

103. Sharma M, Goyal A, Ecka RS. An unusual cause of recurrent diarrhea with small intestinal "polyposis". Nodular lymphoid hyperplasia of the small intestine. Gastroenterology. 2012;142(7):e8–9. https://doi.org/10.1053/j.gastro.2011.11.053.

104. Schmatz AI, Streubel B, Kretschmer-Chott E, Püspök A, Jäger U, Mannhalter C, et al. Primary follicular lymphoma of the duodenum is a distinct mucosal/submucosal variant of follicular lymphoma: a retrospective study of 63 cases. J Clin Oncol. 2011;29(11):1445–51. https://doi.org/10.1200/JCO.2010.32.9193.

105. Swerdlow SH, Campo E, Pileri SA, Harris NL, Stein H, Siebert R, et al. The 2016 revision of the World Health Organization classification of lymphoid neoplasms. Blood. 2016;127(20):2375–90. https://doi.org/10.1182/blood-2016–01–643569.

106. Lamers CB, Wagener T, Assmann KJ, van Tongeren JH. Jejunal lymphoma in a patient with primary adult-onset hypogammaglobulinemia and nodular lymphoid hyperplasia of the small intestine. Dig Dis Sci. 1980;25(7):553–7.

107. Matuchansky C, Touchard G, Lemaire M, Babin P, Demeocq F, Fonck Y, et al. Malignant lymphoma of the small bowel associated with diffuse nodular lymphoid hyperplasia. N Engl J Med. 1985;313(3):166–71. https://doi.org/10.1056/nejm198507183130307.

108. Franzin G, Musola R, Ghidini O, Manfrini C, Fratton A. Nodular hyperplasia of Brunner's glands. Gastrointest Endosc. 1985;31(6):374–8.

109. El Faleh I, Lutz N, Osterheld MC, Reinberg O, Nydegger A. Gastric outlet obstruction by Brunner's gland hyperplasia in an 8-year-old child. J Pediatr Surg. 2009;44(4):E21–4. https://doi.org/10.1016/j.jpedsurg.2009.01.075.

110. Levine JA, Burgart LJ, Batts KP, Wang KK. Brunner's gland hamartomas: clinical presentation and pathological features of 27 cases. Am J Gastroenterol. 1995;90(2):290–4.

111. Kim K, Jang SJ, Song HJ, Yu E. Clinicopathologic characteristics and mucin expression in Brunner's gland proliferating lesions. Dig Dis Sci. 2013;58(1):194–201. https://doi.org/10.1007/s10620–012–2320–3.

112. Paimela H, Tallgren LG, Stenman S, von Numers H, Scheinin TM. Multiple duodenal polyps in uraemia: a little known clinical entity. Gut. 1984;25(3):259–63.

113. Khanna M, Ramanathan S, Ahmed A, Kumar D. Gastroduodenal intussusception secondary to a pedunculated Brunner's gland hamartoma: CT and endoscopic features. J Gastrointest Cancer. 2014;45(Suppl 1):257–60. https://doi.org/10.1007/s12029–014–9656–1.

114. Kibria R, Ali SA, Butt S, Akram S. Biliary obstruction and pancreatitis caused by diffuse nodular hyperplasia of Brunner's gland. J Gastrointest Cancer. 2009;40(3–4):128–30. https://doi.org/10.1007/s12029–009–9090-y.

115. Varnholt H, Gang DL, Desilets DJ, Pantanowitz L. Brunner gland cyst. Int J Surg Pathol. 2007;15(1):64–5. https://doi.org/10.1177/1066896906296001.

116. Park BJ, Kim MJ, Lee JH, Park SS, Sung DJ, Cho SB. Cystic Brunner's gland hamartoma in the duodenum: a case report. World J Gastroenterol. 2009;15(39):4980–3.

117. Goldman RL. Hamartomatous polyp of Brunner's glands. Gastroenterology. 1963;44:57–62.

118. Sakurai T, Sakashita H, Honjo G, Kasyu I, Manabe T. Gastric foveolar metaplasia with dysplastic changes in Brunner gland hyperplasia: possible precursor lesions for Brunner gland adenocarcinoma. Am J Surg Pathol. 2005;29(11):1442–8.

119. Fujimaki E, Nakamura S, Sugai T, Takeda Y. Brunner's gland adenoma with a focus of p53-positive atypical glands. J Gastroenterol. 2000;35(2):155–8.

120. Faller G, Kirchner T. Low-grade intraepithelial neoplasia of Brunner's gland. Histopathology. 2005;47(1):118–9. https://doi.org/10.1111/j.1365–2559.2005.02066.x.

121. Brookes MJ, Manjunatha S, Allen CA, Cox M. Malignant potential in a Brunner's gland hamartoma. Postgrad Med J. 2003;79(933):416–7.

122. Koizumi M, Sata N, Yoshizawa K, Kurihara K, Yasuda Y. Carcinoma arising from Brunner's gland in the duodenum after 17 years of observation—A case report and literature review. Case Rep Gastroenterol. 2007;1(1):103–9. https://doi.org/10.1159/000108944.

123. Ohta Y, Saitoh K, Akai T, Uesato M, Ochiai T, Matsubara H. Early primary duodenal carcinoma arising from Brunner's glands synchronously occurring with sigmoid colon carcinoma: report of a case. Surg Today. 2008;38(8):756–60. https://doi.org/10.1007/s00595–007–3707–1.

124. Mekaroonkamol P, Cohen R, Chawla S. Portal hypertensive enteropathy. World J Hepatol. 2015;7(2):127–38. https://doi.org/10.4254/wjh.v7.i2.127.

125. Jeon SR, Kim JO, Kim JB, Ye BD, Chang DK, Shim KN, et al. Portal hypertensive enteropathy diagnosed by capsule endoscopy in cirrhotic patients: a nationwide multicenter study. Dig Dis Sci. 2014;59(5):1036–41. https://doi.org/10.1007/s10620–014–3036–3.

126. Lemmers A, Evrard S, Demetter P, Verset G, Gossum AV, Adler M, et al. Gastrointestinal polypoid lesions: a poorly known endoscopic feature of portal hypertension. United European Gastroenterol J. 2014;2(3):189–96. https://doi.org/10.1177/2050640614529108.

127. Gurung A, Jaffe PE, Zhang X. Duodenal polyposis secondary to portal hypertensive duodenopathy. World J Gastrointest Endosc. 2015;7(17):1257–61. https://doi.org/10.4253/wjge.v7.i17.1257.

128. De Palma GD, Rega M, Masone S, Persico F, Siciliano S, Patrone F, et al. Mucosal abnormalities of the small bowel in patients with cirrhosis and portal hypertension: a capsule endoscopy study.

Gastrointest Endosc. 2005;62(4):529–34. https://doi.org/10.1016/S0016–5107(05)01588–9.

129. Abdelaal UM, Morita E, Nouda S, Kuramoto T, Miyaji K, Fukui H, et al. Evaluation of portal hypertensive enteropathy by scoring with capsule endoscopy: is transient elastography of clinical impact? J Clin Biochem Nutr. 2010;47(1):37–44. https://doi.org/10.3164/jcbn.10–14.

130. Kodama M, Uto H, Numata M, Hori T, Murayama T, Sasaki F, et al. Endoscopic characterization of the small bowel in patients with portal hypertension evaluated by double balloon endoscopy. J Gastroenterol. 2008;43(8):589–96. https://doi.org/10.1007/s00535–008–2198–1.

131. Misra V, Misra SP, Dwivedi M, Gupta SC. Histomorphometric study of portal hypertensive enteropathy. Am J Clin Pathol. 1997;108(6):652–7.

132. Barakat M, Mostafa M, Mahran Z, Soliman AG. Portal hypertensive duodenopathy: clinical, endoscopic, and histopathologic profiles. Am J Gastroenterol. 2007;102(12):2793–802. https://doi.org/10.1111/j.1572–0241.2007.01536.x.

133. Jackson CS, Strong R. Gastrointestinal angiodysplasia: diagnosis and management. Gastrointest Endosc Clin N Am. 2017;27(1):51–62. https://doi.org/10.1016/j.giec.2016.08.012.

134. DeBenedet AT, Saini SD, Takami M, Fisher LR. Do clinical characteristics predict the presence of small bowel angioectasias on capsule endoscopy? Dig Dis Sci. 2011;56(6):1776–81. https://doi.org/10.1007/s10620–010–1506–9.

135. Dai C, Liu WX, Jiang M, Sun MJ. Endoscopic variceal ligation compared with endoscopic injection sclerotherapy for treatment of esophageal variceal hemorrhage: a meta-analysis. World J Gastroenterol. 2015;21(8):2534–41. https://doi.org/10.3748/wjg.v21.i8.2534.

第五篇
空肠和回肠非肿瘤性疾病

第 13 章
炎症性肠病

Lizhi Zhang

前言

炎症性肠病（inflammatory bowel disease，IBD）包括克罗恩病（Crohn's disease，CD）和溃疡性结肠炎（ulcerative colitis，UC）。二者被认为是一组胃肠道炎症性疾病，主要区别是小肠受累。约80% 的 CD 患者有小肠受累，通常在末端回肠，三分之一的患者仅有回肠炎，少数患者近端小肠受累，极少数患者仅有空肠受累[1]。UC 仅累及结肠，罕见的病例报告中也描述过一些上消化道的组织学改变，如局灶性胃炎或弥漫性慢性十二指肠炎[2]。另一方面，10%~20% UC 患者的炎症可发生在回肠末端，称为反流性回肠炎，可导致与 CD 混淆。本章将重点讨论累及小肠的 CD。CD 的其他特征也将在结肠 IBD 一节中与 UC 一起介绍（第 15 章）。

克罗恩病

定义

CD 是一种慢性特发性、透壁性、偶见肉芽肿性炎症的疾病，累及从口腔到肛周的整个胃肠道，但最常见的是累及回肠末端和结肠。

临床特征

CD 是以胃肠病医生伯里尔·伯纳德·克罗恩命名的，他在 1932 年与其他两位同事描述了一系列末端回肠炎症患者[3]。与 UC 不同，CD 的临床表现更多变，患者可能在诊断前几年就有症状。主要的胃肠道表现为腹痛、长期腹泻、伴或不伴出血、瘘管。痉挛性腹痛是 CD 的常见特征，是由于纤维性狭窄引起的反复发作的小肠梗阻所致。因为大多数患者疾病局限于末端回肠或回盲部，所以疼痛通常发生在右下腹。患者会表现为长期反复腹泻，粪便隐血试验通常呈阳性但血性腹泻不常见。与 UC 相比，CD 的典型组织学改变为透壁性炎症，导致窦道形成，并穿透浆膜形成瘘管。这是一个慢性和无痛的过程，通常不会导致急腹症。CD 中常见的瘘管是肠与膀胱（肠膀胱瘘）、皮肤（肠皮肤瘘）、肠（肠肠瘘）和阴道（肠阴道瘘），瘘管的临床表现取决于受累的部位和面积。在 CD 中，发生任何类型的瘘管的累积风险在 10 年后为 33%，在 20 年后为 50%[4]。非穿透性窦道可表现为蜂窝织炎或脓肿。末端回肠的疾病会显著影响胆汁酸的吸收，导致水样腹泻和脂肪泻，严重者可出现营养不良、凝血异常、骨软化和低钙血症。如果 CD 同时累及多个胃肠道部位，患者也会出现相应部位的症状，例如 CD 累及结肠引起大出血，累及食管时引起食管炎和吞咽困难，或累及胃和十二指肠时引起恶心、上腹痛。

CD 患者通常有发热、体重减轻和疲劳等全身症状。与 UC 一样，CD 也可以有许多肠外表现，包括大关节关节炎、眼部受累（葡萄膜炎、虹膜炎和表层巩膜炎）、皮肤受累（结节性红斑和坏疽性脓皮病）、原发性硬化性胆管炎（PSC）、肺部受累（支气管扩张、慢性支气管炎、间质性肺病或闭塞性细支气管炎伴组织性肺炎）、静脉和动脉血栓栓塞、骨质疏松症。

实验室检查

CD 的血清学检查往往显示贫血、血小板增多、白细胞计数升高、缺铁和维生素 B_{12} 缺乏。红细胞沉降率（erythrocyte sedimentation rate，ESR）和 C 反应蛋白（C-reactive protein，CRP）可用于监测疾病活动和治疗反应，预测病程，并对患者进行亚分类。联合检测抗酿酒酵母抗体（anti-*Saccharomyces cerevisiae* antibody，ASCA）、抗中性粒细胞胞质抗体（anti-neutrophil cytoplasmic antibody，ANCA）、CBirl 或 OmpC 在 CD 诊断和 CD 与 UC 鉴别诊断方面作用有限。如有腹泻，应检测粪便中是否有肠道病原体、寄生虫和艰难梭菌毒素。粪便生物标志物（钙卫蛋白和乳铁蛋白）可为 CD 的诊断和监测提供帮助[5]。

影像学检查

影像学研究可以为诊断、评估疾病严重程度和范围、发现并发症、指导 CD 治疗提供关键信息。虽然普通腹部 X 线片正逐渐被超声、计算机断层扫描（computed tomography，CT）和磁共振成像（magnetic resonance imaging，MRI）所取代，但腹部 X 线片仍然是 CD 检查的首选成像工具，因为其便携性、廉价性和低辐射暴露，可用于检测肠扩张、梗阻、肠穿孔和肠壁增厚。超声能够检测小肠 CD，灵敏度和特异性分别为 85% 和 98%[6]。小肠 CD 的超声特征为肠壁增厚和血管增加、肠壁分层改变和纤维脂肪增生。腹部 CTE 是用于评估小肠 CD 首选的一线影像学检查，灵敏度为 95%，通常与回肠结肠镜联合作为小肠 CD 的一线诊断评估检查手段[7,8]。MRI 在检测小肠 CD 方面也有类似的准确性，其优点是避免了辐射暴露[9]。小肠 CD 在 CT 或 MRI 上的特点是肠壁节段性强化和不对称增厚，小肠壁双层或三层模式，肠壁内水肿，可存在狭窄和穿孔等并发症[10]。

内镜特征

肠镜检查在 CD 诊治中起着关键作用，因为可以提供实时观察、异常黏膜或病变的活检及扩张或支架置入等治疗。然而，由于小肠的长度及小肠解剖学上迂回和曲折的特征，小肠 CD 的内镜下评估受限。回肠末端 10~20cm 可用回结肠镜检

245

查,但更近侧肠管的可视化往往受到管径的限制。如今,随着内镜技术的进步,已经将我们的视野范围扩展到整个胃肠道,包括双气囊或单气囊肠镜和螺旋肠镜。无线胶囊内镜提供了另一种可视化小肠镜检的方式,正越来越多地被用于评估可疑和已确诊小肠 CD,一旦小肠狭窄,该手段优于任何侵入性肠镜。最近研发的自溶胶囊内镜,在被摄入 30 小时后开始被消化液溶解,可以显著降低胶囊滞留和暂时性肠梗阻的风险[11]。CD 的内镜表现变化很大,并随着疾病活动和病程而变化。其特征包括阿弗他溃疡(图 13.1A)、纵向或裂隙状溃疡、鹅卵石样外观、狭窄和瘘管(图 13.1B)[12]。在早期和轻度病变中,小肠黏膜可能表现正常或仅显示散在的小的穿凿样阿弗他溃疡。随着疾病严重程度的增加,阿弗他溃疡合并成较大的溃疡,最终变成线性和匐行溃疡,深溃疡和裂隙状溃疡常见。管腔狭窄伴或不伴瘘管形成均高度提示 CD。

病理特征

大体检查

CD 有一些特征性的大体表现有助于确定诊断。小肠 CD 最常见的表现是长节段性狭窄,与肠壁增厚、僵硬、脂肪包裹、黏膜炎症和瘘管有关(图 13.2A-F)。多发的较短的狭窄也可发生,被正常的黏膜分隔,表现为跳跃性病变。从正常黏膜到病变黏膜的转变突然。增厚的肠壁僵硬,由透壁性炎症、肥大的黏膜肌和固有肌、黏膜下纤维化组成。包裹性脂肪或爬行脂肪(图 13.2B)是浆膜下和肠系膜下脂肪组织增生所致,这些脂肪组织从肠系膜附着处延伸,通常覆盖小肠周长的 50% 以上,并失去肠-肠系膜角度,这一标志性特征可在 50% ~ 75% 的小肠 CD 中可以观察到[13]。浆膜也可能出现充血或纤维化,受累及的肠管通常附着在另一段肠或其他器官上,伴或不伴瘘管形成。小肠穿孔在 CD 中很少见。少见情况下肠壁或肠系膜内可发现脓肿。为了发现这些并发症,仔细的大体检查很有必要。

黏膜表现因疾病所在不同阶段和不同严重程度而不同,但斑片状分布模式及正常黏膜与病变区域截然分界是 CD 的典型表现。CD 最早的黏膜改变是小的穿凿样阿弗他溃疡,也可以是边界清楚的白色基底的小溃疡,因其发病部位常常远离病变

明显区域,所以难以发现。随着疾病的发展,阿弗他溃疡变大,合并形成纵向、线形和匐行溃疡(图 13.2E)。在这些溃疡之间,斑片状完整的伴水肿和黏膜下损伤的黏膜构成一个经典的"鹅卵石"大体外观(图 13.2C),常出现炎性假息肉。溃疡也会加深并形成裂隙,延伸到黏膜下层,并穿透固有肌层。无明显炎症改变的黏膜凹陷,代表溃疡愈合后的瘢痕。对于较短的肠管,通常每隔 5cm 取材,对于较长的肠管,通常每隔 10cm 取材,包括边缘及其他病变区域,如狭窄、瘘管和息肉状或肿块病变。回盲瓣和结肠也需取材,以证明结肠是否受累。

组织学特征

小肠 CD 的显微镜下诊断特征是局灶性透壁性炎症和淋巴细胞聚集(切除标本)、黏膜活动性慢性炎症、深部或裂隙状溃疡、绒毛结构扭曲、上皮样肉芽肿、假幽门腺化生、肌组织增生及纤维化、神经增生或血管炎等变化。这些变化的分布呈片状或节段性,这是 CD 的另一个特征。虽然有人提出在活检和切除标本中,肉芽肿及一个其他特征或无肉芽肿但有其他三个特征,可以明确诊断 CD[14],但病理医生对于尝试给出明确诊断应抱有谨慎的态度,特别是活检标本,因为如果没有相关的临床、内镜和影像信息,上述特征均不特异。

黏膜变化　在 CD 中,小肠黏膜表现出斑片状慢性及活动性炎症改变(图 13.3)。活动性炎症是指中性粒细胞浸润、上皮损伤、糜烂和溃疡,可分为轻度、中度和重度(图 13.4A ~ C)。中性粒细胞首先出现在固有层,但在轻度疾病中,当中性粒细胞存在于绒毛表面和顶端时,更容易确定活动性。在 CD 中最早的上皮损伤被称为阿弗他溃疡或阿弗他病变(图 13.5)。特点是局灶性表面中性粒细胞浸润和糜烂,一般为 1 ~ 2mm,通常与下面的淋巴聚集/滤泡有关。溃疡附近的黏膜通常没有明显的异常或仅有轻微的反应性改变,如表层黏液缺失。值得注意的是,在没有回肠炎的患者中,有时也可以观察到正常覆盖在淋巴细胞聚集灶表面的完整的被覆上皮内散在分布的中性粒细胞。在中度活动性疾病中,中性粒细胞浸润变得更加显著,伴有隐窝炎,偶见隐窝脓肿和局灶性上皮糜烂。大部黏膜表面受累,但溃疡为局灶性。严重的 CD 回肠炎可见弥漫性炎症浸润、上皮脱落、环周深溃疡和深裂隙。

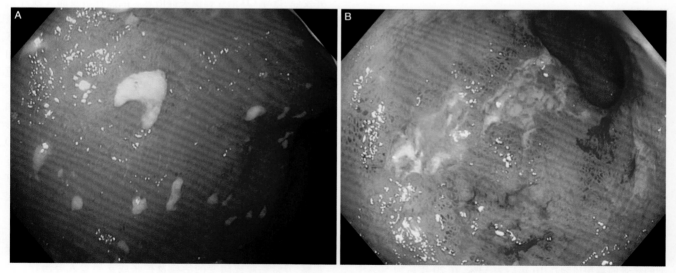

图 13.1　克罗恩病的内镜特征。(A)病变早期见许多小的散在性阿弗他溃疡。(B)严重病变黏膜呈鹅卵石状外观、水肿、自发性出血和匐行溃疡

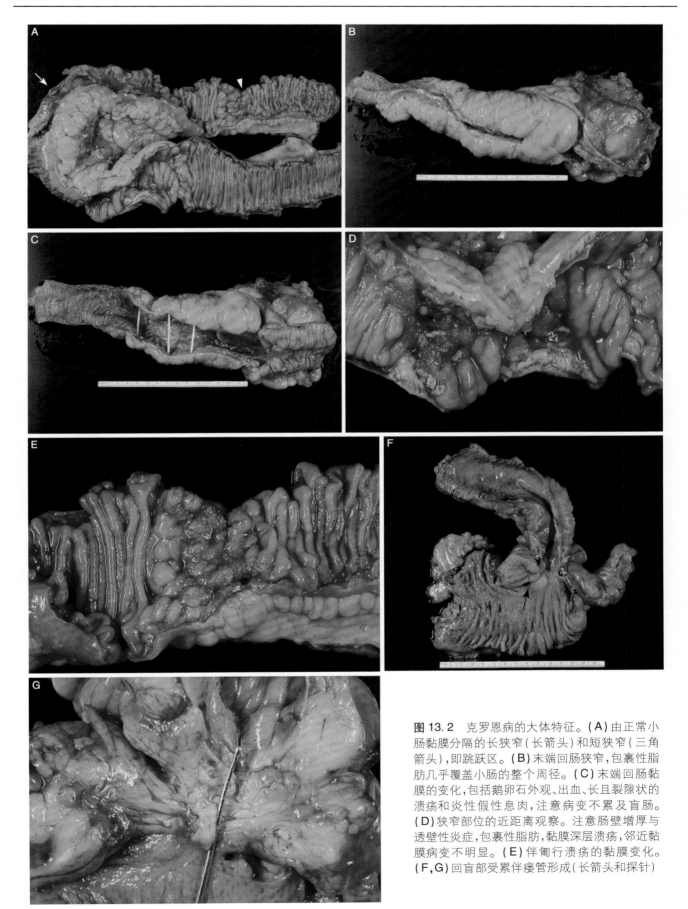

图 13.2　克罗恩病的大体特征。（A）由正常小肠黏膜分隔的长狭窄（长箭头）和短狭窄（三角箭头），即跳跃区。**（B）**末端回肠狭窄，包裹性脂肪几乎覆盖小肠的整个周径。**（C）**末端回肠黏膜的变化，包括鹅卵石外观、出血、长且裂隙状的溃疡和炎性假性息肉，注意病变不累及盲肠。**（D）**狭窄部位的近距离观察。注意肠壁增厚与透壁性炎症，包裹性脂肪，黏膜深层溃疡，邻近黏膜病变不明显。**（E）**伴匍行溃疡的黏膜变化。**（F,G）**回盲部受累伴瘘管形成（长箭头和探针）

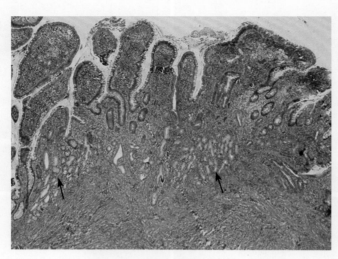

图 13.3　克罗恩病的活动性慢性回肠炎。黏膜改变包括固有层炎症细胞浸润增加,中性粒细胞浸润,绒毛结构扭曲,局灶性糜烂和假幽门腺化生(箭头)

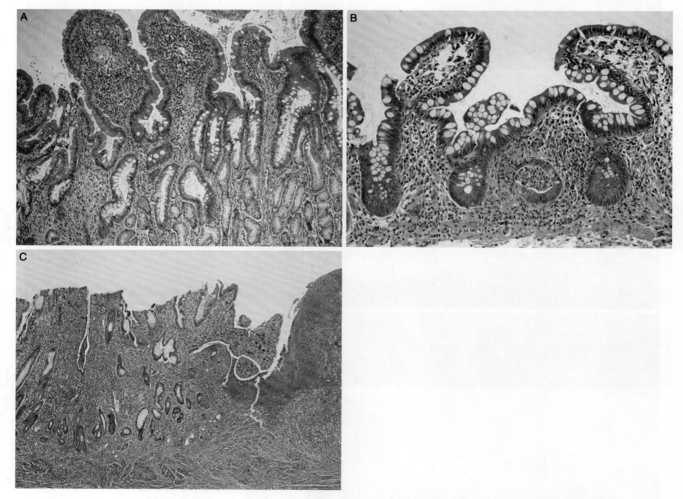

图 13.4　疾病活动度。(A)轻度活动,黏膜固有层内中性粒细胞和嗜酸性粒细胞增多,上皮中只有局部中性粒细胞浸润。(B)中度活动,表现为更多的中性粒细胞浸润,伴有隐窝炎和隐窝脓肿。(C)重度活动,上皮细胞明显损伤,溃疡又深又宽

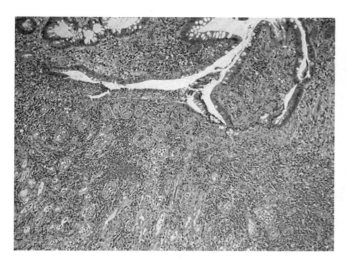

图 13.5 阿弗他溃疡。表面中性粒细胞浸润和糜烂，与上皮下淋巴细胞聚集有关

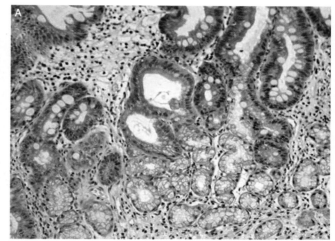

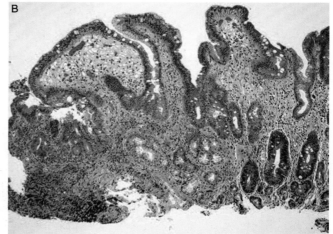

图 13.7 假幽门腺化生。（A）表现为深层黏膜中的小圆腺体，由立方或柱状细胞组成，胞质丰富，核小位于基底部。（B）回肠末端假幽门腺化生和胃小凹化生

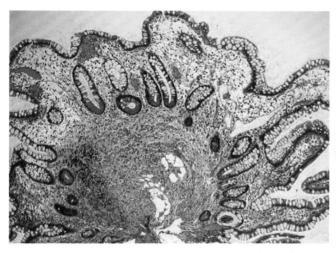

图 13.6 小肠绒毛结构扭曲，其特征是绒毛缩短、变宽、大小和形状不一

慢性改变表现为慢性炎症细胞浸润、绒毛结构改变和假幽门腺化生（图 13.3）。固有层因水肿和炎症细胞增多而扩张，炎症细胞主要是淋巴细胞和浆细胞。某些病例中可见嗜酸性粒细胞和上皮内淋巴细胞增多，常见反应性淋巴小结和滤泡。炎症不仅局限于黏膜层，而且可延伸到黏膜肌层和黏膜下层，其密度与黏膜上下部炎性浸润的密度相似。这一表现适用于黏膜活检标本，反映了疾病的透壁性。绒毛结构通过缩短、加宽和形状改变而扭曲（图 13.6），黏膜可以是完全平坦的，隐窝增生，分布不规则，大小、形状不一。黏膜肌局灶性肥厚。假幽门腺化生是慢性黏膜损伤的典型表现（图 13.7A）。虽然假幽门腺化生不是 CD 的特异性改变，在其他慢性疾病，如慢性感染、慢性缺血性损伤或非甾体抗炎药诱导的损伤中也可以发生，但其高度提示 CD，特别是当区分 CD 回肠炎和 UC 的反流性回肠炎时[15,16]。在活检标本中检测假幽门腺化生可能具有挑战性，对于怀疑 CD 的病例，应检查多个切片层面。假幽门腺化生位于黏膜深处，可以是非常局灶性的，有时表现为单个腺体。萎缩的隐窝可能类似假幽门腺化生，但通常胞质嗜酸，而不是假幽门腺化生中的淡染黏液细胞质。胃小凹化生很少见，也是慢性炎症的表现（图 13.7B）。

肠壁变化 与 UC 不同，CD 累及肠壁全层。肠壁变化只能在切除标本上进行评估。透壁性炎症指在肠壁全层均可见单核细胞和嗜酸性粒细胞，但活动性慢性炎症主要位于黏膜层（图 13.8）。透壁性炎症也表现为透壁性淋巴细胞聚集，即在各层中均可见伴或不伴生发中心的淋巴细胞聚集，尤其是沿固有肌浆膜下间隙和黏膜下层的淋巴细胞聚集，常一个接一个地规律排列，这种模式被描述为"串珠"，被认为是 CD 的典型表现（图 13.9A，B）。通常情况下，串珠只由少数淋巴细胞聚集灶散在组成。这些表现可能会被病理医生忽视，从而可能会遗漏 CD 最重要的一个诊断特征。

在中度和重度活动性炎症中，溃疡从阿弗他溃疡底部开始加深，并延伸到黏膜下层和固有肌层，形成深溃疡和裂隙。溃疡可能表现出宽基底，但更多地表现为刀割状的深溃疡/裂口，伴有活动性和慢性炎症、肉芽组织和纤维化（图 13.10A，B）。

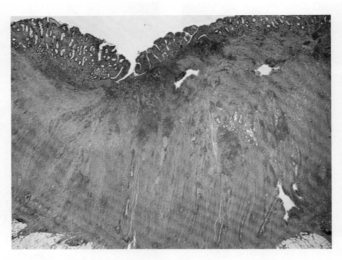

图 13.8　透壁性炎症和淋巴细胞聚集

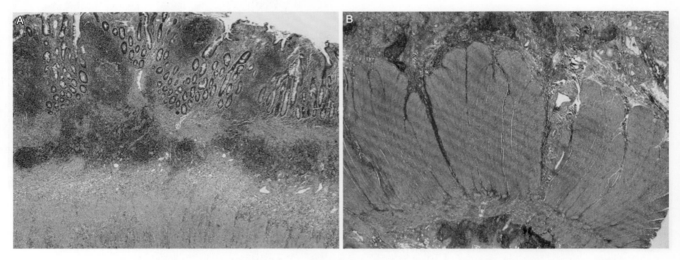

图 13.9　透壁性淋巴细胞聚集。(A)黏膜和黏膜下淋巴细胞聚集和滤泡形成。(B)沿固有肌层的浆膜下层和黏膜下层"串珠状"淋巴细胞聚集

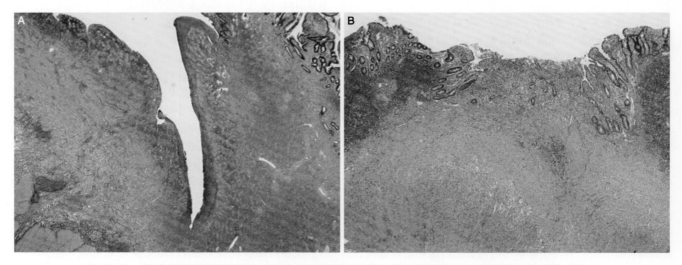

图 13.10　深的刀割状裂隙溃疡(A)和宽基底的溃疡(B)与活动性慢性炎症、肉芽组织和纤维化有关

肌层纤维化和增生导致狭窄部位肠壁增厚(图 13.11A)。纤维狭窄改变是 CD 的主要病理表现,也是 CD 相关并发症和死亡的主要原因。纤维化也是透壁性的,但在黏膜层不明显,主要发生在黏膜下层,有致密的胶原沉积(图 13.11B)。纤维化也与肌肉组织增生有关,在黏膜下层,可见大范围被致密胶原包围的局灶性平滑肌增生,以至于黏膜下层消失,称为黏膜下层闭塞性肌化(图 13.11A)[17]。固有肌也增厚,特别是内层,表现为明显的肥大与胶原沉积。浆膜下脂肪过度生长和肠系膜脂肪肥大与包裹脂肪相对应并导致狭窄,并且脂肪包裹的程度与活动性慢性炎症的程度和透壁性淋巴细胞聚集的程度显著相关(图 13.11C)。在 CD 的肠系膜中还观察到其他组织学异常,包括纤维化、血管周围和神经周围慢性炎症、淋巴管增厚和脂肪细胞变小[18]。

肉芽肿　上皮样非坏死性肉芽肿是 CD 的另一个典型表现,但并不特异。大约 50% 的切除标本和 30% 的活检标本中可以发现肉芽肿。肉芽肿的检出率随着切片或活检样本数量的增加而增加,并随多次连续切片检查而增加。通常很小,轮廓不太清晰(图 13.12A)。由于上皮样组织细胞有丰富淡染的嗜酸性胞质,肉芽肿表现为大量淋巴细胞和浆细胞组成的蓝色背景中的嗜酸性染色,因此可予以识别。可能见到多核巨细胞

(图 13.12A)。肉芽肿可见于肠壁全层,但多见于黏膜、黏膜下层、浆膜下层和溃疡区。肉芽肿也存在于 CD 肠系膜淋巴结。但如果肉芽肿只存在于淋巴结中,除了 CD 外,还需考虑其他疾病。黏膜也常见小簇松散排列的组织细胞(通常少于 20 个细胞),也称为微小肉芽肿或形成不良的肉芽肿,对 CD 也有诊断价值(图 13.12B)[19]。与隐窝损伤或异物相关的肉芽肿诊断 CD 并不可靠(图 13.12C,D)。需要注意一些与肉芽肿相似的病变以避免误诊,如萎缩的生发中心、被挤压的伴肿胀内皮细胞的小血管或腺体周围斜向切割,需在检查多个切面后与真正的肉芽肿区分。

神经改变　肠神经系统的改变在 CD 中很常见。主要异常包括黏膜下层和固有肌层中神经纤维的片状肥大和增生,以及神经元、神经节细胞和 Cajal 间质细胞数量增加(图 13.13)。这些异常在未累及的区域是不存在的,可作为 CD 的诊断特征[20,21]。

血管改变　在 CD 中,偶尔可见肉芽肿相关的动静脉炎。大多数肉芽肿位于血管周围,不直接累及血管壁和管腔。这被认为是肉芽肿累及淋巴管而引起的继发现象。然而,6%～10% 的 CD 患者可发生肉芽肿性血管炎(图 13.14),这也被视为继发改变[22,23]。其他异常包括血管周围和壁内炎症浸润、内膜增生、血管壁纤维化或闭塞性病变。

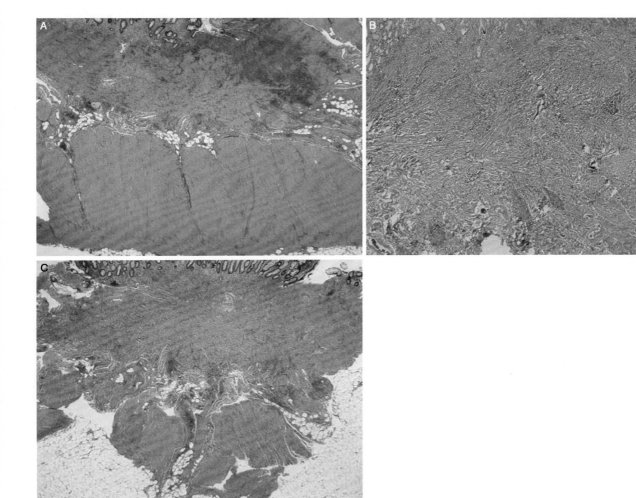

图 13.11　(A)肠壁增厚伴纤维化,肌层肥厚,黏膜下层闭塞性肌化。(B)显著黏膜下层纤维化。(C)固有肌肥厚,黏膜下层闭塞性肌化及包裹肠壁的肠系膜脂肪过度生长

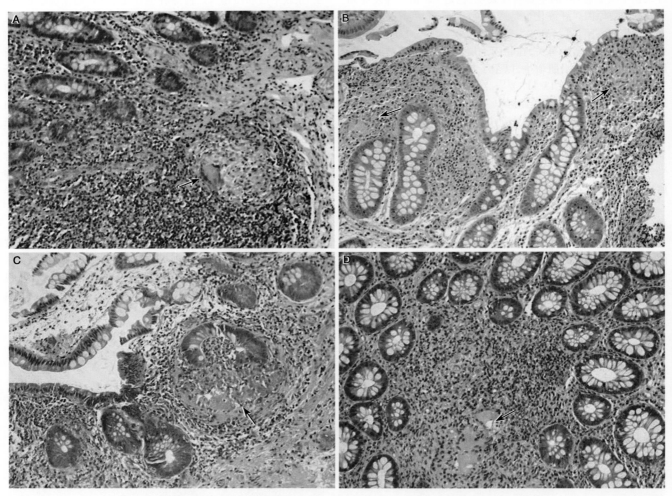

图 13. 12　上皮样非坏死性肉芽肿是 CD 的标志,(A)可见多核巨细胞(箭头),也常见微小型肉芽肿(箭头)(B)。(C,D)隐窝破裂造成的肉芽肿和异物肉芽肿(箭头)在诊断克罗恩病方面不太可靠

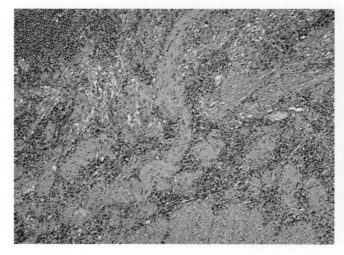

图 13. 13　黏膜下层明显的神经增生

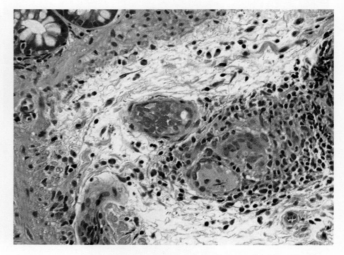

图 13. 14　黏膜下层血管炎和伴多核巨细胞的肉芽肿性炎症

鉴别诊断

诊断 CD 需要结合临床、内镜、影像学和病理评估。小肠 CD 的常见鉴别诊断列于表 13.1,其中感染是主要关注的问题。小肠 CD 的病理诊断通常是基于切除标本,根据特征性大体表现(包裹脂肪、狭窄、跳跃病变、深溃疡和瘘管)和显微镜下特征(透壁性炎症和淋巴聚集灶、肉芽肿、黏膜活动性慢性炎症和结构改变及肌组织和神经组织增生)。然而,在活检样本中,由于黏膜活检的浅表性、样本量小和人工假象影响,这些诊断特征大多不存在或不易识别。对于已经确诊为 CD 的病例或者有明确证据的病例,比如具有适当临床背景和存在非坏死性肉芽肿,偶尔也可以通过活检来明确诊断 CD。回肠活检常使用描述性病理诊断,如活动性慢性回肠炎伴或不伴肉芽肿或溃疡,如果慢性炎症不确切,则可以描述为非特异性活动性慢性炎症或局灶性急性回肠炎(图 13.15),并可根据鉴别诊断列表进行鉴别诊断。CD 活检中易与其他疾病混淆的主要组织学特征是非特异性活动性慢性炎症或活动性慢性回肠炎、肉芽肿性炎症和回肠溃疡。

活动性慢性回肠炎　这是描述回肠 CD 活检样本组织学变化的首选术语,但并不特异,特别是当没有肉芽肿时。如果慢性炎症不明显,也可以使用非特异性活动性慢性炎症或局灶性急性回肠炎。除 CD 外,其他常见的考虑因素包括感染、缺血、非甾体抗炎药所致损伤和反流性回肠炎。首先必须排除感染,表 13.1 列出了一些病原体。感染性回肠炎通常表现为活动性或急性回肠炎,很少表现为慢性炎症,如黏膜损伤或假幽门腺化生,除非感染是慢性和持续存在的,例如免疫功能低下患者

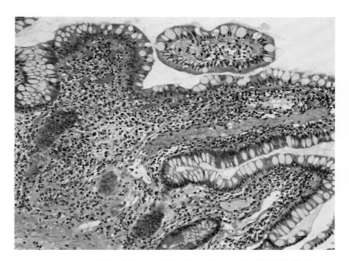

图 13.15　局灶性轻度活动性回肠炎。非特异性的组织学表现可能是由多种原因引起的

的肠道组织胞浆菌病(图 13.16A,B)、结核病或巨细胞病毒(CMV)感染。缺血性肠炎,特别是慢性缺血,由于黏膜慢性损伤、狭窄和纤维化,可以与 CD 相似。吞噬含铁血黄素的巨噬细胞、显著的纤维化和血管变化倾向于诊断缺血性肠炎(图 13.17),而肉芽肿和胃肠道其他部分的受累更支持 CD。非甾体抗炎药致小肠损伤目前很常见,因为肠溶阿司匹林可引起小肠远端损伤。非甾体抗炎药所致肠病的形态学变化是非特异性的,包括绒毛变钝,固有层炎症浸润增加,包括中性粒细胞和嗜酸性粒细胞,偶尔发生隐窝炎或隐窝脓肿,以及糜烂或溃疡,可发生假幽门腺化生。但非甾体抗炎药诱导的黏膜损伤不会表现出明显的黏膜结构扭曲,溃疡往往纤维化明显而炎症较少,而非 CD 中所见的深裂隙状溃疡(图 13.18)。在非甾体抗炎药引起的肠病中通常不存在肉芽肿。在多达 75% 的自身免疫性肠病患者中可以看到活动性慢性回肠炎,包括绒毛萎缩、固有层淋巴细胞及浆细胞浸润、隐窝炎、隐窝脓肿,很少出现假幽门腺化生,但上皮内淋巴细胞增多、细胞凋亡、杯状细胞或潘氏细胞缺失或减少会与 CD 产生混淆(图 13.19)[24]。区分 CD 和反流性回肠炎具有临床意义,但仅凭回肠末端活检诊断比较困难。如果活动性慢性回肠炎距回盲瓣 5cm 以上,则不太可能代表反流性回肠炎。确定慢性炎症是很重要的,因为在反流性回肠炎中通常不会出现显著的黏膜结构扭曲和假幽门腺化生。

白塞病与 CD 有许多重叠的特征,鉴别诊断主要基于临床表现[25]。回盲部是肠道白塞病最常见的部位。有散在的单个或多个火山口状溃疡。黏膜的改变是轻微的和非特异性的。溃疡通常累及下方的集合淋巴小结,没有肉芽肿,发现静脉和小静脉坏死性淋巴细胞性血管炎,伴有静脉周围炎、内膜增厚和血栓有助于诊断,但这并不是白塞病的特征性表现(见第 15 章,图 15.43)。

肉芽肿性炎症　虽然发现肉芽肿对诊断 CD 特别有帮助,但并非完全特异。有些感染也可发生肉芽肿性炎症,尤其是肠结核。区分 CD 和结核病是一个临床和病理难题,特别是在发展中国家。然而,在北美,由于艾滋病的流行、耐药结核病、免疫功能低下的患者和移民,结核病的发病率也在上升。显微镜下,结核的典型特征是大的、多发、融合性肉芽肿,中央呈干酪

表 13.1　小肠克罗恩病的鉴别诊断

分类	疾病
肉芽肿性炎症	感染(结核分枝杆菌、耶尔森菌、真菌、衣原体和寄生虫);结节病;异物;慢性肉芽肿性疾病;肉芽肿病伴多血管炎
炎症性疾病	反流性回肠炎(溃疡性结肠炎的终末期回肠炎);孤立性末端回肠溃疡;嗜酸性粒细胞性肠炎;隐源性多灶性溃疡性狭窄性肠炎;溃疡性空肠炎
感染	结核分枝杆菌;巨细胞病毒;放线菌病;异尖线虫病;艰难梭状芽孢杆菌;新型隐球菌;粒细胞减少性小肠结肠炎;沙门菌;小肠结肠炎耶尔森菌;假结核耶尔森菌
血管疾病	缺血;白塞病;巨细胞动脉炎;过敏性紫癜;结节性多动脉炎;系统性红斑狼疮;肉芽肿病伴多血管炎
药物损伤	非甾体抗炎药;降压药;地高辛;利尿剂;麦角胺;口服避孕药
肿瘤	神经内分泌肿瘤;腺癌;淋巴瘤;系统性肥大细胞增多症;转移癌
其他	淋巴组织结节性增生;局灶性机械性损伤;放射性肠炎;淀粉样变性;梅克尔憩室

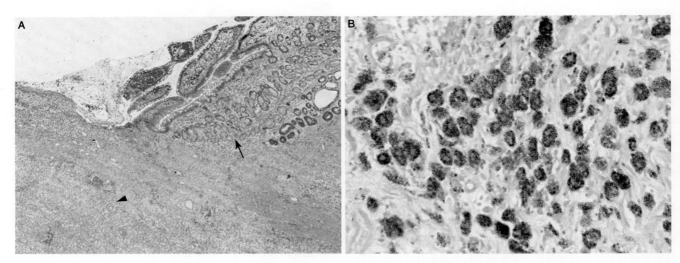

图 13.16 慢性肠道组织胞浆菌病类似克罗恩病。(A)有糜烂和黏膜活动性慢性炎症和假幽门腺化生(长箭头),注意溃疡基底(三角箭头)和胞质内组织胞浆菌感染。(B)用 GMS 染色鉴定

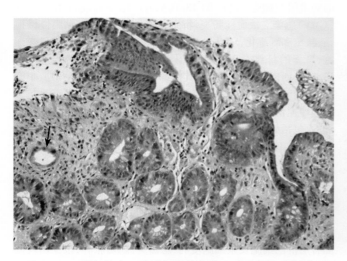

图 13.17 慢性缺血。黏膜慢性损伤表现为表面上皮损伤、轻度绒毛结构改变、血管扩张、隐窝萎缩(箭头)和纤维化

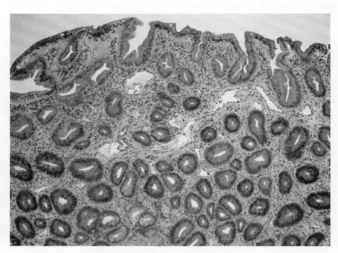

图 13.19 自身免疫性肠病累及末端回肠。活动性慢性回肠炎伴绒毛萎缩,固有层炎症,假幽门腺化生,细胞凋亡增加,杯状细胞和潘氏细胞缺失

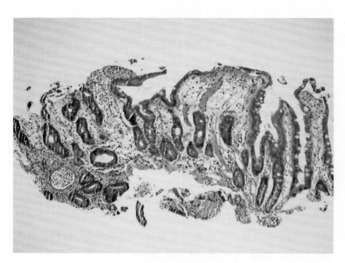

图 13.18 非甾体抗炎药致非特异性小肠黏膜损伤,包括轻度炎症、水肿、上皮损伤和轻微结构改变

样坏死,周围有栅栏状组织细胞和淋巴细胞,并伴有明显的活动性慢性炎症、黏膜损伤、多核巨细胞和溃疡(图 13.20A)。陈旧肉芽肿呈玻璃样变性和钙化。但结核中可见小的非干酪性上皮样肉芽肿,与 CD 中的肉芽肿难以区分。结核的诊断是基于在特殊染色上识别抗酸杆菌,如 Ziehl-Neelsen 染色等(图 13.20B)。抗酸杆菌通常位于坏死区或巨噬细胞内。然而,抗酸杆菌可能只在不到 30% 的活检组织中检出。实时 PCR 检测也可与组织学检查结合使用,中位敏感性为 40%~75%。活检组织的细菌培养是金标准,但需要 3~8 周才能得出结论[26,27]。

慢性肉芽肿性疾病(chronic granulomatous disease,CGD)是由烟酰胺二核苷酸磷酸氧化酶(nicotinamide dinucleotide phosphate,NADPH)的一个亚基缺陷引起的一种罕见的原发性免疫缺陷疾病,一些患者可能在胃肠道中形成类似 CD 的肉芽肿。在大约 25% 的 CGD 患者的小肠活检中可以观察到非坏死性肉芽肿,通常是微型肉芽肿。其他黏膜改变包括慢性炎症伴嗜酸

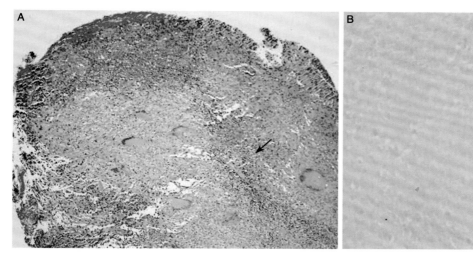

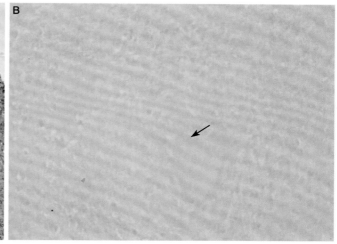

图 13.20　肠结核。(A) 明显的活动性慢性炎症、溃疡、伴有多核巨细胞的融合性大肉芽肿和局灶性坏死(箭头)。(B) Ziehl-Neelsen (AFB) 染色标记的一个抗酸杆菌(箭头)

性粒细胞增多,绒毛变钝,局灶性急性炎症和溃疡。总而言之,肠壁中存在含色素的巨噬细胞被认为是 CGD 的标志(见第 15 章,图 15.41)。巨噬细胞含有棕色颗粒状色素物质,这是对微生物、细胞膜和脂质未完全消化的副产物[28]。

末端回肠溃疡　孤立性末端回肠溃疡(isolated terminal ileal ulcer,ITIU)在内镜下并不少见。虽然大多数 ITIU 患者无症状或症状不特异,但 CD 是有症状患者最常见的原因,其次是非甾体抗炎药引起的溃疡、肠结核和嗜酸性粒细胞性肠炎[29,30]。还有许多其他的情况也会引起小肠溃疡。在评估此类病例时,病理医生需要给出鉴别诊断,而不是具体的诊断。表 13.2 列出了小肠溃疡鉴别诊断的一些主要特征。

表 13.2　小肠溃疡的鉴别诊断

疾病	溃疡的主要特征	疾病	溃疡的主要特征
克罗恩病	阿弗他溃疡:小,浅表,常覆盖在淋巴滤泡表面 裂隙状溃疡:垂直于肠长轴,狭窄,深,可穿透肠壁形成裂隙 邻近黏膜形态正常 非坏死性肉芽肿	隐源性多灶性溃疡性狭窄性肠炎	多发(>20) 圆形或不规则,边界清楚;融合性多发溃疡 浅表,局限于黏膜或黏膜下层,有轻度混合性炎性浸润和纤维化 合并多发狭窄 中间黏膜不显著
非甾体抗炎药引起的肠病	在数量、大小、形状和深度上都有很大不同 深,但不裂开,溃疡可伴有穿孔 弥漫性糜烂伴假膜形成 愈合性溃疡底部有致密的垂直纤维化和较少的炎症细胞浸润 邻近黏膜有炎症和绒毛萎缩	溃疡性空肠回肠炎	与腹腔疾病或肠病相关性 T 细胞淋巴瘤有关 限于小肠 横向定向,深度可变 急性和慢性炎症,肉芽组织和覆盖的纤维蛋白脓性渗出物 可能存在穿孔 慢性期瘢痕、狭窄 邻近黏膜伴绒毛萎缩
缺血/血管炎	黏膜脱落,出血,坏死 邻近黏膜缺血性改变 可有透壁性坏死或假膜 血管炎,纤维蛋白血栓 吞噬含铁血黄素的巨噬细胞	感染	明显的急性、慢性或肉芽肿性炎症 细菌感染(弯曲杆菌、志贺菌、耶尔森菌或沙门菌)引起的溃疡是浅表的,自限性的,没有狭窄形成 结核和巨细胞病毒引起的溃疡可以随着慢性变化而持续存在 诊断可能需要特殊染色、组织培养或分子检测
白塞病	椭圆形或圆形深溃疡,边缘锐利 溃疡周围围绕正常黏膜 静脉和小静脉坏死性淋巴细胞性血管炎 非特异性黏膜炎症 无肉芽肿	肿瘤	不规则的形状和边缘 形成肿块或息肉状 坏死和出血 肿瘤细胞(淋巴瘤和癌最常见)

治疗和预后

最近研发的治疗方法,无论是针对特定的位置或特定的免疫途径治疗都显著改善了 CD 的症状。CD 的药物治疗主要包括氨基水杨酸盐、抗生素、皮质类固醇、免疫调节剂和生物制剂。氨基水杨酸盐含有 5-氨基水杨酸(5-ASA),包括柳氮磺胺吡啶、美沙拉秦、奥沙拉秦和巴柳氮。然而,5-ASA 仅在一小部分 CD 患者中有效。柳氮磺胺吡啶主要用于结肠疾病,但不能缓解小肠 CD,因为 5-ASA 在结肠中通过细菌降解释放。美沙拉秦可在远端小肠释放 5-ASA,对小肠 CD 患者更有效。甲硝唑、利福昔明或环丙沙星等抗生素可能通过减少肠道细菌和直接抑制肠道免疫系统来减轻症状。皮质类固醇可用于有严重全身症状或对抗炎药物无效的患者。免疫调节剂如硫唑嘌呤和甲氨蝶呤有助于维持 CD,但不能诱导 CD 缓解。生物制剂,特别是抗 TNFα 剂(英夫利昔单抗、阿达利莫单抗、戈利木单抗和西妥昔单抗),显著促进了治疗,改善了中度至重度疾病患者临床缓解的诱导和维持,尤其对皮质类固醇依赖患者疗效显著。

治疗轻度 CD 的方法是"逐步"的,即首先采用不那么激进和毒性较小的治疗,如果最初的治疗失败,则采用更有效的药物或手术。对于中重度 CD 的治疗,目前的建议包括一种"自上而下"的方法,这与传统的"逐步"治疗方法不同,后者在开始时使用更强效的药物,包括生物制剂和类固醇,或者结合生物和免疫调节剂联合治疗。对于广泛的小肠 CD,即>100cm 小肠受累的患者,应积极治疗,全身使用糖皮质激素,同时配合免疫调节剂和营养支持,因为营养缺乏及罹患短肠综合征的发生率及风险较高。

手术在控制 CD 的症状和治疗 CD 并发症方面起着至关重要的作用,但手术切除是无法治愈的。大多数 CD 患者在其一生中都需要手术干预,而且许多患者需要多次手术切除。反复肠切除是 CD 短肠综合征的主要原因。因此,保持肠道长度和功能以避免短肠综合征是非常重要的。手术的适应证是药物治疗失败、穿孔、梗阻、出血、脓肿、瘘管和肿瘤。手术包括肠切除术、狭窄成形术和脓肿引流。为避免手术,内镜治疗也被应用于处理一些并发症,如内镜下球囊扩张或自扩张支架植入、内镜下造瘘术,内镜下切开引流脓肿[31]。

CD 是一种慢性疾病,目前没有治愈的方法,治疗的一般目标是达到和保持缓解,以使患者尽可能恢复正常的功能。大多数患者经历急性发作后会进入缓解期。小肠 CD 患者的死亡率与普通人群相似,但患腺癌的风险增加[32]。一个关键问题是节段性小肠切除术后的复发,85%~90% 的患者在术后一年内出现疾病复发。CD 术后复发有不同的定义。在手术的第一年内,内镜下的复发可在高达 90% 的末端回肠切除患者中观察到。使用 Rutgeerts 评分系统对其进行分级,包括存在>5 个阿弗他病变、黏膜炎症、较大的溃疡、结节和/或狭窄[33]。手术复发是指 CD 患者在初次手术后需要再次进行肠切除,大约 25% 的患者在 5 年内复发,35% 的患者在 10 年内复发。临床复发是用 CD 活动指数来定义的,20%~40% 的患者在手术的第一年内出现,35%~50% 的患者在 5 年内出现。一些危险因素可能与术后复发相关,包括穿透性疾病、两次 CD 相关手术的病史、疾病诊断年龄小(<30 岁)、广泛的小肠切除和吸烟。内镜下复发的患者发展为临床复发和手术复发的风险很高,内镜缓解被认为是预防未来手术复发的合适的替代指标。术后早期药物预防,术后 6~12 个月常规内镜监测,抗 TNFα 或硫嘌呤单药治疗可能降低复发的风险[34]。

干细胞治疗已经兴起,并在治疗难治性 CD 和造瘘后 CD 上显示出良好效果[35]。造血干细胞移植被用来立即终止免疫反应,并允许移植的干细胞发育成自我耐受的淋巴细胞。间充质基质细胞(mesenchymal stromal cell, MSC)治疗是指将 MSC 沉积到造瘘中,以控制局部炎症,促进伤口愈合。

克罗恩病相关性小肠异型增生和腺癌

虽然关于小肠异型增生和小肠腺癌(small bowel adenocarcinoma, SBA)与 CD 相关的研究很少,但已经提出了一种类似于 IBD 相关结直肠癌中描述的炎症-异型增生-腺癌模式[36,37]。大多数 SBA 发生在慢性炎症区域,并与异型增生相关[36]。小肠 CD 患者发生 SBA 的风险是普通人群的 20~30 倍。长期存在小肠 CD 的患者中,SBA 的发生率为 0.2%~4%,CD 相关 SBA 预后不良[37-40]。小肠切除和长期使用水杨酸盐可以防止 CD 相关的 SBA[41]。与结肠异型增生的内镜筛查不同,由于敏感性低,目前还没有针对 CD 中小肠异型增生和腺癌的内镜监测指南[39]。当长期小肠疾病患者近期出现梗阻症状或难治性狭窄时应首先考虑手术切除。

小肠异型增生可呈扁平或隆起状,靠近或远离 SBA。异型增生很少出现在随机回肠黏膜活检中。然而,一旦发现则提示,很可能会同时或在随后的切除标本中检测到 SBA。一项前瞻性研究发现,在 101 例回肠活检患者中,只有两例显示不确定的异型增生,但其中一例在小肠切除标本中有 SBA[39]。在大约 50% 的 SBA 病例中可以发现异型增生,无论是扁平的还是隆起的,大多数是高级别的,且与肿瘤相邻。在没有 SBA 的情况下,异型增生往往是低级别和平坦的[36]。异型增生的镜下特征与结肠相似,也分为低级别、高级别或不确定三种类型。低级别异型增生的共同特征包括核质比升高、核多形性、复层、异型性、黏液缺失和缺乏表面成熟现象(图 13.21)。高级别异型增生的特点是腺体结构复杂。如果非典型特征不能令人信服,特别是在有活动性慢性炎症或溃疡的背景下,可考虑不确定的异型增生。罕见的异型增生,如绒毛状或高黏液性异型增生也可发生在小肠。CD 相关的 SBA 典型为黏型,并且诊断时一般分期较晚。其他形态学类型包括黏液腺癌和印戒细胞癌。一项研究表明,35% 的 CD 相关的 SBA 具有印戒细胞特征,而原发 SBA 患者中则不存在[40]。CD 中小肠异型增生和 SBA 的免疫组织化学和分子研究显示,约 60% 的病例 p53 过表达,这有助于日常工作中高级别异型增生和浸润癌的诊断。一部分病例携带 KRAS 突变,

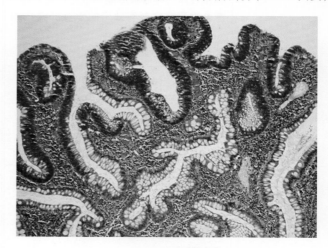

图 13.21 小肠克罗恩病伴低级别异型增生

但 *BRAF* 和 *PIK3CA* 突变及微卫星不稳定很少见[36,37]。

反流性回肠炎（溃疡性结肠炎的末端回肠炎）

定义

反流性回肠炎（backwash ileitis）是指溃疡性结肠炎（UC）患者回肠末端的轻度炎症。

临床特征

虽然 UC 被认为是一种局限于结肠的疾病，但文献报道 UC 末端回肠炎的发病率为 2%~100%；然而，早期研究中的大多数病例是 CD，而不是 UC[42]。最近的研究表明，10%~20% 的确诊 UC 患者可能存在回肠末端炎症[16,43-45]。末端回肠炎多见于严重全结肠炎或严重右半结肠炎患者，年龄较小，并伴有 PSC[46,47]。

"反流"一词意味着一个推测的病因，即当严重的 UC 累及回盲部时，结肠内容物通过功能不全的回盲瓣逆行流入末端回肠[48,49]。这一理论一直受到质疑，因为：①反流性结肠内容物可导致回肠炎症的事实从未得到证明。25% 的正常个体可发生回肠反流，但在正常人和 IBD 患者的回肠末端均未观察到异常[50]；②末端回肠炎也见于回盲部未受累或仅有轻度活动的 UC 患者[16,43-45]；③其他因素，如感染、非甾体抗炎药或酒精等，也可能导致 IBD 和非 IBD 患者的回肠炎。因此，一些作者认为反流性回肠炎可能代表了 UC 在回肠末端的原发性病变或直接蔓延，并提出 UC 相关性回肠炎一词[42]。在一些 UC 患者中，回肠末端炎症的性质还需要进一步的研究。

没有与反流性回肠炎相关的独特临床症状或体征。诊断是基于内镜和/或组织学检查结果。内镜检查显示，反流性回肠炎仅限于回盲瓣近端的几厘米范围内。回盲瓣通常是敞开的。黏膜炎症改变与结肠相似，包括水肿、红斑、颗粒和血管消失等，偶尔可见糜烂和溃疡。如果炎症在回肠末端延伸超过 5cm，或有狭窄或明显的溃疡，则支持 CD。

病理特征

在 UC 患者中，结肠切除标本上附着的末端回肠长度不同。近年来，回肠的平均长度约为 3cm（范围为 1.2~5cm）[16]。轻度和中度反流性回肠炎表现为黏膜水肿和红斑，伴或不伴局灶性糜烂，一般累及回肠末端<2cm。在严重的情况下，损伤可以延伸到几厘米，但很少超过 5cm，伴有广泛的黏膜溃疡和表面纤维蛋白脓性渗出物。损伤也呈带状分布，远端较明显，近端逐渐减弱，无狭窄或不连续的溃疡。

反流性回肠炎的组织学特点是固有层因水肿而扩张，炎症细胞浸润增多，固有层和黏膜上皮内中性粒细胞浸润，绒毛和隐窝结构不同程度紊乱，严重者可见黏膜糜烂或溃疡（图 13.22）。炎症可以从回盲瓣起连续分布或斑片状分布。炎症局限于黏膜，但可通过黏膜肌层向下延伸至黏膜下层，这种溃疡部位较典型。炎症活动是根据中性粒细胞浸润和黏膜损伤程度进行分级，范围从无、轻度、中度到重度活动性炎症。无活动性者，回肠黏膜显示固有层单核细胞浸润增加，但没有中性粒细胞，轻度绒毛萎缩，上皮再生改变。大多数病例表现为轻至中度活动性回肠炎（图 13.22）。在轻度病例中，固有层和绒毛顶端有散在的中性粒细胞，而中度活动显示中性粒细胞浸润增加，伴有隐窝炎、隐窝脓肿和局灶性糜烂。严重的反流性回肠炎不常见，黏膜广泛炎症，伴有溃疡和表面纤维蛋白脓性渗出物。反流性回肠炎中没有肉芽肿、深部溃疡、透壁炎症和淋巴细胞灶状聚集，这是鉴别 CD 的重要特征。

在考虑 CD 的鉴别诊断时，确定反流性回肠炎的慢性炎症是一个重要问题。除固有层炎性浸润外，慢性炎症的另外两个特征是绒毛和隐窝结构扭曲及假幽门腺化生。反流性回肠炎可表现为黏膜结构紊乱，但与 CD 相比通常较轻。由于固有层炎症和水肿，绒毛可以缩短、增宽或融合。隐窝出现萎缩或增生，大小、形状和分布各不相同。反流性回肠炎中假幽门腺化生的存在是有争议的。例如，Goldstein 等人在 143 例反流性回肠炎患者中，没有发现一例假幽门腺化生，但在 27% 的 CD 患者出现假幽门腺化生[16]。其他研究也没有发现反流性回肠炎中有假幽门腺化生，尽管病例数较少[44,45,51,52]。但 Haskell 等人发现在近 10%（4/34）的反流性回肠炎病例中发现假幽门腺化生[43]。然而，假幽门腺化生是回肠炎慢性化的最明确的组织学证据，在反流性回肠炎中很少见。一旦出现在 IBD 患者中，特别是在活检标本中，除非有令人信服的临床证据支持 UC，否则应始终考虑 CD。

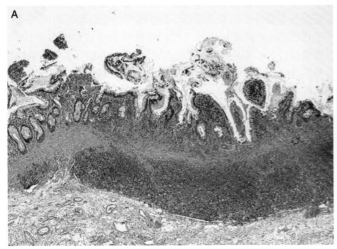
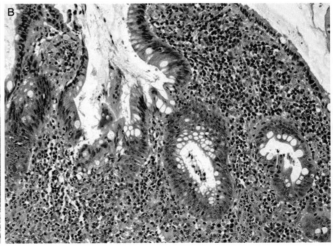

图 13.22　反流性回肠炎。（A）回肠黏膜表现为固有层混合性炎症细胞浸润、局灶性上皮损伤、轻度绒毛和隐窝结构紊乱，无肉芽肿或假幽门腺化生。（B）另一个病例显示固有层炎症伴中性粒细胞浸润

鉴别诊断

主要鉴别诊断为 CD。在切除标本上，疾病范围、狭窄、瘘管或裂隙状溃疡的大体表现，结合透壁炎症、淋巴细胞聚集和肉芽肿等显微镜下特征，有助于区分 CD 和反流性回肠炎。然而，仅凭末端回肠活检很难区分这两种疾病。主要的组织学特征，如活动性慢性黏膜炎症、黏膜结构扭曲或糜烂及溃疡，在 CD 和反流性回肠炎均可见到。在这种情况下，确定慢性炎症是一种重要的方法。虽然反流性回肠炎也有慢性炎症的共同特征，包括黏膜结构紊乱和固有层的淋巴浆细胞炎症，但结构扭曲和固有层淋巴浆细胞炎症的程度和范围往往比 CD 轻。如上所述，假幽门腺化生在反流性回肠炎中很少见。假幽门腺化生在鉴别 CD 与 UC 中的阳性预测值接近 98%[15]。假幽门腺化生与肉芽肿一样有助于协助诊断 CD。有时需要排除反流性回肠炎之外的引起 UC 患者终末回肠炎的原因，包括感染或非甾体抗炎药，并要与临床信息和其他辅助检查相结合。

治疗和预后

反流性回肠炎不需要特殊治疗。在结肠全切术后行回肠袋-肛门吻合术的 UC 患者，反流性回肠炎的存在不影响储袋的愈合[43,53]。末端回肠炎不是进行回肠袋和吻合术的禁忌证。一项研究表明，伴有反流性回肠炎的 UC 患者发生异型增生和结直肠癌的风险明显高于无反流性回肠炎的 UC 患者[54]。

回肠储袋炎

定义

回肠储袋炎指 UC 和家族性腺瘤性息肉病（familial adenomatous polyposis，FAP）患者因 IPAA 手术造成的回肠储袋特发性炎症。

临床特征

回肠储袋炎是回肠袋-肛门吻合术（ileal pouch-anal anastomosis，IPAA）最常见的并发症。约 50% IPAA 手术患者至少经历过一次回肠储袋炎发作。回肠储袋炎病原学目前尚不清楚。黏膜和肠道微生物群改变后的免疫反应失调，被认为在回肠储袋炎的发病机制中发挥重要作用[55]。急性或慢性回肠储袋炎的发生存在几种高风险因素，比如广泛性结肠疾病、吸烟、自身免疫病或 PSC、使用非甾体抗炎药和 *NOD2insC* 变异[56,57]。既往研究认为回肠储袋炎几乎仅发生在 UC 或其他类型的慢性结肠炎患者，而非 FAP 患者中。近期研究显示，回肠储袋炎在 FAP 患者中也非常普遍。回肠储袋炎在 FAP 患者中发生的时间较晚，且病程发展比 UC 患者缓慢[58]。回肠储袋炎患者排便频率增高（伴或不伴便血），可出现里急后重、失禁、下腹疼痛及夜间排便频率增高症状。病情严重的患者可能发生胃肠道外或全身性症状，包括发热、脱水、营养不良、贫血或严重关节疼痛。患者偶尔出现 CD 样并发症，比如近端回肠狭窄或回肠储袋狭窄、回肠瘘、肛裂或肛瘘，以至于临床医生可能会将最初的 UC 诊断修正为 CD[59]。

回肠储袋炎的临床表现缺乏特异性，且涵盖范围很广。回肠储袋炎的治疗需要综合临床症状、内镜结果（图 13.23）及组

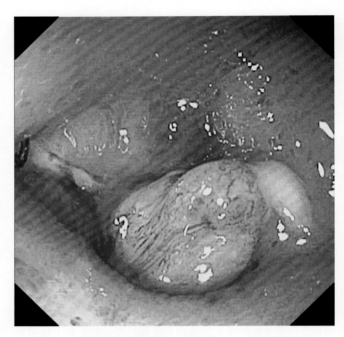

图 13.23　回肠储袋炎的内镜检查特征。黏膜质脆且伴水肿和多发小溃疡

织学特征。回肠储袋内镜检查可评估回肠储袋和近端结肠黏膜炎症，以及结构异常，包括狭窄、瘘管和直肠断端炎。目前，回肠储袋炎活动程度和评分系统主要用于临床研究[60]。可基于不同因素对回肠储袋炎进行不同的临床分类，用于疾病管理。例如，根据症状持续时间，回肠储袋炎可分为急性（<4 周）和慢性（≥4 周）；根据抗生素敏感性，可分为抗生素敏感型和抗生素依赖型；根据疾病发作频率，可分为频发回肠储袋炎（<3 次/年）或复发回肠储袋炎（>3 次/年）；根据发病原因不同，可分为特发性或继发性（感染、自身免疫相关性、黏膜或者血管性因素造成的炎症性或结构性回肠储袋疾病）[61]。

病理特征

大体检查

少数回肠储袋功能障碍的患者需要接受储袋切除手术。回肠储袋有几种不同术式选择。J 型和 S 型是最常用的回肠储袋形成术；Kock 袋或 K 袋用于肛门括约肌功能较差的患者；W 型回肠储袋由于并发症发生率较高，目前已经弃用。了解造袋构建解剖学和病因对于大体检查是必要的。回肠储袋炎一般出现黏膜水肿、红斑、血管正常形态消失、易碎、出血、糜烂和溃疡，可出现假膜性物质和缺血性坏死。如果出现狭窄、裂隙样溃疡、瘘管或窦道，提示 CD 的可能。储袋内很少出现息肉样病变和癌变。

组织学特征

和正常黏膜相比，所有储袋黏膜均会出现轻微形态学改变，这些改变是对新的肠道环境的适应性改变，包括固有层轻微炎症、绒毛变短、隐窝增生、潘氏细胞增加，但不会出现中性粒细胞浸润（图 13.24）[62]。回肠储袋炎的组织学改变与 CD 中的活动性慢性回肠炎相似，只是肉芽肿和假幽门腺化生比较少见。慢性回肠储袋炎或活动性慢性回肠储袋炎可用做病理诊断。慢性过程表现为黏膜固有层增厚，其间散在炎症细胞，主要为单核细胞，还可出现嗜酸性粒细胞及少量中性粒细胞；

绒毛结构发生改变,包括绒毛变短、增宽和形态的多变。隐窝腺体增生,分布不均、大小不一。肉芽肿偶可见于回肠储袋炎,多数是非干酪样的,并非 CD 的特异性改变。肉芽肿可能与异物、感染或隐窝破裂有关。出现中性粒细胞提示疾病处于活动期,基于炎症和黏膜损伤程度,活动性疾病可分为轻度、中度和重度。在轻度活动性回肠储袋炎中,中性粒细胞一般仅出现在表面上皮细胞内,出现隐窝炎和隐窝脓肿、黏膜糜烂和溃疡,提示中度和重度活动性回肠储袋炎(图 13.25A-C)。组织学对评估炎症活动度作用有限,因为组织学与临床和内镜改变并非完全吻合[63]。回肠储袋活检的临床意义在于发现一些 CD 样特征(肉芽肿和假幽门腺化生),同时排除感染、缺血等疾病及癌前病变或癌变等。

回肠储袋内镜检查的同时可行储袋近端和直肠断端活检。近端回肠通常也存在轻度非特异性炎症改变。溃疡、肉芽肿或假幽门腺化生的存在一般提示 CD(图 13.26)。直肠断端可出现 UC 相关改变,一般称为直肠断端炎,将在本书相关章节讨论。

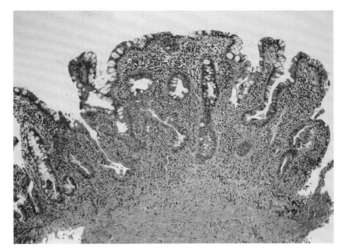

图 13.24　回肠储袋黏膜的适应性变化,包括固有层轻微炎症,无中性粒细胞,但存在轻微绒毛萎缩和隐窝增生

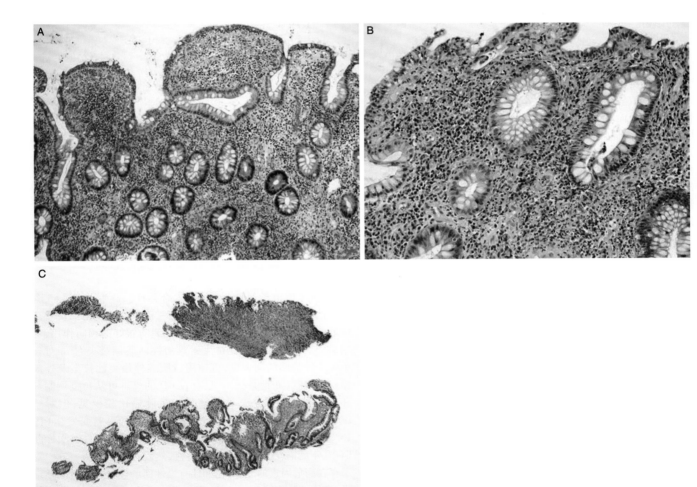

图 13.25　回肠储袋炎。(A)轻度活动性回肠储袋炎的特征包括固有层炎症、局灶性中性粒细胞浸润及轻度结构性变化。(B,C)一些重度病变患者出现明显中性粒细胞浸润和溃疡

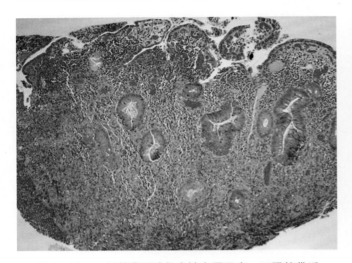

图 13.26　回肠储袋近端复发性克罗恩病。回肠储袋近端回肠存在活动性慢性回肠炎,伴溃疡和假幽门腺化生

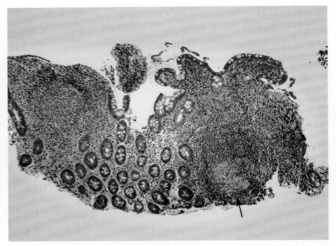

图 13.27　回肠储袋的复发性克罗恩病,可见伴非坏死性肉芽肿的活动性慢性回肠炎(箭头)

鉴别诊断

回肠储袋可出现慢性轻度非特异性炎症、轻度绒毛缩短和黏膜结构性改变,这些并非活动性慢性回肠储袋炎的形态学改变,而是回肠黏膜对新的肠腔环境的适应性变化[62]。吻合口活检出现明显的黏膜炎症、腺体扭曲变形和溃疡,往往为医源性黏膜损伤,而非回肠储袋炎。所有患者均应在初始检查中排除感染性回肠储袋炎。患者需要接受粪便培养和艰难梭菌毒素检测。巨细胞病毒(CMV)感染可以为原发或继发的,CMV免疫组织化学染色对病例诊断有帮助。缺血性回肠储袋炎的缺血性变化与其他部位的缺血性小肠结肠炎类似。对于难治性或复发性回肠储袋炎患者,如果回肠储袋黏膜活检发现 IgG4阳性浆细胞 > 10 个/HPF,则应考虑 IgG4 相关回肠储袋炎[64,65]。尽管血清 IgG4 水平和组织中 IgG4 阳性细胞数量之间并不具有相关性,其意义尚不明确。IgG4 相关回肠储袋炎并非属于 lgG4 相关疾病家族成员。IgG4 阳性细胞数量增加更有可能提示黏膜炎症的继发性变化,有研究发现在近 70% 的 UC患者中,结肠活检发现 IgG4 阳性浆细胞>10 个/HPF,UC 患者中的平均 IgG4 阳性浆细胞数量为 12.8 个/HPF[66]。

回肠储袋炎与 CD 的鉴别诊断具有临床意义。IPAA 术后,近 1/3 的患者被重新诊断为 CD,这是因为患者术前被误诊为 UC、未定型结肠炎和暴发性结肠炎[67]。活检标本的组织学评估可为 CD 相关并发症患者的确诊提供宝贵信息。CD 常出现结肠储袋近端活动性慢性炎,可出现溃疡(图 13.26)。77%被诊断为 CD 的患者存在回肠储袋的假幽门腺化生,而 22% 慢性回肠储袋炎患者存在假幽门腺化生[68]。回肠储袋活检出现与异物和隐窝损伤无关的肉芽肿提示 CD,但是需注意这些并非 CD 的特异性改变(图 13.27)。透壁性炎症可以见于切除的回肠储袋中,并非 CD 的特异性改变。

治疗和预后

抗生素是一线治疗,特别是环丙沙星和甲硝唑。急性回肠储袋炎一般对抗生素治疗的反应良好。如果患者在储袋构建后短期内出现回肠储袋炎症状,而且对抗生素治疗反应较

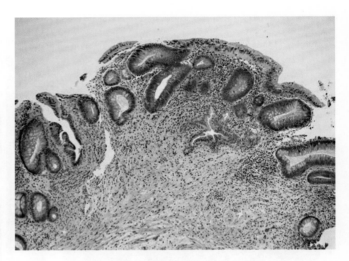

图 13.28　储袋的低级别癌前病变

差,则可考虑出现了如渗漏等手术合并症。益生菌 VSL#3 含有活性冻干菌,即四价乳酸菌菌株、三价双歧杆菌菌株及唾液链球菌亚种嗜热链球菌,这种益生菌具有很好的预防作用,可用于治疗复发性和慢性抗生素难治性回肠储袋炎[69]。对于免疫介导的回肠储袋炎,可使用口服或外用美沙拉秦及外用糖皮质激素(布地奈德)。已存在 CD 的患者可从免疫调制剂和生物制剂中获益。虽然储袋相关腺癌比较少见,但对于 IBD 的患者需要定期进行储袋内镜检查监测癌变发生(图13.28)。储袋炎的指南与炎症性肠病的指南相似。首次诊断 UC10 年后需要开始储袋内镜活检,然后每 3 年进行一次。对于存在高危因素的患者,比如伴有慢性回肠储袋炎或直肠残端炎、家族结肠癌或 PSC 病史,需要每 1~3 年进行一次储袋内镜检查。对于术前被诊断为结肠癌的患者,应每年进行一次储袋内镜检查和活检。

回肠储袋炎的预后取决于抗生素使用频率及难治性回肠储袋炎进展情况。5% ~ 19% 的急性回肠储袋炎患者发展为难治性或复发性疾病。1% ~ 12% 的患者存在完全性储袋功能缺失,需要进行永久性转道或切除。储袋切除的主要原因为败血

症（比如吻合口瘘管等）；机械性或功能性障碍（狭窄或梗阻）；疾病相关功能障碍（CD 最为常见）；癌症相关等原因[70]。

（邢呈娟　谢素玲 译　吕丽　姜支农 审）

参考文献

1. Farmer RG, Hawk WA, Turnbull RB Jr. Clinical patterns in Crohn's disease: a statistical study of 615 cases. Gastroenterology. 1975;68(4 Pt 1):627–35.

2. Lin J, McKenna BJ, Appelman HD. Morphologic findings in upper gastrointestinal biopsies of patients with ulcerative colitis: a controlled study. Am J Surg Pathol. 2010;34(11):1672–7. https://doi.org/10.1097/PAS.0b013e3181f3de93.

3. Crohn BB, Ginzburg L, Oppenheimer GD. Regional ileitis: a pathologic and clinical entity. 1932. Mt Sinai J Med. 2000;67(3):263–8.

4. Schwartz DA, Loftus EV Jr, Tremaine WJ, Panaccione R, Harmsen WS, Zinsmeister AR, et al. The natural history of fistulizing Crohn's disease in Olmsted County, Minnesota. Gastroenterology. 2002;122(4):875–80.

5. Wright EK, De Cruz P, Gearry R, Day AS, Kamm MA. Fecal biomarkers in the diagnosis and monitoring of Crohn's disease. Inflamm Bowel Dis. 2014;20(9):1668–77. https://doi.org/10.1097/MIB.0000000000000087.

6. Calabrese E, La Seta F, Buccellato A, Virdone R, Pallotta N, Corazziari E, et al. Crohn's disease: a comparative prospective study of transabdominal ultrasonography, small intestine contrast ultrasonography, and small bowel enema. Inflamm Bowel Dis. 2005;11(2):139–45.

7. Siddiki HA, Fidler JL, Fletcher JG, Burton SS, Huprich JE, Hough DM, et al. Prospective comparison of state-of-the-art MR enterography and CT enterography in small-bowel Crohn's disease. AJR Am J Roentgenol. 2009;193(1):113–21. https://doi.org/10.2214/AJR.08.2027.

8. Solem CA, Loftus EV Jr, Fletcher JG, Baron TH, Gostout CJ, Petersen BT, et al. Small-bowel imaging in Crohn's disease: a prospective, blinded, 4-way comparison trial. Gastrointest Endosc. 2008;68(2):255–66. https://doi.org/10.1016/j.gie.2008.02.017.

9. Fiorino G, Bonifacio C, Peyrin-Biroulet L, Minuti F, Repici A, Spinelli A, et al. Prospective comparison of computed tomography enterography and magnetic resonance enterography for assessment of disease activity and complications in ileocolonic Crohn's disease. Inflamm Bowel Dis. 2011;17(5):1073–80. https://doi.org/10.1002/ibd.21533.

10. Bruining DH, Zimmermann EM, Loftus EV Jr, Sandborn WJ, Sauer CG, Strong SA, et al. Consensus recommendations for evaluation, interpretation, and utilization of computed tomography and magnetic resonance enterography in patients with small bowel Crohn's disease. Radiology. 2018;286(3):776–99. https://doi.org/10.1148/radiol.2018171737.

11. Rommele C, Brueckner J, Messmann H, Golder SK. Clinical experience with the PillCam patency capsule prior to video capsule endoscopy: a real-world experience. Gastroenterol Res Pract. 2016;2016:9657053. https://doi.org/10.1155/2016/9657053.

12. Lee SD, Cohen RD. Endoscopy of the small bowel in inflammatory bowel disease. Gastrointest Endosc Clin N Am. 2002;12(3):485–93.

13. Sheehan AL, Warren BF, Gear MW, Shepherd NA. Fat-wrapping in Crohn's disease: pathological basis and relevance to surgical practice. Br J Surg. 1992;79(9):955–8.

14. Magro F, Langner C, Driessen A, Ensari A, Geboes K, Mantzaris GJ, et al. European consensus on the histopathology of inflammatory bowel disease. J Crohns Colitis. 2013;7(10):827–51. https://doi.org/10.1016/j.crohns.2013.06.001.

15. Doumit J, Shen B, Goldblum J, et al. Pyloric gland metaplasia- a specific histopathologic marker for Crohn's disease. Am J Gastroenterol. 2003;98(9):S260.

16. Goldstein N, Dulai M. Contemporary morphologic definition of backwash ileitis in ulcerative colitis and features that distinguish it from Crohn disease. Am J Clin Pathol. 2006;126(3):365–76. https://doi.org/10.1309/UAXMW3428PGN9HJ3.

17. Koukoulis G, Ke Y, Henley JD, Cummings OW. Obliterative muscularization of the small bowel submucosa in Crohn disease: a possible mechanism of small bowel obstruction. Arch Pathol Lab Med. 2001;125(10):1331–4. https://doi.org/10.1043/0003–9985(2001)125<1331:OMOTSB>2.0.CO;2.

18. Borley NR, Mortensen NJ, Jewell DP, Warren BF. The relationship between inflammatory and serosal connective tissue changes in ileal Crohn's disease: evidence for a possible causative link. J Pathol. 2000;190(2):196–202. https://doi.org/10.1002/(SICI)1096–9896(200002)190:2<196::AID-PATH513>3.0.CO;2–5.

19. Pulimood AB, Ramakrishna BS, Kurian G, Peter S, Patra S, Mathan VI, et al. Endoscopic mucosal biopsies are useful in distinguishing granulomatous colitis due to Crohn's disease from tuberculosis. Gut. 1999;45(4):537–41.

20. Geboes K, Collins S. Structural abnormalities of the nervous system in Crohn's disease and ulcerative colitis. Neurogastroenterol Motil. 1998;10(3):189–202.

21. Villanacci V, Bassotti G, Nascimbeni R, Antonelli E, Cadei M, Fisogni S, et al. Enteric nervous system abnormalities in inflammatory bowel diseases. Neurogastroenterol Motil. 2008;20(9):1009–16. https://doi.org/10.1111/j.1365–2982.2008.01146.x.

22. Mooney EE, Walker J, Hourihane DO. Relation of granulomas to lymphatic vessels in Crohn's disease. J Clin Pathol. 1995;48(4):335–8.

23. Matson AP, Van Kruiningen HJ, West AB, Cartun RW, Colombel JF, Cortot A. The relationship of granulomas to blood vessels in intestinal Crohn's disease. Mod Pathol. 1995;8(6):680–5.

24. Masia R, Peyton S, Lauwers GY, Brown I. Gastrointestinal biopsy findings of autoimmune enteropathy: a review of 25 cases. Am J Surg Pathol. 2014;38(10):1319–29. https://doi.org/10.1097/PAS.0000000000000317.

25. Yazisiz V. Similarities and differences between Behcet's disease and Crohn's disease. World J Gastrointest Pathophysiol. 2014;5(3):228–38. https://doi.org/10.4291/wjgp.v5.i3.228.

26. Gan HT, Chen YQ, Ouyang Q, Bu H, Yang XY. Differentiation between intestinal tuberculosis and Crohn's disease in endoscopic biopsy specimens by polymerase chain reaction. Am J Gastroenterol. 2002;97(6):1446–51. https://doi.org/10.1111/j.1572–0241.2002.05686.x.

27. Tandon HD, Prakash A. Pathology of intestinal tuberculosis and its distinction from Crohn's disease. Gut. 1972;13(4):260–9.

28. Alimchandani M, Lai JP, Aung PP, Khangura S, Kamal N, Gallin JI, et al. Gastrointestinal histopathology in chronic granulomatous disease: a study of 87 patients. Am J Surg Pathol. 2013;37(9):1365–72. https://doi.org/10.1097/PAS.0b013e318297427d.

29. Mehta V, Gupta A, Mahajan R, Narang V, Midha V, Sood N, et al. Symptomatic isolated terminal ileal ulcers: etiology and clinical significance. Endosc Int Open. 2017;5(7):E539–E46. https://doi.org/10.1055/s-0043–100688.

30. Courville EL, Siegel CA, Vay T, Wilcox AR, Suriawinata AA, Srivastava A. Isolated asymptomatic ileitis does not progress to overt Crohn disease on long-term follow-up despite features of chronicity in ileal biopsies. Am J Surg Pathol. 2009;33(9):1341–7. https://doi.org/10.1097/PAS.0b013e3181ad25b6.

31. Shen B. Exploring endoscopic therapy for the treatment of Crohn's disease-related fistula and abscess. Gastrointest Endosc. 2017;85(6):1133–43. https://doi.org/10.1016/j.gie.2017.01.025.

32. Munkholm P, Langholz E, Davidsen M, Binder V. Intestinal cancer risk and mortality in patients with Crohn's disease. Gastroenterology. 1993;105(6):1716–23.

33. Rutgeerts P, Geboes K, Vantrappen G, Beyls J, Kerremans R, Hiele M. Predictability of the postoperative course of Crohn's disease. Gastroenterology. 1990;99(4):956–63.

34. Regueiro M, Velayos F, Greer JB, Bougatsos C, Chou R, Sultan S, et al. American gastroenterological association institute technical review on the management of Crohn's disease after surgical

resection. Gastroenterology. 2017;152(1):277–95 e3. https://doi.org/10.1053/j.gastro.2016.10.039.

35. Hawkey CJ, Hommes DW. Is stem cell therapy ready for prime time in treatment of inflammatory bowel diseases? Gastroenterology. 2017;152(2):389–97 e2. https://doi.org/10.1053/j.gastro.2016.11.003.

36. Svrcek M, Piton G, Cosnes J, Beaugerie L, Vermeire S, Geboes K, et al. Small bowel adenocarcinomas complicating Crohn's disease are associated with dysplasia: a pathological and molecular study. Inflamm Bowel Dis. 2014;20(9):1584–92. https://doi.org/10.1097/MIB.0000000000000112.

37. Grolleau C, Pote NM, Guedj NS, Zappa M, Theou-Anton N, Bouhnik Y, et al. Small bowel adenocarcinoma complicating Crohn's disease: a single-centre experience emphasizing the importance of screening for dysplasia. Virchows Arch. 2017;471(5):611–7. https://doi.org/10.1007/s00428–017–2125-z.

38. Elriz K, Carrat F, Carbonnel F, Marthey L, Bouvier AM, Beaugerie L, et al. Incidence, presentation, and prognosis of small bowel adenocarcinoma in patients with small bowel Crohn's disease: a prospective observational study. Inflamm Bowel Dis. 2013;19(9):1823–6. https://doi.org/10.1097/MIB.0b013e31828c84f2.

39. Simon M, Cosnes J, Gornet JM, Seksik P, Stefanescu C, Blain A, et al. Endoscopic detection of small bowel dysplasia and adenocarcinoma in Crohn's disease: a prospective cohort-study in high-risk patients. J Crohns Colitis. 2017;11(1):47–52. https://doi.org/10.1093/ecco-jcc/jjw123.

40. Palascak-Juif V, Bouvier AM, Cosnes J, Flourie B, Bouche O, Cadiot G, et al. Small bowel adenocarcinoma in patients with Crohn's disease compared with small bowel adenocarcinoma de novo. Inflamm Bowel Dis. 2005;11(9):828–32.

41. Piton G, Cosnes J, Monnet E, Beaugerie L, Seksik P, Savoye G, et al. Risk factors associated with small bowel adenocarcinoma in Crohn's disease: a case-control study. Am J Gastroenterol. 2008;103(7):1730–6. https://doi.org/10.1111/j.1572–0241.2008.01847.x.

42. Patil DT, Odze RD. Backwash is hogwash: the clinical significance of ileitis in ulcerative colitis. Am J Gastroenterol. 2017;112(8):1211–4. https://doi.org/10.1038/ajg.2017.182.

43. Haskell H, Andrews CW Jr, Reddy SI, Dendrinos K, Farraye FA, Stucchi AF, et al. Pathologic features and clinical significance of "backwash" ileitis in ulcerative colitis. Am J Surg Pathol. 2005;29(11):1472–81.

44. Hamilton MJ, Makrauer FM, Golden K, Wang H, Friedman S, Burakoff RB, et al. Prospective evaluation of terminal ileitis in a surveillance population of patients with ulcerative colitis. Inflamm Bowel Dis. 2016;22(10):2448–55. https://doi.org/10.1097/MIB.0000000000000911.

45. Yamamoto T, Maruyama Y, Umegae S, Matsumoto K, Saniabadi AR. Mucosal inflammation in the terminal ileum of ulcerative colitis patients: endoscopic findings and cytokine profiles. Dig Liver Dis. 2008;40(4):253–9. https://doi.org/10.1016/j.dld.2007.11.020.

46. Yamaguchi N, Isomoto H, Shikuwa S, Ohnita K, Mizuta Y, Ito M, et al. Proximal extension of backwash ileitis in ulcerative-colitis—associated colon cancer. Med Sci Monit. 2010;16(7):CS87–91.

47. Navaneethan U, Jegadeesan R, Gutierrez NG, Venkatesh PG, Arrossi AV, Bennett AE, et al. Backwash ileitis and the risk of colon neoplasia in ulcerative colitis patients undergoing restorative proctocolectomy. Dig Dis Sci. 2013;58(7):2019–27. https://doi.org/10.1007/s10620–013–2571–7.

48. Mc CF, Bargen JA, et al. Involvement of the ileum in chronic ulcerative colitis. N Engl J Med. 1949;240(4):119–27. https://doi.org/10.1056/NEJM194901272400401.

49. Saltzstein SL, Rosenberg BF. Ulcerative colitis of the ileum, and regional enteritis of the colon. A comparative histopathologic study. Am J Clin Pathol. 1963;40:610–23.

50. Machado WM, Miranda JR, Morceli J, Padovani CR. The small bowel flora in individuals with cecoileal reflux. Arq Gastroenterol. 2008;45(3):212–8.

51. Geboes K, Ectors N, D'Haens G, Rutgeerts P. Is ileoscopy with biopsy worthwhile in patients presenting with symptoms of inflammatory bowel disease? Am J Gastroenterol. 1998;93(2):201–6. https://doi.org/10.1111/j.1572–0241.1998.00201.x.

52. Koukoulis GK, Ke Y, Henley JD, Cummings OW. Detection of pyloric metaplasia may improve the biopsy diagnosis of Crohn's ileitis. J Clin Gastroenterol. 2002;34(2):141–3.

53. Arrossi AV, Kariv Y, Bronner MP, Hammel J, Remzi FH, Fazio VW, et al. Backwash ileitis does not affect pouch outcome in patients with ulcerative colitis with restorative proctocolectomy. Clin Gastroenterol Hepatol. 2011;9(11):981–8. https://doi.org/10.1016/j.cgh.2011.07.018.

54. Heuschen UA, Hinz U, Allemeyer EH, Stern J, Lucas M, Autschbach F, et al. Backwash ileitis is strongly associated with colorectal carcinoma in ulcerative colitis. Gastroenterology. 2001;120(4):841–7.

55. Landy J, Al-Hassi HO, McLaughlin SD, Knight SC, Ciclitira PJ, Nicholls RJ, et al. Etiology of pouchitis. Inflamm Bowel Dis. 2012;18(6):1146–55. https://doi.org/10.1002/ibd.21911.

56. Achkar JP, Al-Haddad M, Lashner B, Remzi FH, Brzezinski A, Shen B, et al. Differentiating risk factors for acute and chronic pouchitis. Clin Gastroenterol Hepatol. 2005;3(1):60–6.

57. Tyler AD, Milgrom R, Stempak JM, Xu W, Brumell JH, Muise AM, et al. The NOD2insC polymorphism is associated with worse outcome following ileal pouch-anal anastomosis for ulcerative colitis. Gut. 2013;62(10):1433–9. https://doi.org/10.1136/gutjnl-2011–301957.

58. Quinn KP, Lightner AL, Pendegraft RS, Enders FT, Boardman LA, Raffals LE. Pouchitis is a common complication in patients with familial adenomatous polyposis following ileal pouch-anal anastomosis. Clin Gastroenterol Hepatol. 2016;14(9):1296–301. https://doi.org/10.1016/j.cgh.2016.04.010.

59. Goldstein NS, Sanford WW, Bodzin JH. Crohn's-like complications in patients with ulcerative colitis after total proctocolectomy and ileal pouch-anal anastomosis. Am J Surg Pathol. 1997;21(11):1343–53.

60. Heuschen UA, Allemeyer EH, Hinz U, Autschbach F, Uehlein T, Herfarth C, et al. Diagnosing pouchitis: comparative validation of two scoring systems in routine follow-up. Dis Colon Rectum. 2002;45(6):776–86; discussion 86–8.

61. Pardi DS, D'Haens G, Shen B, Campbell S, Gionchetti P. Clinical guidelines for the management of pouchitis. Inflamm Bowel Dis. 2009;15(9):1424–31. https://doi.org/10.1002/ibd.21039.

62. Shen B, Fazio VW, Remzi FH, Delaney CP, Bennett AE, Achkar JP, et al. Comprehensive evaluation of inflammatory and noninflammatory sequelae of ileal pouch-anal anastomoses. Am J Gastroenterol. 2005;100(1):93–101. https://doi.org/10.1111/j.1572–0241.2005.40778.x.

63. Shen B. Pouchitis: what every gastroenterologist needs to know. Clin Gastroenterol Hepatol. 2013;11(12):1538–49. https://doi.org/10.1016/j.cgh.2013.03.033.

64. Shen B, Bennett AE, Navaneethan U. IgG4-associated pouchitis. Inflamm Bowel Dis. 2011;17(5):1247–8. https://doi.org/10.1002/ibd.21441.

65. Navaneethan U, Bennett AE, Venkatesh PG, Lian L, Hammel J, Patel V, et al. Tissue infiltration of IgG4+ plasma cells in symptomatic patients with ileal pouch-anal anastomosis. J Crohns Colitis. 2011;5(6):570–6. https://doi.org/10.1016/j.crohns.2011.05.011.

66. Virk R, Shinagare S, Lauwers GY, Yajnik V, Stone JH, Deshpande V. Tissue IgG4-positive plasma cells in inflammatory bowel disease: a study of 88 treatment-naive biopsies of inflammatory bowel disease. Mod Pathol. 2014;27(3):454–9. https://doi.org/10.1038/modpathol.2013.121.

67. Wolf JM, Achkar JP, Lashner BA, Delaney CP, Petras RE, Goldblum JR, et al. Afferent limb ulcers predict Crohn's disease in patients with ileal pouch-anal anastomosis. Gastroenterology. 2004;126(7):1686–91.

68. Agarwal S, Stucchi AF, Dendrinos K, Cerda S, O'Brien MJ, Becker JM, et al. Is pyloric gland metaplasia in ileal pouch biopsies a marker for Crohn's disease? Dig Dis Sci. 2013;58(10):2918–25. https://doi.org/10.1007/s10620–013–2655–4.

69. Shen B, Brzezinski A, Fazio VW, Remzi FH, Achkar JP, Bennett AE, et al. Maintenance therapy with a probiotic in antibiotic-dependent pouchitis: experience in clinical practice. Aliment Pharmacol Ther. 2005;22(8):721–8. https://doi.org/10.1111/j.1365–2036.2005.02642.x.

70. Conway R, Byrne DG, O'Riordan D, Silke B. Improved outcomes of high-risk emergency medical admissions cared for by experienced physicians. QJM. 2015;108(2):119–25. https://doi.org/10.1093/qjmed/hcu171.

第 14 章
药物性损伤、血管性、先天性和其他疾病

Lizhi Zhang

药物性损伤

非甾体抗炎药（NSAID）诱导的肠病

定义

非甾体抗炎药（nonsteroidal Anti-inflammatory Drugs，NSAID）诱导的肠病是一种由 NSAID 使用引起的小肠损伤，与 NSAID 诱导的胃肠道其他位置的损伤相比，具有不同的临床病理特征。

临床特征

由于处方药的使用增加及小肠可视化内镜技术的进步（如胶囊内镜和双气囊内镜），NSAID 诱导肠病的发病率在过去几十年里不断上升。早年的报道显示，服用 NSAID 的人群中仅不足 10% 病例存在小肠溃疡[1]。但是，新近基于先进的内镜研究显示，NSAID 诱导的小肠溃疡发病率高达 50%～80%[2-4]。NSAID 诱导的肠病被报道率低的另外一个原因在于，与 NSAID 诱导的胃、十二指肠和结肠损伤相比，大部分小肠患者症状不特异或者处于亚临床症状状态[5]。NSAID 诱导的肠病患者可能出现多种表现，包括腹痛、腹泻、消化不良及更为严重的并发症，比如隐血或明显出血造成的缺铁性贫血、肠病造成的低白蛋白血症或吸收不良、溃疡或肠隔膜造成的小肠狭窄和梗阻、穿孔造成的急腹症，甚至死亡[4,6-9]。

虽然我们已经了解 NSAID 诱发胃及十二指肠损伤的机制，但对于 NSAID 诱发肠病的发病机制却知之甚少，原因在于小肠远端的黏膜损伤可能是由多种因素引起的。NSAID 诱发黏膜损伤的常见途径是通过对环氧合酶（cyclooxygenase，COX）的抑制作用，从而降低前列腺素合成，导致黏膜血流量减少、小肠上皮的直接损伤，以及胆汁、细菌、蛋白水解酶和毒素在肠道的通透性增加，从而诱发炎症及组织损伤，导致糜烂、溃疡和出血。COX 有两种同工酶，COX-1 和 COX-2。过去一般认为只有 COX-1 被抑制与黏膜损伤有关，但是近期的研究发现，COX-1 和 COX-2 在维持黏膜完整性、修复组织损伤、缓解炎症上的重要性相当。因此，非选择性 NSAID 和选择性 COX-2 抑制剂在诱导小肠损伤方面不存在显著差异[10,11]。

除了通过降低前列腺素合成诱导黏膜损伤外，NSAID 也可影响在相关肠病中发挥重要作用的另外两个因素，即肠道菌落和肝肠循环。动物研究显示，无菌大鼠或小鼠不会出现 NSAID 诱导的损伤，但革兰氏阴性细菌再定植后小肠容易受到损伤[12,13]。此外，一些抗生素可减少 NSAID 诱导的肠病，益生菌也可降低 NSAID 诱导的肠病严重程度[14,15]。另一方面，质子泵抑制剂（PPI）可诱导慢性酸抑制，进而导致细菌过度生长，通过肠道菌群失调加重 NSAID 诱导的肠病[16-18]，尽管目前已确定 PPI 可降低 NSAID 导致的胃和十二指肠溃疡及出血风险[19]。

肝肠循环可延长某些 NSAID 暴露时间，暴露时间长短也是 NSAID 诱导的肠病发病机制中的一个关键因素。研究显示，如果 NSAID 不经过肝肠循环则不会诱导小肠黏膜损伤[20-22]。如果使用肠溶阿司匹林，这种情况将变得尤为重要。这是因为常规的阿司匹林在胃和十二指肠中快速吸收，不经过肠肝循环。但是肠溶阿司匹林主要在小肠溶解，并进入肠肝循环，在小肠远端造成损伤[23,24]。鉴于其与克罗恩病（CD）的相似性，临床医生和病理医生可能对 NSAID 诱导的末端回肠黏膜损伤和溃疡感到十分困惑。NSAID 诱导的肠病的临床诊断主要依赖 NSAID 使用史、内镜检查结果及排除其他相关疾病，如感染或 IBD[25]。在内镜检查中，NSAID 诱导的肠病表现为瘀点、糜烂、溃疡、出血或狭窄。隔膜样结构罕见，但却是 NSAID 诱导的肠病的一种病理学征象，尽管在未使用过 NSAID 的患者中也报道过这种情况[26]。该病的特征为，黏膜组织和黏膜下组织共同向管腔突起，造成狭窄，可伴或不伴梗阻症状[27,28]。

病理特征

NSAID 诱导的肠病节段性小肠切除在手术病理中偶尔会遇到，通常是原因不明的小肠梗阻、穿孔或隔膜造成的。严重情况下，该病会累及整个小肠，或者局部组织。黏膜异常包括绒毛萎缩、糜烂、出血和溃疡。溃疡在回肠中较为普遍，可为单个或多个，大小各异，从口疮样病变到小穿孔性溃疡再到广泛深溃疡不等（图 14.1）。溃疡可能出现穿孔。纤维化一般与可能造成狭窄的溃疡有关。浆膜一般不明显，但在隔膜病可观察到环状浆膜缩窄（图 14.2A）[26,29]。不存在脂肪包裹或肠粘连。隔膜病是 NSAID 诱导的肠病独有的表现。一般可形成多个大小、高度各异的隔膜，代表隔膜形成的不同阶段（图 14.2B）。

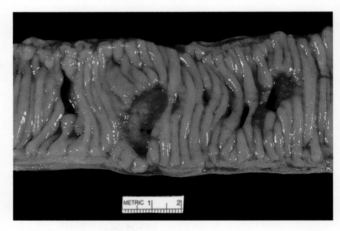

图 14.1 NSAID 诱导的肠病。多个散在溃疡，以及溃疡间外观正常的黏膜

完全形成的隔膜是伴随肠腔狭窄的周围薄黏膜突起,将小肠分为多个隔室;或者看上去像高环状襞、宽底隆起或平坦狭窄[29,30]。线状溃疡一般位于隔膜的端部。线状周围溃疡被认为是隔膜的前兆[31]。

在显微镜下,NSAID 诱导的肠病可表现出各种非特异性形态学变化。早期上皮损伤可表现为细胞质空泡化或绒毛顶部黏液缺乏、轻度绒毛变钝及固有层炎症细胞浸润增多,包括中性粒细胞和嗜酸性粒细胞(图 14.3A)。隐窝炎或隐窝脓肿罕

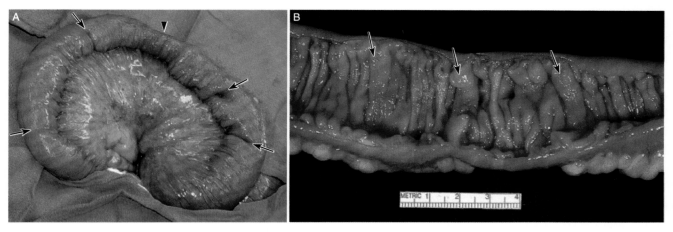

图 14.2　隔膜病。(A)多个环状浆膜缩窄(长箭头)和短狭窄段(三角箭头)。(B)标本打开后可看到多个由周围黏膜突起形成的隔膜(长箭头),伴浅表溃疡和肠腔狭窄

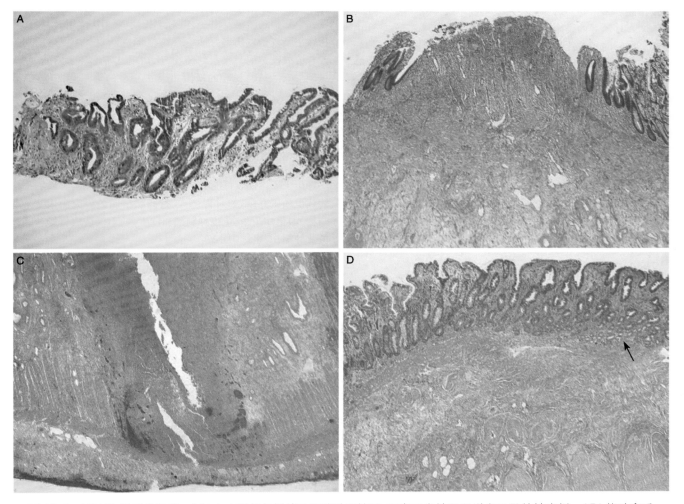

图 14.3　NSAID 诱导的肠病。(A)上皮损伤包括绒毛顶端黏液缺乏、固有层炎性浸润增多及局灶性糜烂。(B)伴致密垂直纤维化的溃疡,且底部的炎性浸润较少。(C)穿透性深溃疡。(D)慢性黏膜损伤,伴结构扭曲、绒毛萎缩、假幽门腺化生(箭头)及黏膜和黏膜下纤维化

见。严重时可出现完全绒毛萎缩,但无上皮内淋巴细胞增多。糜烂和溃疡常见。假膜生成中可出现广泛糜烂。溃疡一般为浅表性,伴致密的垂直性纤维化,且底部的炎性浸润较少(图14.3B)。较深溃疡,但不是 CD 中观察到的裂隙状溃疡,可能与穿孔有关(图 14.3C)。

通常存在慢性特征,见于靠近溃疡或隔膜的黏膜上。经常可以看到轻微隐窝结构扭曲、假幽门腺化生或隐窝缺失。黏膜或黏膜下纤维化较为常见,一般与溃疡有关(图 14.3D)。经常存在由慢性损伤造成的神经肌肉变化,比如黏膜肌层重复,或神经纤维和神经节细胞增加,特别是在隔膜病中。与 NSAID 诱导的肠病中隔膜的典型内镜表现和大体外观不同,隔膜的显微镜下特征不显著,隔膜可能看上去像增高或增厚的环状襞。被覆上皮中常有糜烂和溃疡。黏膜和黏膜下层存在与肠腔表面垂直的纤维化、增生血管及大量结缔组织。以上特征最初被描述为神经肌肉和血管错构瘤样变化[32],但后来被证明与隔膜病中的变化相似[29,33]。隔膜也可能是宽底,无明显突起(图14.4)。被覆上皮可能有糜烂,或出现明显反应性/再生性上皮异型,与显著结构扭曲、炎症和致密纤维化有关。未在隔膜病中发现 CD 的特征,比如肉芽肿或透壁性炎[29]。

鉴别诊断

NSAID 诱导的肠病的组织学诊断需要了解临床表现和内镜检查之间的相关性,这是因为除了隔膜病之外没有其他特异性组织病理特征。因不明原因梗阻、出血或穿孔需行小肠切除术时,可以考虑 NSAID 诱导的肠病可能性。可通过狭窄或溃疡内镜检查收集活检标本,特别是远端和末端回肠,用于病理学检查。上述小肠病变的鉴别诊断涵盖多种疾病,包括 CD、缺血性肠病、机械损伤、其他药物性损伤比如降钾树脂或缓效钾、白塞病,甚至肿瘤。病理医生经常仅能提供描述性报告,列出几种主要的可能疾病,帮助临床医生基于恰当的临床证据鉴别病因。

目前,结肠镜检查时常规回肠检查可完善检查流程,提高诊断效率。检查流程中有时可发现孤立性末端回肠溃疡,并对溃疡进行活检用于病理学评估。即使进行了彻底的临床和病理学检查,也仅有一半孤立性末端回肠溃疡患者可以确定病因。其中 CD 和 NSAID 诱导的溃疡是主要原因(也可参见第13章中的表 13.2)[34]。显微镜下,如果回肠溃疡表现为更严重的炎症和结构扭曲,特别是存在肉芽肿时,一般考虑为 CD。NSAID 诱导的溃疡纤维化程度更高,而炎症水平较低。但是,仅根据组织学很难明确诊断,还需要排除其他疾病,包括肠结核。

治疗和预后

虽然大部分 NSAID 诱导的肠病属于亚临床疾病,但合并症如出血、梗阻或穿孔,可能与 NSAID 诱导的胃和十二指肠损伤中的合并症一样常见和严重。预防或治疗 NSAID 诱导的肠病最重要、最有效的方法是停止 NSAID 使用。非梗阻症状在停药后将迅速改善。但是,狭窄造成的梗阻症状不太可能缓解,需要使用内镜介入技术,比如内镜直视下球囊扩张或针刀电切。内镜无法到达的狭窄、多个隔膜样狭窄、明显出血或穿孔也是手术切除适应证。

研究人员投入大量精力开发针对长期 NSAID 使用者的预防性药物,但成效有限。用于治疗 NSAID 诱导的胃和十二指肠损伤的药物,比如 PPI、H_2 拮抗剂或硫糖铝无法有效预防小肠损伤[5];与非选择性 NSAID 相比,COX-2 抑制剂被认为可减少胃和十二指肠溃疡及出血,但对于长期 NSAID 使用者,两种药物在小肠损伤发病率方面不存在显著差异[10,11]。促进前列腺素合成或模仿前列腺素的药物,比如瑞巴匹特和米索前列醇,可能降低 NSAID 诱导的损伤,但需要更多的研究验证这一有效性,且一些严重不良反应可能限制了这些药物的使用[35,36]。抗生素如甲硝唑或益生菌配方,也许可有效对抗 NSAID 诱导的损伤,但还需更多的临床研究[37,38]。

其他药物诱导损伤

由于可达性较低,我们对其他药物诱导的空肠和回肠损伤的认识和研究,不如对胃、十二指肠和结肠的研究深入。某些药物,如化疗药物、免疫抑制剂和抗生素,不仅造成胃肠道其他位置的损伤,也影响小肠。

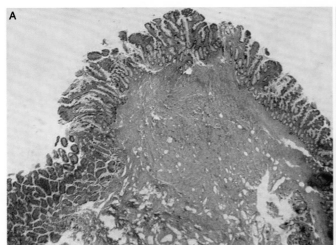
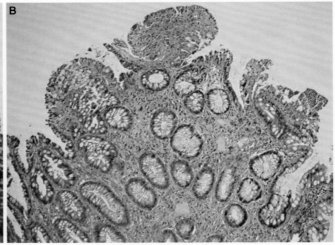

图 14.4 NSAID 诱导的肠病中的隔膜。(**A**)一个宽底黏膜突起,与肠腔表面垂直,由黏膜和黏膜下纤维化、增生血管及大量结缔组织组成。(**B**)隔膜顶端存在表面上皮损伤,伴炎症加重、结构扭曲、局灶性糜烂及反应性/再生性变化

化疗

化疗相关胃肠道合并症是常见疾病。由于细胞分裂速度快，小肠黏膜对化疗药物造成的损伤最为敏感。黏膜损伤的严重性与药物剂量、给药途径、联合用药情况及同时进行放疗有关。内镜下小肠黏膜损伤可表现为广泛性溃疡、糜烂或活动性出血[39]。显微镜下表面上皮细胞早期变化包括黏液缺乏、刷状缘消失、细胞质空泡化及细胞核变大。细胞可能呈立方形。隐窝底部的细胞凋亡显著增加[40-42]。包括嗜酸性粒细胞在内的炎症细胞浸润可能增加。黏膜出现水肿和充血。化疗几天后出现绒毛变短和隐窝发育不良。绒毛变钝程度从轻度到完全萎缩不等。严重时，小肠黏膜可能被溃疡完全破坏，隐窝仅在固有层散在分布。剩余的隐窝数量减少及萎缩。化疗可导致上皮细胞和基质细胞轻度异型性，减少固有层的淋巴组织和细胞，远端回肠可能缺乏集合淋巴小结（Peyer patches）。再生一般发生在化疗 2 周后。绒毛和隐窝在第 16 天恢复到正常长度[42]。存在大量有丝分裂，再生细胞可出现明显细胞学异型性。隐窝可能扩张，出现增生性改变。鉴别诊断的内容主要包括感染和缺血。凋亡细胞、隐窝缺失和细胞学异型性的存在提示化疗诱导的损伤。鉴于免疫抑制状态，伴随感染比如巨细胞病毒（CMV）或念珠菌感染并不少见。经常需要特殊染色，以排除以上可能性。

免疫抑制剂

免疫抑制剂广泛用于器官移植、IBD 和自身免疫病。常用的免疫抑制剂包括皮质类固醇、TNF 拮抗剂、环孢霉素、他克莫司、麦考酚酯、硫唑嘌呤和甲氨蝶呤。这些药物均与胃肠道合并症有关。但是，对空肠和回肠的影响还不清楚。皮质类固醇可造成回肠固有层内淋巴组织和炎症细胞缺乏（图 14.5）；研究人员已充分描述了麦考酚酯诱导的上下胃肠道黏膜损伤[43-45]，其特征为移植物抗宿主病（GVHD）样变化，包括凋亡增加、隐窝结构紊乱、固有层水肿，以及炎症加重、隐窝炎和隐窝缺失。其中一项研究描述了末端回肠变化[44]。五次末端回肠活检中四次发现异常。两名患者为 GVHD 样特征，但其中一例同时存在 CD 的特征，包括肉芽肿性炎症。其他异常病例为局灶性活动性回肠炎。

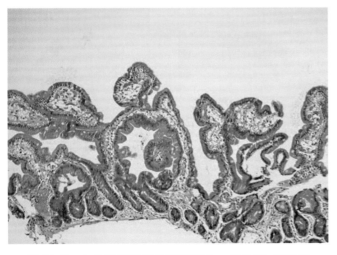

图 14.5　皮质类固醇相关回肠变化。请注意，固有层空虚，无淋巴组织，炎症细胞较少

缺血、血管源性或结构异常

缺血性小肠炎

定义

缺血性小肠炎（ischemic enteritis）是因肠道血液供给突然丧失或慢性肠道血液供给不足造成的小肠炎症、损伤或坏死。

临床特征

缺血性小肠炎少见，主要发生在有心血管基础疾病的老年人中。实际上，任何年龄的人群均可发生缺血性小肠炎，包括婴儿。小肠缺血的病因学多种多样，可分为急性或慢性、闭塞性或非闭塞性、小肠内在或外在原因造成的。动脉缺血比静脉缺血更常见，常见原因见表 14.1。缺血性小肠炎的临床表现缺乏特异性，且随病因的不同而变化。缺血性小肠炎的严重程度和临床病程从无症状一过性最小缺血发作到大范围甚至是致命的出血性梗死不等。一般来说，急性阻塞性小肠缺血表现为急腹症，患者突然发作，伴腹部绞痛和血性腹泻。随着缺血持续和梗死的出现，患者发展为发热、麻痹性肠梗阻、腹膜炎、低血压和白细胞计数上升。慢性发作期的患者伴或不伴腹痛，但随着餐后血流量需求的增加，患者出现体重下降和食物恐惧。患者还可能出现恶心、呕吐、血便或腹水。

缺血性小肠炎的内镜特征包括黏膜充血、水肿或溃疡，但这些不是缺血损伤的特异性特征。小肠缺血的实验室检测一般是非特异性的。影像学检查对于诊断的确立和病因学鉴别非常重要。主要血管中的血流可用双功能超声检查评估。增强 CT 可找到缺血性小肠炎的缺血证据，比如血管充盈缺损、动

表 14.1　小肠缺血的常见原因

原因	疾病
系统性低血流状态	心排血量低、低血压和休克
动脉闭塞性疾病	栓塞，血栓形成，动脉粥样硬化，主动脉瘤，主动脉夹层，附壁血栓阻塞及肿瘤
肠系膜静脉阻塞	肠系膜静脉血栓形成，特发性肠系膜静脉内膜增生
坏死性小肠结肠炎	新生儿、热带（坏死性小肠炎）
血管炎	结节性多动脉炎、过敏性紫癜、显微镜下多血管炎、Churg-Strauss 综合征、川崎病扭转
机械性血管压迫	肠扭转、肠套叠、疝形成和腹腔压迫
药物	口服避孕药、可卡因、洋地黄、缩血管药物、氯化钾
感染	巨细胞病毒、真菌、艰难梭菌和产肠毒素的大肠埃希菌
其他	淀粉样变性、胶原血管病、辐射损伤、凝血障碍和透析

脉狭窄、肠壁增厚和水肿、不同肠道增强模式、肠系膜脂肪堆积及游离液体[46]。CT血管造影依然是评估急性和慢性肠系膜缺血的标准检测。CT血管造影是一项无创且迅速的检查，敏感性和特异性强[47]。磁共振动脉造影偶尔用于评估肠系膜上动脉和下动脉通畅性，但其在远端动脉狭窄和非阻塞性肠系膜缺血评估中的作用有限。

病理特征

在大体检查和显微镜检查中，缺血性小肠炎的病理特征涵盖的范围较广，取决于基本病因、缺血发生的时间和持续时间、血管阻塞的大小和严重性及再灌注。因此，缺血性小肠炎的病理特征从最小变化到广泛性透壁梗死和穿孔不等。缺血性小肠炎中切除样本要比黏膜活检更普遍。大体检查不仅记录了缺血损伤的存在，而且对于确定缺血范围、切缘状态、相关疾病和可能的病因学十分重要（图14.6A，B）。缺血性小肠的早期变化包括水肿、充血、局灶性出血和黏膜脱落。随着缺血的持续，黏膜出现弥漫性溃疡、出血和坏死。浆膜颜色变得暗淡，呈深红色或蓝棕色。后期发展为蓝黑色透壁坏死、肠气囊肿病和穿孔。肠壁变得非常薄且易碎，肠腔内通常含有大量血液。缺血损伤一般具有位置性，取决于血流在受累肠道中的分布。缺血肠道很容易与未受累肠道区分开。鉴别相关疾病如肠扭转、

疝形成或肠套叠，有助于分析病因。还应该仔细检查附着的肠系膜，将包含血管的节段送检，观察是否存在栓塞、血栓、动脉粥样硬化、淀粉样变性和血管炎（图14.7）。纤维化和多个狭窄形成是慢性缺血性小肠炎的主要特征。

缺血性小肠炎的显微镜下变化与胃肠道其他位置的缺血损伤相似（图14.8）。黏膜最容易发生缺血，也是最先受损的部位。血管完全阻塞后的前几个小时，绒毛内衬上皮细胞从基底膜上脱落，裸露的黏膜出现溃疡。这一过程从绒毛尖开始，逐渐向隐窝底部扩展。隐窝一开始可能保持完整，但随后发生扩张和萎缩。固有层出现水肿和充血的毛细血管，伴纤维蛋白和红细胞外渗（图14.8A）。急性血管完全闭塞后几个小时，上皮完全丢失，整个肠壁出现坏死，可能发生穿孔（图14.8B，C）。伴凝固性坏死的炎症一般不显著，与自体溶解相似。黏膜毛细血管中经常可发现纤维蛋白血栓。如果可维持部分血流，那么缺血性变化经常与再灌注效应叠加。固有层充血、出血，毛细血管扩张，中性粒细胞迁移并伴隐窝炎。坏死和炎性碎片填充隐窝，最终形成由坏死上皮、纤维蛋白性渗出物和炎性细胞组成的假膜。如果受累节段较小，且存在侧支循环，那么愈合过程可能与叠加的再生变化同时进行。

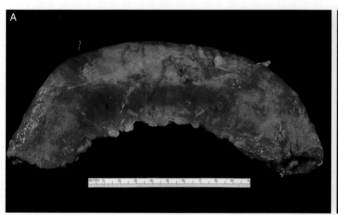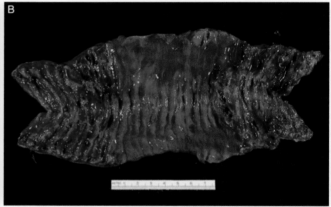

图14.6 缺血性小肠炎。（A）一段小肠存在水肿、充血、局灶性出血和浆膜暗淡。（B）打开后发现弥漫性黏膜溃疡、出血和坏死

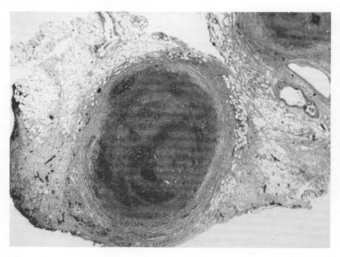

图14.7 肠系膜血管内的血栓造成缺血性小肠炎

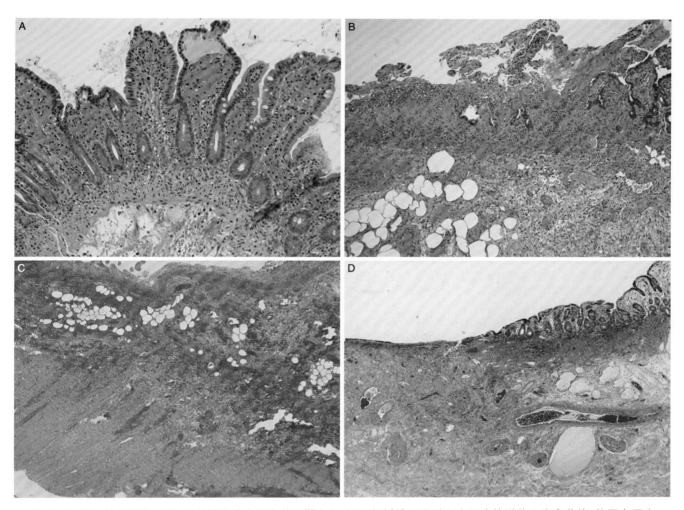

图 14.8　缺血性小肠炎。(A)急性缺血性小肠炎的早期变化,特征包括绒毛内衬上皮细胞的脱落及隐窝萎缩,伴固有层水肿、充血和红细胞外渗。(B)严重急性缺血性小肠炎,伴上皮坏死、隐窝丢失、出血,炎症不太明显,假膜形成。(C)全层坏死。(D)慢性缺血性小肠炎伴溃疡。请注意,溃疡附近上皮的慢性缺血损伤

在初期的缺血损伤后,存在慢性炎症的肉芽肿组织替代溃疡区域,发生纤维化(图 14.8D)。慢性缺血区域纤维化程度取决于可能造成狭窄的缺血损伤程度。去除出血区域红细胞后,含铁血黄素的巨噬细胞为缺血损伤提供了重要诊断线索。再生上皮出现结构扭曲、有丝分裂增多及内分泌细胞增生。固有层存在不同程度的纤维化、混合炎症及毛细血管扩张和突出。

鉴别诊断

缺血性小肠炎的诊断大部分基于切除的小肠样本检查,这种诊断通常不存在什么障碍。但病理医生并不经常遇到小肠缺血的黏膜活检。诊断中遇到的挑战是由缺血原因、早期或慢性缺血性变化及相关合并症决定的。病因的确认需要综合临床病史、影像学检查、肠系膜和小肠壁的大体检查和显微镜检查。比如,对于存在缺血性小肠炎的系统性红斑狼疮患者,发现合并纤维蛋白性样坏死的血管炎对系统性红斑狼疮相关胃肠病具有诊断价值(图 14.9A,B)。早期变化特别是血管部分阻塞的早期变化,一般为轻度,而且缺乏特异性。小肠可能仅仅存在水肿、充血和绒毛尖上皮的局部浅表脱落。我们需要排除其他可能的原因,比如感染、药物性损伤甚至假象。慢性缺

血存在黏膜溃疡、狭窄和纤维化,这些特征与 CD 相似。发现含有含铁血黄素的巨噬细胞、明显纤维化和血管病变可支持缺血性病因,而 CD 表现为透壁炎症、肉芽肿和胃肠道其他部位受累。

治疗和预后

缺血性小肠炎的治疗依赖于明确病因。除了综合管理如疼痛控制和抗生素的使用外,肠系膜动脉阻塞可行开腹手术联合栓塞切除术、血运重建术治疗,或血栓溶解联合腔内血管成形和支架植入术治疗。对于非阻塞性肠系膜缺血,治疗主要针对病因联合血流动力学。预后也与病因学有关。总体而言,静脉病因患者的预后优于动脉病因。据报道,急性肠系膜缺血患者的死亡率接近 50%[48]。

系统性血管炎的小肠受累

系统性血管炎可同时累及肠系膜和小肠壁,并造成小肠缺血。大部分患者有慢性临床表现,但可能出现急性肠系膜缺血。临床特征和病理检查结果随血管炎类型的不同而变化。大血管血管炎(大动脉炎和巨细胞动脉炎)很少累及胃肠道。

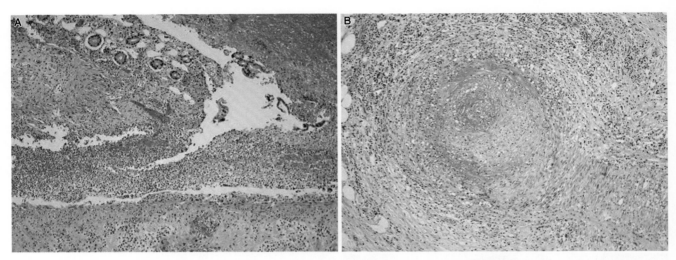

图 14.9　系统性红斑狼疮相关缺血性小肠炎。（A）小肠存在急性缺血损伤。（B）狼疮血管炎，伴纤维蛋白样坏死和肠系膜血管中嗜酸性和均质的蛋白质样物质的腔内沉积

中小血管血管炎常累及小肠。这种情况在以下疾病中最常见：过敏性紫癜、结节性多动脉炎、抗中性粒细胞胞质抗体（ANCA）相关血管炎（嗜酸性肉芽肿性多血管炎、肉芽肿性多血管炎和显微镜下多血管炎）。一些极其罕见的特发性系统性血管病变如恶性萎缩性丘疹病（Degos disease），也可累及小肠，造成梗死（图 14.10A，B）[49,50]。但是，胃肠道受累的诊断主要依赖于系统性血管炎诊断的确立及肠外表现，病理学确认一般是基于切除组织而不是活检。

结节性多动脉炎

结节性多动脉炎（polyarteritis nodosa，PAN）是一种系统性坏死性血管炎，可累及中等大小动脉，偶尔累及小动脉。结节性多动脉炎与 ANCA 无关。结节性多动脉炎患者一般存在系统性症状，如发热、疲劳、体重下降、多系统受累迹象[51]。14%~65% 结节性多动脉炎患者胃肠道受累，腹痛特别是餐后腹痛是最常见的症状[52]。患者还可能出现恶心、呕吐、血性腹泻或非血性腹泻，甚至更严重的合并症，包括肠梗死、穿孔或危

及生命的胃肠道出血。与胃肠道其他位置相比，肠系膜血管炎更有可能累及小肠。免疫抑制比如皮质类固醇或环磷酰胺的使用是主要治疗方式，可显著降低死亡率。

虽然结节性多动脉炎一般会累及小肠，且内镜检查通常可发现缺血病变比如溃疡，但结节性多动脉炎的诊断很少基于胃肠道活检。由于活检位置表浅，因此一般观察不到血管炎特征[53]。切除样本存在缺血损伤。显微镜下，血管炎局限于中小动脉，静脉不受累。结节性多动脉炎的典型特征为透壁炎性浸润和动脉壁的纤维蛋白样坏死（图 14.11）。炎症主要由中性粒细胞和嗜酸性粒细胞组成。通常存在血栓。炎症一般延伸至周围软组织。肠壁出现多种缺血变化，从黏膜充血、水肿、溃疡到坏死和梗死不等。急性期后，动脉壁炎症和破坏被单核细胞浸润、肉芽组织和纤维化替代。

过敏性紫癜

过敏性紫癜（Henoch-Schönlein purpura，HSP）也被称作 IgA 血管炎、变态反应性紫癜或风湿性紫癜，是一种以含 IgA 和 C3

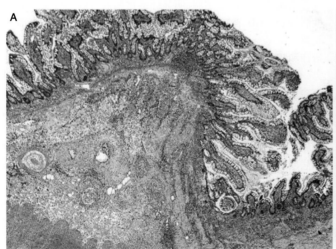
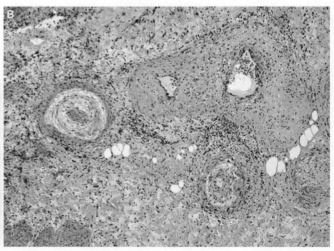

图 14.10　累及小肠的恶性萎缩性丘疹病。（A）存在小肠黏膜局灶性缺血损伤的黏膜下血管内的闭塞性血管病变。（B）闭塞性血管病变的特征包括由无细胞黏液纤维性栓塞和腔内血栓造成的阻塞，伴血管内膜扩张、内皮细胞损伤和血管周围炎症

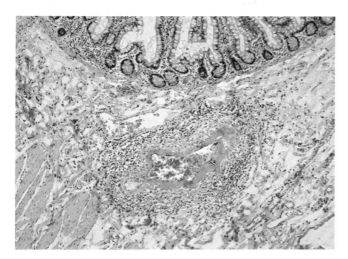

图 14.11　结节性多动脉炎。黏膜下动脉出现透壁中性粒细胞和嗜酸性粒细胞浸润,伴动脉壁纤维蛋白样坏死和周围区域炎症

的免疫复合物沉积为特征的系统性小血管血管炎。过敏性紫癜可发生在任何时期,多见于儿童,是儿童最常见的一种血管炎。该病典型临床特征为紫癜、关节炎和腹痛,也被称为过敏性紫癜三联征[54]。所有患者均可见紫癜,60%~80%的患者存在关节痛、关节炎和腹痛。一些过敏性紫癜患者可能出现胃肠道出血、肾炎或血尿。由于自愈率较高,大部分患者不需要治疗,过敏性紫癜的预后整体较好,但复发在年龄较大的儿童和成人中较为常见[55]。

50%~75%过敏性紫癜患者胃肠道受累,与胃肠道其他位置相比,小肠更容易受累。内镜检查可发现弥漫性黏膜红肿、小的环状瘀斑、糜烂、不规则溃疡或血肿样突起。切除的小肠可能存在壁内出血,伴随水肿、充血、溃疡和斑点状。黏膜下出血常见,可能成为小肠套叠的触发因素。胃肠道大出血、穿孔或狭窄比较少见[56]。显微镜下存在不同程度的缺血损伤(图14.12A),但保留绒毛结构,在固有层可看到中性粒细胞和嗜酸性粒细胞浸润。小血管血管炎即所谓的白细胞破碎性血管炎,

表现为中性粒细胞和单核细胞浸润、纤维蛋白样坏死和纤维蛋白栓子(图 14.12B)。非坏死区也可出现血管炎,是排除继发性变化的主要特征。实际上,黏膜活检中不会经常观察到血管炎。相反,黏膜可发生多种不同变化,包括糜烂、固有层出血、伴红细胞堵塞的纤维蛋白沉积及局灶性活动性炎症。在三分之一的患者中可观察到累及固有层小毛细血管的白细胞破碎性血管炎[57]。

嗜酸性肉芽肿性多血管炎

嗜酸性肉芽肿性多血管炎(eosinophilic granulomatosis with polyangiitis,EGPA)过去被称作 Churg-Strauss 综合征,是一种系统性疾病,特点为富含嗜酸性粒细胞的坏死性肉芽肿性炎症和坏死性血管炎,主要累及中小血管,与慢性鼻窦炎、哮喘和明显外周血嗜酸性粒细胞计数增多有关[58]。如果患者合并肾小球肾炎,那么 ANCA 更为常见。如果治疗得当,EGPA 的转归较好。EGPA 的治疗主要包括皮质类固醇及其他免疫抑制剂。近期研究显示,一种抗白细胞介素-5 单克隆抗体美泊利单抗可显著改善 EGPA 患者的症状[59]。

EGPA 患者常有胃肠道受累,表现为腹痛、腹泻或出血。显微镜下,EGPA 小肠受累的主要组织学特征为透壁嗜酸性粒细胞浸润、小动脉和小静脉血管炎、间质和血管周围区域的坏死性肉芽肿及缺血变化(图 14.13)。但是,胃肠道 EGPA 的诊断需要较高的临床警惕性,这是因为,由于内镜活检采样原因或前驱期尚未发生血管炎,常常缺乏血管炎的组织学证据,而嗜酸性粒细胞计数增多可能是唯一发现[60]。血管炎的特征为透壁嗜酸性粒细胞浸润和纤维蛋白样坏死。肉芽肿性炎偶尔累及血管壁,但更多时候局限在血管周围区域,由位于中心的坏死嗜酸性物质及环绕在周围的栅栏样淋巴细胞、组织细胞和多核巨细胞组成。在后期,愈合的坏死性血管炎类似机化血栓组织,可能存在组织的嗜酸性粒细胞浸润。

肉芽肿性多血管炎

肉芽肿性多血管炎(granulomatosis with polyangiitis,GPA)之前被称作韦格纳肉芽肿(Wegener's granulomatosis),是一种 c-ANCA 相关的系统性疾病,特征为许多器官的中小血管内出现肉芽肿和坏死性血管炎。GPA 初期的临床表现多变,缺乏特

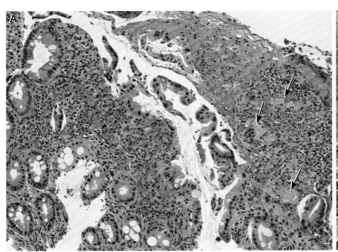

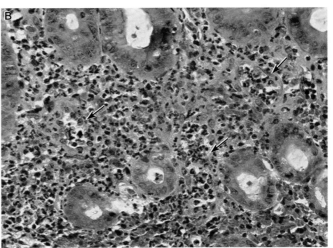

图 14.12　过敏性紫癜(HSP)。(A)小肠黏膜的缺血损伤,伴炎症、糜烂、出血和纤维蛋白栓子(箭头)。(B)在约三分之一的患者中可观察到白细胞破碎性血管炎累及固有层毛细血管(箭头)

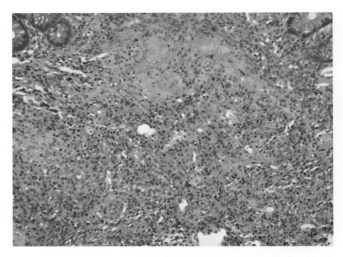

图 14.13 嗜酸性肉芽肿性多血管炎（Churg-Strauss 综合征）。可见嗜酸性粒细胞计数明显增多和黏膜下血管炎，表现为透壁嗜酸性粒细胞浸润和肉芽肿性炎

异性，可能耽误诊断。呼吸系统受累最为常见，与早期症状如鼻炎、鼻窦疼痛、鼻溃疡、浆液性中耳炎、咳嗽、咯血或呼吸困难有关。其他受累的器官包括肾、皮肤、眼、神经系统和胃肠道。多学科管理及不同医学专业间的合作对于 GPA 的治疗至关重要。虽然免疫治疗显著改善了 GPA 的预后，但 GPA 本身或因治疗副作用造成的发病率依旧较高[61]。

胃肠道受累在 GPA 中不太常见，胃肠道症状也很少是 GPA 的首发症状。常见的症状缺乏特异性，包括腹痛、恶心或呕吐、腹泻、便血或黑粪。可发生肠壁坏死和穿孔（图 14.14A）。由于组织的浅表性，除了非特异性炎性变化和溃疡外，内镜活检很少发现诊断性特征。小直径血管和中等直径血管位于黏膜下层深处。坏死性血管炎同时累及动静脉，伴中性粒细胞浸润和血管壁纤维蛋白样坏死（图 14.14B，C）。肉芽肿为坏死性，栅栏样上皮样组织细胞包围在坏死核心周围，在血管炎和肉芽肿中均可观察到多核巨细胞（图 14.14B）。鉴别诊断范围包括感染或 CD，小肠中 GPA 的诊断主要依赖于临床检查。

显微镜下多血管炎

显微镜下多血管炎（microscopic polyangiitis，MPA）也是一种小血管的 ANCA 相关系统性坏死性血管炎，无坏死性肉芽肿性血管炎。由于存在多器官受累，显微镜下多血管炎的症状不尽相同，但大部分患者存在全身症状，比如发热、体重下降、疲劳和肾衰竭。高达 50% 的显微镜下多血管炎患者出现腹痛[52]。其他胃肠道症状包括肠道缺血、出血或穿孔。黏膜下小血管血管炎的镜下特征与白细胞破碎性血管炎相似，存在中性粒细胞浸润及血管壁的纤维蛋白样坏死。中型血管不受累。小肠黏膜存在继发性缺血损伤。

移植相关的肠血栓性微血管病

造血干细胞移植后可发生移植相关的血栓性微血管病，累及多个器官系统，一般预后较差。当涉及肠系膜和肠道脉管系统时，可能发生移植相关的肠血栓性微血管病（intestinal transplant-associated thrombotic microangiopathy，iTMA）。iTMA 的胃肠道症状，包括腹泻、出血和疼痛，更多时候是由干细胞移植后

GVHD、感染或药物性损伤造成的，因此 iTMA 被认为诊断不足[62]。GVHD 患者如果对免疫抑制治疗的响应较差，可考虑 iTMA。

iTMA 的病因尚不清楚，但 T 细胞激活和补体激活诱导的内皮细胞损伤在其中发挥重要作用。在 iTMA 中可观察到不同程度的内皮细胞损伤。在切除样本中，肠系膜中小型动脉的内皮细胞可能存在内皮不规则、扩张[63]。虽然内镜活检组织一般不含黏膜下较大血管，但肠黏膜的组织病理特征已有描述[62,64,65]。肠黏膜内皮损伤的证据包括内皮细胞肿胀、脱离基底膜、管腔内裂片细胞、管腔内纤维蛋白、黏膜毛细血管的红细胞外渗及微血栓。黏膜损伤继发于缺血，包括隐窝缺失和黏膜剥脱，炎症一般不显著。

iTMA 中的黏膜损伤与 GVHD 具有部分相似的特征，但 GVHD 中凋亡、隐窝炎和隐窝脓肿、隐窝破坏和丢失及溃疡更明显，而内皮细胞损伤，特别是纤维蛋白微血栓在 GVHD 中不常见。CMV 感染常见于干细胞移植后。感染的内皮细胞出现与内皮损伤相似的特征，但细胞质和细胞核中不含典型的病毒包涵体，可通过常规 CMV 免疫染色明确诊断。

肠套叠

定义

肠套叠（intussusception）指一段肠管套入与其相连的肠腔内，造成肠梗阻。

临床特征

肠套叠是造成年龄较小儿童肠梗阻的最常见原因，一般发生在 6~36 个月龄的儿童中。大约 60% 肠套叠儿童不到 1 岁，80%~90% 不到 2 岁[66]。大部分肠套叠患者为特发性，尽管在某些儿童病例中病毒感染可能扮演了某种角色。仅在大约 25% 的患者中，可发现肠套叠的病理学触发因素，包括梅克尔憩室、息肉、重复囊肿、肿瘤或血肿。肠套叠可根据位置分为以下几类：①回肠结肠套叠指末端回肠脱垂入升结肠中，占所有病例的 90%；②小肠套叠，局限于小肠，比如空肠-空肠套叠或空肠-回肠套叠；③大肠-大肠套叠仅累及大肠。婴儿和年龄较小儿童肠套叠的典型表现是三联征，即腹部绞痛、血性腹泻和可触及香肠样柔软腹部肿块。但是，仅 15% 的患者最初发病时存在这种典型症状。许多年龄较大的儿童除了腹痛外没有其他症状，大约 20% 的患者甚至没有明显腹痛。有时，首发症状仅为嗜睡或意识状态改变，临床上很容易与败血症混淆。

成人肠套叠在很多方面与儿童肠套叠不同[67]。成人肠套叠仅占所有肠套叠患者的 5%。几乎 90% 的成人肠套叠患者继发于某种疾病，比如肿瘤、息肉、梅克尔憩室、结肠憩室或狭窄。成人肠套叠的临床表现存在显著差异，成人很少出现儿童肠套叠的典型三联征。大部分成人患者要么存在非特异性症状，要么为部分慢性梗阻。

影像学和内镜检查对于肠套叠的诊断都十分有帮助。腹部平片显示肠梗阻迹象；超声检查可发现典型影像学特征，比如横轴位出现靶环征或炸面圈征，纵视图出现假肾征，但膨胀肠袢内大量气体的存在限制了超声检查的准确性。CT 是敏感性最高的影像学检查，可证实肠套叠诊断，CT 扫描的典型特征包括有分层效应的"靶样"或"香肠样"软组织影，肠腔内有肠系膜血管。内镜可证实肠套叠诊断、确定病变的位置、显示作为触发因素的器质性病变。

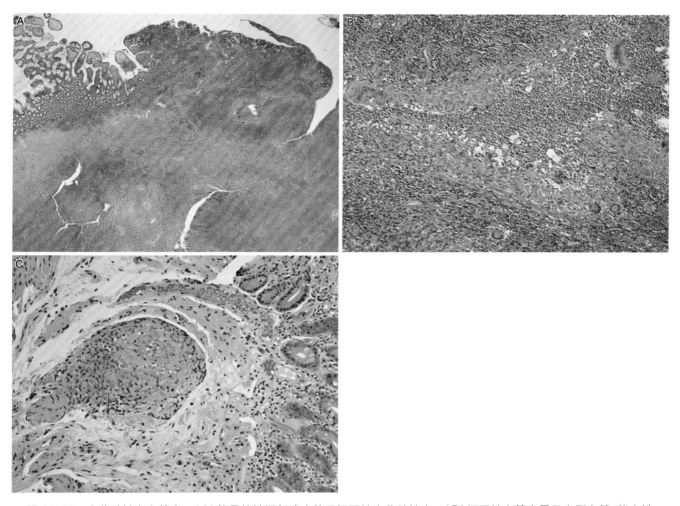

图 14.14　肉芽肿性多血管炎。（A）伴局灶性深部溃疡的无坏死性肉芽肿性炎。（B）坏死性血管炎累及中型血管,伴中性粒细胞浸润、血管壁黏液变性、纤维蛋白血栓及内皮下层纤维蛋白样坏死、肉芽肿和多核巨细胞。（C）坏死性血管炎累及黏膜下小动脉,伴阻塞、中性粒细胞浸润及血管壁的纤维蛋白样坏死

病理特征

　　大体检查可发现内陷的小肠,证实诊断(图 14.15)。回肠-结肠套叠最为常见,其中末端回肠陷入结肠。缺血损伤是该病的主要特征,严重程度从瘀斑到坏死不等。套叠肠段的浆膜表面颜色暗淡,呈颗粒状。打开小肠时,可看到缺血损伤的肠腔内有内陷的小肠。肠套叠的前端牵引点一般为水肿和出血,仔细检查前端诱发部对于了解肠套叠病因十分重要,特别是在成人患者中,因为超过 50% 的成人患者与癌症有关[68]。对可能存在癌症的标本进行仔细大体检查,是完整切除和肿瘤正确分期的保障。如果肠套叠可自行复位,那么复发或陈旧性肠套叠中不太可能出现小肠内陷。可观察到慢性损伤的证据,比如肠粘连、肠扭转或肠壁局部增厚,寻找前端诱发部的病变也很有帮助。

　　肠套叠镜下特征多变,包括因肠套叠造成的小肠损伤、继发性缺血损伤和诱发疾病(图 14.16A,B)。在急性期,小肠出现不同程度的缺血损伤,具体取决于缺血时长和血管损伤程度。组织学变化与其他原因造成的胃肠道缺血相似,从黏膜充血、水肿、溃疡到全层小肠坏死不等。在儿童肠套叠中,末端回

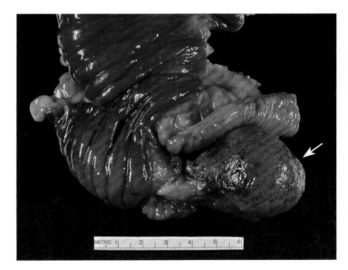

图 14.15　肠套叠。末端回肠陷入盲肠,一个较大的炎性纤维样息肉(箭头)是套叠的触发点

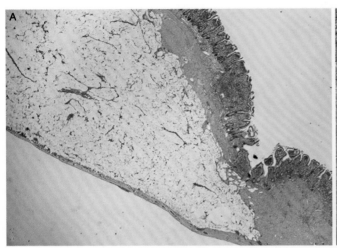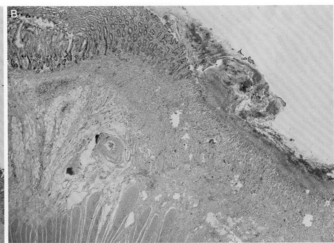

图 14.16 肠套叠。(A)肠套叠与一个大的黏膜下良性脂肪瘤有关。(B)伴触发点位置的黏膜缺血损伤

肠可能出现明显淋巴组织增生,充当肠套叠的触发点。淋巴组织增生可能与病毒感染有关,比如腺病毒。可通过免疫组织化学检测出典型的病毒包涵体。其他诱发疾病还包括息肉、憩室、良性或恶性肿瘤。在慢性或复发性肠套叠中,除缺血损伤外,肠套叠造成的变化较显著,当肠套叠自行复位时,肠套叠的诊断有时可基于显微镜检查。拉力可在肠壁全层造成显著变化,特别是在牵引点的位置。黏膜、肌层和血管可出现拉伸假象,仿佛它们被拖向同一方向。固有肌层增厚、紊乱,可能与黏膜肌层融合在一起,这可作为慢性或复发性肠套叠的重要线索。黏膜可能存在慢性损伤,比如纤维化、绒毛结构扭曲、萎缩或增生。浆膜也可能存在慢性变化,伴纤维化和粘连。小肠壁全层出现显著血管扩张。

鉴别诊断

小肠套叠的鉴别诊断指排除其他可能造成肠梗阻的疾病,比如肠扭转、梅克尔憩室、肿瘤或小肠闭锁和狭窄等。如果肉眼观察可发现小肠内陷,则可确立小肠套叠的病理学诊断。对于可自行复位的肠套叠,某些组织学特征有助于鉴别肠套叠造成的小肠损伤和其他原因造成的损伤,比如慢性缺血、NSAID或CD。如果可发现与病理变化相关的小肠损伤,则该损伤很有可能是肠套叠的触发点。小肠内陷段通常存在某种程度的"拉伸假像"。固有肌层紊乱及固有肌层与黏膜肌层的融合,一般提示肠套叠。固有肌层完整的环层和纵层结构偶尔可在息肉样病变的黏膜下层看到,也可证实肠套叠。

治疗和预后

某些肠套叠仅需支持性护理和肠减压就可自行复位。使用钡或空气灌肠的非手术复位对于儿童患者十分有效,但很少用于成人。10%的患者会复发,可能需要重复复位。外科矫治包括手法复位和切除。外科切除主要用于成人患者,特别是病情严重或存在穿孔、梗死或相关肿瘤的患者。

肠扭转

定义

肠扭转(volvulus)指小肠围绕自身及肠系膜扭曲,造成肠梗阻。

临床特征

小肠扭转的年龄分布和原因各不相同。该病好发于儿童,最常见的原因是肠旋转不良。大部分因肠旋转不良造成的小肠扭转发生在出生后前3周,90%发生于出生后的第1年[69]。肠扭转是由无旋转、部分旋转或缺乏固定的小肠绕轴旋转造成的。儿童肠扭转的其他不常见原因为梅克尔憩室、胎粪性肠梗阻、肠系膜囊肿和重复囊肿或空肠闭锁。小肠扭转的新生儿表现为急性胆汁性呕吐,而年龄稍大的婴儿和儿童的症状更多变,包括腹痛和便秘。小肠扭转在成人中不常见,更有可能的原因是术后粘连带,患者的临床表现一般为急性小肠梗阻。随着疾病的进展,受影响小肠段发生缺血,造成坏死、酸中毒和死亡。

影像学检查在肠扭转诊断中发挥重要作用。腹部平片可能显示肠梗阻迹象,但检查结果一般缺乏特异性。如果怀疑肠扭转,一般采用上消化道和小肠荧光镜检查,该检查可发现小肠和Treitz韧带异常部位、螺丝锥征或完全梗阻患者肠管逐渐变细呈鸟嘴样改变。CT扫描可发现某些提示肠扭转的异常变化,比如漩涡征(肠系膜和肠系膜上静脉围绕着肠系膜上动脉呈漩涡状)、肠系膜上静脉和肠系膜上动脉的倒转关系及旋转不良的肠构型。

病理特征

肠扭转中小肠的扭曲节段出现扩张、缺血变化,外表暗淡(图14.17)。还可能存在肠绞窄、坏疽、穿孔和粘连。显微镜下,受累小肠出现不同程度的缺血和坏死。偶尔可看到与其他病理异常相关的肠扭转,比如梅克尔憩室、肠系膜囊肿和重复囊肿、小肠闭锁。

鉴别诊断

小肠扭转的鉴别诊断包括肠梗阻的其他原因,比如与肠套叠有关、小肠闭锁和狭窄、肿瘤等。鉴别诊断主要依赖于临床、影像学和术中所见,因为小肠扭转在显微镜下仅有非特异的缺血性变化。

治疗和预后

如果肠扭转无法通过保守治疗解决,那么需要进行急诊手术预防缺血,切除梗死的小肠肠袢,纠正病因。预后取决于小肠状态和休克。如果不存在小肠缺血,那么患者预后较好。

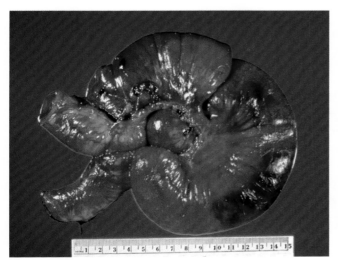

图 14.17　肠扭转小肠粘连部位的小肠节段扭曲,伴随扩张和缺血变化

先天性和新生儿疾病

梅克尔憩室

定义

梅克尔憩室(Meckel's diverticulum)是一种由卵黄管(也称为脐肠系膜管)不完全退化造成的先天性疾病,导致在距离回盲瓣 100cm 以内的回肠上出现真性憩室。

临床特征

梅克尔憩室第一次被描述是在 15 世纪,后于 1809 年由 Johann Friedrich Meckel 命名[70],是胃肠道最常见的先天畸形,在人群中的发病率为 2% ~ 4%。梅克尔憩室是脐肠系膜管的残留,卵黄管在胎儿期将卵黄囊与发育中的中肠连接在一起,一般在 7、8 周胎龄时退化。但卵黄管的不完全退化造成梅克尔憩室。其他罕见的卵黄管残留物包括被纤维带附着在脐上的梅克尔憩室、卵黄管囊肿、卵黄管未闭、脐窦和脐部息肉。大部分梅克尔憩室患者无症状。仅 4% 患者存在梅克尔憩室合并症,通常是由于异位组织、脐带或血管憩室系膜带造成的。最常见的合并症是异位胃黏膜出血及肠套叠导致的肠梗阻、肠扭转或粘连带。其他不常见合并症包括溃疡、憩室炎和穿孔。梅克尔憩室还有可能存在于外疝中,一般位于右侧,被称作 Littre 疝(憩室疝)。

无症状梅克尔憩室经常在腹腔镜手术或开腹手术中被偶然发现。但是,术前梅克尔憩室诊断依旧充满挑战,如 Charles Mayo 博士所说:"很多患者被怀疑为梅克尔憩室,医生经常试图找到梅克尔憩室,但很少成功。"锝-99m 高锝酸盐扫描也被称为梅克尔扫描,用于检测胃黏膜,该技术已成为最常见和最准确的诊断儿童梅克尔憩室的非侵入性测试,特异性达 95%,敏感性达 85%。但是该技术在成人中的特异性为 9%,敏感性为 62%[71]。其他检测比如结肠镜检查或 CT 扫描,在梅克尔憩室诊断中的作用有限,但可用于排除其他疾病。

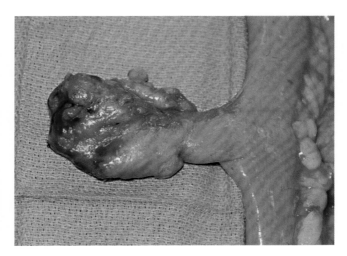

图 14.18　一个巨大的梅克尔憩室

病理特征

梅克尔憩室的位置、大小和形状差异明显。憩室一般距离回盲瓣 100cm 以内,位于回肠的系膜对侧缘。在年龄不到 2 岁的儿童中,憩室距回盲瓣的平均距离为 34cm;在成人中为 67cm[72]。憩室的平均长度为 3cm,但有些可超过 10cm。根据记录,梅克尔憩室最长可达 100cm。巨大梅克尔憩室指长于 5cm 的憩室(图 14.18)。憩室的直径通常小于回肠直径,但有些憩室的腔直径较大。大体检查还有可能发现其他病变,比如脐带或卵黄管囊肿。有症状的梅克尔憩室可能出现憩室炎、出血、穿孔、肠粘连、缺血损伤或肿瘤。

显微镜下,憩室由肠壁全层组成。有症状的梅克尔憩室中的常见异常为异位组织、憩室炎、粪石和肿瘤。梅克尔憩室中最常见的异位组织是胃黏膜(图 14.19A),30% ~ 60% 有症状的梅克尔憩室患者存在胃黏膜异位[72,73]。异位的胃黏膜可造成消化性溃疡、出血或穿孔。在异位的胃黏膜还发现了幽门螺杆菌[74]。梅克尔憩室中第二常见的异位组织是胰腺组织(图 14.19B)。其他罕见的异位组织包括空肠或十二指肠黏膜或 Brunner 腺、结肠黏膜、子宫内膜或肝胆组织。一些良性或恶性肿瘤偶可发生在梅克尔憩室的异位组织中,其中神经内分泌肿瘤和脂肪瘤为最常见的肿瘤类型。文献报道的其他罕见肿瘤包括腺癌、胃肠道间质瘤、导管内乳头状黏液性肿瘤或胰腺上皮内瘤样变、平滑肌肉瘤、周围神经鞘膜肿瘤、促纤维增生性小圆细胞肿瘤[73,75-79]。

鉴别诊断

该病的鉴别诊断是一个临床难题,这是因为,无症状梅克尔憩室与许多其他造成出血和急腹症的疾病相似,比如急性阑尾炎或肠套叠。当检查切除的小肠,观察是否存在梗阻、出血或穿孔时,发现小肠外翻和异位组织可提示梅克尔憩室是这些合并症的原因。小肠重复畸形或重复囊肿也由小肠壁全层和异位组织组成,但它们一般表现为肠系膜侧的管状或囊性结构。

治疗和预后

有症状梅克尔憩室的治疗一般为外科切除。与复杂梅克尔憩室的切除相比,预防性憩室切除可用于偶然发现的无症

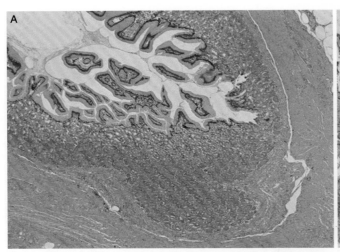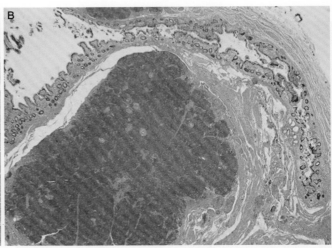

图 14.19　梅克尔憩室。(A) 憩室由小肠壁全层和异位胰腺组织组成。(B) 憩室中的异位胰腺组织

状梅克尔憩室,从而减少术后发病率和余生发生合并症的风险[73]。

卵黄管囊肿

卵黄管囊肿(omphalomesenteric duct cyst)是罕见的卵黄管残留物类型,其中,卵黄管的中段未闭。卵黄管囊肿与梅克尔憩室类似,不同的是囊肿和回肠之间相互连通。卵黄管囊肿位于回肠和前腹壁之间,可能通过纤维带在一端相连。囊肿直径为 0.4~6.0cm 不等。囊壁由纤维肌性组织组成,内衬柱状分泌黏蛋白的小肠或胃型上皮。胰岛组织可能与囊肿内衬有关[80,81]。

肠重复畸形和重复囊肿

定义

肠重复畸形(intestinal duplication)是一种罕见先天性畸形,指小肠内或紧挨小肠处胃肠道部分或完全重复。胃肠重复畸形最常见的部位是回肠,接下来是食管、结肠、空肠、胃、十二指肠和直肠[82]。其囊状体被称为重复囊肿。与主要肠腔连通的重复囊肿也被称作肠源性囊肿。

临床特征

肠重复畸形比较少见,每 100 000 个活产婴儿中有 1 例,主要为男婴。大约三分之一患儿合并其他相关先天畸形。肠重复畸形的病因还不明确。目前已提出了几种理论,比如脊索裂隙综合征、异常肠腔再通、子宫内血管异常、持续性胚胎憩室和部分孪生,但没有一种理论能够解释所有位置的重复。大部分肠重复畸形无症状,被偶然诊断。有症状肠重复畸形的临床表现多变,大部分为疼痛合并梗阻性症状。

病理特征

大部分肠重复畸形位于回肠[83]。在大体检查中,重复畸形为囊性或管状,位于肠系膜侧,有时为壁内(图 14.20A,B)。肠重复畸形与原生肠管经常共用肌层和血供。肠重复畸形可能与原生肠管完全分开,但更多时候在重复畸形的近端或远端或两端同时与肠腔连通。可能存在多个肠重复畸形。显微镜下,肠重复畸形壁的内衬为肠黏膜,包含其自身的平滑肌层(图 14.20C)或与原生肠管共用平滑肌层。但是,可能出现胃或纤毛

黏膜内衬。值得注意的是,目前肠重复畸形命名的依据是相对于正常肠管而言肠重复畸形的解剖位置,而不是肠重复畸形内衬黏膜的组织学类型。异位的胃黏膜和胰腺组织在肠重复畸形中很常见。其他类型的异位组织还包括鳞状或移行上皮、支气管纤毛上皮、肺组织、软骨、甲状腺组织或类似集合淋巴小结[84,85]。

鉴别诊断

肠重复畸形通常表现为肠系膜内大小不等的与肠腔并不相通的球形囊肿,即重复囊肿或肠源性囊肿。因此,鉴别诊断包括肠系膜中的其他囊性病变,包括肠系膜囊肿和囊性淋巴管瘤。肠系膜囊肿是指位于肠系膜中的任何囊肿,这种囊肿可以延伸至腹膜后,囊肿被覆内皮细胞或间皮细胞,囊壁内无平滑肌;囊性淋巴管瘤也被覆内皮细胞,但壁薄,囊壁内含有泡沫细胞、淋巴管、淋巴组织和平滑肌。

治疗与预后

如果可行,完全切除重复部分是标准的治疗方案,对于孤立的先天性畸形,患者预后良好。

肠旋转不良

肠旋转不良(intestinal malrotation)是在胚胎发育过程中发生于胃肠道旋转和固定的任何阶段的先天性疾病。胃肠道发育过程中旋转和固定分为三个阶段。通常,第一阶段发生在妊娠第 5~10 周,首先以肠系膜上动脉为轴心逆时针旋转 270° 后返回腹腔。第二阶段发生在妊娠第 10 周时,当肠管回到腹腔后,进一步旋转至中线左侧,同时十二指肠空肠袢固定于腹壁。第三阶段从妊娠第 11 周开始,一直持续至盲肠下降到右下腹及肠系膜固定为止。肠道旋转不良有多种形式,主要有四种类型:不旋转,不全旋转,反向旋转和不全固定[86]。简而言之,不旋转是指在第一阶段旋转完全失败,从而小肠位于腹腔右侧,结肠位于左侧(图 14.21)。不全旋转,也称为混合性旋转,是最常见的类型,由第二阶段旋转停滞引起,表现为盲肠错位和小肠主要位于右侧。十二指肠梗阻和内疝常见于不全旋转。反向旋转很少见,即中肠袢再旋转 180°,导致十二指肠和肠系膜上动脉位于横结肠表面。当左半结肠、右半结肠和十二指肠的肠系膜未固定于后腹膜时,会发生不全旋转,引起结肠系膜疝和肠扭转。

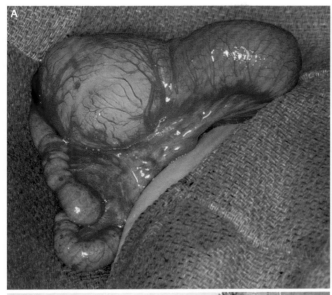

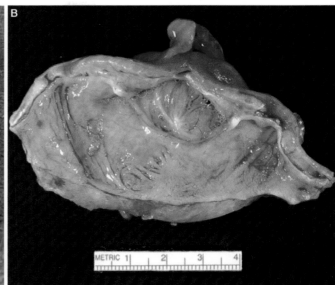

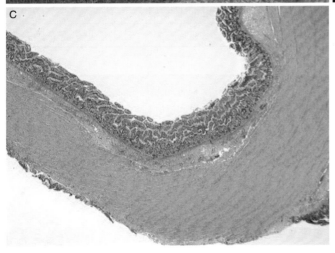

图 14.20　肠重复囊肿。(A)囊性肿块位于两段小肠之间。(B)囊肿由肠型黏膜和肠壁组成。(C)镜下,重复囊肿内衬小肠型黏膜,并与原有肠管共享肌层

每 200 ~ 500 例活产新生儿中,大约有 1 例发生肠旋转不良。然而,大多数患者无症状,大约每 6 000 例活产儿中有 1 例会出现症状[87]。症状取决于旋转不良的类型及发生的急缓,包括急性或慢性肠扭转、十二指肠梗阻或内疝。出现症状和确诊可发生在任何年龄,40% ~ 50% 的肠旋转不良确诊患者为成年人[88,89]。大体检查识别出腹部错位的肠管即可确诊。除非有肠扭转导致的缺血性改变,否则受累的肠管表现出正常的组织学。Ladd 手术是儿童和成人肠旋转不良的外科治疗方法,无论肠管固定与否,手术包括肠系膜带(Ladd 带)的分离、肠扭转复位、阑尾切除术及肠管的功能性定位。

闭锁和狭窄

定义

肠闭锁和肠狭窄(atresia and stenosis)是由于肠腔完全或部分阻塞而引起的先天性肠梗阻。

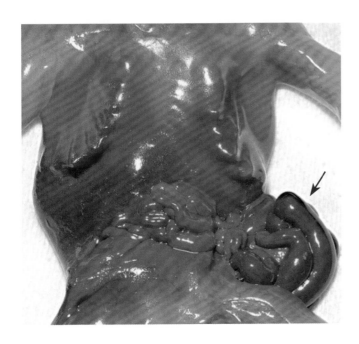

图 14.21　小肠旋转不良和腹裂畸形。该早产儿为腹裂畸形,由于腹壁缺陷,整个胃肠道位于腹腔之外。肠道也显示未旋转,即右位小肠和左位结肠(箭头)

临床特征

空回肠闭锁和狭窄对空肠和回肠的影响相同,6%~20%的病例会发生多处闭锁[90]。尽管空回肠闭锁和狭窄的发生率与十二指肠相似[91],但两处狭窄和闭锁的病理生理学是不同的。十二指肠闭锁是由于肠管再通失败而致,一般发生在妊娠第8~10周,并且再通不完全可导致十二指肠狭窄或十二指肠隔膜。与此不同,空回肠闭锁和狭窄是继发于子宫内血管异常且发生在肠管发育后,因为阻塞部位远端肠管可见胆汁、胎粪或胎毛。空回肠闭锁通常伴随其他异常,例如旋转不良、扭转、穿孔、内疝、腹裂和脐膨出。

空回肠闭锁或狭窄是新生儿肠梗阻的最常见原因之一。患儿通常伴有羊水过多、早产和出生时低体重。大多数患儿出现胆汁性呕吐、腹胀、黄疸和未在24小时内排出胎粪。空回肠闭锁和狭窄可以在产前超声检查中发现,新生儿腹部平片显示经典的双气泡征。

病理特征

肠闭锁是一段肠管完全缺失,因此两个盲端间隔一定距离或者有纤维条索相连(图14.22A)。空回肠闭锁常分为四种类型,见表14.2。[92]。闭锁导致小肠完全闭塞。梗阻点近端肠管明显扩张,还可发生缺血性坏死或穿孔,而远端肠管塌陷或由于内含胎粪而轻度扩张。狭窄的发生频率比闭锁少得多。小肠在狭窄部位与近端扩张肠管相连,狭窄节段肠管有狭小的肠腔(图14.22B,C)。肠系膜完好无损。

表14.2　空肠回肠闭锁和狭窄的不同类型

	种类	特征
闭锁	Ⅰ型	闭锁由肠腔内黏膜隔膜导致;肠壁结构完整,肠管长度正常
	Ⅱ型	近段扩张的盲端借纤维索与远端缩窄的肠管盲管相连;肠管长度正常
	Ⅲa型	两段肠管完全分开,肠系膜缺如呈V形;肠管长度缩短
	Ⅲb型	闭锁邻近Treitz韧带,肠系膜缺如较宽,远段小肠螺旋状环绕小血管(苹果皮畸形);肠管长度缩短
	Ⅳ型	多发性闭锁,Ⅰ、Ⅱ和Ⅲ型混合;肠段变短,可能很短
狭窄		局部肠腔变窄,但肠腔通畅,肠系膜完整

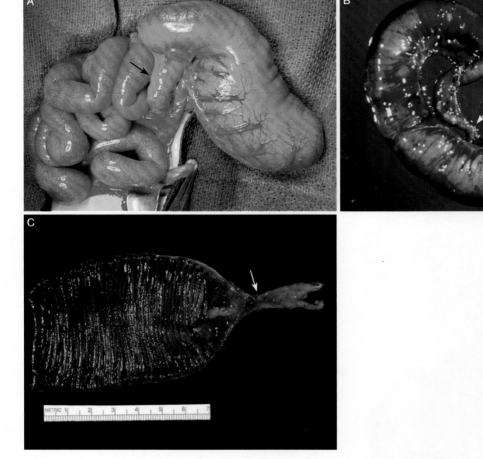

图14.22　肠闭锁和狭窄。(A)Ⅱ型闭锁,小肠与近端扩张的盲端被纤维带(箭头)分隔。(B)小肠狭窄。肠管有一段长长的狭窄(箭头),近端扩张。(C)小肠狭窄时肠腔是连续的,但部分节段变窄和肠腔狭小(箭头)

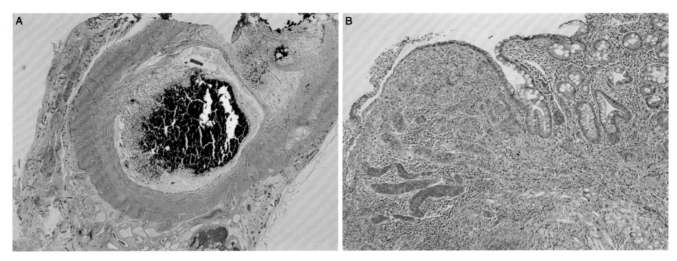

图 14.23　小肠狭窄。（A）镜下，显示狭窄部位肠腔狭小，其内充满胎粪，以及黏膜剥脱和黏膜下纤维化。（B）近端肠管显示缺血性损伤，包括绒毛萎缩和结构改变

镜下，可观察到肠损伤的一系列组织学特征，包括黏膜和黏膜下水肿、黏膜剥脱、淤血、溃疡、黏膜下纤维化、显著的血管增生和血管周围纤维化、肉芽组织、含铁血黄素细胞和异物巨细胞反应[93]。近端扩张的肠管还可发生坏疽。小肠绒毛萎缩，表现为结构异常或完全变平；黏膜肌增厚；固有肌层可因纤维化和血管增生而变厚或变薄。有报道，固有肌层可部分缺失。浆膜可发生充血、渗出性浆膜炎或纤维化。发生狭窄时，狭窄部分肠管常常出现不规则的肌层和增厚的黏膜下层（图14.23A，B）。

鉴别诊断

鉴别诊断主要针对能引起新生儿肠梗阻的其他病因，影像学检查至关重要。当新生儿在出生后 24 小时内未排出胎粪时，需要进行直肠活检以排除先天性巨结肠。

治疗与预后

根据病变部位及其具体解剖学结构和相关状况进行个性化的手术处理是治疗肠闭锁和狭窄的方法。长期预后一般良好。短肠或超短肠综合征的患者需要长期全胃肠外营养或小肠移植。

脐膨出、腹裂和脐疝

脐膨出（omphalocele）、腹裂（gastroschisis）和脐疝（umbilical hernia）是最常见的胎儿腹壁缺陷[94]。脐膨出是脐带根部的中线腹壁缺陷，胚外肠管不能返回到腹腔。腹腔内脏位于由羊膜和腹膜组成的囊中，两层膜之间有华通胶（原始间叶组织）。脐膨出大小不等，从几厘米到几乎覆盖整个腹壁。腹裂是真正的腹壁缺陷，其特征是肠袢完全游离于腹外（图14.21）。但是，在脐膨出的囊破裂时，将脐膨出与腹裂区分开取决于肝和脐带插入的位置。脐膨出时，肝通常位于体外，脐带插入部位在脐部；而腹裂时，肝通常在体内，脐带插入部位在脐周。脐膨出和腹裂通常都伴有其他先天性异常[95]。脐疝是小于 2cm 的腹壁缺陷，表现为脐部突出，表面被覆腹膜和皮肤。脐疝与其他异常或遗传综合征无关。除非伴有相关的异常，否则错位的器官具有正常的组织学形态。

新生儿坏死性小肠结肠炎

定义

新生儿坏死性小肠结肠炎（neonatal necrotizing enterocolitis，NNEC）是一种严重的急性炎症性肠坏死，主要发生在开始肠内喂养后的早产儿。

临床特征

NNEC 是新生儿中最常见的胃肠道急症之一，每 1 000 例活产婴儿中有 1~3 例发生，约占 1 500g 以下早产儿的 10%，或新生儿重症监护病房患儿的 1%~5%[96,97]。导致 NNEC 黏膜损伤的四个主要危险因素为早产、细菌定植、缺氧和肠血流受阻及肠内喂养[98]。尽管 NNEC 主要发生于早产婴儿，但大约 13% 的病例发生在足月婴儿中[99]，这些婴儿通常有其他基础疾病，如先天性心脏病、低氧性疾病、感染、癫痫发作、低血糖或遗传性疾病等[100,101]。

NNEC 的临床表现是多种多样和非特异性的。症状发作的时间似乎与胎龄成反比[97]。足月儿更早地发生 NNEC，通常在出生后 1 周甚至 1~2 天。胎龄小于 30 周的婴儿的平均发病年龄约为 20 天，胎龄 31~33 周的婴儿的平均发病年龄为 14 天，胎龄 34 周后的婴儿的平均发病年龄为 5.4 天。发病婴儿会出现腹部膨隆、喂养不耐受、胃潴留、胆汁性呕吐和便血。临床怀疑为 NNEC 的病例中，约三分之一临床表现不特异，症状会逐渐缓解。然而，大约 40% 的病例疾病进展呈暴发性，出现腹膜炎、败血症、休克和弥散性血管内凝血，严重病例患儿迅速死亡。腹部 X 线检查可显示肠积气征，这被认为是 NNEC 具有诊断价值的特征。

病理特征

NNEC 的好发部位在回肠末端和近端升结肠。但是，小肠的任何节段，甚至整个大肠都可受累。急性期，肠管扩张、出血和坏疽性坏死（图 14.24A），充满气体的囊肿可见于黏膜下层和系膜侧浆膜下层，还可出现肠穿孔。愈合后，肠壁增厚伴纤

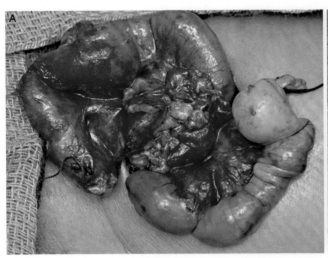 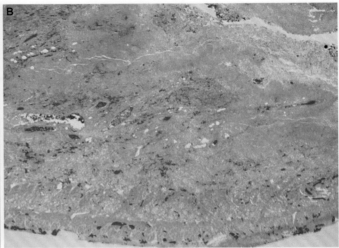

图 14.24　新生儿坏死性小肠结肠炎。(A)大体观察,一段变色的小肠完全坏死。(B)镜下,肠壁全层坏死

维性粘连和局灶性狭窄。镜下,肠壁表现出不同程度的缺血性损伤。早期改变为黏膜水肿、出血和坏死,然后进展为肠壁全层的坏疽性坏死(图 14.24B)。肠气肿症是常见的继发改变,表现为肠壁和肠系膜中的囊状空腔。恢复后,肠壁表现出修复性的改变,例如上皮再生、潘氏细胞增生和化生、肉芽组织形成和纤维化[102,103]。

鉴别诊断

肠缺血性坏死可由其他原因引起,例如肠梗阻、肠扭转或绞窄性疝,鉴别诊断可依据临床、手术和大体检查。NNEC 可能与感染相关,识别潜在的病原体(例如念珠菌、病毒或致病性肠道细菌)在临床管理中尤为重要[104,105]。通过分子检测,大约 25% 的 NNEC 新生儿的粪便样本中检测到产气荚膜梭菌[106,107]。

治疗与预后

NNEC 患者早期阶段的主要治疗手段是非手术治疗,包括停止肠内喂养、使用抗生素、心肺支持及补充液体。当出现肠穿孔或坏死征象时,应进行手术治疗。NNEC 婴儿的总生存率为 70% ~ 80%,与手术治疗相比,非手术治疗的患者生存率更高[108]。

胎粪性肠梗阻和胎粪阻塞综合征

胎粪性肠梗阻和胎粪阻塞综合征(meconium plug syndrome)是由于胎粪阻塞而导致新生儿肠梗阻的常见原因[109]。胎粪性肠梗阻是指由黏稠的和富含蛋白质的浓缩粪便引起的回肠末端梗阻,大多数患者与囊性纤维化有关。胎粪阻塞综合征在早产儿中较为常见,其特征是结肠梗阻,有些病例还伴有小左结肠综合征和先天性巨结肠,很少与囊性纤维化有关。胎粪性肠梗阻和胎粪阻塞综合征的临床表现相似,包括无法排出胎粪、胆汁性呕吐和腹胀。腹部平片表现为肠梗阻影像。对于并发如肠扭转、闭锁、坏疽、穿孔和胎粪性腹膜炎的患者,需要手术干预。切除的肠管扩张,被墨绿色或柏油样坚硬的胎粪阻塞肠腔。由于 13% 的胎粪阻塞综合征

患者与先天性巨结肠相关,因此建议进行直肠活检以排除先天性巨结肠[110]。

息肉样病变

非肿瘤性息肉样病变(nonneoplastic polypoid)有时会发生在空肠和回肠,其中大多数是炎性/增生性或错构瘤样的息肉。病变可以是单个、多个或广泛分布(例如,作为息肉病综合征的一部分)。临床表现非特异,可能出现的体征和症状包括腹痛、肠梗阻、肠扭转、肠套叠或胃肠道出血。息肉可以是散发性,或者是遗传综合征的表现。但是,仅靠组织学评估通常不能区分这两种类型,因此必须要结合临床表现、家族史、胃肠道其他部位和其他器官的病变或基因检测来明确。空肠和回肠中某些非肿瘤性息肉样病变的临床病理特征,尤其是错构瘤性息肉,与相应胃、十二指肠和结肠息肉的重叠,将在本书其他章节详细介绍。

炎性息肉

回肠末端的炎性息肉最常与 CD 有关[111],也可偶见于伴倒灌性回肠炎的 UC 患者[112]。炎性息肉也可继发于其他因素引起的小肠黏膜的损伤,如感染、吻合部位或溃疡等。内镜检查显示炎性息肉表面黏膜糜烂和溃疡,可以单个或多个。镜下,小肠黏膜表现出不同程度的急慢性炎、固有层水肿和充血、绒毛结构变形、幽门腺化生及表面糜烂和溃疡(图 14.25)。黏膜上皮表现为反应性/再生性变化,在严重的反应性非典型性病例中,很难排除异型增生。此外,某些炎性息肉间质中会有大的奇异细胞,类似癌或肉瘤中的恶性肿瘤细胞。奇异的间质细胞可以是梭形、星状或上皮样,具有明显的核多形性。这些细胞波形蛋白阳性,有时平滑肌肌动蛋白阳性,应该是反应性成纤维细胞或肌成纤维细胞,与炎症或缺氧引起的退变有关[113]。有些炎性息肉主要由富含增生毛细血管的肉芽组织组成,类似发生在口腔或皮肤的病变,因此诸如脓性肉芽肿或小

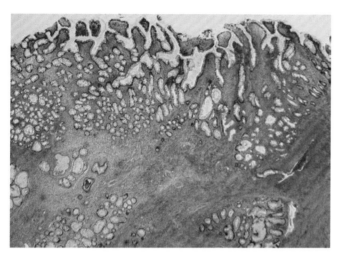

图 14.25　炎性息肉。回肠末端的炎性息肉与克罗恩病相关

叶性毛细血管瘤等术语已被用来描述胃肠道类似的炎性息肉[114]。

增生性息肉

　　小肠增生性息肉（hyperplastic polyp）的发生频率比结直肠增生性息肉少。常见于十二指肠和空肠近端，息肉可以单个或多发。镜下，显示某些大肠增生性息肉的特征，包括腺体明显的锯齿状、拉长和囊性扩张（参见第 12 章图 12.8）。然而，增生的上皮通常并不富含黏蛋白或杯状细胞，类似结肠微泡性增生性息肉，具有丰富的嗜酸性胞质和黏蛋白小泡[115]。增生性息肉主要由小肠上皮组成，有些可被覆胃型上皮，其黏蛋白表达谱不同（MUC2、MUC5AC 或 MUC6）[115]。有些增生性息肉可伴有间质过增生、间质水肿、表面糜烂及急慢性炎症，可能与炎性息肉混淆。然而，显著的上皮增生和锯齿状隐窝可与炎性息肉鉴别[116]。有报道，部分十二指肠增生性息肉有 BRAF（V600E）和 KRAS 突变[115]。

Peutz-Jeghers 息肉

　　Peutz-Jeghers 息肉（Peutz-Jeghers polyps，PJP）可发生于整个胃肠道，但主要位于小肠，通常在空肠。根据肠内息肉的大小和数量，Peutz-Jeghers 息肉患者会出现腹痛、胃肠道出血和梗阻等合并症，而较大的息肉会增加肠套叠的风险[117]。Peutz-Jeghers 综合征患者的小肠腺癌患病率显著增加，年龄在 30 岁以上的患者罹患癌症的风险约为 5%，而到 70 岁时会上升到 85%，有报道，小肠腺癌可最早发生于 13 岁的儿童[118]。因此，建议对 Peutz-Jeghers 综合征患者的监测从 8~10 岁开始，每 2~3 年一次。对于大的息肉（>10mm）或息肉负荷较高的患者，MRI 检查可作为小肠监测的首选，然后是球囊辅助的肠镜检查[119]。切除大的小肠 Peutz-Jeghers 息肉可以降低并发症的风险。

　　Peutz-Jeghers 息肉通常带蒂，并具有特征性的形态学表现，通常息肉以分支状和树枝状的平滑肌为轴心生长，表面被覆正常肠上皮（图 14.26A）。平滑肌束起源于黏膜肌层，并穿透息肉，延伸至表面，以支撑每个指状的分叶状结构。在水平切面上，平滑肌纤维将上皮细胞分隔为岛状，分支状结构不明显。绒毛拉长，隐窝增生或轻度扩张。息肉中可见所有类型的肠上皮细胞，包括杯状细胞、潘氏细胞、吸收细胞和内分泌细胞。固有层可因轻度水肿和炎症而扩张，但与炎性或增生性息肉相比，其程度较轻。出现类似浸润癌的上皮错位入黏膜下层甚至固有肌层并不罕见（图 14.26B），特别是体积较大的息肉，可能是由于黏膜脱垂和斜切所致。

　　上皮异型增生在 Peutz-Jeghers 息肉中很少见。当存在异型增生时，根据细胞结构非典型程度将异型增生分为低级别或高级别。然而，Peutz-Jeghers 息肉恶性转变是遵循错构瘤—腺瘤—癌的进展顺序还是起源于共存的腺瘤或其周边的正常黏膜仍存在争议[120]。因此，目前尚不认为 Peutz-Jeghers 综合征中的错构瘤性息肉是癌前病变。

幼年性息肉

　　幼年性息肉（juvenile polyp）是一种错构瘤性息肉，最常见

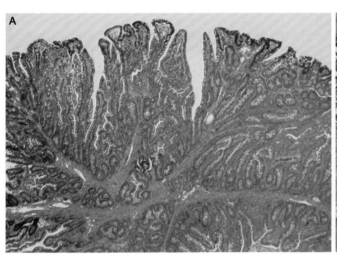
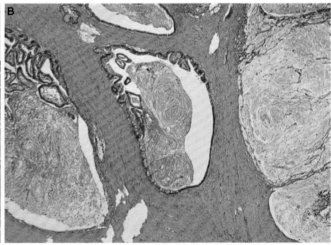

图 14.26　Peutz-Jeghers 息肉（PJP）。（A）空肠 PJP 的特征是呈分支状或树枝状的平滑肌束为轴心，被覆正常小肠上皮。（B）PJP 中的假浸润，上皮错位进入黏膜下层和固有肌层

于幼年性息肉病综合征,主要发生在结直肠,但也可以散发,或与诸如 Cowden 综合征等其他综合征伴发[121]。幼年性息肉病若累及上消化道则被称为泛发型幼年性胃肠道息肉病(generalized juvenile gastrointestinal polyposis)。小肠幼年性息肉的发生率为 14%~20%[122,123]。接受结肠直肠切除术的幼年性息肉病患者的回肠储袋中可观察到复发的幼年性息肉[124]。此外,幼年性息肉病相关的小肠癌的患病风险也已得到充分证实,文献中已有多例个案报道[122,125]。一项研究表明,幼年性息肉病综合征患者的胃癌和小肠癌的合计发病率约为大肠癌的五分之一[126]。

内镜下,幼年性息肉通常呈分叶状,有蒂,表面糜烂,大小为 5~50mm 不等。组织学上,小肠幼年性息肉的特征是固有层水肿,其内含有大量炎症细胞和囊性扩张的腺体(参见第 12 章图 12.7)。扩张的腺体大小不一,其内充满黏液,也常见表面糜烂和隐窝脓肿。与大肠幼年性息肉相比,小肠幼年性息肉的扩张腺体不那么圆和规则,排列更加紧密。腺体内衬立方状或柱状肠上皮,并伴反应性改变,还可见异型增生。幼年性息肉缺乏 Peutz-Jeghers 息肉中的平滑肌束。有时区分炎性息肉和幼年性息肉很难。的确,如果临床尚未明确幼年性息肉病综合征的诊断,病理最好将此类息肉归为炎性息肉,既可以是真正的炎性息肉,也可以是幼年性炎症型错构瘤性息肉。此外,综合征性幼年性息肉也与散发的孤立性幼年性息肉形态类似。尽管某些特征,如息肉多发、间质少、分叶状生长模式、扩张腺体较少、较多增生的小腺体、被覆单纯的肠上皮、缺乏异型增生和血管丰富,更倾向综合征性息肉,但最终的诊断仍应依据相应的临床表现[116]。

其他疾病

放射性肠炎

如今,放射治疗被广泛用于治疗胃肠道和盆腔恶性肿瘤,它能直接损伤胃肠道黏膜导致放射性肠炎[127,128]。胃肠道黏膜因核分裂活性高,因而对放射损伤敏感。肠道损伤的严重程度与同步化疗、总辐射剂量、分次剂量和靶区周围组织的暴露有关。几乎所有接受腹部或盆腔放疗的患者都会发生急性放射性肠炎,其中 5%~15% 的患者会发展成慢性放射性肠炎。

急性放射性肠炎(radiation enteritis)通常在治疗后第 2 周发生,并在第 4~5 周达到高峰。患者通常表现为腹部绞痛、里急后重、恶心和呕吐、腹泻和便血。大多数是自限性的,或仅需要支持治疗,但 15%~20% 的患者症状严重而无法继续支持治疗。现代技术和其他预防性措施已尽量减少辐射暴露,从而大大减轻了放射损伤。组织学上,急性放射性肠炎中小肠黏膜损伤程度不一,从几乎无变化到严重的黏膜炎症、溃疡、出血、坏死甚至穿孔。表面上皮细胞黏液耗尽和脱落。固有层水肿、纤维蛋白沉积和浸润的炎症细胞增加,包括中性粒细胞和嗜酸性粒细胞(图 14.27A)。还可见隐窝炎或隐窝脓肿,细胞凋亡常见。放射诱导的细胞非典型性改变可见于上皮细胞、间质细胞

和内皮细胞,其特征为核固缩或核增大,伴有显著的核仁和奇异的形状(图 14.27B);然而,这些非典型性细胞仍然保持较低的核质比,核膜光滑和染色质模式正常,无核分裂象,这是与恶性肿瘤细胞不同的[129]。即使发生严重的坏死性炎症,整个黏膜结构仍然保留,但是由于绒毛顶端的上皮细胞丢失,仍存在严重的绒毛萎缩伴隐窝增生或隐窝丢失。在准备进行骨髓移植接受全身淋巴组织照射的患者中,回肠集合淋巴小结中的淋巴滤泡被耗尽。受损黏膜的修复发生在放疗停止后 2~3 周内,但仍可见损伤的表现,如绒毛和隐窝结构扭曲、绒毛萎缩、持续存在的溃疡和纤维化[130]。

慢性放射性肠炎可在放疗后数月、数年甚至数十年发生,患者出现多种胃肠道症状,例如,餐后疼痛、小肠梗阻、腹胀、腹泻、脂肪泻及吸收不良。慢性放射性肠炎的主要组织学特征是进行性纤维化和血管改变(图 14.27C)。纤维化主要位于在黏膜下层,可进一步玻璃样变性。纤维化可延伸并累及固有层、黏膜肌层和固有肌层,这些改变与黏膜和肌层萎缩有关。血管改变包括毛细血管扩张、内皮细胞损伤和血管炎,最终发展为闭塞性动脉炎,其特征在于内膜纤维化,内皮下泡沫状巨噬细胞的聚集,以及血管壁增厚伴玻璃样变性。值得注意的是,血管改变往往是局灶性和斑片状的,因此需要多部位检查方能识别和明确。进行性血管改变可导致肠缺血。辐射诱导的核非典型性改变也见于慢性放射性肠炎,这些改变涉及所有细胞类型,包括神经节细胞。识别非典型性放射性成纤维细胞是诊断慢性放射性肠炎的重要线索。

中性粒细胞减少性小肠结肠炎

中性粒细胞减少性小肠结肠炎(neutropenic enterocolitis,NEC)是一种严重的坏死性小肠结肠炎,主要发生于免疫功能低下伴重度中性粒细胞减少的患者。NEC 更常见于接受化疗的血液系统恶性肿瘤患者,但也有实体瘤和移植患者行免疫抑制治疗后发生 NEC 的报道[131]。值得注意的是,尽管 NEC 被描述为"坏死性小肠结肠炎",但它是一种与新生儿的"新生儿坏死性小肠结肠炎"不同的肠道坏死性炎症性病变。NEC 的发病机制尚未完全阐明,可能是多因素的。由于细胞毒性药物叠加感染和白血病细胞浸润损伤肠黏膜,加之中性粒细胞减少和免疫功能低下,使患者更容易遭受细菌入侵肠壁,导致坏死性小肠结肠炎。中性粒细胞绝对计数低于 500/μl 的患者发生 NEC 的风险增加,并且通常伴随化疗后白细胞计数降低出现。最常见的症状是腹痛、腹泻和发热。NEC 的治疗尚未标准化,对于肠穿孔、控制不佳的出血和有其他手术适应证的患者,仍需手术干预。NEC 仍然是威胁生命的疾病,死亡率可高达 50%[132]。白细胞计数正常的患者预后较好[131,133]。

盲肠是 NEC 最常累及的部位,该疾病可蔓延至升结肠和末端回肠。在手术切除或尸检标本中,NEC 表现为弥漫性肠壁增厚,并伴出血、坏死,可能继发穿孔。黏膜高度肿胀伴溃疡和坏死,也可能完全剥脱,被纤维蛋白性渗出物覆盖(图 14.28A)。受累肠壁全层水肿、出血和坏死,并常伴各种细菌和/或真菌感染。最重要的特征是基本上没有中性粒细胞和淋巴细胞浸润(图 14.28B)[134]。

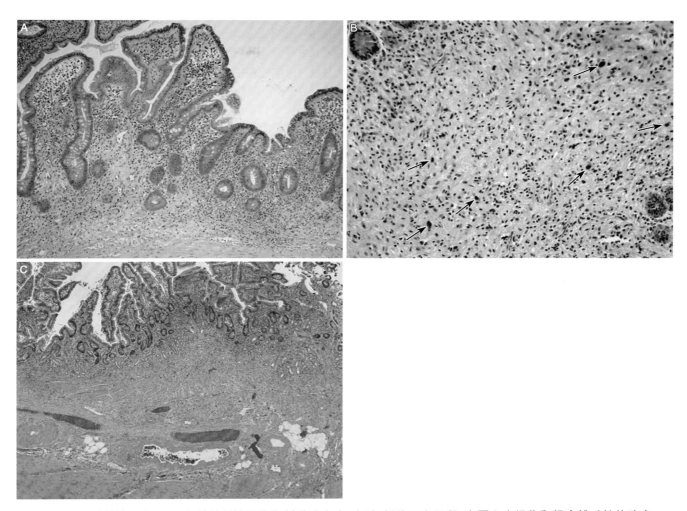

图 14.27 放射性肠炎。(A)急性放射性损伤包括黏膜炎症、水肿、纤维蛋白沉积、表面上皮损伤和轻度绒毛结构改变。(B)放射诱导的细胞非典型性改变。非典型性细胞(箭头)表现为核大、深染、多形。(C)慢性放射性肠炎,其特征表现为黏膜下纤维化、黏膜结构改变、假幽门腺化生和血管壁增厚

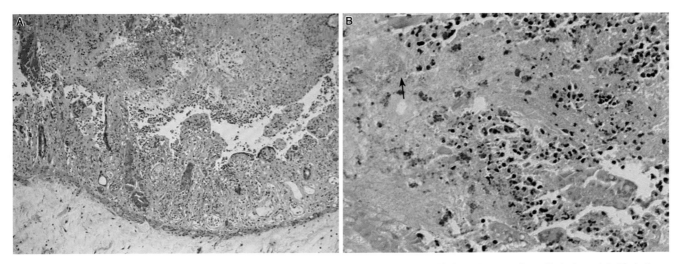

图 14.28 中性粒细胞减少性小肠结肠炎。(A)坏死的黏膜表面被覆纤维蛋白性渗出物。(B)坏死的上皮细胞与渗出物和细菌菌落相混杂(箭头)。注意缺乏中性粒细胞

胶原性回肠炎

　　胶原性回肠炎(collagenous ileitis)在文献中只有少数病例报道,其中大多数与胃肠道其他部位的胶原性或淋巴细胞性疾病有关,例如胶原性口炎性腹泻和胶原性或淋巴细胞性胃炎和/或结肠炎[135-138]。孤立性胶原性回肠炎相关报道罕见,其临床意义仍不清楚[137]。腹泻是主要的临床症状。与胃肠道其他部位的胶原性病变相似,胶原性回肠炎的病变特征也是上皮下胶原带增厚,并伴其他组织学变化,包括轻度上皮内淋巴细胞增多、轻度慢性炎症引起固有层增宽、表面上皮脱落、局灶性中性粒细胞浸润和绒毛萎缩(图14.29A)。有文献报道13例患者,上皮下胶原带的平均厚度为32μm,15～100μm不等[137]。增厚的胶原带呈斑片状,甚至结节状,受累的上皮下区域可达5%～80%。可以通过三色染色明确诊断(图14.29B)。

隐源性多灶性溃疡性狭窄性肠炎

　　隐源性多灶性溃疡性狭窄性肠炎(cryptogenic multifocal ulcerous stenosing enteritis,CMUSE)是一种极为罕见且诊断不足

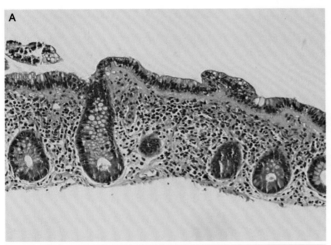

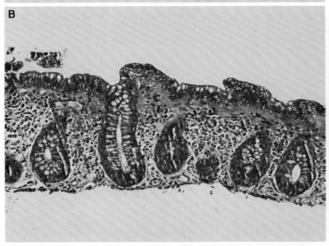

图14.29　胶原性回肠炎。(A)回肠末端活检显示上皮下胶原带增厚,伴上皮内淋巴细胞轻度增多、固有层炎症和绒毛萎缩。(B)三色染色证实上皮下胶原带变厚

的疾病,其特征在于慢性非特异性溃疡和小肠狭窄,导致慢性间歇性胃肠道出血和小肠梗阻[139-141]。患者经常被误诊为小肠其他疾病,尤其是CD。CMUSE的发病机制仍不清楚,目前没有特异性的治疗方法。对症治疗包括肠内和肠外营养及补充铁剂。患者对5-氨基水杨酸和硫唑嘌呤无反应。有些可能对全身性糖皮质激素治疗有反应。

　　CMUSE的诊断是排除性的,依赖于临床、影像学、内镜和组织学检查排除其他小肠疾病。CMUSE的小肠溃疡主要发生在回肠,少有末端回肠受累。溃疡多发(>20个)且浅表。多个溃疡可融合,形成地图状外观。没有鹅卵石样外观、裂隙状溃疡或瘘管形成。晚期病例会出现狭窄,通常为多发的短段的狭窄,之间间隔2～10cm的正常黏膜[142]。镜下,溃疡局限于黏膜或黏膜下层,通常伴轻度混合性炎症细胞浸润和纤维化(图14.30)。溃疡附近的黏膜通常无明显异常。没有透壁性炎症或肉芽肿[141]。

　　CMUSE主要需要与CD鉴别。仅累及空肠而无其他部位的活动性病变的CD是不常见的。CMUSE无CD的组织学特征,例如透壁性炎、裂隙状溃疡、瘘管和肉芽肿。NSAID引起的肠病具有一些与CMUSE共同的临床病理特征,例如贫血伴粪便隐血、溃疡和狭窄形成,但NSAID引起的肠病在停药后很快恢复。此外,还需排除肠道感染,特别是结核病。肠结核通常累及回盲部,其溃疡形态不规则且病变时相不一。干酪性肉芽肿为结核的特征性病变。小肠非特异性溃疡若不伴有多灶性狭窄不应视为CMUSE。其他少见的鉴别诊断还包括白塞病或其他药物,例如噻嗪类或氯化钾引起的小肠损伤。第13章表13.2总结了不同疾病中小肠溃疡的主要诊断特征,可供参考。

溃疡性空回肠炎

　　溃疡性空回肠炎(ulcerative jejunoileitis),也称为慢性非肉芽肿性溃疡性空肠炎,是一种罕见的疾病,其特征是小肠慢性多发性溃疡伴瘢痕形成及狭窄,尤其多见于空肠[143]。患者通

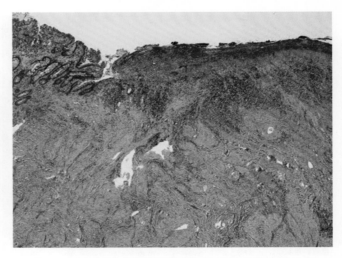

图14.30　隐源性多灶性溃疡性狭窄性肠炎。可见非连续性的溃疡,局限于黏膜和黏膜下层,伴轻度混合性炎症细胞浸润和纤维化

常表现为腹痛、体重减轻和腹泻。大多数病例与乳糜泻有关，被认为是乳糜泻的并发症。有些病例伴随肠病相关性 T 细胞淋巴瘤的发生[144]。尽管其发病机制尚不清楚，但活化的 T 细胞浸润黏膜可能发挥重要作用。事实上，在溃疡和正常黏膜中检测到了单克隆 T 细胞增生[145]，并且已有报道，溃疡性空回肠炎患者对抗 TNF-α 单克隆抗体治疗有反应[146]。

　　组织学上，小肠可见多发性溃疡，这些溃疡横向分布，深度不一。溃疡底部可见急慢性炎症反应、肉芽组织和纤维蛋白性脓性渗出物（图 14.31），可出现穿孔。邻近的黏膜绒毛萎缩。慢性期时瘢痕形成导致肠腔狭窄。缺乏透壁性炎症和肉芽肿。鉴别诊断包括其他可能引起小肠溃疡的疾病，尤其是 CD，其他疾病还包括 CMUSE、NSAID 相关性肠病、局部缺血、血管炎或感染（参见第 13 章表 13.2）。

肠气囊肿症

　　肠气囊肿症（pneumatosis cystoides intestinalis，PCI）是一种罕见的疾病，其特征为肠黏膜下或浆膜下存在含气的囊状腔隙[147]。在男性更常见。一半以上的病例累及结肠，约三分之一发生在小肠，结肠和小肠并发的比例较小[148]。PCI 的常见症状是腹痛、腹泻、腹胀、恶心呕吐和便秘。PCI 的发病机制仍知之甚少，由于大多数病例都有基础疾病，因此提出了一些假说，包括肠壁损伤；由于阻塞、炎症或缺血引起的肠腔内压升高；肺部疾病；产气细菌；营养不良时产生大量气体；以及其他疾病，例如结缔组织病[149]。

　　PCI 具有特征性的影像学表现，即沿肠壁分布的线状、弯曲线状的小气泡或较大的融合性的透光性囊肿。组织学上，表现为大小不一的空隙和囊样结构，主要位于黏膜下层（图 14.32A），浆膜下也可同时出现。囊样空隙没有真正的内衬细胞，但可被多种细胞围绕，包括多核巨细胞、巨噬细胞、嗜酸性粒细胞和淋巴细胞（图 14.32B）[150]。表面黏膜可见一些形态

学改变，例如轻度绒毛萎缩、轻度隐窝结构变形或轻度活动性慢性炎症[151]。活检样本中黏膜和黏膜下浅层的小空隙经常被忽略，误以为是脂肪细胞。缺乏脂肪细胞中的偏位核、空隙大小悬殊及多核巨细胞有助于将 PCI 和脂肪细胞区分开。

棕色肠综合征

　　棕色肠综合征（brown bowel syndrome），也称为肠脂褐素病，是一种罕见的疾病，其特征是脂褐素沉积在肠平滑肌细胞中，导致肠壁呈褐色。脂褐素从变性的线粒体中释放出来。棕色肠综合征通常与各种吸收不良综合征和营养不良引起的维生素 E 缺乏症相关，例如乳糜泻、慢性胰腺炎、热带口炎性腹泻、肠淋巴管扩张和 Whipple 病。大多数棕色肠综合征患者无症状，但也可能出现严重的临床后果，例如弥漫性肠扩张和假性梗阻，尤其多见于儿童和年轻人[152,153]。

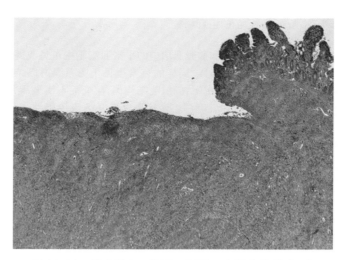

图 14.31　溃疡性空回肠炎。可见一个较大的溃疡，底部宽阔，其内可见急慢性炎症反应、肉芽组织和纤维化

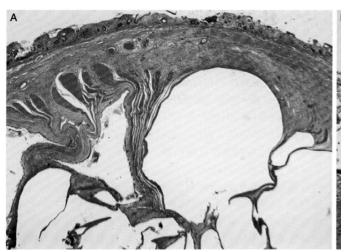

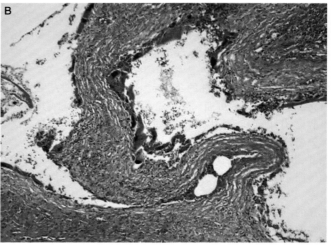

图 14.32　肠气囊肿症（PCI）。（A）黏膜下层有多个大小不等的空隙和囊状结构。（B）空隙周围绕以巨噬细胞、嗜酸性粒细胞、淋巴细胞和多核巨细胞

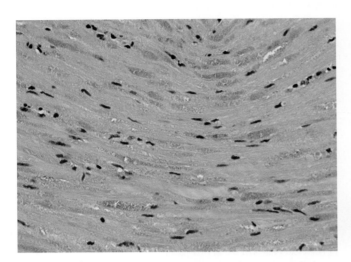

图 14.33　棕色肠综合征。固有肌层的平滑肌细胞中弥漫分布浅棕色的色素颗粒

镜下，在固有肌层和黏膜肌层中的平滑肌细胞中可见浅褐色的色素颗粒（图 14.33）。同样的色素也见于肠系膜淋巴结的巨噬细胞中。多数情况下，肠绒毛结构保存，炎症不明显，除非合并其他疾病，例如乳糜泻。该棕色色素 PAS 染色阳性，并且耐淀粉酶消化，还可被 Masson-Fontana、亚甲蓝和六胺银着色，铁和黑色素染色是阴性。某些小肠疾病偶尔还可见到的其他棕色色素，包括含铁血黄素、铁剂诱导的损伤、Whipple 病和肠黑变病。但这些色素仅存在于固有层的巨噬细胞内。

末端回肠淋巴组织增生

　　正常末端回肠富含淋巴组织，如固有层和黏膜下层的集合淋巴小结和孤立淋巴小结，在儿童和年轻人中更为突出。末端回肠淋巴组织增生明显时呈结节样，称为结节样淋巴组织增生或淋巴样息肉。有些患者会出现症状，如腹泻、下腹痛和体重减轻等，类似 CD，儿童有可能发生肠套叠。

　　镜下，固有层和黏膜下层充满含生发中心的淋巴滤泡和淋巴小结（图 14.34）。表面被覆小肠上皮通常变平，或伴绒毛变短，上皮内淋巴细胞增多或散布中性粒细胞。淋巴滤泡和淋巴小结大小不一，但形状规则，分布均匀，由小淋巴细胞组成，细胞无异型。免疫化学染色显示，CD20 阳性的 B 细胞位于生发中心，周围绕以 CD3 阳性的 T 细胞，当 B 细胞范围发生扩展时，会怀疑淋巴瘤的可能。年轻患者、有炎症性肠病或其他感染病史、B 细胞和 T 细胞的分布和比例正常、生发中心存在巨噬细胞，这些改变倾向反应性淋巴组织增生。另一方面，老年患者、形态单一淋巴细胞成片分布或淋巴上皮病变则提示淋巴瘤可能。免疫组织化学染色证实 B 细胞异常表达 CD5 或 CD43，以及免疫球蛋白基因重排检测到单克隆性，这些支持淋巴瘤的诊断。值得注意的是，反应性淋巴组织增生偶尔会出现异常的免疫染色模式和 B 细胞克隆性增生，但在重复活检标本时结果往往不同。为避免误诊为淋巴瘤，应对那些临床高度怀疑且形态学和免疫表型难以与淋巴瘤鉴别的病例进行细胞克隆性检测[154]。其他需要鉴别的疾病还有感染和 CD，但它们通常具有其他组织学变化，例如，明显的炎症反应、结核性干酪样

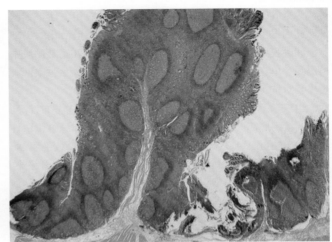

图 14.34　末端回肠淋巴组织增生。固有层和黏膜下层有大量具有反应性生发中心的淋巴滤泡和淋巴小结，表面被覆小肠上皮变平。这些淋巴滤泡的形状、分布和排列方向是规则的

肉芽肿、病毒包涵体或 CD 的黏膜病变。

肠移植

　　肠移植（intestinal transplantation）被认为是不可逆性肠衰竭和长期肠外营养相关并发症的唯一治疗选择。短肠综合征和各种疾病引起的功能性肠疾病是两个主要原因[155]。尽管由于可供移植的肠有限，肠移植是最罕见的实体器官移植，但由于器官保存、手术技术、免疫抑制、术后管理和预后的不断改善，美国肠移植的手术量显著增加，从 20 世纪 90 年代初期的几例增加到近 10 年每年 100 例，甚至接近 200 例。参与肠移植患者管理时，病理医生会面临四个问题：移植排斥、GVHD、感染和移植后淋巴增殖性疾病（posttransplant lymphoproliferative disorder，PTLD）[156]。

　　移植排斥　同种异体排斥是小肠移植面临的主要挑战，由于小肠含有丰富的淋巴组织，增加了移植排斥的发病率和死亡率。排斥反应主要为急性细胞排斥反应，但抗体介导的排斥反应也会发生，原因目前尚不清楚[157,158]。排斥反应可在移植后的任何时间发生，但最常发生在最初的 6~12 个月。活检病理学评估被认为是诊断排斥反应的金标准。活检策略为第 1 个月每周 2~3 次，在随后的 2 个月每周 1~2 次。由于排斥反应可呈斑片状分布，因此内镜下异常和正常的黏膜都要多点活检以进行病理学评估。值得注意的是，造口附近的黏膜常常有非特异性变化，应避免在此处活检。

　　镜下，小肠急性细胞排斥反应的组织学特征包括固有层中炎症细胞浸润增加、细胞凋亡增多、血管内皮炎和黏膜损伤，如隐窝炎、隐窝丢失、绒毛结构丧失和黏膜坏死（图 14.35A，B）。已有国际分级方案用于评估肠移植急性细胞排斥的程度[159]。该评分系统分为五类：无急性排斥反应证据（0 级）；不确定的急性排斥反应（IND 级）；轻度急性细胞排斥反应（1 级）；中度急性细胞排斥反应（2 级）；重度急性细胞排斥反应（3 级）。该分级基于以下三个主要特征：①隐窝凋亡小体计数；②炎症细胞浸润程度；③黏膜损伤程度。通过计数连续 10 个隐窝中凋

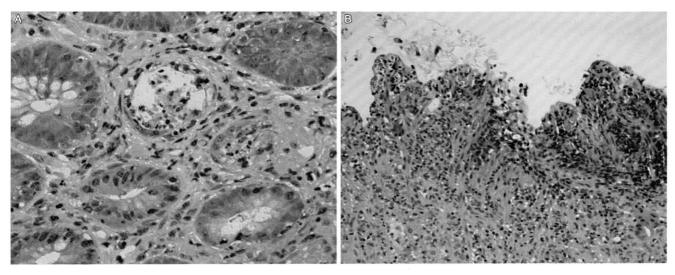

图 14.35　小肠移植的急性细胞排斥反应。（A）中度排斥反应，凋亡明显，隐窝丢失和炎症反应。（B）严重排斥反应，上皮完全丧失（Courtesy from Dr. Xiuli Liu at University of Florida）

亡小体的总数来确定凋亡计数。炎性浸润主要由单核细胞混合嗜酸性粒细胞和偶见的中性粒细胞组成，根据细胞密度分为轻度、中度和重度。嗜酸性粒细胞浸润不是排斥反应分级的可靠特征。黏膜损伤的表现从充血、水肿、上皮细胞损伤，直至广泛的糜烂、隐窝丢失、溃疡和脱落。表 14.3 总结了小肠不同级别同种异体排斥反应的诊断标准。

慢性排斥反应也可发生在小肠移植中，是晚期肠移植失败的主要原因。慢性排斥反应通常会在急性排斥反应反复发作后出现。患者表现为持续性的腹泻伴未愈合的黏膜溃疡。慢性排斥反应患者的黏膜活检的病理评估通常显示非特异性改变，例如固有层轻度纤维化或缺血性改变，这些都不是诊断慢性排斥反应的特异性改变，可以由其他多种原因所致。大中型血管的闭塞性血管病是慢性排斥反应的特征性病变，但在黏膜活检中很少见到。所以，慢性排斥反应通常在全层活检或失败的移植中得以证实，在这类标本中才能确定闭塞性血管病[160]。

移植物抗宿主病　GVHD 发生在 7% ~ 9% 肠移植中，因为同种异体移植肠中有大量的淋巴组织[161]。发生 GVHD 的患者可能临床症状不明显，也可能出现发热、白细胞减少、腹泻、腹痛和皮疹。诊断需要通过皮肤或肠黏膜活检的组织学确认。建议在乙状结肠活检来评估 GVHD，因为有项研究表明，乙状结肠近端的任何 GVHD 的表现也同时存在于乙状结肠[162]。

感染　感染是肠移植患者死亡的主要原因，占移植 5 年内所有死亡的近 50%[163]。细菌感染最常见，其次是病毒和真菌感染。最常见的感染部位是腹腔、肺、伤口和尿路。CMV 感染尤为重要，因为它经常累及同种异体移植物，导致移植小肠功能丧失甚至死亡。CMV 感染的发生率为 15% ~ 30%，在接受 CMV 阳性移植物的 CMV 阴性受者中最高。诊断需要组织学明确 CMV 感染的细胞，其特征是细胞体积大，含有嗜碱性核内包涵体（Cowdry 小体），包涵体周围有空晕，以及嗜碱性/嗜双色性胞质内包涵体，可以通过免疫组织化学染色加以确认。同种异体移植中偶尔还可见到其他病原体，包括腺病毒和念珠菌。

移植后淋巴增殖性疾病　PTLD 是指移植物中的淋巴细胞和/或浆细胞增生，大多数病例与 EB 病毒（EBV）相关，但 EBV 阴性的病例也可见到。肠移植受者中 PTLD 的发生率高于其他实体器官移植，儿童和多脏器移植受者中 PTLD 的发生率也较高[164]。PTLD 的诊断通常需要活检，建议对浅表淋巴结或临床/影像学怀疑的组织活检。同种异体移植肠、淋巴结和肝是经常受累的部位。如果活检取自移植小肠本身，则很难将 PTLD 与排斥或感染区分开。小肠移植患者任何时候出现淋巴组织浸润，都要考虑 PTLD 的可能。PTLD 的详细组织病理特征不在本书的讨论范围。适当的检查，包括免疫组织化学、EBV 检测、B 细胞或 T 细胞基因重排检查及向经验丰富的血液病理学家咨询，都有助于 PTLD 诊断。

表 14.3　肠移植急性细胞排斥反应的组织学分级

急性细胞排斥反应的程度	凋亡计数（连续 10 个隐窝）	炎性浸润	黏膜损伤
无排斥反应（0 级）	无或<2	无增加	无或轻度充血
排斥反应不能确定（IND 级）	<6	局灶、少量	轻度水肿、充血、绒毛变钝
轻度排斥反应（1 级）	≥6	轻度至局灶中度	上皮损伤伴轻度绒毛变钝和结构变形
中度排斥应（2 级）	常见至融合性凋亡	中至重度	明显的隐窝破坏伴绒毛变钝、结构变形、局灶糜烂
重度排斥应（3 级）	残存隐窝中融合性凋亡	中到重度	广泛糜烂和溃疡、广泛隐窝丢失和结构变形

（谢素玲　韦鸿 译　姜支农　王曦 审）

参考文献

1. Allison MC, Howatson AG, Torrance CJ, Lee FD, Russell RI. Gastrointestinal damage associated with the use of nonsteroidal antiinflammatory drugs. N Engl J Med. 1992;327(11):749–54.
2. https://doi.org/10.1056/NEJM199209103271101.
   Leung WK, Bjarnason I, Wong VW, Sung JJ, Chan FK. Small bowel enteropathy associated with chronic low-dose aspirin therapy. Lancet. 2007;369(9561):614. https://doi.org/10.1016/S0140–6736(07)60282–7.
3. Matsumoto T, Kudo T, Esaki M, Yano T, Yamamoto H, Sakamoto C, et al. Prevalence of non-steroidal anti-inflammatory drug-induced enteropathy determined by double-balloon endoscopy: a Japanese multicenter study. Scand J Gastroenterol. 2008;43(4):490–6. https://doi.org/10.1080/00365520701794121.
4. Maiden L, Thjodleifsson B, Theodors A, Gonzalez J, Bjarnason I. A quantitative analysis of NSAID-induced small bowel pathology by capsule enteroscopy. Gastroenterology. 2005;128(5):1172–8.
5. Lim YJ, Yang CH. Non-steroidal anti-inflammatory drug-induced enteropathy. Clin Endosc. 2012;45(2):138–44. https://doi.org/10.5946/ce.2012.45.2.138.
6. Park SC, Chun HJ, Kang CD, Sul D. Prevention and management of non-steroidal anti-inflammatory drugs-induced small intestinal injury. World J Gastroenterol. 2011;17(42):4647–53. https://doi.org/10.3748/wjg.v17.i42.4647.
7. Lanas A, Garcia-Rodriguez LA, Polo-Tomas M, Ponce M, Alonso-Abreu I, Perez-Aisa MA, et al. Time trends and impact of upper and lower gastrointestinal bleeding and perforation in clinical practice. Am J Gastroenterol. 2009;104(7):1633–41. https://doi.org/10.1038/ajg.2009.164.
8. Kameda N, Higuchi K, Shiba M, Machida H, Okazaki H, Yamagami H, et al. A prospective, single-blind trial comparing wireless capsule endoscopy and double-balloon enteroscopy in patients with obscure gastrointestinal bleeding. J Gastroenterol. 2008;43(6):434–40. https://doi.org/10.1007/s00535–008–2182–9.
9. Lanas A, Sopena F. Nonsteroidal anti-inflammatory drugs and lower gastrointestinal complications. Gastroenterol Clin North Am. 2009;38(2):333–52. https://doi.org/10.1016/j.gtc.2009.03.007.
10. Maiden L, Thjodleifsson B, Seigal A, Bjarnason II, Scott D, Birgisson S, et al. Long-term effects of nonsteroidal anti-inflammatory drugs and cyclooxygenase-2 selective agents on the small bowel: a cross-sectional capsule enteroscopy study. Clin Gastroenterol Hepatol. 2007;5(9):1040–5. https://doi.org/10.1016/j.cgh.2007.04.031.
11. Sigthorsson G, Simpson RJ, Walley M, Anthony A, Foster R, Hotz-Behoftsitz C, et al. COX-1 and 2, intestinal integrity, and pathogenesis of nonsteroidal anti-inflammatory drug enteropathy in mice. Gastroenterology. 2002;122(7):1913–23.
12. Robert A, Asano T. Resistance of germfree rats to indomethacin-induced intestinal lesions. Prostaglandins. 1977;14(2):333–41.
13. Uejima M, Kinouchi T, Kataoka K, Hiraoka I, Ohnishi Y. Role of intestinal bacteria in ileal ulcer formation in rats treated with a nonsteroidal antiinflammatory drug. Microbiol Immunol. 1996;40(8):553–60.
14. Watanabe T, Higuchi K, Kobata A, Nishio H, Tanigawa T, Shiba M, et al. Non-steroidal anti-inflammatory drug-induced small intestinal damage is Toll-like receptor 4 dependent. Gut. 2008;57(2):181–7. https://doi.org/10.1136/gut.2007.125963.
15. Endo H, Higurashi T, Hosono K, Sakai E, Sekino Y, Iida H, et al. Efficacy of Lactobacillus casei treatment on small bowel injury in chronic low-dose aspirin users: a pilot randomized controlled study. J Gastroenterol. 2011;46(7):894–905. https://doi.org/10.1007/s00535–011–0410–1.
16. Lombardo L, Foti M, Ruggia O, Chiecchio A. Increased incidence of small intestinal bacterial overgrowth during proton pump inhibitor therapy. Clin Gastroenterol Hepatol. 2010;8(6):504–8. https://
17. doi.org/10.1016/j.cgh.2009.12.022.
18. Wallace JL, Syer S, Denou E, de Palma G, Vong L, McKnight W, et al. Proton pump inhibitors exacerbate NSAID-induced small intestinal injury by inducing dysbiosis. Gastroenterology. 2011;141(4):1314–22, 22 e1–5. https://doi.org/10.1053/j.gastro.2011.06.075.
18. Washio E, Esaki M, Maehata Y, Miyazaki M, Kobayashi H, Ishikawa H, et al. Proton pump inhibitors increase incidence of nonsteroidal anti-inflammatory drug-induced small bowel injury: arandomized, placebo-controlled trial. Clin Gastroenterol Hepatol. 2016;14(6):809–15e1. https://doi.org/10.1016/j.cgh.2015.10.022.
19. Hawkey CJ, Karrasch JA, Szczepanski L, Walker DG, Barkun A, Swannell AJ, et al. Omeprazole compared with misoprostol for ulcers associated with nonsteroidal antiinflammatory drugs. Omeprazole versus Misoprostol for NSAID-induced Ulcer Management (OMNIUM) Study Group. N Engl J Med. 1998;338(11):727–34. https://doi.org/10.1056/NEJM199803123381105.
20. Jacob M, Foster R, Sigthorsson G, Simpson R, Bjarnason I. Role of bile in pathogenesis of indomethacin-induced enteropathy. Arch Toxicol. 2007;81(4):291–8. https://doi.org/10.1007/s00204–006–0149–2.
21. Lichtenberger LM, Phan T, Okabe S. Aspirin's ability to induce intestinal injury in rats is dependent on bile and can be reversed if pre-associated with phosphatidylcholine. J Physiol Pharmacol. 2011;62(4):491–6.
22. Reuter BK, Davies NM, Wallace JL. Nonsteroidal anti-inflammatory drug enteropathy in rats: role of permeability, bacteria, and enterohepatic circulation. Gastroenterology. 1997;112(1):109–17.
23. Endo H, Hosono K, Inamori M, Nozaki Y, Yoneda K, Fujita K, et al. Characteristics of small bowel injury in symptomatic chronic low-dose aspirin users: the experience of two medical centers in capsule endoscopy. J Gastroenterol. 2009;44(6):544–9. https://doi.org/10.1007/s00535–009–0040–z.
24. Endo H, Sakai E, Kato T, Umezawa S, Higurashi T, Ohkubo H, et al. Small bowel injury in low-dose aspirin users. J Gastroenterol. 2015;50(4):378–86. https://doi.org/10.1007/s00535–014–1028–x.
25. Hayashi Y, Yamamoto H, Kita H, Sunada K, Sato H, Yano T, et al. Non-steroidal anti-inflammatory drug-induced small bowel injuries identified by double-balloon endoscopy. World J Gastroenterol. 2005;11(31):4861–4.
26. Onwudike M, Sundaresan M, Melville D, Wood JJ. Diaphragm disease of the small bowel—a case report and literature review. Dig Surg. 2002;19(5):410–3. https://doi.org/10.1159/000065824.
27. Lee FD. Drug-related pathological lesions of the intestinal tract. Histopathology. 1994;25(4):303–8.
28. Speed CA, Bramble MG, Corbett WA, Haslock I. Non-steroidal anti-inflammatory induced diaphragm disease of the small intestine: complexities of diagnosis and management. Br J Rheumatol. 1994;33(8):778–80.
29. De Petris G, Lopez JI. Histopathology of diaphragm disease of the small intestine: a study of 10 cases from a single institution. Am J Clin Pathol. 2008;130(4):518–25. https://doi.org/10.1309/7DDT5TDVB5C6BNHV.
30. Lang J, Price AB, Levi AJ, Burke M, Gumpel JM, Bjarnason I. Diaphragm disease: pathology of disease of the small intestine induced by non-steroidal anti-inflammatory drugs. J Clin Pathol. 1988;41(5):516–26.
31. Going JJ, Canvin J, Sturrock R. Possible precursor of diaphragm disease in the small intestine. Lancet. 1993;341(8845):638–9.
32. Fernando SS, McGovern VJ. Neuromuscular and vascular hamartoma of small bowel. Gut. 1982;23(11):1008–12.
33. Cortina G, Wren S, Armstrong B, Lewin K, Fajardo L. Clinical and pathologic overlap in nonsteroidal anti-inflammatory drug-related small bowel diaphragm disease and the neuromuscular and vascular hamartoma of the small bowel. Am J Surg Pathol. 1999;23(11):1414–7.

34. Mehta V, Gupta A, Mahajan R, Narang V, Midha V, Sood N, et al. Symptomatic isolated terminal ileal ulcers: etiology and clinical significance. Endosc Int Open. 2017;5(7):E539–E46. https://doi.org/10.1055/s-0043–100688.

35. Fujimori S, Takahashi Y, Gudis K, Seo T, Ehara A, Kobayashi T, et al. Rebamipide has the potential to reduce the intensity of NSAID-induced small intestinal injury: a double-blind, randomized, controlled trial evaluated by capsule endoscopy. J Gastroenterol. 2011;46(1):57–64. https://doi.org/10.1007/s00535–010–0332–3.

36. Fortun PJ, Hawkey CJ. Nonsteroidal antiinflammatory drugs and the small intestine. Curr Opin Gastroenterol. 2007;23(2):134–41. https://doi.org/10.1097/MOG.0b013e328020045a.

37. Bjarnason I, Hayllar J, Smethurst P, Price A, Gumpel MJ. Metronidazole reduces intestinal inflammation and blood loss in non-steroidal anti-inflammatory drug induced enteropathy. Gut. 1992;33(9):1204–8.

38. Montalto M, Gallo A, Curigliano V, D'Onofrio F, Santoro L, Covino M, et al. Clinical trial: the effects of a probiotic mixture on non-steroidal anti-inflammatory drug enteropathy—a randomized, double-blind, cross-over, placebo-controlled study. Aliment Pharmacol Ther. 2010;32(2):209–14. https://doi.org/10.1111/j.1365–2036.2010.04324.x.

39. Dore MP, Pes GM, Murino A, Quarta Colosso B, Pennazio M. Short article: small intestinal mucosal injury in patients taking chemotherapeutic agents for solid cancers. Eur J Gastroenterol Hepatol. 2017;29(5):568–71. https://doi.org/10.1097/MEG.0000000000000828.

40. Trier JS. Morphologic alterations induced by methotrexate in the mucosa of human proximal intestine. I. Serial observations by light microscopy. Gastroenterology. 1962;42:295–305.

41. Cunningham D, Morgan RJ, Mills PR, Nelson LM, Toner PG, Soukop M, et al. Functional and structural changes of the human proximal small intestine after cytotoxic therapy. J Clin Pathol. 1985;38(3):265–70.

42. Keefe DM, Brealey J, Goland GJ, Cummins AG. Chemotherapy for cancer causes apoptosis that precedes hypoplasia in crypts of the small intestine in humans. Gut. 2000;47(5):632–7.

43. Nguyen T, Park JY, Scudiere JR, Montgomery E. Mycophenolic acid (cellcept and myofortic) induced injury of the upper GI tract. Am J Surg Pathol. 2009;33(9):1355–63. https://doi.org/10.1097/PAS.0b013e3181a755bd.

44. Parfitt JR, Jayakumar S, Driman DK. Mycophenolate mofetil-related gastrointestinal mucosal injury: variable injury patterns, including graft-versus-host disease-like changes. Am J Surg Pathol. 2008;32(9):1367–72.

45. Selbst MK, Ahrens WA, Robert ME, Friedman A, Proctor DD, Jain D. Spectrum of histologic changes in colonic biopsies in patients treated with mycophenolate mofetil. Mod Pathol. 2009;22(6):737–43. https://doi.org/10.1038/modpathol.2009.44.

46. Dhatt HS, Behr SC, Miracle A, Wang ZJ, Yeh BM. Radiological evaluation of bowel ischemia. Radiol Clin North Am. 2015;53(6):1241–54. https://doi.org/10.1016/j.rcl.2015.06.009.

47. Horton KM, Fishman EK. Multidetector CT angiography in the diagnosis of mesenteric ischemia. Radiol Clin North Am. 2007;45(2):275–88. https://doi.org/10.1016/j.rcl.2007.03.010.

48. Cudnik MT, Darbha S, Jones J, Macedo J, Stockton SW, Hiestand BC. The diagnosis of acute mesenteric ischemia: a systematic review and meta-analysis. Acad Emerg Med. 2013;20(11):1087–100. https://doi.org/10.1111/acem.12254.

49. Amaravadi RR, Tran TM, Altman R, Scheirey CD. Small bowel infarcts in Degos disease. Abdom Imaging. 2008;33(2):196–9. https://doi.org/10.1007/s00261–007–9225–1.

50. Magro CM, Poe JC, Kim C, Shapiro L, Nuovo G, Crow MK, et al. Degos disease: a C5b-9/interferon-alpha-mediated endotheliopathy syndrome. Am J Clin Pathol. 2011;135(4):599–610. https://doi.org/10.1309/AJCP66QIMFARLZKI.

51. Pagnoux C, Seror R, Henegar C, Mahr A, Cohen P, Le Guern V, et al. Clinical features and outcomes in 348 patients with polyarteritis nodosa: a systematic retrospective study of patients diagnosed between 1963 and 2005 and entered into the French Vasculitis Study Group Database. Arthritis Rheum. 2010;62(2):616–26. https://doi.org/10.1002/art.27240.

52. Ebert EC, Hagspiel KD, Nagar M, Schlesinger N. Gastrointestinal involvement in polyarteritis nodosa. Clin Gastroenterol Hepatol. 2008;6(9):960–6. https://doi.org/10.1016/j.cgh.2008.04.004.

53. Pagnoux C, Mahr A, Cohen P, Guillevin L. Presentation and outcome of gastrointestinal involvement in systemic necrotizing vasculitides: analysis of 62 patients with polyarteritis nodosa, microscopic polyangiitis, Wegener granulomatosis, Churg-Strauss syndrome, or rheumatoid arthritis-associated vasculitis. Medicine (Baltimore). 2005;84(2):115–28.

54. Kraft DM, McKee D, Scott C. Henoch-Schonlein purpura: a review. Am Fam Physician. 1998;58(2):405–8. 11

55. Saulsbury FT. Henoch-Schonlein purpura. Curr Opin Rheumatol. 2001;13(1):35–40.

56. Chen SY, Kong MS. Gastrointestinal manifestations and complications of Henoch-Schonlein purpura. Chang Gung Med J. 2004;27(3):175–81.

57. Louie CY, Gomez AJ, Sibley RK, Bass D, Longacre TA. Histologic features of gastrointestinal tract biopsies in IgA vasculitis (Henoch-Schonlein Purpura). Am J Surg Pathol. 2018;42(4):529–33. https://doi.org/10.1097/PAS.0000000000001036.

58. Jennette JC, Falk RJ, Bacon PA, Basu N, Cid MC, Ferrario F, et al. 2012 revised international chapel hill consensus conference nomenclature of vasculitides. Arthritis Rheum. 2013;65(1):1–11. https://doi.org/10.1002/art.37715.

59. Wechsler ME, Akuthota P, Jayne D, Khoury P, Klion A, Langford CA, et al. Mepolizumab or placebo for eosinophilic granulomatosis with polyangiitis. N Engl J Med. 2017;376(20):1921–32. https://doi.org/10.1056/NEJMoa1702079.

60. Franco DL, Ruff K, Mertz L, Lam-Himlin DM, Heigh R. Eosinophilic granulomatosis with polyangiitis and diffuse gastrointestinal involvement. Case Rep Gastroenterol. 2014;8(3):329–36. https://doi.org/10.1159/000369129.

61. Berden A, Goceroglu A, Jayne D, Luqmani R, Rasmussen N, Bruijn JA, et al. Diagnosis and management of ANCA associated vasculitis. BMJ. 2012;344:e26. https://doi.org/10.1136/bmj.e26.

62. Inamoto Y, Ito M, Suzuki R, Nishida T, Iida H, Kohno A, et al. Clinicopathological manifestations and treatment of intestinal transplant-associated microangiopathy. Bone Marrow Transplant. 2009;44(1):43–9. https://doi.org/10.1038/bmt.2008.419.

63. Selby DM, Rudzki JR, Bayever ES, Chandra RS. Vasculopathy of small muscular arteries in pediatric patients after bone marrow transplantation. Hum Pathol. 1999;30(7):734–40.

64. Nishida T, Hamaguchi M, Hirabayashi N, Haneda M, Terakura S, Atsuta Y, et al. Intestinal thrombotic microangiopathy after allogeneic bone marrow transplantation: a clinical imitator of acute enteric graft-versus-host disease. Bone Marrow Transplant. 2004;33(11):1143–50. https://doi.org/10.1038/sj.bmt.1704512.

65. Warren M, Jodele S, Dandoy C, Myers KC, Wallace G, Nelson A, et al. A complete histologic approach to gastrointestinal biopsy from hematopoietic stem cell transplant patients with evidence of transplant-associated gastrointestinal thrombotic microangiopathy. Arch Pathol Lab Med. 2017;141(11):1558–66. https://doi.org/10.5858/arpa.2016–0599-RA.

66. Mandeville K, Chien M, Willyerd FA, Mandell G, Hostetler MA, Bulloch B. Intussusception: clinical presentations and imaging characteristics. Pediatr Emerg Care. 2012;28(9):842–4. https://doi.org/10.1097/PEC.0b013e318267a75e.

67. Marinis A, Yiallourou A, Samanides L, Dafnios N, Anastasopoulos G, Vassiliou I, et al. Intussusception of the bowel in adults: a review. World J Gastroenterol. 2009;15(4):407–11.

68. Haas EM, Etter EL, Ellis S, Taylor TV. Adult intussusception. Am J Surg. 2003;186(1):75–6.

69. Fischer JE, Bland KI. Mastery of surgery. Philadelphia: Lippincott Williams & Wilkins; 2007.

70. Meckel J. Uber die divertikel am darmkanal. Arch Physiol.

1809;9:421–53.

71. Uppal K, Tubbs RS, Matusz P, Shaffer K, Loukas M. Meckel's diverticulum: a review. Clin Anat. 2011;24(4):416–22. https://doi.org/10.1002/ca.21094.

72. Takeda K, Kinumaki A, Furumai T, Yamaguchi T, Ohshima S, Ito Y. Mutational biosynthesis of butirosin analogs. J Antibiot (Tokyo). 1978;31(3):247–9.

73. Park JJ, Wolff BG, Tollefson MK, Walsh EE, Larson DR. Meckel diverticulum: the Mayo Clinic experience with 1476 patients (1950–2002). Ann Surg. 2005;241(3):529–33.

74. Hill P, Rode J. Helicobacter pylori in ectopic gastric mucosa in Meckel's diverticulum. Pathology. 1998;30(1):7–9.

75. Cates JM, Williams TL, Suriawinata AA. Intraductal papillary mucinous adenoma that arises from pancreatic heterotopia within a meckel diverticulum. Arch Pathol Lab Med. 2005;129(3):e67–9. https://doi.org/10.1043/1543–2165(2005)129<e67:IPMATA>2.0.CO;2.

76. Carpenter SS, Grillis ME. Meckel's diverticulitis secondary to carcinoid tumor: an unusual presentation of the acute abdomen in an adult. Curr Surg. 2003;60(3):301–3. https://doi.org/10.1016/S0149–7944(02)00745–6.

77. Leijonmarck CE, Bonman-Sandelin K, Frisell J, Raf L. Meckel's diverticulum in the adult. Br J Surg. 1986;73(2):146–9.

78. Qureshi SS, Ramadwar MR, Viswanathan S, Bakshi AV, Arora B, Gupta T, et al. Desmoplastic small round cell tumor of Meckels diverticulum. J Clin Oncol. 2007;25(22):3372–4. https://doi.org/10.1200/JCO.2007.11.9487.

79. Zhang L, Sanderson SO, Lloyd RV, Smyrk TC. Pancreatic intraepithelial neoplasia in heterotopic pancreas: evidence for the progression model of pancreatic ductal adenocarcinoma. Am J Surg Pathol. 2007;31(8):1191–5. https://doi.org/10.1097/PAS.0b013e31806841e1.

80. Heifetz SA, Rueda-Pedraza ME. Omphalomesenteric duct cysts of the umbilical cord. Pediatr Pathol. 1983;1(3):325–35.

81. Sawada F, Yoshimura R, Ito K, Nakamura K, Nawata H, Mizumoto K, et al. Adult case of an omphalomesenteric cyst resected by laparoscopic-assisted surgery. World J Gastroenterol. 2006;12(5):825–7.

82. Macpherson RI. Gastrointestinal tract duplications: clinical, pathologic, etiologic, and radiologic considerations. Radiographics. 1993;13(5):1063–80. https://doi.org/10.1148/radiographics.13.5.8210590.

83. Arias MP, Lorenzo FG, Sanchez MM, Vellibre RM. Enteric duplication cyst resembling umbilical cord cyst. J Perinatol. 2006;26(6):368–70. https://doi.org/10.1038/sj.jp.7211520.

84. Johnson JA 3rd, Poole GV. Ileal duplications in adults.Presentation and treatment. Arch Surg. 1994;129(6):659–61.

85. Baumann JL, Patel C. Enteric duplication cyst containing squamous and respiratory epithelium: an interesting case of a typically pediatric entity presenting in an adult patient. Case Rep Gastrointest Med. 2014;2014:790326. https://doi.org/10.1155/2014/790326.

86. Estrada R. Anomalies of intestinal rotation and fixation. 1st ed. Springfield: Thomas; 1958.

87. Stockmann P. Malrotation. In: Oldham KT, Colombani PM, Foglia RP, Skinner MA, editors. Principles and practice of pediatric surgery. 2nd ed. Philadelphia: Lippincott Williams & Wilkings; 2005. p. 1283.

88. Nehra D, Goldstein AM. Intestinal malrotation: varied clinical presentation from infancy through adulthood. Surgery. 2011;149(3):386–93. https://doi.org/10.1016/j.surg.2010.07.004.

89. Durkin ET, Lund DP, Shaaban AF, Schurr MJ, Weber SM. Age-related differences in diagnosis and morbidity of intestinal malrotation. J Am Coll Surg. 2008;206(4):658–63. https://doi.org/10.1016/j.jamcollsurg.2007.11.020.

90. Puri P, Fujimoto T. New observations on the pathogenesis of multiple intestinal atresias. J Pediatr Surg. 1988;23(3):221–5.

91. Dalla Vecchia LK, Grosfeld JL, West KW, Rescorla FJ, Scherer LR, Engum SA. Intestinal atresia and stenosis: a 25-year experience with 277 cases. Arch Surg. 1998;133(5):490–6; discussion

6–7.

92. Grosfeld JL, Ballantine TV, Shoemaker R. Operative mangement of intestinal atresia and stenosis based on pathologic findings. J Pediatr Surg. 1979;14(3):368–75.

93. Subbarayan D, Singh M, Khurana N, Sathish A. Histomorphological features of intestinal atresia and its clinical correlation. J Clin Diagn Res. 2015;9(11):EC26–9. https://doi.org/10.7860/JCDR/2015/13320.6838.

94. Kelly KB, Ponsky TA. Pediatric abdominal wall defects. Surg Clin North Am. 2013;93(5):1255–67. https://doi.org/10.1016/j.suc.2013.06.016.

95. Hwang PJ, Kousseff BG. Omphalocele and gastroschisis: an 18-year review study. Genet Med. 2004;6(4):232–6. http://dx.doi.org/10.109701.GIM.0000133919.68912.A3.

96. Kosloske AM. Epidemiology of necrotizing enterocolitis. Acta Paediatr Suppl. 1994;396:2–7.

97. Yee WH, Soraisham AS, Shah VS, Aziz K, Yoon W, Lee SK, et al. Incidence and timing of presentation of necrotizing enterocolitis in preterm infants. Pediatrics. 2012;129(2):e298–304. https://doi.org/10.1542/peds.2011–2022.

98. Claud EC, Walker WA. Hypothesis: inappropriate colonization of the premature intestine can cause neonatal necrotizing enterocolitis. FASEB J. 2001;15(8):1398–403.

99. Wiswell TE, Robertson CF, Jones TA, Tuttle DJ. Necrotizing enterocolitis in full-term infants.A case-control study. Am J Dis Child. 1988;142(5):532–5.

100. Short SS, Papillon S, Berel D, Ford HR, Frykman PK, Kawaguchi A. Late onset of necrotizing enterocolitis in the full-term infant is associated with increased mortality: results from a two-center analysis. J Pediatr Surg. 2014;49(6):950–3. https://doi.org/10.1016/j.jpedsurg.2014.01.028.

101. Lambert DK, Christensen RD, Henry E, Besner GE, Baer VL, Wiedmeier SE, et al. Necrotizing enterocolitis in term neonates: data from a multihospital health-care system. J Perinatol. 2007;27(7):437–43. https://doi.org/10.1038/sj.jp.7211738.

102. Ballance WA, Dahms BB, Shenker N, Kliegman RM. Pathology of neonatal necrotizing enterocolitis: a ten-year experience. J Pediatr. 1990;117(1 Pt 2):S6–13.

103. Puiman PJ, Burger-Van Paassen N, Schaart MW, De Bruijn AC, De Krijger RR, Tibboel D, et al. Paneth cell hyperplasia and metaplasia in necrotizing enterocolitis. Pediatr Res. 2011;69(3):217–23. https://doi.org/10.1203/PDR.0b013e3182092a9a.

104. Parra-Herran CE, Pelaez L, Sola JE, Urbiztondo AK, Rodriguez MM. Intestinal candidiasis: an uncommon cause of necrotizing enterocolitis (NEC) in neonates. Fetal Pediatr Pathol. 2010;29(3):172–80. https://doi.org/10.3109/15513811003777342.

105. Turcios-Ruiz RM, Axelrod P, St John K, Bullitt E, Donahue J, Robinson N, et al. Outbreak of necrotizing enterocolitis caused by norovirus in a neonatal intensive care unit. J Pediatr. 2008;153(3):339–44. https://doi.org/10.1016/j.jpeds.2008.04.015.

106. de la Cochetiere MF, Piloquet H, des Robert C, Darmaun D, Galmiche JP, Roze JC. Early intestinal bacterial colonization and necrotizing enterocolitis in premature infants: the putative role of Clostridium. Pediatr Res. 2004;56(3):366–70. https://doi.org/10.1203/01.PDR.0000134251.45878.D5.

107. Dittmar E, Beyer P, Fischer D, Schafer V, Schoepe H, Bauer K, et al. Necrotizing enterocolitis of the neonate with Clostridium perfringens: diagnosis, clinical course, and role of alpha toxin. Eur J Pediatr. 2008;167(8):891–5. https://doi.org/10.1007/s00431–007–0614–9.

108. Snyder CL, Gittes GK, Murphy JP, Sharp RJ, Ashcraft KW, Amoury RA. Survival after necrotizing enterocolitis in infants weighing less than 1,000 g: 25 years' experience at a single institution. J Pediatr Surg. 1997;32(3):434–7.

109. Olsen MM, Luck SR, Lloyd-Still J, Raffensperger JG. The spectrum of meconium disease in infancy. J Pediatr Surg. 1982;17(5):479–81.

110. Keckler SJ, St Peter SD, Spilde TL, Tsao K, Ostlie DJ, Holcomb GW 3rd, et al. Current significance of meconium plug syndrome.

J Pediatr Surg. 2008;43(5):896–8. https://doi.org/10.1016/j.jpedsurg.2007.12.035.

111. Kahn E, Daum F. Pseudopolyps of the small intestine in Crohn's disease. Hum Pathol. 1984;15(1):84–6.

112. Gardiner GA. "Backwash ileitis" with pseudopolyposis. AJR Am J Roentgenol. 1977;129(3):506–7. https://doi.org/10.2214/ajr.129.3.506.

113. Dhungel BM, De Petris G. Bizarre stromal cells in the esophagus: report of 2 cases and literature review. Int J Surg Pathol. 2013;21(4):368–72. https://doi.org/10.1177/1066896913489347.

114. Meeks MW, Kamal UM, Hammami MB, Taylor JR, Omran ML, Chen Y, et al. Gastrointestinal pyogenic granuloma (Lobular Capillary Hemangioma): an underrecognized entity causing iron deficiency Anemia. Case Rep Gastrointest Med. 2016;2016:4398401. https://doi.org/10.1155/2016/4398401.

115. Rosty C, Buchanan DD, Walters RJ, Carr NJ, Bothman JW, Young JP, et al. Hyperplastic polyp of the duodenum: a report of 9 cases with immunohistochemical and molecular findings. Hum Pathol. 2011;42(12):1953–9. https://doi.org/10.1016/j.humpath.2011.02.018.

116. Liu X, Chen D, Dugum M, Horvath B, Yuan L, Xiao SY. Syndromic and sporadic inflammatory/hyperplastic small-bowel polyps: a comparative study. Gastroenterol Rep (Oxf). 2015;3(3):222–7. https://doi.org/10.1093/gastro/gov020.

117. van Lier MG, Mathus-Vliegen EM, Wagner A, van Leerdam ME, Kuipers EJ. High cumulative risk of intussusception in patients with Peutz-Jeghers syndrome: time to update surveillance guidelines? Am J Gastroenterol. 2011;106(5):940–5. https://doi.org/10.1038/ajg.2010.473.

118. Wangler MF, Chavan R, Hicks MJ, Nuchtern JG, Hegde M, Plon SE, et al. Unusually early presentation of small-bowel adenocarcinoma in a patient with Peutz-Jeghers syndrome. J Pediatr Hematol Oncol. 2013;35(4):323–8. https://doi.org/10.1097/MPH.0b013e318282db11.

119. Korsse SE, Dewint P, Kuipers EJ, van Leerdam ME. Small bowel endoscopy and Peutz-Jeghers syndrome. Best Pract Res Clin Gastroenterol. 2012;26(3):263–78. https://doi.org/10.1016/j.bpg.2012.03.009.

120. Gruber SB, Entius MM, Petersen GM, Laken SJ, Longo PA, Boyer R, et al. Pathogenesis of adenocarcinoma in Peutz-Jeghers syndrome. Cancer Res. 1998;58(23):5267–70.

121. Merg A, Howe JR. Genetic conditions associated with intestinal juvenile polyps. Am J Med Genet C Semin Med Genet. 2004;129C(1):44–55. https://doi.org/10.1002/ajmg.c.30020.

122. Woodford-Richens K, Bevan S, Churchman M, Dowling B, Jones D, Norbury CG, et al. Analysis of genetic and phenotypic heterogeneity in juvenile polyposis. Gut. 2000;46(5):656–60.

123. Postgate AJ, Will OC, Fraser CH, Fitzpatrick A, Phillips RK, Clark SK. Capsule endoscopy for the small bowel in juvenile polyposis syndrome: a case series. Endoscopy. 2009;41(11):1001–4. https://doi.org/10.1055/s-0029-1215175.

124. Oncel M, Church JM, Remzi FH, Fazio VW. Colonic surgery in patients with juvenile polyposis syndrome: a case series. Dis Colon Rectum. 2005;48(1):49–55; discussion -6.

125. Howe JR, Mitros FA, Summers RW. The risk of gastrointestinal carcinoma in familial juvenile polyposis. Ann Surg Oncol. 1998;5(8):751–6.

126. Brosens LA, van Hattem A, Hylind LM, Iacobuzio-Donahue C, Romans KE, Axilbund J, et al. Risk of colorectal cancer in juvenile polyposis. Gut. 2007;56(7):965–7. https://doi.org/10.1136/gut.2006.116913.

127. Stacey R, Green JT. Radiation-induced small bowel disease: latest developments and clinical guidance. Ther Adv Chronic Dis. 2014;5(1):15–29. https://doi.org/10.1177/2040622313510730.

128. Hauer-Jensen M, Denham JW, Andreyev HJ. Radiation enteropathy—pathogenesis, treatment and prevention. Nat Rev Gastroenterol Hepatol. 2014;11(8):470–9. https://doi.org/10.1038/nrgastro.2014.46.

129. Leupin N, Curschmann J, Kranzbuhler H, Maurer CA, Laissue JA, Mazzucchelli L. Acute radiation colitis in patients treated with short-term preoperative radiotherapy for rectal cancer. Am J Surg Pathol. 2002;26(4):498–504.

130. Carr KE. Effects of radiation damage on intestinal morphology. Int Rev Cytol. 2001;208:1–119.

131. Nesher L, Rolston KV. Neutropenic enterocolitis, a growing concern in the era of widespread use of aggressive chemotherapy. Clin Infect Dis. 2013;56(5):711–7. https://doi.org/10.1093/cid/cis998.

132. Ullery BW, Pieracci FM, Rodney JR, Barie PS. Neutropenic enterocolitis. Surg Infect (Larchmt). 2009;10(3):307–14. https://doi.org/10.1089/sur.2008.061.

133. Kouroussis C, Samonis G, Androulakis N, Souglakos J, Voloudaki A, Dimopoulos MA, et al. Successful conservative treatment of neutropenic enterocolitis complicating taxane-based chemotherapy: a report of five cases. Am J Clin Oncol. 2000;23(3):309–13.

134. Katz JA, Wagner ML, Gresik MV, Mahoney DH Jr, Fernbach DJ. Typhlitis.An 18-year experience and postmortem review. Cancer. 1990;65(4):1041–7.

135. Lewis FW, Warren GH, Goff JS. Collagenous colitis with involvement of terminal ileum. Dig Dis Sci. 1991;36(8):1161–3.

136. Padmanabhan V, Callas PW, Li SC, Trainer TD. Histopathological features of the terminal ileum in lymphocytic and collagenous colitis: a study of 32 cases and review of literature. Mod Pathol. 2003;16(2):115–9. https://doi.org/10.1097/01.MP.0000051990.80904.AF.

137. O'Brien BH, McClymont K, Brown I. Collagenous ileitis: a study of 13 cases. Am J Surg Pathol. 2011;35(8):1151–7. https://doi.org/10.1097/PAS.0b013e3182206ef5.

138. Kung VL, Liu TC, Ma C. Collagenous enteritis is unlikely aform of aggressive celiac disease despite sharing HLA-DQ2/DQ8 genotypes. Am J Surg Pathol. 2018;42(4):545–52. https://doi.org/10.1097/PAS.0000000000001022.

139. Debray C, Besancon F, Hardouin JP, Martin E, Marche C, Khoury K. Cryptogenetic plurifocal ulcerative stenosing enteritis. Arch Mal Appar Dig Mal Nutr. 1964;53:193–206.

140. Kohoutova D, Bartova J, Tacheci I, Rejchrt S, Repak R, Kopacova M, et al. Cryptogenic multifocal ulcerous stenosing enteritis: a review of the literature. Gastroenterol Res Pract. 2013;2013:918031. https://doi.org/10.1155/2013/918031.

141. Matsumoto T, Iida M, Matsui T, Yao T. Chronic nonspecific multiple ulcers of the small intestine: a proposal of the entity from Japanese gastroenterologists to Western enteroscopists. Gastrointest Endosc. 2007;66(3 Suppl):S99–107. https://doi.org/10.1016/j.gie.2007.01.004.

142. Perlemuter G, Guillevin L, Legman P, Weiss L, Couturier D, Chaussade S. Cryptogenetic multifocal ulcerous stenosing enteritis: an atypical type of vasculitis or a disease mimicking vasculitis. Gut. 2001;48(3):333–8.

143. Biagi F, Lorenzini P, Corazza GR. Literature review on the clinical relationship between ulcerative jejunoileitis, coeliac disease, and enteropathy-associated T-cell. Scand J Gastroenterol. 2000;35(8):785–90.

144. Biagi F, Corazza GR. (2001). La jéjuno-iléite ulcéreuse: Revue de la littérature. Acta Endoscopica, 31(3):265–69.

145. Ashton-Key M, Diss TC, Pan L, Du MQ, Isaacson PG. Molecular analysis of T-cell clonality in ulcerative jejunitis and enteropathy-associated T-cell lymphoma. Am J Pathol. 1997;151(2):493–8.

146. Seven G, Assaad A, Biehl T, Kozarek RA. Use of anti tumor necrosis factor-alpha monoclonal antibody for ulcerative jejunoileitis. World J Gastroenterol. 2012;18(36):5135–7. https://doi.org/10.3748/wjg.v18.i36.5135.

147. Rodriguez-Sanchez D, Saez-Martinez ME, Sanchez-Jimenez RM, de-Dios-Berna-Mestre J, Guzman-Aroca F. Pneumatosis cystoides, CT colonoscopy and endoscopic correlation. Rev Esp Enferm Dig. 2013;105(8):486–7.

148. Wu LL, Yang YS, Dou Y, Liu QS. A systematic analysis of pneumatosis cystoids intestinalis. World J Gastroenterol.

2013;19(30):4973–8. https://doi.org/10.3748/wjg.v19.i30.4973.

149. St Peter SD, Abbas MA, Kelly KA. The spectrum of pneumatosis intestinalis. Arch Surg. 2003;138(1):68–75.

150. Hoer J, Truong S, Virnich N, Fuzesi L, Schumpelick V. Pneumatosis cystoides intestinalis: confirmation of diagnosis by endoscopic puncture a review of pathogenesis, associated disease and therapy and a new theory of cyst formation. Endoscopy. 1998;30(9):793–9. https://doi.org/10.1055/s-2007–1001424.

151. Gagliardi G, Thompson IW, Hershman MJ, Forbes A, Hawley PR, Talbot IC. Pneumatosis coli: a proposed pathogenesis based on study of 25 cases and review of the literature. Int J Colorectal Dis. 1996;11(3):111–8.

152. Bialas M, Demczuk S, Dyduch G, Drabik G, Chrupek M, Okon K. Brown bowel syndrome (intestinal lipofuscinosis)—a case report and review of the literature. Pol J Pathol. 2013;64(3):228–31.

153. Horn T, Svendsen LB, Nielsen R. Brown-bowel syndrome. Review of the literature and presentation of cases. Scand J Gastroenterol. 1990;25(1):66–72.

154. Mojtahed A, Pai RK, Anderson MW, Arber DA, Longacre TA. Reactive lymphoid hyperplasia of the terminal ileum: a benign (lymphoma-like) condition that may harbor aberrant immunohistochemical patterns or clonal immunoglobulin heavy chain gene rearrangements. Appl Immunohistochem Mol Morphol. 2014;22(8):585–92. https://doi.org/10.1097/01.pai.0000446497.93867.98.

155. Varkey J, Simren M, Jalanko H, Oltean M, Saalman R, Gudjonsdottir A, et al. Fifteen years' experience of intestinal and multivisceral transplantation in the Nordic countries. Scand J Gastroenterol. 2015;50(3):278–90. https://doi.org/10.3109/00365521.2014.999255.

156. Remotti H, Subramanian S, Martinez M, Kato T, Magid MS. Small-bowel allograft biopsies in the management of small-intestinal and multivisceral transplant recipients: histopathologic review and clinical correlations. Arch Pathol Lab Med. 2012;136(7):761–71. https://doi.org/10.5858/arpa.2011–0596-RA.

157. Ruiz P, Garcia M, Pappas P, Esquenazi V, Kato T, Mittal N, et al. Mucosal vascular alterations in the early posttransplant period of small bowel allograft recipients may reflect humoral-based allograft rejection. Transplant Proc. 2002;34(3):869–71.

158. Tsai HL, Island ER, Chang JW, Gonzalez-Pinto I, Tryphonopoulos P, Nishida S, et al. Association between donor-specific antibodies and acute rejection and resolution in small bowel and multivisceral transplantation. Transplantation. 2011;92(6):709–15. https://doi.org/10.1097/TP.0b013e318229f752.

159. Ruiz P, Bagni A, Brown R, Cortina G, Harpaz N, Magid MS, et al. Histological criteria for the identification of acute cellular rejection in human small bowel allografts: results of the pathology workshop at the VIII International Small Bowel Transplant Symposium. Transplant Proc. 2004;36(2):335–7. https://doi.org/10.1016/j.transproceed.2004.01.079.

160. Parizhskaya M, Redondo C, Demetris A, Jaffe R, Reyes J, Ruppert K, et al. Chronic rejection of small bowel grafts: pediatric and adult study of risk factors and morphologic progression. Pediatr Dev Pathol. 2003;6(3):240–50. https://doi.org/10.1007/s10024–002–0039–4.

161. Mazariegos GV, Abu-Elmagd K, Jaffe R, Bond G, Sindhi R, Martin L, et al. Graft versus host disease in intestinal transplantation. Am J Transplant. 2004;4(9):1459–65. https://doi.org/10.1111/j.1600–6143.2004.00524.x.

162. Crowell KR, Patel RA, Fluchel M, Lowichik A, Bryson S, Pohl JF. Endoscopy in the diagnosis of intestinal graft-versus-host disease: is lower endoscopy with biopsy as effective in diagnosis as upper endoscopy combined with lower endoscopy? Pediatr Blood Cancer. 2013;60(11):1798–800. https://doi.org/10.1002/pbc.24634.

163. Abu-Elmagd KM, Kosmach-Park B, Costa G, Zenati M, Martin L, Koritsky DA, et al. Long-term survival, nutritional autonomy, and quality of life after intestinal and multivisceral transplantation. Ann Surg. 2012;256(3):494–508. https://doi.org/10.1097/SLA.0b013e318265f310.

164. Mynarek M, Schober T, Behrends U, Maecker-Kolhoff B. Posttransplant lymphoproliferative disease after pediatric solid organ transplantation. Clin Dev Immunol. 2013;2013:814973. https://doi.org/10.1155/2013/814973.

第六篇
结肠非肿瘤性疾病

前言

在众多不同类型的结肠炎症性疾病中，炎症性肠病（inflammatory bowel disease，IBD）特指两种涉及结肠的慢性特发性肠道疾病：溃疡性结肠炎（ulcerative colitis，UC）和克罗恩病（Crohn's disease，CD）。虽然 UC 和 CD 是两种不同的疾病，但它们具有一些相似的临床和病理特征，故在某些情况下很难准确区分，特别是在疾病暴发期，此时可暂诊断为未定型结肠炎。

自从 1859 年 Wilks 和 Moxon 报道了第一例 IBD 病例[1]，几个世纪以来，特别是近十几年来，由于发展中国家饮食和生活方式的西化，IBD 在许多方面都发生了变化。针对 IBD 患者个性化管理、靶向治疗策略、新药和监测指南的发布、内镜技术的进步，以及疾病相关分子遗传学异常、免疫功能障碍和肠道菌群的基础性研究进展，使得人们对 IBD 的认识发生了巨大的变化[2]。因此，病理医生在协助 IBD 的诊断和治疗方面也面临着新的挑战。

IBD 是一种终身性疾病，需要患者本身及消化科医生、外科医生、放射科医生和病理科医生等多学科协作管理。病理医生可通过对活检或手术标本的组织学观察，为患者的临床诊疗提供有价值的信息，包括：①帮助确诊 IBD 并区分 UC 或 CD；②评估 IBD 累及范围和严重程度；③排除其他类型结肠炎；④评估伴发疾病；⑤监测是否继发异型增生或恶性肿瘤。同时，认识到组织学评估的局限性也非常重要。通常，病理医生会被要求区分 UC 或是 CD。然而，由于 UC 和 CD 存在一些重叠特征、诊断时处于疾病暴发期、内镜活检标本取材局限，或治疗导致疾病分布和模式变化等情况，很难作出确定性的诊断，除非显微镜下诊断性的特征确定无疑，例如在活动性慢性回肠炎/结肠炎的基础上合并透壁性淋巴细胞聚集灶和肉芽肿则非常支持诊断 CD。最终的诊断通常需要结合临床、影像和病理检查结果综合判断。同样重要且需牢记的是，病理医生日常诊断中经常使用的慢性肠炎组织学特征，例如隐窝结构变形、基底部浆细胞增多和左半结肠潘氏细胞化生等，并非 IBD 所特有。许多其他类型的非 IBD 结肠炎亦可表现出相似的慢性肠炎组织学改变，例如慢性缺血/机械损伤、感染、放射性结肠炎、憩室病相关结肠炎或药物引起的肠黏膜损伤等。

对确诊为 IBD 患者的内镜黏膜活检标本进行疾病活动程度和异型增生的评估是病理医生日常工作的重要组成部分。然而，限制病理评估精准性的一个重要原因是缺乏统一的 IBD 炎症活动度分级和异型增生诊断的标准。病理诊断具有主观性，不同病理医生之间存在明显的观察者间差异。根据隐窝炎、隐窝脓肿和黏膜糜烂/溃疡的程度，将活动性结肠炎分为轻度、中度和重度。虽然目前已有数种评估 IBD 活动性的组织学评分系统，但还没有一种得到广泛验证，且并未显示出组织学活动度与临床疾病严重程度之间的相关性。每位病理医生似乎都有自己的"诊断标准"，这取决于他们的经验和培训背景。或许有病理医生认为上述局限性不重要，因为依据临床症状和/或内镜所见得出的疾病活动度的临床表现与组织学评估活动度的相关性较差[3]。然而，最近的研究表明，镜下黏膜炎症活动度可能会影响 IBD 患者的临床管理和预后监测。虽然 IBD 治疗成功通常是通过内镜下黏膜愈合来评判，但越来越多的证据表明 IBD 组织学上炎症的严重程度与其发生高级别异型增生和癌症的风险相关，即使对于那些内镜检查正常的患者亦是如此[4-6]。因此，病理医生对内镜监测的活检标本疾病活动度的组织学评估在 IBD 患者的临床管理中越来越有意义。

IBD 患者内镜监测的主要目的是尽早发现异型增生和结肠癌，并治疗高危患者。组织学诊断慢性结肠炎基础上的异型增生非常困难，有时几乎无法区分显著的反应性/再生性非典型性和真正的异型增生，即使是对经验丰富的专门从事胃肠道病理诊断的专科医生亦是如此。如今，由于 IBD 相关异型增生的定义、亚型和治疗方案不断进展，使得病理医生面临更大的挑战。根据最近发布的 IBD 患者结肠镜息肉监测和管理的国际共识指南（SCENIC），一些传统诊断术语已不推荐继续使用，如异型增生相关病变或肿块（DALM）及腺瘤样和非腺瘤样异型增生。本章将重点介绍结肠 IBD 的病理特征及相关并发症。

溃疡性结肠炎

定义

溃疡性结肠炎（ulcerative colitis，UC）是一种特发性、长期持续的炎症性疾病，主要累及结肠和直肠，以反复发作和缓解的黏膜炎症和溃疡为特征。

流行病学

UC 的发病率自第二次世界大战以来持续增加，其中西方国家的患病率最高[8]。然而，最近的人群研究表明，自 2000 年以来西方国家 UC 的发病率保持稳定甚至下降[9,10]。另一方面，随着经济全球化及亚洲、中东和南美国家的工业化进程，自 21 世纪初以来，IBD 在这些地区的发病率正在迅速上升[11]。据统计，北美和欧洲 UC 的年发病率为 4~20 例/10 万人，而在亚洲不到 2 例/10 万人[12]。与此同时,中南美洲 IBD 的发病率已从 4.5 例/10 万人(1991—1995 年)增加到近 10 例/10 万人(2001—2005 年)[13,14]。UC 患病率最高的是欧洲(505 例/10 万),其次是北美(214~248 例/10 万人),亚洲和中东为 5~168 例/10 万人[11]。而从低发病率国家到高发病率国家移民的后代患 UC 的风险与非移民相似[15]。

UC 没有性别优势,可以发生在任何年龄段,但在 5 岁以下或 75 岁以上的人群中少见[16]。发病人群以青春期和青壮年为主,20~29 岁是发病的高峰期。50~70 岁人群的发病率似乎又呈现缓和的上升,故被认为是 UC 第二个发病高峰期[16,17]。然而,这种双峰发病模式在最近的研究中并不明显[18]。UC 与 CD 的流行病学相似,但也存在一些不同之处,将在下文讨论。

病因和发病机制

IBD 确切的病因和发病机制尚不清楚。目前认为 IBD 的发生是遗传易感性、环境危险因素、肠道菌群和免疫系统功能失调等多种因素共同作用的结果。虽然文献通常一并讨论 UC 和 CD 的病因和发病机制,但两者之间确实存在显著的差异。

遗传因素

人群研究支持遗传因素在 UC 发病中的作用。8%~14% 的 UC 患者存在 IBD 家族史;一级亲属有 2~4 倍的风险罹患 UC;双胎研究表明,同卵双胎患病的一致性高于异卵双胎;犹太人群 UC 的发病率更高[19-22]。全基因组关联研究和 meta 分析已经确定了 200 多个与 IBD 患病风险相关的基因位点,大多数基因位点可同时作用于 UC 和 CD[23,24],但亦有区别。例如,位于 12 号染色体的 *IBD2* 在 UC 遗传易感性中起主要作用,但对 CD 的影响相对较小[25]。涉及黏膜屏障功能的基因(*ECMJ*、*CDH1*、*HNF4α* 和 *laminin B1*)与 UC 易感性增加有关[26]。多药耐药基因 1(*MDR1*)3435T 单核苷酸多态性和 3435TT 基因型分布频率在 UC 患者中显著增加[27]。UC 遗传易感性与染色体 6p21 上人类白细胞抗原复合体(HLA)也存在相关性,其中与 *DRB1 * 0103* 和 *DRB1 * 1502* 等位基因呈正相关,与 *DRBI * 0401* 负相关[28,29]。然而,仍然需要大量深入的研究来验证这些新近报道的基因并将其转化应用于临床实践,以加深人们对于 IBD 发病机制的理解和新疗法的开发。

免疫因素与肠道菌群

最近的研究表明,肠道菌群和机体免疫反应失调之间的相互作用可能在 IBD 的发病机制中起基础性作用[30]。IBD 的免疫发病机制是一个复杂且发展迅速的研究领域,详情可参考相关文献综述[31]。人体先天性和获得性免疫系统都参与了 IBD 的发病过程,IBD 的炎症反应是先天性与获得性细胞因子网络之间复杂相互作用的结果。

获得性免疫系统具有高度特异性,行使其免疫反应的关键成分是 T 细胞。在 IBD 中,活化 T 细胞亚群异常发育引起的 T 细胞免疫反应功能失调通过诱导细胞因子和趋化因子的过度释放导致了炎症的发作。辅助性 T 细胞(Th0)可以被激活并分化为 Th1、Th2 或 Th17 细胞。Th1 细胞对于清除细胞内的病原体至关重要,Th2 细胞可以保护机体抵御寄生虫感染并介导过敏反应,而 Th17 细胞则可能有助于清除细胞外的细菌和真菌感染。研究表明 CD 和 UC 与不同亚型的促炎反应有关,UC 被认为是一种由 Th2 细胞介导的疾病伴白细胞介素-5(IL-5)和

IL-13 的过多产生,而 CD 则被认为是由 Th1 细胞所介导的免疫反应驱动[32,33]。最近报道了 Th17 细胞在 IBD 中的作用机制[34]。Th17 细胞可由 IL-6 和转化生长因子-β(TGF-β)联合诱导,并被 IL-23 诱导扩增。Th17 细胞是 IL-21 和 IL-17 的重要来源,而 IL-21 和 IL-17 在活动期 IBD 黏膜中均表达上调[35]。调节性 T 细胞(Treg)可抑制 Th0 细胞的增殖,并通过产生抗炎细胞因子 IL-10 和 TGF-β 来抑制或下调效应 T 细胞的诱导作用和增殖,在维持黏膜炎症动态平衡中起重要作用。而在 IBD 的发病机制中,Treg 抗炎活性的降低与效应 T 细胞功能的增强同等重要[36,37]。

以往的研究大多集中在获得性免疫系统异常在 IBD 发病机制中的作用,最近全基因组关联分析和免疫学研究的进展揭示了黏膜先天性免疫系统在 IBD 的发病中同样重要,如黏膜上皮屏障、天然微生物感知(先天性免疫细胞、上皮和间质细胞及先天性免疫分子)、自噬和未折叠蛋白反应。黏膜先天性免疫系统还可通过调节获得性免疫系统中免疫细胞的成熟、分化和归巢来调节机体的免疫功能。黏膜表面的黏液层和上皮屏障是抵御细菌入侵的第一道防线。在 IBD 患者中,肠黏膜屏障功能受损和肠上皮通透性增加导致病原体进入黏膜固有层从而激活免疫细胞并产生大量炎性细胞因子[38]。虽然这种现象很久之前在 IBD 患者中就被观察到,但究竟是作为慢性炎症的原因还是结果却不清楚,直到最近的全基因组关联分析表明黏膜上皮屏障缺陷可能是 IBD 的主要致病机制[26,39]。除了是抵抗细菌入侵的物理屏障外,上皮细胞还分泌防御素等抗菌肽(由潘氏细胞产生的 α-防御素和由大多数上皮细胞产生的 β-防御素),以限制细菌的生长和入侵。这些抗菌肽有的是通过组成型分泌途径分泌的,有的是由上皮细胞中的模式识别受体(pattern recognition receptors,PRR)识别细菌成分后诱导分泌的。因此抗菌肽的产生缺陷与 IBD 的患病风险相关[40]。先天性免疫细胞,如巨噬细胞和树突状细胞,也可通过细胞外和细胞内的 PRR 识别入侵的细菌,并通过分泌细胞因子和趋化因子来募集炎症细胞启动快速炎症反应。IL-23 被认为是先天性免疫和获得性免疫之间相互作用的关键细胞因子,全基因组关联分析证实了 IL-23/IL-17 通路在 IBD 中的重要作用[41]。除了调节 Th17 细胞的活性外,IL-23 还可作用于人肠黏膜固有层中的固有淋巴细胞,通过分泌细胞因子(如 IL-17 和 IFN-γ)和招募其他炎症细胞来促进黏膜炎症反应[42]。

胃肠道寄生着人体内最大的微生物群落,包括细菌、病毒、真菌和原虫。这些肠道微生物对人的宿主防御、营养吸收和免疫系统的发育都非常重要。肠道菌群失调是指肠道微生物的组成和功能平衡被打破,导致宿主-微生物之间的相互作用和宿主的免疫系统发生变化。尽管目前还没有确定肠道菌群失调与 IBD 之间直接的因果关系,但越来越多的证据表明肠道菌群失调与包括 IBD 在内的许多人类疾病都有关[30,43,44]。IBD 相关的肠道菌群失调包括微生物组成多样性减少(如硬壁菌门、假丝酵母菌等减少)、短链脂肪酸产生菌减少(如梭状芽孢杆菌 IV、XIVa 和 XVII)、能够溶解黏液的细菌增加(如瘤胃球菌和扭矩瘤胃球菌)、硫酸盐还原菌(硫酸盐还原菌)和病原菌增加(黏附性/侵袭性大肠埃希菌)。这些改变可影响人体免疫反应的活性和黏膜的动态平衡,包括黏膜通透性增加、上皮细胞损伤、黏液降解和细菌入侵,最终激活辅助性 T 细胞导致黏膜炎

症和组织损伤[45]。

环境因素

流行病学研究表明环境因素在 IBD 中发挥重要作用[16,46]。移民人口中患 IBD 的风险类似于现居国，而不是原籍国[15,47]。在过去几十年里，随着饮食和生活方式的西化，以及居住环境的快速变化使得 IBD 的发病率在发展中国家逐渐升高[8]。可能导致 IBD 发生的环境危险因素包括吸烟、饮食、母乳喂养、药物（如非甾体抗炎药）、压力、阑尾切除、空气污染、家庭卫生状况等[48-50]。然而，由于缺乏高质量、大样本的前瞻性队列研究，以及许多环境影响因素的复杂异质性作用，使得人们了解环境因素在 IBD 发病中的作用存在许多局限性。将流行病学和遗传学研究进行整合可能为理解某些个体更容易受到特定环境因素的影响提供有价值的信息。

吸烟是研究最广泛，也是唯一一得到证实的环境风险因素。有趣的是，吸烟似乎在 UC 和 CD 中扮演着不同的角色。许多研究证实了吸烟对 UC 患者的保护作用，吸烟可降低 UC 的复发率，并减少相关患者接受结肠切除术的概率[51,52]。另一方面，UC 发病的风险在戒烟后 2~5 年内显著增加，并在戒断 20 年后持续升高[53]。然而，与 UC 相反，吸烟使患 CD 的风险增加了两倍[53,54]。吸烟对 UC 和 CD 的不同作用机制仍不清楚。

饮食是引发 IBD 进展和复发的最常见环境因素[55]。"西式"饮食富含脂肪和蛋白质，而水果和蔬菜摄入少，会增加 IBD 的患病风险。一项系统性文献综述显示，过多摄入脂肪、多不饱和脂肪酸、ω-6 脂肪酸和肉类会增加 UC 患病风险，而高蔬菜摄入量与 UC 风险降低相关[56]。最近的研究进展揭示了饮食和食物成分在调节肠道菌群和黏膜免疫中的重要作用，而这些作用直接或间接地促进了 IBD 发病[57]。

临床特征

UC 的主要临床表现是腹泻，通常为黏液脓血便[58]。临床症状与黏膜病变的严重程度和累及范围有关。UC 通常是隐匿性起病，症状逐渐加重，可持续数周甚至数月。疾病活动期患者主诉包括便中带血或血便、急腹症、阵发性腹痛、里急后重和粪便内黏液脓性渗出物增多。活动性直肠炎患者通常只表现

为直肠出血、急腹症和里急后重，有些患者偶尔会出现严重的便秘，并频繁排出黏液脓血便。患者还可出现全身症状，包括发热、疲倦、心动过速、恶心、呕吐、营养不良和体重减轻。绝大多数 UC 患者仅出现轻或中度症状，但约 15% 的患者病情严重。UC 的急性和严重并发症包括大出血、暴发性结肠炎、中毒性巨结肠和穿孔。长期慢性并发症有肠道腔狭窄、黏膜异型增生和癌变风险增加。其中肠腔狭窄是由于炎症反复发作和肌层增生引起的，大约 10% 的病例会发生狭窄。狭窄最常发生在直肠和乙状结肠交界处结肠，并可引起梗阻症状。UC 患者在发病 8~10 年后发生结直肠癌的风险开始增加，炎症累及的范围和持续时间是最重要的两个危险因素[59]。10%~25% 的患者会出现多种肠外症状，常见的肠外表现有贫血、关节炎、代谢性骨病、结节性红斑、坏疽性脓皮病、巩膜炎、葡萄膜炎和肝胆系统疾病，尤其是原发性硬化性胆管炎（PSC）。

分类及评价系统

根据疾病累及的范围、严重程度及其他因素，已制定出数种 UC 的临床分类或评价系统，这些分类对确定患者治疗方式和监测频率很重要。其中蒙特利尔分类已被广泛接受（表 15.1）[60]。UC 的黏膜炎症一般始于直肠，以连续性方式向结肠近端扩散，最终累及部分或整个结肠。因此，本病可依据病变累及范围相应地划分为直肠炎、左半结肠炎（远端 UC）和广泛性结肠炎（全结肠炎）。然而，一些溃疡性直肠炎或左半结肠炎患者可能出现局部盲肠炎症和直肠豁免[61]。

根据腹泻的频率和严重程度、全身症状及实验室检查异常，UC 的病程被分为活动期（又进一步分为轻度、中度和重度）和缓解期（表 15.1）。

梅奥评分系统被广泛应用于评估疾病严重程度和监测治疗期间的患者（表 15.2）[62,63]，其评分范围为 0~12 分（评分 ≤2 分，缓解；3~5 分，轻度活动；6~10 分，中度活动；11~12 分，重度活动），评分越高提示病情越严重。部分梅奥评分系统不包括内镜检查评分，在识别临床治疗反应方面也与完整的梅奥评分有很好的关联性[64]。按照部分梅奥评分系统进行病情分级，包括：评分 <2 分，缓解；2~4 分，轻度活动；5~7 分，中度活动；>7 分，重度活动。

表 15.1　UC 病变范围和严重程度的蒙特利尔分类

病变范围		定义
E1	溃疡性直肠炎	病变仅局限于直肠
E2	左半结肠 UC（远端 UC）	病变仅限于结肠脾曲远端的部分结直肠
E3	广泛性 UC（全结肠炎）	病变累及脾曲近端乃至全结肠
严重程度		定义
S0	临床缓解期	无症状
S1	轻度 UC	排便次数 ≤4 次/d（有或无便血），无全身症状，炎症指标正常
S2	中度 UC	排便次数 >4 次/d，全身症状轻微
S3	重度 UC	血便次数 ≥6 次/d，脉率 ≥90 次/min，体温 ≥37.5℃，血红蛋白 <105g/L，ESR ≥30mm/h

E，病变范围；S，严重程度；ESR，红细胞沉降率。

表 15.2 UC 活动度的梅奥评分

评分	排便次数	便血[a]	内镜所见	医生总体评价
0	正常	无	正常或无活动性结肠炎	正常
1	比正常排便次数增加 1～2 次/d	不到一半时间观察到便中混血	轻度结肠炎（黏膜轻度易脆、红斑、血管纹理减少）	轻度
2	比正常排便次数增加 3～4 次/d	有一半或更多时间观察到便中混血	中度结肠炎（明显红斑、血管纹理缺如、易脆、糜烂）	中度
3	比正常排便次数增加 ≥5 次/d	排出单纯血液	重度结肠炎（自发性出血、溃疡形成）	重度

[a] 便血评分为 3 分的患者，要求至少有 50% 的排便肉眼可查见出血，至少一次仅排出血液。

UC 也可以根据发病年龄分为儿童型、成年型和老年型（>60 岁）。与晚发性疾病相比，早发性疾病患者的病程和预后较差，需要更多的免疫调节剂，甚至手术干预[65]。显然，儿童期起病的 UC 患者由于病程持续时间更长，故患癌症的风险更高。

3%～25% 的 UC 患者可合并 PSC，因为有无 PSC 的患者在许多方面都不同[66,67]，故 UC 可根据是否合并 PSC 进行细分。与不伴 PSC 的患者相比，伴有 PSC 的 UC 患者往往病程侵袭性较轻、临床症状较平稳，但患结直肠癌的风险较高[68,69]。

实验室检查

实验室检查在诊断和确定 UC 的类型、严重程度、预后和治疗反应方面的作用有限。已有几种急性期蛋白和自身抗体的血清标志物应用于临床。UC 最常用的两个监测急性期标志物是 C 反应蛋白（CRP）和红细胞沉降率（ESR）。血红蛋白、白蛋白、白细胞和血小板计数也一定程度反映结肠炎的活动度。CRP 和 ESR 在广泛性 UC 时均升高，但与内镜下黏膜炎症活动度的相关性有限[70,71]。在 1/3 的轻到中度活动性 UC 患者或 5%～10% 重度活动性患者中 CRP 或 ESR 可处于正常水平。一旦确定了 CRP 或 ESR 与特定患者疾病活动的相关性，在随后时间里，70%～80% 的病例中这种对应关系的准确性可保持稳定[71]。CRP 和 ESR 联合检测也可用于预测 UC 复发。如 CRP>20mg/L 和 ESR>15mm 的患者复发风险增加 8 倍，而 CRP 和 ESR 水平正常几乎可排除 6 周内疾病复发的可能性[72]。核周抗中性粒细胞胞质抗体（pANCA）和抗酿酒酵母抗体（ASCA）是两种主要的常用于鉴别 UC 和 CD 患者的血清学抗体，但作用有限[73]。pANCA 在 UC、CD 和非 IBD 结肠炎中的阳性率分别为 60%～70%、10%～15% 和 <5%；而 ASCA 在 UC、CD 和非 IBD 结肠炎中的阳性率分别为 10%～15%、60%～70% 和 <5%。如联合其他抗体如抗乙糖苷壳糖抗体、抗外膜孔蛋白 C、抗 12 或抗鞭毛蛋白抗体可提高诊断价值。此外，在未定型结肠炎患者中联合检测 pANCA 和 ASCA 有助于预测疾病是否会进展为 CD 或 UC。但有超过 50% 未定型结肠炎患者的 pANCA 和 ASCA 均为阴性，然而 64% 的 pANCA+/ASCA- 患者后续进展为 UC，80% 的 pANCA-/ASCA+ 患者进展为 CD[74]。

粪便标志物已经成为诊断和监测 IBD 肠道炎症的新型非侵入性检测方法，如钙卫蛋白或乳铁蛋白。在鉴别 IBD 和非 IBD 结肠炎方面，钙卫蛋白的敏感性和特异性平均在 83%～95%[75,76]，但它不能进一步区分 CD 或 UC。已有研究显示钙卫蛋白与 IBD 患者的临床指标、内镜表现和组织学活动之间存在相关性，但在另一些研究中这种相关性较弱[77,78]。

影像学特征

由于检查的无创性和影像数据分析算法的不断进步，使得影像学检查在 IBD 的评估中变得越来越重要。对 UC 患者进行影像学检查的作用包括：协助确诊 IBD，区分 UC 或 CD，并排除其他肠道炎症性疾病；评估 IBD 的活动度、病变范围、严重程度和治疗反应；确定疾病并发症（中毒性巨结肠和穿孔）、IBD 的肠外表现及回肠肛管储袋的功能和解剖[79,80]。无对比的腹部平片在急诊时被广泛用于评估肠穿孔和中毒性巨结肠。钡灌肠（BE），特别是气钡灌肠双重对比造影，即使用少量的钡剂覆盖结肠黏膜，然后充气扩张肠腔，可以评估活动性炎症、确定病变的范围并识别肠腔狭窄，但由于内镜的广泛使用使得 BE 的应用减少。超声可以减少患者的电离辐射暴露和降低成本，故在 IBD 评估中的应用逐渐增加。UC 的声像图特征是肠壁增厚，结肠壁的回声分层完整或相对保留，但结肠袋轮廓消失。

计算机断层扫描（CT）的应用迅速增加，并成为评估 IBD 患者的主要影像学手段，包括标准的腹盆部 CT 平扫、CT 小肠造影（CTE）、CT 结肠造影（CTC）和双能量 CT（DECT）成像[81]。CTE 通过口服液体造影剂扩张小肠，并在静脉注射造影剂后的肠道期时相进行标准 CT 检查，从而提供高分辨率的小肠图像。CTC 也被称为 CT 虚拟结肠镜检查，通过直肠充气使得结肠扩张并行螺旋 CT 扫描，以获得结直肠二维图像或三维重建图像。与单能量 CT 相比，DECT 可以提供更好的疾病探查、表征和监测图像。活动期 UC 的主要 CT 表现为结肠壁的增厚和强化。在大多数活动期 UC 患者中，应用静脉对比造影剂后可观察到不均匀的肠壁强化和分层。其他特征包括结肠壁脂肪沉积、直肠狭窄、骶前间隙增宽和直肠周围脂肪增加[82]。磁共振成像（MRI）的应用和适应证与 CT 相似，同样可应用标准的腹盆部 MRI、磁共振小肠造影术（MRE）、磁共振结肠造影术（MRC）或磁共振小肠结肠造影术（MREC）。由于对 CT 累积电离辐射的担忧，MRI 得到了越来越广泛的应用，活动期 UC 可表现为结肠壁增厚、肠壁水肿、溃疡、结肠袋消失、直肠血管充血和结肠周围淋巴结肿大等。慢性期的肠道改变包括结肠袋消失、肠腔狭窄、肠壁僵硬和脂肪增生，后者常局限于增宽的直肠周围间隙内[83]。

内镜特征

结肠镜检查仍然是评估 IBD 病变范围、活动性、严重程度、治疗反应、随访监测及获取活检组织的金标准。UC 常见的内镜改变包括黏膜红斑、水肿、血管纹理消失、颗粒样外观、黏膜脆性增加、自发性出血、糜烂/溃疡和炎性假息肉(图 15.1A,B)。同时内镜检查可识别和评估慢性结肠炎相关肿瘤性病变,这种多年来一直演进的病变将在"异型增生"一节中讨论。

疾病活动性 有许多内镜评分系统用于评估疾病的严重程度,其中两个主要使用的评分系统是梅奥内镜评分(Mayo Endoscopic Score,MES)和 UC 内镜下严重程度指数(Ulcerative Colitis Endoscopic Index of Severity,UCEIS)。MES 是梅奥 UC 评分系统的一个组成部分,该评分在临床研究和临床实践中仍是人们最熟知且应用最广泛的内镜评价体系(表 15.2)[62]。MES 将 UC 的严重程度分为以下四级:0,正常或非活动期疾病;1,轻度结肠炎,黏膜脆性轻度增加,红斑和血管纹理减少;2,中度结肠炎,黏膜红斑明显,血管纹理缺如,黏膜易脆和糜烂;3,重度结肠炎,黏膜自发性出血和溃疡。最新的 UCEIS 包括以下三个指标的评估:血管模式(评分 0~2,正常/血管纹理部分消失/血管纹理完全消失),出血(评分 0~3,无/黏膜出血/轻度肠腔内出血/中至重度肠腔内出血),以及糜烂和溃疡(评分 0~3,无/糜烂/浅溃疡/深溃疡)。UCEIS 评分总和分为四个等级:缓解(0~1);轻度(2~4);中度(5~6);重度(7~8)[84]。UCEIS 是唯一经过初步验证可靠性的评分系统,具有良好的研究者内和研究者间的一致性,但仍需要进一步验证[85]。

病变范围 确定 UC 的病变范围非常重要,因为炎症累及的范围与结肠癌风险和其他并发症相关。根据蒙特利尔分类系统,炎症波及范围被分为直肠炎、直肠乙状结肠炎、左半结肠炎(远端 UC)和广泛性结肠炎(全结肠炎)[60]。溃疡性直肠炎指炎症局限于直肠,炎症进一步波及直肠和乙状结肠时称为直肠乙状结肠炎。据估计有 25%~75% 的新确诊 UC 仅局限于直肠或直肠乙状结肠[86]。其他与 UC 相关的炎症模式包括倒灌性回肠炎、盲肠或阑尾周围局部受累和直肠豁免[61,87]。

内镜下黏膜愈合 内镜在 IBD 临床管理中的一个重要作用是评估治疗反应,黏膜愈合被认为是 IBD 患者的治疗目标,并与其预后改善相关。内镜黏膜愈合表明 UC 在内镜下得到了缓解,没有出血、溃疡、糜烂或黏膜脆性增加[88]。然而,黏膜愈合的定义仍没有达成共识,其中一个问题是内镜黏膜愈合和组织学缓解之间的不一致性。因为即使内镜下黏膜外观正常,其活检标本的组织学仍可检出黏膜炎症,而显微镜下炎症的严重程度与进展为重度异型增生和癌症的风险有关[4-6]。

内镜下黏膜活检 黏膜活检标本的组织学评估在 IBD 的最初诊断、疾病随访和监测中非常重要。内镜下外观正常和病变区的黏膜均应取样。末端回肠活检对鉴别 UC 和 CD 尤其重要。建议至少从结肠四个部位和直肠取样,每个部位至少活检两块。除了任何可疑的病变外,可能还需要更广泛的黏膜取样来监测异型增生,例如每 10cm 结肠或每 5cm 直肠取材。取自不同部位的活检标本应分别装入容器并标识清楚。

病理特征

大体特征

典型的 UC 结肠手术切除标本显示起始于直肠并向近端结肠扩展的弥漫性、连续性炎症,病变可终止于结肠任何部位或累及全结肠直至回盲瓣。病变黏膜与正常黏膜之间分界清晰。肉眼病变累及范围和炎症活动度常随着临床症状严重程度的不同而变化。在疾病活动期,典型的大体改变为黏膜弥漫受累,表现为明显水肿、红斑、颗粒样、糜烂/溃疡和出血(图 15.2A)。可见斑片状黏膜剥脱,表面覆盖黏液脓性渗出物。溃疡通常表浅且底部宽阔,溃疡可相互融合、呈线性或地图状,深达固有肌层,形成穿孔的深溃疡仅见于暴发性 UC。炎性假息肉可由残存的炎症性黏膜或溃疡修复再生肉芽组织形成,其大小、形状和数量各不相同,可以是广基、有蒂或丝状的(图 15.2B)。该息肉与 UC 的严重程度无明显关系,但更常见于重度结肠炎的病例。由于 UC 不是透壁性的炎症,因此黏膜下层、固有肌层和浆膜层通常没有炎症波及,但在急性暴发型 UC 中透壁的化脓性炎症较常见。如果出现中毒性巨结肠,结肠会显著且弥漫地扩张,肠壁变得菲薄,浆膜表面可见纤维蛋白性或纤维蛋白性脓性渗出物。

部分 UC 病例可能会出现不典型特征,包括直肠豁免或局

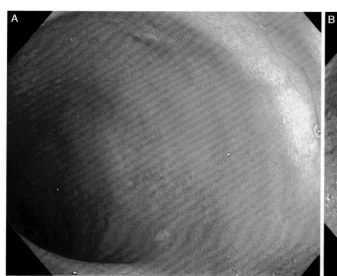
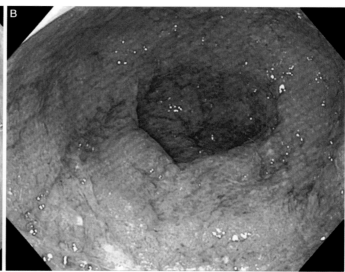

图 15.1 溃疡性结肠炎的内镜特征。(A)轻度结肠炎,结肠黏膜表现为轻度易脆、红斑和血管纹理减少。(B)重度结肠炎,结肠黏膜见明显红斑,血管纹理消失、易脆、出血和溃疡形成

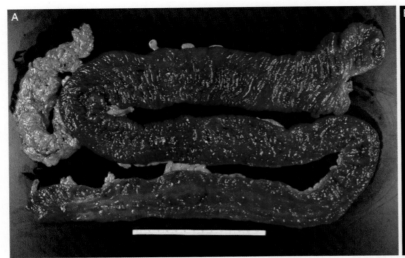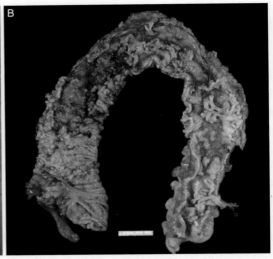

图15.2 溃疡性结肠炎的大体特征。（A）严重活动期溃疡性结肠炎，全结肠受累，广泛黏膜充血、溃疡和出血。（B）大面积黏膜溃疡和大量炎性假息肉，包括丝状假息肉

灶性直肠炎、盲肠局部受累、阑尾开口周围炎、左半结肠炎合并升结肠受累或治疗缓解后斑片状炎症。上述表现类似"跳跃性病变"，故可能与CD混淆。在内镜检查或组织学活检标本中，15%～44%的UC患者无论是否接受过直肠炎局部治疗均可出现直肠豁免或局灶性直肠炎[89]；然而，一项研究显示仅有5.4%的UC患者在结肠手术切除标本中呈现直肠豁免，但没有一例在彻底的组织学检查后显示出完全的直肠豁免[90]。左半结肠炎合并盲肠、阑尾开口或升结肠受累的情况并不少见，其特点是近端病变处肠黏膜红斑、脆性增加伴黏液渗出，而横结肠表现正常。这些患者很有可能随后演变为向近端结肠扩展的UC[61,91,92]。UC患者治疗后可能会导致黏膜不均匀愈合，并可能产生类似"跳跃性病变"而影响UC和CD的鉴别。炎症受累黏膜与未受累黏膜间的转变可以是截然的，也可以是逐渐过渡的。值得注意的是，手术切除标本肉眼观察正常的黏膜，显微镜下可能或多或少地表现出不同程度的急性或慢性炎症损伤。

在UC静止期或缓解期，结肠黏膜可正常或萎缩，表面扁平或颗粒状伴黏膜皱襞消失，无黏膜红斑、出血、糜烂或溃疡。不均匀的黏膜愈合可能会产生不连续或形态各异的再生黏膜。炎性假息肉亦可能出现或缺如。在一些严重的病例中，结肠会变形缩短、结肠袋消失。肠腔狭窄、肠壁增厚和僵硬可发生于远端结肠和直肠。

除了病变的范围和严重程度外，还应仔细检查是否存在其他大体特征，包括出现裂隙状溃疡、瘘管、肠腔狭窄、穿孔、回肠受累或肿块，这些对于鉴别诊断很有价值。全面彻底的大体检查，并对所有可疑的病变取材对于排除异型增生或恶性肿瘤同样重要。除可疑病变处全部取材外，黏膜平坦处结肠每10cm、直肠每5cm都要常规取材一块。

组织学特征

UC的基本组织学特征为活动性慢性结肠炎。"活动性慢性结肠炎"是慢性结肠炎的活动期，表现为中性粒细胞浸润和上皮损伤。"慢性结肠炎"代表疾病的慢性期，组织学表现包括黏膜全层慢性炎症细胞浸润、隐窝变形、黏膜结构异常、潘氏细胞或假幽门腺化生。

活动性结肠炎 在诊断术语方面"活动性"结肠炎优于"急性"结肠炎，因为"活动性"与UC反复复发、缓解的黏膜慢性炎症本质并不冲突。活动性结肠炎可能是UC早期的主要病理特征，与其他病因引起的急性结肠炎几乎没有区别。中性粒细胞作为急性炎症和黏膜损伤的效应细胞，在活动性结肠炎中起着核心作用。在活动期UC，中性粒细胞浸润黏膜固有层、隐窝上皮（隐窝炎）和聚集在隐窝腔内（隐窝脓肿）（图15.3）。中性粒细胞浸润导致黏膜表面上皮和隐窝顶部腺体变性和受损，促使黏液和杯状细胞损耗，细胞丢失进而形成糜烂（图15.3）。溃疡是由于更严重和更广泛的黏膜损伤和隐窝结构丧失所致。溃疡通常浅表伴有炎性肉芽组织和反应性/再生性上皮改变（图15.4）。病变严重者可出现纤维蛋白性脓性渗出、局灶透壁性炎症和深凿穿透性溃疡。活动性结肠炎通常弥漫性分布，起始于直肠并连续性向近端结肠蔓延。活动性炎症和黏膜损伤的程度在病变受累肠段内可能不同。药物治疗也会影响组织学检查结果。治疗后疾病分布不均的情况在结肠不同部位并不少见，可表现为活动性慢性结肠炎和非活动性慢性结肠炎交替存在，特别是在活检标本中，在这种情况下不应考虑将既往的UC诊断更改为CD（图15.5）。

黏膜固有层可见中性粒细胞与其他炎症细胞（包括浆细胞和嗜酸性粒细胞）混合浸润。有时中性粒细胞在黏膜层毛细血管内边集可类似固有层浸润。内镜检查前的肠道准备也可能导致黏膜固有层出现中性粒细胞。因此，隐窝炎和隐窝脓肿是疾病活动更可靠的指征。值得注意的是，淋巴小结上方的结肠黏膜上皮以及邻近淋巴小结周围的隐窝腺体内可见到散在中性粒细胞，这是一种正常的生理现象，不应评估为活动性炎症。隐窝萎缩和嗜酸性隐窝脓肿形态学类似隐窝脓肿。隐窝萎缩常见于感染性肠炎或缺血性肠病，其特征是隐窝扩张，内衬无黏液分泌的扁平上皮，中性粒细胞和细胞碎屑在隐窝腔内堆积。而嗜酸性隐窝脓肿是一种相对非特异性的组织学发现，高倍镜下确认嗜酸性粒细胞（双叶核和胞质内致密的嗜酸性颗粒）的组织学特征，对于排除隐窝脓肿是必要的。

慢性结肠炎 慢性肠炎是诊断UC的必要条件。提示慢性

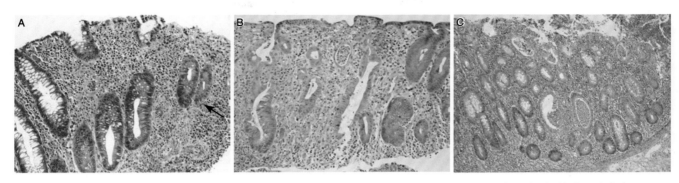

图 15.3 溃疡性结肠炎的活动性炎症。(A) 轻度活动,中性粒细胞浸润黏膜固有层和隐窝上皮(长箭头示隐窝炎)。(B) 中度活动,偶见隐窝脓肿。(C) 重度活动,多量隐窝脓肿、显著的上皮损伤和溃疡

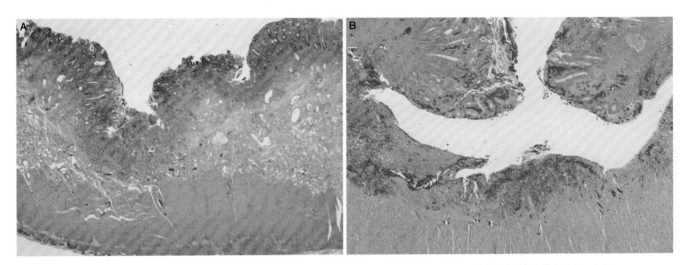

图 15.4 溃疡。(A) 溃疡可表浅,局限于黏膜层或扩展至黏膜下层。(B) 深溃疡底部的肉芽组织和炎症

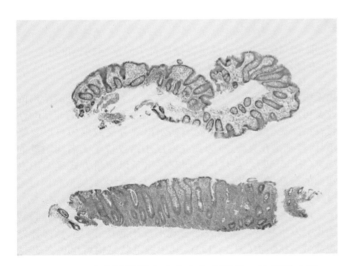

图 15.5 溃疡性结肠炎中病变分布不均。这例治疗后溃疡性结肠炎患者的活检标本呈现疾病不均匀分布,一块结肠黏膜显示活动性慢性结肠炎(下方),另一块则病变不明显(上方)

肠炎最早期的组织学特征是黏膜固有层炎症细胞和基底部浆细胞增多(图 15.6),可在 UC 发病后 2 周内观察到[93],此时黏膜和隐窝结构仍然保持正常。固有层炎症加重常被描述为累

及固有层全层的炎症细胞增多,因为:①正常情况下,结肠黏膜固有层下三分之一的炎症细胞很少,但 UC 患者固有层的炎症细胞密度明显增加,并自上而下充满固有层;②炎症通常仅局限于黏膜固有层,黏膜肌层或黏膜下层无或极少受累,但在溃疡部位和暴发性 UC 时除外(图 15.7)。固有层的炎症细胞成分是混杂的,主要是淋巴细胞和浆细胞,嗜酸性粒细胞也可增多(图 15.8)。中性粒细胞出现在固有层提示存在活动性炎症。除了炎症细胞浸润增多导致固有层扩张外,慢性肠炎的一个重要特征是基底部浆细胞增多,致密的浆细胞浸润将隐窝底部与黏膜肌层分开(图 15.6)。基底浆细胞增多有助于鉴别新发 UC 和急性感染性结肠炎,因为感染性结肠炎仍保留着炎症细胞位于黏膜固有层上部的分布模式。在首次发病的 IBD 中约 60% 病例可观察到局灶或弥漫性基底浆细胞增多,而在感染性结肠炎中观察到上述现象的概率仅 6%[93,94]。

隐窝和黏膜结构的改变是确认慢性肠炎的关键。隐窝变形是指隐窝形状、数量和分布的异常,表现为隐窝扩张、萎缩、分支、出芽和形状不规则,并且彼此间大小和形状有显著差异(图 15.9)。在一张定向良好的切片中,通常需要观察到至少两个分支的隐窝才能考虑隐窝分支(图 15.10)。隐窝萎缩可表现为隐窝短缩(与黏膜肌层分离)或密度降低。隐窝分布不均匀,导致相邻隐窝不再平行排列,同时隐窝在黏膜固有层分布疏密不均。有时很难区分真正的隐窝扭曲和人为假象,例如

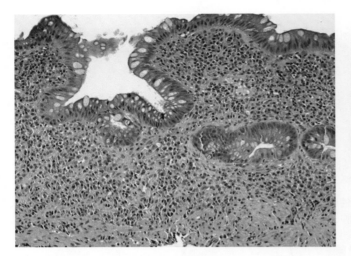

图 15.6 基底浆细胞增多。在活动性慢性结肠炎中致密的浆细胞浸润使隐窝底部与黏膜肌层分离

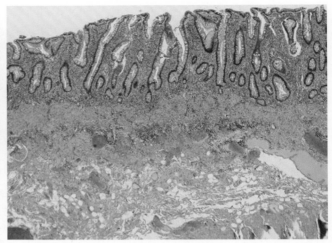

图 15.9 显著的隐窝结构变形。隐窝形状不规则、大小不一伴有扩张、分支和出芽

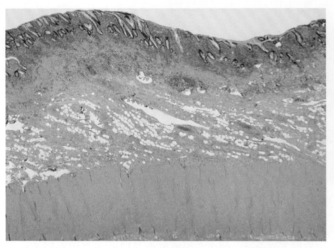

图 15.7 固有层全层炎症。炎症主要位于黏膜固有层,仅局灶累及黏膜肌层和黏膜下浅层。注意没有透壁性的炎症和淋巴细胞聚集灶

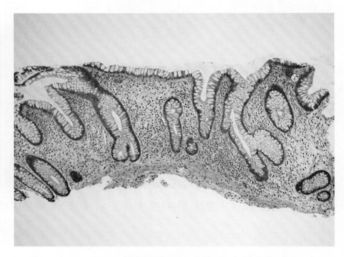

图 15.10 非活动性慢性结肠炎中隐窝结构轻度扭曲变形伴分支

由于组织包埋或切片方向不佳导致的人为假象。隐窝结构的改变可能是轻微且局灶性的,特别是在疾病静止期的非活动性慢性结肠炎(图 15.11)。隐窝偶尔出现分支或缩短可以忽略不计,特别是在直肠、毗邻孤立淋巴小结或位于无名沟附近的隐窝(图 15.12)。虽然一些研究提出了以定量方式确定隐窝扭曲的标准,但这些标准缺乏实用性[95,96]。多数疑似病例可通过多切面观察或经有经验的胃肠道病理专家会诊来解决。

由于慢性炎症细胞浸润、隐窝变形和再生使得整个黏膜结构也会发生异常。黏膜表面呈现不规则起伏、隆起、息肉样外观或绒毛状结构(图 15.13)。其中绒毛状结构可出现在 30% 的儿童 UC 和 50% 的成人 UC 中[97],绒毛状结构发展到极端情况下可使得绒毛化的结肠黏膜类似小肠绒毛,有可能导致标本被误判为取自小肠。

上皮化生性改变也是慢性肠炎的标志。潘氏细胞在正常成人和儿童中主要位于小肠和近端结肠,并且其数量从盲肠到横结肠逐渐减少,在左半结肠(降结肠、乙状结肠和直肠)中没有潘氏细胞。潘氏细胞化生是指潘氏细胞由于慢性黏膜上皮损伤-修复后出现在正常情况下不应存在的部位(即左半结

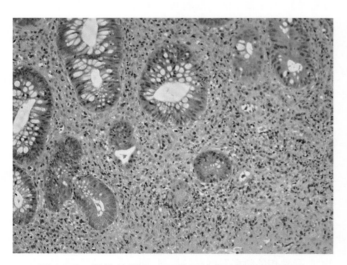

图 15.8 慢性结肠炎可见明显的嗜酸性粒细胞浸润

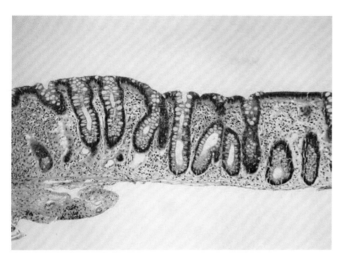

图 15.11　非活动性慢性结肠炎中轻微的隐窝结构改变

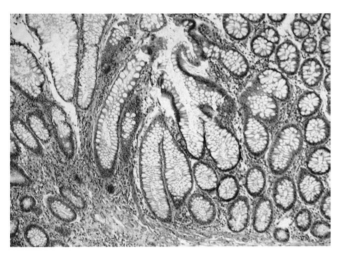

图 15.12　无名沟附近生理性的隐窝分支

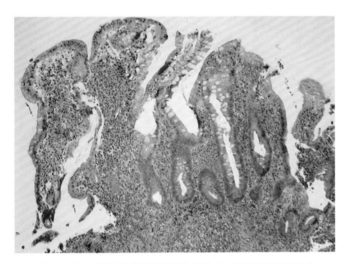

图 15.13　显著的黏膜结构异常改变,黏膜面呈现息肉样和绒毛状外观

肠),因此是慢性结肠炎的组织学标志(图 15.14A)。潘氏细胞化生在 UC 和 CD 中最常见,这与 IBD 漫长的病程有关[98,99]。但潘氏细胞化生并不是 IBD 特有的组织学改变,在非 IBD(如憩室病、胶原性肠炎、息肉样病变或新生儿小肠结肠炎)中亦可偶见潘氏细胞化生。此外,IBD 中也可观察到潘氏细胞增多现象,称为潘氏细胞增生(图 15.14B)。一项研究表明,IBD 患者近端结肠的潘氏细胞数量为 5~10 个/10 个隐窝,明显高于正常对照组(<2 个/10 个隐窝)[100],但是在临床实践中较少评估潘氏细胞的数量。假幽门腺化生是慢性黏膜上皮损伤的另一个重要标志。虽然假幽门腺化生最常见于 CD 患者末端回肠病变区,但罕见的慢性结肠炎也可出现局灶或弥漫性的假幽门腺化生(图 15.15)。虽然有报道通过组织化学或免疫组织化学在 IBD 中检测胃或小肠型黏液的表达异常,但它们在临床实践中的诊断价值尚未被确定[101,102]。

肉芽肿　在 UC 中,偶尔可见与隐窝破裂或表面上皮损伤相关的肉芽肿,它们不同于 CD 中散在分布且形成良好的上皮样肉芽肿。有几种术语可以描述这类肉芽肿,例如隐窝溶解性病变、隐窝周围肉芽肿或隐窝破裂性肉芽肿。这些肉芽肿总是与部分受损的隐窝有关(如果没有发现与隐窝的关联,则有必要进行深切片检查),破坏的隐窝周围松散地聚集着淋巴细胞和胞质丰富、淡染的组织细胞,同时伴有少数巨细胞和中性粒细胞(图 15.16)。然而,隐窝破裂性肉芽肿并不能作为鉴别 UC 和 CD 的可靠组织学依据,因为这种肉芽肿也可发生在 CD 中,一些疑诊 IBD 的病例,在最初的结直肠黏膜活检中发现这类肉芽肿,但随后可能进展为 CD[103,104]。

炎性假息肉　炎性假息肉常见于 IBD,但也可发生于其他肠道疾病,如缺血性肠病和感染性结肠炎。这些假息肉在形态上与幼年性息肉相似,但相关的临床背景可以帮助区分 IBD 中的炎性假息肉和临床综合征相关的炎性息肉。炎性假息肉与结肠黏膜的炎症损伤和溃疡有关,由溃疡间残存的上皮岛伴炎症和修复性增生形成。显微镜下,炎性假息肉的组织学特征是息肉状的结肠黏膜伴表面糜烂、固有层炎症细胞浸润和水肿、黏膜结构扭曲变形(图 15.17)。隐窝扩张、分支或增生,隐窝炎和隐窝脓肿可频繁出现。上皮细胞通常出现反应性/再生性非典型性,严重时很难与真正的肿瘤性异型增生鉴别。黏膜表面存在成熟现象和缺乏显著的细胞核多形性更支持反应性增生,特别是在有明显炎症背景的情况下。一些炎性假息肉可能完全由肉芽组织构成。在非活动性疾病中,炎性假息肉的出现可作为慢性肠炎的线索,息肉可仅表现为指状黏膜凸起而无明显炎症背景。

虽然大多数炎性假息肉都很小,但少数息肉可以很大(通常>2cm),被称为巨大炎性假息肉,它们可以导致肠梗阻或肠套叠。巨大炎性假息肉(giant inflammatory pseudopolyp)也可能类似肿瘤,特别是与反复炎症和机械性损伤引起的深在性囊性结肠炎共存时,异位进入黏膜下层和固有肌层的隐窝和充满黏液的囊肿形态学类似浸润性生长,可被误诊为浸润性腺癌(图 15.18)[105]。另一种罕见的炎性假息肉被称为丝状息肉,其特征是长的蠕虫状黏膜凸起,息肉表层覆盖大致正常或炎症性黏膜,内部以血管、平滑肌束和黏膜下间质为轴心[106]。丝状息肉病是指存在大量此类炎性假息肉的病例(图 15.2B)。丝状息肉通常长 0.5~3cm,直径 0.5cm。同样,丝状息肉并不是 IBD 所独有,亦可见于肠结核或其他特发情况[107]。

其他组织学改变　由于 UC 的炎性改变主要位于黏膜固有层或仅轻度累及黏膜肌层和黏膜下浅层,故结肠壁深部各层的

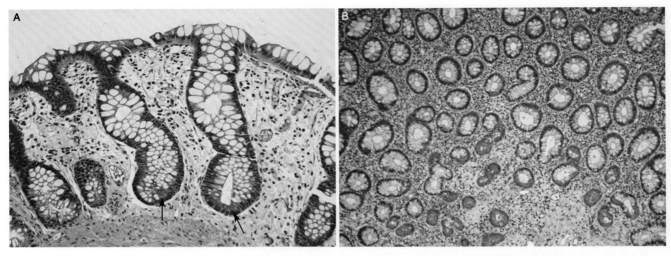

图 15.14　潘氏细胞化生。(A) 静止期溃疡性结肠炎，直肠黏膜查见少量潘氏细胞化生 (箭头) 提示慢性肠炎。(B) 慢性
结肠炎导致右半结肠潘氏细胞增生

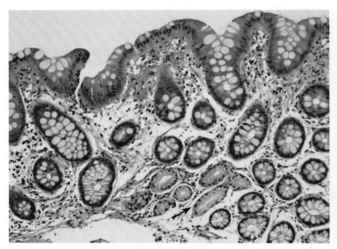

图 15.15　非活动性慢性肠炎中出现假幽门腺化生 (箭头)

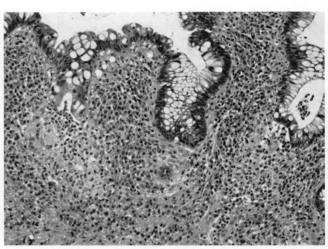

图 15.16　隐窝破裂性肉芽肿。组织细胞和多核巨细
胞松散地聚集在受损破裂的隐窝周围

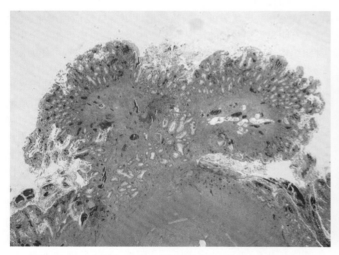

图 15.17　炎性假息肉。息肉状结肠黏膜内可见活动
性慢性炎症和变形扭曲的隐窝，息肉两侧溃疡形成

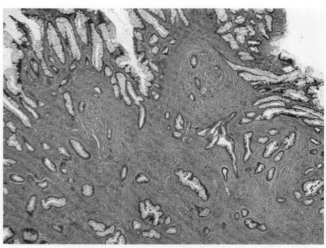

图 15.18　溃疡性结肠炎中深在性囊性结肠炎形成的
巨大炎性假息肉，异位入肠壁黏膜下层的隐窝和腺体类
似浸润性腺癌

组织学改变不如 CD 明显。局部可见黏膜肌增生、肥大和黏膜下纤维化。在病情严重且持续时间长的病例中,结肠壁可增厚、纤维化,最终导致整个结肠缩短。但 UC 中神经节细胞增生和肥大不明显,可作为与 CD 鉴别的特征[108]。

治疗相关的组织学改变　局部和全身性药物治疗均会影响 UC 的组织学。活动性疾病的表现、黏膜损伤和中性粒细胞浸润可在临床治疗 4 周内大幅减少,在疾病缓解期甚至消失。慢性炎症改变也可以得到缓解,包括固有层炎症细胞数量减少、隐窝和黏膜结构改变回归正常化,但需要更长的时间。在许多情况下,治疗使得 UC 病变的分布不再连续,甚至出现异质性,故可能使 UC 和 CD 的鉴别诊断变得困难。因此,在这种情况下,了解

患者的治疗史及其对组织学变化的影响非常重要[109]。

疾病活动度的组织学分级　观察疾病活动度的组织学可以评估 UC 的严重程度、进展情况和治疗效果,并预测复发风险。UC 的活动度与中性粒细胞浸润程度相平行,从固有层到隐窝,进而引起明显的上皮损伤。组织学上中性粒细胞浸润的程度也与内镜下病变严重程度和全身炎症指标有关,如血清 CRP 水平[110],但显微镜下的活动性炎症可能存在于某些内镜下非活动性病例中。已有许多组织学评分系统被提出来对 UC 的炎症活动程度进行分级,但没有一个得到正式验证,这些评分系统的可重复性也没有得到很好的研究[111]。改良的 Riley 评分系统[112]和 Geboes 评分系统[113]得到了部分研究验证(表 15.3),最近

表 15.3　溃疡性结肠炎组织学活动度的 Geboes 和改良的 Riley 评分系统

Geboes 评分系统		改良的 Riley 评分系统	
分级	组织学特点	活动度	组织学特点
0 级	结构变化	无	0:上皮内的中性粒细胞 = 无(3.0)
0.0	无异常	轻度	1:上皮内的中性粒细胞 = 隐窝累及 <25%(3.1 或 3.2A)
0.1	轻度异常		
0.2	轻度或中度弥漫性或多灶异常	中度	2:上皮内的中性粒细胞 = 25% ≤ 隐窝累及 ≤ 75% (3.2B 或 3.3A)
0.3	重度弥漫性或多灶异常	重度	3:上皮内的中性粒细胞 = 隐窝累及 >75%(3.3B)
1 级	慢性炎症细胞浸润		4:固有层中性粒细胞 = 轻度但明确有增加(2B.1)
1.0	没有增多		5:固有层中性粒细胞 = 中度增加(2B.2)
1.1	轻度但明确的增多		6:固有层中性粒细胞 = 明显增加(2B.3)
1.2	中度增多		7:存在糜烂或溃疡(5.1 或 5.2 或 5.3 或 5.4)
1.3	明显增多		
2A 级	固有层嗜酸性粒细胞		
2A.0	不增多		
2A.1	轻度但明确的增多		
2A.2	中度增多		
2A.3	明显增多		
2B 级	固有层中性粒细胞		
2B.0	不增多		
2B.1	轻度但明确的增多		
2B.2	中度增多		
2B.3	明显增多		
3 级	上皮层中性粒细胞		
3.0	无		
3.1	<5% 的隐窝受累		
3.2	<50% 的隐窝受累		
3.3	>50% 的隐窝受累		
4 级	隐窝破坏		
4.0	无		
4.1	可能破坏:表现为部分隐窝内中性粒细胞增多		
4.2	可能破坏:表现为明显的隐窝减少		
4.3	明确的隐窝破坏		
5 级	糜烂或溃疡		
5.0	无		
5.1	再生上皮并周围炎症		
5.2	可有点灶糜烂或上皮脱落		
5.3	明显糜烂		
5.4	溃疡或肉芽组织		

的一项研究显示内镜和组织学分级之间存在显著相关性[114]。然而,这些评分系统主要是为研究和评估临床试验的效果而开发的,它们相对复杂,对于日常病理诊断和大部分病理医生而言并不实用。在作者的临床工作中,活检和手术标本都使用一个简化的四级评分系统进行分级[115,116]:

- 非活动性慢性结肠炎:慢性肠炎改变,固有层炎症细胞无增多或略增多,但无中性粒细胞浸润;
- 轻度活动性慢性结肠炎:慢性肠炎改变,固有层炎症细胞增多伴少量中性粒细胞浸润和隐窝炎;
- 中度活动性慢性结肠炎:慢性肠炎改变,固有层炎症细胞增多伴多量中性粒细胞浸润、隐窝炎、隐窝脓肿和局灶糜烂/溃疡;
- 重度活动性慢性结肠炎:显著的黏膜结构异常,大量中性粒细胞浸润伴有重度隐窝炎和隐窝脓肿,广泛腺体破坏和溃疡;

此外,偶尔会在报告中使用轻微活动性慢性结肠炎(minimal active chronic colitis),指固有层中仅出现极少数中性粒细胞浸润和极个别隐窝炎,但黏膜背景主要表现为非活动性慢性结肠炎的病例。值得注意的是,活检中出现溃疡并不一定意味着严重的活动期病变,需要结合整体的黏膜破坏和炎症情况进行适当的分级。轻度和中度活动性慢性结肠炎中亦可出现局灶性或孤立性溃疡。

鉴别诊断

UC 并没有特异性的组织学特征。因此 UC 的确诊不能仅基于组织学诊断,尤其是活检,但仔细的组织学评估可以提供有价值的病理信息以协助诊断。UC 的鉴别诊断包括其他类型的结肠炎症性疾病,但 CD 仍是其中最关键的一种。

克罗恩病

表 15.4 从大体和镜下总结了两种 IBD 亚型(UC 和 CD)之间的临床病理差异。

手术标本大体检查和显微镜下观察到连续和弥漫性活动性慢性结肠炎的病理改变,且病变累及直肠和任意长度的近端结肠,无透壁性炎症、淋巴组织聚集和上皮样肉芽肿,无深的或裂隙样溃疡和瘘管,以及无回肠末端受累,则更倾向诊断 UC,而不是 CD。黏膜活检很难区分 UC 和 CD,除非可以找到明确诊断 CD 的特征,例如上皮样肉芽肿、末端回肠炎,以及未经治疗的患者在首次活检中有节段性分布的病变或有肛周病变。可能会引起混淆和困惑的有以下几个方面:隐窝破裂所造成的肉芽肿,局灶性的病变分布,倒灌性回肠炎和所谓的浅表性的克罗恩结肠炎,或 UC 样的克罗恩结肠炎(如 UC 样的 CD)。

UC 的肉芽肿与隐窝破裂或表面上皮损伤有关(图15.16)。肉芽肿由组织细胞和淋巴细胞在破损的隐窝周围松散排列形成。而 CD 所形成的肉芽肿是散在分布的形成良好的上皮样肉芽肿,与隐窝破裂无关。CD 肉芽肿中的组织细胞含有轻度嗜酸性胞质,看上去呈粉红色(图 15.19),而隐窝破裂造成的肉芽肿着色更浅。UC 的局灶性分布表现为直肠豁免、盲肠炎、阑尾穿孔或与左半结肠相关的升结肠炎,或与治疗相关的愈合不均匀的结肠炎,但这些表现并不是 CD 真正的"跳跃式病变"。尽管阿弗他溃疡在 CD 更为常见,但它也见于

表 15.4　溃疡性结肠炎与克罗恩病的不同病理特征

	溃疡性结肠炎	克罗恩病
大体特征	弥漫和连续性	节段和跳跃式分布
	直肠受累,但无回肠受累(除了倒灌性回肠炎)	整个胃肠道受累,病变主要位于回肠和结肠
	罕见上消化道受累	直肠可有或无受累,往往有肛周病变
	远端结肠病变较严重	有不同程度的活动性炎
	罕见狭窄	常见狭窄
	无脂肪组织包裹	有脂肪组织包裹
	肠壁轻微增厚	肠壁明显增厚
	无窦道、瘘管或脓肿	有窦道、瘘管和脓肿
组织学特征	有跨黏膜慢性炎	有跨黏膜慢性炎
	无透壁性炎症和淋巴组织聚集	有透壁性炎症和淋巴组织聚集
	无深的或裂隙样溃疡	有深的和裂隙样溃疡
	不明显的肠壁病变	透壁性的肠壁病变
	偶见与隐窝破裂有关的肉芽肿	可见与隐窝破坏无关的上皮样肉芽肿

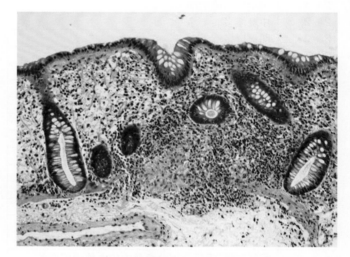

图 15.19　克罗恩病中黏膜内上皮样肉芽肿。肉芽肿由排列致密的具有嗜酸性胞质的组织细胞构成,肉芽肿的形成与隐窝损伤无关

UC。注意 UC 中的这些非典型改变,对于避免 IBD 错误分类很重要。如果在药物治疗或结肠切除术之前进行初步活检显示为活动性慢性结肠炎,从直肠开始,并持续延伸至近端结肠,而且没有肉芽肿或回肠受累,则更倾向诊断 UC。在切除的 UC 标本上,大体看似正常的区域或直肠未见受累,在显微镜下仍显示活动性慢性结肠炎,也不应视为跳跃性病变。UC 中经常出

现倒灌性回肠炎,尤其是对有全结肠炎或合并有严重的右半结肠炎的患者。回肠黏膜固有层和表面上皮轻度中性粒细胞浸润,而没有或仅有轻度上皮损伤,缺乏 CD 回肠炎的特征,比如上皮样肉芽肿和明显的慢性损伤改变,包括绒毛结构的改变或假幽门腺化生。"浅表性克罗恩结肠炎"或"UC 样 CD"被认为是 CD 的亚型,其特征是炎症局限于黏膜层或黏膜下层的浅层,无透壁性炎症,例如深的裂隙样溃疡或透壁的淋巴组织聚集,但具有 CD 其他的诊断性特征,例如节段性病变、回肠受累、脂肪组织包裹、跳跃性病变、肉芽肿、肛周病变或者瘘管[117,118]。其他征象包括活动性阑尾炎,固有层内明显的中性粒细胞聚集,黏膜和黏膜下层淋巴组织聚集,也支持 CD 的诊断[118]。

感染性结肠炎

在感染性结肠炎中,由于组织学无法识别大多数的病原微生物,需要有血清学或粪便培养物的相关实验室检查,在排除感染性结肠炎后,才能诊断 IBD。包括自限性急性结肠炎在内的大多数感染性结肠炎病例均表现出局灶性或弥漫性急性结肠炎的组织学形态,具有明显的黏膜炎症、隐窝炎和隐窝脓肿,不同程度的上皮损伤,从局灶性隐窝缺失和糜烂,再到广泛的黏膜坏死及溃疡,但黏膜结构是正常的。尽管感染性结肠炎固有层内炎症细胞增多,但从黏膜上部到下部呈逐渐减少的梯度变化仍存在(图 15.20A)。相反,UC 中固有层内炎症并没有显示出这样的特点,尤其是在黏膜基底部有大量浆细胞浸润,称为黏膜基底部浆细胞增多,这是区分早期 UC 与感染性结肠炎非常重要的鉴别点。不太常见的是,感染会变成慢性和持续性的病变,从而造成慢性结肠炎的表现(图 15.20B),尤其是免疫功能低下患者。在组织学上只能鉴别出几种类型的病原体,例如巨细胞病毒(CMV)、溶组织阿米巴、结核分枝杆菌或某些真菌感染。鉴别诊断依赖于临床病史和感染病学检查。

药物性结肠炎

药物引起的结肠损伤可表现为活动性慢性结肠炎。因此,正确的诊断需要明确患者用药史及发病与用药的关联关系。非甾体抗炎药是引起胃肠道损伤最常见的一类药物,可引起黏膜炎、溃疡和非特异性结肠炎。非甾体抗炎药还增加了 IBD 发生的风险,引起继发性改变或引发更为严重疾病的风险[119]。尽管与吗替麦考酚酯相关的结肠损伤可能具有 IBD 样特征,但大多数吗替麦考酚酯诱导的结肠炎会出现类似移植物抗宿主的反应性变化[120,121]。明显的细胞凋亡、隐窝扩张和萎缩、隐窝结构不连续变化和局部缺血样的改变将有助于诊断吗替麦考酚酯诱发的结肠炎(图 15.21A)。免疫治疗剂如抗 PD-L1 或抗 CTLA-4,可引起活动性结肠炎,并伴有凋亡和隐窝萎缩/脱落,但有些也可表现为类似于 IBD 的慢性变化(图 15.21B)[122]。

显微镜下结肠炎

显微镜下结肠炎包括胶原性结肠炎和淋巴细胞性结肠炎。这类结肠炎的内镜检查往往显示正常,但具有特征性的组织学改变。但是,显微镜下结肠炎中也会出现类似 IBD 的局灶性改变(图 15.22)。超过 30% 病例会发生活动性炎症,包括隐窝炎、隐窝脓肿和糜烂/溃疡。在多达 44% 的胶原性结肠炎和 14% 的淋巴细胞性结肠炎患者中观察到左半结肠的潘氏细胞化生。在不到 10% 的病例中出现了隐窝结构改变[123]。另外,在 IBD 中偶尔会出现显微镜下结肠炎的组织学特征,例如上皮下胶原条带的局部增厚[124]。还有一些罕见的 IBD 病例起初可能表现为显微镜下结肠炎[125]。注意显微镜下结肠炎中出现的 IBD 样改变,将有助于避免临床工作中的误诊。

缺血性结肠炎

急性缺血性结肠炎(图 15.23A)显示固有层充血、水肿、炎症、出血和表浅黏膜坏死,但缺乏早期 IBD 的特征,如隐窝炎、隐窝脓肿、基底部浆细胞增多或不规则的隐窝结构。值得注意的是,在某些暴发性 IBD 的病例中可能存在缺血性改变。继发于缺血的黏膜慢性损伤可能会出现活动性慢性结肠炎的表现,类似于 UC 的慢性缺血性结肠炎表现出慢性病变的特征,包括隐窝扭曲、左半结肠的潘氏细胞化生及活动性慢性炎。但是,还有其他特征倾向慢性缺血性结肠炎而不是 UC,这些特征包括黏膜固有层炎症较轻微、上皮萎缩和/或出现再生性上皮、固有层纤维化和玻璃样变性,以及邻近黏膜中微血栓的形成(图 12.23B)。

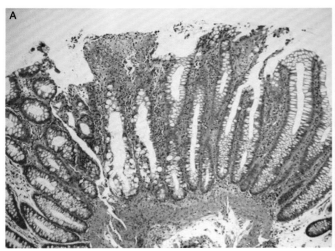
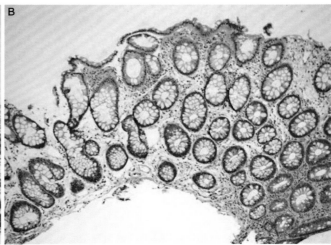

图 15.20 感染性结肠炎。(A)急性感染性结肠炎。结肠黏膜表现为反应性病变,局灶性急性炎症、糜烂,无基底浆细胞增多,黏膜结构正常。(B)慢性艰难梭菌性结肠炎显示隐窝结构改变

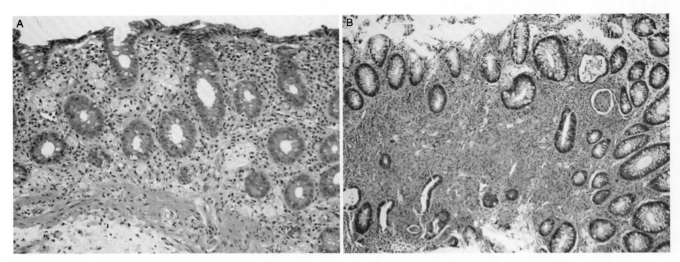

图 15.21　药物性结肠炎。(A)吗替麦考酚酯引起的结肠炎,其特征是有凋亡、固有层炎症、隐窝结构轻微改变和隐窝萎缩。(B)伊匹木单抗(抗 CTLA-4)单克隆抗体诱导的结肠炎,表现为隐窝脱落、萎缩、隐窝结构改变和偶有凋亡

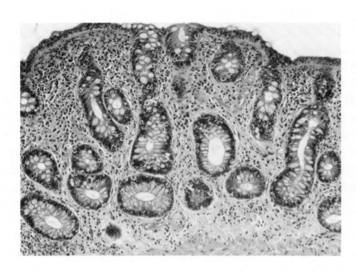

图 15.22　显微镜下结肠炎的炎症性肠病样变化。淋巴细胞性结肠炎有轻微隐窝结构变形

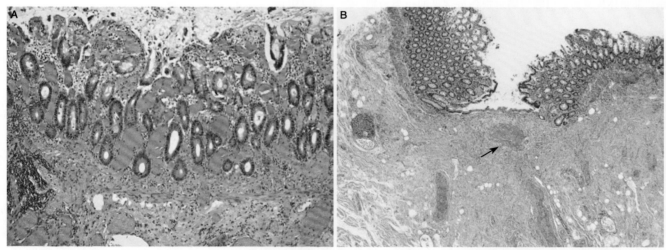

图 15.23　缺血性结肠炎。(A)急性缺血性结肠炎。注意固有层水肿、充血、出血,表面上皮和隐窝损伤,但无结构改变或基底部浆细胞增多。(B)慢性缺血性结肠炎。结肠黏膜具有溃疡、轻度炎症和隐窝结构改变。注意黏膜下层血管中的纤维蛋白血栓(长箭头)

自身免疫性肠病

60%~80% 自身免疫性肠病患者有结肠受累,某些特征类似于 UC,例如由于淋巴浆细胞浸润、隐窝炎和隐窝脓肿引起的黏膜固有层扩张,在大约 10% 的病例中可见隐窝结构变形和潘氏细胞化生。但是,通过其他特征,比如上皮内淋巴细胞增多、凋亡及隐窝萎缩/消失、杯状细胞和/或潘氏细胞减少或缺失,可排除 UC 的诊断(图 15.24)[126,127]。

憩室疾病相关性结肠炎

IBD 的所有组织学特征均可在与憩室相关的结肠炎(DDAC)中看到(图 15.25)[128]。DDAC 中已经描述了类似 UC 和 CD 的组织学改变[129]。DDAC 和 UC 也可在老年患者中共存。诊断需要内镜检查发现憩室病变,并且病变分布仅限于憩室所累及的部分。DDAC 最常累及乙状结肠,但无直肠受累,这是区分 UC 与 DDAC 的重要特征。

转流性结肠炎

转流性结肠炎可显示类似于 UC 的多种黏膜异常,包括固有层弥漫性炎症细胞浸润、明显增生的淋巴滤泡、隐窝结构变形和隐窝萎缩,以及阿弗他或非阿弗他样溃疡(图 15.26)。如果没有 IBD 病史,这种组织学改变肯定是由于转流性结肠炎所造成的。然而,在已有的 IBD 患者中,则很难将转流性结肠炎和 IBD 分开或确定两种疾病的共存。明显增生的淋巴滤泡则更倾向转流性结肠炎的诊断。

治疗和预后

UC 治疗的目标是诱导缓解,控制急性发作,并维持无激素的临床缓解[130,131]。治疗策略基于疾病的严重程度、分布和模式。轻度至中度 UC 和重度 UC 的治疗管理模式有所不同。新的策略包括早期干预、更频繁的监测和针对性治疗,以减少疾病发展的趋势,比如减少皮质类固醇使用,减轻肠道损伤,减少住院治疗次数和尽量避免手术治疗[132]。由于 20% 的临床缓解患者仍有明显的内镜下疾病活动,因此 UC 的治疗目标已从临床缓解转变为内镜缓解[133]。UC 的治疗药物主要有四种类型:氨基水杨酸类药物、皮质类固醇、免疫调节剂和生物制剂。氨基水杨酸盐类药物含有 5-氨基水杨酸(5-ASA),包括柳氮磺胺吡啶、美沙拉嗪、奥沙拉秦和巴柳氮。局部和/或口服 5-ASA 可有效缓解轻度至中度活跃的 UC,并预防急性发作[134]。皮质类固醇可以局部用药、口服或静脉给药,用作重度 UC 的初始治疗,控制中度至重度 UC 的发作,以及对 5-ASA 不耐受或者难治的患者。免疫调节剂,如硫唑嘌呤、巯基嘌呤、环孢霉素和他克莫司,可以帮助对 5-ASA 或皮质类固醇治疗没有良好反应的患者及依赖或耐受皮质类固醇的患者维持缓解。在过去的十年中,具有特定靶向免疫途径的多种生物制剂已经显示出对 UC 更有希望的治疗效果。有几种生物制剂已获得 FDA 批准,用于治疗 IBD:抗 TNFα 药物(英夫利昔单抗、阿达木单抗、戈利单抗和赛妥珠单抗)、抗整联剂(那他珠单抗和维多利单抗)及抗 IL-12 和 IL-23(优特克单抗)。临床试验发现,与诱导疗法相比,这些生物制剂可以产生比安慰剂更好的临床反应和临床缓

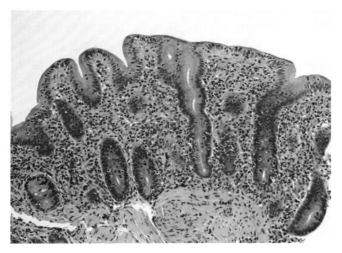

图 15.24　自身免疫性结肠炎。尽管存在固有层炎症和隐窝结构改变,但上皮内有明显的淋巴细胞增多和杯状细胞的缺乏,可诊断为自身免疫性结肠炎

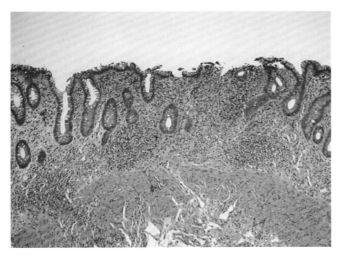

图 15.25　与憩室疾病相关的结肠炎。依据黏膜活检,它与炎症性肠病基本没有区别,仅表现为轻度活动性慢性结肠炎,无特异性

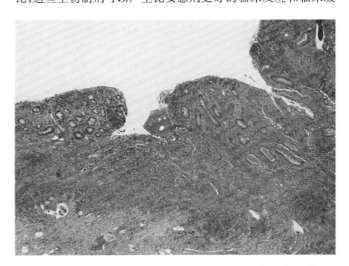

图 15.26　转流性结肠炎。弥漫性炎症,伴有阿弗他溃疡。显著的淋巴滤泡形成和淋巴组织聚集更倾向转流性结肠炎的诊断

解,以及黏膜愈合的效果[135,136]。与免疫调节剂联合使用可能会对临床治疗产生更好的效果。越来越多的药物正在研究中,将很快成为 UC 治疗的选择。

尽管 UC 主要通过药物治疗,但是某些患者可能需要手术治疗。20%~30% 的晚期 UC 患者最终将需要手术治疗。紧急手术的适应证包括结肠穿孔、危及生命的胃肠出血、中毒性巨结肠和药物难以控制的急性暴发性结肠炎。对于难以接受药物治疗、发生严重并发症或患癌风险增加的患者,建议外科手术,例如回肠储袋肛管吻合术(IPAA)。约 5% 的 UC 病例可能出现狭窄,并导致梗阻症状。值得注意的是,UC 患者的肠道狭窄与恶性肿瘤密切相关,一项大型回顾性研究表明,UC 所造成的狭窄近四分之一是恶性的,大多数位于结肠脾曲附近[137]。

UC 被认为是终身疾病,其病程是不可预测的,病程范围可从长期缓解的惰性过程发展到侵袭性和破坏性病变。很多因素都与疾病进展和预后不良有关,比如较高的梅奥评分和内镜评分、使用皮质类固醇、诊断时年龄较小,以及诊断时伴发PSC。70%~80% 的 UC 患者经历了至少一次的复发,复发在年龄较小、女性、初始 ESR<30mm、不吸烟和早期复发(初诊后一年内)的患者更为频繁。UC 患者发生结直肠癌的风险可能高2~3 倍,特别是对于那些伴发 PSC 的患者。但是,最近的研究表明,UC 患癌症的风险正在下降,这可能是由于治疗和监测的改善[138]。现代 UC 患者的总死亡率也在下降,并不高于一般人群[139]。

克罗恩病

定义

克罗恩病(CD)是一种特发性、慢性、透壁性和偶发肉芽肿性的炎症性疾病,累及从口腔到肛周的整个胃肠道,但最常累及远端小肠和结肠。

流行病学

像 UC 一样,第二次世界大战后的 CD 发病率逐年上升,目前增长率已趋于稳定[8,11]。在北美,CD 和 UC 发病率相同[140]。例如,在明尼苏达州的奥尔姆斯特德县,CD 的发病率在 1965 年为 28/10 万人,1980 年为 90.5/10 万人,2011 年为246.7/10 万人[141]。在同一项研究中,UC 发病率为 286.3/10万人[141]。据报道,在北美地区 CD 的年总发病率为 3.1~20.2/10 万人,流行率为 201/10 万人[142]。在全球范围内,CD 的发病率和流行率在不同地理区域、环境、移民人口和种族之间有很大差异。在德系犹太人、城市人口和北部国家的 CD 发生率较高[143]。尽管 CD 在东方很少见,但有报道东亚 CD 的发病率在上升。近期,亚太 IBD 研究显示,每 10 万人中有 0.54 人发生CD[12],男女发病率存在细微差别,女性发病率稍高,女性儿童患病可能比男性儿童严重。CD 可影响任何年龄的人群,但很少在幼儿被确诊。与 UC 一样,CD 中也观察到双峰发病率,第一个高峰出现在 15~29 岁,第二个高峰出现在 55~59 岁[144]。年龄≥60 岁的患者比年轻患者更有可能患有孤立性结肠病变,而且比年轻患者更不容易发展成复杂的 CD[145]。

病因与发病机制

CD 被认为是易感个体由于环境因素触发了先天性和获得性免疫功能障碍,导致慢性且不受限制的炎症过程。

遗传因素

大量研究显示 CD 在双胎和家族聚集的现象,证实了遗传因素在 CD 中的作用[146,147]。CARD15(胱天蛋白酶募集域家族成员,以前称为 NOD2)是第一个被发现与 CD 相关的基因[148]。在 CARD15 区域内发现了三个突变,这些突变编码负责识别细菌的富含亮氨酸的重复序列,分别是 Arg702Trp、Gly908Arg 和移码 1007fs。这些突变中至少有一种存在于 25%~35% 的 CD 患者中[149]。异源 CARD15 突变的患者发生 CD 的风险增加 2~4倍,而等位基因均一的患者发生 CD 的风险则增加 20~40倍[150]。IL23R 基因参与 Th17 细胞的分化,并导致 CD 中 IL-17分泌失调[151]。编码有机阳离子转运蛋白 OCTN1 和 OCTN2 的SLC22A4 和 SLC22A5 中的突变与 CD 相关[152]。发现有 CD 或CD 和 UC 合并症患者的 CARD15 突变与 DLG5 基因的两种单倍型有关,后者编码有助于维持上皮完整性的支架蛋白[153]。抑制 NFκB 活性的核受体 PPARγ 基因的罕见多态性与 CD 相关[154]。像 UC 一样,MDR1 突变体也与 CD 相关联[155]。全基因组关联研究和 meta 分析已经确定了 200 多个 CD 易感基因及 CD 病原体中的许多新基因和途径,例如与自噬相关的基因(ATG16L1 和 IRGM),先天免疫系统(TLR4、CARD9、IL23R、STAT3)和获得性免疫系统(HLA、TNFSF15、IRF5、PTPN22)[156]。

免疫学因素与肠道菌群

前一节介绍了肠道菌群失调和免疫应答失调之间的相互作用在 IBD 发病机制中的作用。但是,CD 和 UC 的通路和效应细胞有所不同。CD 被认为主要由 Th1 和 Th17 反应驱动,而UC 被认为是 Th2 介导的疾病[32,33]。Th1 细胞产生 IFN-γ 和IL-12,该途径由于发现涉及 IL-6、IL-17、TGF-β 和 IL-23 的另一个 Th17 途径而变得复杂。已经显示细菌定植刺激回肠树突状细胞表达 IL-23,并且 CD 中 IL-23 和 IL-17 的水平均升高[157,158]。IL-12-INF-γ 和 IL-23-IL-17 途径似乎是相互排斥的,因为 IFN-γ可以抑制 IL-17 的产生,反之亦然。功能障碍的免疫反应是由于效应性 T 细胞和调节性 T 细胞之间失衡引起的。

CD 存在多个先天性免疫反应的缺陷。肠道菌群失调和肠腔内环境的改变破坏了肠上皮屏障,导致上皮通透性增加及抗原向固有层移位。先天性免疫反应相关的细胞激活及大多数促炎细胞因子和驱化因子表达上调见于 CD 和 UC,但是在 CD中,参与先天性免疫的 Th1 和 Th17 相关细胞因子(例如 IL-12、IL-23 和 IL-27)被选择性激活。无效的吞噬作用和细菌清除及获得性免疫反应受损会引起炎症反应的激发、维持或增强[159]。

CD 和 UC 的肠道菌群失调不同[160],CD 比 UC 更严重。CD 中微生物多样性较低,微生物组分变化较大,微生物群落更不稳定。CD 与更多有益微生物的丧失而致病性微生物相对获得较少有关。有益的微生物包括参与丁酸盐产生的微生物,例如普拉梭菌、克里斯滕氏菌科、甲基短杆菌属和颤螺旋菌属,CD 患者的毛螺菌属减少,而 UC 患者则未丢失该菌属[160,161]。

环境因素

环境因素如何影响 IBD 发展的确切机制仍是未知的。假说包括触发免疫反应或直接损伤肠上皮细胞。目前,除吸烟外,尚无其他特定的环境因素或感染与 CD 的发病有明显关联。吸烟是最严重的危险因素,在 CD 和 UC 中具有矛盾的作用。吸烟多者或戒烟者罹患 CD 的风险更高[53,54],多项研究已证实,当前吸烟者对 UC 的发展具有保护性作用,降低了复发率及结肠切除手术的必要[51,52]。西方饮食中脂肪和碳水化合物含量高而纤维和水果含量低已被证实与 CD 发病率上升有关[162]。还发现维生素 D 缺乏与 CD 相关,但尚不清楚这是 CD 吸收不良的根本原因还是结果[163]。与 CD 发作相关的其他潜在危险因素包括母乳喂养、卫生、压力、阑尾切除术、季节性变化及药物(例如抗生素、非甾体抗炎药和口服避孕药)[164]。

临床表现

超过 60% 的患者有结肠受累,仅结肠受累率为 20%,回肠和结肠均受累约 50%。不同患者结肠 CD 的临床表现存在很大差异。克罗恩结肠炎患者通常表现为腹部绞痛和腹泻。与病变只位于小肠的 CD 患者相比,克罗恩结肠炎患者更容易出现血性腹泻。与小肠 CD 相似,透壁性炎症导致窦道发生,穿透并发展成脓肿、穿孔或瘘管。CD 患者很少发生游离穿孔。结肠瘘的常见部位是乙状结肠和回肠末端。但是,内脏炎症的任何部位之间均会出现瘘管。因此,患者可能会出现原发性结肠瘘,通常累及阴道或膀胱。结肠 CD 形成的狭窄症状类似于小肠,患者也会有肠梗阻症状。值得注意的是,多达 7% 的 CD 患者可发生恶性狭窄。因此,当确定有结肠狭窄时,必须进行内镜活检以排除恶性肿瘤。少数患者可能会出现严重的并发症,例如危及生命的出血、暴发性结肠炎或需要紧急手术的中毒性结肠炎。患者可能会出现全身症状,例如体重减轻、低热、无法解释的贫血和儿童生长发育不良。克罗恩结肠炎患者的肠外表现很常见,肌肉骨骼系统最常受累。10% 的患者诊断时存在肛周瘘管,在一些病例可能是主诉。

分类

疾病分类可以确定 CD 的特征、表型和治疗,以及为预测 CD 的行为和预后提供有价值的信息。CD 的蒙特利尔分类源自维也纳分类基础,已经被广泛接受[60]。这两种系统均以发病年龄(A)、病变位置(L)和疾病行为(B)作为主要参数,并列于表 15.5 中。

根据临床疾病活动度,可以使用克罗恩病活动指数(Crohn's Disease Activity Index,CDAI)将 CD 分为轻度、中度和重度。该分级由 8 个因素组成:水样便或稀便的次数/天,腹痛,全身健康状况,有无并发症,腹泻与服用地芬诺酯/阿片类止泻药,腹部包块,偏离正常的红细胞比容,以及与标准体重的偏差[165]。CDAI 根据腹痛、腹泻、腹部包块等 8 个变量,通过 1 周的观察计分,乘以规定的比重,求得各自分值,再计算出积分。积分范围为 0~600。CDAI 评分:150~219 为轻度,220~450 为中度,>450 为重度。但有些人认为得分>300 则为重度,而>450 为极重度,<150 为缓解期。CDAI 的活动性病变定义为 ≥100,但一些研究则使用比 CDAI 更低的阈值。

CD 也可以分为局限性病变和广泛性病变。局限性 CD 是指病变范围小于 30cm 的 CD,而广泛性 CD 则指无论病变位置如何,病变范围都大于 100cm。尽管这个判断具有主观性,并且有灰色区域(30~100cm 之间的病变),但对广泛性病变的认识反映出临床管理中对重度炎症的治疗越来越困难。

表 15.5　克罗恩病的维也纳和蒙特利尔分类

	维也纳分类	蒙特利尔分类
诊断时的年龄(岁)	A1:<40	A1:<16
	A2:>40	A2:17~40
		A3:>40
病变部位	L1:回肠	L1:回肠
	L2:结肠	L2:结肠
	L3:回结肠	L3:回结肠
	L4:上消化道	L4:孤立的上消化道病变[a]
疾病行为	B1:无狭窄,无穿透	B1:无狭窄,无穿透
	B2:狭窄	B2:狭窄
	B3:穿透性	B3:穿透性
		P:肛周病变[b]

注:当伴有上消化道病变时,可将 aL4 添加至 L1~L3。当伴有肛周病变时,可将 bP 添加至 B1~B3。

根据对治疗的反应,CD 分为类固醇难治型或类固醇依赖型。类固醇难治型 CD 的定义是,尽管泼尼松龙的剂量高达每天 0.75mg/kg,持续 4 周,但仍处于活动性疾病的患者。而类固醇依赖型疾病是指在 3 个月内无法将类固醇降低至低于 10mg/d 的效应水平患者,且未出现活动性病变,或在停用类固醇 3 个月内复发。

实验室检查

CD 血清学研究显示由于铁缺乏或维生素 B_{12} 缺乏引起的贫血。ESR 和 CRP 可用于监测疾病活动性和治疗的反应,预测疾病进程及对患者进行分类。高 CRP 水平预示有活动性病变,CRP 降低则提示对治疗有反应。针对 ASCA、pANCA、CBirl 或 OmpC 多种抗体的检测在诊断 CD 和区分 CD 与 UC 中的作用有限。应检测粪便中肠道病原体、寄生虫和艰难梭状芽孢杆菌(C. difficile)毒素。粪便生物标志物(钙卫蛋白和乳铁蛋白)可以为诊断和监测 CD 提供有价值的信息。粪便钙卫蛋白是预测复发的敏感标志物,但如果疾病局限于小肠,其应用价值有限。

影像学特征

当今,X 线平片应用并不广泛,但仍可以检查出肠管扩张、阻塞、肠穿孔或肠壁增厚。超声在评估结肠受累方面作用有限,因为很难观察到结肠的弯曲、直肠和肛门区域,但在评估肛周病变中很有价值。CT 和 MRI 对活动性炎症评估的敏感性相似。而 MRE 不仅没有电离辐射,还可以评估肠壁和肠壁外受累,所以成为越来越重要的检查工具。诊断特征包括脂肪晕征或纤维脂肪增生、血管充血或梳状征、肠壁增厚,狭窄,瘘管,肠系膜/腔腔内脓肿,以及肛周病变[166,167]。CD 区别于 UC 的主要特征是小肠和肛周病变、跳跃式征象、结肠壁增厚、浆膜表面不规则、肠系膜脂肪爬行征(脂肪包裹/蔓生脂肪)和脓肿。

内镜特征

回结肠镜检查和多部位活检对于诊断 CD 至关重要。内镜检查可以发现阿弗他溃疡或深溃疡、跳跃病变、不连续分布的

鹅卵石样息肉状黏膜改变、炎性假性息肉、狭窄和瘘管（图
15.27）。在内镜下克罗恩结肠炎与 UC 区别可能不大，但 CD
通常具有跳跃式征象，直肠未受累及，并且在盲肠和右半结肠
病变最为严重。

疾病的活动性　内镜评分通常用于评估各种药物在诱导
和维持黏膜愈合方面的效果。在没有结肠切除的 CD 患者中，
两种最常用的评分系统是克罗恩病严重度评分（Crohn's Dis-
ease Index of Severity，CDEIS）和简化的克罗恩病内镜评分（Sim-
ple Endoscopic Score for Crohn's Disease，SES-CD）。参考黏膜
的特征性病变（如溃疡和狭窄），以及溃疡或受累表面的百分
比，CDEIS 对五个肠段（回肠末端、右半结肠、横结肠、左半结肠
和乙状结肠及直肠）的活动性进行评分[168]。SES-CD 简化了
CDEIS。SES-CD 在肠管的五个部分包括四个变量：溃疡大小、
溃疡面积、病变范围和肠段狭窄[169]。但是，内镜检查对于黏膜
活动性判断的局限性在于它不能反映透壁性损伤和其他并发
症，例如瘘管和脓肿。尽管这两个评估系统有良好的协调性和
互补性，但内镜检查和临床疾病活动性之间的相关性和一致性
并不理想。目前首选 SES-CD，因为它具有更简单、更可靠和可
重复性的优点，并且与组织学指标有中等的相关性[170]。

内镜下黏膜愈合　与 UC 相似，黏膜愈合已成为 CD 的治
疗目标，通过内镜评估的黏膜愈合也可用于评估和指导对治疗
的反应。但是，内镜下黏膜愈合不一定与组织学上的愈合相吻
合。治疗后黏膜结构改变和炎症可以持续，但内镜黏膜炎症评
分明显改善。因此，建议将组织学愈合视为最终目标。但是黏
膜组织学愈合的定义和标准尚未建立。

内镜组织学活检　组织病理学评估在初步诊断、疾病随访
和疾病监测中很重要。在末端回肠取活检非常必要。建议从
结肠和直肠的至少四个部位活检，每个部位至少取两个活检。
标本应从病变处和外观正常的黏膜处取材。如果要监测不典
型性病变，则需要取更多的活检组织，例如结肠中每 10cm 和直
肠中每 5cm 进行取材，任何有怀疑的病变也应进行取材。当有
结肠狭窄时，必须进行内镜活检以排除恶性病变。不同部位的
活检标本应单独标记。

病理特征

大体特征

克罗恩结肠炎与小肠 CD 的大体特征相似（图 15.28A，B），
这有助于区分 UC 和 CD。然而，以右侧病变为主的回结肠 CD
患者相比，孤立的克罗恩结肠炎不太可能形成狭窄，而更可能
发生部分性或全结肠炎，或者是左半结肠炎。疾病的不同阶段
和不同严重程度时，黏膜表面显示出不同的变化。CD 最早的
黏膜改变为小的穿凿样的浅表型阿弗他溃疡。它们的范围从
难以发现的细小溃疡到具有白色基底的境界清楚的小溃疡，通
常为 1~3mm。随着疾病的进展，阿弗他溃疡变大并融合形成
沿着肠轴的纵向、线性和锯齿状溃疡。这些溃疡之间黏膜不完
整，呈斑片状水肿，并有黏膜下损伤，形成典型的"鹅卵石状"外
观。深层裂隙出现在黏膜皱褶中，渗透到固有肌层或穿过固有
肌层，导致窦道或者瘘管，狭窄是常见的并发症。局灶性分布
模式，即被正常黏膜包围的界限清楚的受损黏膜，被称为跳跃
式改变，在 CD 中是独特的。即便存在广泛结肠受累，在外观上
仍可以看到小部分正常黏膜。在 CD 中，直肠通常不会受累，但
近端结肠病变会更为严重，还会出现炎性假性息肉。

结肠壁僵硬和增厚，具有节段性狭窄或多个短的狭窄段。
正常组织与病变部分的转换很清晰。增厚的肠壁显示肌层肥
大和黏膜下纤维化。脂肪包裹或脂肪爬行是指浆膜下和肠系
膜脂肪组织过度增生，从肠系膜附着处延伸到覆盖部分结肠壁
而导致肠系膜角消失（图 15.28A）。尽管这种现象在结肠 CD
中不常见，但被认为是 CD 的特征性表现。浆膜也可以出现颗
粒状肉芽肿、充血或纤维化。受累肠袢经常黏附到另一段肠管
或其他器官，有或无瘘管形成。穿孔通常发生在右半结肠，但
克罗恩结肠炎很少发生穿孔。肠壁或肠管内可发现脓肿腔。
许多克罗恩结肠炎患者还有肛周病变，包括肛周皮肤病变、深
溃疡或裂隙、窦道或瘘管、脓肿和狭窄。因此大体标本检查很
重要，可以发现这些并发症。通常需要在病变区域（例如狭窄、
瘘管、息肉样病变或肿块性病变）、边缘和没有炎症的区域，每
隔 5cm 或 10cm 切开取材，而且要在回肠末端取材。

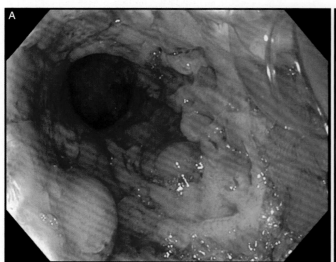
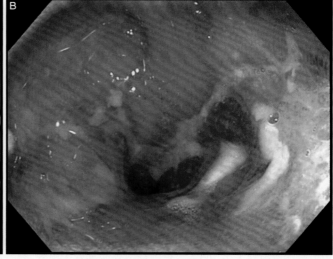

图 15.27　克罗恩结肠炎的内镜下特征。（A）重度活动性克罗恩病表现为鹅卵石样黏膜，有明显的水肿、红斑、质脆和深
溃疡。（B）克罗恩结肠炎中的结肠狭窄

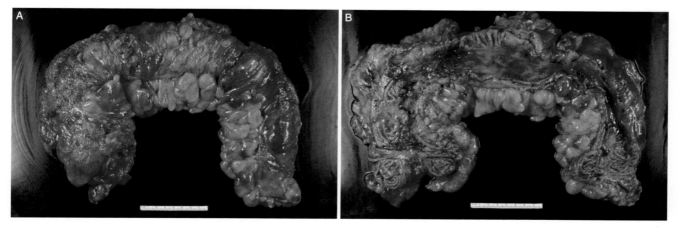

图 15.28　克罗恩结肠炎的大体特征。(A)脂肪包裹和浆膜充血。(B)剖开的标本显示病变不均匀分布(跳跃征象)、鹅卵石样黏膜、匐行深溃疡及狭窄性改变

组织学特征

结肠 CD 显微镜下的特征与小肠相似,包括透壁性炎症、淋巴组织聚集、黏膜活动性慢性炎症、深的裂隙样溃疡、黏膜结构的变形、上皮样肉芽肿、假幽门腺化生、左半结肠的潘氏细胞化生、肌层增生肥大和间质的改变,例如间质纤维化、神经组织增生和间质血管炎,这些病理改变的分布是局灶性或节段性的。如果 CD 病变仅局限于结肠,以上关键的形态学特征可能会减少[171]。值得注意的是,即使存在肉芽肿,仅凭黏膜活检来区分 CD 和 UC 也是不实际的。

肉芽肿　非坏死性上皮样肉芽肿是 CD 的重要特征,尽管它不具有特异性。在大约 50% 的切除标本和 30% 的活检标本中可以查见肉芽肿。与小肠相比,结肠中肉芽肿的检出频率随着连续切片或活检标本数量的增加而增加,这种情况比小肠更为常见。CD 的肉芽肿通常很小,轮廓不太清晰(图 15.29A,B)。上皮样组织细胞具有丰富的嗜酸性胞质,这使肉芽肿红染,使其更易于识别。它可以有多核巨细胞,但没有坏死。整个肠壁都可以发现肉芽肿,但更常见于未经治疗的患者或存在于炎症区域的黏膜、黏膜下层、浆膜面和溃疡区。肉芽肿还可存在于 CD 患者的肠系膜淋巴结。但是,如果肉芽肿仅存在于淋巴结中,则必须考虑到除 CD 以外的其他疾病。另一方面,如果肉芽肿位于黏膜内,并和隐窝破裂有关(即隐窝溶解或破裂所形成肉芽肿),诊断 CD 是不可靠的,因为这种肉芽肿亦可出现在其他疾病,包括 UC 和传染性结肠炎[104]。在 CD 中也经常看到微小肉芽肿或

结构形成不良的肉芽肿,这些肉芽肿由松散排列的组织细胞构成,呈小簇状(通常少于 20 个细胞)分布(图 15.29C)。有时,小的生发中心、受压的小血管、肿大的内皮细胞或斜切的腺体都可以形成类似于肉芽肿的形态。在这种情况下,连续切片有助于鉴别诊断。有时偶尔会看到孤立的巨细胞[172],它们的意义尚不明确,因为它们也会出现在 UC 中,尤其是位于隐窝基底部。

黏膜改变　无论是否伴有非坏死性肉芽肿,克罗恩结肠炎的黏膜变化与 UC 没有区别,基本上代表了活动性慢性结肠炎的特征。CD 的黏膜炎症呈非连续性病变,通常没有直肠受累,这有助于鉴别诊断,但并非必要条件,因为 UC 也会出现局灶性分布,例如在盲肠或阑尾周围出现黏膜病变,或与治疗有关的不均匀的愈合。

活动性结肠炎或 CD 中的活动性炎是指上皮内中性粒细胞浸润和上皮损伤(图 15.30A,B)。固有层随着包括中性粒细胞和嗜酸性粒细胞在内的炎症细胞的增多而增厚,并且有局灶性隐窝炎和隐窝脓肿。炎症引起表面上皮的变性和损害、黏液和杯状细胞的损伤和侵蚀。阿弗他溃疡常见于近端结肠,其特点是黏膜表面有灶状中性粒细胞浸润和糜烂,往往与下方的淋巴组织聚集有关(图 15.31)。溃疡附近的黏膜可能正常或仅显示轻度反应性改变。阿弗他溃疡并非 CD 所特有,20% 的 UC 结肠切除标本也可见阿弗他溃疡[173]。随着病程的进展,阿弗他溃疡会越来越大,越来越深,这使溃疡看上去像刀劈的一样,但在 CD 中可能会出现基底部较宽的溃疡(图 15.32)。

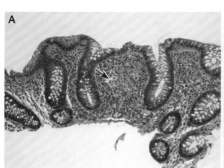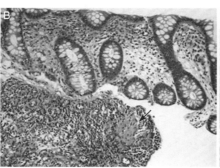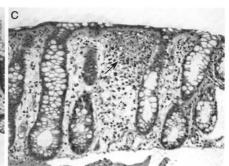

图 15.29　肉芽肿。(A)克罗恩病中可见典型的黏膜上皮内肉芽肿,该肉芽肿较小,且轮廓不清(箭头)。(B)在黏膜下层发现类似小的上皮样肉芽肿(箭头)。(C)克罗恩病中可见结构不良或微小肉芽肿(箭头)

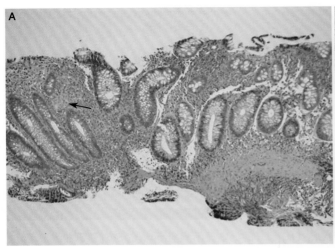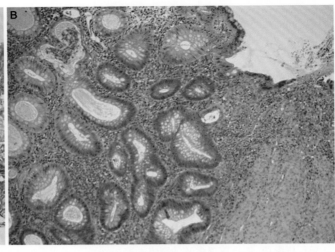

图 15.30　克罗恩结肠炎的活动性慢性病变。(A) 轻度活动性慢性结肠炎,伴有固有层轻度炎症、隐窝结构轻度改变、局灶性隐窝炎、上皮损伤和形成结构不良的肉芽肿(箭头)。(B) 中至重度活动性慢性结肠炎中有隐窝脓肿和局灶性溃疡

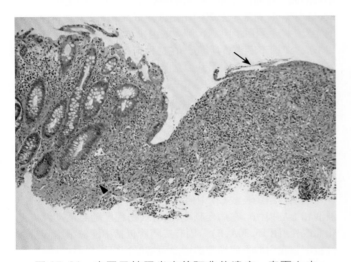

图 15.31　克罗恩结肠炎中的阿弗他溃疡。表面上皮中性粒细胞浸润糜烂,其下方可见淋巴细胞聚集(长箭头)。相邻的结肠黏膜显示轻度活动性慢性结肠炎,可见结构不良的肉芽肿(三角箭头)

CD 的慢性病程与 UC 相同,在上一节中已经进行了详细描述,包括跨黏膜全层炎、黏膜基底部浆细胞增多或淋巴组织聚集、隐窝和黏膜结构变形、左半结肠潘氏细胞化生及假幽门腺化生(图 15.33)。尽管确定慢性病程对于诊断 IBD 非常重要,但对于区分 CD 和 UC 或其他慢性黏膜损伤的原因没有帮助。

肠壁改变　CD 会引起肠壁全层炎症,这是与 UC 不同的重要特征,但这只能在切除标本上进行评估。尽管活动性慢性炎主要发生在黏膜中,但它并没有像在 UC 中那样仅仅局限于黏膜。整个肠壁可见到单核细胞和嗜酸性粒细胞,称为透壁性炎症。炎症的强度通常从黏膜层往下逐渐减弱。需要注意的是,当透壁性炎症仅位于溃疡下方时,应该对 CD 的诊断予以质疑。透壁性炎症也表现为透壁的淋巴组织聚集,就是有或无生发中心的淋巴组织聚集存在于肠壁各层,特别是淋巴滤泡沿着浆膜下聚集,有时会在黏膜下层沿着固有肌层一个接一个地规则排列,这种现象称为“串珠”,被认为是 CD 的标志(图 15.34)。通常“串珠”仅由几个淋巴滤泡组成,而且排列比较松散,所以作

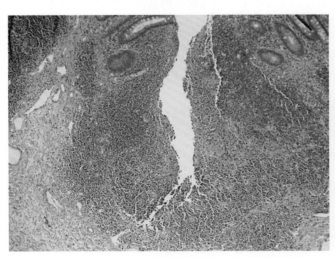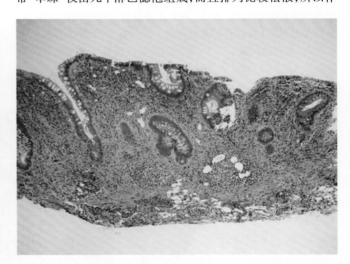

图 15.32　深凿的黏膜溃疡,呈刀劈样外观,伴有活动性慢性炎症

图 15.33　克罗恩病中黏膜的慢性炎症。结肠活检显示跨黏膜的慢性炎症,基底部浆细胞增多和淋巴组织聚集,隐窝和黏膜结构变形

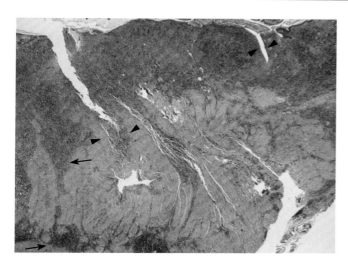

图 15.34　淋巴组织聚集并沿着固有肌层形成像"串珠样"的透壁性炎症(三角箭头),黏膜的裂隙样溃疡(右侧长箭头)和延伸到肌层的溃疡(左侧长箭头)

为 CD 最重要的诊断特征之一,往往容易被病理医生忽略而被遗漏。除了炎症,黏膜溃疡加深并延伸至黏膜下层和固有肌层,形成深的裂隙样溃疡,溃疡基底部较宽。但更常见的是刀劈样的溃疡/裂隙,与活动性慢性炎、肉芽组织和纤维化有关(图 15.34)。

　　CD 和 UC 相比,结肠壁明显增厚,尤其是在狭窄部位。结肠壁增厚是由于肌层的纤维化和肥大导致的(图 15.35)。纤维性狭窄的病理改变是导致 CD 相关并发症和死亡率的主要原因。纤维化也是透壁性的,但在黏膜下层更为明显,可能与黏膜肌层肥大,从而导致黏膜下层消失有关,称为黏膜下层闭塞性肌化[174]。固有肌层也增厚,特别是内层增厚,是由于胶原蛋白沉积所致。浆膜下脂肪和肠系膜脂肪的增生,对应于大体上出现的脂肪包裹征象,也会加剧狭窄的进程。而脂肪包裹的程度也与活动性慢性炎的程度、透壁性淋巴组织聚集的范围密切相关。在 CD 中的肠系膜还可观察到其他组织学异常,包括纤维化、血管周围和神经周围的慢性炎症、淋巴管增厚和变小的

脂肪细胞[175]。

　　神经变化　神经变化在 CD 中很常见,但不具有特异性。在黏膜下层和固有肌层中存在神经纤维的局灶性肥大和增生,神经元、神经节细胞和 Cajal 间质细胞数量增多(图 15.36)。这些异常在非病变区域中不存在,可以作为 CD 的诊断依据[108,176]。

　　血管变化　CD 中偶尔可见与动脉和静脉相关的肉芽肿。然而,肉芽肿常位于血管周围区域,而没有累及血管壁和血管腔(图 15.37A)。这种继发性改变是由于肉芽肿累及与血管相邻的淋巴管导致的。肉芽肿性血管炎见于小部分 CD 患者中,这也被认为是继发性改变。其他异常包括血管周围和血管壁透壁性炎症细胞浸润、内膜增生、血管壁纤维化或闭塞性病变(图 15.37B)[177,178]。

　　病变活动度的组织学分级　目前尚无用于对 CD 活动度进行评估的组织学评分系统。虽然已经有一些评分系统,但尚未通过验证,主要用于临床试验,例如结肠和回肠病变组织学活动度评分,其中包括受损组织学特征(比如上皮损伤、隐窝结构变形、固有层和上皮内炎症细胞浸润、糜烂/溃疡和肉芽肿)[179]。我们使用与 UC 相同的分类系统和标准来评估 CD 的活动性,即无活动性,轻度、中度和重度活动性。值得注意的是,这些方法只能评估黏膜,不能反映疾病的透壁性改变和不连续病变的特征。综上所述,显微镜下评估 CD 的活动性很困难,而且与临床和内镜活动性的相关性较弱。

　　溃疡性结肠炎样克罗恩病(浅表性克罗恩结肠炎)　约占克罗恩结肠炎的 15%,它可以表现出 UC 样特征,有或没有回肠受累,称为溃疡性结肠炎样克罗恩病或浅表性克罗恩结肠炎[117,118,180],但也有人认为浅表性克罗恩结肠炎罕见,因为缺乏透壁性炎症的证据只是由于活检取材不够充分。UC 样 CD 通常发生在 20~30 岁的患者,比非 UC 样 CD 或真正的 UC 患者年轻得多,定义为炎症仅限于结肠黏膜或表浅黏膜下层而无透壁性炎症。显然,这样的诊断只能在切除标本上进行,并且一些患者在进行手术前诊断为 UC,并接受回肠储袋肛管吻合术,但是由于储袋失败或肛管病变而发展为 CD。UC 样 CD 与

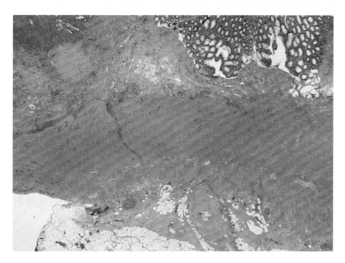

图 15.35　克罗恩结肠炎的肠壁变化。结肠壁增厚、纤维化和肌层肥大。注意黏膜下层有闭塞性肌化

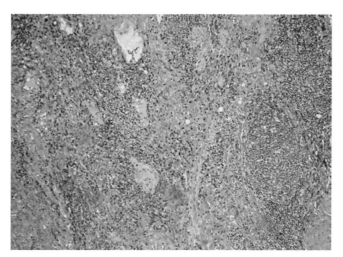

图 15.36　神经变化。黏膜下层中神经纤维和神经节细胞数量增加,其间有大量单核细胞浸润和淋巴组织聚集

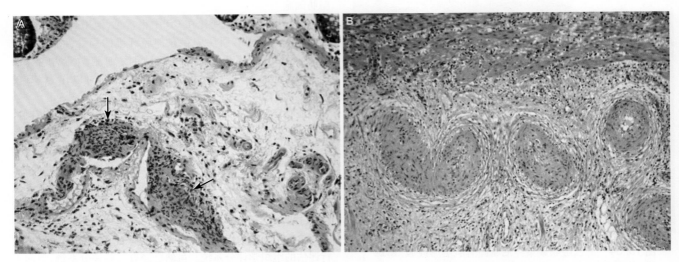

图 15.37　血管变化。(A)黏膜下层血管周围肉芽肿性炎症(长箭头)。(B)血管周围和血管壁纤维化、内膜增生和血管闭塞

未定型结肠炎不同,因为:①UC 样 CD 与暴发性结肠炎无关,②仔细的大体检查和镜下观察都可以发现 CD 的诊断特征,以及③CD 的诊断可以通过其他部位的病变,例如通过小肠找到诊断 CD 的依据。

　　大体标本检查往往缺乏肠壁的改变,如裂隙样溃疡、窦道、瘘管或狭窄,但可能会出现脂肪爬行征。黏膜表现出节段性或弥漫性病变,伴有鹅卵石样外观、溃疡和假息肉。在显微镜下,没有透壁性炎症和透壁的淋巴组织聚集。该疾病在近端结肠中更为严重。炎症主要累及黏膜,延伸至黏膜肌层和表浅黏膜下层。黏膜显示活动性慢性结肠炎,并伴有阿弗他溃疡或深溃疡,但无裂隙样溃疡。存在明显的固有层内中性粒细胞和淋巴组织聚集,这对于诊断 CD 有帮助(图 15.38)。在 40% 的病例可见肉芽肿。其他组织学改变包括:黏膜肌层和神经节细胞增生,血管周围淋巴细胞浸润聚集,黏膜下层纤

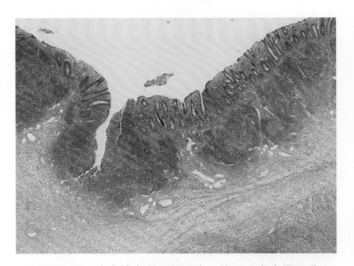

图 15.38　浅表性克罗恩结肠炎。镜下见炎症累及黏膜全层,可见刀割样溃疡。淋巴细胞聚集灶或淋巴滤泡常位于黏膜层和浅表黏膜下层,而非透壁性分布。本例有末端回肠受累

维化,假幽门腺化生,左半结肠潘氏细胞化生及轻度浆膜炎等。

　　治疗相关改变　CD 治疗后组织学改变尚不明确。有部分研究显示采用生物治疗后黏膜炎症可减轻但结构损伤不可逆[181],与 UC 治疗相关改变相似。尽管目前评估黏膜愈合的组织学标准尚未确定,但组织学愈合可能成为潜在治疗目标,因为有一些研究显示组织学愈合对评估患者预后是否改善及减少疾病相关并发症能提供更有力的证据。大多数研究认为黏膜愈合的组织学表现应该是黏膜完全恢复正常,或者黏膜炎症消失及无上皮损伤表现,包括残留隐窝结构扭曲和/或萎缩。对药物治疗后的肠壁改变目前仍知之甚少。在活检组织内检测细胞外基质可作为评估肠壁纤维化的指标,并可用于预测抗 TNF 治疗效果[182]。针对预防性或逆转纤维化的相关内容还有待进一步研究[183]。

　　无结肠受累的克罗恩病结肠黏膜改变　行内镜检查评估小肠 CD 或进行异型增生监测时,即使没有结肠受累的临床和内镜证据,也会常规进行结肠黏膜活检。多数活检样本显示结肠黏膜正常,也有病例会出现部分黏膜异常。结肠黏膜可显示非特异性反应性改变,如黏膜固有层内单核细胞数量增加和隐窝增生,但没有中性粒细胞浸润或隐窝结构扭曲(图 15.39A)。局灶性活动性结肠炎(FAC)偶尔见于 CD[184],其特征是不同组织块中存在一个单一的隐窝炎病灶或多个单独的隐窝炎病灶,同时伴有黏膜固有层内炎症加重,但缺乏慢性改变的特征(图 15.39B)。局灶性活动性结肠炎是一种非特异性表现,可见于肠道准备后正常结肠、肠易激综合征、缺血、感染、抗生素或非甾体抗炎药所致的损伤[185]。然而,儿童局灶性活动性结肠炎患者发生 CD 的概率更高[186]。形态正常的黏膜内也可能出现孤立性小肉芽肿(图 15.39C)。如果该肉芽肿出现在远离隐窝的地方,则强烈提示 CD[104]。

鉴别诊断

　　CD 的诊断需要结合临床、内镜、影像学和病理学。大切标本 CD 的病理诊断很明确。然而,活检标本 CD 的结肠黏膜改

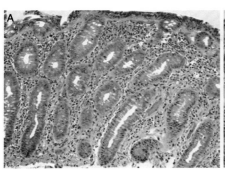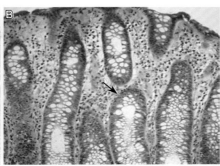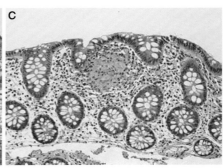

图 15.39 无结肠受累的 CD 结肠黏膜改变。(A)反应性结肠黏膜,黏膜固有层内单核细胞数量增加和隐窝增生,无中性粒细胞浸润或隐窝结构扭曲。(B)局灶性活动结肠炎。反应性结肠黏膜内见单个隐窝炎病灶(箭头),无慢性改变。(C)形态正常的结肠黏膜内见孤立性小肉芽肿

变为活动性慢性结肠炎,可伴有或不伴有非坏死性肉芽肿,这与 UC 的镜下改变难以区别。只有当 CD 已确诊或临床证据充足且镜下可见非坏死性肉芽肿时,才能对活检标本做出 CD 的明确病理诊断。结肠 CD 的主要鉴别诊断包括 UC、感染、肉芽肿性炎、慢性缺血、憩室相关性结肠炎和白塞病。UCCD 与 CD(包括浅表性克罗恩结肠炎)的鉴别诊断在前面章节已讨论过。CD 与感染性结肠炎的鉴别也与 UC 与感染性结肠炎的鉴别相似(同样见于前面章节)。

肉芽肿性炎

尽管肉芽肿是 CD 的关键病理特征,但并不特异。如果出现肉芽肿同时伴随有隐窝损伤,则诊断可靠性更低。可能导致结肠黏膜中出现肉芽肿的疾病有很多,包括感染(结核分枝杆菌、耶尔森菌、真菌、衣原体和寄生虫)、结节病、异物、慢性肉芽肿性疾病、憩室相关性结肠炎、脐带结肠炎综合征和多血管炎。感染性结肠炎中的肉芽肿常伴坏死,尤其是肠结核。结核病肉芽肿较大,多发,常融合,并有中央干酪样坏死,常伴有明显的活动性慢性炎、黏膜损伤、多核巨细胞和溃疡(图 15.40A)。然而,陈旧性肉芽肿也可以出现纤维化及钙化,无坏死。Ziehl-Neelsen 染色等特殊染色发现抗酸杆菌可明确诊断结核病(图 15.40B)。抗酸杆菌通常位于坏死区域或巨噬

细胞胞质内。抗酸杆菌只能在不足 30% 的活检组织中被检出。联合实时 PCR 检测与组织学检查可使敏感性提高至 40% ~ 75%。活检组织细菌培养是诊断金标准,但需要 3~8 周才能出结果[187,188]。结节病中的上皮样肉芽肿比 CD 中的肉芽肿更多,形态更典型。此外,结节病中的肠黏膜无 CD 的典型活动性慢性改变。在慢性肉芽肿性疾病中,近 50% 的结肠活检可发现不伴坏死的微小肉芽肿,肠黏膜也呈活动性慢性改变。肠壁各层结构中出现明显嗜酸性粒细胞增多和吞噬色素的巨噬细胞是慢性肉芽肿性疾病和 CD 的主要鉴别点(图 15.41)[189]。脐带血干细胞移植后患者可出现脐带结肠炎综合征,表现为活动性慢性结肠炎,也常伴有肉芽肿(图 15.42),形态学类似 IBD。然而,IBD 的典型慢性炎性改变如基底浆细胞增多和明显隐窝结构扭曲在脐带结肠炎综合征中并不常见。表面上皮轻度损伤和细胞凋亡增多是脐带结肠炎综合征的常见病理改变[190,191]。

憩室相关性结肠炎

鉴别 CD 与憩室相关性结肠炎(diverticular disease-associated colitis)更为困难,因为憩室相关性结肠炎也呈节段性分布,且具有许多与 CD 相似的组织学特征,例如透壁性炎症、淋巴细胞聚集灶、裂隙性溃疡、纤维化、肉芽肿及肉芽肿性血管炎(图

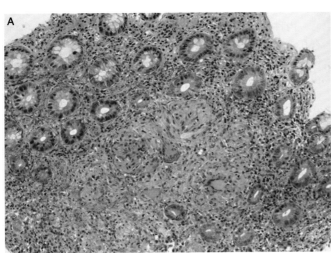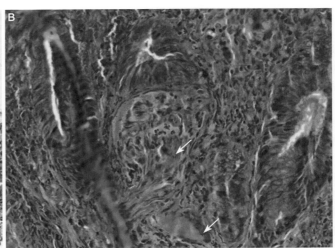

图 15.40 结核肉芽肿。(A)结核肉芽肿较大,多发,常多个融合,且有局灶性坏死和多核巨细胞聚集,(B)Ziehl-Neelsen 染色显示抗酸杆菌(箭头)

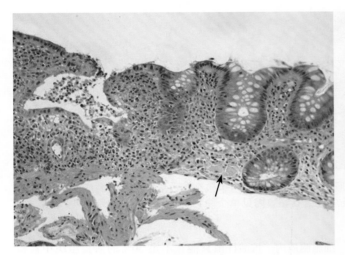

图 15.41　慢性肉芽肿性疾病。黏膜活动性慢性结肠炎伴嗜酸性粒细胞增多和吞噬色素的巨噬细胞(箭头)

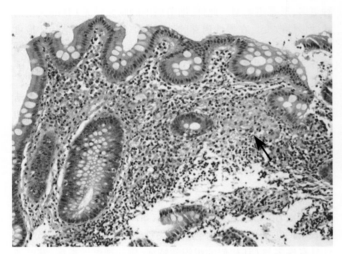

图 15.42　脐带结肠炎综合征。该病例显示轻度慢性结肠炎,肉芽肿形成不良(箭头),见细胞凋亡和黏膜固有层炎症,隐窝结构改变不明显

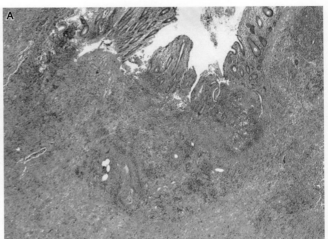

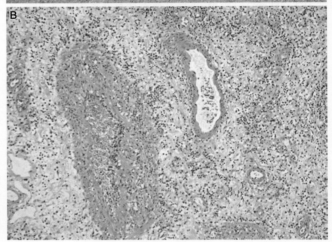

图 15.43　白塞病。(A)结肠黏膜活动性慢性炎,透壁性炎症,散在淋巴细胞聚集和不连续性溃疡。(B)局灶性坏死性淋巴细胞性血管炎,累及小静脉,小静脉周围炎,血管内膜增厚,无肉芽肿形成,支持白塞病诊断

15.25;参见第 16 章图 16.11B)[129,192-195]。此外,老年患者可同时患有憩室相关性结肠炎和 CD。明确诊断需要在内镜下查见憩室,而且病变仅局限于憩室所在肠管。如果在远离憩室的其他区域发现肠道受累及 CD 样炎性改变则更倾向诊断 CD,而非憩室相关性结肠炎。

白塞病

　　CD 和白塞病(Behçet disease)之间的鉴别诊断主要根据临床表现,因为镜下改变存在许多共同特征[196]。肠白塞病最常见的部位为回盲部。可见单个或多个不连续溃疡,出现火山口样外观。病理改变非特异。白塞病也可出现透壁性炎症和淋巴细胞聚集,但不出现肉芽肿(图 15.43A)。小静脉和微静脉坏死性淋巴细胞性血管炎伴小静脉周围炎、血管内膜增厚和血栓形成有助于诊断白塞病,尽管这些特征并不是白塞病特有的(图 15.43B)。

治疗与预后

　　内科治疗是 CD 的主要治疗选择。5-ASA 用于治疗 CD 尚存在争议,因为一些相关研究显示患者并未明确地从该药物的使用中获益。柳氮磺胺吡啶可用于轻度至中度症状的患者,但由于副作用发生率高,目前不推荐使用。美沙拉秦对活动性结肠 CD 效果甚微,但可以用于左半结肠 CD 的辅助治疗。口服抗生素可以缓解活动性结肠 CD 的病情。类固醇类制剂仍然是一线治疗药物,对疾病复发患者,免疫调节剂可作为类固醇类药物的辅助用药。对于类固醇难治性或类固醇依赖性患者,如有活动性疾病,可尝试使用抗 TNF 治疗[197]。营养治疗不仅可以改善患者的营养不良状况,也有助于促进和维持疾病处于缓解状态。

　　与 UC 不同,手术并不能根治结肠 CD,因为结肠 CD 常复发且有多部位受累。手术治疗的目的是缓解并发症(如狭窄、瘘管形成和难治性腹泻)或处理紧急并发症(如穿孔、暴发性结肠炎和结肠出血)。全结肠直肠切除加回肠造口术仍然是结肠 CD 患者的标准术式,但其复发率可高达 30%[198]。对于直肠

病变轻微的年轻患者适用全结肠切除加回肠直肠吻合术。紧急情况下或严重衰弱的患者可选择结肠次全切除加回肠造口术。对于 CD 行节段性结肠切除或局部结肠切除尚有争议。这个术式的优点是避免造口并尽可能保持结肠功能，缺点是频繁复发常需要进一步手术和干预。因此，合理选择术式以平衡患者肠道功能和复发至关重要。最后，由于 CD 复发率高，回肠储袋肛管吻合术（IPAA）对于复发率高的 CD 患者属于禁忌术式，因为大多数行 IPAA 手术的 CD 患者术后仍可发生 CD。仅可对极少数了解该术式的风险并且无肛周疾病和小肠累及的 CD 患者尝试采用 IPAA 术式[199]。

与 UC 一样，CD 也是一种慢性终身性疾病，无法完全治愈。从发病到症状持续时间及严重程度个体差异很大。治疗的目标是缓解症状以能满足正常工作生活需要。10%～20% 的患者在第一次手术后有长期缓解。但高达 70% 的患者在初次切除后 10 年内需要进行第二次手术。疾病复发率接近 70%。对于疾病缓解的概念，也在不断演变。CD 活动指数（CDAI）<150 的患者可被认为是临床缓解，但现在越来越多研究认为，缓解还需要其他标准，包括生物学缓解（CRP<10mg/L）、内镜缓解、影像学缓解和组织学缓解。大多数 CD 患者生存期正常。长期患有 CD 者发生结直肠癌的风险略有增加[200]。有报道 CD 患者可发生其他恶性肿瘤，如恶性淋巴瘤，可能与使用免疫抑制剂或生物制剂相关[201]。

未定型结肠炎

定义

未定型结肠炎（indeterminate colitis）是指不足以明确诊断为 UC 或 CD 的一小部分 IBD 患者。其他术语如未分类炎症性肠病或炎症性肠病（非特指型），同样也用于描述这样的病例。

临床特征

未定型结肠炎约占 IBD 结肠受累的 5%，在小儿 IBD 患者中诊断率可高达 20%[202,203]。未定型结肠炎不是一种特定的临床疾病分类。最初由病理医生用于诊断具有重叠 UC 和 CD 特征的病例，或用于诊断临床、影像学、血清学、内镜和病理学尚不足以明确诊断的病例。多年来，临床医生采用这个术语来描述那些根据标准的临床检测结果不能明确诊断为 UC 或 CD 的患者。除腹痛和腹泻外，UC 或 CD 临床表现变化很大，例如直肠出血、直肠豁免或肛周受累。未定型结肠炎患者常病变更广泛，临床病程更严重。常出现暴发性结肠炎并需接受紧急结肠切除术。肠外表现与 UC 和 CD 相似。结肠镜检查结果也是非特异性的。更重要的是，回肠末端和上消化道的内镜下表现难于区分 UC 和 CD，特别是儿童 IBD 患者[204,205]。未定型结肠炎的影像学表现可能同时显示 UC 和 CD 的特征，但肠系膜异常、脓肿和瘘管的出现支持 CD 而不是 UC[206]。血清学标志物在鉴别诊断中作用有限。近 50% 的未定型结肠炎患者 ASCA 和 pANCA 均阴性，其中大多数病例在随访期间仍不能明确诊断。80% 的 ASCA+/pANCA- 未定型结肠炎患者可能是 CD，而 64% 的 ASCA-/pANCA+ 未定型结肠炎患者可能为 UC[74]。

病理特征

未定型结肠炎切除标本的大体和显微镜检查显示 IBD 的组织学变化，但由于特征重叠或诊断不明确，无法区分为 UC 还是 CD。大体上，结肠常表现为广泛、严重的炎症，但有的病例可以有直肠不受累或不连续病变伴跳跃式的溃疡（图 15.44）。上述两种外观更倾向 CD 而非 UC，但是显微镜下直肠和非溃疡区域会有轻微的病变[207]。显微镜下，未定型结肠炎可表现为在暴发性结肠炎和活动性慢性结肠炎背景中出现 CD 样改变，包括跳跃性病变、透壁性炎症、淋巴细胞聚集、裂隙样溃疡、肉芽肿和回肠末端受累（图 15.45A）。在表现为暴发性结肠炎的未定型结肠炎病例中，除了广泛的黏膜炎症、溃疡和坏死外，还可出现非特异性或化脓性透壁性炎症（图 15.45B）。这种非特异性透壁性炎症通常位于溃疡下方，黏膜下层和固有肌层内出现散在的单核细胞，这一特征在 UC 和 CD 中都可以见到。此外，未受累的黏膜可能只表现出轻微的炎症，没有明显的结构扭曲和杯状细胞消失，类似于 CD 的跳跃性病变。有时可以见到透壁性淋巴细胞聚集，常呈灶性分布或散在分布。未定型结肠炎中常见多发深在性裂隙，被描述为 V 形裂隙或"刀样"裂隙[207,208]。这些裂隙通常出现在溃疡区域，可穿透至固有肌层内层。裂隙界限分明，被炎症细胞覆盖，但邻近未受累的黏膜可能没有明显的活动性慢性结肠炎表现。CD 中典型的深在裂隙通常是单发的狭窄病变，出现在非溃疡区且深入肌层内，但 10% 的未定型结肠炎中也可出现这种深在裂隙。UC 的裂隙性溃疡是典型的浅表性溃疡。尽管这两种疾病的裂隙存在不同特征，但鉴别较难而且并非特异性改变。未定型结肠炎中通常不出现肉芽肿，如果出现形成良好的上皮样肉芽肿则强烈提示 CD。有时在未定型结肠炎的黏膜内也可以看到与炎症或隐窝损伤相关的小肉芽肿，但在鉴别诊断中几乎没有价值[209]。在这种情况下，仔细检查回肠末端至关重要。对于显微镜下出现活动性慢性回肠炎，又没有明显回盲部受累和/或疾病累及回肠末端范围小（不超过数厘米），更倾向为 CD。对于 IBD 非活动期的病例，组织学改变可能很轻微，难以区分 UC 或 CD。

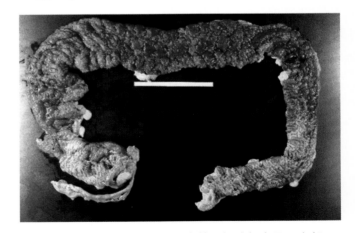

图 15.44　未定型结肠炎。全结肠切除标本显示大部分肠管呈明显活动性慢性结肠炎改变，但直肠（右侧）和盲肠（左侧）出现片状相对正常的黏膜，类似"跳跃性病变"

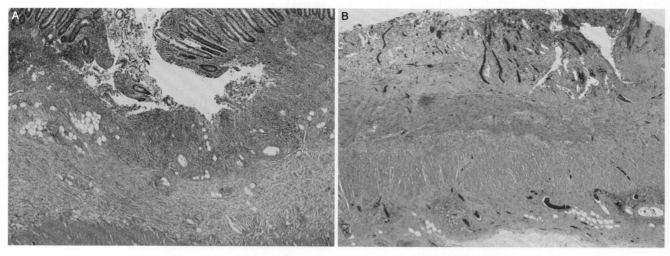

图 15.45　未定型结肠炎,显示溃疡性结肠炎和克罗恩病的重叠特征。(A)活动性慢性结肠炎伴溃疡。炎症和溃疡深入黏膜下层,伴有散在的淋巴细胞聚集和黏膜下层纤维化,但没有肉芽肿或透壁性炎症。(B)暴发性结肠炎伴黏膜坏死。虽然没有透壁性炎症,但浆膜下间隙可见少量淋巴细胞聚集

　　内镜活检标本不宜诊断为未定型结肠炎。活检标本难以鉴别 UC 和 CD。如果出现与炎症或隐窝破裂、上皮损伤、异物无关的形成良好的肉芽肿,或是有明确回肠受累的证据,才能诊断为 CD。表层黏膜活检往往不能反映炎症深度和溃疡类型。由于病变分布不均匀、取材问题和治疗反应,常导致疾病程度无法准确判定。对于未治疗的患者,如果不是在暴发期,术前活检可以为炎症分类提供一些佐证。结合内镜和影像学检查结果,病理医生可以根据活检标本的病理学改变作出 UC 或 CD 的倾向性诊断。

鉴别诊断

　　虽然一些未定型结肠炎患者在疾病进展病程中一直难以再分类,但是仍有观点质疑"未定型结肠炎是不同于 IBD 的第三种疾病实体",因为尚无足够的证据支持未定型结肠炎是一种特殊的结肠炎类型。因此,鉴别诊断的第一步是排除其他非 IBD 结肠炎,主要包括感染性结肠炎、缺血性结肠炎、药物性损伤、放射性结肠炎或憩室相关性结肠炎,这些疾病在本书其他章节已经讨论论过。对于未定型结肠炎和 UC/CD 的鉴别,应对可能引起混淆的不常见的特征,以及可能导致误诊为未定型结肠炎的诊断陷阱给予重视[210]。表 15.6 列举了可能导致误诊的常见原因。比如组织学检查不充分、未能识别 CD 关键诊断特征及缺乏对不常见组织学特征的认识是导致病理医生误诊的常见原因。文献报道称在暴发性结肠炎中,综合的组织学评估可以在近 90% 的病例中准确区分 UC 或 CD[211]。但是也有统计发现即便是专科的胃肠病理医生之间对 IBD 的诊断也存在显著的分歧[212]。因此,复阅切片对明确诊断大有裨益。

治疗与预后

　　由于未定型结肠炎通常为术后诊断,因此未定型结肠炎的

表 15.6　诊断为未定型结肠炎的常见原因汇总

临床、影像学、内镜和病理资料不充足
未见溃疡性结肠炎或克罗恩病的诊断特征
暴发性结肠炎
静止或非活动性炎症性肠病,组织学改变轻微
早期炎症性肠病
治疗后改变
炎症性肠病伴随其他情况:巨细胞病毒感染、缺血性改变、憩室相关性结肠炎或药物损伤
溃疡性结肠炎出现克罗恩病样特征:直肠未受累,疾病呈斑片状,不连续性病变,反流性回肠炎,肉芽肿,透壁性炎症,口疮或裂隙样溃疡,或上消化道受累
克罗恩病出现溃疡性结肠炎样特征:仅累及结肠,溃疡性结肠炎样全结肠炎,浅表型克罗恩病,无肉芽肿形成

治疗尚未明确。有研究显示英夫利昔单抗、他克莫司和 6-硫鸟嘌呤对未定型结肠炎的疗效,但因为研究组中未定型结肠炎患者数量非常少,而且其中许多患者随后被诊断为 UC 或 CD,所以疗效很难确定[213,214]。大多数未定型结肠炎患者的手术方式是全结肠直肠切除术联合回肠储袋肛管吻合术。这种手术方式是 UC 患者的一种治疗选择案,但不适用于 CD 患者,因为 CD 患者储袋失败率较高。回肠储袋肛管吻合术在未定型结肠炎患者中的作用仍然存在争议,因为不同的研究结果存在差异,可能与病例数量和纳入标准不同有关。未定型结肠炎的平均储袋失败率约为 20%,介于 UC 患者(10%)和 CD 患者(30% ~ 60%)之间[215]。然而,如果在这些研究中剔除 CD 患者,那么未定型结肠炎和 UC 的储袋失败率差不多[216-218]。

暴发性结肠炎

定义

暴发性结肠炎(fulminant colitis)是一个临床诊断术语,指伴有发热、腹胀、腹痛、严重血便、心动过速、低血压和败血症等毒性症状和体征的严重的急性结肠炎[219,220]。暴发性结肠炎通常指重型 UC,但也可发生在 CD、感染性结肠炎、缺血性结肠炎或放射性结肠炎。

临床特征

暴发性结肠炎见于 5% ~ 20% 的 IBD 患者[210,220,221]。常常是 IBD 的首发表现,慢性 IBD 患者发病较少[210]。一小部分暴发性结肠炎患者可能有多器官功能障碍[222]。结肠(中毒性巨结肠)明显扩张(直径>6cm),以横结肠最明显,但也可以累及整个结肠[223]。腹部平片通常可以诊断中毒性巨结肠。暴发性结肠炎在 UC 患者中的发生率为 1% ~ 10%,在 CD 患者中为 2.3% ~ 6.3%[224-226],在儿童 IBD 患者中的确切发生率尚不清楚,可能为 1% ~ 5%[223,227]。

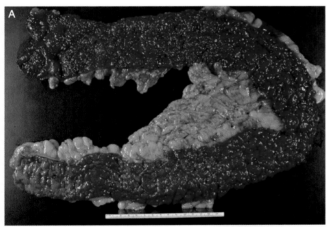

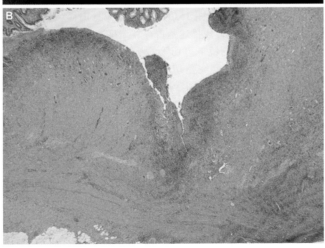

图 15.46 暴发性结肠炎。(A)大体观,结肠显著扩张,伴有黏膜溃疡、出血和坏死。(B)显微镜下,裂隙样溃疡延伸到固有肌层

病理特征

暴发性结肠炎通常出现弥漫性黏膜溃疡、炎性假息肉和裂隙样溃疡(图 15.46A,B)。Swan 等对 67 例暴发性结肠炎患者的结肠切除标本进行临床病理特征总结,其中 40 例为 UC,16 例为 CD,11 例为未定型结肠炎[211]。非坏死性肉芽肿和透壁性淋巴细胞聚集是诊断暴发性 CD 的特异性病理改变。裂隙性溃疡和透壁性非淋巴细胞聚集性炎症不是 CD 特异性的,在暴发性 UC 中也可以出现[211,228]。与非暴发性 UC 患者相比,暴发性 UC 患者和存在裂隙性溃疡的患者 IPAA 术后发生储袋炎的风险更高[228]。结肠深溃疡常出现在巨结肠中,深溃疡也可引起穿孔伴浆膜下瘘管形成[223]。

鉴别诊断

暴发性结肠炎可发生在 UC 或 CD 伴有 CMV 和/或艰难梭菌感染,也可以发生在一系列类似 IBD 的疾病,如缺血性结肠炎、憩室病、放射性损伤、感染(艰难梭菌、沙门菌、志贺菌、弯曲杆菌、CMV、轮状病毒、曲霉菌和阿米巴原虫)及药物性损伤等[219,221]。

治疗与预后

暴发性 IBD 和 IBD 相关毒性巨结肠的初始治疗可采用静脉注射类固醇类药物(激素),结肠切除术仅适用于对药物治疗无效的患者[219,221]。

儿童炎症性肠病

7% ~ 20% 的 IBD 患者诊断于童年期,不同研究报道的发病年龄有所不同,15 岁以下的儿童中发病率最高[16,229]。加拿大安大略省一项研究表明,儿童 IBD 发病率从 1994 年的每 10 万名儿童 9.4 人增加到 2009 年的每 10 万名儿童 13.2 人,在小于 10 岁儿童的增加最为明显[230]。小儿 IBD 发病率的增加主要是由于小儿 CD 诊断的增加,儿童 UC 的发病率在过去几十年中基本保持不变[230-232]。一般来说,UC 在学龄前儿童中比 CD 更常见,而 CD 在年龄大一点的儿童中比 UC 更常见[233,234]。也有一些研究表明在儿童患者中 CD 比 UC 更常见[230,232]。儿童 IBD 患者家族史概率(34%)高于成人 IBD 患者(19.6%)[235]。儿童 IBD 的遗传易感基因包括五个新发现的位点:16p11(细胞因子 IL-27 基因附近)、22q12、10q22、2q37 和 2q37[236]。在早发性 IBD 患者中还鉴定出多种 IL10RA 基因(编码 IL10R1 蛋白)和 IL10RB 基因(编码 IL10R2 蛋白)纯合突变[237]。

儿童 UC 初始表现常为局灶性慢性炎症组织学病变(21%)和相对/绝对直肠豁免(25%)[238]。首次直肠活检常出现黏膜结构改变的概率(32%)低于成人 UC 患者(58%),因此可能被误认为是急性自限性疾病[97];也有其他研究表明 98% ~ 100% 的儿童 UC 患者直肠活检存在慢性炎症组织学特征[239,240]。与成人 UC 相比,10 岁以下儿童 UC 患者的结肠黏膜活检出现隐窝分支、固有层内浆细胞浸润、隐窝炎和隐窝脓肿及上皮损伤的概率低[239]。在上消化道受累的儿童 UC 患者中,也可出现十二指肠和胃的肉芽肿性炎,应注意不要误诊为 CD[241]。

儿童溃疡性结肠炎

在大多数北美和欧洲地区,儿童 UC 的发病率为每年 1~4 例/10 万人[242],占所有 UC 患者的 15%~20%[242]。与成人 UC 相比,儿童患者更常出现全结肠炎(60%~80%,是成人的两倍)、有更高的住院率(因疾病急速严重恶化而住院,3~4 年内为 25%~30%),以及经常需要接受结肠切除术(因为难治性 UC,10 年随访高达 30%~40%)[229,235,242]。初次就诊时未诊断为全结肠炎的儿童 UC 患者常常在随访期间出现疾病进展,累及整个结肠[229,235]。儿童 UC 最常见的症状是血性腹泻和体重减轻或体重不增加。

儿童 UC 的治疗方案与成人不同,因为儿童疾病范围更广泛,过程更具侵袭性[243]。建议所有儿童 UC 患者都要进行维持治疗,且需要使用 5-ASA,剂量通常更高。欧洲克罗恩病和结肠炎组织(ECCO)及欧洲儿科胃肠病学、肝病学和营养学会(ESPGHAN)的儿童 UC 和急性重症 UC 的管理共识指南已于 2018 年更新[244,245]。结肠切除术适用于对药物治疗无效的暴发性 UC 伴有中毒性巨结肠和/或穿孔的严重结肠炎患者及出现癌前病变的儿童 UC 患者。罕见情况下,儿童 UC 患者可发生结直肠癌[231,246]。

儿童克罗恩病

儿童 CD 的发病率约为每年 4.8 例/10 万人[232]。儿童 CD 最常见受累部位是回肠及结肠,其次是仅局限于结肠,而终末回肠病变在儿童克罗恩病中少见,仅 <10%[235,247]。超过一半的儿童 CD 患者出现终末回肠之前的肠道受累,尤其是十二指肠和胃[235]。腹痛、腹泻和体重减轻是儿童 CD 最常见的表现。肠外表现包括皮肤病变、外周关节炎、葡萄膜炎和中轴关节病,见于 23% 的初诊患者,在随访期间发生率为 48%[247]。

根据 ECCO/ESPGHAN 的儿童 CD 管理共识指南,发育阶段儿童和青少年患者肠外营养(EEN)是公认的首选初次治疗方案,EEN 安全性高,优于皮质类醇药物[248]。大部分儿童 CD 患者需要用基于免疫调节剂的维持治疗[248]。和成人 CD 一样,外科手术切除仍然是姑息性的,旨在尽可能保留肠管长度同时控制肠道狭窄和穿透性炎性并发症等后果[249]。儿童 CD 手术 3 年和 5 年累积风险分别为 20% 和 34%[247]。

IBD 相关疾病和并发症

UC 患者发生结直肠癌的风险增加 2.4 倍[250],3%~25% 的 UC 患者发生 PSC[66,67]。在 UC 初始诊断后 8~10 年,结直肠癌的发生风险开始增加,因此需要定期结肠镜检查监测[251];UC 患者发生结直肠癌的概率随着病程的延长而增加,初始诊断 10 年后每年增加 1%~2%,10 年后约 1.6%,20 年后 8.3%,30 年后 18.4%[252,253]。在 UC 患者中,病变的累及范围(全结肠炎的患者风险高于左半结肠和直肠)、发病年龄较小、病程较长、伴有 PSC 和有结直肠癌家族史等因素与结直肠癌风险增加有关[251]。目前研究认为 UC 患者发展为结直肠癌的过程是从炎症到异型增生再到癌变,因此异型增生是评估 UC 患者结直肠癌风险增加的最相关及最可靠的标志[254,255]。CD 患者患结直肠癌的发生风险与 UC 患者相似[200,253]。

异型增生

定义

异型增生(dysplasia)[上皮内瘤变(intraepithelial neoplasia)]指组织学上出现明确的局限于基底膜内的上皮肿瘤性改变[254]。

临床特征

UC 中异型增生的发生率很难准确估计,UC 初始诊断 10 年后异型增生发生率约为 5%,20 年后约为 25%[202]。超过 90% 的伴有结直肠癌的 UC 患者存在异型增生,可发生在病变结肠的任何部位,但通常发生在癌变部位,可以单发、多发,少数为弥漫性病变[202,255-257]。诊断为 CD25 年后异型增生的发生风险为 12%~25%[258,259]。

内镜监测活检 2010 年有报道推荐在 UC 患者内镜监测时至少应该在全结肠随机钳取 32 块活检标本(覆盖 <0.1% 的结肠黏膜)[253]。然而,随机选取 32 块活检标本也仅能在超过 5% 的结肠黏膜中检出异型增生,而且阳性率仅 80%,因此为了提高检出率需要钳取更多的活检标本[260]。

异型增生的内镜特征 异型增生可以表现为肉眼可见的结节性病变或肉眼不可见的病变(不可见的异型增生)。Blackstone 等人首先引入术语"异型增生相关病变或肿块"(dysplasia-associated lesion or mass,DALM)来描述发生在 UC 患者的结直肠癌病变或肿块(12 例 UC 患者中有 7 例患有结直肠癌)[261]。术语"腺瘤样息肉"用于描述有明确血管轴心的息肉样异型增生,类似于结肠发生的散发性腺瘤,以区别于肉眼无明显病变而是结肠黏膜随机活检中检出的扁平异型增生[255]。近年来用色素内镜检查或高分辨率白光内镜检查的研究表明,肉眼不可见的异型增生仅占所有异型增生患者的 10%;大多数(90%)异型增生都是肉眼可见的[7,262]。最近 SCENIC 国际共识建议在 IBD 异型增生的监测和管理时,应放弃使用 DALM、腺瘤样和非腺瘤样这些术语[7]。巴黎分类提出改良的术语来报告 IBD 患者的结肠镜检查结果[263]。异型增生分为肉眼可见异型增生和肉眼不可见异型增生。肉眼可见的异型增生包括息肉样(有蒂或无蒂)(图 15.47A~C)和非息肉样(浅表隆起、扁平或凹陷),同时常规描述是否存在溃疡及病变边界状态(明显或不明显)[7]。内镜下可切除的病变为:①病变有明显的边界;②肉眼检查病灶已完整切除;③显微镜下检查病灶已完整切除;④病变切除部位周围活检黏膜标本中无异型增生[7]。

病理特征

Riddell 等人在 1983 年提出,不论内镜下病变特征如何,组织学上 IBD 的异型增生可分为三类:无异型增生,不确定异型增生,有异型增生(低级别和高级别)[254]。在 2000 年,维也纳分类使用"非浸润性低级别或高级别肿瘤"代替"低级别或高级别异型增生"[264],欧洲国家和日本在使用该分类,美国未使用该分类。

无异型增生 上皮反应性增生和不典型增生,形态学特征为细胞大小和形状不一,但表面依然被覆成熟上皮。常见于炎症反应或再生。

不确定异型增生 出现类似疾病活动期的低级别异型增生的上皮异型性如细胞核层次增多、核增大、染色质增粗和缺

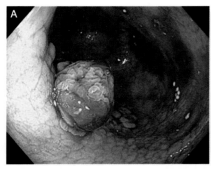
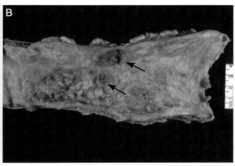
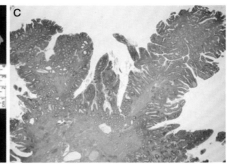

图 15.47　息肉样异型增生。(A) 色素内镜监测显示息肉样病变。(B) 溃疡性结肠炎全结肠切除标本中见多个息肉样病变(箭头)。(C) 组织学上,息肉显示低级别异型增生

乏杯状细胞,同时伴有活动性炎症、溃疡或人工假象,此时难以区分是反应性上皮改变还是异型增生,这时可报告为不确定异型增生(图 15.48)。

　　低级别异型增生　结肠隐窝腺体呈绒毛状或管状结构,上皮有非典型增生,如细胞核增大、深染、核多形性、核拥挤重叠(主要局限于细胞基底的下半层)及杯状细胞倒置。上述改变与炎症或再生无关(图 15.49)。异型增生通常同时累及隐窝和表面上皮,少数情况下可以只累及隐窝。

　　高级别异型增生　出现严重的上皮异型性,如细胞核层次增多延伸至表面,显著的核增大,染色质增粗,核多形性,核极性丧失及出现背靠背或筛状结构(图 15.50)。在活检标本中,异型增生的总体分级取决于最重的病变级别。

　　IBD 活检标本中异型增生的判读存在显著的观察者间差异。一般而言,无异型增生和高级别异型增生这两类的一致性相对较高,而不确定异型增生和低级别异型增生这两类的一致性较差[265,266]。由于存在显著观察者间差异,一些分子和非分子标志物如 Ki-67、p53、蔗糖酶-异麦芽糖酶、GLUT1、α-甲基酰基辅酶 A 消旋酶(AMACR)和唾液酸-Tn 抗原(STn)等被用来辅助异型增生的判断[253]。UC 患者中,33%~67%的异型增生和 83%~95%结直肠癌存在 p53 过表达;但是,p53 在一小部分无异型增生的再生病例中也存在过表达[267]。AMACR 在 96%的低级别

异型增生、80%的高级别异型增生和 71%的腺癌中表达,而只有 14%的不确定异型增生病灶显示 AMACR 局灶弱阳性[268]。

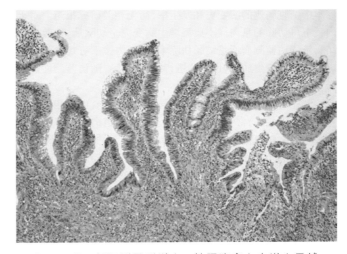

图 15.49　低级别异型增生。结肠隐窝上皮增生呈绒毛状或管状排列,细胞核增大,染色质增粗,细胞多形,细胞核层次增多(主要局限于上皮细胞的下层)

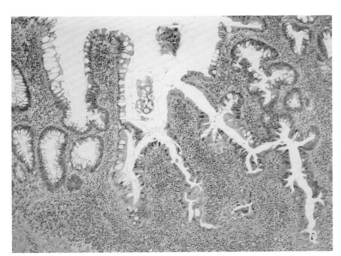

图 15.48　不确定异型增生。在轻度活动性慢性炎背景下结肠黏膜上皮非典型增生,细胞核层次增多,染色质深染,主要累及结肠隐窝

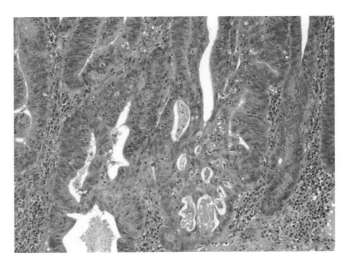

图 15.50　高级别异型增生。结肠隐窝上皮表现为细胞核层次增多累及表面上皮,细胞核增大,染色质增粗,细胞多形,核极性消失,局部可出现筛状结构

治疗与预后

对于诊断为不确定异型增生的 UC 患者,目前随访研究较少:其中一项研究平均随访 46.8 个月后 7 例不确定异型增生患者中有 2 例进展为高级别肿瘤(1 例高级别异型增生和 1 例结直肠癌)[269]。另外一宗报道对伴有不确定异型增生的 IBD 患者(77 例中有 66 例为 UC 患者)进行随访研究,其中 23.7%(6/22)的患者在诊断为不确定异型增生的 6 个月内,手术切除标本中发现异型增生(1 例低级别异型增生和 5 例高级别异型增生);其他患者平均随访时间为 98.6 个月,其中 25.2%(18/71)患者出现异型增生(10 例低级别异型增生和 5 例高级别异型增生)和结直肠癌(3 例)[270]。据报道,异型增生(主要是低级别异型增生)切除的标本中发现结直肠癌的概率为 2% ~ 13%[7,271-274]。近期一篇综述对 10 项伴有息肉样不典型增生的 UC 切除标本进行总结研究,发现结直肠癌发生率为 2.4%,年发生率为 0.5%[275]。对伴有非息肉样不典型增生的 UC 切除标本中结直肠癌的演变史和发生率,尚无相关研究报道。对于内镜下可切除的息肉样不典型增生病变完全切除后,推荐进行结肠镜随访监测而不是结肠切除术;对于内镜下可切除的非息肉样不典型增生病变,也建议进行结肠镜检查随访监测而非结肠切除术[7]。

既往对肉眼不可见的高级别异型增生病变,由于相关的结直肠癌风险较高,常行结肠切除术。文献报道肉眼不可见的异型增生发生结直肠癌的概率为 3% ~ 9%[256,273,274]。有综述对 20 个系列随访监测研究进行总结,在 81 例 UC 伴有肉眼不可见低级别异型增生的患者中,有 18 例(22%)在其接受结肠切除术时发现结直肠癌[276]。文献报道 UC 伴有肉眼不可见高级别异型增生的患者在结肠切除时诊断为结直肠癌的概率为 45% ~ 67%[7]。目前,对于内镜下不可见但经胃肠道专科病理医生检查证实的异型增生病例,建议交由具备 IBD 专业经验的内镜医生通过高清分辨率的色素结肠内镜对原肉眼不可见异型增生病变部位进行检查,更好地识别该区域内任何可见的异型增生病变,以便决定后续方案,确定是继续随访监测还是结肠切除[7]。

黏液性异型增生和锯齿状改变/息肉

IBD 伴发的异型增生,除了上述常见模式外,还可以出现黏液性异型增生和锯齿状改变/息肉两种特殊形态。

黏液性异型增生

黏液性异型增生(mucinous dysplasia)是一种不常见的异型增生,表现为绒毛状生长模式,伴有拉长和扩张的黏液上皮细胞,细胞核小、深染、位于基底部,细胞异型性轻微(图 15.51A、B)[171,277,278]。黏液性异型增生也被称为"绒毛状异型增生"或"富于黏液性绒毛状黏膜"[277,278]。IBD 患者发生黏液性异型增生的演变史尚不清楚。在 Rubio 等人的研究中,70%(14/20)伴有结直肠癌的 UC 患者存在黏液性异型增生,而 20 例不伴结直肠癌的 UC 患者无黏液性异型增生[277]。K-ras 突变在黏液性异型增生(61%)中比在普通低级别异型增生(4%)中更常见[278]。

锯齿状改变/息肉

IBD 患者可出现锯齿状上皮改变和锯齿状息肉,包括增生性息肉(hyperplastic polyp, HP)、无蒂锯齿状腺瘤/息肉(sessile serrated adenoma/polyp, SSA/P)、传统锯齿状腺瘤(traditional serrated adenoma, TSA)和锯齿状息肉病(serrated polyposis)。

锯齿状上皮改变 是一种常见于长期 IBD 患者的组织学特征。锯齿状上皮改变的形态学特征包括病变隐窝腺体弥漫锯齿状分布、隐窝结构扭曲、隐窝基底与黏膜肌层距离增宽(图 15.52)[279,280]。以前在 CD 患者中将其描述为"增生样黏膜改变"[281]。IBD 病例中锯齿状上皮改变的发生率约为 1%[280]。锯齿状上皮改变通常见于扁平黏膜,肉眼可见扁平锯齿状或结节状息肉状黏膜[282]。锯齿状上皮改变可能增加 IBD 患者发生结直肠癌的风险[282]。Johnson 等人对 79 例伴有锯齿状上皮改变的 IBD 患者进行回顾性研究发现,锯齿状上皮病变与其他结直肠癌高风险因素相关,如弥漫性病变、病程较长和 PSC[280]。Parian 等研究了 187 例伴有锯齿状上皮改变的 IBD 患者,其中 21% 患者同时或继发异型增生或结直肠癌,发生高级别异型增生或结直肠癌的概率为每年 17 例/1 000 个患者[279]。

增生性息肉 IBD 患者中的增生性息肉与散发性增生性

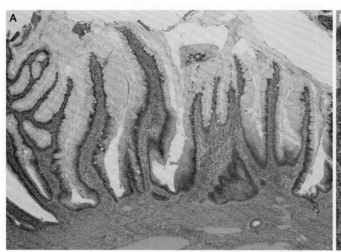
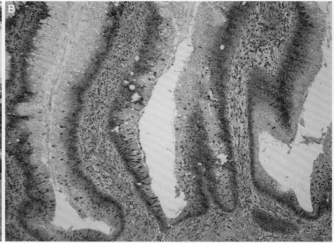

图 15.51 黏液性异型增生。(A)低倍镜下,黏膜上皮呈明显的绒毛状生长模式,黏液上皮细胞拉长、扩张,细胞核小、深染、位于细胞基底部。(B)隐窝底部的黏液上皮细胞显示细胞核层次增多,细胞异型性轻微

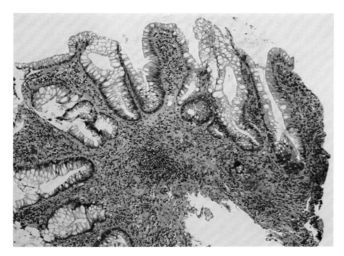

图 15.52　上皮锯齿状改变。结肠黏膜全层隐窝结构扭曲,基底与黏膜肌层距离增宽

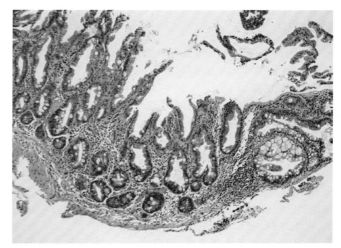

图 15.54　无异型增生的锯齿状息肉(无蒂锯齿状腺瘤/息肉)。锯齿状息肉隐窝结构扭曲,无上皮异型增生,类似无蒂锯齿状腺瘤/息肉

息肉的组织学特征相似(图 15.53)。一项研究表明增生性息肉在 IBD 患者中很常见,该研究中 115 例 IBD(65 例 UC 和 50 例 CD)患者中 97% 伴有增生性息肉[283]。12% 伴有增生性息肉的 IBD 患者存在同时的、多灶性、肉眼可见的异型增生[284]。伴有增生性息肉的 IBD 患者发生普通异型增生或结直肠癌的风险非常低[283]。与 UC 相关的增生性息肉与散发性增生性息肉的遗传改变相似[285]。

　　锯齿状息肉　IBD 患者中锯齿状息肉的总体患病率为 1.2%(6 602 例中有 78 例);在 79 例锯齿状息肉中,35 例未见异型增生(形态学类似于无蒂锯齿状腺瘤/息肉)(图 15.54),18 例为不确定异型增生,25 例有低级别异型增生,类似于传统的锯齿状腺瘤(图 15.55)[286]。另一项研究报道 IBD 患者中无蒂锯齿状腺瘤/息肉发生率为 1.39%,传统的锯齿状腺瘤发生率为 0.31%[287]。

　　无蒂锯齿状腺瘤/息肉　无蒂锯齿状腺瘤/息肉常好发生于女性,近端结肠常见,并有 *BRAF* 基因突变[286,287]。同时发生

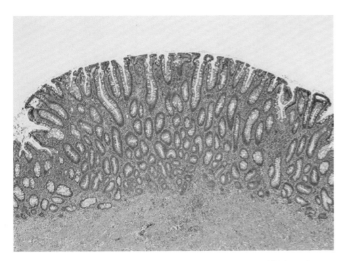

图 15.53　增生性息肉。慢性非活动性溃疡性结肠炎伴发增生性息肉

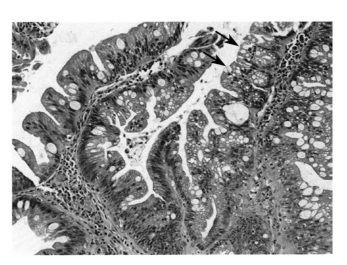

图 15.55　锯齿状息肉伴异型增生(传统锯齿状腺瘤)。锯齿状息肉内出现灶状隐窝异常(箭头)、胞质嗜酸性变及低级别异型增生

的异型增生存在于 11% ~ 44% 的无蒂锯齿状腺瘤/息肉中[284,286]。4%(1/27)伴无蒂锯齿状腺瘤/息肉的 IBD 患者在随访期间发生高级别肿瘤[286]。在初始诊断无蒂锯齿状腺瘤/息肉后随访平均 2.1 年,13 例伴无蒂锯齿状腺瘤/息肉的炎症性肠病患者中有 5 例出现异型增生;3 例发生无蒂锯齿状腺瘤/息肉[284]。

　　传统锯齿状腺瘤　传统的锯齿状腺瘤好发于男性,远端结肠常见,并有 *K-ras* 基因突变[286]。76% 传统锯齿状腺瘤伴有异型增生[286]。伴传统的锯齿状腺瘤的 IBD 患者随访期间,19%(4/27)发生高级别肿瘤,3 例为高级别异型增生,1 例为结直肠癌[286]。

　　锯齿状息肉病　目前已有 7 例 IBD 患者发生锯齿状息肉病的报道(4 例 UC 和 3 例 CD)[288,289]。组织学上,锯齿状息肉病包括增生性息肉和无蒂锯齿状腺瘤/息肉,偶可出现腺瘤形

态;其中两名患者发生了结直肠癌[288,289]。

叠加感染

巨细胞病毒(CMV)感染和艰难梭菌感染(C. difficile)是IBD中两种最常见的叠加感染。

巨细胞病毒感染

成人和儿童重症UC患者及类固醇激素无效的患者常出现CMV感染[290-294]。据报道,在5%~36%的类固醇难治性UC[291]和25%的重症结肠炎结肠切除标本[292]的黏膜中检出CMV。结肠炎症和长期免疫抑制治疗可激活炎症性肠病患者中潜伏的CMV。局部炎症导致包括TNF-α在内的促炎细胞因子分泌,从而激活CMV复制及炎性组织中被CMV感染的单核细胞和巨噬细胞迁移和持续感染[295]。CMV感染在CD中很少见,可能与UC和CD中细胞因子谱不同有关[296,297]。

CMV结肠炎的临床表现可跟UC相似,包括腹痛、腹泻和直肠出血。发生活动性CMV感染的危险因素包括难治性IBD、内镜下溃疡、皮质类固醇药物治疗或免疫调节剂治疗,但不包括抗TNF-α治疗[298]。难治性IBD、免疫调节剂治疗和年龄超过30岁是CMV感染的独立危险因素[299]。

结肠组织H&E染色、免疫组织化学CMV染色和PCR检测中发现CMV是诊断UC患者出现活动性CMV感染的金标准。除非怀疑CMV病毒血症,否则检测CMV抗体没有临床意义。在CMV再激活过程中,IgG抗体水平不会发生改变,而且并不总是会出现IgM抗体滴度的增加[296]。CMV包涵体的组织学特征为间质细胞体积增大,出现核内包涵体和颗粒状胞质内包涵体,胞质空亮(图15.56A、B)。仅凭H&E染色寻找CMV病毒包涵体的敏感性不等,为10%~87%,也可出现假阴性情况,通过免疫组织化学检测CMV早期抗原的表达可使敏感性提高至78%~93%[300]。定性或定量PCR检测结肠组织中的CMV DNA具有高特异性(93%~98.7%)及高敏感性(92%~96.7%)[300]。目前还没有明确的组织学方法定量检测IBD患者结肠活检中CMV病毒载量。根据结肠组织中免疫组织化学检出的病毒包涵体数量,CMV病毒载量可分为高载量(单块组织中>5个包涵体)和低载量(单块组织中<5

个包涵体)[301]。

伴有活动性CMV感染的UC患者的临床预后通常比无活动性CMV感染的患者预后差,但是CMV感染是预后差的主要原因还是加重因素尚不完全清楚[300]。活动性CMV感染可以在没有进行抗病毒治疗的情况下消失[302]。静脉注射更昔洛韦是CMV感染的一线治疗方法,抗病毒治疗缓解率为71%~86%[296,300]。结肠活检中CMV包涵体载量高的IBD患者抗病毒治疗效果好,这群患者在诊断后1年内往往不需要结肠切除,相反CMV包涵体载量低的患者抗病毒疗效一般[301]。

艰难梭菌感染

艰难梭菌是革兰氏阳性厌氧菌,可有孢子形成,通过粪-口途径传播引起高度传染性疾病。艰难梭菌外毒素可引起轻度至重度急性结肠炎、假膜性结肠炎和中毒性巨结肠等一系列疾病[303]。与非IBD患者相比,IBD患者的艰难梭菌感染风险增加4.8倍[304]。在有UC和CD的成人和儿童患者中,艰难梭菌感染发生率均增加,尤其在儿童患者中更常见。艰难梭菌的发生率在成人UC住院患者中为2.8%~11.1%,在成人CD患者中为1%~7.7%,在儿童IBD患者中为7.8%~69%[305]。复发性艰难梭菌感染在IBD患者中的发病率(32%)也比非IBD患者(24%)更高[306]。

研究已经证实IBD患者中肠道微生物正常菌群失调,促炎微生物种类增加,导致IBD患者中艰难梭菌感染风险增加[307]。IBD患者发生艰难梭菌感染的危险因素包括IBD本身、近期住院治疗及遗传和免疫因素,如IL-4相关单核苷酸多态性(rs2243250)及产生毒素特异性抗体和B细胞活化功能受损[305]。与不伴有活动性CMV感染的IBD患者(8.3%)相比,伴有活动性CMV感染的IBD患者发生艰难梭菌感染的概率(17.6%)更高,并且与不良预后相关[308]。抗生素的使用、正在接受类固醇、生物制剂或免疫治疗不会增加IBD患者感染艰难梭菌的风险[305]。

IBD患者常常无症状携带产毒性艰难梭菌,在成人IBD门诊患者中阳性率为8.2%,在儿童IBD门诊患者中阳性率为17%[305]。因此,建议对所有伴腹泻的急性IBD发病期住院患者均进行艰难梭菌感染检测[309]。与非IBD患者相比,伴艰难

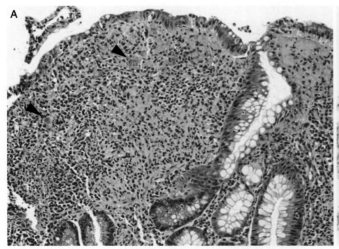
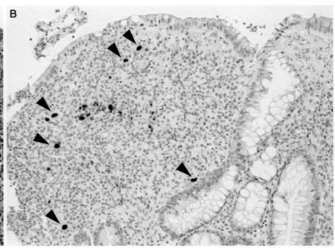

图15.56 溃疡性结肠炎伴巨细胞病毒(CMV)感染 (A)活动性溃疡性结肠炎结肠黏膜中的间质细胞内存在多个CMV包涵体(箭头)。(B)CMV免疫组织化学染色显示CMV包涵体(箭头)

梭菌感染的 IBD 患者中结肠镜检发现假膜改变也不多见,仅见于 0%~13% 的病例[310,311],而结肠活检仅在 44% 的伴艰难梭菌感染的 UC 患者中发现存在假膜的微小病灶[312]。

非重症艰难梭菌感染的 IBD 门诊患者可以使用甲硝唑治疗,对于 IBD 住院患者,无论疾病严重程度如何,都应该使用含万古霉素的方案作为一线治疗方案[303,313]。伴艰难梭菌感染的 IBD 患者可出现以下并发症,包括住院时间延长、死亡率提高、药物治疗方案升阶梯选择和紧急结肠切除术[305]。粪便微生物群移植可用于治疗复发性艰难梭菌感染的 IBD 患者[314]。

其他细菌感染

在 5% 的 UC 患者中发现存在弯曲杆菌感染,包括曲形弯曲杆菌、简明弯曲杆菌、痰弯曲杆菌和空肠弯曲杆菌[315]。迟钝爱德华菌可引起胃肠炎,有报道在复发性 UC 患者中分离出这种细菌[316,317]。

直肠袖套炎症(袖套炎)

即使患者做过黏膜切除术,在 20% 的囊袋切除肛管中,也会有柱状上皮的持续存在[318]。13%~15% 做过回肠肛管吻合术的 UC 患者可发生残留直肠袖套炎症(cuffitis)[319,320]。UC 患者残留的直肠袖套黏膜可发生非典型增生,其发生率为 0%~3.3%[321-324]。极少数情况下,在 UC 患者的残留直肠袖套中可出现腺癌[325,326]。

(孙琦 苏晓璐 陈建宁 译
王曦 吕自力 王学菊 审)

参考文献

1. Wilks S. Morbid appearances in the intestine of Miss Bankes. Lond Med Gaz. 1859;2:264.
2. Colombel JF, Mahadevan U. Inflammatory bowel disease 2017: innovations and changing paradigms. Gastroenterology. 2017;152(2):309–12. https://doi.org/10.1053/j.gastro.2016.12.004.
3. Regueiro M, Rodemann J, Kip KE, Saul M, Swoger J, Baidoo L, et al. Physician assessment of ulcerative colitis activity correlates poorly with endoscopic disease activity. Inflamm Bowel Dis. 2011;17(4):1008–14. https://doi.org/10.1002/ibd.21445.
4. Korelitz BI, Sultan K, Kothari M, Arapos L, Schneider J, Panagopoulos G. Histological healing favors lower risk of colon carcinoma in extensive ulcerative colitis. World J Gastroenterol. 2014;20(17):4980–6. https://doi.org/10.3748/wjg.v20.i17.4980.
5. Rutter M, Saunders B, Wilkinson K, Rumbles S, Schofield G, Kamm M, et al. Severity of inflammation is a risk factor for colorectal neoplasia in ulcerative colitis. Gastroenterology. 2004;126(2):451–9.
6. Gupta RB, Harpaz N, Itzkowitz S, Hossain S, Matula S, Kornbluth A, et al. Histologic inflammation is a risk factor for progression to colorectal neoplasia in ulcerative colitis: a cohort study. Gastroenterology. 2007;133(4):1099–105; quiz 340–1. https://doi.org/10.1053/j.gastro.2007.08.001.
7. Laine L, Kaltenbach T, Barkun A, McQuaid KR, Subramanian V, Soetikno R, et al. SCENIC international consensus statement on surveillance and management of dysplasia in inflammatory bowel disease. Gastroenterology. 2015;148(3):639–51. e28. https://doi.org/10.1053/j.gastro.2015.01.031.
8. Kaplan GG, Ng SC. Understanding and preventing the global increase of inflammatory bowel disease. Gastroenterology. 2017;152(2):313–21 e2. https://doi.org/10.1053/j.gastro.2016.10.020.
9. Benchimol EI, Manuel DG, Guttmann A, Nguyen GC, Mojaverian N, Quach P, et al. Changing age demographics of inflammatory bowel disease in Ontario, Canada: a population-based cohort study of epidemiology trends. Inflamm Bowel Dis. 2014;20(10):1761–9. https://doi.org/10.1097/MIB.0000000000000103.
10. Leddin D, Tamim H, Levy AR. Decreasing incidence of inflammatory bowel disease in eastern Canada: a population database study. BMC Gastroenterol. 2014;14:140. https://doi.org/10.1186/1471-230X-14-140.
11. Molodecky NA, Soon IS, Rabi DM, Ghali WA, Ferris M, Chernoff G, et al. Increasing incidence and prevalence of the inflammatory bowel diseases with time, based on systematic review. Gastroenterology. 2012;142(1):46–54 e42; quiz e30. https://doi.org/10.1053/j.gastro.2011.10.001.
12. Ng SC, Tang W, Ching JY, Wong M, Chow CM, Hui AJ, et al. Incidence and phenotype of inflammatory bowel disease based on results from the Asia-pacific Crohn's and colitis epidemiology study. Gastroenterology. 2013;145(1):158–65 e2. https://doi.org/10.1053/j.gastro.2013.04.007.
13. Victoria CR, Sassak LY, Nunes HR. Incidence and prevalence rates of inflammatory bowel diseases, in midwestern of Sao Paulo State. Brazil Arq Gastroenterol. 2009;46(1):20–5.
14. Edwards CN, Griffith SG, Hennis AJ, Hambleton IR. Inflammatory bowel disease: incidence, prevalence, and disease characteristics in Barbados, West Indies. Inflamm Bowel Dis. 2008;14(10):1419–24. https://doi.org/10.1002/ibd.20495.
15. Benchimol EI, Mack DR, Guttmann A, Nguyen GC, To T, Mojaverian N, et al. Inflammatory bowel disease in immigrants to Canada and their children: a population-based cohort study. Am J Gastroenterol. 2015;110(4):553–63. https://doi.org/10.1038/ajg.2015.52.
16. Cosnes J, Gower-Rousseau C, Seksik P, Cortot A. Epidemiology and natural history of inflammatory bowel diseases. Gastroenterology. 2011;140(6):1785–94. https://doi.org/10.1053/j.gastro.2011.01.055.
17. Takahashi H, Matsui T, Hisabe T, Hirai F, Takatsu N, Tsurumi K, et al. Second peak in the distribution of age at onset of ulcerative colitis in relation to smoking cessation. J Gastroenterol Hepatol. 2014;29(8):1603–8. https://doi.org/10.1111/jgh.12616.
18. Johnston RD, Logan RF. What is the peak age for onset of IBD? Inflamm Bowel Dis. 2008;14 Suppl 2:S4–5. https://doi.org/10.1002/ibd.20545.
19. Halme L, Paavola-Sakki P, Turunen U, Lappalainen M, Farkkila M, Kontula K. Family and twin studies in inflammatory bowel disease. World J Gastroenterol. 2006;12(23):3668–72.
20. Moller FT, Andersen V, Wohlfahrt J, Jess T. Familial risk of inflammatory bowel disease: a population-based cohort study 1977–2011. Am J Gastroenterol. 2015;110(4):564–71. https://doi.org/10.1038/ajg.2015.50.
21. Bernstein CN, Rawsthorne P, Cheang M, Blanchard JF. A population-based case control study of potential risk factors for IBD. Am J Gastroenterol. 2006;101(5):993–1002. https://doi.org/10.1111/j.1572-0241.2006.00381.x.
22. Gordon H, Trier Moller F, Andersen V, Harbord M. Heritability in inflammatory bowel disease: from the first twin study to genome-wide association studies. Inflamm Bowel Dis. 2015;21(6):1428–34. https://doi.org/10.1097/MIB.0000000000000393.
23. Liu JZ, van Sommeren S, Huang H, Ng SC, Alberts R, Takahashi A, et al. Association analyses identify 38 susceptibility loci for inflammatory bowel disease and highlight shared genetic risk across populations. Nat Genet. 2015;47(9):979–86. https://doi.org/10.1038/ng.3359.
24. Jostins L, Ripke S, Weersma RK, Duerr RH, McGovern DP, Hui KY, et al. Host-microbe interactions have shaped the genetic architecture of inflammatory bowel disease. Nature. 2012;491(7422):119–24. https://doi.org/10.1038/nature11582.
25. Parkes M, Barmada MM, Satsangi J, Weeks DE, Jewell DP,

Duerr RH. The IBD2 locus shows linkage heterogeneity between ulcerative colitis and Crohn disease. Am J Hum Genet. 2000;67(6):1605–10. https://doi.org/10.1086/316905.

26. Consortium UIG, Barrett JC, Lee JC, Lees CW, Prescott NJ, Anderson CA, et al. Genome-wide association study of ulcerative colitis identifies three new susceptibility loci, including the HNF4A region. Nat Genet. 2009;41(12):1330–4. https://doi.org/10.1038/ng.483.

27. Schwab M, Schaeffeler E, Marx C, Fromm MF, Kaskas B, Metzler J, et al. Association between the C3435T MDR1 gene polymorphism and susceptibility for ulcerative colitis. Gastroenterology. 2003;124(1):26–33. https://doi.org/10.1053/gast.2003.50010.

28. Stokkers PC, Reitsma PH, Tytgat GN, van Deventer SJ. HLA-DR and -DQ phenotypes in inflammatory bowel disease: a meta-analysis. Gut. 1999;45(3):395–401.

29. Ahmad T, Marshall SE, Jewell D. Genetics of inflammatory bowel disease: the role of the HLA complex. World J Gastroenterol. 2006;12(23):3628–35.

30. Sartor RB, Wu GD. Roles for intestinal bacteria, viruses, and fungi in pathogenesis of inflammatory bowel diseases and therapeutic approaches. Gastroenterology. 2017;152(2):327–39. e4. https://doi.org/10.1053/j.gastro.2016.10.012.

31. de Souza HS, Fiocchi C. Immunopathogenesis of IBD: current state of the art. Nat Rev Gastroenterol Hepatol. 2016;13(1):13–27. https://doi.org/10.1038/nrgastro.2015.186.

32. Heller F, Florian P, Bojarski C, Richter J, Christ M, Hillenbrand B, et al. Interleukin-13 is the key effector Th2 cytokine in ulcerative colitis that affects epithelial tight junctions, apoptosis, and cell restitution. Gastroenterology. 2005;129(2):550–64. https://doi.org/10.1016/j.gastro.2005.05.002.

33. Di Sabatino A, Biancheri P, Rovedatti L, MacDonald TT, Corazza GR. New pathogenic paradigms in inflammatory bowel disease. Inflamm Bowel Dis. 2012;18(2):368–71. https://doi.org/10.1002/ibd.21735.

34. Geremia A, Jewell DP. The IL-23/IL-17 pathway in inflammatory bowel disease. Expert Rev Gastroenterol Hepatol. 2012;6(2):223–37. https://doi.org/10.1586/egh.11.107.

35. Sarra M, Monteleone I, Stolfi C, Fantini MC, Sileri P, Sica G, et al. Interferon-gamma-expressing cells are a major source of interleukin-21 in inflammatory bowel diseases. Inflamm Bowel Dis. 2010;16(8):1332–9. https://doi.org/10.1002/ibd.21238.

36. Fantini MC, Becker C, Tubbe I, Nikolaev A, Lehr HA, Galle P, et al. Transforming growth factor beta induced FoxP3+ regulatory T cells suppress Th1 mediated experimental colitis. Gut. 2006;55(5):671–80. https://doi.org/10.1136/gut.2005.072801.

37. Singh B, Read S, Asseman C, Malmstrom V, Mottet C, Stephens LA, et al. Control of intestinal inflammation by regulatory T cells. Immunol Rev. 2001;182:190–200.

38. Shen L, Su L, Turner JR. Mechanisms and functional implications of intestinal barrier defects. Dig Dis. 2009;27(4):443–9. https://doi.org/10.1159/000233282.

39. Anderson CA, Boucher G, Lees CW, Franke A, D'Amato M, Taylor KD, et al. Meta-analysis identifies 29 additional ulcerative colitis risk loci, increasing the number of confirmed associations to 47. Nat Genet. 2011;43(3):246–52. https://doi.org/10.1038/ng.764.

40. Wehkamp J, Harder J, Weichenthal M, Schwab M, Schaffeler E, Schlee M, et al. NOD2 (CARD15) mutations in Crohn's disease are associated with diminished mucosal alpha-defensin expression. Gut. 2004;53(11):1658–64. https://doi.org/10.1136/gut.2003.032805.

41. Duerr RH, Taylor KD, Brant SR, Rioux JD, Silverberg MS, Daly MJ, et al. A genome-wide association study identifies IL23R as an inflammatory bowel disease gene. Science. 2006;314(5804):1461–3. https://doi.org/10.1126/science.1135245.

42. Bernink JH, Peters CP, Munneke M, te Velde AA, Meijer SL, Weijer K, et al. Human type 1 innate lymphoid cells accumulate in inflamed mucosal tissues. Nat Immunol. 2013;14(3):221–9. https://doi.org/10.1038/ni.2534.

43. Andoh A, Sakata S, Koizumi Y, Mitsuyama K, Fujiyama Y, Benno Y. Terminal restriction fragment length polymorphism analysis of the diversity of fecal microbiota in patients with ulcerative colitis. Inflamm Bowel Dis. 2007;13(8):955–62. https://doi.org/10.1002/ibd.20151.

44. Chu H, Khosravi A, Kusumawardhani IP, Kwon AH, Vasconcelos AC, Cunha LD, et al. Gene-microbiota interactions contribute to the pathogenesis of inflammatory bowel disease. Science. 2016;352(6289):1116–20. https://doi.org/10.1126/science.aad9948.

45. Nishida A, Inoue R, Inatomi O, Bamba S, Naito Y, Andoh A. Gut microbiota in the pathogenesis of inflammatory bowel disease. Clin J Gastroenterol. 2018;11(1):1–10. https://doi.org/10.1007/s12328–017–0813–5.

46. Lakatos PL. Environmental factors affecting inflammatory bowel disease: have we made progress? Dig Dis. 2009;27(3):215–25. https://doi.org/10.1159/000228553.

47. Williams CN. Does the incidence of IBD increase when persons move from a low- to a high-risk area? Inflamm Bowel Dis. 2008;14 Suppl 2:S41–2. https://doi.org/10.1002/ibd.20562.

48. Wang YF, Ou-Yang Q, Xia B, Liu LN, Gu F, Zhou KF, et al. Multicenter case-control study of the risk factors for ulcerative colitis in China. World J Gastroenterol. 2013;19(11):1827–33. https://doi.org/10.3748/wjg.v19.i11.1827.

49. Nie JY, Zhao Q. Beverage consumption and risk of ulcerative colitis: systematic review and meta-analysis of epidemiological studies. Medicine (Baltimore). 2017;96(49):e9070. https://doi.org/10.1097/MD.0000000000009070.

50. Ananthakrishnan AN. Environmental triggers for inflammatory bowel disease. Curr Gastroenterol Rep. 2013;15(1):302. https://doi.org/10.1007/s11894–012–0302–4.

51. Cosnes J. Tobacco and IBD: relevance in the understanding of disease mechanisms and clinical practice. Best Pract Res Clin Gastroenterol. 2004;18(3):481–96. https://doi.org/10.1016/j.bpg.2003.12.003.

52. Odes HS, Fich A, Reif S, Halak A, Lavy A, Keter D, et al. Effects of current cigarette smoking on clinical course of Crohn's disease and ulcerative colitis. Dig Dis Sci. 2001;46(8):1717–21.

53. Higuchi LM, Khalili H, Chan AT, Richter JM, Bousvaros A, Fuchs CS. A prospective study of cigarette smoking and the risk of inflammatory bowel disease in women. Am J Gastroenterol. 2012;107(9):1399–406. https://doi.org/10.1038/ajg.2012.196.

54. Birrenbach T, Bocker U. Inflammatory bowel disease and smoking: a review of epidemiology, pathophysiology, and therapeutic implications. Inflamm Bowel Dis. 2004;10(6):848–59.

55. Zallot C, Quilliot D, Chevaux JB, Peyrin-Biroulet C, Gueant-Rodriguez RM, Freling E, et al. Dietary beliefs and behavior among inflammatory bowel disease patients. Inflamm Bowel Dis. 2013;19(1):66–72. https://doi.org/10.1002/ibd.22965.

56. Hou JK, Abraham B, El-Serag H. Dietary intake and risk of developing inflammatory bowel disease: a systematic review of the literature. Am J Gastroenterol. 2011;106(4):563–73. https://doi.org/10.1038/ajg.2011.44.

57. Rapozo DC, Bernardazzi C, de Souza HS. Diet and microbiota in inflammatory bowel disease: the gut in disharmony. World J Gastroenterol. 2017;23(12):2124–40. https://doi.org/10.3748/wjg.v23.i12.2124.

58. Magro F, Gionchetti P, Eliakim R, Ardizzone S, Armuzzi A, Barreiro-de Acosta M, et al. Third European Evidence-based Consensus on Diagnosis and Management of Ulcerative Colitis. Part 1: Definitions, Diagnosis, Extra-intestinal Manifestations, Pregnancy, Cancer Surveillance, Surgery, and Ileo-anal Pouch Disorders. J Crohns Colitis. 2017;11(6):649–70. https://doi.org/10.1093/ecco-jcc/jjx008.

59. Lutgens MW, van Oijen MG, van der Heijden GJ, Vleggaar FP, Siersema PD, Oldenburg B. Declining risk of colorectal cancer in inflammatory bowel disease: an updated meta-analysis of population-based cohort studies. Inflamm Bowel Dis. 2013;19(4):789–99. https://doi.org/10.1097/

MIB.0b013e31828029c0.

60. Satsangi J, Silverberg MS, Vermeire S, Colombel JF. The Montreal classification of inflammatory bowel disease: controversies, consensus, and implications. Gut. 2006;55(6):749–53. https://doi.org/10.1136/gut.2005.082909.

61. D'Haens G, Geboes K, Peeters M, Baert F, Ectors N, Rutgeerts P. Patchy cecal inflammation associated with distal ulcerative colitis: a prospective endoscopic study. Am J Gastroenterol. 1997;92(8):1275–9.

62. Schroeder KW, Tremaine WJ, Ilstrup DM. Coated oral 5-aminosalicylic acid therapy for mildly to moderately active ulcerative colitis. A randomized study. N Engl J Med. 1987;317(26):1625–9. https://doi.org/10.1056/NEJM198712243172603.

63. Lewis JD, Chuai S, Nessel L, Lichtenstein GR, Aberra FN, Ellenberg JH. Use of the noninvasive components of the Mayo score to assess clinical response in ulcerative colitis. Inflamm Bowel Dis. 2008;14(12):1660–6. https://doi.org/10.1002/ibd.20520.

64. Turner D, Seow CH, Greenberg GR, Griffiths AM, Silverberg MS, Steinhart AH. A systematic prospective comparison of noninvasive disease activity indices in ulcerative colitis. Clin Gastroenterol Hepatol. 2009;7(10):1081–8. https://doi.org/10.1016/j.cgh.2009.06.024.

65. Duricova D, Burisch J, Jess T, Gower-Rousseau C, Lakatos PL, EpiCom E. Age-related differences in presentation and course of inflammatory bowel disease: an update on the population-based literature. J Crohns Colitis. 2014;8(11):1351–61. https://doi.org/10.1016/j.crohns.2014.05.006.

66. Olsson R, Danielsson A, Jarnerot G, Lindstrom E, Loof L, Rolny P, et al. Prevalence of primary sclerosing cholangitis in patients with ulcerative colitis. Gastroenterology. 1991;100(5 Pt 1):1319–23.

67. Saubermann LJ, Deneau M, Falcone RA, Murray KF, Ali S, Kohli R, et al. Hepatic issues and complications associated with inflammatory bowel disease: a clinical report from the NASPGHAN inflammatory bowel disease and hepatology committees. J Pediatr Gastroenterol Nutr. 2017;64(4):639–52. https://doi.org/10.1097/mpg.0000000000001492.

68. Jorgensen KK, Grzyb K, Lundin KE, Clausen OP, Aamodt G, Schrumpf E, et al. Inflammatory bowel disease in patients with primary sclerosing cholangitis: clinical characterization in liver transplanted and nontransplanted patients. Inflamm Bowel Dis. 2012;18(3):536–45. https://doi.org/10.1002/ibd.21699.

69. Torres J, Pineton de Chambrun G, Itzkowitz S, Sachar DB, Colombel JF. Review article: colorectal neoplasia in patients with primary sclerosing cholangitis and inflammatory bowel disease. Aliment Pharmacol Ther. 2011;34(5):497–508. https://doi.org/10.1111/j.1365–2036.2011.04753.x.

70. Prantera C, Davoli M, Lorenzetti R, Pallone F, Marcheggiano A, Iannoni C, et al. Clinical and laboratory indicators of extent of ulcerative colitis. Serum C-reactive protein helps the most. J Clin Gastroenterol. 1988;10(1):41–5.

71. Turner D, Mack DR, Hyams J, LeLeiko N, Otley A, Markowitz J, et al. C-reactive protein (CRP), erythrocyte sedimentation rate (ESR) or both? A systematic evaluation in pediatric ulcerative colitis. J Crohns Colitis. 2011;5(5):423–9. https://doi.org/10.1016/j.crohns.2011.05.003.

72. Cioffi M, Rosa AD, Serao R, Picone I, Vietri MT. Laboratory markers in ulcerative colitis: current insights and future advances. World J Gastrointest Pathophysiol. 2015;6(1):13–22. https://doi.org/10.4291/wjgp.v6.i1.13.

73. Mitsuyama K, Niwa M, Takedatsu H, Yamasaki H, Kuwaki K, Yoshioka S, et al. Antibody markers in the diagnosis of inflammatory bowel disease. World J Gastroenterol. 2016;22(3):1304–10. https://doi.org/10.3748/wjg.v22.i3.1304.

74. Joossens S, Reinisch W, Vermeire S, Sendid B, Poulain D, Peeters M, et al. The value of serologic markers in indeterminate colitis: a prospective follow-up study. Gastroenterology.

2002;122(5):1242–7.

75. von Roon AC, Karamountzos L, Purkayastha S, Reese GE, Darzi AW, Teare JP, et al. Diagnostic precision of fecal calprotectin for inflammatory bowel disease and colorectal malignancy. Am J Gastroenterol. 2007;102(4):803–13. https://doi.org/10.1111/j.1572–0241.2007.01126.x.

76. Gisbert JP, McNicholl AG, Gomollon F. Questions and answers on the role of fecal lactoferrin as a biological marker in inflammatory bowel disease. Inflamm Bowel Dis. 2009;15(11):1746–54. https://doi.org/10.1002/ibd.20920.

77. Bunn SK, Bisset WM, Main MJ, Gray ES, Olson S, Golden BE. Fecal calprotectin: validation as a noninvasive measure of bowel inflammation in childhood inflammatory bowel disease. J Pediatr Gastroenterol Nutr. 2001;33(1):14–22.

78. Schoepfer AM, Beglinger C, Straumann A, Safroneeva E, Romero Y, Armstrong D, et al. Fecal calprotectin more accurately reflects endoscopic activity of ulcerative colitis than the Lichtiger index, C-reactive protein, platelets, hemoglobin, and blood leukocytes. Inflamm Bowel Dis. 2013;19(2):332–41. https://doi.org/10.1097/MIB.0b013e3182810066.

79. Kilcoyne A, Kaplan JL, Gee MS. Inflammatory bowel disease imaging: current practice and future directions. World J Gastroenterol. 2016;22(3):917–32. https://doi.org/10.3748/wjg.v22.i3.917.

80. Deepak P, Bruining DH. Radiographical evaluation of ulcerative colitis. Gastroenterol Rep (Oxf). 2014;2(3):169–77. https://doi.org/10.1093/gastro/gou026.

81. Duigenan S, Gee MS. Imaging of pediatric patients with inflammatory bowel disease. AJR Am J Roentgenol. 2012;199(4):907–15. https://doi.org/10.2214/AJR.11.7966.

82. Jacobs JE, Birnbaum BA. CT of inflammatory disease of the colon. Semin Ultrasound CT MR. 1995;16(2):91–101.

83. Rimola J, Rodriguez S, Garcia-Bosch O, Ricart E, Pages M, Pellise M, et al. Role of 3.0-T MR colonography in the evaluation of inflammatory bowel disease. Radiographics. 2009;29(3):701–19. https://doi.org/10.1148/rg.293085115.

84. Travis SP, Schnell D, Krzeski P, Abreu MT, Altman DG, Colombel JF, et al. Developing an instrument to assess the endoscopic severity of ulcerative colitis: the Ulcerative Colitis Endoscopic Index of Severity (UCEIS). Gut. 2012;61(4):535–42. https://doi.org/10.1136/gutjnl-2011–300486.

85. Travis SP, Schnell D, Krzeski P, Abreu MT, Altman DG, Colombel JF, et al. Reliability and initial validation of the ulcerative colitis endoscopic index of severity. Gastroenterology. 2013;145(5):987–95. https://doi.org/10.1053/j.gastro.2013.07.024.

86. Langholz E. Ulcerative colitis. An epidemiological study based on a regional inception cohort, with special reference to disease course and prognosis. Dan Med Bull. 1999;46(5):400–15.

87. Leighton JA, Shen B, Baron TH, Adler DG, Davila R, Egan JV, et al. ASGE guideline: endoscopy in the diagnosis and treatment of inflammatory bowel disease. Gastrointest Endosc. 2006;63(4):558–65. https://doi.org/10.1016/j.gie.2006.02.005.

88. D'Haens G, Sandborn WJ, Feagan BG, Geboes K, Hanauer SB, Irvine EJ, et al. A review of activity indices and efficacy end points for clinical trials of medical therapy in adults with ulcerative colitis. Gastroenterology. 2007;132(2):763–86. https://doi.org/10.1053/j.gastro.2006.12.038.

89. Kim B, Barnett JL, Kleer CG, Appelman HD. Endoscopic and histological patchiness in treated ulcerative colitis. Am J Gastroenterol. 1999;94(11):3258–62. https://doi.org/10.1111/j.1572–0241.1999.01533.x.

90. Joo M, Odze RD. Rectal sparing and skip lesions in ulcerative colitis: a comparative study of endoscopic and histologic findings in patients who underwent proctocolectomy. Am J Surg Pathol. 2010;34(5):689–96. https://doi.org/10.1097/PAS.0b013e3181db84cd.

91. Mutinga ML, Odze RD, Wang HH, Hornick JL, Farraye FA. The clinical significance of right-sided colonic inflammation in patients with left-sided chronic ulcerative colitis. Inflamm Bowel

Dis. 2004;10(3):215–9.

92. Anzai H, Hata K, Kishikawa J, Ishii H, Yasuda K, Otani K, et al. Appendiceal orifice inflammation is associated with proximal extension of disease in patients with ulcerative colitis. Color Dis. 2016;18(8):O278–82. https://doi.org/10.1111/codi.13435.

93. Schumacher G, Kollberg B, Sandstedt B. A prospective study of first attacks of inflammatory bowel disease and infectious colitis. Histologic course during the 1st year after presentation. Scand J Gastroenterol. 1994;29(4):318–32.

94. Surawicz CM, Haggitt RC, Husseman M, McFarland LV. Mucosal biopsy diagnosis of colitis: acute self-limited colitis and idiopathic inflammatory bowel disease. Gastroenterology. 1994;107(3):755–63.

95. Jenkins D, Balsitis M, Gallivan S, Dixon MF, Gilmour HM, Shepherd NA, et al. Guidelines for the initial biopsy diagnosis of suspected chronic idiopathic inflammatory bowel disease. The British Society of Gastroenterology Initiative. J Clin Pathol. 1997;50(2):93–105.

96. Tanaka M, Riddell RH, Saito H, Soma Y, Hidaka H, Kudo H. Morphologic criteria applicable to biopsy specimens for effective distinction of inflammatory bowel disease from other forms of colitis and of Crohn's disease from ulcerative colitis. Scand J Gastroenterol. 1999;34(1):55–67.

97. Washington K, Greenson JK, Montgomery E, Shyr Y, Crissinger KD, Polk DB, et al. Histopathology of ulcerative colitis in initial rectal biopsy in children. Am J Surg Pathol. 2002;26(11):1441–9.

98. Tanaka M, Saito H, Kusumi T, Fukuda S, Shimoyama T, Sasaki Y, et al. Spatial distribution and histogenesis of colorectal Paneth cell metaplasia in idiopathic inflammatory bowel disease. J Gastroenterol Hepatol. 2001;16(12):1353–9.

99. Symonds DA. Paneth cell metaplasia in diseases of the colon and rectum. Arch Pathol. 1974;97(6):343–7.

100. Simmonds N, Furman M, Karanika E, Phillips A, Bates AW. Paneth cell metaplasia in newly diagnosed inflammatory bowel disease in children. BMC Gastroenterol. 2014;14:93. https://doi.org/10.1186/1471-230X-14-93.

101. Shaoul R, Okada Y, Cutz E, Marcon MA. Colonic expression of MUC2, MUC5AC, and TFF1 in inflammatory bowel disease in children. J Pediatr Gastroenterol Nutr. 2004;38(5):488–93.

102. Borralho P, Vieira A, Freitas J, Chaves P, Soares J. Aberrant gastric apomucin expression in ulcerative colitis and associated neoplasia. J Crohns Colitis. 2007;1(1):35–40. https://doi.org/10.1016/j.crohns.2007.06.006.

103. Lee FD, Maguire C, Obeidat W, Russell RI. Importance of cryptolytic lesions and pericryptal granulomas in inflammatory bowel disease. J Clin Pathol. 1997;50(2):148–52.

104. Mahadeva U, Martin JP, Patel NK, Price AB. Granulomatous ulcerative colitis: a re-appraisal of the mucosal granuloma in the distinction of Crohn's disease from ulcerative colitis. Histopathology. 2002;41(1):50–5.

105. Cecinato P, Scaioli E, Leonardi F, Liverani E, Cardamone C, Rosati G, et al. A rare case of giant pseudopolyp and colitis cystica profunda coexistence in an ulcerative colitis patient. Rev Esp Enferm Dig. 2014;106(4):297–8.

106. Appelman H, Threatt BA, Ernest C, Lindernauer SM, Blamey W. Filiform polyposis of the colon: an unusual sequel of ulcerative colitis. Am J Clin Pathol. 1974;62:145–6.

107. Boulagnon C, Jazeron JF, Diaz-Cives A, Ehrhard F, Bouche O, Diebold MD. Filiform polyposis: a benign entity? Case report and literature review. Pathol Res Pract. 2014;210(3):189–93. https://doi.org/10.1016/j.prp.2013.11.001.

108. Geboes K, Collins S. Structural abnormalities of the nervous system in Crohn's disease and ulcerative colitis. Neurogastroenterol Motil. 1998;10(3):189–202.

109. Geboes K. Pathology of inflammatory bowel diseases (IBD): variability with time and treatment. Color Dis. 2001;3(1):2–12.

110. Rosenberg L, Nanda KS, Zenlea T, Gifford A, Lawlor GO, Falchuk KR, et al. Histologic markers of inflammation in patients with ulcerative colitis in clinical remission. Clin Gastroenterol Hepatol. 2013;11(8):991–6. https://doi.org/10.1016/j.cgh.2013.02.030.

111. Mosli MH, Feagan BG, Sandborn WJ, D'Haens G, Behling C, Kaplan K, et al. Histologic evaluation of ulcerative colitis: a systematic review of disease activity indices. Inflamm Bowel Dis. 2014;20(3):564–75. https://doi.org/10.1097/01.MIB.0000437986.00190.71.

112. Feagan BG, Greenberg GR, Wild G, Fedorak RN, Pare P, McDonald JW, et al. Treatment of ulcerative colitis with a humanized antibody to the alpha4beta7 integrin. N Engl J Med. 2005;352(24):2499–507. https://doi.org/10.1056/NEJMoa042982.

113. Geboes K, Riddell R, Ost A, Jensfelt B, Persson T, Lofberg R. A reproducible grading scale for histological assessment of inflammation in ulcerative colitis. Gut. 2000;47(3):404–9.

114. Lemmens B, Arijs I, Van Assche G, Sagaert X, Geboes K, Ferrante M, et al. Correlation between the endoscopic and histologic score in assessing the activity of ulcerative colitis. Inflamm Bowel Dis. 2013;19(6):1194–201. https://doi.org/10.1097/MIB.0b013e318280e75f.

115. Sandborn WJ, Tremaine WJ, Schroeder KW, Steiner BL, Batts KP, Lawson GM. Cyclosporine enemas for treatment-resistant, mildly to moderately active, left-sided ulcerative colitis. Am J Gastroenterol. 1993;88(5):640–5.

116. Gramlich T, Petras RE. Pathology of inflammatory bowel disease. Semin Pediatr Surg. 2007;16(3):154–63. https://doi.org/10.1053/j.sempedsurg.2007.04.005.

117. Soucy G, Wang HH, Farraye FA, Schmidt JF, Farris AB, Lauwers GY, et al. Clinical and pathological analysis of colonic Crohn's disease, including a subgroup with ulcerative colitis-like features. Mod Pathol. 2012;25(2):295–307. https://doi.org/10.1038/modpathol.2011.120.

118. James SD, Wise PE, Zuluaga-Toro T, Schwartz DA, Washington MK, Shi C. Identification of pathologic features associated with "ulcerative colitis-like" Crohn's disease. World J Gastroenterol. 2014;20(36):13139–45. https://doi.org/10.3748/wjg.v20.i36.13139.

119. Klein A, Eliakim R. Non steroidal anti-inflammatory drugs and inflammatory bowel disease. Pharmaceuticals (Basel). 2010;3(4):1084–92. https://doi.org/10.3390/ph3041084.

120. Papadimitriou JC, Cangro CB, Lustberg A, Khaled A, Nogueira J, Wiland A, et al. Histologic features of mycophenolate mofetil-related colitis: a graft-versus-host disease-like pattern. Int J Surg Pathol. 2003;11(4):295–302. https://doi.org/10.1177/106689690301100406.

121. Parfitt JR, Jayakumar S, Driman DK. Mycophenolate mofetil-related gastrointestinal mucosal injury: variable injury patterns, including graft-versus-host disease-like changes. Am J Surg Pathol. 2008;32(9):1367–72.

122. Chen JH, Pezhouh MK, Lauwers GY, Masia R. Histopathologic features of colitis due to immunotherapy with anti-PD-1 antibodies. Am J Surg Pathol. 2017;41(5):643–54. https://doi.org/10.1097/PAS.0000000000000829.

123. Ayata G, Ithamukkala S, Sapp H, Shaz BH, Brien TP, Wang HH, et al. Prevalence and significance of inflammatory bowel disease-like morphologic features in collagenous and lymphocytic colitis. Am J Surg Pathol. 2002;26(11):1414–23.

124. Wang HH, Owings DV, Antonioli DA, Goldman H. Increased subepithelial collagen deposition is not specific for collagenous colitis. Mod Pathol. 1988;1(5):329–35.

125. Giardiello FM, Jackson FW, Lazenby AJ. Metachronous occurrence of collagenous colitis and ulcerative colitis. Gut. 1991;32(4):447–9.

126. Akram S, Murray JA, Pardi DS, Alexander GL, Schaffner JA, Russo PA, et al. Adult autoimmune enteropathy: Mayo Clinic Rochester experience. Clin Gastroenterol Hepatol. 2007;5(11):1282–90; quiz 45. https://doi.org/10.1016/j.cgh.2007.05.013.

127. Masia R, Peyton S, Lauwers GY, Brown I. Gastrointestinal biopsy findings of autoimmune enteropathy: a review of 25 cases. Am J Surg Pathol. 2014;38(10):1319–29. https://doi.org/10.1097/

PAS.0000000000000317.

128. Schembri J, Bonello J, Christodoulou DK, Katsanos KH, Ellul P. Segmental colitis associated with diverticulosis: is it the coexistence of colonic diverticulosis and inflammatory bowel disease? Ann Gastroenterol. 2017;30(3):257–61. https://doi.org/10.20524/aog.2017.0126.

129. Tursi A, Elisei W, Brandimarte G, Giorgetti GM, Lecca PG, Di Cesare L, et al. The endoscopic spectrum of segmental colitis associated with diverticulosis. Color Dis. 2010;12(5):464–70. https://doi.org/10.1111/j.1463–1318.2009.01969.x.

130. Ho EY, Cominelli F, Katz J. Ulcerative colitis: what is the optimal treatment goal and how do we achieve it? Curr Treat Options Gastroenterol. 2015;13(1):130–42. https://doi.org/10.1007/s11938–014–0044–5.

131. Harbord M, Eliakim R, Bettenworth D, Karmiris K, Katsanos K, Kopylov U, et al. Third European Evidence-based Consensus on Diagnosis and Management of Ulcerative Colitis. Part 2: Current Management. J Crohns Colitis. 2017;11(7):769–84. https://doi.org/10.1093/ecco-jcc/jjx009.

132. Colombel JF, Narula N, Peyrin-Biroulet L. Management strategies to improve outcomes of patients with inflammatory bowel diseases. Gastroenterology. 2017;152(2):351–61 e5. https://doi.org/10.1053/j.gastro.2016.09.046.

133. Baars JE, Nuij VJ, Oldenburg B, Kuipers EJ, van der Woude CJ. Majority of patients with inflammatory bowel disease in clinical remission have mucosal inflammation. Inflamm Bowel Dis. 2012;18(9):1634–40. https://doi.org/10.1002/ibd.21925.

134. Ford AC, Achkar JP, Khan KJ, Kane SV, Talley NJ, Marshall JK, et al. Efficacy of 5-aminosalicylates in ulcerative colitis: systematic review and meta-analysis. Am J Gastroenterol. 2011;106(4):601–16. https://doi.org/10.1038/ajg.2011.67.

135. Danese S, Fiorino G, Peyrin-Biroulet L, Lucenteforte E, Virgili G, Moja L, et al. Biological agents for moderately to severely active ulcerative colitis: a systematic review and network meta-analysis. Ann Intern Med. 2014;160(10):704–11. https://doi.org/10.7326/M13–2403.

136. Stidham RW, Lee TC, Higgins PD, Deshpande AR, Sussman DA, Singal AG, et al. Systematic review with network meta-analysis: the efficacy of anti-tumour necrosis factor-alpha agents for the treatment of ulcerative colitis. Aliment Pharmacol Ther. 2014;39(7):660–71. https://doi.org/10.1111/apt.12644.

137. Gumaste V, Sachar DB, Greenstein AJ. Benign and malignant colorectal strictures in ulcerative colitis. Gut. 1992;33(7):938–41.

138. Castano-Milla C, Chaparro M, Gisbert JP. Systematic review with meta-analysis: the declining risk of colorectal cancer in ulcerative colitis. Aliment Pharmacol Ther. 2014;39(7):645–59. https://doi.org/10.1111/apt.12651.

139. Selinger CP, Leong RW. Mortality from inflammatory bowel diseases. Inflamm Bowel Dis. 2012;18(8):1566–72. https://doi.org/10.1002/ibd.22871.

140. Malik TA. Inflammatory bowel disease: historical perspective, epidemiology, and risk factors. Surg Clin North Am. 2015;95(6):1105–22, v. https://doi.org/10.1016/j.suc.2015.07.006.

141. Shivashankar R, Tremaine WJ, Harmsen WS, Loftus EV Jr. Incidence and prevalence of Crohn's disease and ulcerative colitis in Olmsted County, Minnesota from 1970 through 2010. Clin Gastroenterol Hepatol. 2017;15(6):857–63. https://doi.org/10.1016/j.cgh.2016.10.039.

142. Kappelman MD, Rifas-Shiman SL, Kleinman K, Ollendorf D, Bousvaros A, Grand RJ, et al. The prevalence and geographic distribution of Crohn's disease and ulcerative colitis in the United States. Clin Gastroenterol Hepatol. 2007;5(12):1424–9. https://doi.org/10.1016/j.cgh.2007.07.012.

143. Ananthakrishnan AN. Epidemiology and risk factors for IBD. Nat Rev Gastroenterol Hepatol. 2015;12(4):205–17. https://doi.org/10.1038/nrgastro.2015.34.

144. Lapidus A, Bernell O, Hellers G, Persson PG, Lofberg R. Incidence of Crohn's disease in Stockholm County 1955–1989. Gut. 1997;41(4):480–6.

145. Heresbach D, Alexandre JL, Bretagne JF, Cruchant E, Dabadie A, Dartois-Hoguin M, et al. Crohn's disease in the over-60 age group: a population based study. Eur J Gastroenterol Hepatol. 2004;16(7):657–64.

146. Spehlmann ME, Begun AZ, Burghardt J, Lepage P, Raedler A, Schreiber S. Epidemiology of inflammatory bowel disease in a German twin cohort: results of a nationwide study. Inflamm Bowel Dis. 2008;14(7):968–76. https://doi.org/10.1002/ibd.20380.

147. Bengtson MB, Solberg C, Aamodt G, Sauar J, Jahnsen J, Moum B, et al. Familial aggregation in Crohn's disease and ulcerative colitis in a Norwegian population-based cohort followed for ten years. J Crohns Colitis. 2009;3(2):92–9. https://doi.org/10.1016/j.crohns.2008.11.002.

148. Hugot JP, Chamaillard M, Zouali H, Lesage S, Cezard JP, Belaiche J, et al. Association of NOD2 leucine-rich repeat variants with susceptibility to Crohn's disease. Nature. 2001;411(6837):599–603. https://doi.org/10.1038/35079107.

149. Newman B, Siminovitch KA. Recent advances in the genetics of inflammatory bowel disease. Curr Opin Gastroenterol. 2005;21(4):401–7.

150. Vermeire S. NOD2/CARD15: relevance in clinical practice. Best Pract Res Clin Gastroenterol. 2004;18(3):569–75. https://doi.org/10.1016/j.bpg.2003.12.008.

151. Brand S. Crohn's disease: Th1, Th17 or both? The change of a paradigm: new immunological and genetic insights implicate Th17 cells in the pathogenesis of Crohn's disease. Gut. 2009;58(8):1152–67. https://doi.org/10.1136/gut.2008.163667.

152. Peltekova VD, Wintle RF, Rubin LA, Amos CI, Huang Q, Gu X, et al. Functional variants of OCTN cation transporter genes are associated with Crohn disease. Nat Genet. 2004;36(5):471–5. https://doi.org/10.1038/ng1339.

153. Stoll M, Corneliussen B, Costello CM, Waetzig GH, Mellgard B, Koch WA, et al. Genetic variation in DLG5 is associated with inflammatory bowel disease. Nat Genet. 2004;36(5):476–80. https://doi.org/10.1038/ng1345.

154. Sugawara K, Olson TS, Moskaluk CA, Stevens BK, Hoang S, Kozaiwa K, et al. Linkage to peroxisome proliferator-activated receptor-gamma in SAMP1/YitFc mice and in human Crohn's disease. Gastroenterology. 2005;128(2):351–60.

155. Brant SR, Panhuysen CI, Nicolae D, Reddy DM, Bonen DK, Karaliukas R, et al. MDR1 Ala893 polymorphism is associated with inflammatory bowel disease. Am J Hum Genet. 2003;73(6):1282–92. https://doi.org/10.1086/379927.

156. Liu JZ, Anderson CA. Genetic studies of Crohn's disease: past, present and future. Best Pract Res Clin Gastroenterol. 2014;28(3):373–86. https://doi.org/10.1016/j.bpg.2014.04.009.

157. Becker C, Wirtz S, Blessing M, Pirhonen J, Strand D, Bechthold O, et al. Constitutive p40 promoter activation and IL-23 production in the terminal ileum mediated by dendritic cells. J Clin Invest. 2003;112(5):693–706. https://doi.org/10.1172/JCI17464.

158. Schmidt C, Giese T, Ludwig B, Mueller-Molaian I, Marth T, Zeuzem S, et al. Expression of interleukin-12-related cytokine transcripts in inflammatory bowel disease: elevated interleukin-23p19 and interleukin-27p28 in Crohn's disease but not in ulcerative colitis. Inflamm Bowel Dis. 2005;11(1):16–23.

159. Haag LM, Siegmund B. Intestinal microbiota and the innate immune system—a crosstalk in Crohn's disease pathogenesis. Front Immunol. 2015;6:489. https://doi.org/10.3389/fimmu.2015.00489.

160. Pascal V, Pozuelo M, Borruel N, Casellas F, Campos D, Santiago A, et al. A microbial signature for Crohn's disease. Gut. 2017;66(5):813–22. https://doi.org/10.1136/gutjnl-2016–313235.

161. Joossens M, Huys G, Cnockaert M, De Preter V, Verbeke K, Rutgeerts P, et al. Dysbiosis of the faecal microbiota in patients with Crohn's disease and their unaffected relatives. Gut. 2011;60(5):631–7. https://doi.org/10.1136/gut.2010.223263.

162. Loftus EV Jr. Clinical epidemiology of inflammatory bowel disease: incidence, prevalence, and environmental influences. Gastroenterology. 2004;126(6):1504–17.

163. Jorgensen SP, Hvas CL, Agnholt J, Christensen LA, Heickendorff L, Dahlerup JF. Active Crohn's disease is associated with low vitamin D levels. J Crohns Colitis. 2013;7(10):e407–13. https://doi.org/10.1016/j.crohns.2013.01.012.

164. Dam AN, Berg AM, Farraye FA. Environmental influences on the onset and clinical course of Crohn's disease-part 1: an overview of external risk factors. Gastroenterol Hepatol. 2013;9(11):711–7.

165. Best WR, Becktel JM, Singleton JW, Kern F Jr. Development of a Crohn's disease activity index. National Cooperative Crohn's Disease Study Gastroenterology. 1976;70(3):439–44.

166. Rimola J, Ordas I, Rodriguez S, Garcia-Bosch O, Aceituno M, Llach J, et al. Magnetic resonance imaging for evaluation of Crohn's disease: validation of parameters of severity and quantitative index of activity. Inflamm Bowel Dis. 2011;17(8):1759–68. https://doi.org/10.1002/ibd.21551.

167. Andersen K, Vogt C, Blondin D, Beck A, Heinen W, Aurich V, et al. Multi-detector CT-colonography in inflammatory bowel disease: prospective analysis of CT-findings to high-resolution video colonoscopy. Eur J Radiol. 2006;58(1):140–6. https://doi.org/10.1016/j.ejrad.2005.11.004.

168. Mary JY, Modigliani R. Development and validation of an endoscopic index of the severity for Crohn's disease: a prospective multicentre study. Groupe d'Etudes Therapeutiques des Affections Inflammatoires du Tube Digestif (GETAID). Gut. 1989;30(7):983–9.

169. Daperno M, D'Haens G, Van Assche G, Baert F, Bulois P, Maunoury V, et al. Development and validation of a new, simplified endoscopic activity score for Crohn's disease: the SES-CD. Gastrointest Endosc. 2004;60(4):505–12.

170. Kucharski M, Karczewski J, Mankowska-Wierzbicka D, Karmelita-Katulska K, Kaczmarek E, Iwanik K, et al. Usefulness of endoscopic indices in determination of disease activity in patients with Crohn's disease. Gastroenterol Res Pract. 2016;2016:7896478. https://doi.org/10.1155/2016/7896478.

171. Rubio CA, Befrits R, Jaramillo E, Nesi G, Amorosi A. Villous and serrated adenomatous growth bordering carcinomas in inflammatory bowel disease. Anticancer Res. 2000;20(6c):4761–4.

172. Heresbach D, Alexandre JL, Branger B, Bretagne JF, Cruchant E, Dabadie A, et al. Frequency and significance of granulomas in a cohort of incident cases of Crohn's disease. Gut. 2005;54(2):215–22. https://doi.org/10.1136/gut.2004.041715.

173. Yantiss RK, Sapp HL, Farraye FA, El-Zammar O, O'Brien MJ, Fruin AB, et al. Histologic predictors of pouchitis in patients with chronic ulcerative colitis. Am J Surg Pathol. 2004;28(8):999–1006.

174. Koukoulis G, Ke Y, Henley JD, Cummings OW. Obliterative muscularization of the small bowel submucosa in Crohn disease: a possible mechanism of small bowel obstruction. Arch Pathol Lab Med. 2001;125(10):1331–4. https://doi.org/10.1043/0003–9985(2001)125<1331:OMOTSB>2.0.CO;2.

175. Borley NR, Mortensen NJ, Jewell DP, Warren BF. The relationship between inflammatory and serosal connective tissue changes in ileal Crohn's disease: evidence for a possible causative link. J Pathol. 2000;190(2):196–202. https://doi.org/10.1002/(SICI)1096–9896(200002)190:2<196::AID-PATH513>3.0.CO;2–5.

176. Villanacci V, Bassotti G, Nascimbeni R, Antonelli E, Cadei M, Fisogni S,et al.Enteric nervous system abnormalities in inflammatory bowel diseases. Neurogastroenterol Motil. 2008;20(9):1009–16. https://doi.org/10.1111/j.1365–2982.2008.01146.x.

177. Mooney EE, Walker J, Hourihane DO. Relation of granulomas to lymphatic vessels in Crohn's disease. J Clin Pathol. 1995;48(4):335–8.

178. Matson AP, Van Kruiningen HJ, West AB, Cartun RW, Colombel JF, Cortot A. The relationship of granulomas to blood vessels in intestinal Crohn's disease. Mod Pathol. 1995;8(6):680–5.

179. D'Haens GR, Geboes K, Peeters M, Baert F, Penninckx F, Rutgeerts P. Early lesions of recurrent Crohn's disease caused by infusion of intestinal contents in excluded ileum. Gastroenterology. 1998;114(2):262–7.

180. McQuillan A, Appelman HD. Superficial Crohn's disease: a study of 10 patients. Surg Pathol. 1989;2:231–9.

181. Geboes K, Rutgeerts P, Opdenakker G, Olson A, Patel K, Wagner CL, et al. Endoscopic and histologic evidence of persistent mucosal healing and correlation with clinical improvement following sustained infliximab treatment for Crohn's disease. Curr Med Res Opin. 2005;21(11):1741–54. https://doi.org/10.1185/030079905X65457.

182. de Bruyn JR, Becker MA, Steenkamer J, Wildenberg ME, Meijer SL, Buskens CJ, et al. Intestinal fibrosis is associated with lack of response to infliximab therapy in Crohn's disease. PLoS One. 2018;13(1):e0190999. https://doi.org/10.1371/journal.pone.0190999.

183. Rieder F, Fiocchi C, Rogler G. Mechanisms, management, and treatment of fibrosis in patients with inflammatory bowel diseases. Gastroenterology. 2017;152(2):340–50 e6. https://doi.org/10.1053/j.gastro.2016.09.047.

184. Volk EE, Shapiro BD, Easley KA, Goldblum JR. The clinical significance of a biopsy-based diagnosis of focal active colitis: a clinicopathologic study of 31 cases. Mod Pathol. 1998;11(8):789–94.

185. Greenson JK, Stern RA, Carpenter SL, Barnett JL. The clinical significance of focal active colitis. Hum Pathol. 1997;28(6):729–33.

186. Xin W, Brown PI, Greenson JK. The clinical significance of focal active colitis in pediatric patients. Am J Surg Pathol. 2003;27(8):1134–8.

187. Gan HT, Chen YQ, Ouyang Q, Bu H, Yang XY. Differentiation between intestinal tuberculosis and Crohn's disease in endoscopic biopsy specimens by polymerase chain reaction. Am J Gastroenterol. 2002;97(6):1446–51. https://doi.org/10.1111/j.1572–0241.2002.05686.x.

188. Tandon HD, Prakash A. Pathology of intestinal tuberculosis and its distinction from Crohn's disease. Gut. 1972;13(4):260–9.

189. Alimchandani M, Lai JP, Aung PP, Khangura S, Kamal N, Gallin JI, et al. Gastrointestinal histopathology in chronic granulomatous disease: a study of 87 patients. Am J Surg Pathol. 2013;37(9):1365–72. https://doi.org/10.1097/PAS.0b013e318297427d.

190. Gupta NK, Masia R. Cord colitis syndrome: a cause of granulomatous inflammation in the upper and lower gastrointestinal tract. Am J Surg Pathol. 2013;37(7):1109–13. https://doi.org/10.1097/PAS.0b013e31828a827a.

191. Herrera AF, Soriano G, Bellizzi AM, Hornick JL, Ho VT, Ballen KK, et al. Cord colitis syndrome in cord-blood stem-cell transplantation. N Engl J Med. 2011;365(9):815–24. https://doi.org/10.1056/NEJMoa1104959.

192. McCue J, Coppen MJ, Rasbridge SA, Lock MR. Coexistent Crohn's disease and sigmoid diverticulosis. Postgrad Med J. 1989;65(767):636–9.

193. Peppercorn MA. The overlap of inflammatory bowel disease and diverticular disease. J Clin Gastroenterol. 2004;38(5 Suppl 1):S8–10.

194. Burroughs SH, Bowrey DJ, Morris-Stiff GJ, Williams GT. Granulomatous inflammation in sigmoid diverticulitis: two diseases or one? Histopathology. 1998;33(4):349–53.

195. Goldstein NS, Leon-Armin C, Mani A. Crohn's colitis-like changes in sigmoid diverticulitis specimens is usually an idiosyncratic inflammatory response to the diverticulosis rather than Crohn's colitis. Am J Surg Pathol. 2000;24(5):668–75.

196. Yazisiz V. Similarities and differences between Behcet's disease and Crohn's disease. World J Gastrointest Pathophysiol. 2014;5(3):228–38. https://doi.org/10.4291/wjgp.v5.i3.228.

197. Gomollon F, Dignass A, Annese V, Tilg H, Van Assche G, Lindsay JO, et al. 3rd European Evidence-based Consensus on the Diagnosis and Management of Crohn's Disease 2016: Part 1: Diagnosis and Medical Management. J Crohns Colitis. 2017;11(1):3–25. https://doi.org/10.1093/ecco-jcc/jjw168.

198. Amiot A, Gornet JM, Baudry C, Munoz-Bongrand N, Auger M, Simon M, et al. Crohn's disease recurrence after total proctocolectomy with definitive ileostomy. Dig Liver Dis. 2011;43(9):698–

702. https://doi.org/10.1016/j.dld.2011.02.017.

199. Martel P, Betton PO, Gallot D, Malafosse M. Crohn's colitis: experience with segmental resections; results in a series of 84 patients. J Am Coll Surg. 2002;194(4):448–53.

200. Canavan C, Abrams KR, Mayberry J. Meta-analysis: colorectal and small bowel cancer risk in patients with Crohn's disease. Aliment Pharmacol Ther. 2006;23(8):1097–104. https://doi.org/10.1111/j.1365–2036.2006.02854.x.

201. Bickston SJ, Lichtenstein GR, Arseneau KO, Cohen RB, Cominelli F. The relationship between infliximab treatment and lymphoma in Crohn's disease. Gastroenterology. 1999;117(6):1433–7.

202. Odze R. Diagnostic problems and advances in inflammatory bowel disease. Mod Pathol. 2003;16(4):347–58. https://doi.org/10.1097/01.MP.0000064746.82024.D1.

203. Prenzel F, Uhlig HH. Frequency of indeterminate colitis in children and adults with IBD—a metaanalysis. J Crohns Colitis. 2009;3(4):277–81. https://doi.org/10.1016/j.crohns.2009.07.001.

204. Sasaki M, Okada K, Koyama S, Yoshioka U, Inoue H, Fujiyama Y, et al. Ulcerative colitis complicated by gastroduodenal lesions. J Gastroenterol. 1996;31(4):585–9.

205. Valdez R, Appelman HD, Bronner MP, Greenson JK. Diffuse duodenitis associated with ulcerative colitis. Am J Surg Pathol. 2000;24(10):1407–13.

206. Gore RM, Marn CS, Kirby DF, Vogelzang RL, Neiman HL. CT findings in ulcerative, granulomatous, and indeterminate colitis. AJR Am J Roentgenol. 1984;143(2):279–84. https://doi.org/10.2214/ajr.143.2.279.

207. Price AB. Overlap in the spectrum of non-specific inflammatory bowel disease—'colitis indeterminate'. J Clin Pathol. 1978;31(6):567–77.

208. Yantiss RK, Odze RD. Diagnostic difficulties in inflammatory bowel disease pathology. Histopathology. 2006;48(2):116–32. https://doi.org/10.1111/j.1365–2559.2005.02248.x.

209. Martland GT, Shepherd NA. Indeterminate colitis: definition, diagnosis, implications and a plea for nosological sanity. Histopathology. 2007;50(1):83–96. https://doi.org/10.1111/j.1365–2559.2006.02545.x.

210. Odze RD. A contemporary and critical appraisal of 'indeterminate colitis'. Mod Pathol. 2015;28 Suppl 1:S30–46. https://doi.org/10.1038/modpathol.2014.131.

211. Swan NC, Geoghegan JG, O'Donoghue DP, Hyland JM, Sheahan K. Fulminant colitis in inflammatory bowel disease: detailed pathologic and clinical analysis. Dis Colon Rectum. 1998;41(12):1511–5.

212. Farmer M, Petras RE, Hunt LE, Janosky JE, Galandiuk S. The importance of diagnostic accuracy in colonic inflammatory bowel disease. Am J Gastroenterol. 2000;95(11):3184–8. https://doi.org/10.1111/j.1572–0241.2000.03199.x.

213. Gornet JM, Couve S, Hassani Z, Delchier JC, Marteau P, Cosnes J, et al. Infliximab for refractory ulcerative colitis or indeterminate colitis: an open-label multicentre study. Aliment Pharmacol Ther. 2003;18(2):175–81.

214. Teml A, Schwab M, Harrer M, Miehsler W, Schaeffeler E, Dejaco C, et al. A prospective, open-label trial of 6-thioguanine in patients with ulcerative or indeterminate colitis. Scand J Gastroenterol. 2005;40(10):1205–13.

215. McIntyre PB, Pemberton JH, Wolff BG, Dozois RR, Beart RW Jr. Indeterminate colitis. Long-term outcome in patients after ileal pouch-anal anastomosis. Dis Colon Rectum. 1995;38(1):51–4.

216. Yu CS, Pemberton JH, Larson D. Ileal pouch-anal anastomosis in patients with indeterminate colitis: long-term results. Dis Colon Rectum. 2000;43(11):1487–96.

217. Robert ME, Skacel M, Ullman T, Bernstein CN, Easley K, Goldblum JR. Patterns of colonic involvement at initial presentation in ulcerative colitis: a retrospective study of 46 newly diagnosed cases. Am J Clin Pathol. 2004;122(1):94–9. https://doi.org/10.1309/XLXK-J84C-3JCW-3RCH.

218. Pishori T, Dinnewitzer A, Zmora O, Oberwalder M, Hajjar L, Cotman K, et al. Outcome of patients with indeterminate coli-

tis undergoing a double-stapled ileal pouch-anal anastomosis. Dis Colon Rectum. 2004;47(5):717–21. https://doi.org/10.1007/s10350–003–0116–4.

219. Portela F, Lago P. Fulminant colitis. Best Pract Res Clin Gastroenterol. 2013;27(5):771–82. https://doi.org/10.1016/j.bpg.2013.08.011.

220. Silverberg MS, Satsangi J, Ahmad T, Arnott ID, Bernstein CN, Brant SR, et al. Toward an integrated clinical, molecular and serological classification of inflammatory bowel disease: report of a Working Party of the 2005 Montreal World Congress of Gastroenterology. Can J Gastroenterol. 2005;19 Suppl A:5a–36a.

221. Autenrieth DM, Baumgart DC. Toxic megacolon. Inflamm Bowel Dis. 2012;18(3):584–91. https://doi.org/10.1002/ibd.21847.

222. Caprilli R, Latella G, Vernia P, Frieri G. Multiple organ dysfunction in ulcerative colitis. Am J Gastroenterol. 2000;95(5):1258–62. https://doi.org/10.1111/j.1572–0241.2000.02019.x.

223. Fazio VW. Toxic megacolon in ulcerative colitis and Crohn's colitis. Clin Gastroenterol. 1980;9(2):389–407.

224. Greenstein AJ, Sachar DB, Gibas A, Schrag D, Heimann T, Janowitz HD, et al. Outcome of toxic dilatation in ulcerative and Crohn's colitis. J Clin Gastroenterol. 1985;7(2):137–43.

225. Latella G, Vernia P, Viscido A, Frieri G, Cadau G, Cocco A, et al. GI distension in severe ulcerative colitis. Am J Gastroenterol. 2002;97(5):1169–75. https://doi.org/10.1111/j.1572–0241.2002.05691.x.

226. Grieco MB, Bordan DL, Geiss AC, Beil AR Jr. Toxic megacolon complicating Crohn's colitis. Ann Surg. 1980;191(1):75–80.

227. Siow VS, Bhatt R, Mollen KP. Management of acute severe ulcerative colitis in children. Semin Pediatr Surg. 2017;26(6):367–72. https://doi.org/10.1053/j.sempedsurg.2017.10.006.

228. Yantiss RK, Farraye FA, O'Brien MJ, Fruin AB, Stucchi AF, Becker JM, et al. Prognostic significance of superficial fissuring ulceration in patients with severe "indeterminate" colitis. Am J Surg Pathol. 2006;30(2):165–70.

229. Gower-Rousseau C, Dauchet L, Vernier-Massouille G, Tilloy E, Brazier F, Merle V, et al. The natural history of pediatric ulcerative colitis: a population-based cohort study. Am J Gastroenterol. 2009;104(8):2080–8. https://doi.org/10.1038/ajg.2009.177.

230. Benchimol EI, Mack DR, Nguyen GC, Snapper SB, Li W, Mojaverian N, et al. Incidence, outcomes, and health services burden of very early onset inflammatory bowel disease. Gastroenterology. 2014;147(4):803–13.e7; quiz e14–5. https://doi.org/10.1053/j.gastro.2014.06.023.

231. Jakobsen C, Paerregaard A, Munkholm P, Wewer V. Paediatric inflammatory bowel disease during a 44-year period in Copenhagen County: occurrence, course and prognosis—a population-based study from the Danish Crohn Colitis Database. Eur J Gastroenterol Hepatol. 2009;21(11):1291–301. https://doi.org/10.1097/MEG.0b013e32832a4ed6.

232. Henderson P, Hansen R, Cameron FL, Gerasimidis K, Rogers P, Bisset WM, et al. Rising incidence of pediatric inflammatory bowel disease in Scotland. Inflamm Bowel Dis. 2012;18(6):999–1005. https://doi.org/10.1002/ibd.21797.

233. Day AS, Ledder O, Leach ST, Lemberg DA. Crohn's and colitis in children and adolescents. World J Gastroenterol. 2012;18(41):5862–9. https://doi.org/10.3748/wjg.v18.i41.5862.

234. Aloi M, Lionetti P, Barabino A, Guariso G, Costa S, Fontana M, et al. Phenotype and disease course of early-onset pediatric inflammatory bowel disease. Inflamm Bowel Dis. 2014;20(4):597–605. https://doi.org/10.1097/01.mib.0000442921.77945.09.

235. Van Limbergen J, Russell RK, Drummond HE, Aldhous MC, Round NK, Nimmo ER, et al. Definition of phenotypic characteristics of childhood-onset inflammatory bowel disease. Gastroenterology. 2008;135(4):1114–22. https://doi.org/10.1053/j.gastro.2008.06.081.

236. Imielinski M, Baldassano RN, Griffiths A, Russell RK, Annese V, Dubinsky M, et al. Common variants at five new loci associated with early-onset inflammatory bowel disease. Nat Genet.

2009;41(12):1335–40. https://doi.org/10.1038/ng.489.

237. Glocker EO, Kotlarz D, Boztug K, Gertz EM, Schaffer AA, Noyan F, et al. Inflammatory bowel disease and mutations affecting the interleukin-10 receptor. N Engl J Med. 2009;361(21):2033–45. https://doi.org/10.1056/NEJMoa0907206.

238. Glickman JN, Bousvaros A, Farraye FA, Zholudev A, Friedman S, Wang HH, et al. Pediatric patients with untreated ulcerative colitis may present initially with unusual morphologic findings. Am J Surg Pathol. 2004;28(2):190–7.

239. Robert ME, Tang L, Hao LM, Reyes-Mugica M. Patterns of inflammation in mucosal biopsies of ulcerative colitis: perceived differences in pediatric populations are limited to children younger than 10 years. Am J Surg Pathol. 2004;28(2):183–9.

240. Boyle B, Collins MH, Wang Z, Mack D, Griffiths A, Sauer C, et al. Histologic correlates of clinical and endoscopic severity in children newly diagnosed with ulcerative colitis. Am J Surg Pathol. 2017;41(11):1491–8. https://doi.org/10.1097/pas.0000000000000939.

241. Queliza K, Ihekweazu FD, Schady D, Jensen C, Kellermayer R. Granulomatous upper gastrointestinal inflammation in pediatric ulcerative colitis. J Pediatr Gastroenterol Nutr. 2018;66(4):620–3. https://doi.org/10.1097/mpg.0000000000001771.

242. Turner D, Levine A, Escher JC, Griffiths AM, Russell RK, Dignass A, et al. Management of pediatric ulcerative colitis: joint ECCO and ESPGHAN evidence-based consensus guidelines. J Pediatr Gastroenterol Nutr. 2012;55(3):340–61. https://doi.org/10.1097/MPG.0b013e3182662233.

243. Ruemmele FM, Turner D. Differences in the management of pediatric and adult onset ulcerative colitis—lessons from the joint ECCO and ESPGHAN consensus guidelines for the management of pediatric ulcerative colitis. J Crohns Colitis. 2014;8(1):1–4. https://doi.org/10.1016/j.crohns.2013.10.006.

244. Turner D, Ruemmele FM, Orlanski-Meyer E, Griffiths AM, Carpi JM, Bronsky J, et al. Management of paediatric ulcerative colitis, part 1: ambulatory care- an evidence-based guideline from ECCO and ESPGHAN. J Pediatr Gastroenterol Nutr. 2018; https://doi.org/10.1097/mpg.0000000000002035.

245. Turner D, Ruemmele FM, Orlanski-Meyer E, Griffiths AM, Carpi JM, Bronsky J, et al. Management of paediatric ulcerative colitis, part 2: acute severe colitis; an evidence-based consensus guideline from ECCO and ESPGHAN. J Pediatr Gastroenterol Nutr. 2018; https://doi.org/10.1097/mpg.0000000000002036.

246. de Ridder L, Turner D, Wilson DC, Koletzko S, Martin-de-Carpi J, Fagerberg UL, et al. Malignancy and mortality in pediatric patients with inflammatory bowel disease: a multinational study from the porto pediatric IBD group. Inflamm Bowel Dis. 2014;20(2):291–300. https://doi.org/10.1097/01.MIB.0000439066.69340.3c.

247. Vernier-Massouille G, Balde M, Salleron J, Turck D, Dupas JL, Mouterde O, et al. Natural history of pediatric Crohn's disease: a population-based cohort study. Gastroenterology. 2008;135(4):1106–13. https://doi.org/10.1053/j.gastro.2008.06.079.

248. Ruemmele FM, Veres G, Kolho KL, Griffiths A, Levine A, Escher JC, et al. Consensus guidelines of ECCO/ESPGHAN on the medical management of pediatric Crohn's disease. J Crohns Colitis. 2014;8(10):1179–207. https://doi.org/10.1016/j.crohns.2014.04.005.

249. Stewart D. Surgical care of the pediatric Crohn's disease patient. Semin Pediatr Surg. 2017;26(6):373–8. https://doi.org/10.1053/j.sempedsurg.2017.10.007.

250. Jess T, Rungoe C, Peyrin-Biroulet L. Risk of colorectal cancer in patients with ulcerative colitis: a meta-analysis of population-based cohort studies. Clin Gastroenterol Hepatol. 2012;10(6):639–45. https://doi.org/10.1016/j.cgh.2012.01.010.

251. Yashiro M. Ulcerative colitis-associated colorectal cancer. World J Gastroenterol. 2014;20(44):16389–97. https://doi.org/10.3748/wjg.v20.i44.16389.

252. Eaden JA, Abrams KR, Mayberry JF. The risk of colorectal cancer in ulcerative colitis: a meta-analysis. Gut. 2001;48(4):526–35.

253. Farraye FA, Odze RD, Eaden J, Itzkowitz SH. AGA technical review on the diagnosis and management of colorectal neoplasia in inflammatory bowel disease. Gastroenterology. 2010;138(2):746–74, 74.e1–4; quiz e12–3. https://doi.org/10.1053/j.gastro.2009.12.035.

254. Riddell RH, Goldman H, Ransohoff DF, Appelman HD, Fenoglio CM, Haggitt RC, et al. Dysplasia in inflammatory bowel disease: standardized classification with provisional clinical applications. Hum Pathol. 1983;14(11):931–68.

255. Itzkowitz SH, Harpaz N. Diagnosis and management of dysplasia in patients with inflammatory bowel diseases. Gastroenterology. 2004;126(6):1634–48.

256. Ullman T, Croog V, Harpaz N, Sachar D, Itzkowitz S. Progression of flat low-grade dysplasia to advanced neoplasia in patients with ulcerative colitis. Gastroenterology. 2003;125(5):1311–9.

257. Harpaz N, Talbot IC. Colorectal cancer in idiopathic inflammatory bowel disease. Semin Diagn Pathol. 1996;13(4):339–57.

258. Kiran RP, Nisar PJ, Goldblum JR, Fazio VW, Remzi FH, Shen B, et al. Dysplasia associated with Crohn's colitis: segmental colectomy or more extended resection? Ann Surg. 2012;256(2):221–6. https://doi.org/10.1097/SLA.0b013e31825f0709.

259. Friedman S, Rubin PH, Bodian C, Harpaz N, Present DH. Screening and surveillance colonoscopy in chronic Crohn's colitis: results of a surveillance program spanning 25 years. Clin Gastroenterol Hepatol. 2008;6(9):993–8; quiz 53–4. https://doi.org/10.1016/j.cgh.2008.03.019.

260. Awais D, Siegel CA, Higgins PD. Modelling dysplasia detection in ulcerative colitis: clinical implications of surveillance intensity. Gut. 2009;58(11):1498–503. https://doi.org/10.1136/gut.2008.169714.

261. Blackstone MO, Riddell RH, Rogers BH, Levin B. Dysplasia-associated lesion or mass (DALM) detected by colonoscopy in long-standing ulcerative colitis: an indication for colectomy. Gastroenterology. 1981;80(2):366–74.

262. Rutter MD, Saunders BP, Wilkinson KH, Kamm MA, Williams CB, Forbes A. Most dysplasia in ulcerative colitis is visible at colonoscopy. Gastrointest Endosc. 2004;60(3):334–9.

263. The Paris endoscopic classification of superficial neoplastic lesions: esophagus, stomach, and colon: November 30 to December 1, 2002. Gastrointest Endosc. 2003;58(6 Suppl):S3–43.

264. Schlemper RJ, Riddell RH, Kato Y, Borchard F, Cooper HS, Dawsey SM, et al. The Vienna classification of gastrointestinal epithelial neoplasia. Gut. 2000;47(2):251–5.

265. Melville DM, Jass JR, Morson BC, Pollock DJ, Richman PI, Shepherd NA, et al. Observer study of the grading of dysplasia in ulcerative colitis: comparison with clinical outcome. Hum Pathol. 1989;20(10):1008–14.

266. Eaden J, Abrams K, McKay H, Denley H, Mayberry J. Interobserver variation between general and specialist gastrointestinal pathologists when grading dysplasia in ulcerative colitis. J Pathol. 2001;194(2):152–7. https://doi.org/10.1002/path.876.

267. Magro F, Langner C, Driessen A, Ensari A, Geboes K, Mantzaris GJ, et al. European consensus on the histopathology of inflammatory bowel disease. J Crohns Colitis. 2013;7(10):827–51. https://doi.org/10.1016/j.crohns.2013.06.001.

268. Dorer R, Odze RD. AMACR immunostaining is useful in detecting dysplastic epithelium in Barrett's esophagus, ulcerative colitis, and Crohn's disease. Am J Surg Pathol. 2006;30(7):871–7. https://doi.org/10.1097/01.pas.0000213268.30468.b4.

269. Pekow JR, Hetzel JT, Rothe JA, Hanauer SB, Turner JR, Hart J, et al. Outcome after surveillance of low-grade and indefinite dysplasia in patients with ulcerative colitis. Inflamm Bowel Dis. 2010;16(8):1352–6. https://doi.org/10.1002/ibd.21184.

270. Lai KK, Horvath B, Xie H, Wu X, Lewis BL, Pai RK, et al. Risk for colorectal neoplasia in patients with inflammatory bowel disease and mucosa indefinite for dysplasia. Inflamm Bowel Dis. 2015;21(2):378–84. https://doi.org/10.1097/mib.0000000000000286.

271. Kisiel JB, Loftus EV Jr, Harmsen WS, Zinsmeister AR, Sandborn

WJ. Outcome of sporadic adenomas and adenoma-like dysplasia in patients with ulcerative colitis undergoing polypectomy. Inflamm Bowel Dis. 2012;18(2):226–35. https://doi.org/10.1002/ibd.21687.

272. Odze RD, Farraye FA, Hecht JL, Hornick JL. Long-term follow-up after polypectomy treatment for adenoma-like dysplastic lesions in ulcerative colitis. Clin Gastroenterol Hepatol. 2004;2(7):534–41.

273. Goldstone R, Itzkowitz S, Harpaz N, Ullman T. Progression of low-grade dysplasia in ulcerative colitis: effect of colonic location. Gastrointest Endosc. 2011;74(5):1087–93. https://doi.org/10.1016/j.gie.2011.06.028.

274. Navaneethan U, Jegadeesan R, Gutierrez NG, Venkatesh PG, Hammel JP, Shen B, et al. Progression of low-grade dysplasia to advanced neoplasia based on the location and morphology of dysplasia in ulcerative colitis patients with extensive colitis under colonoscopic surveillance. J Crohns Colitis. 2013;7(12):e684–91. https://doi.org/10.1016/j.crohns.2013.06.006.

275. Wanders LK, Dekker E, Pullens B, Bassett P, Travis SP, East JE. Cancer risk after resection of polypoid dysplasia in patients with longstanding ulcerative colitis: a meta-analysis. Clin Gastroenterol Hepatol. 2014;12(5):756–64. https://doi.org/10.1016/j.cgh.2013.07.024.

276. Thomas T, Abrams KA, Robinson RJ, Mayberry JF. Meta-analysis: cancer risk of low-grade dysplasia in chronic ulcerative colitis. Aliment Pharmacol Ther. 2007;25(6):657–68. https://doi.org/10.1111/j.1365-2036.2007.03241.x.

277. Rubio CA, Johansson C, Slezak P, Ohman U, Hammarberg C. Villous dysplasia. An ominous histologic sign in colitic patients. Dis Colon Rectum. 1984;27(5):283–7.

278. Andersen SN, Lovig T, Clausen OP, Bakka A, Fausa O, Rognum TO. Villous, hypermucinous mucosa in long standing ulcerative colitis shows high frequency of K-ras mutations. Gut. 1999;45(5):686–92.

279. Parian A, Koh J, Limketkai BN, Eluri S, Rubin DT, Brant SR, et al. Association between serrated epithelial changes and colorectal dysplasia in inflammatory bowel disease. Gastrointest Endosc. 2016;84(1):87–95.e1. https://doi.org/10.1016/j.gie.2015.12.010.

280. Johnson DH, Khanna S, Smyrk TC, Loftus EV Jr, Anderson KS, Mahoney DW, et al. Detection rate and outcome of colonic serrated epithelial changes in patients with ulcerative colitis or Crohn's colitis. Aliment Pharmacol Ther. 2014;39(12):1408–17. https://doi.org/10.1111/apt.12774.

281. Kilgore SP, Sigel JE, Goldblum JR. Hyperplastic-like mucosal change in Crohn's disease: an unusual form of dysplasia? Mod Pathol. 2000;13(7):797–801. https://doi.org/10.1038/modpathol.3880138.

282. Parian AM, Lazarev MG. Serrated colorectal lesions in patients with inflammatory bowel disease. Gastroenterol Hepatol. 2018;14(1):19–25.

283. Shen J, Gibson JA, Schulte S, Khurana H, Farraye FA, Levine J, et al. Clinical, pathologic, and outcome study of hyperplastic and sessile serrated polyps in inflammatory bowel disease. Hum Pathol. 2015;46(10):1548–56. https://doi.org/10.1016/j.humpath.2015.06.019.

284. Jackson WE, Achkar JP, Macaron C, Lee L, Liu X, Pai RK, et al. The significance of sessile serrated polyps in inflammatory bowel disease. Inflamm Bowel Dis. 2016;22(9):2213–20. https://doi.org/10.1097/mib.0000000000000895.

285. Odze RD, Brien T, Brown CA, Hartman CJ, Wellman A, Fogt F. Molecular alterations in chronic ulcerative colitis-associated and sporadic hyperplastic polyps: a comparative analysis. Am J Gastroenterol. 2002;97(5):1235–42. https://doi.org/10.1111/j.1572-0241.2002.05696.x.

286. Ko HM, Harpaz N, McBride RB, Cui M, Ye F, Zhang D, et al. Serrated colorectal polyps in inflammatory bowel disease. Mod Pathol. 2015;28(12):1584–93. https://doi.org/10.1038/modpathol.2015.111.

287. Lee LH, Iacucci M, Fort Gasia M, Ghosh S, Panaccione R, Urbanski S. Prevalence and anatomic distribution of serrated and

288. adenomatous lesions in patients with inflammatory bowel disease. Can J Gastroenterol Hepatol. 2017;2017:5490803. https://doi.org/10.1155/2017/5490803.

288. Srivastava A, Redston M, Farraye FA, Yantiss RK, Odze RD. Hyperplastic/serrated polyposis in inflammatory bowel disease: a case series of a previously undescribed entity. Am J Surg Pathol. 2008;32(2):296–303. https://doi.org/10.1097/PAS.0b013e318150d51b.

289. Feuerstein JD, Flier SN, Yee EU, Pleskow D, Cheifetz AS. A rare case series of concomitant inflammatory bowel disease, sporadic adenomas, and serrated polyposis syndrome. J Crohns Colitis. 2014;8(12):1735–9. https://doi.org/10.1016/j.crohns.2014.07.001.

290. Maher MM, Nassar MI. Acute cytomegalovirus infection is a risk factor in refractory and complicated inflammatory bowel disease. Dig Dis Sci. 2009;54(11):2456–62. https://doi.org/10.1007/s10620-008-0639-6.

291. Ayre K, Warren BF, Jeffery K, Travis SP. The role of CMV in steroid-resistant ulcerative colitis: a systematic review. J Crohns Colitis. 2009;3(3):141–8. https://doi.org/10.1016/j.crohns.2009.03.002.

292. Kambham N, Vij R, Cartwright CA, Longacre T. Cytomegalovirus infection in steroid-refractory ulcerative colitis: a case-control study. Am J Surg Pathol. 2004;28(3):365–73.

293. Domenech E, Vega R, Ojanguren I, Hernandez A, Garcia-Planella E, Bernal I, et al. Cytomegalovirus infection in ulcerative colitis: a prospective, comparative study on prevalence and diagnostic strategy. Inflamm Bowel Dis. 2008;14(10):1373–9. https://doi.org/10.1002/ibd.20498.

294. Cohen S, Martinez-Vinson C, Aloi M, Turner D, Assa A, de Ridder L, et al. Cytomegalovirus infection in pediatric severe ulcerative colitis-a multicenter study from the pediatric inflammatory bowel disease Porto Group of the European Society of Pediatric Gastroenterology, Hepatology and Nutrition. Pediatr Infect Dis J. 2018;37(3):197–201. https://doi.org/10.1097/inf.0000000000001724.

295. Hommes DW, Sterringa G, van Deventer SJ, Tytgat GN, Weel J. The pathogenicity of cytomegalovirus in inflammatory bowel disease: a systematic review and evidence-based recommendations for future research. Inflamm Bowel Dis. 2004;10(3):245–50.

296. Garrido E, Carrera E, Manzano R, Lopez-Sanroman A. Clinical significance of cytomegalovirus infection in patients with inflammatory bowel disease. World J Gastroenterol. 2013;19(1):17–25. https://doi.org/10.3748/wjg.v19.i1.17.

297. Pillet S, Pozzetto B, Roblin X. Cytomegalovirus and ulcerative colitis: place of antiviral therapy. World J Gastroenterol. 2016;22(6):2030–45. https://doi.org/10.3748/wjg.v22.i6.2030.

298. McCurdy JD, Jones A, Enders FT, Killian JM, Loftus EV Jr, Smyrk TC, et al. A model for identifying cytomegalovirus in patients with inflammatory bowel disease. Clin Gastroenterol Hepatol. 2015;13(1):131–7; quiz e7. https://doi.org/10.1016/j.cgh.2014.05.026.

299. McCurdy JD, Enders FT, Jones A, Killian JM, Loftus EV Jr, Bruining DH, et al. Detection of cytomegalovirus in patients with inflammatory bowel disease: where to biopsy and how many biopsies? Inflamm Bowel Dis. 2015;21(12):2833–8. https://doi.org/10.1097/mib.0000000000000556.

300. Sager K, Alam S, Bond A, Chinnappan L, Probert CS. Review article: cytomegalovirus and inflammatory bowel disease. Aliment Pharmacol Ther. 2015;41(8):725–33. https://doi.org/10.1111/apt.13124.

301. Jones A, McCurdy JD, Loftus EV Jr, Bruining DH, Enders FT, Killian JM, et al. Effects of antiviral therapy for patients with inflammatory bowel disease and a positive intestinal biopsy for cytomegalovirus. Clin Gastroenterol Hepatol. 2015;13(5):949–55. https://doi.org/10.1016/j.cgh.2014.09.042.

302. Matsuoka K, Iwao Y, Mori T, Sakuraba A, Yajima T, Hisamatsu T, et al. Cytomegalovirus is frequently reactivated and disappears without antiviral agents in ulcerative colitis patients. Am J Gastroenterol. 2007;102(2):331–7. https://doi.

org/10.1111/j.1572–0241.2006.00989.x.

303. Surawicz CM, Brandt LJ, Binion DG, Ananthakrishnan AN, Curry SR, Gilligan PH, et al. Guidelines for diagnosis, treatment, and prevention of *Clostridium difficile* infections. Am J Gastroenterol. 2013;108(4):478–98; quiz 99. https://doi.org/10.1038/ajg.2013.4.

304. Singh H, Nugent Z, Yu BN, Lix LM, Targownik LE, Bernstein CN. Higher incidence of *Clostridium difficile* infection among individuals with inflammatory bowel disease. Gastroenterology. 2017;153(2):430–8.e2. https://doi.org/10.1053/j.gastro.2017.04.044.

305. D'Aoust J, Battat R, Bessissow T. Management of inflammatory bowel disease with *Clostridium difficile* infection. World J Gastroenterol. 2017;23(27):4986–5003. https://doi.org/10.3748/wjg.v23.i27.4986.

306. Razik R, Rumman A, Bahreini Z, McGeer A, Nguyen GC. Recurrence of *Clostridium difficile* infection in patients with inflammatory bowel disease: the RECIDIVISM study. Am J Gastroenterol. 2016;111(8):1141–6. https://doi.org/10.1038/ajg.2016.187.

307. Kostic AD, Xavier RJ, Gevers D. The microbiome in inflammatory bowel disease: current status and the future ahead. Gastroenterology. 2014;146(6):1489–99. https://doi.org/10.1053/j.gastro.2014.02.009.

308. McCurdy JD, Enders FT, Khanna S, Bruining DH, Jones A, Killian JM, et al. Increased rates of *Clostridium difficile* infection and poor outcomes in patients with IBD with cytomegalovirus. Inflamm Bowel Dis. 2016;22(11):2688–93. https://doi.org/10.1097/mib.0000000000000939.

309. Bitton A, Buie D, Enns R, Feagan BG, Jones JL, Marshall JK, et al. Treatment of hospitalized adult patients with severe ulcerative colitis: Toronto consensus statements. Am J Gastroenterol. 2012;107(2):179–94; author reply 95. https://doi.org/10.1038/ajg.2011.386.

310. Nomura K, Fujimoto Y, Yamashita M, Morimoto Y, Ohshiro M, Sato K, et al. Absence of pseudomembranes in *Clostridium difficile*-associated diarrhea in patients using immunosuppression agents. Scand J Gastroenterol. 2009;44(1):74–8. https://doi.org/10.1080/00365520802321238.

311. Ben-Horin S, Margalit M, Bossuyt P, Maul J, Shapira Y, Bojic D, et al. Prevalence and clinical impact of endoscopic pseudomembranes in patients with inflammatory bowel disease and *Clostridium difficile* infection. J Crohns Colitis. 2010;4(2):194–8. https://doi.org/10.1016/j.crohns.2009.11.001.

312. Wang T, Matukas L, Streutker CJ. Histologic findings and clinical characteristics in acutely symptomatic ulcerative colitis patients with superimposed *Clostridium difficile* infection. Am J Clin Pathol. 2013;140(6):831–7. https://doi.org/10.1309/ajcp2lbrttjbf3kd.

313. Horton HA, Dezfoli S, Berel D, Hirsch J, Ippoliti A, McGovern D, et al. Antibiotics for treatment of *Clostridium difficile* infection in hospitalized patients with inflammatory bowel disease. Antimicrob Agents Chemother. 2014;58(9):5054–9. https://doi.org/10.1128/aac.02606–13.

314. Fischer M, Kao D, Kelly C, Kuchipudi A, Jafri SM, Blumenkehl M, et al. Fecal microbiota transplantation is safe and efficacious for recurrent or refractory *Clostridium difficile* infection in patients with inflammatory bowel disease. Inflamm Bowel Dis. 2016;22(10):2402–9. https://doi.org/10.1097/mib.0000000000000908.

315. Akar M, Aydin F, Yurci MA, Abay S, Ates I, Deniz K. The possible relationship between Campylobacter spp./Arcobacter spp. and patients with ulcerative colitis. Eur J Gastroenterol Hepatol. 2018;30(5):531–8. https://doi.org/10.1097/meg.0000000000001095.

316. Engel JJ, Martin TL. Edwardsiella tarda as a cause of postdysenteric ulcerative colitis. Int J Color Dis. 2006;21(2):184–5. https://doi.org/10.1007/s00384–004–0688-z.

317. Koido S, Ohkusa T, Kato K, Shimamoto N, Takakura K, Odahara S, et al. Edwardsiella tarda superinfection in relapse of ulcerative colitis. J Clin Gastroenterol. 2014;48(2):191–3. https://doi.org/10.1097/01.mcg.0000437809.46982.df.

318. O'Connell PR, Pemberton JH, Weiland LH, Beart RW Jr, Dozois RR, Wolff BG, et al. Does rectal mucosa regenerate after ileoanal anastomosis? Dis Colon Rectum. 1987;30(1):1–5.

319. Lavery IC, Sirimarco MT, Ziv Y, Fazio VW. Anal canal inflammation after ileal pouch-anal anastomosis. The need for treatment. Dis Colon Rectum. 1995;38(8):803–6.

320. Thompson-Fawcett MW, Mortensen NJ, Warren BF. "Cuffitis" and inflammatory changes in the columnar cuff, anal transitional zone, and ileal reservoir after stapled pouch-anal anastomosis. Dis Colon Rectum. 1999;42(3):348–55.

321. Coull DB, Lee FD, Anderson JH, McKee RF, Finlay IG, Dunlop MG. Long-term cancer risk of the anorectal cuff following restorative proctocolectomy assessed by p53 expression and cuff dysplasia. Color Dis. 2007;9(4):321–7. https://doi.org/10.1111/j.1463–1318.2006.01118.x.

322. Remzi FH, Fazio VW, Delaney CP, Preen M, Ormsby A, Bast J, et al. Dysplasia of the anal transitional zone after ileal pouch-anal anastomosis: results of prospective evaluation after a minimum of ten years. Dis Colon Rectum. 2003;46(1):6–13. https://doi.org/10.1097/01.dcr.0000044727.08281.49.

323. Ziv Y, Fazio VW, Sirimarco MT, Lavery IC, Goldblum JR, Petras RE. Incidence, risk factors, and treatment of dysplasia in the anal transitional zone after ileal pouch-anal anastomosis. Dis Colon Rectum. 1994;37(12):1281–5.

324. O'Riordain MG, Fazio VW, Lavery IC, Remzi F, Fabbri N, Meneu J, et al. Incidence and natural history of dysplasia of the anal transitional zone after ileal pouch-anal anastomosis: results of a five-year to ten-year follow-up. Dis Colon Rectum. 2000;43(12):1660–5.

325. Das P, Johnson MW, Tekkis PP, Nicholls RJ. Risk of dysplasia and adenocarcinoma following restorative proctocolectomy for ulcerative colitis. Color Dis. 2007;9(1):15–27. https://doi.org/10.1111/j.1463–1318.2006.01148.x.

326. Chambers WM, Mc CMNJ. Should ileal pouch-anal anastomosis include mucosectomy? Color Dis. 2007;9(5):384–92. https://doi.org/10.1111/j.1463–1318.2007.01211.x.

显微镜下结肠炎

定义

显微镜下结肠炎(microscopic colitis,MC)是一种慢性结肠炎,内镜检查正常,临床表现为水样非血性腹泻。它包括两种不同但相关的黏膜炎症形态学模式:淋巴细胞性结肠炎(lymphocytic colitis,LC)和胶原性结肠炎(collagenous colitis,CC)。

临床表现

MC 的病因尚不清楚,据报道与其相关的病因包括药物、乳糜泻、自身免疫/系统性炎症性疾病和感染。可能的机制包括对药物的异常免疫反应、自身免疫反应。CC 可能与肌成纤维细胞功能障碍导致上皮下胶原沉积有关[1]。

MC 的临床表现是长期间歇性水样腹泻,多见于女性,发病高峰为 60~70 岁。LC 比 CC 更常见;但是,后者与女性之间的相关性更为紧密。体重减轻、腹痛和蛋白质丢失性肠病并不常见[2]。

MC 内镜下的特征是黏膜正常,腹泻患者通常会进行多次随机活检。在这两种病变中,远端结肠可较少受累或不受累;因此,建议进行近端结肠活检。回肠末端活检中也可见上皮内淋巴细胞(intraepithelial lymphocyte,IEL)增加。如果是严重的 CC,则可出现红斑、颗粒及表面糜烂等异常。罕见情况下,由于黏膜质脆和弹性减低,内镜检查操作过程中的气压伤可能会造成黏膜撕裂或穿孔[3]。

病理特征

淋巴细胞性结肠炎

LC 诊断性的组织学特征是 IEL 增多而隐窝结构正常(图 16.1A)。IEL 由于具有特征性的圆核、高核质比和周围的空晕而容易识别。在正常结肠黏膜中,可以有 IEL,但数量很少,通常<5 个/100 个上皮细胞。尽管有研究和指南建议诊断阈值为>20 个/100 个上皮细胞,但如果诊断医生熟悉正常的结肠黏膜组织学形态,则无需计数 IEL 或者做 CD3 免疫组织化学染色。LC 中出现轻度的上皮下胶原沉积是可接受的,通常厚度<10μm。如果活检组织中上皮下胶原沉积显著,即使其他表现显示 LC,仍应诊断为 CC。其他特征性表现包括表面上皮损伤,伴杯状细胞减少和固有层慢性炎症细胞增加,尤其是浆细胞增加(图 16.1B)。在少数情况下,可见局灶性轻度活动性(中性粒细胞)隐窝炎(图 16.1C),以及远端结肠伴有潘氏细胞

化生的轻微隐窝结构改变(图 16.1D)。尽管在这种情况下仍可应用 LC 的诊断,但应考虑相关性感染或与药物有关的病因,尤其是在慢性腹泻急性加重的情况下[1,4,5]。

另外,有一些 LC 的变异型。不完全性 LC 或少细胞性 LC 是指 IEL 不太显著的患者(10~20 个/100 个上皮细胞)。LC 的另一种形式的变异型称为隐窝型 LC,这种 LC 中增加的 IEL 局限于隐窝上皮细胞中,而表面上皮中的 IEL 没有明显变化(图 16.1E)。这些变异型应被视为 LC 形态谱系的一部分[6,7]。

胶原性结肠炎

CC 的组织学特征是上皮下胶原带增厚,通常伴有表面上皮细胞的损伤和丧失及固有层慢性炎症细胞的增加(图 16.2A)。背景中的隐窝结构常保留。推荐的诊断标准是胶原带厚度>10μm;但是,通常不需要测量。在典型病例中,胶原带会裹挟紧邻表面上皮的固有层内的毛细血管和炎症细胞(图 16.2B)。对于可疑病例,胶原染色(例如 Masson 三色或天狼星红染色)有助于突出显示胶原带(图 16.2C)。糖蛋白腱生蛋白的免疫组织化学染色也可以勾勒胶原带,但通常不需要。除了增厚的胶原带外,IEL 可不同程度地增加。隐窝炎或隐窝脓肿也可存在,但并不明显[1,4,5]。

报道为"假膜性胶原性结肠炎"的病变(图 16.2D)特征还没有很好地被描述,其成因可能是由不同病因的假膜性结肠炎叠加在已有的 CC 上造成的[4,5,8]。

鉴别诊断

MC 的组织学表现是独特的,通常不会与其他原因所致的结肠炎相混淆,尤其是在内镜和临床表现符合时。急性结肠炎的组织学特征是显著的中性粒细胞浸润,没有或只有轻微的结构变化。特发性炎症性肠病表现为不同程度的慢性隐窝结构变化。MC 中可能出现显著的嗜酸性粒细胞浸润,但如果 MC 的其他诊断特征明确,则不应影响诊断。

在评估活检组织斜切面切片时应格外小心,斜切面切片可能会导致上皮下胶原增厚的假象,但在这种情况下,缺乏炎症性成分。上皮下胶原还可能在息肉中或在具有慢性机械性或缺血性黏膜损伤的区域增厚,尤其是位于远端结肠时,此时,不应诊断为 CC(图 16.3)。与淋巴细胞聚集相关的上皮细胞内包含更多的 IEL,除非其他区域显示出典型的组织学改变,否则不应该诊断 LC。

尽管诊断中应尝试将 MC 进一步区分为不同的亚型如 LC 或 CC,但在某些情况下分类是不可能的,MC 的诊断加上形态学的描述诸如"混合特征""不能进一步分类""倾向淋巴细胞性结肠炎"或"倾向胶原性结肠炎"是可以接受的。

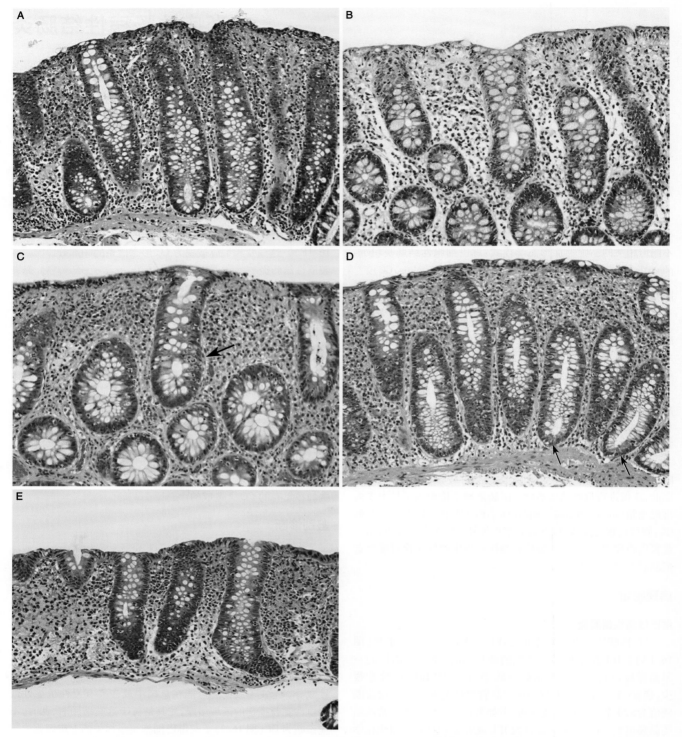

图 16.1　淋巴细胞性结肠炎（LC）。（A）LC 的特征在于明显的上皮内淋巴细胞增多，固有层的慢性炎症及隐窝结构得以保留。（B）表面上皮损伤，伴杯状细胞减少。（C）LC 中偶尔可见轻度活动性隐窝炎（箭头），该活检中还可见略微增厚的上皮下胶原带。（D）左半结肠 LC 的局灶性潘氏细胞化生（箭头）。（E）隐窝型 LC。注意隐窝上皮内的淋巴细胞增多，而表面上皮中没有明显的上皮内淋巴细胞

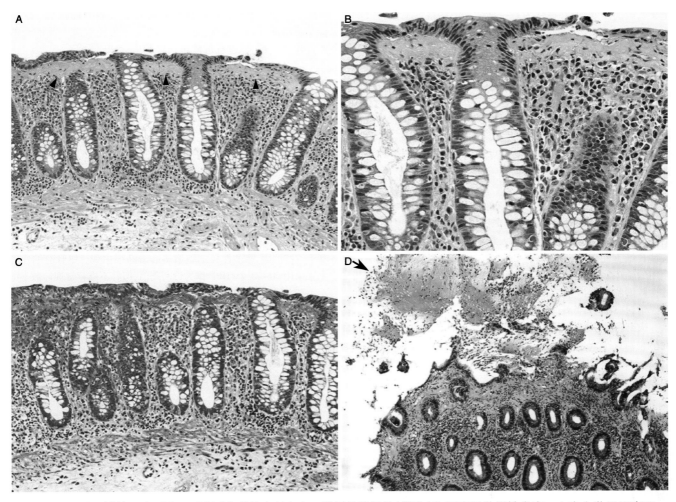

图16.2　胶原性结肠炎(CC)。(A)CC 的特点是上皮下增厚的胶原带(箭头)和固有层的慢性炎症。上皮内淋巴细胞可轻度增多。(B)上皮下毛细血管和炎性细胞被包埋进胶原带,表面上皮损伤和脱落。(C)三色染色突显增厚的胶原带。(D)"假膜性胶原性结肠炎":胶原性结肠炎伴假膜形成(箭头)(Courtesy of Dr.Susan Abraham)

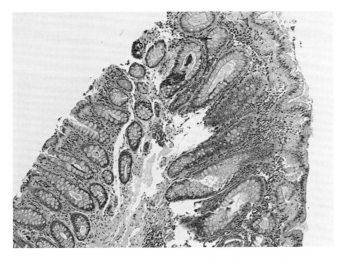

图16.3　直肠假息肉中非特异性上皮下胶原增厚

治疗和预后

　　MC 具有复发性的临床病程,对治疗的反应取决于处理或消除可能潜在的病因,例如乳糜泻和药物。患者的预后可从单次发作后恢复,到严重的难治性疾病。在这些患者的治疗中,重点是应用止泻药和局部作用的类固醇(例如布地奈德)。难治性病例可能需要更有效的免疫抑制或结肠切除[2]。

布雷纳德腹泻病

　　布雷纳德腹泻病(Brainerd diarrhea)是一种具有独特临床病理特征的疾病,被认为是由感染性因素引起的,可能是病毒感染。据报道,该病与饮用水和生乳的摄入有关。组织学上,黏膜变化的特征是表面上皮细胞内的 IEL 增加,而没有隐窝内 IEL 增加,固有层的炎症增加或上皮下胶原增厚[9]。

嗜酸性粒细胞性结肠炎

定义

　　嗜酸性粒细胞性结肠炎(eosinophilic colitis,EC)不是一种定义明确的疾病,通常被认为是一种结肠内嗜酸性粒细胞浸润为主的情况。该诊断的临床意义取决于该术语是作为主要诊断还是作为继发于各种可能原因引起的嗜酸性粒细胞增加的形态学描述[10]。

临床表现

嗜酸性粒细胞性胃肠道疾病的发病机制尚不明确,可能由超敏反应或过敏体质引起。婴儿和新生儿的EC(也称为"过敏性结直肠炎")是由于对牛乳或大豆蛋白过敏导致的一种具有独特临床病理特征的疾病。

嗜酸性粒细胞增多可以继发于各种全身性和局部性疾病。因此,病理医生仅凭形态学改变只能描述性诊断为"嗜酸性粒细胞性结肠炎",同时需要提示临床医生除外以下特殊情况,包括寄生虫感染、炎症性肠病和肥大细胞疾病。原发性EC(或嗜酸性粒细胞性胃肠道疾病)是排除继发性嗜酸性粒细胞浸润后使用的临床病理诊断。一些作者更喜欢使用通用术语"肠型嗜酸性粒细胞增多症"以避免单纯形态学发现和病因性诊断之间的混淆,强调联系临床的重要性[11]。

大部分作者认为发生在婴儿和新生儿的原发性EC("过敏性结直肠炎")是一种独立的疾病,将在下文介绍。年龄较大的EC患者中,男性和女性发病率相当,症状包括腹痛、腹泻和直肠出血。35%的嗜酸性粒细胞性胃肠疾病的患者伴有外周血嗜酸性粒细胞增多。在浆膜型的病变中可能出现腹水。继发性黏膜嗜酸性粒细胞增多的患者的临床表现取决于其潜在的原发疾病病程,但也有可能包括胃肠道症状[12]。

EC的内镜下改变变化很大并且不特异,包括黏膜正常、红斑、血管消失、结节状和溃疡。病变可以出现在整个结肠,但是以升结肠和直肠更常见。肠壁深层受累可导致肠腔缩窄[13]。

病理特征

正常情况下,嗜酸性粒细胞存在于除食管以外的胃肠道黏膜内。由于正常黏膜的变异,因此难以建立嗜酸性粒细胞性胃肠道疾病的诊断阈值。在正常结肠,固有层内嗜酸性粒细胞(以及其他炎症细胞)的数量从近端结肠到远端结肠逐渐递减。据报道,盲肠的嗜酸性粒细胞计数为10~70个/HPF,而直肠为1~10个/HPF。此外,嗜酸性粒细胞计数还具有地域和季节变异。基于这些原因,嗜酸性粒细胞增多的诊断很主观。尽管有的作者主张采用20~25个/HPF作为诊断阈值,但并不推荐常规计数[13]。

组织学特征包括嗜酸性粒细胞增多(比较主观),特别是嗜酸性隐窝炎、隐窝脓肿和脱颗粒。除了以上改变,活检时嗜酸性粒细胞也常出现在黏膜肌和黏膜下层(图16.4A~C)。基于累及肠壁深度的不同,EC分为三种亚型:黏膜型、壁内型和浆膜下型(图16.5A,B)。如上所述,重要的是评估组织学改变时,应考虑到继发性嗜酸性粒细胞增多的原因[14,15]。

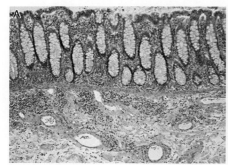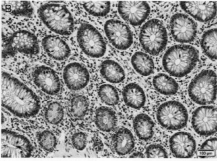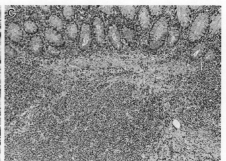

图16.4 嗜酸性粒细胞性结肠炎(EC)。(A)结肠黏膜显示黏膜内和黏膜下嗜酸性粒细胞增多。(B)嗜酸性粒细胞性隐窝炎。(C)EC发生于Churg-Strauss综合征

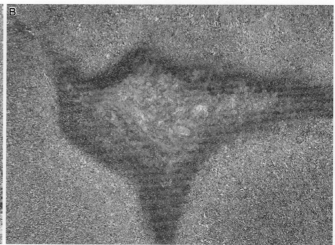

图16.5 壁内嗜酸性粒细胞性结肠炎(EC)。(A)透壁性和浆膜下嗜酸性粒细胞浸润。(B)EC壁内嗜酸性脓肿

表 16.1　结肠嗜酸性粒细胞增多的已知原因

食物过敏
牛乳、大豆、鸡蛋、花生、海鲜
药物
特发性炎症性肠病
寄生虫
结缔组织病
血管炎(Churg-Strauss 综合征)
淋巴造血系统疾病
系统性肥大细胞增多症

表 16.2　(原发性)嗜酸性粒细胞性结肠炎/嗜酸性粒细胞性胃肠炎的临床病理特征

缺乏引起嗜酸性粒细胞增多的潜在疾病
嗜酸性粒细胞增加(主观评估)
嗜酸性粒细胞性隐窝炎和隐窝脓肿
嗜酸性粒细胞脱颗粒
黏膜肌或更深层的嗜酸性粒细胞浸润
小肠绒毛变钝,嗜酸性粒细胞增加

鉴别诊断

原发性 EC 是在除外其他继发性嗜酸性粒细胞增多的情况后的排除性诊断。其他引起结肠嗜酸性粒细胞增多的原因主要包括寄生虫感染、药物、肥大细胞病、朗格汉斯细胞组织细胞增生症、血管炎、炎症性肠病、高嗜酸性粒细胞综合征和嗜酸性粒细胞白血病(表 16.1 和表 16.2)[14]。

治疗和预后

治疗结肠嗜酸性粒细胞增多的患者需要仔细考虑很多潜在的可能因素,治疗方法也要针对不同的病因。原发性 EC 常经历慢性复发性的病程,而治疗则基于症状的严重程度。饮食调整对于成年患者症状控制效果不佳。糖皮质激素通常是有效的,除非潜在的诱因得到控制,否则患者会发生激素依赖并产生副作用。在症状严重的病例可以考虑使用更强效的免疫调节剂,而有并发症的病例则需手术治疗[16]。

过敏性结直肠炎

定义

如上所述,术语"过敏性结直肠炎(allergic proctocolitis)"用于描述主要表现为婴儿或新生儿以对牛乳或大豆蛋白过敏为特征的疾病,其他蛋白质(包括母乳中的蛋白质)也可能罕见地触发过敏反应,因此临床更广泛使用的术语为"食物蛋白诱导的过敏性结直肠炎"或"蛋白质不耐受"[17,18]。

临床表现

患病的新生儿或婴儿通常在出生的最初几个月出现症状。症状的发作是急性的或隐匿的,并且与将牛乳、大豆或其他蛋白质引入母乳喂养的婴儿有关,严重程度与摄入蛋白质的量相关。症状包括血便、血性腹泻,以及不常见的产气增加、呕吐和腹痛。儿童的生长不受影响。内镜检查的发现仅限于直肠和乙状结肠,包括红斑、结节,可有糜烂或溃疡[18]。

病理特征

组织学上,过敏性结直肠炎主要改变位于直肠黏膜。嗜酸性粒细胞增多(通常>60 个/HPF),并倾向于邻近淋巴滤泡。嗜酸性粒细胞性隐窝炎、脱颗粒和黏膜肌层受累常见[19]。

治疗和预后

治疗的重点是消除刺激性蛋白质。患有结直肠炎的婴儿在最初几年内对蛋白质产生耐受性,远期预后良好[17,20]。

肥大细胞增多症和肥大细胞性结肠炎

肥大细胞增多症

定义

肥大细胞增多症(mastocytosis)是一组以一个或多个器官系统中的肿瘤样肥大细胞浸润为特征的疾病。之所以在本节中进行讨论,是因为它是结肠肥大细胞增多的重要鉴别诊断。

临床表现

在 90% 的肥大细胞增多症的成年患者中,KIT 基因(D816V)存在激活突变,导致受体结构性激活和肥大细胞自主增殖。这种突变在儿童中发生的频率较低。在非皮肤型的肥大细胞增多症中结肠可不同程度地受累,最常见的是隐匿性系统性肥大细胞增多症[21,22]。

肥大细胞增多症有多种临床病理表现,三种主要类别是①皮肤肥大细胞增多症,②系统性肥大细胞增多症和③肥大细胞肉瘤。在系统性肥大细胞增多症中,除了骨髓之外,还经常累及肝、脾、淋巴结和胃肠道。60%~80% 患者有胃肠道受累,最常见的表现为腹痛和腹泻。内镜下的表现并不特异,取决于肥大细胞浸润的广度和密度。内镜下表现包括红斑、水肿、黏膜颗粒状、结节状或息肉状病变和溃疡。在某些病例,黏膜可表现正常[23,24]。

病理特征

正常情况下,肥大细胞在固有层中单核细胞的占比<5%,计数<15 个/HPF。在正常反应性或炎性情况下,肥大细胞通常轻度增加并均匀分布在固有层,无聚集。不存在或者仅有轻度的结构变形。使用世界卫生组织(WHO)定义的标准诊断系统性肥大细胞增多症,包括主要和次要标准。主要标准要求在皮肤以外部位大于 15 个肥大细胞的紧密细胞簇。肿瘤细胞常常与嗜酸性粒细胞混合(图 16.6A)。在 H&E 染色时,肥大细胞具有异型性,通常具有拉长或梭形的细胞形态(图 16.6B),类胰蛋白酶或 CD117 免疫组织化学染色很有帮助(图 16.6C,D)。其

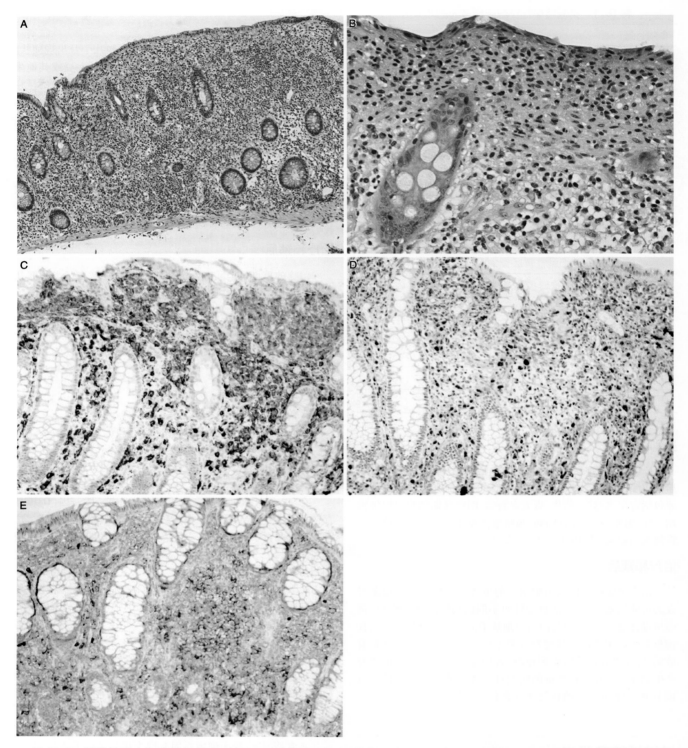

图 16.6　系统性肥大细胞增多症累及结肠。(A) 固有层扩大,单核细胞浸润并伴有大量嗜酸性粒细胞浸润。(B) 高倍镜
　　　显示卵圆形到梭形肥大细胞,并通过 CD117(C) 和类胰蛋白酶(D) 的免疫组织化学染色确认。(E) 系统性肥大细胞增多
　　　症中的肥大细胞 CD25 阳性

他支持诊断的表现包括肥大细胞异常表达 CD2 和/或 CD25 及
血清类胰蛋白酶的升高（图 16.6E）[21]。在没有临床怀疑或明
确诊断系统性肥大细胞增多症的患者中,偶尔会出现孤立的肠
内异型肥大细胞聚集,这被认为是偶然的发现,可能没有临床
意义[25]。

鉴别诊断

　　对胃肠道中肥大细胞浸润进行组织学评估的目的是区
分反应性浸润和肿瘤浸润。重要的考虑因素包括簇状、结
节状或片状的浸润方式及 CD2 和/或 CD25 免疫组织化学
染色。

治疗和预后

系统性肥大细胞增多症的治疗集中在几种方法上,包括避免肥大细胞脱颗粒的触发因素,急性和慢性肥大细胞介质释放的治疗及对肥大细胞器官浸润的治疗。通常由介质释放引起的症状可以通过组胺受体拮抗剂、色甘酸钠、皮质类固醇和抗过敏药等药物来控制。干扰素、氟达拉滨、克拉屈滨和酪氨酸激酶抑制剂等药物也有应用。系统性肥大细胞增多症的总体预后取决于疾病的变异型和肥大细胞对器官的浸润程度[26]。

肥大细胞性结肠炎

"肥大细胞性小肠结肠炎"是 Jakate 等提出的一种疾病,定义为以腹泻为主的肠易激综合征的临床表现和黏膜肥大细胞增多(>20 个/HPF)的患者。这项研究中的大部分患者有对抗组胺的 H_1 受体阻滞剂治疗症状反应。该疾病的组织学评估需要应用肥大细胞染色。目前,该诊断尚未被广泛接受,有待进一步研究[27]。

急性自限性结肠炎

定义

急性自限性结肠炎(acute self-limited colitis)是一种临床病理诊断,活检显示中性粒细胞浸润为主的炎症,而没有其他特异性的损伤模式,例如假膜形成、肉芽肿/组织细胞模式、缺血性/出血性模式或活动性慢性结肠炎模式[8]。

临床表现

急性自限性肠炎最常由感染引起,组织学改变是由对感染和/或黏膜损伤的急性炎症反应引起的。因此,该诊断术语通常与"急性感染性结肠炎"互换使用。较少见的情况是,类似的改变可发生在由于药物(例如 NSAID)甚至在炎症性肠病的早期发展阶段(表 16.3)[28,29]。

表 16.3　急性自限性结肠炎的常见原因

感染
空肠弯曲菌
沙门菌属
志贺菌属
小肠结肠炎耶尔森菌
弧菌属
大肠埃希菌属
气单胞菌属
艰难梭菌(罕见)
溶组织阿米巴
隐孢子虫属
肠道病毒
药物
非甾体抗炎药(NSAID)
抗生素
化疗

患者表现为急性发作的腹痛和血性腹泻,并常伴有发热、乏力等全身症状,也可出现上消化道症状。结肠黏膜的内镜下表现是多样的,包括红斑、水肿、渗出和糜烂或溃疡。末端回肠也可受累[29]。

病理特征

典型特征是固有层内以中性粒细胞为主的炎症,伴有隐窝炎和/或隐窝脓肿,通常累及黏膜的上半部分,而没有慢性损伤的特征(图 16.7)。可出现假膜和阿弗他样溃疡。在感染后期,可出现隐窝结构变形和较大的溃疡,从而需要和炎症性肠病相鉴别[4,8,30]。

鉴别诊断

鉴别诊断包括可导致黏膜损伤的其他感染性和非感染性原因(表 16.3)。鉴定特定感染原需要做粪便检查,包括培养。药物引起的结肠损伤可以类似急性自限性结肠炎,因此联系临床是必要的。炎症性肠病表现出典型的结构扭曲和慢性炎症改变,包括基底浆细胞增多。急性缺血性结肠炎可含有中性粒细胞,然而,出血和坏死更为突出[8,30]。

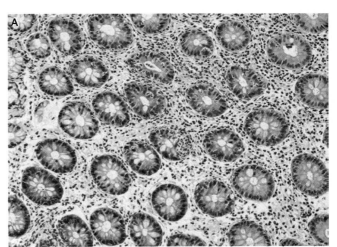

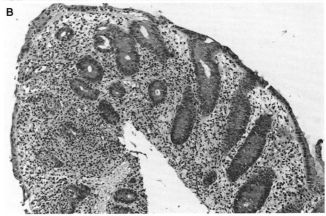

图 16.7　急性自限性结肠炎。(A)急性结肠炎,与自限性结肠炎一致。存在中性粒细胞性隐窝炎而隐窝结构保留。(B)由于沙门菌感染引起的急性结肠炎。水肿、隐窝炎、隐窝脓肿和轻度隐窝结构改变

治疗和预后

大多数急性自限性结肠炎病例在对症治疗后消退,病原体并不常见。在严重或进展性病例中,可以给予适当的抗生素治疗。如果损伤是药物引起的,需要调整药物治疗。

局灶性活动性结肠炎

局灶性活动性结肠炎(focal active colitis)是一种描述性诊断,指的是在正常结构的背景下黏膜的局灶性中性粒细胞浸润(图 16.8)。这些病灶可能无法在内镜下看到,也可能被视为阿弗他样溃疡。认识这种模式的重要性在于其与克罗恩病有一定的关联,尤其是在儿童患者中。更常见的是,这些病灶可由肠道准备、药物(例如 NSAID)或感染引起[31,32]。

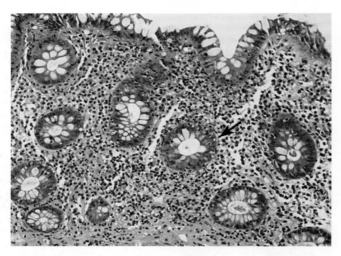

图 16.8   局灶性活动性结肠炎。炎症的特征是固有层的浆细胞增加和局灶性隐窝炎(箭头)

放射性结肠炎/直肠炎

定义

放射性结肠炎(radiation colitis)是由暴露于放射线引起的伤害,是在接受治疗的癌症患者中发生的并发性损伤。

临床表现

最常见于直肠、妇科、膀胱或前列腺癌治疗的患者。急性直肠炎是由于放射场中的细胞 DNA 直接损伤引起的,尤其是增殖较快的黏膜上皮细胞。慢性损伤性改变是由于黏膜再生、纤维化和血管损伤及新生血管形成导致的局部缺血共同引起的[33]。

急性直肠炎发生在放射治疗后几天之内,黏膜显示水肿、红斑和质脆。慢性改变发生于数周或数月后,包括黏膜萎缩和毛细血管扩张、溃疡、狭窄、瘘管和粘连。

病理特征

急性放射性直肠炎的特征是上皮损伤,包括凋亡增加,反应性和退变性的核非典型性及腺体扩张。炎症通常是轻度的,主要是嗜酸性粒细胞和中性粒细胞浸润。固有层充血和水肿(图 16.9A)。在慢性放射性直肠炎中,可见黏膜毛细血管扩张和隐窝结构变形、非典型间质细胞、间质纤维化和血管玻璃样变性(图 16.9B)。黏膜变化可类似于慢性缺血性损伤。壁内纤维化可导致狭窄形成[34]。

鉴别诊断

在了解临床病史情况下,放射性直肠炎的诊断并不困难。血管变化与门静脉高压性直肠病或血管发育不良相似。结构扭曲与炎症性肠病的改变相似但不存在炎症性肠病的炎症改变[34]。

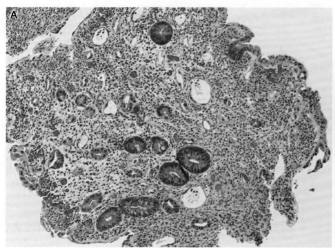
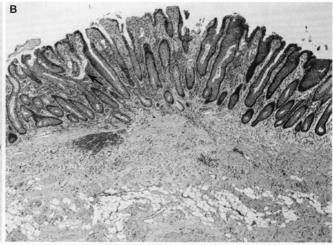

图 16.9   放射性直肠炎。(A)急性放射性直肠炎。固有层轻度炎症,腺体萎缩,隐窝扩张和缺失,散在的伴有放射非典型的隐窝上皮细胞。(B)慢性放射性直肠炎。黏膜显示纤维化,轻度慢性炎症,扩张的血管(箭头)和隐窝结构扭曲。黏膜下层纤维化和脂肪瘤样改变

治疗和预后

急性放射性直肠炎是自限性的疾病,可通过止泻治疗、水合作用和停止放射暴露进行治疗。慢性放射性直肠炎的治疗取决于并发症的性质。黏膜出血可以通过激光和射频消融术等内镜技术来控制。狭窄可通过内镜下扩张。手术治疗用于瘘管、狭窄和局部重建[35]。

憩室病相关节段性结肠炎

定义

憩室病相关节段性结肠炎(diverticular disease-associated segmental colitis)是一种在结肠憩室区域发生的节段性炎症过程,临床上也称为与憩室病相关的节段性结肠炎。病变可能主要局限于黏膜,但是当憩室的较深部分受累时,通常伴有纤维化的壁内或透壁性炎症[36]。

临床表现

局限于表面黏膜的炎症是由于黏膜长期脱垂导致的刺激所致。累及憩室的炎症导致肠壁深层炎症、溃疡和纤维化。病变仅限于憩室累及的结肠肠段[37]。

憩室病相关节段性结肠炎常发生在年龄较大的患者,多表现为血便,需要内镜检查。通常发生在少数(<5%)憩室病的患者。降结肠和乙状结肠憩室病时结肠黏膜出现炎症改变,伴有红斑或糜烂(图16.10)。直肠和近端结肠不受累[37,38]。

病理特征

组织学上,病变范围可从轻度活动性慢性结肠炎(图

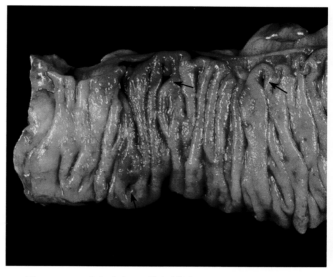

图 16. 10　憩室病相关节段性结肠炎。斑片状的黏膜水肿、充血和浅溃疡。注意憩室的开口(箭头)

16.11A)到重度活动性溃疡性疾病。可有基底浆细胞增多、淋巴细胞聚集、隐窝炎、隐窝脓肿和隐窝结构扭曲表现,与炎症性肠病相似。也可表现透壁炎症和形成不良或隐窝相关的肉芽肿,需要与克罗恩病相鉴别(图16.11B)[5,39]。

鉴别诊断

憩室病相关节段性结肠炎节段受累类似于克罗恩病,尤其是在有透壁炎症和纤维化时,故主要鉴别诊断是炎症性肠病。仅在憩室病区域有病变是鉴别诊断的重要因素。在女性患者中,伴有继发性黏膜炎症的乙状结肠狭窄的一个不常见原因是肠壁子宫内膜异位[39]。

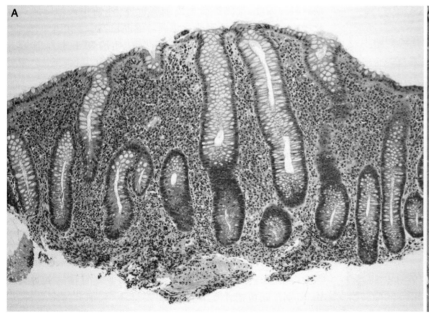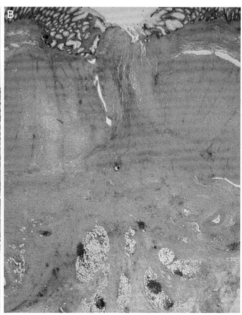

图 16. 11　憩室相关节段性结肠炎。(A)轻度活动性慢性炎症伴有隐窝结构扭曲,与特发性炎症性肠病相似。(B)类似于克罗恩病的透壁性慢性炎改变

治疗和预后

治疗遵循憩室病的治疗,包括肠道休息、抗生素、纤维素和抗炎药物治疗,对大多数患者都有疗效。对药物治疗无效的患者需要手术切除。

转流性结肠炎

定义

转流性结肠炎是粪便通过外科手术改道后结肠或直肠的炎症。

临床表现

转流性结肠炎(diversion colitis)是由于排出段中缺乏短链脂肪酸引起的病变。这些脂肪酸是由结肠厌氧菌产生的,是结肠细胞的营养来源。缺乏脂肪酸会导致上皮损伤和炎症[40]。

如上所述,常发生在特定的临床患者群。转流的原因可是肿瘤或非肿瘤性疾病。转流手术可以是伴有远端肠段关闭的结肠造口术或回肠造口术(例如,Hartmann 手术)。发生在大多数接受该手术的患者中,但是只有少数患者出现症状。患者在术后几个月以后开始出现黏液样或血性排出物,伴或不伴腹痛。在内镜下,黏膜显示出红斑、水肿、结节和阿弗他样溃疡[41]。

病理特征

最典型的组织学改变是反应性黏膜淋巴组织增生,对应于肉眼和内镜下可见的结节状改变。其他改变包括活动性慢性黏膜炎伴隐窝炎、隐窝脓肿、结构扭曲和阿弗他样溃疡(图16.12)[42]。

鉴别诊断

炎症性肠病是通常需要鉴别的疾病,尤其是在已知病史的

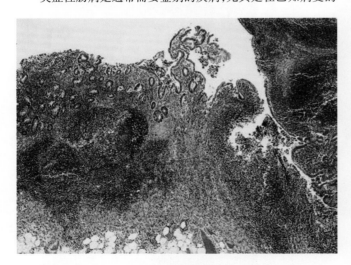

图 16.12 Hartmann 术后造袋慢性转流性直肠炎,以明显淋巴组织增生为特征。伴有慢性溃疡性直肠炎相关的背景变化

患者中。在溃疡性结肠炎患者中,最初接受腹部结肠切除术并造直肠残端(Hartmann 袋)时,转流性结肠炎可能与溃疡性结肠炎的背景并存。在某些病例,也可与急性自限性(感染性)结肠炎表现相似。

治疗和预后

大多数患者无症状,不需要治疗干预。在经历粪便转流的患者中,炎症变化消退。不进行转流手术的患者可以从短链脂肪酸灌肠中获益[40]。

自身免疫性结肠病

定义

自身免疫性结肠病(autoimmune colopathy/enterocolopathy)是自身免疫性小肠结肠病的一部分,主要通过自身免疫机制发生。大多数有自身免疫性肠病的患者也显示结肠受累[43]。

临床表现

自身免疫性结肠病的病因和发病机制尚未明确。大多数患者具有抗肠上皮细胞抗体,并且许多患者还患有潜在的免疫缺陷综合征。但是,抗肠上皮细胞抗体并不特异,并且可存在于其他疾病,例如 HIV 感染、炎症性肠病或乳糜泻。一些患者还具有其他抗体,例如抗杯状细胞抗体、抗壁细胞抗体和抗核抗体。与其相关的遗传性疾病综合征包括免疫功能失调、多内分泌病和 X 连锁综合征,以及自身免疫性多内分泌病、黏膜皮肤念珠菌病和外胚层营养不良综合征[44]。

自身免疫性结肠病患者可出现分泌性腹泻、吸收不良,对无麸质饮食或全胃肠外营养无反应的患者还可以出现严重体重减轻。因此,检测抗肠上皮细胞抗体,评估相关的临床状况及排除其他可能的原因非常重要。诊断已有一套相应的标准。结肠的内镜检查结果包括黏膜红斑、质脆和正常血管模式消失[45]。

病理特征

组织学上,结肠黏膜显示出不同程度的混合性炎症和结构变化,包括淋巴浆细胞性炎症、中性粒细胞隐窝炎、隐窝脓肿和上皮内淋巴细胞增多,后者在隐窝基底部尤为显著。凋亡小体易见,在有抗杯状细胞抗体的病例,则杯状细胞、内分泌细胞和潘氏细胞可减少或消失(图 16.13)。在小肠,会出现绒毛严重变钝的吸收不良表现[44]。

鉴别诊断

有自身免疫性结肠病的患者通常由于其临床表现而同时需要内镜检查。小肠活检通常显示出吸收不良模式的显著变化,鉴别诊断包括乳糜泻、热带口炎性腹泻、细菌过度生长、奥美沙坦相关的肠病。如果小肠活检可以实施,则应结合小肠的变化来解释结肠活检所见。如果只是单独评估,结肠活检可能类似于其他更常见的损伤模式[44]。

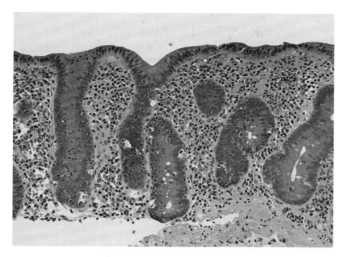

图 16.13　自身免疫性结肠病。结肠黏膜显示淋巴浆细胞性浸润，上皮内淋巴细胞轻度增加，可见凋亡小体。注意没有杯状细胞和潘氏细胞

治疗和预后

除包括全肠外营养在内的营养管理外，免疫抑制是自身免疫性结肠病患者治疗的主要方法[46,47]。

软斑病

定义

软斑病（malakoplakia）是一种罕见的疾病，其特征是含有 Michaelis-Gutmann 小体的组织细胞炎症。

临床表现

该疾病是由于巨噬细胞功能缺陷导致无法消化溶酶体中的微生物所致。最常见的微生物是革兰氏阴性细菌，尤其是大肠埃希菌。溶酶体含有各种消化后的细菌，这些细菌被钙、磷酸盐和铁同心包裹，形成诊断性 Michaelis-Gutmann 小体[48]。

软斑病最常累及泌尿生殖道。在胃肠道内，左半结肠是最常见的部位。患者可能存在潜在的免疫缺陷，少数患者伴有结肠腺癌。尿路病变在女性较多见，而尿路外病变则没有年龄、性别或种族差异。患者通常出现腹泻、发热和腹痛，无梗阻。内镜检查，最常见的发现是灰黄色的黏膜斑块或结节。也可表现为多结节、息肉样或肿块[49]。

病理特征

组织学上，大量具有嗜酸性胞质的组织细胞弥漫浸润，并与中性粒细胞混合浸润。数量不等的组织细胞内含 Michaelis-Gutmann 小体（图 16.14A，B）。其结构为圆形的板层状凝结物，可以用冯·库萨（von Kossa）钙染色显示（图 16.14C）[49]。

鉴别诊断

软斑病的鉴别诊断包括含有丰富组织细胞的其他疾病（感

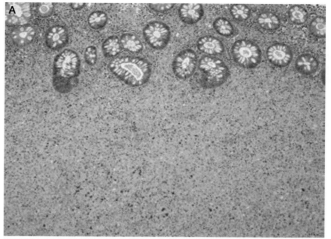

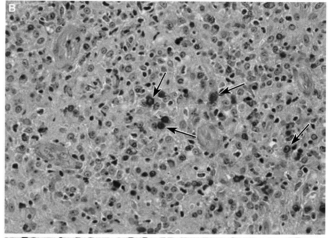

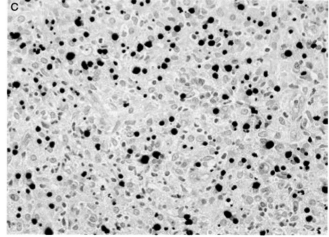

图 16.14　软斑病。（A）密集组织细胞浸润，混合其他炎症细胞（包括中性粒细胞）的浸润。（B）具有丰富嗜酸性胞质的组织细胞，伴有大量 Michaelis-Gutmann 小体（箭头），后者是软斑病的特征性病变。（C）冯科萨染色显示 Michaelis-Gutmann 小体

染性和非感染性）。感染性疾病包括分枝杆菌和真菌感染及 Whipple 病。非感染性疾病包括贮积疾病和黄色肉芽肿反应。后者与软斑病非常相似，但缺乏 Michaelis-Gutmann 小体。黏膜黄色瘤通常很小，不太可能与软斑病相混淆。

治疗和预后

考虑到细菌在软斑病发病机制中的作用,使用抗生素治疗取得了不同的疗效。如果临床上有适应证,可以手术切除受累肠段[49,50]。

脐带结肠炎综合征

脐带结肠炎综合征(cord colitis syndrome)是一种在没有移植物抗宿主病或其他致病原因存在时,在脐带血造血干细胞移植后出现的持续性腹泻性疾病。在 Herrera 等人最初报道的患者中,该综合征在移植后 3~10 个月发生。内镜下可见典型的黏膜损伤变化,包括红斑、水肿和溃疡。尽管通常在结肠中诊断,但病变也可累及胃肠道的其他区域。病因疑为感染性病原体,但是致病微生物尚未明确[51,52]。

组织学上,大部分疾病的特征是包括肉芽肿性炎在内的活动性慢性结肠炎(见第 15 章图 15.42)。可出现固有层和隐窝内的中性粒细胞浸润,轻度的隐窝结构改变和左半结肠潘氏细胞化生。与移植物抗宿主病相比,凋亡一般较少见。肉芽肿可形成良好或者为松散的组织细胞聚集。重要的是,临床病理评估应包括微生物学检测和特殊染色,以排除引起相同变化的其他感染性因素[51]。使用氟喹诺酮和甲硝唑等抗生素治疗后,脐带结肠炎综合征患者病情可得到改善。但是,治疗中断后复发很常见[51]。

系统性疾病中的结肠炎

移植物抗宿主病

定义

移植物抗宿主病(graft-versus-host disease)是供体 T 淋巴细胞攻击宿主引起的免疫反应。

临床表现

临床表现取决于多种因素,包括供体和受体之间的抗原性(主要是 HLA)不匹配,先前的致敏和预防处理。有理论提出,由于预处理及随后的供体针对宿主抗原的 T 细胞活化和克隆性扩增引起的组织损伤是急性移植物抗宿主病的基础。在慢性移植物抗宿主病中,供体 T 细胞克隆性增殖的持续,加上可能的自身免疫现象,导致持续的组织损伤。预防性免疫抑制治疗和减少供体淋巴细胞可减少疾病的发作和强度[53]。

根据发作时间和临床表现分为急性或慢性:如果在移植后 100 天内发生,则为急性;如果在 100 天之后发生,则为慢性。但是,这种相对随机的定义之间存在重叠,于是最近的指南推荐以下分类标准来对二者进行区分:①经典急性移植物抗宿主病(≤100 天);②持续性、复发性或迟发急性移植物抗宿主病(>100 天);③经典的慢性移植物抗宿主病(任何时间具有慢性移植物抗宿主病的特征);④重叠综合征(任何发病时间,有急性和慢性特征)[54]。

胃肠道是仅次于皮肤的第二常见的受累部位。胃肠道受累的患者表现为恶心、呕吐、腹泻、血便和腹痛。典型的内镜检查发现包括"橙皮"外观、红点、黏膜剥脱和较大的黏膜缺损。直肠和乙结肠活检诊断率最高。不过,上消化道也可取活检,但最好是十二指肠活检[55]。

病理特征

组织学上,移植物抗宿主病在黏膜活检中最具诊断价值的特征是上皮细胞凋亡增加,尤其在黏膜增生区易见。在结肠,凋亡见于隐窝上皮。没有隐窝结构破坏的隐窝上皮凋亡是该病的最早期表现。更严重的损伤包括隐窝扩张和丢失、隐窝炎,隐窝脓肿,然后是溃疡(图 16.15A,B)。NIH 的病理工作组建议分为三类报告:①没有移植物抗宿主病,②可能有移植物抗宿主病,以及③很可能有移植物抗宿主病。但是,目前尚无任何一种普遍接受的分类[54]。

对于急性移植物抗宿主病,也没有普遍接受的分级方案。目前最常用的结肠移植物抗宿主病分级系统是由 Lerner 描述的:

1 级:散在的孤立隐窝凋亡,无隐窝丢失

2 级:隐窝凋亡,个别隐窝丢失

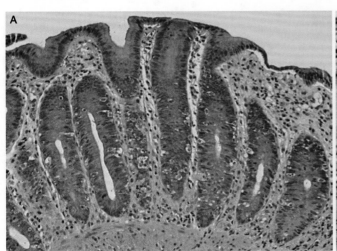
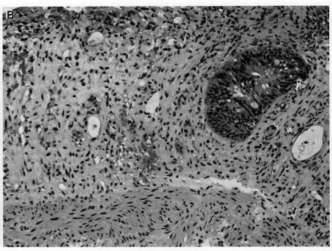

图 16.15 移植物抗宿主病(GVHD)。(A)具有大量隐窝凋亡的 GVHD。(B)具有显著隐窝丢失和表面糜烂的 GVHD

3 级:两个或更多相邻的隐窝丢失

4 级:广泛的隐窝丢失,伴黏膜剥脱

鉴别诊断

组织学鉴别诊断包括其他原因导致的结肠炎,尤其是感染(如巨细胞病毒)和药物毒性。鉴别时,应行巨细胞病毒的免疫组织化学染色。临床上怀疑有移植物抗宿主病的大多数患者在活检中均有支持性发现。移植物抗宿主病也可能与其他病因引起的结肠炎并存。

治疗和预后

一线治疗的主要方法是使用免疫抑制剂和皮质类固醇,在急性移植物抗宿主病患者中,<50% 持续有效,在慢性移植物抗宿主病患者中 40% ~ 50% 持续有效。二线治疗包括其他免疫抑制剂,以及最近使用的靶向疗法。尽管进行了治疗,慢性移植物抗宿主病本身或其治疗相关并发症仍然是致病和死亡的主要原因[53]。

结节病

结节病(sarcoidosis)是一种病因不明的慢性肉芽肿性疾病,其中 90% 的病例累及肺。大约 50% 肺部疾病患者也有肺外受累,胃肠道受累少于 5%。胃肠道结节病最常见于胃,直肠肛门和结肠较少累及。结节病在非裔美国人和女性中更为多见[56]。

胃肠道结节病的临床表现包括腹痛、体重减轻、蛋白质丢失性肠病、梗阻症状和出血。内镜表现取决于受累程度,包括外观正常的黏膜、红斑、弥漫性增厚、结节和溃疡[56]。

组织学上,结节病表现为非坏死性肉芽肿,可以是孤立的或融合的,伴或不伴溃疡(图 16.16)。结节病的鉴别诊断主要包括导致肉芽肿样炎症的其他原因,其中最主要的是克罗恩病和感染。对诊断有用的临床线索是结节病病史(如果存在)。在需要鉴别的病例中,至少应进行抗酸染色和真菌染色,并且在重复内镜检查时应考虑组织培养[57]。

皮质类固醇是结节病患者的第一线治疗,在进展性病例中,也可考虑使用其他药物,如甲氨蝶呤[56]。

白塞病

白塞病(Behçet disease)是一种影响多个器官的系统性血

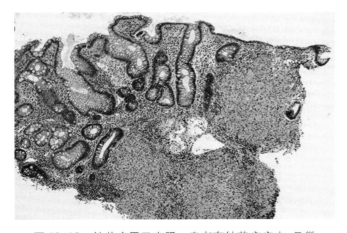

图 16.16　结节病累及直肠。患者有结节病病史,且微生物染色均为阴性。病变中有多个形态良好的融合性非坏死性肉芽肿,与黏膜损伤相关

管疾病。该疾病以口腔溃疡和其他部位,包括生殖器、眼、皮肤、关节、中枢神经系统和胃肠道受累为特征。过敏反应测试可阳性,表现为对轻微皮肤损伤的过度反应。该病在中东和亚洲地区更为常见(“丝绸之路病”),在西方国家很少见。据报道,3% ~ 26% 的白塞病患者有胃肠道受累,与成人相比儿童更多见[58]。

胃肠道白塞病相关的症状包括腹痛、便血、腹泻、恶心和呕吐。该病最常累及回肠末端和右半结肠。其他胃肠道部位也可受累。溃疡通常是阿弗他样或更大,后者可伴特征性的穿孔,可呈单个或多个,圆形或卵圆形。溃疡通常位于肠系膜对侧缘,这是与克罗恩病区别的特征[59]。

组织学上,最早的异常改变是局灶性活动性结肠炎,对应于阿弗他样病变。这些病灶扩大成为明确的溃疡,可能很深并且与透壁炎症和淋巴细胞聚集相关。邻近的黏膜炎症伴再生,但其余的背景黏膜基本上是正常的。通常不见缺血性黏膜变化。可形成狭窄、穿孔和瘘管。血管炎累及黏膜下和浆膜下血管,主要累及静脉(见第 15 章图 15.43)。血管炎的特征是壁内单核细胞和中性粒细胞浸润。其他部位的静脉也可受累(如皮肤血栓性静脉炎)[60]。

白塞病的鉴别诊断包括引起溃疡的其他原因,如克罗恩病和 NSAID 引起的溃疡。目前,白塞病的首选治疗是用 TNF-α 抑制剂英夫利昔单抗替代较老的药物。外科治疗适用于伴有并发症的患者,吻合口周围复发也很常见[59]。

慢性肉芽肿病

慢性肉芽肿病(chronic granulomatous disease,CGD)是一种遗传性免疫缺陷疾病,影响吞噬细胞的 NADPH 氧化酶系统,该系统产生超氧化物,在杀死细胞内微生物方面具有重要作用。本病涉及多个基因突变,最常见的是具有 X 连锁隐性遗传模式的 CYBB 突变。其他突变是常染色体隐性遗传。在美国,CGD 的发病率为 1/20 万,大多数患者在 5 岁之前被诊断。该疾病将预期寿命降低到 25 ~ 35 岁[61]。

胃肠道受累见于绝大多数患者,结肠受累最常见。内镜检查表现包括跳跃性、活动性慢性结肠炎和肛门直肠受累,包括狭窄。组织学上,可见含色素的(脂褐素负载)巨噬细胞(见第 15 章图 15.41)、肉芽肿和活动性慢性结肠炎。抗酸和真菌染色通常阴性[62]。

治疗包括积极的抗生素预防和治疗、γ 干扰素注射和干细胞移植。基因治疗仍处于试验阶段,将来可能成为一种治疗选择[63]。

普通变异型免疫缺陷

普通变异型免疫缺陷(common variable immunodeficiency,CVID)综合征也称为成年型低丙种球蛋白血症,是仅次于 IgA 缺乏症的第二常见的免疫缺陷综合征,也是成人中最常见的具有症状的免疫缺陷病。该病是 B 淋巴细胞发育异常导致免疫球蛋白产生缺陷而发生的。大约 10% 的病例具有已知的与该疾病有关的突变[64]。

CVID 的临床表现涉及多个受累器官。胃肠道是第二常见受累器官(仅次于呼吸道),10% ~ 40% 的病例出现并发感染。症状包括腹胀、腹痛和腹泻。上下消化道均可见内镜下异常,

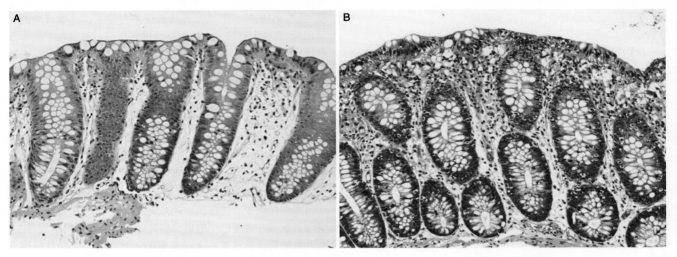

图16.17　普通变异型免疫缺陷。（A）结肠黏膜无异常,固有层基本无浆细胞。（B）固有层有淋巴细胞性结肠炎模式的病变,但伴有凋亡和浆细胞缺失

如胃炎、小肠绒毛萎缩和结肠炎[64,65]。

　　组织学上,大约三分之二的患者固有层浆细胞减少;其余患者中,浆细胞数量似乎足够,但功能低下。在结肠中,黏膜异常表现多样,包括类似于静止或活动性炎症性肠病的变化、凋亡增加、肉芽肿、感染、镜下结肠炎或结节状淋巴组织增生(图16.17A,B)。因此,这些变化并不特异,应结合临床病史进行解释。CVID还与恶性肿瘤风险增加相关[66]。

　　CVID主要的预防性管理是终身置换免疫球蛋白,并预防性应用抗生素。根据具体的临床表现,可能需要其他治疗方法[64]。

（袁琳　译　王娅兰　审）

参考文献

1. Langner C, Aust D, Ensari A, Villanacci V, Becheanu G, Miehlke S, et al. Histology of microscopic colitis-review with a practical approach for pathologists. Histopathology. 2015;66(5):613–26.

2. Storr MA. Microscopic colitis: epidemiology, pathophysiology, diagnosis and current management—An update. ISRN Gastroenterol. 2013;2013(18):1–12.

3. Cruz-Correa M, Milligan F, Giardiello FM, Bayless TM, Torbenson M, Yardley JH, et al. Collagenous colitis with mucosal tears on endoscopic insufflation: a unique presentation. Gut. 2002;51(4):600.

4. Patil DT, Odze RD. Biopsy diagnosis of colitis: an algorithmic approach. Virchows Arch. 2018;472(1):67–80.

5. Choi EK, Appelman HD. Chronic colitis in biopsy samples: is it inflammatory bowel disease or something else? Surg Pathol Clin. 2017;10(4):841–61.

6. Goldstein NS, Bhanot P. Paucicellular and asymptomatic lymphocytic colitis: expanding the clinicopathologic spectrum of lymphocytic colitis. Am J Clin Pathol. 2004;122(3):405–11.

7. Guagnozzi D, Landolfi S, Vicario M. Towards a new paradigm of microscopic colitis: Incomplete and variant forms. World J Gastroenterol. 2016;22(38):8459–71.

8. Jessurun J. The differential diagnosis of acute colitis: clues to a specific diagnosis. Surg Pathol Clin. 2017;10(4): 863–885.12.

9. Osterholm MT, MacDonald KL, White KE, Wells JG, Spika JS, Potter ME, et al. An outbreak of a newly recognized chronic diarrhea syndrome associated with raw milk consumption. JAMA. 1986;256(4):484–90.

10. Díaz Del Arco C, Taxonera C, Olivares D, Fernández Aceñero MJ. Eosinophilic colitis: case series and literature review. Pathol Res Pract. 2018;214(1):100–4.

11. Hurrell JM, Genta RM, Melton SD. Histopathologic diagnosis of eosinophilic conditions in the gastrointestinal tract. Adv Anat Pathol. 2011;18(5):335–48.

12. Okpara N, Aswad B, Baffy G. Eosinophilic colitis. World J Gastroenterol. 2009;15(24):2975–9.

13. Gaertner WB, Macdonald JE, Kwaan MR, Shepela C, Madoff R, Jessurun J, Melton GB. Eosinophilic colitis: University of Minnesota experience and literature review. Gastroenterol Res Pract. 2011;2011:857508. https://doi.org/10.1155/2011/857508.

14. McCarthy AJ, Sheahan K. Classification of eosinophilic disorders of the small and large intestine. Virchows Arch. 2018;472(1):15–28.

15. Conner JR, Kirsch R. The pathology and causes of tissue eosinophilia in the gastrointestinal tract. Histopathology. 2017;71(2):177–99.

16. Zhang M, Li Y. Eosinophilic gastroenteritis: a state-of-the-art review. J Gastroenterol Hepatol. 2017;32(1):64–72.

17. Nowak-Węgrzyn A. Food protein-induced enterocolitis syndrome and allergic proctocolitis. Allergy Asthma Proc. 2015;36(3):172.

18. Koksal BT, Barıs Z, Ozcay F, Yilmaz OO. Single and multiple food allergies in infants with proctocolitis. Allergol Immunopathol (Madr). 2018;46(1):3–8.

19. Winter HS, Antonioli DA, Fukagawa N, Marcial M, Goldman H. Allergy-related proctocolitis in infants: diagnostic usefulness of rectal biopsy. Mod Pathol. 1990;3(1):5.

20. Bischoff SC. Food allergy and eosinophilic gastroenteritis and colitis. Curr Opin Allergy Clin Immunol. 2010;10(3):238–45.

21. Magliacane D, Parente R, Triggiani M. Current concepts on diagnosis and treatment of mastocytosis. Transl Med UniSa. 2014;8:65–74.

22. Valent P, Akin C, Metcalfe DD. Mastocytosis: 2016 Updated WHO classification and novel emerging treatment concepts. Blood. 2017;129(11):1420–7.

23. Ramsay DB, Stephen S, Borum M, Voltaggio L, Doman DB. Mast cells in gastrointestinal disease. Gastroenterol Hepatol (NY). 2010;6(12):772–7.

24. Kochi S, Nakamura S, Oshiro Y, Kurahara K, Kawasaki K, Yaita H, Fuchigami T. Endoscopic findings of indolent systemic

mastocytosis involving the colon. Endoscopy. 2014;46 Suppl 1 UCTN:E678–9. https://doi.org/10.1055/s-0034–1390916.

25. Johncilla M, Jessurun J, Brown I, Hornick JL, Bellizzi AM, Shia J, Yantiss RK. Are enterocolic mucosal mast cell aggregates clinically relevant in patients without suspected or established systemic mastocytosis? Am J Surg Pathol. 2018;42(10):1390–5.

26. Vaes M, Benghiat FS, Hermine O. Targeted treatment options in mastocytosis. Front Med (Lausanne). 2017;4:110.

27. Jakate S, Demeo M, John R, Tobin M, Keshavarzian A. Mastocytic enterocolitis: increased mucosal mast cells in chronic intractable diarrhea. Arch Pathol Lab Med. 2006;130(3):362–7.

28. Lamps LW. Infective disorders of the gastrointestinal tract. Histopathology. 2007;50(1):55–63.

29. Meuwissen SG, Vandenbroucke-Grauls CM, Geboes K. Spectrum of acute self-limiting colitis: role of the clinician and pathologist. Ital J Gastroenterol Hepatol. 1999;31(8):807–16.

30. Kumar NB, Nostrant TT, Appelman HD. The histopathologic spectrum of acute self-limited colitis (acute infectious-type colitis). Am J Surg Pathol. 1982;6(6):523–9.

31. Greenson JK, Stern RA, Carpenter SL, Barnett JL. The clinical significance of focal active colitis. Hum Pathol. 1997;28(6):729–33.

32. Shetty S, Anjarwalla SM, Gupta J, Foy CJ, Shaw IS, Valori RM, Shepherd NA. Focal active colitis: a prospective study of clinicopathological correlations in 90 patients. Histopathology. 2011;59(5):850–6.

33. Grodsky MB, Sidani SM. Radiation proctopathy. Clin Colon Rectal Surg. 2015;28(2):103–11.

34. Fajardo LF. The pathology of ionizing radiation as defined by morphologic patterns. Acta Oncol. 2005;44(1):13–22.

35. Hauer-Jensen M, Wang J, Boerma M, Fu Q, Denham JW. Radiation damage to the gastrointestinal tract: mechanisms, diagnosis, and management. Curr Opin Support Palliat Care. 2007;1(1):23–9.

36. Freeman HJ. Segmental colitis associated diverticulosis syndrome. World J Gastroenterol. 2016;22(36):8067–9.

37. Koutroubakis IE, Antoniou P, Tzardi M, Kouroumalis EA. The spectrum of segmental colitis associated with diverticulosis. Int J Color Dis. 2005;20(1):28–32.

38. Tursi A, Elisei W, Brandimarte G, Giorgetti GM, Lecca PG, Di Cesare L, et al. The endoscopic spectrum of segmental colitis associated with diverticulosis. Color Dis. 2010;12(5):464–70.

39. Lamps LW, Knapple WL. Diverticular disease-associated segmental colitis. Clin Gastroenterol Hepatol. 2007;5(1):27–31.

40. Kabir SI, Kabir SA, Richards R, Ahmed J, MacFie J. Pathophysiology, clinical presentation and management of diversion colitis: a review of current literature. Int J Surg. 2014;12(10):1088–92.

41. Tominaga K, Kamimura K, Takahashi K, Yokoyama J, Yamagiwa S, Terai S. Diversion colitis and pouchitis: a mini-review. World J Gastroenterol. 2018;24(16):1734–47.

42. Yeong M, Bethwaite PB, Prasad J, Isbister WH. Lymphoid follicular hyperplasia—a distinctive feature of diversion colitis. Histopathology. 1991;19(1):55–61.

43. Masia R, Peyton S, Lauwers GY, Brown I. Gastrointestinal biopsy findings of autoimmune enteropathy: a review of 25 cases. Am J Surg Pathol. 2014;38(10):1319–29.

44. Greenson JK. The biopsy pathology of non-coeliac enteropathy. Histopathology. 2015;66(1):29–36.

45. Akram S, Murray JA, Pardi DS, et al. Adult autoimmune enteropathy: Mayo Clinic Rochester experience. Clin Gastroenterol Hepatol. 2007;5:1282–90.

46. Gupta NK, Yilmaz O, Fisher M, Yajnik V. Abatacept: a new treatment option for refractory adult autoimmune enteropathy. J Clin Gastroenterol. 2014;48:55–8.

47. Montalto M, D'Onofrio F, Santoro L, Gallo A, Gasbarrini A,

Gasbarrini G. Autoimmune enteropathy in children and adults. Scand J Gastroenterol. 2009;44:1029–36.

48. Lou TY, Teplitz C. Malakoplakia: pathogenesis and ultrastructural morphogenesis. A problem of altered macrophage (phagolysosomal) response. Hum Pathol. 1974;5(2):191–207.

49. Yousef GM, Naghibi B, Hamodat MM. Malakoplakia outside the urinary tract. Arch Pathol Lab Med. 2007;131(2):297–300.

50. Sato H, Tsukamoto T, Mizuno Y, Ichikawa T, Kotani Y, Honda K, Hatta K, Kuroda M. Endoscopic mucosal resection of a rectal malakoplakia in a healthy adult. Dig Endosc. 2014;26(6):749–51.

51. Herrera AF, Soriano G, Bellizzi AM, Hornick JL, Ho VT, Ballen KK, et al. Cord colitis syndrome in cord-blood stem-cell transplantation. N Engl J Med. 2011;365:815–24.

52. Gupta NK, Masia R. Cord colitis syndrome: a cause of granulomatous inflammation in the upper and lower gastrointestinal tract. Am J Surg Pathol. 2013;37(7):1109–13.

53. Garnett C, Apperley JF, Pavlů J. Treatment and management of graft-versus-host disease: improving response and survival. Ther Adv Hematol. 2013;4(6):366–78.

54. Salomao M, Dorritie K, Mapara MY MY, Sepulveda A. Histopathology of graft-vs-host disease of gastrointestinal tract and liver: An update. Am J Clin Pathol. 2016;145(5):591–603.

55. Endo K, Fujishima F, Kuroha M, Moroi R, Motoyuki Onodera M, et al. Effective and less invasive diagnostic strategy for gastrointestinal GVHD. Endosc Int Open. 2018;6(3):E281–91.

56. Vahid B, Spodik M, Braun KN, Ghazi LJ, Esmaili A. Sarcoidosis of gastrointestinal tract: a rare disease. Dig Dis Sci. 2007;52(12):3316–20.

57. Stemboroski L, Gaye B, Makary R, Monteiro C, Eid E. Isolated gastrointestinal sarcoidosis involving multiple gastrointestinal sites presenting as chronic diarrhea. ACG Case Rep J. 2016;3(4):e198.

58. Zeidan MJ, Saadoun D, Garrido M, Klatzmann D, Six A, Cacoub P. Behçet's disease physiopathology: a contemporary review. Auto Immun Highlights. 2016;7(1):4. https://doi.org/10.1007/s13317–016–0074–1.

59. Skef W, Hamilton MJ, Arayssi T. Gastrointestinal Behçet's disease: a review. World J Gastroenterol. 2015;21(13):3801–12.

60. Kara T, Düşmez AD. Pathologic features of Behçet's disease in the tubular gut. Pathol Res Int. 2012;2012:216254. https://doi.org/10.1155/2012/216254.

61. Winkelstein JA, Marino MC, Johnston RB Jr, Boyle J, Curnutte J, Gallin JI, et al. Chronic granulomatous disease. Report on a national registry of 368 patients. Medicine (Baltimore). 2000;79(3):155–69.

62. Alimchandani M, Lai JP, Aung PP, Khangura S, Kamal N, Gallin JI, et al. Gastrointestinal histopathology in chronic granulomatous disease: a study of 87 patients. Am J Surg Pathol. 2013;37(9):1365–72.

63. Arnold DE, Heimall JR. A review of chronic granulomatous disease. Adv Ther. 2017;34(12):2543–57.

64. Chiriaco M, Salfa I, Di Matteo G, Rossi P, Finocchi A. Chronic granulomatous disease: clinical, molecular, and therapeutic aspects. Pediatr Allergy Immunol. 2016;27(3):242–53.

65. Khangura SK, Kamal N, Ho N, Quezado M, Zhao X, Marciano B, et al. Gastrointestinal features of chronic granulomatous disease found during endoscopy. Clin Gastroenterol Hepatol. 2016;14(3):395–402.

66. Daniels JA, Lederman HM, Maitra A, Montgomery EA. Gastrointestinal tract pathology in patients with common variable immunodeficiency (CVID): a clinicopathologic study and review. Am J Surg Pathol. 2007;31(12):1800–12.

第 17 章
结肠感染性疾病

Bobbi S. Pritt

前言

感染性结肠炎是全球发病和死亡的重要原因。世界卫生组织(WHO)将腹泻定义为"每天 3 次或 3 次以上稀便或水样便,或超过正常次数"[1]。腹泻是感染性结肠炎最常见的临床表现之一,可能导致肠道功能丧失或危及生命。WHO 统计每年有 17 亿儿童腹泻病例,525 000 例儿童死于该疾病,腹泻是 5 岁以下儿童死亡和营养不良的主要原因[1]。在美国,疾病预防控制中心(CDC)估计每年有 4 780 万例急性腹泻性疾病,导致美国卫生保健系统支出 1.5 亿美元[2,3]。

腹泻是由细菌、病毒、真菌和寄生虫引起的疾病,其中许多是通过污染的食物或水传播[4]。CDC 鉴定出四种细菌[沙门菌(多血清型)、产气荚膜杆菌、弯曲杆菌、金黄色葡萄球菌]和一种病毒(诺如病毒)作为美国引起食物源性疾病最常见的病原体[5]。诺如病毒、十二指肠贾第虫(一种小肠寄生虫)、两种肠道致病菌(志贺菌和弯曲杆菌)及寄生虫隐孢子虫排在了美国饮用水或再生加工用水引起疾病暴发的前五位原因[6]。其他肠道病原体与某些人群的重大疾病有关,例如免疫功能低下的患者易感染鸟分枝杆菌,环境卫生较差的患者容易感染蠕虫[4]。有一类土壤传播的蠕虫感染被 WHO 列为被忽视的热带疾病,估计影响到全世界 15 亿人(世界人口的五分之一)[7]。

除了腹泻,感染性结肠炎的其他常见表现包括贫血(便血或镜下便血所致)、腹痛、体重减轻、恶心和呕吐。症状持续的时间和类型是指导实验室评估和治疗的重要因素。美国胃肠病学会(ACG)建议,对于中至重度和症状超过 7 天的患者应考虑进行粪便实验室检测,明确病原体并开始针对性治疗[4,8]。对于患严重疾病风险增加的患者,如免疫功能低下的患者、老年人和新生儿,也应进行检测[9]。对于症状持续 7 天或更短时间的轻微病例通常不需要实验室检测,因为感染可能是自限性的,不需要病原特异性治疗[10]。微生物学检测包括常规粪便(偶尔也包括血液)培养、卵白蛋白和寄生虫检测,以及单重和多重核酸扩增试验(nucleic acid amplification test,NAAT),其中一些可同时检测细菌、病毒和寄生虫病原体[9]。粪便白细胞或其他相关标志物(如粪便乳铁蛋白)的检测也可用于评估肠道病原体的类型;阳性检测与侵袭性微生物感染一致,但在非感染情况下也可能呈阳性,如炎症性肠病(IBD)。

活检通常不适用于急性胃肠炎,但在持续、慢性或复发性腹泻和不明原因肠道症状的情况下可进行。这样,外科病理医生就可以对该组织进行诊断,评估症状是否与感染过程一致,或者更可能是由于非感染的炎症,例如 IBD。如果发现与感染性病因学一致,那么病理医生应尽可能识别特定的病原体。一些病原体可产生独特的病理特征,这些特征是特定生物或生物群体的特征或提示(例如病毒包涵物、假膜或烧瓶状溃疡),以此作出特定的诊断。然而,有些病原体引起的组织学变化很小甚至没有,或引起非特异性炎症变化(如局灶性活动性结肠炎),因此限制了病理医生作出明确的诊断[11-15]。本章重点介绍感染结肠的主要细菌、真菌、病毒和寄生虫。

细菌性感染

前言

在世界范围内,细菌是感染性结肠炎的主要原因。无论是在美国还是在旅行者中,感染最常见的途径是饮用了被弯曲杆菌、非伤寒沙门菌、志贺菌及几种致病型的大肠埃希菌污染的食物或水[5,6,16]。其他病原体,如伤寒沙门菌和霍乱弧菌在美国并不常见,但在世界上卫生条件差的地区很常见。其他细菌虽广泛分布,但仅在特定患者或特定环境下引起疾病。例如,艰难梭状芽孢杆菌(旧称梭状芽孢杆菌)主要因接触抗生素而引起肠道菌群改变的个体感染[17],而鸟分枝杆菌可在免疫严重缺陷的患者中引起肠道病[4,18]。

细菌通过多种机制引起肠道疾病,如入侵肠黏膜和产生毒素[15]。在某些情况下,侵袭性细菌会扩散到血液、肠系膜淋巴结或其他肠外部位[15]。细菌性结肠炎通常是自限性的,患者在 10~14 天内症状会完全消退[15]。因此,接受结肠镜检查并进行活检的患者通常具有异常或长期的临床症状,或者是对标准治疗没有反应[12,14]。许多细菌病原体导致重叠的组织学形态,因此通常难以识别特定的细菌。然而,病理医生可以通过识别与各种细菌性肠道病原体相关的特征性组织学形态来缩小鉴别诊断范围。最常见的组织学形态列于表 17.1[13-15,19,20]。值得注意的是这些组织病理学变化可能与 IBD 或缺血性肠炎有重叠[13]。有些生物不止一种形态[13]。结肠最常见的细菌病原体及其相关的组织学形态和临床表现也列于表 17.1。本章将重点介绍感染结肠的主要病原体,并对伴随的组织病理特征进行详细阐述。缺乏相关病理特征的生物体不包括在本节内,例如类单胞菌和某些大肠埃希菌。可能感染结肠但主要感染部位是胃肠道其他区域的细菌将在本书的其他章节讨论,例如:分枝杆菌(第 11 章),放线菌(第 19 章),马红球菌(第 19 章),沙眼衣原体 L1、L2 和 L3(性病性淋巴肉芽肿,第 20 章),梅毒螺旋体(第 20 章)。

表 17.1　结肠常见细菌感染的主要组织学形态

组织学形态	生物体(疾病)	主要临床表现	主要组织病理特征
轻微或无炎症改变	短螺旋体属(肠道螺旋体病)	通常无症状;可与水样腹泻有关	浓密的螺旋体在刷状缘形成"模糊的"嗜碱性线;可以用银染方法和梅毒 IHC 标记
	肠集聚性大肠埃希菌	恶心、呕吐、腹痛、水样腹泻;AIDS 患者慢性腹泻	管腔表面革兰氏阴性菌附着,很轻或无炎症
	肠致病性大肠埃希菌	发热、黏液性腹泻、婴儿和 AIDS 患者	类似 EAEC
	淋球菌(淋病性直肠炎)	通常无症状;可能会引起黏液脓性分泌物、里急后重和瘙痒	隐窝炎,极少溃疡;通常延伸距肛缘<10cm
	弧菌属	轻度至重度、大量水样腹泻("米汤样"便)、迅速脱水、休克	正常黏膜或固有层内轻度中性粒细胞增加
急性自限性肠炎	产气单胞菌	恶心、呕吐、血性腹泻、腹痛	溃疡,局灶、轻度隐窝变形
	弯曲杆菌(弯曲杆菌病)	发热、腹痛、通常血性腹泻,全身乏力,常复发	通常无明显的隐窝变形;偶尔会出现轻微的隐窝变形
	非伤寒沙门菌(沙门菌病)	恶心、呕吐、发热、水样或血性腹泻	可能会出现明显的隐窝变形
	志贺菌(痢疾)	发热、腹痛、水样或血性腹泻,肠穿孔,HUS,慢性很少见	可能出现明显的隐窝结构扭曲,偶尔可见假膜
	梅毒螺旋体(梅毒)	通常无症状;溃疡,肛门出血、分泌物、缺损、疼痛	大量的淋巴细胞和浆细胞浸润,隐窝炎;肉芽肿性炎少见;闭塞性动脉内膜炎。见第 20 章
弥漫性组织细胞炎症	鸟分枝杆菌复合体(MAC)	通常感染免疫功能低下的患者(如 AIDS 患者)	固有层弥漫性泡沫细胞浸润;组织细胞内含有许多抗酸杆菌。见第 11 章
	马红球菌(软斑病)	通常是免疫功能低下的患者;主要累及肺部,但肺外疾病可能累及胃肠道	组织细胞胞质内有矿化体(Michaelis-Gutmann 小体)。见第 16 章
以肉芽肿性炎为主的炎症	放线菌(放线菌病)	发热,腹痛,体重减轻;偶尔可触及肿块;肛周瘘罕见	混合性化脓性和肉芽肿性炎,脓肿,放线菌颗粒+/-何博礼现象;偶尔出现密集的纤维反应。见第 19 章
	结核分枝杆菌(结核)	伴有发热,盗汗,腹痛,体重减轻,腹泻,便秘,可触及肿块的慢性疾病	盲肠和升结肠最常受累;干酪样坏死中可见抗酸分枝杆菌。见第 11 章
	小肠结肠炎耶尔森菌,假结核菌(耶尔森菌病)	发热,腹痛,水样腹泻,急性阑尾炎,很少呈慢性病程	隐窝炎,混合性化脓性和肉芽肿性炎,淋巴组织增生,淋巴细胞聚集,黏膜溃疡,累及肠系膜淋巴结
以淋巴组织细胞为主的炎症	沙眼衣原体 L1~L3 血清变种(LGV)	肛门直肠疼痛,黏液脓性分泌物和里急后重	溃疡,弥漫性滤泡性淋巴组织细胞浸润,隐窝变形,见第 20 章
	伤寒沙门菌/甲型副伤寒沙门菌(伤寒)	发热,腹痛,水样或血性腹泻,头痛,皮疹,便秘,白细胞减少	弥漫性组织细胞炎症,增生性集合淋巴小结上溃疡,隐窝变形,肉芽肿少见
缺血性肠炎	肠出血性大肠埃希菌	血性腹泻(主要表现),严重腹部绞痛,轻度/无发热,梗阻(由于水肿),大出血,HUS,TTP	出血,急性炎症,明显水肿,隐窝萎缩,黏膜坏死,小血管内微血栓,偶见假膜

续表

组织学形态	生物体（疾病）	主要临床表现	主要组织病理特征
假膜性炎	艰难梭菌	发热，腹痛，水样腹泻，可发展为暴发性结肠炎和中毒性巨结肠，极少出现血性腹泻	很少出现全层黏膜坏死。偶见无假膜的急性结肠炎
坏死性小肠结肠炎	败血梭状芽孢杆菌、产气荚膜梭菌	发热，腹痛和腹胀，胃肠道出血，穿孔	出血，黏膜下水肿，坏死，积气，假膜，大量革兰氏阳性杆菌

AIDS，获得性免疫缺陷综合征；HUS，溶血性尿毒症综合征；IHC，免疫组织化学染色；LGV，性病性淋巴肉芽肿；TTP，血栓性血小板减少性紫癜。
ª一些病原体偶尔会表现出一种以上的组织学形态。

轻微或无炎症改变　这种形态的细菌感染具有正常黏膜或仅表现出轻微的炎症变化，如固有层炎症细胞增加。这种类型见于肠道集聚性和肠道致病性大肠埃希菌、奈瑟菌、金黄色葡萄球菌、产毒型霍乱弧菌 O1 和短螺旋菌感染[12,13,21]。肠道病毒也会引起轻微或无炎症改变[13]。

急性感染性结肠炎（acute infectious-type colitis, AITC）形态　这是细菌性结肠炎最常见的形态，也称为急性自限性结肠炎形态，可能与多种细菌性肠道病原体有关，包括几种肠道杆菌（气单胞菌、弯曲杆菌、非伤寒沙门菌和志贺菌）和梅毒螺旋体[12,13]。艰难梭状芽孢杆菌感染和肠源性大肠埃希菌偶尔也会出现 AITC 形态，尽管后者的特征还没有得到很好的描述[12,14,15]。顾名思义，症状通常是自我缓解的。主要的组织病理学是保存完好的隐窝结构背景中可见隐窝炎（图 17.1）[15]。可见黏膜水肿、隐窝脓肿、隐窝破裂、黏膜固有层的中性粒细胞浸润、黏膜糜烂，伴随隐窝破裂的小肉芽肿[14,15]。血栓通常不存在，这个可以用来鉴别富于中性粒细胞浸润的结肠炎与缺血形态的感染性结肠炎（见下文）。炎症变化在隐窝中上部最为明显。固有层内也可能有更多的淋巴细胞，但不应出现基底浆细胞增多[22,23]。缺少隐窝变形和基底浆细胞有助于区分急性感染性结肠炎和 IBD；然而，隐窝变形的存在并不能排除感染，

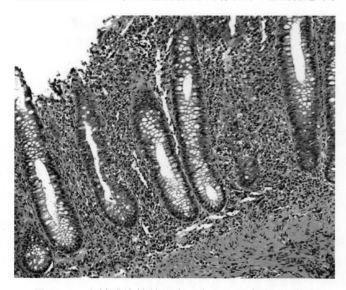

图 17.1　急性感染性结肠炎。表现为隐窝炎、隐窝脓肿、糜烂和固有层中性粒细胞，隐窝结构保存完好。同时进行的实验室检测发现了空肠弯曲杆菌（Courtesy of Dr. Laura Lamps）

因为某些细菌病原体也能导致隐窝结构的改变（见下文）。急性感染性结肠炎的活检组织可显示残留的表面损伤和上皮内淋巴细胞增加，不应与淋巴细胞性结肠炎混淆。在 AITC 的消退期也可以看到局灶性隐窝炎[22]。与临床表现的相关性通常足以鉴别这些疾病。

隐窝变形　如上所述，一些与 AITC 形态相关的细菌可导致严重的隐窝变形，形似 IBD。特别是沙门菌（非伤寒和伤寒血清型）和志贺菌，可引起明显的隐窝变形，而气单胞菌和弯曲杆菌通常会引起较轻微的隐窝变形[12]。同样，缺乏基底浆细胞增多有助于鉴别感染性病因与 IBD[12]。

弥漫性组织细胞形态　这种形态的特征是固有层内组织细胞弥漫性、致密性浸润，胞质嗜酸性或呈泡沫状[20,24]。组织细胞浸润可明显扩张固有层，并引起隐窝变形。在某些病例中，也可见到上皮损伤[20]。通常缺乏形态好的肉芽肿[24]。结肠中与这种形态相关的主要细菌是马红球菌（引起马拉科斑点病）和非结核分枝杆菌（如鸟分枝杆菌复合体）[12]。较少的情况下，惠普尔病细菌，即惠普尔养障体，可累及结肠并造成类似的形态。这些病原体将在本书的其他章节中作进一步描述。当看到这种组织细胞形态时，固有层浸润的其他原因，如色素浸润（如黑变病）、脂肪积聚（黄色瘤）、黏蛋白积聚（黏液噬菌体）、胃软斑和肿瘤的情况都应考虑[20]。荚膜组织胞浆菌也可在肠内引起类似的表现（见下文）。

肉芽肿性炎为主形态　黏膜内的肉芽肿可以在多种情况下出现，包括 IBD、药物反应、异物反应和感染[20]。引起这种形态最常见的细菌是耶尔森菌和结核分枝杆菌。两者都可能导致与 IBD 重叠的病理特征，包括伴隐窝变形的活动性慢性结肠炎，结肠和回肠斑片状疾病，并累及多个部位；因此，结核和耶尔森菌感染应在所有肉芽肿性结肠炎的病例中考虑[20]。与肉芽肿形态相关的其他细菌包括放线菌（混合性化脓性炎症）、其他分枝杆菌、少见的引起梅毒病的梅毒螺旋体[12]。

淋巴组织细胞炎为主形态　这种形态的特征是组织细胞浸润伴有明显的淋巴细胞/淋巴滤泡（图 17.2），中性粒细胞不明显，肉芽肿少见，可见明显的隐窝变形。与这种感染相关的主要病原体是沙眼衣原体、L1～L3 血清型［性病性淋巴肉芽肿（LGV）］、沙门菌血清型、伤寒、副伤寒[12]。这种形态可以出现在 AITC 缓解期[20]。

缺血性形态　这种形态的主要组织学表现为浅表黏膜坏死，出血常见，毛细血管纤维化，黏膜层脱落，偶尔形成假膜。小血管内可见微血栓。出血性大肠埃希菌、梭状芽孢杆菌和艰难梭状芽孢杆菌是主要的相关病原菌（图 17.3）。仅根据组织

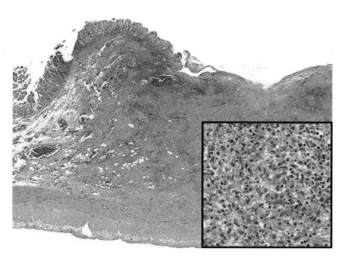

图 17.2 一例以淋巴组织细胞炎为主形态的伤寒病例。低倍镜下可见黏膜下层嗜酸性粒细胞浸润,伴有淋巴细胞聚集和表面溃疡。高倍镜(插图)显示混杂的组织细胞和淋巴细胞浸润,缺乏中性粒细胞

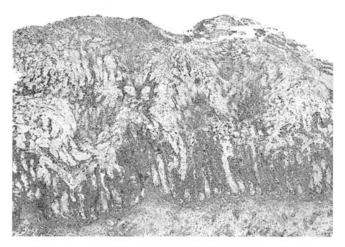

图 17.4 艰难梭状芽孢杆菌性假膜性结肠炎。黏膜渗出物形成了一层厚厚的假膜

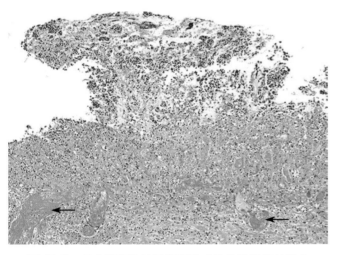

图 17.3 艰难梭菌性结肠炎所致感染性结肠炎的缺血性形态。注意全层黏膜坏死,黏膜下层许多小血管含有微血栓(箭头)。典型的"蘑菇状"渗出物(假膜)也可见

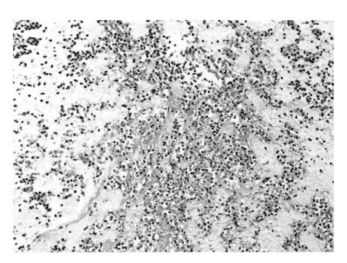

图 17.5 高倍镜下图 17.4 的渗出性假膜层,可见大量黏液、中性粒细胞和坏死细胞碎片

学特征来区分这种类型的感染与非感染原因的急性缺血非常具有挑战性,因此临床相关性的微生物学检测是必需的[20]。值得注意的是,嗜血管的真菌感染可以引起类似的组织学形态[13]。

假膜形成 假膜性结肠炎(pseudomembranous colitis)是一种非特异性的组织学类型,由炎症和上皮崩解形成一层厚的纤维脓性渗出物(即"假膜")(图 17.3~图 17.5)[25]。艰难梭菌是主要病原体,但梭状芽孢杆菌、肠出血性大肠埃希菌、志贺菌、非伤寒沙门菌、产酸克雷伯菌、金黄色葡萄球菌、类志贺邻单胞菌,甚至一些病毒(如巨细胞病毒)和寄生虫(如溶组织阿米巴、曼氏血吸虫、粪类圆线虫)也会导致假膜形成[25]。非感染性疾病,如某些药物、毒品、化学药品和包括 IBD 在内的炎症性疾病也可能与假膜形成有关,因此需要密切联系临床特征和其他实验室检测结果[25]。

气单胞菌

定义

气单胞菌是肠杆菌科中的革兰氏阴性杆菌。它们只是最近才被认为是引起肠胃炎的原因,尽管这一观点仍有争议[26]。最常涉及的病原体是嗜水气单胞菌和温和气单胞菌。被认为是通过摄入粪便污染的食物和水获得的感染[12]。

临床特征

大多数患者疾病具有自限性,临床表现包括恶心、呕吐、腹泻和腹痛。然而,少数患者(15%~25%)伴有痢疾和粪便白细胞等更严重的疾病。有些人可能会经历数月至数年的慢性症状,在临床表现上与 IBD 相似[12]。大多数感染都不需要治疗,但治疗对严重或慢性病例有效[12]。

病理特征

大体特征 通过内镜检查,肠黏膜可见水肿伴有糜烂、易碎、渗出和典型血管形态破坏[12]。病灶通常是节段性的,因此

与 IBD 相似。还应注意全结肠炎。

组织学特征　气单胞菌结肠炎的组织病理特征与 AITC 相同[12]，可见局灶性隐窝变形[12]。

鉴别诊断

与 AITC 的其他原因一样，需要进行微生物学检测来确定病因，这也有助于区别感染原因与 IBD，尤其是气单胞菌性胃肠炎的亚急性或慢性病例。缺血性结肠炎也可根据肉眼所见进行鉴别诊断。然而，气单胞菌感染时镜下却看不到缺血特征，如黏膜坏死和隐窝萎缩。

弯曲杆菌（弯曲杆菌病）

定义

弯曲杆菌属是肠杆菌科中弯曲的革兰氏阴性杆菌，是全球腹泻最常见的原因之一[5,6,16,27]。仅在美国，这种细菌估计每年导致 130 万人患病[27]。据估计，空肠弯曲杆菌引起了 90% 的人类感染，其余 10% 由大肠埃希菌和胎儿大肠埃希菌等其他菌种构成[27]。感染通常与食用受污染的食物（如未煮熟的家禽）和水有关。在美国，此感染是国家法定需上报的传染病。

临床特征

所有年龄段的人都可被感染，但婴儿、儿童和年轻人最有可能出现症状性感染[12]。患者通常表现为腹泻（通常带血）、发热、腹痛，偶尔恶心和呕吐[12,27]。潜伏期为 2~4 天，大多数患者在发病后 2~5 天内症状消失[27]。粪便中通常有白细胞。可反复发作，严重的、慢性的甚至是播散性的感染都可出现，尤其是在 HIV 阳性的患者中[27]。重要的是，感染与 Guillain-Barre 综合征、反应性关节病、过敏性紫癜和原有的 IBD 恶化有关。治疗通常是液体支持和电解质替代；有严重疾病表现或有严重危险因素的患者可考虑使用抗生素[27]。

病理特征

大体特征　通过内镜检查，黏膜质脆伴出血、炎性渗出和红斑[12]，还可出现溃疡。

组织学特征　弯曲杆菌结肠炎的组织病理特征与 AITC 相同（图 17.1）[12]，也可见明显的出血（图 17.6）或局灶性隐窝变形。

鉴别诊断

与 AITC 的其他病因一样，需要进行微生物学检测来确定病原体，并且当存在隐窝变形时，也有助于区别感染原因与 IBD[12]。

大肠埃希菌

定义

大肠埃希菌是肠杆菌科的一种革兰氏阴性杆菌，是正常肠道菌群的重要组成部分，也是需氧细菌中最常见的成员[11,29]。虽然大多数大肠埃希菌是非致病性的，但某些特定类型的大肠埃希菌能够通过黏附、入侵和/或产生肠毒素而引起腹泻。腹泻性大肠埃希菌有六种致病类型：肠集聚型（EAEC）、肠出血型（EHEC）、肠侵袭型（EIEC）、肠致病型（EPEC）、肠毒素型（ETEC）和广泛黏附型大肠埃希菌

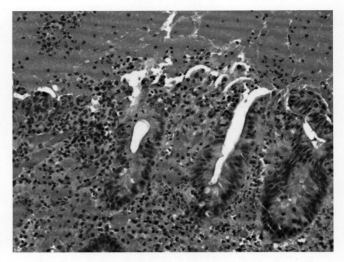

图 17.6　弯曲杆菌引起的急性感染性结肠炎伴出血（Courtesy of Dr. Laura Lamps）

（DAEC）[29]。其中，EHEC 是最常见的病理类型[12]，将是本节的重点。EHEC 是通过摄入受污染的食物和水而获得的。通常涉及的食物包括未煮熟的汉堡、未经高温消毒的牛乳和农产品[29]。感染也可通过粪-口途径在人与人之间传播[29]。疾病主要是由于产生与志贺菌相似的细胞毒素（即志贺毒素）；然而，与志贺菌病不同，EHEC[也被称为产志贺菌毒素大肠埃希菌（STEC）]不会侵入肠道黏膜[29]。CDC 估计，美国每年发生 26.5 万例肠出血性大肠埃希菌病例，其中血清组 O157：H7 感染大约为 36%[29]。

临床特征

经过 3~5 天的潜伏期后，患者典型表现为腹泻（通常是血性的）和严重的腹痛。值得注意的是，发热程度为轻度或不发热，只有三分之一的病例粪便有白细胞[13,29]。大多数患者在 5~7 天内完全康复，但 5%~10% 的感染者发展为溶血性尿毒症综合征（hemolytic-uremic syndrome，HUS）[29]。幼儿和老年人是 HUS 的最大危险人群[29]。EHEC 感染不应使用抗生素，因为会增加 HUS 的风险[29]。

病理特征

大体特征　通过内镜检查，EHEC 患者有严重的结肠水肿和出血[13]。化脓性渗出物、糜烂和溃疡也很常见[12]。明显的水肿会导致肠梗阻。右半结肠比左半结肠更容易受到影响[12]。

组织学特征　EHEC 的特点是结肠炎的缺血形态，有明显的出血、急性炎症、固有层和黏膜下层明显水肿、隐窝萎缩、黏膜坏死、固有层玻璃样变性和小血管内微血栓形成[12]，偶尔可见假膜。EPEC 和 EAEC 患者的肠道活检组织学表现并不明显，尽管在黏膜表面偶尔可见到革兰氏阴性杆菌[12]。黏膜表面也可见退变的上皮细胞和中性粒细胞。ETEC 和 EIEC 患者很少进行小肠活检组织学检查，因此病理学变化还不十分清楚[12]。根据已知的感染的病理生理学，ETEC 的组织学表现被认为与 EAEC 相似，伴有轻微的炎症反应。同样的，EIEC 的病理改变被认为与志贺菌相似[12]。

鉴别诊断

　　EHEC 感染的主要鉴别诊断是缺血性结肠炎、IBD 和艰难梭菌结肠炎[12,13]。微生物学检测对于确定病原体是必要的。当怀疑出现 EHEC 时,重要的是通知微生物实验室,以便进行适当的检测。

沙门菌感染（非伤寒沙门菌病，伤寒）

定义

　　沙门菌属肠杆菌科中的革兰氏阴性杆菌。肠道沙门菌是人类的主要病原体,根据几种抗原的组成可分为伤寒和非伤寒血清型[30]。肠道伤寒沙门菌血清型伤寒杆菌和副伤寒杆菌引起伤寒(肠)热,而几种肠道沙门菌非伤寒血清型包括鼠伤寒沙门菌、肠炎沙门菌、新港沙门菌和爪哇沙门菌,导致非伤寒沙门菌病(肠胃炎)[31,32]。简单而言,沙门菌通常仅指血清型(例如伤寒沙门菌、肠炎沙门菌)。伤寒和非伤寒血清型都是通过粪-口途径传播的,通常是通过受污染的食物和水,并且是食物相关疾病和旅行者腹泻的重要原因[32]。男-男性行为者之间的性传播也有报道。CDC 估计,非伤寒沙门菌血清型每年造成 120 万例病例,23 000 人因此住院,450 人死亡[32]。最近在美国暴发的疫情涉及的食品包括生火鸡、鸡肉、意面沙拉、带壳鸡蛋、生豆芽、预切甜瓜和蜂蜜燕麦片[32]。最近的病例还与活禽、宠物豚鼠和宠物龟接触有关[32]。感染最常见于 6 月、7 月和 8 月。5 岁以下儿童、免疫缺陷个体、非母乳喂养的婴儿和胃酸缺乏的患者感染风险增加[32]。与非伤寒沙门菌血清型不同,伤寒血清型没有动物宿主。沙门菌肠胃炎(又称沙门菌病)和伤寒在美国是国家法定需上报的传染病[28]。

临床特征

　　沙门菌病的特征是水样到血性腹泻、腹痛、恶心、呕吐和发热[32]。患者通常在感染后 12~72 小时出现症状,症状持续 4~7 天[32]。大多数患者无需特殊治疗就能康复,但有些人会出现严重症状,包括需要住院治疗的脱水、中毒性巨结肠和肠外疾病[32]。不含抗生素的支持疗法是轻度至中度肠道感染患者的主要治疗方法,而抗生素主要用于有严重疾病的患者、有患严重疾病风险的患者(如免疫功能低下宿主、婴儿和老年人)及有肠外感染患者[32]。

　　伤寒与沙门菌病的不同之处在于潜伏期较长(6~30 天),发病更为隐匿,并且最初出现全身症状而非肠道症状[31]。患者通常表现为发热、头痛、不适、腹痛和短暂的躯干皮疹("玫瑰疹")。肝脾大和白细胞减少很常见[31]。腹泻通常在感染的第二周或第三周开始,可由水样腹泻发展为血性腹泻,便秘也可发生。严重的胃肠道出血和肠穿孔是常见的并发症[31]。如果不治疗,症状会持续一个月[31]。确诊是通过血液培养,少数情况下通过骨髓培养。推荐使用抗生素治疗以缩短病程并降低死亡风险[31]。高危人群可以接种疫苗,但在预防感染方面不是 100% 有效。

病理特征

　　大体特征　在沙门菌病中,大体特征与急性自限性细菌结肠炎相似,伴有黏膜红斑、渗出和溃疡[12,13]。相比之下,伤寒有更独特的表现,伴有黏膜增厚和与增生集合淋巴小结相对应的散在结节[12]。溃疡常见;典型的阿弗他样溃疡覆盖在结节状集合淋巴小结上,并可发展为盘状溃疡、线状溃疡和相关坏死。在某些情况下,黏膜可表现正常[12]。也可见化脓性肠系膜淋巴结炎。严重者可发生中毒性巨结肠和穿孔[13]。伤寒可感染整个胃肠道,但右半结肠、回肠和阑尾由于淋巴组织丰富,更易受累[13]。

　　组织学特征　沙门菌病的组织病理学同 AITC (图 17.7)[13]。严重者可表现为纤维蛋白渗出、隐窝变形和黏液减少[12,13]。伤寒的组织病理特征反映了大体特征,伴有增生的集合淋巴小结和溃疡覆盖[12,13]。病变最初始于集合淋巴小结上的急性黏膜炎,可具有 AITC 形态。随着时间的推移,浸润物被组织细胞及少量淋巴细胞和浆细胞取代(图 17.2)。病变中中性粒细胞缺乏。这些细胞浸润破坏淋巴滤泡和周围的黏膜下层,随后覆盖的黏膜出现坏死和溃疡(图 17.8)[12,13]。随着时间的推移,溃疡可加深,延伸至或穿过固有肌层[12]。显著的隐窝变形常见,与 IBD 的组织学特征相似[13]。

鉴别诊断

　　与 AITC 的所有病因一样,在非伤寒和伤寒病例中,需要进行微生物学检测以明确致病菌。根据隐窝结构扭曲的程度,IBD 也可鉴别诊断[13]。

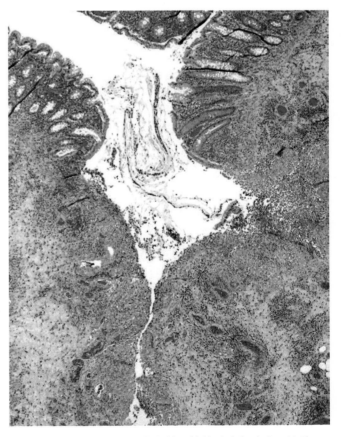

图 17.7　非伤寒沙门菌病伴急性结肠炎和溃疡。这种感染很常见,没有明显的隐窝变形 (Courtesy of Dr. Laura Lamps)

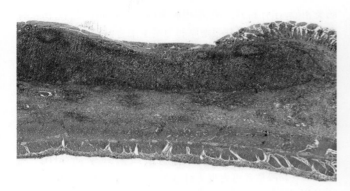

图 17.8　伤寒引起的大面积阿弗他样溃疡覆盖在增生的集合淋巴小结上

志贺菌感染（痢疾）

定义

志贺菌（*Shigella*）是肠杆菌科的革兰氏阴性杆菌。有四种志贺菌，其中痢疾志贺菌被认为是最具毒性的[33]。痢疾志贺菌和鲍氏志贺菌主要见于资源有限的国家，而宋内志贺菌和福氏志贺菌则更常见于资源丰富的国家，如美国[12]。它是美国和世界范围内引起肠胃炎最主要的原因之一[5,6,16]。仅在美国，估计每年就有 50 万人感染，使其成为继沙门菌和弯曲杆菌之后第三大常见的胃肠道感染原因[33]。在美国，志贺菌感染是国家法定传染病[28]。

临床特征

尽管 6 岁以下儿童、男-男性行为者和营养不良/衰弱的患者最容易受到感染，但所有年龄的患者都可被感染[33]。经过 1~2 天的潜伏期，患者通常出现发热、乏力、腹痛，随后出现水样腹泻，以后出现带黏液的血性腹泻[33]。粪便量相对较少，因此由志贺菌引起的脱水并不常见[33]。症状通常持续 5~7 天，但粪便的稠度和次数可能需要几个月才能恢复正常[33]。并发症包括中毒性巨结肠、脓毒症、穿孔、感染后（反应性）关节炎、HUS、癫痫发作（通常发生在儿童）和 Reiter 综合征[12,33]。治疗是支持性治疗，补充液体和电解质。抗生素通常只用于有严重疾病表现或有严重疾病危险因素的患者。

病理特征

大体特征　内镜下，黏膜水肿，可出血[12]，也可表现为溃疡，偶尔可出现假膜。大肠最常见（左>右），但回肠也可受累。在疾病早期病变的分布通常是连续的，后期可能会变得不均匀[12,13]。

组织学特征　志贺菌结肠炎的组织病理特征与 AITC 相同[12]。随着感染的进展，黏膜炎症和隐窝结构的变化可增加[12,13]，偶尔看见假膜形成（图 17.9）[12]。

鉴别诊断

大体上，回肠和右半结肠的连续受累可类似于溃疡性结肠炎，而病变消退过程中的斑片状分布与克罗恩病相似。当存在明显的隐窝变形时，区分志贺菌和 IBD 更加困难。当假膜存在时，需鉴别艰难梭菌。与 AITC 和假膜性结肠炎一样，需要微生物学粪便检查来确定病原，有助于区分感染原因和 IBD[12]。

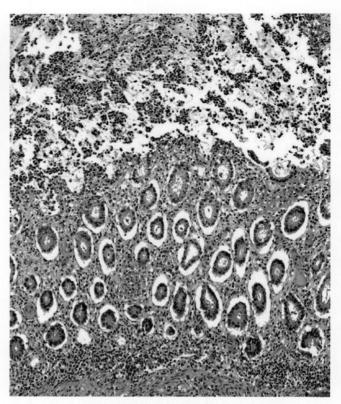

图 17.9　志贺菌病表现为急性感染性结肠炎和假膜形成（Courtesy of Dr. Laura Lamps）

耶尔森菌感染（耶尔森菌病）

定义

耶尔森菌（*Yersinia*）是肠杆菌科的革兰氏阴性球菌[34]。小肠结肠炎耶尔森菌是人类胃肠道疾病的主要病因，假结核耶尔森菌引起的病例较少。传播通常是通过摄入受污染的食物和水，包括未煮熟的猪肉和未经高温消毒的乳制品。据估计，小肠结肠炎耶尔森菌每年在美国导致 11.7 万例疾病，640 例住院，35 例死亡[34]。

临床特征

经过 4~7 天的潜伏期后，患者通常会出现腹痛和腹泻（通常是血性的）。在成人和大龄儿童中，右侧腹痛和发热可能是主要的临床特征，并可能与阑尾炎混淆[34]。感染通常持续 1~3 周，但慢性耶尔森菌血病的病例已被很好地描述。免疫功能低下的患者、各种衰弱性疾病的患者及铁过载的患者患严重疾病的风险增加[12]。治疗通常是支持性治疗，但对于有严重疾病表现或危险因素的患者，建议进行抗生素治疗[34]。

病理特征

大体特征　内镜下，肠黏膜出现增厚和水肿，结节覆盖在集合淋巴小结上[12]，可见线状和阿弗他样溃疡。

组织学特征　这两个菌种均有相似的组织病理特征，包括化脓性、肉芽肿性和混合性炎症、淋巴组织增生、黏膜溃疡和隐窝炎[12]。肉芽肿通常是上皮样的，有明显的淋巴细胞套袖和多核巨细胞[12]。假结核耶尔森菌的肉芽肿可以是化脓性的，并伴有中央星状微脓肿。淋巴细胞增生在两种细菌中都很常见,也可包括类似克罗恩病的透壁性淋巴组织增生[12]。

鉴别诊断

　　主要的鉴别诊断是其他肉芽肿性病变,包括结核病[12]。抗酸染色是检测分枝杆菌的有效方法。当淋巴组织增生为主时,还要鉴别伤寒[12]。所有的病理改变也与克罗恩病相似。与耶尔森菌病相比,克罗恩病更具有慢性特征,包括隐窝变形、显著的神经增生和黏膜肌增厚[12]。确诊需要结合临床特征和粪便微生物检查结果。

艰难梭状芽孢杆菌

定义

　　艰难梭状芽孢杆菌(以前的梭状芽孢杆菌),或简称"艰难梭菌",是一种大的、能形成芽孢的厌氧革兰氏阳性杆菌,能产生两种肠毒素(毒素 A 和毒素 B)[12,17,35]。伴有这种细菌的疾病最常见于广谱抗生素破坏正常的结肠菌群使艰难梭菌繁殖并产生肠毒素时。虽然感染最初与卫生保健环境有关,但社区获得的涉及高病毒菌株,即 BI/NAPI/027,现在已充分了解[35]。这种 BI/NAPI/027 菌株除了产生毒素 A 和 B 外,还产生一种额外的毒素(二元毒素),对氟喹诺酮类药物具有高度耐药性[36]。艰难梭菌孢子对热、酸和抗生素具有高度抵抗性,并可大量存在于环境中,特别是在医疗机构[17]。无症状的儿童和成人也可携带这种细菌,并成为疾病的宿主[35]。CDC 估计,2011 年发生了近 50 万例艰难梭菌结肠炎[36]。

临床特征

　　艰难梭菌结肠炎(*C. difficile* colitis)患者可有一系列的临床表现,从轻度腹泻到假膜性结肠炎,再到暴发性危及生命的感染[12]。水样腹泻是主要的临床特征,通常伴有腹痛、发热和痉挛[12]。偶尔会出现血性腹泻[12]。严重感染的表现包括穿孔和中毒性巨结肠[12]。虽然假膜是感染的特征,但它们并不总是存在,特别是在免疫功能低下的患者[35]。万古霉素是治疗艰难梭菌结肠炎的主要药物,但复发率高(≥20%),需要反复治疗或粪便微生物移植[17]。

病理特征

　　大体特征　内镜下和手术切除标本中,典型的假膜性疾病表现为从近端结肠至远端结肠数量增加的灶状或融合的白色-黄色-绿色斑块形成(图 17.10)[25,35]。当假膜被刮掉后,斑块出血[12]。

　　组织学特征　艰难梭状芽孢杆菌结肠炎的特征可以表现为从轻度急性结肠炎到具有全层肠壁坏死的缺血性肠炎形态[35]。在假膜性疾病中,隐窝扩张伴变性的上皮细胞、坏死碎片和急性炎症细胞(图 17.11)"爆炸"进入腔内形成"蘑菇状"或"火山状"病变(图 17.3)。这些病灶聚集形成一层厚厚的黏液脓性渗出物(假膜)(图 17.4)。假膜由大量黏液、纤维蛋白、中性粒细胞和坏死碎片组成(图 17.5)[35]。

鉴别诊断

　　艰难梭状芽孢杆菌结肠炎的鉴别诊断包括假膜形成的其他原因,包括感染性和非感染性病因[35]。仔细检查组织病理特征,以及与临床表现和粪便微生物学检查的相关性,对于区分感染和非感染原因至关重要,如结肠缺血和 IBD[12]。

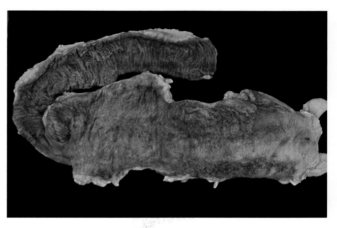

图 17.10　艰难梭状芽孢杆菌感染死亡病例,部分大肠和小肠被绿色假膜覆盖(Image courtesy of Dr. Aishwarya Ravindran and Dr. Joseph Maleszewski)

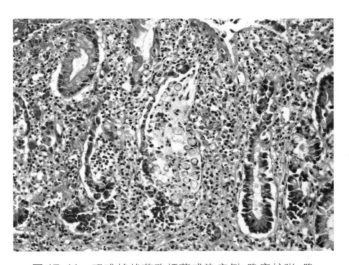

图 17.11　艰难梭状芽孢杆菌感染病例,隐窝扩张,隐窝内见中性粒细胞,杯状细胞崩解,易误认为印戒细胞。这些脱落细胞和炎症细胞在肠腔内形成假膜

螺旋体感染(肠螺旋体病)

定义

　　肠螺旋体病(spirochete)是一种以结肠和阑尾黏膜的表面有一团致密的螺旋体为特征的疾病[12]。这是一个相对常见的疾病,在北美和欧洲,2%~7% 的直肠活检中能检测到,在资源有限的环境中检出率为 11%~34%。男-男性行为者和 HIV 感染者的感染率最高(高达 54%)[11,12]。相关的螺旋体属于短螺旋菌属,包括 *B. aalborgi* 和 *B. pilosicoli*。病原体被认为是通过摄入受污染的食物或水而获得的[12]。

临床特征

　　短螺旋菌感染的致病性和相关临床特征尚有争议。虽然多种临床特征,如慢性水样腹泻和腹痛,都与肠螺旋体病有关,但也可见无症状的个体[12]。对于经常伴有感染的免疫功能低下患者,确定相关的病理是特别困难的。无论如何,一些患者的症状在抗菌治疗后得到缓解,这表明肠螺旋体病可引起肠道症状[12]。

病理特征

大体特征 肉眼病理特征通常轻微或缺乏[12]。

组织学特征 乙状结肠、直肠和阑尾是最常见的受累部位[35]，回肠末端也可受累。肠螺旋菌病的主要特征是在肠腔黏膜边缘有一层致密的嗜碱性"模糊"的螺旋菌层(图 17.12 和图 17.13)。不存在浸润，黏膜下层几乎没有变化。银染可识别螺旋体，如 Warthin-Starry 和 Steiner 染色(图 17.12 和图 17.13)[12]。也可以用过碘酸希夫(PAS)、吉姆萨、阿尔辛蓝(pH2.5)和 Fontana-Masson 染色[12,35]。通过透射电子显微镜，可以看到螺旋体嵌入肠细胞膜内。

免疫组织化学特征

短螺旋体属和梅毒螺旋体属的抗原之间存在明显的交叉反应。因此，免疫组织化学染色可用于肠螺旋体病螺旋体的检测。虽然梅毒螺旋体免疫组织化学染色在诊断中很少需要，但要注意抗原的交叉反应，这样腔内螺旋体的阳性染色就不会被误诊断为梅毒。

鉴别诊断

肠螺旋体病的主要鉴别诊断是伴有刷状缘有明显染色的正常或轻度炎症的结肠黏膜。一般来说，刷状缘的微绒毛比螺旋体短，嗜酸性更强。当有疑问时，上述的组织化学或免疫组织化学染色可用于评估腔缘螺旋体的存在。

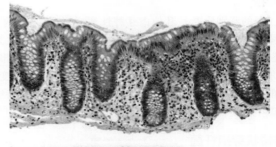

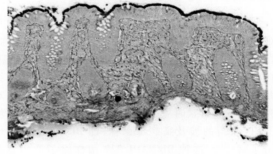

图 17.12 肠螺旋体病。主要组织学特征是肠腔黏膜有一层致密模糊的嗜碱性螺旋体(**上图**)。使用银浸渍染法突出显示螺旋体(**下图**)

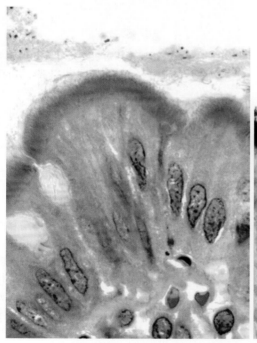

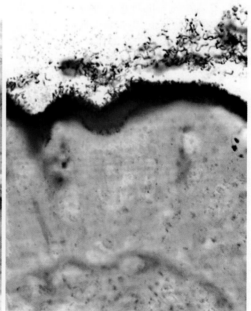

图 17.13 肠道螺旋体病。高倍放大(油镜×100)可以看到嵌在黏膜刷状缘的大量螺旋体(**左图**：H&E 染色；**右图**：Steiner 染色)。刷状缘上方脱落的螺旋体的形状可以用 Steiner 染色很好地显示出来

真菌感染

酵母菌和丝状真菌都可能感染下消化道,对于免疫功能低下的患者,如器官移植受体、接受免疫抑制化疗的患者和艾滋病患者的患病风险增加[14]。肠道受累通常是播散性疾病的一部分,也可能是感染的最初表现。各种真菌的临床表现有明显的重叠,常包括恶心、呕吐、水样至血性腹泻、腹痛、发热[14]。病理医生在检测感染和基于形态学特征识别并确定病原体方面具有重要作用(表 17.2)[37,38]。通常可以明确地识别念珠菌病(见第 5 章食管感染部分)、毛霉菌病和仅基于形态特征的地方性双相性真菌[14]。同样,透明的(无色素的)、细的、有分隔的真菌(如曲霉菌、镰刀菌)通常可以与毛霉菌区分开;然而,透明且有分隔的菌丝在形态特征上有明显的重叠,因此,真菌培养或较少用的 NAAT 对鉴定是必要的[14,37]。鉴定感染菌是必需的,因为抗真菌治疗可能因涉及的病菌不同而有差别,因此应该进行真菌培养或真菌测序[14,38]。值得注意的是,一些地方性双相性真菌可能累及胃肠道(如荚膜组织胞浆菌、粗球孢子菌、巴西副球孢子菌)。其中,荚膜组织胞浆菌最有可能累及肠道,下文将进一步详细讨论。

曲霉菌(曲霉菌病)

定义

曲霉菌(Aspergillus)是一种普遍存在的非色素(透明)环境真菌,能够在特定环境下引起疾病。该病在具有免疫功能者并不常见,通常仅限于过敏表现,与有真菌球和已有轻微肺部疾病的患者一样。相比之下,该病在免疫功能低下宿主会迅速危及生命,并需要紧急处理。烟曲霉菌和黄曲霉菌是最常见的病原体,但其他几种病原体包括黑曲霉菌、土曲霉菌、花斑曲霉菌和奈达曲霉菌也可致病[39]。感染几乎完全是通过吸入空气中微小的传播孢子而获得的,导致呼吸道的原发性感染,在免疫功能低下的宿主中,有可能通过血源性传播到其他器官[40]。据报道,25%～60% 的侵袭性曲霉菌病病例有肺外累及,且几乎全部发生于原发性肺部感染[40]。原发性肠曲霉菌病的报道很少见,可能是由于摄入了传染性孢子引起的[40]。

临床特征

小肠或大肠的侵袭性曲霉菌病几乎只见于免疫功能低下的宿主,而且大多数具有合并肺部疾病的临床或影像学特征[14,39,40]。常见的肠道症状有呕吐、腹痛、腹泻和胃肠道出血[14]。侵袭性疾病的一线治疗是伏立康唑[39]。

病理特征

大体特征 胃肠道的任何部位均可受累。黏膜通常有红斑、水肿和溃疡[14]。偶尔可见炎性肿块(曲霉瘤)。透壁性梗死常见,形成特征性的中央坏死和周围出血的"靶灶"[14]。

组织学特征 曲霉菌具有高度的血管侵袭性,可导致结节性梗死和周围缺血性坏死。菌丝细(直径 3～12μm),有规则的分隔,典型的具有锐角分支,通常从梗死组织呈放射状或平行

表 17.2 常见的结肠真菌感染

真菌(疾病)	主要临床表现	主要组织病理特征
曲霉菌(曲霉菌病)	通常是免疫功能低下宿主;发热、呕吐、腹痛、腹泻、胃肠道出血;偶尔有肿块;大多数患者并发肺部感染	侵袭性曲霉菌病以伴血管侵犯的结节性梗死及周围缺血性坏死为特征;根据宿主免疫系统的状态,轻微炎症至明显的中性粒细胞反应;细的分隔菌丝,典型的有锐角分支,从梗死组织呈放射状或平行排列延伸
念珠菌(念珠菌病)	类似于曲霉菌;通常是播散性疾病的一部分	黏膜糜烂/溃疡,中性粒细胞浸润及脓肿形成、坏死;罕见肉芽肿形成。炎症在免疫严重缺陷的宿主中可很轻微。酵母菌、假菌丝和/或菌丝侵入黏膜层、黏膜下层和/或肌层。可发生血管侵犯和穿孔。见第 5 章
隐球菌(隐球菌病)	通常是免疫功能低下宿主;播散性疾病的一部分。腹痛、腹胀	溃疡,结节,化脓性坏死性炎症反应,炎症在免疫严重缺陷的宿主中可轻微。大小不一(2～20μm),圆形,细胞内和细胞外有未染色晕圈(荚膜);窄基出芽。黏液染色显示荚膜
荚膜组织胞浆菌(组织胞浆菌病)	通常是免疫功能低下宿主,但少数是具有免疫功能者;播散性疾病的一部分;发热、腹痛	溃疡,结节,黏膜和黏膜下层弥漫性淋巴组织细胞浸润;组织细胞内小的(2～5μm)卵形酵母;酵母菌可见窄基出芽(GMS 或 PAS 染色最明显);H&E 染色有假荚膜(酵母周围透明的空隙)
毛霉菌(毛霉菌病)	通常是免疫功能低下宿主,类似于曲霉菌	伴有血管侵犯的结节性梗死,类似曲霉菌;菌丝无分隔,不规则分支,菌丝窄或宽大,薄壁容易塌陷(皱褶的玻璃纸外观)

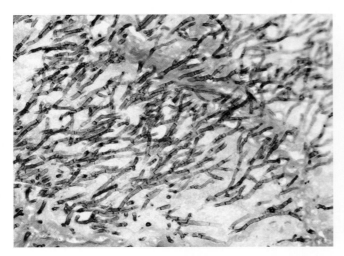

图 17.14　侵袭性曲霉病。GMS 染色（×40；伊红复染）显示大量细的、有规则分隔，呈锐角状分支的菌丝，平行排列。虽然这是曲霉菌的特征，但这种外观的菌丝不能与类似于镰刀菌等无色素的有规则分隔菌区分

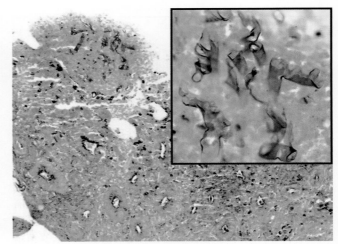

图 17.15　肠道毛霉菌病。GMS 染色显示伴坏死的浸润性菌丝病灶。高倍镜下（插图×100），可以很容易地观察到薄壁且部分塌陷的"皱褶的玻璃纸"外观，不规则分支，缺乏可见间隔

排列延伸，并容易穿过组织（图 17.14）[14,37]。菌丝在 H&E 可以看到，但最好用 GMS 和过碘酸希夫染色。根据免疫受损的程度，相关的宿主反应可以表现出从轻微炎症到明显的中性粒细胞浸润[14]。

鉴别诊断

一些透明霉菌，如镰刀菌、拟青霉和丝孢菌，具有与曲霉菌几乎相同的组织学表现，因此不能仅从组织形态学进行明确的诊断[37,38]。唯一的例外是当在组织中看到曲霉菌的产孢结构时，这是一种罕见的现象，通常见于需氧环境时。鉴于形态学的局限性，建议的病理报告是"细的，有规则分隔的菌丝，带有锐角分支，鉴别诊断包括曲霉菌，最终诊断需要细菌培养"。

毛霉菌（毛霉菌病）

定义

毛霉菌（*Mucorales*）目是接合菌属中的一个目，包括引起人类毛霉菌病的多个种类（以前称为接合菌病）[37,39]。像曲霉菌一样，毛霉菌是普遍存在的环境真菌，很少在具有免疫功能的宿主中致病，但可在免疫功能低下的宿主中引起严重的、危及生命的疾病[39]。根霉菌是毛霉菌病最常见的病因，但其他几种属包括毛霉菌、根霉菌和立克体菌也会引起疾病[37]。毛霉菌病有五种主要形式：鼻脑型、肺型、皮肤型、胃肠道型和播散型[39]。胃肠道毛霉菌病是一种少见的感染形式，主要见于早产儿和营养不良的个体，被认为是由于摄取真菌孢子而引起的[39]。播散性毛霉菌病也可累及胃肠道，见于严重免疫功能低下和并发肺部感染的情况下[39]。

临床特征

胃肠道受累的患者通常表现为恶心、呕吐、腹痛，偶尔出现胃肠道出血[39]。在新生儿，表现可类似于坏死性小肠结肠炎。治疗通常是采用两性霉素 B 的脂质制剂[39]。毛霉菌对伏立康唑无反应，伏立康唑是一种常用的预防和治疗曲霉菌病的药物。

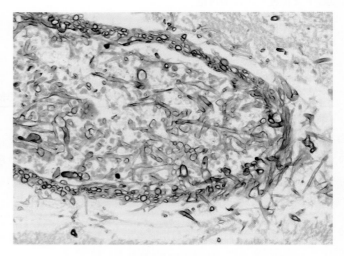

图 17.16　毛霉菌伴大血管侵犯（GMS 染色）

病理特征

大体特征　病变可累及胃肠道的任何部位。大体表现与曲霉菌病相似，常见表现为溃疡和梗死。溃疡可大，边缘不规则，呈卷曲状，类似恶性肿瘤[14]。

组织学特征　与曲霉菌病一样，伴有血管侵犯的结节性梗死（图 17.15 和图 17.16）是显微镜下的特征性表现[14]。然而，菌丝不同于曲霉菌的菌丝，无分隔，其直径不规则，在 5~20μm 不等[37]。菌丝壁很薄，在组织学处理过程中很容易塌陷，呈现"皱褶的玻璃纸"外观（图 17.15）[14,37]。分支发生在不同的角度，包括锐角和直角[14,38]。菌丝在 H&E 中通常可见，特别是在坏死区域，虽然染色较淡，但可以用 GMS 和过碘酸希夫染色突出显示[37]。

鉴别诊断

毛霉菌的菌丝宽、不规则、皱缩，缺乏间隔，通常可以与菌丝细、有规则分隔的曲霉菌相鉴别[37]。在鉴别诊断中还必须

考虑的一个罕见实体是由蛙粪霉菌引起的胃肠道蛙粪霉菌病，蛙粪霉菌是一种昆虫纲的真菌[41]。虫霉菌属与毛霉菌属关系密切，均属于接合菌目；然而，致病潜力不同。蛙粪霉菌病是一种慢性感染，主要见于具有免疫功能的宿主。这种菌丝与毛霉菌的菌丝难以区分，见于伴有明显嗜酸性粒细胞、中性粒细胞、肉芽组织和纤维化的肉芽肿性炎症环境中（图 17.17）[37]。菌丝周围常见何博礼现象（Splendore-Hoeppli phenomenon）（图 17.18）。

隐球菌（隐球菌病）

定义

隐球菌（*Cryptococcus*）是一种普遍存在的环境真菌，能够在特定的环境下致病[39]。最常见的两种是新型隐球菌和格特隐球菌。新型隐球菌在世界各地都有报道，主要在免疫功能低下的宿主中引起疾病；它是一种腐生生物，通常与鸽子有关。相比之下，格特隐球菌见于热带、亚热带和太平洋西北地区，与桉树有关，并可感染免疫功能低下和具有免疫功能的宿主[39]。感染是通过吸入真菌孢子获得的，在易感人群中可导致原发性呼吸道感染[39]。这种真菌可以从肺部传播到其他器官，具有嗜中枢神经系统性。胃肠道受累几乎只发生在免疫功能低下的宿主，主要是由于呼吸道的传播；然而，具有免疫功能的宿主胃肠道受累和肠道原发性隐球菌病的罕见病例已有报道[42]。新型隐球菌和格特隐球菌都可以引起播散性疾病[39]。

临床特征

大多数患者会有肺部和中枢神经系统受累的临床或影像学证据[14]。肠道受累的症状包括腹痛和腹胀。治疗方法因疾病的严重程度而异；严重的肺外疾病需用脂质性两性霉素 B 联合氟胞嘧啶治疗[43]。

病理特征

大体特征 胃肠道任何部位都可受累。黏膜可表现正常，

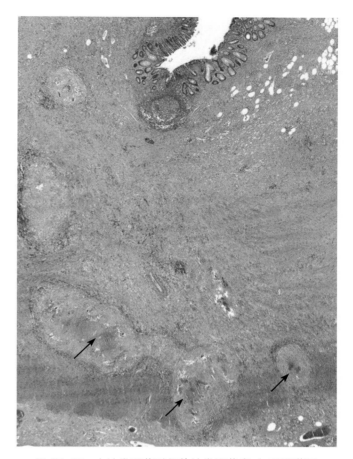

图 17.17 由蛙粪霉菌引起的蛙粪霉菌病，与毛霉菌属密切相关。与毛霉菌不同，感染见于具有免疫功能的宿主，并伴有明显的肉芽肿反应。菌丝存在于肉芽肿内（箭头），周围可见何博礼现象

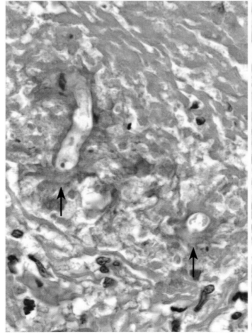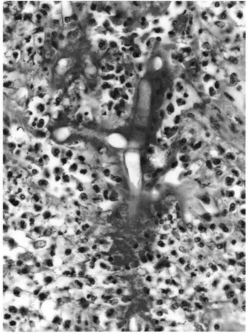

图 17.18 显示图 17.17 所示蛙粪霉菌病的放大图，菌丝周围发生了何博礼反应（箭头）。过碘酸希夫染色显示菌丝壁（右图）

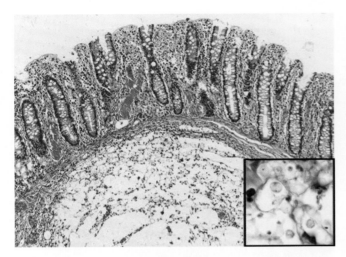

图 17.19　肠道隐球菌感染累及黏膜和黏膜下层。H&E 染色（小图放大×100）显示不同大小的浅染色蛙粪霉酵母菌，其中可见明显的透明环，代表黏多糖荚膜。注意该名免疫系统严重受损的患者没有出现相关的免疫反应

或出现溃疡和结节，偶尔伴有厚厚的白色渗出物[14]。

组织学特征　新型隐球菌或格特隐球菌引起的肠道隐球菌感染的特征为黏膜和/或黏膜下层出现不同大小（2～20μm）的圆形胞内和胞外酵母菌（图 17.19）[14,37,38]。这两个变种的形态学完全一样。酵母菌通常有无染色环，它对应的是黏多糖荚膜，并且可被窄基出芽分隔。

罕见情况下，还可能看到假菌丝[38]。相关炎症反应通常是化脓性或坏死性的，尽管免疫功能严重破坏的宿主也可能没有炎症或只有轻微炎症反应[14,37,38]。对于拥有一定自然免疫力的患者，可以看到肉芽肿反应，偶尔形成肿块性病变（隐球菌瘤）。黏液卡红（图 17.20）和阿尔辛蓝显示酵母菌荚膜阳性。细胞壁还可以用 Fontana-Masson 染色，但根据染色剂配方不同，染色结果差别较大，还可能类似酵母菌的染色[38]。

鉴别诊断

隐球菌属酵母菌通常可以通过其大小不一的形态、荚膜、窄基出芽等特征与其他酵母菌区分。可感染人类的其他酵母菌并没S有真性荚膜，因此，存在荚膜即可诊断为隐球菌属。必须指出，皮炎芽生菌的细胞壁在黏液卡红染色下可为弱阳性，但不应作为荚膜的证据。鉴别皮炎芽生菌与隐球菌属的特征是，皮炎芽生菌大小一致（直径 8～15μm），细胞壁厚且折光。鉴别诊断中还包括组织胞浆菌，尤其是只看到较小的、更像是椭圆形而不是圆形的细菌，并且没有荚膜时（见下图）。偶尔也能够观察到无荚膜的隐球菌，但细胞壁依然可用 Fontana-Masson 染色显示[37]。

组织胞浆菌（组织胞浆菌病）

定义

组织胞浆菌（*Histoplasma capsulatum*）是一种腐生真菌，几

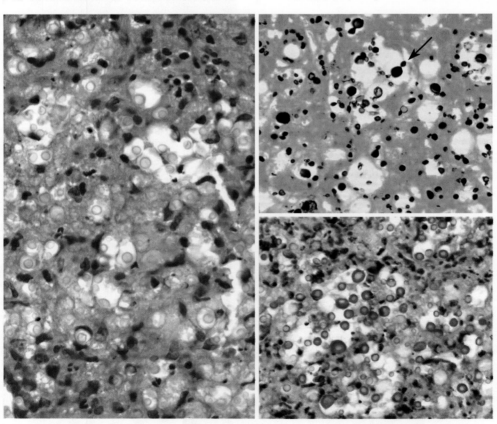

图 17.20　隐球菌属的 H&E 染色（**左图**）、六胺银染色（**右上图**）和卡红（**右下图**）的染色图案，40 倍物镜。注意其大小不一，且存在窄基出芽（箭头）

乎分布于世界各地[39]。组织胞浆菌变种(*H. capsulatum var. capsulatum*)见于除南极洲外的所有大陆河谷附近,而另一个变种(*H. capsulatum var. duboisii*)则见于非洲[39]。这是一种热双态性真菌,在 25℃ 的环境下生长为霉菌,主要见于富集鸟粪、蝙蝠粪便的土壤,在人体(36℃)中则生长为酵母菌。感染途径主要为吸入空气传播的极小孢子,导致原发性肺部感染,并可能扩散到其他器官。70%~90% 的播散性感染病例出现胃肠道累及[14,44]。感染多见于免疫功能严重低下的患者,但是肠道组织胞浆菌病也偶见于免疫功能正常的患者,如年幼儿童和老年人[14,44]。本节重点讨论组织胞浆菌变种 *H. capsulatum var. capsulatum*,这是肠道组织胞浆菌病最常见的病原菌。

临床特征

大多数患者会表现出肺部和播散性疾病的临床症状和影像学证据[14]。胃肠道受累的常见表现有发热和腹痛[14]。

病理特征

大体特征 可能累及胃肠道的任何节段。黏膜外表可能正常或出现溃疡或结节[14],偶然可见实质性病变(组织胞浆菌瘤)[14]。

组织学特征 肠道组织胞浆菌病的诊断特征为黏膜和黏膜下层的组织细胞内可见小型(2~5μm)椭圆形酵母菌(图 17.21 和 17.22)。由于组织细胞明显增多,受累黏膜可能出现结节和溃疡,尤其在集合淋巴小结上方[14]。相关免疫反应主要是淋巴浆细胞,但是也偶见孤立肉芽肿形成。在免疫系统严重破坏的宿主内,可能不会伴发炎症或伴发轻微炎症。H&E 染色几乎看不到酵母菌,但是细胞内偶见小异物,周围环绕一条很窄的透明带或晕圈(图 17.21 和 17.23)。晕圈(假荚膜)是细胞壁染色不良造成的,不是隐球菌属染色中看到的真性荚膜[38]。酵母菌上可见窄基出芽,在六胺银或过碘酸希夫染色下清晰可见(图 17.22)。

鉴别诊断

肠道组织胞浆菌病的整体组织学类似其他弥漫性组织细胞增生病变,如软斑病、鸟分枝杆菌感染。检出细胞内有小酵母菌便可排除以上病变,并将鉴别诊断缩小到其他酵母菌感染

的范围。组织胞浆菌的形态类似隐球菌属(见上图),但是尺寸基本较小,变化不大。与隐球菌属不同的是,组织胞浆菌没有荚膜。还需要鉴别的有其他小酵母菌有篮状菌属(旧称青霉菌)(来自东南亚的患者)和光滑假丝酵母菌。篮状菌属可以通过其复制方式予以鉴别;该菌为横隔分裂,而不是出芽分裂。光滑假丝酵母菌则难以鉴别,但是它导致的是化脓而不是组织细胞炎症反应,并且容易在 H&E 观察到。光滑假丝酵母菌的形态学表现与组织胞浆菌非常相似,需要菌培养或核酸扩增试验来区别它们[38]。

病毒感染

造成结肠感染的病毒种类非常多,而且大多数还能够感染肠道的其他部位[11,14,45]。相关的临床和病理表现主要取决于

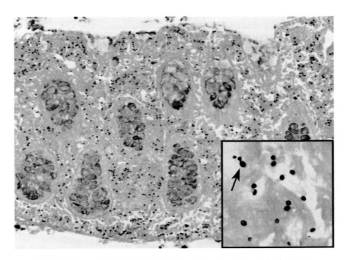

图 17.22 肠道组织胞浆菌病的六胺银染色见图 17.21。注意组织浸润中可见许多椭圆形小酵母菌。偶然可见窄基出芽分隔(小图,箭头)

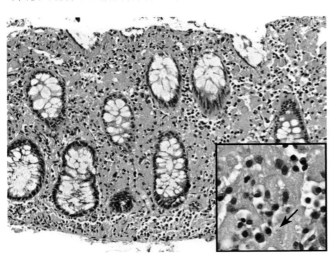

图 17.21 黏膜内弥漫性组织细胞浸润的肠道组织胞浆菌病例。H&E 染色上很难发现酵母菌,仅有罕见的可辨认形态(小图)

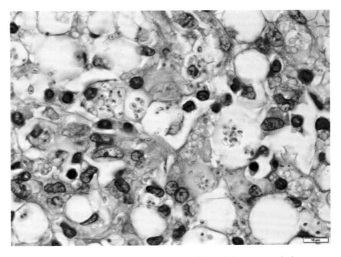

图 17.23 肠道组织胞浆菌病样本,常规 H&E 染色下可见多个酵母菌。该患者因为透壁性组织胞浆菌病造成肠穿孔

表 17.3　常见的结肠病毒感染[a]

病毒（缩写）	感染细胞类型	主要临床表现	主要组织病理特征
腺病毒	上皮细胞	腹泻、发热、腹痛、体重减轻、胃肠道出血	黏膜溃疡、上皮细胞变性、中性粒细胞浸润。细胞核内包涵体常见于表面上皮，但也见于隐窝；见第 11 章
巨细胞病毒（CMV）	主要见于内皮细胞和间质细胞；也见于上皮细胞	主要感染免疫功能低下的患者；腹泻（出血或不出血）、发热、腹痛、体重减轻	黏膜溃疡、隐窝炎、伴中性粒细胞浸润的混合炎症，细胞增大，核内包涵体（Cowdry A 型）和胞质包涵体。包涵体通常位于溃疡基底深部
单纯疱疹病毒（HSV）	上皮细胞	肛门直肠痛和分泌物，腹股沟淋巴结肿大，肛周囊泡，腹泻，腹痛，发热	伴中性粒细胞浸润的黏膜溃疡；溃疡边缘上皮细胞特征性的病毒细胞毒性改变和脱落性渗出；多核细胞内含有核镶嵌及边缘化染色质；包涵体模糊不清或 Cowdry A 型核内包涵体。见第 5 章和第 20 章
人类免疫缺陷病毒（HIV）	黏膜固有层的巨噬细胞	获得性免疫缺陷综合征（AIDS）肠病；慢性腹泻，体重减轻	黏膜萎缩，上皮细胞凋亡增加，核分裂象低于黏膜损伤程度相称的预期水平

[a] 上表并非详尽。

病毒种类和宿主的免疫状态（表 17.3）。本节重点讨论巨细胞病毒（CMV）和人类免疫缺陷病毒（HIV）；建议读者参考本文其他章节，如腺病毒（第 11 章）和单纯疱疹病毒（HSV；第 5 章和第 20 章）的讨论。

巨细胞病毒（巨细胞病毒结肠炎）

定义

CMV 属于疱疹病毒属，见于世界各地，能够感染上皮细胞、血管内皮细胞和间质细胞[45]。35 岁前感染该病毒的患者占总人口的 50%～80%。与其他疱疹病毒一样，CMV 在首次感染后会有一段潜伏期，可能在不同环境因素的刺激下，或在宿主免疫系统受损后重新激活。CMV 结肠炎最常见于病毒的再次激活，可以发生于免疫功能低下或免疫功能正常的宿主[14,46]。这对免疫功能低下的患者构成极大的风险，如艾滋病患者和接受免疫抑制治疗的患者（如癌症化疗、IBD 治疗和器官移植）[46]。

临床表现

患者免疫状态不同，症状也随之不同。免疫功能正常的患者感染后通常出现自限性腹泻、发热、腹痛和体重减轻，但有 IBD 基础疾病的患者临床表现可能更严重[14]。同样，免疫功能低下的患者如艾滋病和器官移植的患者出现严重临床表现的风险会更高[14]。罕见并发症包括中毒性巨结肠、肠穿孔和节段性肠缺血[14]。抗病毒治疗通常不适用于免疫功能正常的患者，但是常用于有严重疾病风险的患者[45,46]。

病理特征

大体特征　常见大体表现为溃疡、出血、阻塞性肿块或假膜[14,46]。溃疡可为单发或多发，表浅或深在，溃疡通常边界清楚，呈"打孔样"改变。偶见鹅卵石样融合性溃疡，与克罗恩病溃疡类似[14,46]。

组织学特征　组织学表现差异较大，从微小改变（图 17.24 和 17.25）到明显坏死、脓肿形成、溃疡和偶见假膜形成（图

17.26～17.29）[14,46]。常见表现如非特异性隐窝炎，黏膜固有层混合性炎症细胞浸润，黏膜溃疡，隐窝脓肿和肠上皮细胞出现大量凋亡小体[14]。最有帮助的镜下表现是存在具有特征性的细胞病理改变的感染细胞。包涵体主要见于结肠血管内皮和间质细胞，肠上皮细胞中罕见。

感染细胞体积增大，正如其名（巨细胞病毒），比未感染细胞大 4 倍以上，同时可见胞质包涵体与核内包涵体[45]。根据其特征，核内包涵体又称为 Cowdry A 型或"猫头鹰眼"包涵体，呈现一个较大的嗜酸性病毒包涵体，外周清晰（"晕圈"），染色质沿核膜凝集（图 17.25、图 17.27 和图 17.29）。需要注意，晕圈产生是由于固定造成的假象，空气干燥法预处理标本中见不到晕圈[45]。胞质内包涵体形态模糊，嗜酸性至嗜碱性，过碘酸希夫（PAS）染色（图 17.30）和六胺银染色（GMS）可呈阳性[45]。值得注意的是，核内包涵体在上述染色中呈阴性。

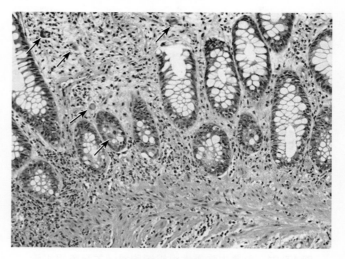

图 17.24　巨细胞病毒感染伴轻微炎症，凋亡细胞增加。少量血管内皮细胞、间质细胞和上皮细胞显示特征性巨细胞病毒细胞病理改变（箭头）

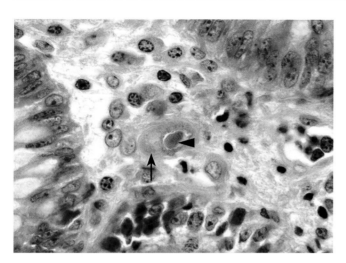

图 17.25 高倍放大显示典型巨细胞病毒感染:明显增大的血管内皮细胞内有细颗粒状胞质内包涵体(箭头)和大的核内包涵体(三角箭头),边界清楚

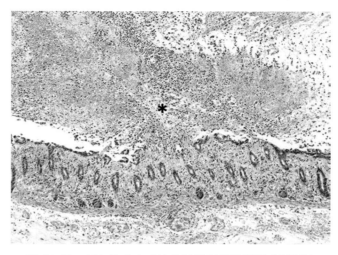

图 17.28 巨细胞病毒感染性结肠炎伴假膜形成(星号)

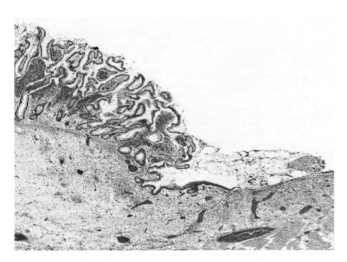

图 17.26 小肠巨大溃疡伴巨细胞病毒感染

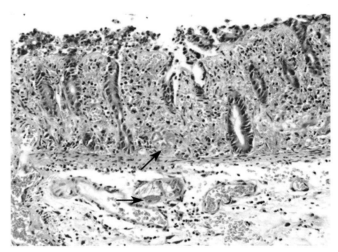

图 17.29 图 17.28 所示病例的另一个区域显示巨细胞病毒感染的血管内皮和上皮细胞(箭头)

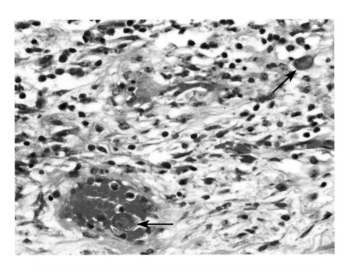

图 17.27 图 17.26 中病例的高倍放大显示巨细胞病毒感染的血管内皮细胞和间质细胞,呈特征性细胞病理改变(箭头)

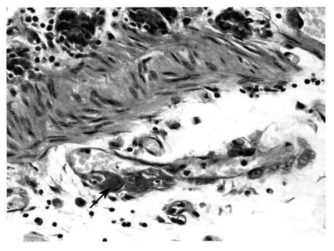

图 17.30 巨细胞病毒感染的血管内皮细胞(箭头),过碘酸希夫(PAS)染色显示胞质内包涵体阳性。注意,PAS 染色核内包涵体呈阴性

免疫组织化学特征

商品化的 CMV 免疫组织化学染色法已被广泛使用,对感染细胞数量稀少和形态学不典型时确定病毒尤其有用[45]。免疫系统正常的患者可能发生无症状 CMV 感染,因此,CMV 的免疫组织化学染色或原位杂交染色阳性必须密切结合临床表现来解释[45]。

鉴别诊断

尽管"猫头鹰眼"包涵体是 CMV 感染的特征表现,但其他病毒如腺病毒、单纯疱疹病毒和水痘-带状疱疹病毒也可能出现"猫头鹰眼"样包涵体。然而,其他病毒缺乏 CMV 感染细胞中的细胞体积增大和胞质内包涵体等特点[45]。CMV 的免疫组织化学染色或核酸扩增试验有助于鉴别这些疑难病例。当胞质内包涵体过碘酸希夫(PAS)染色或六胺银染色(GMS)中显示为强阳性时,必须与细胞内酵母菌鉴别。

人类免疫缺陷病毒

定义

人类免疫缺陷病毒(human immunodeficiency virus, HIV)-1 和 HIV-2 是两种紧密相关的逆转录病毒[45]。它们共同对世界公共卫生造成极其严重的威胁。HIV-1 是最常见的病毒,全球感染该病毒的患者估计超过 3 500 万人,而 HIV-2 感染主要见于西非。

在美国,HIV 感染必须上报国家。据美国疾病预防控制中心估计,截至 2015 年末,年龄 13 岁及以上 HIV 阳性的患者高达 110 万人,而其中约 15% 未被确诊[28]。与其他病毒感染不同,HIV 有关的发病率和死亡率基本上是由于 CD4+ T 淋巴细胞、树突状细胞和巨噬细胞感染后对宿主产生免疫抑制而造成的[45]。但是,某些症状如 HIV 肠病可能是由于病毒自身的特定反应,或继发针对病毒产生的免疫反应造成的[14]。HIV 肠病通常定义为 HIV 感染患者表现出慢性腹泻症状,肠道可以出现一系列形态改变,但找不到其他原因来解释该症状[14]。HIV 感染的全部阶段都可能发生该症状,从急性感染阶段到获得性免疫缺陷综合征阶段[47]。这类患者中,腹泻的实际病因尚不明确,有人认为 HIV 肠病不能代表一种独立的病种[47]。治疗方法为支持治疗。

临床特征

根据定义,患者表现为腹泻、吸收不良和体重减轻。

病理特征

大体特征   结肠镜检查,肠道通常表现正常。

组织学特征   小肠比大肠更容易受累。特征性组织学表现与轻度移植物抗宿主病(GVHD)类似,肠上皮细胞凋亡增加,核分裂象低于黏膜损伤程度的预期水平(图 17.31 和图 17.32)。

免疫组织化学特征

商品化 HIV p24 抗原的免疫组织化学染色可用于识别肠淋巴组织中的病毒抗原表达(图 17.33)。

鉴别诊断

主要鉴别诊断是 GVHD 和药物相关性损伤,包括抗逆转录病毒药物。临床相关性和 p24 免疫染色可用于鉴别上述疾病[14]。

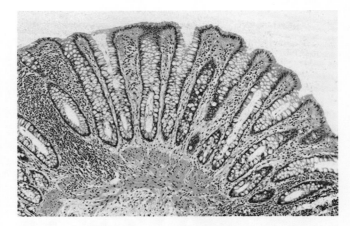

图 17.31   HIV 肠病显示结肠结构保存,黏膜固有层中的炎症细胞数量正常(Image courtesy of Dr. Sebastian Lucas)

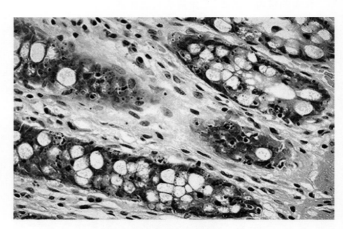

图 17.32   图 17.31 中病例的高倍放大显示肠上皮细胞内凋亡小体的数量增加。虽然凋亡明显,但未见核分裂象(Image courtesy of Dr. Sebastian Lucas)

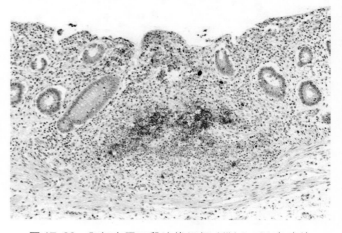

图 17.33   肛门直肠下段边缘组织,HIV-1 p24 免疫染色显示淋巴小结内有散在阳性细胞(Image courtesy of Dr. Sebastian Lucas)

寄生虫感染

多种原虫和蠕虫可感染结肠。许多原虫是共生微生物,与人类的疾病无关,但溶组织阿米巴和巴兰地虫是引起严重、破坏性疾病的病原体[48]。许多蠕虫感染可导致亚临床症状或轻度感染;但是在适当条件下也可能引起病症。病症的严重程度常与虫量成正比关系[48,49]。表 17.4 和表 17.5 列出了感染结肠的原虫和蠕虫,下文详细说明这类感染的主要临床表现。隐孢子虫病、环孢子虫病和等孢子球虫病可累及结肠,但常见小肠感染,详细讨论见第 11 章。同样,蠕形住肠蛲虫(蛲虫)见第 19 章,粪类圆线虫和无饰线虫见第 11 章的讨论。读者可参考几个出色的寄生虫感染疾病的图谱,包括 Orihel 和 Ash 编写的图谱[50]、Armed Forces Institute of Pathology 出版[51,52]的寄生虫图谱、美国 CDC DPDx 网站[49]的图谱和近期关于实验室诊断胃肠道寄生虫病的综述[53]。

溶组织阿米巴(阿米巴病)

定义

溶组织阿米巴(*Entamoeba histolytica*)是一类原虫寄生虫,可导致肠道和肠外阿米巴病[49]。感染主要发生于资源贫乏的环境,也见于游客、住院患者及男男同性恋[49]。传播途径为摄入污染食物和水中包含的耐环境孢囊[49]。也有报道通过病媒和性传播途径传染和扩散[49]。

临床特征

溶组织阿米巴感染的临床表现多样,包括无症状定植、轻度结肠炎、腹泻、炎性肿块(阿米巴瘤)和肠外扩散[49]。10% ~ 20% 的感染患者出现症状[49]。阿米巴虫侵入肠壁则可引起症状,包括腹痛、水性或血性腹泻、食欲缺乏、不适、暴发性痢疾[49,54]。阿米巴虫侵入肝门血供时,可以扩散到肝,偶尔也能扩散到其他器官[49]。感染阶段不同,治疗方法也不同;对于有症状的患者,通常联合采用肠道抗阿米巴药和抗寄生虫药进行全身渗透治疗[49]。

病理特征

大体特征　大体表现主要是散在或融合溃疡,边界不清,中央呈灰白坏死渗出[54]。阿米巴溃疡通常为集中分布,常见盲肠受累;但是,其他结肠区也可能受到累及[54]。阿米巴瘤轮廓清楚,实性扩展到结肠壁,可能伴有环状("餐巾扣")缩窄[54]。

表 17.4　常见的结肠原虫感染[a]

原虫(病)	主要临床表现	主要组织病理特征
隐孢子虫属(隐孢子虫病)	类似霍乱的大量恶臭水性腹泻,恶心、呕吐、腹部绞痛、低热、体重减轻、虚弱、肌肉痛。免疫功能低下的宿主症状持久不愈,肠外疾病的发病率增加	可涉及十二指肠、小肠、结肠(见第 11 章)。在刷状缘的寄生虫发育形态为较小(直径 1μm)的嗜碱性异物;可伴有急性炎症细胞增加,肠上皮细胞坏死、脱落,结肠隐窝扩张,伴杯状细胞减少,核分裂象增加。免疫功能低下的宿主病情更加严重
溶组织阿米巴(阿米巴病)	大多无症状。症状包括水性到血性腹泻、发热、痢疾、肠外扩散	烧瓶样溃疡,滋养体(最大直径 12~35μm)内有小圆核,外周为染色质,中间为核小体,胞质内有吞噬的红细胞。这类微生物的过碘酸希夫染色呈阳性,常见于溃疡侵蚀性边缘,有滋养体周围透明带
巴兰地虫(巴兰地虫病)	偶见无症状;若有症状,则类似阿米巴病,即腹泻、痢疾和肠外扩散	烧瓶样溃疡,周围有纤毛环绕的大卵圆形滋养体(最大直径 50~200μm),溃疡周围(不是坏死中心)见芸豆样巨核

[a] 上表并非详尽;地理分布和接触史不同,患病率也不同。

表 17.5　常见的结肠蠕虫感染[a]

蠕虫(病)	主要临床表现	主要组织病理特征
蠕形住肠蛲虫(蛲虫病)	许多患者没有症状,常见症状为夜间肛门瘙痒	通常在阑尾中偶然发现蛲虫(见第 19 章)。罕见小溃疡;残留的蛲虫和虫卵可引发肉芽肿反应
血吸虫属(血吸虫病)	不同感染阶段的表现有所不同,胃肠道受累通常伴有腹泻和腹痛	特征性的大虫卵,每个虫卵内含一个幼虫(毛蚴),虫卵遍及整个肠壁,周围有肉芽肿性炎症;偶见何博礼现象。还可见炎性肠息肉,血吸虫瘤(包含多个虫卵的炎性肿块)
毛首鞭形线虫(鞭虫病)	多数无症状。重度感染出现腹泻、腹痛、里急后重,罕见肠套叠和直肠脱垂	盲肠感染最严重;鞭虫纤细的前端嵌入黏膜,较大的后端(妊娠雌虫包含虫卵)位于肠腔。常见大量杆菌和杆状体。炎症通常很轻或没有炎症;重度感染伴有隐窝扩张、水肿、黏膜内慢性炎症细胞增加

[a] 上表并非详尽;地理分布和接触史不同,患病率也不同。

组织学特征   确诊阿米巴病的组织病理特征是溶组织阿米巴虫侵入肠壁[54]。组织标本中仅能观察到滋养体；而看不到粪便中可见的孢囊[49]。虽然存在其他阿米巴种类，包括人类粪便样本中可以看到的形态相似的迪斯帕内阿米巴，但是只有溶组织阿米巴虫有侵袭力，因此组织中存在阿米巴滋养体即可诊断阿米巴病[49]。感染的最初表现是侵入部位形成小块坏死区[54]。经黏膜侵入后，滋养体侧向侵入黏膜下层，形成溃疡，溃疡基底比顶点宽，形成所谓的烧瓶样溃疡（图 17.34）[54]。溃疡区含有细胞坏死物、纤维蛋白和滋养体，但后者通常难以辨认。黏膜下层的溃疡进展边缘中可以看到明显的滋养体，滋养体周围通常有透明带环绕，有助于识别（图 17.35）[54]。相关炎症反应通常为单核细胞。阿米巴瘤则包含肉芽组织、纤维组织和慢性炎症细胞（图 17.36）。滋养体通常在黏膜下靠近溃疡处聚集[54]。

典型的溶组织阿米巴的滋养体在组织中的直径为 10~35μm，呈阿米巴虫外观，内含假胞质突触、致密的空泡胞质和一个直径 4~5μm 的圆形单核（图 17.37）。滋养体胞质内偶尔可见吸入的红细胞。核具有特征性的染色质模式，外周染色质覆盖在核膜上，中间为小圆核（类核仁结构）[54]。与粪便标本不同，由于切片的切面问题，组织中通常看不到中央小圆核。阿米巴滋养体的胞质内富含糖原，故而可通过过碘酸希夫染色显示出来（图 17.38）。

鉴别诊断

组织切片下的溶组织阿米巴滋养体的主要鉴别诊断为大型宿主细胞，如组织细胞和神经节细胞[54]。巨噬细胞的胞质也可能被过碘酸希夫强染，但通常不易混淆为阿米巴。幸运的是，大多数情况下，阿米巴独特的核的特征有助于同宿主细胞区分开来[54]。

巴兰地虫（巴兰地虫病）

定义

巴兰地虫（*Balantidioides*）又称新小袋虫，是感染人类的最大原虫寄生虫，也是唯一的感染纤毛虫[49]。它可以造成新小袋虫病（旧称肠小袋纤毛虫病），临床和病理特征与阿米巴病类似[55]。猪是巴兰地虫的天然宿主，因此，人类感染通常见于饲养猪的地区[49]。一般经粪-口途径传播，卫生不良的地区也偶

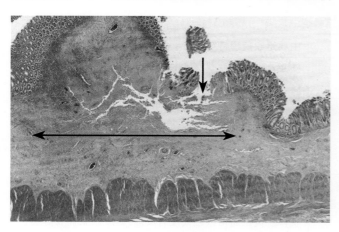

图 17.34   溶组织阿米巴感染（阿米巴病），形成特征性的"烧瓶样"溃疡，其基底比顶点宽（箭头）

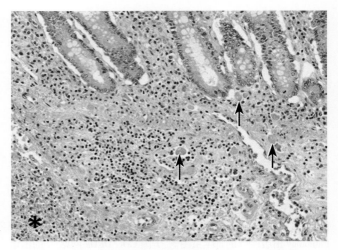

图 17.35   黏膜下层的溃疡进展边缘可以清楚看到溶组织阿米巴的滋养体（箭头），远离溃疡床（星形）。周围通常有透明带环绕，有助于识别

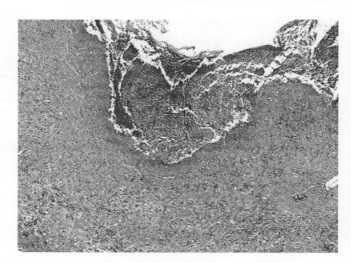

图 17.36   阿米巴瘤，包含肉芽组织、纤维组织和慢性炎症细胞

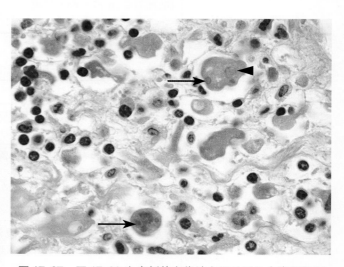

图 17.37   图 17.36 中病例的高倍放大显示了几个溶组织阿米巴的滋养体，混合有数个淋巴细胞和浆细胞。滋养体周围有透明带环绕，圆形核周围则有致密的染色质，中间为小圆核（箭头），某些滋养体的胞质内可见吸入的红细胞（箭头）

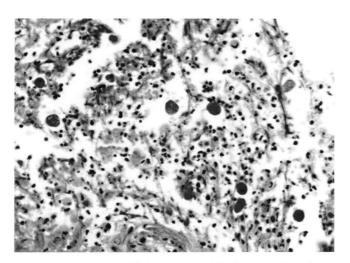

图 17.38　过碘酸希夫染色下强染的溶组织阿米巴的滋养体

见人传人[55]。

临床特征

无侵入时,感染可能无症状。侵入后,感染类似肠道阿米巴病,伴水性或血性腹泻、痢疾、肠外扩散[55]。治疗方法是选用一种抗生素[49]。

病理特征

大体特征　常见感染部位在结肠和阑尾,偶见回肠感染[55]。结肠感染的大体表现类似阿米巴病,伴溃疡形成。肠外扩散可累及肝、阴道、膀胱、输尿管和肺[55]。

组织学特征　巴兰地虫病组织病理特征基本类似阿米巴病,包括形成烧瓶样溃疡(图 17.39)。可帮助确诊的组织病理特征是检查到巴兰地虫侵入肠壁[55]。巴兰地虫在溃疡周围最常见,而不是坏死中心(图 17.39 和图 17.40)[55]。组织切片内不能见到孢囊[49]。滋养体很大(50～200μm),为卵形,周围有环状纤毛(图 17.41),内含大的芸豆形状的巨核。

鉴别诊断

滋养体的形态特征很明显,包括体积大和纤毛,因此几乎不会与宿主细胞混淆。但若在腹水中发现滋养体(如肠穿孔),必须与明显更小的带纤毛的宿主细胞鉴别[55]。

毛首鞭形线虫（鞭虫病）

定义

毛首鞭形线虫(*Trichuris trichiura*)(简称鞭虫)是一种肠道线虫,传播途径为摄入粪便污染的土壤、产品和水中的感染性虫卵[49]。它被世界卫生组织认定为"土源性蠕虫类疾病"之一,是一种被忽视的热带感染性疾病[7]。全世界被土源性蠕虫感染的患者估计高达 15 亿人[7]。摄入虫卵后,幼虫在小肠内孵化成长为成虫。成虫在结肠定居,其纤细的前端嵌入黏膜,以宿主组织分泌物为食。雌性和雄性成虫交配后,雌虫将虫卵产在肠腔,经粪便排出。虫卵必须在土壤中成熟后才会形成对人类的感染力,因此,适当处置人类粪便即可预防鞭虫病。鞭虫病在资源丰富、卫生设施完善的环境中并不常见[56]。

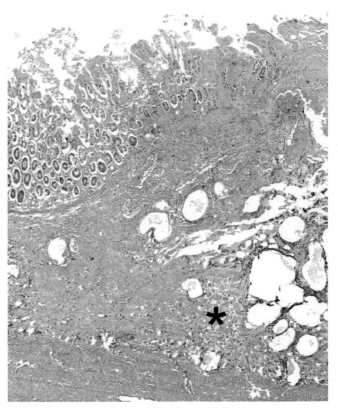

图 17.39　黏膜下层的溃疡进展边缘可见巴兰地虫滋养体(星号)

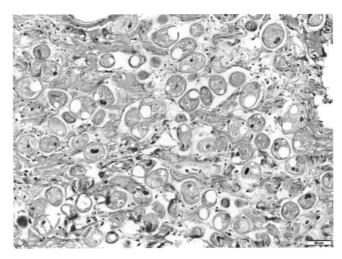

图 17.40　图 17.39 中病例的高倍放大显示巴兰地虫滋养体,可见其为卵形,内含巨大的嗜碱性核

临床特征

大多数感染症状较轻或无症状,症状出现率随虫量增加而增加[49,56]。严重感染时,症状有黏液性腹泻、偶见的腹泻粪便中带血丝、腹痛和里急后重。长期严重的里急后重可导致直肠脱垂和肠套叠[49,56]。治疗方法是采用阿苯达唑或相关药物[49]。

病理特征

大体特征　常规结肠镜检查可能发现鞭虫成虫,并可完整取出成虫进行病理检查。鞭虫通常见于盲肠,但全结肠和阑尾

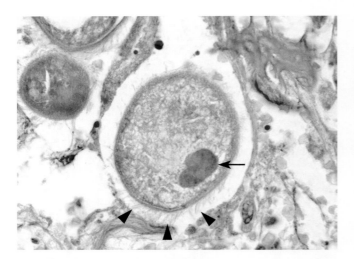

图 17.41　巴兰地虫滋养体的环状纤毛（三角箭头）和芸豆形状的巨核（箭头）

也可能发现鞭虫[56]。鞭虫为白褐色，外表皮层光滑，整体似"鞭形"，一端（前端）明显比另一端细[49]。内镜下，可见纤细的前端嵌入肠黏膜，较大的后端悬于肠腔（图 17.42）。雌性成虫为 3.5～5cm，尾部直，而雄性成虫略短，尾部卷曲（图 17.42）。结肠镜检查时取出鞭虫通常会在黏膜上产生小出血点[56]。严重感染病例中，黏膜可能红肿、水肿、变脆，甚至明显出血[56]。

组织学特征　如上所述，鞭虫在结肠中的定植方式很独特，纤细的前端嵌入表层黏膜，较大的后端悬于肠腔[56]。因此，常见的情况是在肠黏膜中发现窄小前端的横切面（直径

100～150μm），同时在肠腔中发现明显更大的后端切面（直径400～700μm）（图 17.43）。如果是产卵的雌虫，则子宫中可能发现长 50～55μm、宽 20～25μm 的特征性虫卵，虫卵可见双极黏液栓（图 17.44）。与组织切片中的所有蠕虫卵一样，缩小聚光镜更容易发出虫卵的特征。相关的宿主炎症反应一般较轻，黏膜中的慢性炎症细胞和嗜酸性细胞有所增加。还可观察到附近隐窝的上皮细胞有丝分裂活性增加[56]。与其他线虫一样，鞭虫覆盖厚厚的嗜酸性无细胞角质层（"皮肤"），层下为发育良好的肌肉系统，完整的胃肠道，以及雄性或雌性生殖器官。除了上述一般性诊断形态学特点，鞭虫还有几个特征性特点可以用于确诊。首先，它在结肠的定植方式很特殊；因为这个尺寸的其他寄生虫都不会像这样寄生在人类的肠道。但是这种定植方式不是总是能够看到的，因为结肠镜检查时可能已经取出了成虫并送检进行组织学检查。幸运的是，根据其他形态特征——杆状体（较大的嗜碱性腺细胞的长链）、杆状带（嗜碱性细胞的细带）和子宫腔内的虫卵（如果有）（图 17.44 和 17.45）也能确诊[56]。

鉴别诊断

鞭虫成虫的形态学特征可用于诊断鞭虫病[56]。有些异物如蔬菜（食物）残留偶尔会呈现非常类似蠕虫的形态，但是缺少角质层/皮层、特征性的内部结构及偏振光下容易发生双折射的现象[48]。

血吸虫（血吸虫病）

定义

血吸虫（*Schistosoma*）是吸虫类寄生虫（吸虫），寄生在宿主血管内[49]。感染人类的血吸虫主要有六种，其中五种可造成

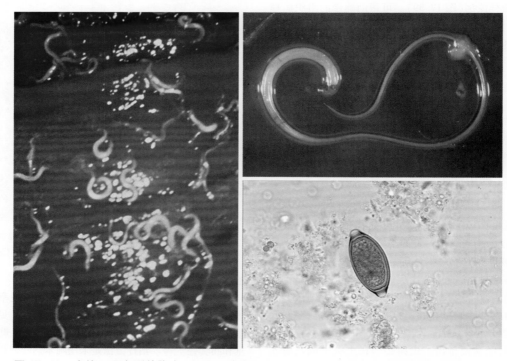

图 17.42　内镜下观察到的鞭虫（**左图**），随后取出（**右上图**）。成虫前端纤细，后端宽大，似"鞭形"；雌虫尾直（见图），雄虫尾卷。鞭虫前端嵌入肠黏膜，而宽大的后端悬于肠腔，便于交配和将虫卵排入粪便。鞭虫的虫卵长 50～55μm、宽 20～25μm，并有双极黏液栓（**右下图**）

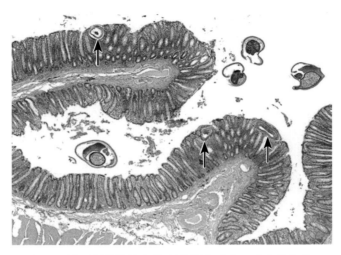

图 17.43 肠道活检中发现的鞭虫成虫。成虫纤细的前端嵌入肠黏膜（箭头），而较大的后端悬于肠腔。这个活检标本中至少可以看到两只成虫

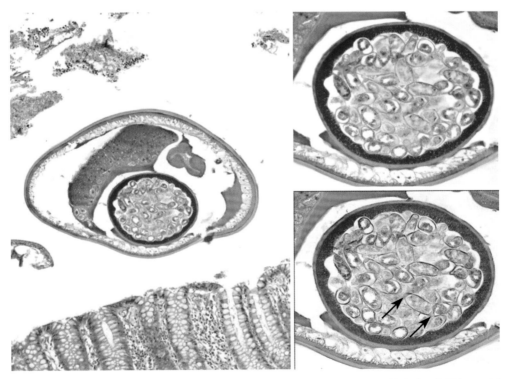

图 17.44 图 17.43 中病例的高倍放大显示一只鞭虫产卵雌虫及宫腔内的虫卵（**左图**）。可以看到虫卵的特征，包括双极栓（箭头）。从正常视野（**右上图**）缩小聚光镜后（**右下图**），可提高虫卵的对比，便于识别它们

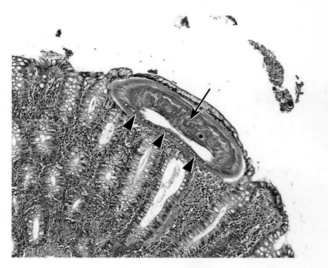

图 17.45　图 17.43 中病例的高倍放大显示鞭虫成虫的前端，可见杆状体（箭头）和杆状带（三角箭头）。这些特征加上成虫的尺寸和在黏膜上的定植入方式，可以诊断为鞭虫

肠道感染：曼氏血吸虫、日本血吸虫、间插血吸虫、湄公河血吸虫和几内亚血吸虫[48,49]。曼氏血吸虫和日本血吸虫是大多数

肠道血吸虫病的元凶[57]。世界卫生组织将血吸虫病归类为被忽视的热带感染疾病，估计全世界面临感染风险人数达 2.064 亿[7]。尽管大多数有感染风险的患者生活在非洲[7,48,49]，血吸虫感染见于热带和亚热带和各个地区，包括地中海地区。当人接触感染水源后，自由游动的极小尾蚴直接穿过皮肤，造成感染[49]。尾蚴穿过皮肤后进入血流，随后迁移到肺和肝。尾蚴在肝内成长为成虫，并雌雄配对（图 17.46），然后进入肠系膜血管——它们的最终目的地。

血吸虫体态细长扁平，雌雄异体。雌虫生活在雄虫虫体的纵向沟内，只有周期性向血管和组织周围产卵时才会定期离开。虫卵形态特殊，易于在粪便标本中识别（图 17.46）。曼氏血吸虫的虫卵长 114~180μm，宽 45~70μm，侧脊较大，而间插血吸虫和几内亚血吸虫的虫卵类似埃及血吸虫虫卵，一端有脊，长度约 200μm[49]。日本血吸虫和湄公河血吸虫都较小（长 50~100μm），脊不明显。约 50% 的虫卵在宿主对其免疫反应的帮助下，穿过肠壁后随粪便排出。剩下的虫卵留在肠壁，或被动转移到肝，对受累组织造成严重损害[49]。随粪便排出的虫卵接触淡水后孵化，释放自由游动的毛蚴，然后感染中间宿主钉螺。在钉螺宿主体内经历几个生命循环阶段后，最终尾蚴入水感染下一个宿主，从而完成整个生命循环[49]。

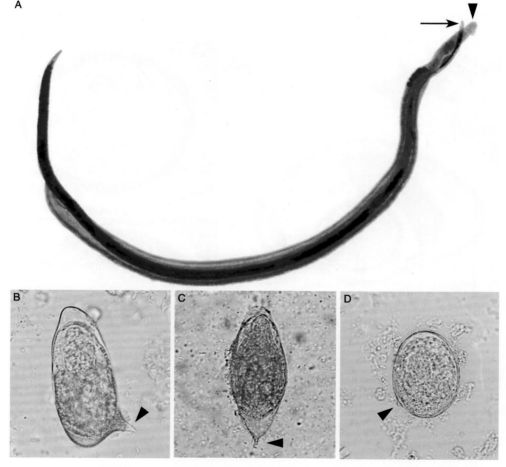

图 17.46　（A）曼氏血吸虫成虫，注意纤细的雌虫生活在雄虫的纵向沟内，箭头和三角箭头分别指出雌虫和雄虫的前端。血吸虫的虫卵较大，拥有特征性的脊。（B）曼氏血吸虫。（C）埃及血吸虫。（D）日本血吸虫。三角箭头指向它们的脊

临床特征

不同感染阶段的临床表现也不相同[57]。尾蚴穿过的部位会出现一过性瘙痒性斑丘疹（尾蚴皮炎），尤其是有接触史的患者[57]。感染 2~4 周后，由于机体对成虫和随后的虫卵产生免疫反应，患者会经历短暂发热、喘息、咳嗽、荨麻疹、腹泻、肝脾大、弥漫性淋巴结肿大、肺感染和外周血嗜酸性粒细胞增多（急性血吸虫或片山热）[57]。尽管这些症状可能比较棘手，但最严重的病变发生在慢性感染阶段，即残留虫卵和相关的宿主免疫反应对肠道和肝造成的损害[57]。轻度感染患者可能表现为无症状，但随着病程进展，尤其是重度感染时，患者逐渐出现腹痛、便血和体重下降[14]。持续性失血造成贫血，还可出现蛋白丢失性肠病。严重者可能出现肠梗阻、肠套叠、肠穿孔、直肠脱垂、肛周脓肿和肛瘘[14]。肝严重受累的患者可能出现静脉曲张、门静脉高压性结肠病和其他肝硬化症状[14]。慢性血吸虫病的治疗方法是采用抗寄生虫药物吡喹酮，但是药物不能逆转已经产生的损伤瘢痕[49]。

病理特征

大体特征　血吸虫病最常见的肠道表现是肠道黏膜出血、黏膜颗粒样改变、点状溃疡和炎性息肉[14]。偶尔可见体积较大的炎性纤维性肿块形成（血吸虫瘤）[57]。远端结肠常常受累。

组织学特征　病理学特异性表现为黏膜、黏膜下层和/或浆膜检出多个血吸虫卵，伴明显的肉芽肿和嗜酸性粒细胞浸润（图 17.47 和图 17.48），偶见何博礼现象（图 17.49）[57]。虫卵较大（直径 100~200μm，因种类而异），壁薄，近期疾病或活动期的虫卵内可见毛蚴。某些血吸虫虫卵有明显的脊，可用于鉴别种类（图 17.47 和 17.48）[48,49]。但是，组织切片中的虫卵壁通常会出现明显的变形，因此，必须谨慎解释特征性脊的出现（图 17.48）。随访测试中推荐使用粪便虫卵和寄生虫检查，这种检查是可以用来鉴别不同种类血吸虫最好的形态学方法[57]。在陈旧性感染中，只能看到钙化的虫卵伴轻度炎症或无炎症反应。

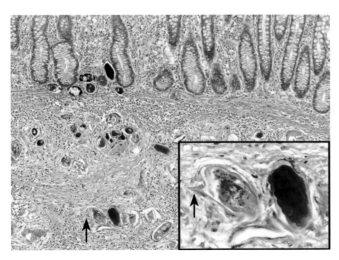

图 17.47　结肠活检标本显示黏膜和黏膜下层中的曼氏血吸虫虫卵，伴宿主肉芽肿反应。不同阶段的虫卵，有的完全钙化，有的则可见包含毛蚴（放大图）。一个虫卵上可以清楚看到侧脊（箭头），从组织学图像中可以识别为曼氏血吸虫

节段性结肠纤维化是肠道血吸虫病罕见的并发症[57]。罕见情况下，在结肠切除的标本中血管壁的静脉丛中可见成虫（图 17.50）[57]。

鉴别诊断

肠道血吸虫病的主要鉴别诊断是肠道内的其他肉芽肿性疾病，尤其是当没有检出确切的虫卵时。少数情况下可以看到类似虫卵的异物和较大的钙化物，需要密切结合临床和组织学表现综合判断。血吸虫是在大肠内产卵的主要蠕虫，偶尔其他蠕虫的虫卵也能够嵌入肠壁，如蠕形住肠线虫和似蚓蛔线虫。但根据虫卵的大小和形态特征很容易把这两类寄生虫同血吸虫区分。如果虫卵的形态不明显时，则需要进行一系列的粪便虫卵和寄生虫检查（O&P）[57]。这种 O&P 检查并不是治疗所必需的检查，但是是鉴别肠道治病性血吸虫种类的首选方法[49]。

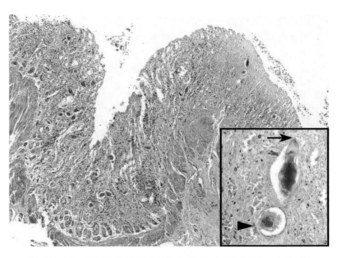

图 17.48　肠道活检示黏膜内数个血吸虫卵。虫卵偶见清晰的末端脊（箭头），常见于间插血吸虫/几内亚血吸虫。需谨慎对待形态学中出现的虫卵脊，因为组织处理过程中常常会造成虫卵壁扭曲，形成数个褶皱和突起（三角箭头）

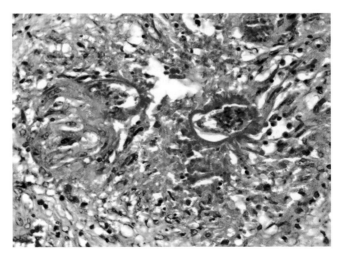

图 17.49　肉芽肿伴明显的何博礼现象，其内可见血吸虫虫卵。注意伴随的大量嗜酸性粒细胞浸润

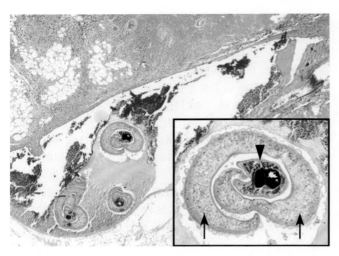

图 17.50　肠系膜小静脉中可见血吸虫成虫（放大图），横切面上可见较大的雄虫（箭头）和雌虫（三角箭头）。黑色是疟原虫色素，即消化宿主血红蛋白后的排泄产物

（刘超　杜晓华 译　王娅兰　蔡永萍 审）

参考文献

1. World Health Organization. Diarrhoea. World Health Organization, Geneva, Switzerland. 2018. http://www.who.int/topics/diarrhoea/en/. 29 July 2018.
2. Scallan E, Griffin PM, Angulo FJ, Tauxe RV, Hoekstra RM. Foodborne illness acquired in the United States—unspecified agents. Emerg Infect Dis. 2011;17(1):16–22. https://doi.org/10.3201/eid1701.091101p2.
3. Scallan E, Hoekstra RM, Angulo FJ, Tauxe RV, Widdowson MA, Roy SL, et al. Foodborne illness acquired in the United States—major pathogens. Emerg Infect Dis. 2011;17(1):7–15. https://doi.org/10.3201/eid1701.P11101.
4. Shane AL, Mody RK, Crump JA, Tarr PI, Steiner TS, Kotloff K, et al. 2017 infectious diseases society of America clinical practice guidelines for the diagnosis and management of infectious diarrhea. Clin Infect Dis. 2017;65(12):e45–80. https://doi.org/10.1093/cid/cix669.
5. Centers for Disease Control and Prevention. Estimates of foodborne illness in the United States. Centers for Disease Control and Prevention, Atlanta, GA. 2016. https://www.cdc.gov/foodborneburden/index.html. 29 July 2018.
6. Centers for Disease Control and Prevention. Healthy water. Centers for Disease Control and Prevention, Atlanta, GA. 2016. https://www.cdc.gov/healthywater/. 29 July 2018.
7. World Health Organization. Neglected tropical diseases. World Health Organization, Geneva, Switzerland. 2018. http://www.who.int/neglected_diseases/en/. 29 July 2018.
8. Riddle MS, DuPont HL, Connor BA. ACG clinical guideline: diagnosis, treatment, and prevention of acute diarrheal infections in adults. Am J Gastroenterol. 2016;111(5):602–22. https://doi.org/10.1038/ajg.2016.126.
9. Ramanan P, Bryson AL, Binnicker MJ, Pritt BS, Patel R. Syndromic panel-based testing in clinical microbiology. Clin Microbiol Rev. 2018;31(1) https://doi.org/10.1128/CMR.00024–17.
10. DuPont HL. Acute infectious diarrhea in immunocompetent adults. N Engl J Med. 2014;370(16):1532–40. https://doi.org/10.1056/NEJMra1301069.
11. Lauwers GY, Mino-Kenudson M, Kradin RL. Infections of the gastrointestinal tract. In: Kradin RL, editor. Diagnostic pathology of infectious disease. 2nd ed. Atlanta, GA: Elsevier; 2018. p. 232–71.
12. Lamps LW. Bacterial gastrointestinal infections. In: Procop GW, Pritt BS, editors. Pathology of infectious diseases. Atlanta, GA: Elsevier; 2015. p. 297–325.
13. Lamps LW. Update on infectious enterocolitides and the diseases that they mimic. Histopathology. 2015;66(1):3–14. https://doi.org/10.1111/his.12582.
14. Lamps LW. Infectious diseases of the colon. In: Iacobuzio-Donahue CA, Montgomery EA, editors. Gastrointestinal and liver pathology. 2nd ed. Atlanta, GA: Elsevier; 2012. p. 297–351.
15. Cerilli LA, Greenson JK. The differential diagnosis of colitis in endoscopic biopsy specimens: a review article. Arch Pathol Lab Med. 2012;136(8):854–64. https://doi.org/10.5858/arpa.2012–0205-RA.
16. Centers for Disease Control and Prevention. The pretravel consultation, self-treatable conditions: travelers' diarrhea. Centers for Disease Control and Prevention, Atlanta, GA. 2017. https://wwwnc.cdc.gov/travel/yellowbook/2018/the-pre-travel-consultation/travelers-diarrhea. 31 July 2018.
17. Leffler DA, Lamont JT. Clostridium difficile Infection. N Engl J Med. 2015;373(3):287–8. https://doi.org/10.1056/NEJMc1506004.
18. Centers for Disease Control and Prevention. AIDSinfo: guidelines for prevention and treatment of opportunistic infections in HIV-infected adults and adolescents. Centers for Disease Control and Prevention, Atlanta, GA. 2018. https://aidsinfo.nih.gov/contentfiles/lvguidelines/adult_oi.pdf. 12 Aug 2018.
19. Jessurun J. The differential diagnosis of acute colitis: clues to a specific diagnosis. Surg Pathol Clin. 2017;10(4):863–85. https://doi.org/10.1016/j.path.2017.07.008.
20. Patil DT, Odze RD. Biopsy diagnosis of colitis: an algorithmic approach. Virchows Arch. 2018;472(1):67–80. https://doi.org/10.1007/s00428–017–2274–0.
21. Esteve M, Salas A, Fernandez-Banares F, Lloreta J, Marine M, Gonzalez CI, et al. Intestinal spirochetosis and chronic watery diarrhea: clinical and histological response to treatment and long-term follow up. J Gastroenterol Hepatol. 2006;21(8):1326–33. https://doi.org/10.1111/j.1440–1746.2006.04150.x.
22. Nostrant TT, Kumar NB, Appelman HD. Histopathology differentiates acute self-limited colitis from ulcerative colitis. Gastroenterology. 1987;92:318–28.
23. Kumar NB, Nostrant TT, Appelman HD. The histopathologic spectrum of acute self-limited colitis (acute infectious-type colitis). Am J Surg Pathol. 1982;6(6):523–9.
24. Pritt BS, Mathison BA, Milner DA, Procop GW, Schuetz AN. Introduction to infectious diseases pathology. In: Pritt BS, editor. Atlas of fundamental infectious diseases histopathology: a guide for daily practice. Chicago, IL: College of American Pathologists Press; 2018. p. 1–18.
25. Tang DM, Urrunaga NH, Von Rosenvinge EC. Pseudomembranous colitis: not always Clostridium difficile. Cleve Clin J Med. 2016;83(5):361–6.
26. Janda JM, Abbott SL. The genus Aeromonas: taxonomy, pathogenicity, and infection. Clin Microbiol Rev. 2010;23(1):35–73.
27. Centers for Disease Control and Prevention. Campylobacter (campylobacteriosis). Centers for Disease Control and Prevention, Atlanta, GA. 2017. https://www.cdc.gov/campylobacter/index.html. 2 Sept 2018.
28. Centers for Disease Control and Prevention. 2018 national notifiable infectious diseases. Centers for Disease Control and Prevention, Atlanta, GA. 2018. https://wwwn.cdc.gov/nndss/conditions/notifiable/2018/infectious-diseases/. 13 Aug 2018.
29. Centers for Disease Control and Prevention. E. coli (Escherichia coli). Centers for Disease Control and Prevention, Atlanta, GA. 2018. https://www.cdc.gov/ecoli/index.html. 3 Sept 2018.
30. Buchan BW, Faron ML, Humphries RM, Dekker J, Ledeboer NA. Escherichia, shigella, and salmonella. In: Carroll KC, Pfaller MA, Landry ML, AJ MA, Patel R, Richter SS, et al., editors. Manual of clinical microbiology. Washington, DC: ASM Press; 2019. p. In Press.

31. Centers for Disease Control and Prevention. Infectious diseases related to travel: typhoid & paratyphoid fever. In: Yellow Book. Centers for Disease Control and Prevention, Atlanta, GA. 2017. https://wwwnc.cdc.gov/travel/yellowbook/2018/infectious-diseases-related-to-travel/typhoid-paratyphoid-fever. 31 July 2018.

32. Centers for Disease Control and Prevention. Salmonella. Centers for Disease Control and Prevention, Atlanta, GA. 2018. https://www.cdc.gov/salmonella/index.html. 30 July 2018.

33. Centers for Disease Control and Prevention. *Shigella*—Shigellosis. Centers for Disease Control and Prevention, Atlanta, GA. 2018. https://www.cdc.gov/shigella/index.html. 2 Sept 2018.

34. Centers for Disease Control and Prevention. *Yersinia enterocolitica* (Yersiniosis). Centers for Disease Control and Prevention, Atlanta, GA. 2016. https://www.cdc.gov/yersinia/index.html. 3 Sept 2018.

35. Schuetz AN, Pritt BS. Bacterial infections. In: Pritt BS, editor. Atlas of fundamental infectious diseases histopathology: a guide for daily practice. Chicago, IL: College of American Pathologists Press; 2018. p. 19–90.

36. Centers for Disease Control and Prevention. Healthcare-associated infections. Centers for Disease Control and Prevention, Atlanta, GA. 2015. https://www.cdc.gov/hai/organisms/cdiff/cdiff_clinicians.html. 3 Sept 2018.

37. Guarner J, Brandt ME. Histopathologic diagnosis of fungal infections in the 21st century. Clin Microbiol Rev. 2011;24(2):247–80. https://doi.org/10.1128/CMR.00053–10.

38. Procop GW, Pritt BS. Fungal infections. In: Pritt BS, editor. Atlas of fundamental infectious diseases histopathology: a guide for daily practice. Chicago, IL: College of American Pathologists Press; 2018. p. 91–148.

39. Centers for Disease Control and Prevention. Fungal diseases. Centers for Disease Control and Prevention, Atlanta, GA. 2018. https://www.cdc.gov/fungal/diseases/mucormycosis/index.html. 8 Sept 2018.

40. Eggimann P, Chevrolet JC, Starobinski M, Majno P, Totsch M, Chapuis B, et al. Primary invasive aspergillosis of the digestive tract: report of two cases and review of the literature. Infection. 2006;34(6):333–8. https://doi.org/10.1007/s15010–006–5660–0.

41. Geramizadeh B, Heidari M, Shekarkhar G. Gastrointestinal basidiobolomycosis, a rare and under-diagnosed fungal infection in immunocompetent hosts: a review article. Iran J Med Sci. 2015;40(2):90–7.

42. Melato M, Gorji N. Primary intestinal cryptococcosis mimicking adenomatous polyp in an HIV-negative patient. Am J Gastroenterol. 1998;93(9):1592–3. https://doi.org/10.1111/j.1572–0241.1998.00492.x.

43. Perfect JR, Dismukes WE, Dromer F, Goldman DL, Graybill JR, Hamill RJ, et al. Clinical practice guidelines for the management of cryptococcal disease: 2010 update by the infectious diseases society of america. Clin Infect Dis. 2010;50(3):291–322. https://doi.org/10.1086/649858.

44. Yang B, Lu L, Li D, Liu L, Huang L, Chen L, et al. Colonic involvement in disseminated histoplasmosis of an immunocompetent adult: case report and literature review. BMC Infect Dis. 2013;13:143. https://doi.org/10.1186/1471–2334–13–143.

45. Milner DA, Pritt BS. Viral infections. In: Pritt BS, editor. Atlas of fundamental infectious diseases histopathology: a guide for daily practice. Chicago, IL: College of American Pathologists Press; 2018. p. 149–92.

46. Baniak N, Kanthan R. Cytomegalovirus colitis: an uncommon mimicker of common colitides. Arch Pathol Lab Med. 2016;140(8):854–8. https://doi.org/10.5858/arpa.2015–0176-RS.

47. Dikman AE, Schonfeld E, Srisarajivakul NC, Poles MA. Human immunodeficiency virus-associated diarrhea: still an issue in the era of antiretroviral therapy. Dig Dis Sci. 2015;60(8):2236–45. https://doi.org/10.1007/s10620–015–3615-y.

48. Mathison BA, Pritt BS. Parasitic infections. In: Pritt BS, editor. Atlas of fundamental infectious diseases histopathology: a guide for daily practice. Chicago, IL: College of American Pathologists Press; 2018. p. 193–288.

49. Centers for Disease Control and Prevention. DPDx—Laboratory Identification of Parasites of Public Health Concern. Centers for Disease Control and Prevention, Atlanta, GA. 2018. https://www.cdc.gov/dpdx/index.html. 1 Sept 2018.

50. Orihel TC, Ash LR. Parasites in human tissues. American Society for Clinical Pathology: Chicago, IL; 1995.

51. Meyers WM, Firpo A, Wear DJ. Topics on the pathology of protozoan and invasive arthropod diseases. Armed Forces Institute of Pathology: Washington, DC; 2011.

52. Meyers WM, Neafie RC, Marty AM, Wear DJ. Pathology of infectious diseases. Armed Forces Institute of Pathology: Washington, DC; 2000.

53. Garcia LS, Arrowood M, Kokoskin E, Paltridge GP, Pillai DR, Procop GW, et al. Laboratory diagnosis of parasites from the gastrointestinal tract. Clin Microbiol Rev. 2017;31(1): e00025–17.

54. Klassen-Fischer MK, Wear DJ, Neafie RC. Amebiasis. In: Meyers WM, Firpo A, Wear DJ, editors. Topics on the pathology of protozoan and invasive arthropod diseases. Washington, DC: Armed Forces Institute of Pathology; 2011. p. 1–15.

55. Neafie RC, Andersen EM, Klassen-Fischer MK. Balantidiasis. In: Meyers WM, Firpo A, Wear DJ, editors. Topics on the pathology of protozoan and invasive arthropod diseases. Washington, DC: Armed Forces Institute of Pathology; 2011. p. 1–15.

56. Marty AM, Neafie RC. Trichuriasis. In: Meyers WM, Neafie RC, Marty AM, Wear DJ, editors. Pathology of infectious diseases. Washington, DC: Armed Forces Institute of Pathology; 2000. p. 461–70.

57. Cheever AW, Neafie RC. Schistosomiasis. In: Meyers WM, Neafie RC, Marty AM, Wear DJ, editors. Pathology of infectious diseases. Washington, DC: Armed Forces Institute of Pathology; 2000. p. 23–48.

第 18 章
药物性、血管性、先天性、动力性、息肉和其他疾病

Vishal S. Chandan

药物相关性损伤

每年有多种新药被批准用于临床，其中许多药物会对结肠造成严重损伤。某些特征性的损伤模式提示是药物引起的肠损伤。本章的目的是为外科病理医生提供实用性指导，识别药物性肠损伤的组织学特征，从而有助于鉴别诊断。值得注意的是，大多数药物造成的损伤是非特异性的，这种损伤与其他种类药物、感染或自身免疫病引起的组织学改变存在相当大的重叠。损伤的类型和严重程度取决于多种因素，例如药物剂量、药物间相互作用、作用机制及患者的健康状况。药物性肠损伤的明确诊断需要结合临床信息，如果可疑药物停药后临床症状得以缓解，则支持药物性损伤。

非甾体抗炎药

NSAID(non-steroidal anti-inflammatory drug)是世界上最常用的药物之一。胃肠道出血是最常见的副作用[1]。NSAID 也是造成结肠黏膜损伤的重要原因[2]。NSAID 相关性损伤的危险因素包括同时使用类固醇、饮酒、吸烟、60 岁以上及既往出现过 NSAID 相关的损伤[3,4]。使用 NSAID 的最初几个月内常出现糜烂和溃疡，最常累及回盲部或近端结肠(图 18.1)，而长期使用则会引起肠管狭窄[5]。NSAID 相关性肠损伤可类似于淋巴细胞性结肠炎或胶原性结肠炎，然而上皮内淋巴细胞浸润和上皮下胶原沉积常呈斑片状或者不明显[6-8]。NSAID 相关性肠损伤也可表现为隐窝再生和固有层纤维化，类似于缺血性结肠炎。其他特征还包括嗜酸性粒细胞增多、幽门腺化生、局灶隐窝炎、假膜性结肠炎和隐窝凋亡增加[9,10]。NSAID 也会引起结肠隔膜病[11,12]。据报道，NSAID 还会导致慢性结肠炎，在形态

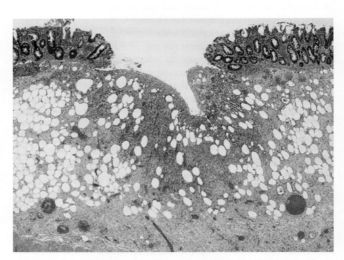

图 18.1 NSAID 相关性肠损伤。结肠切除标本中，长期使用 NSAID 引起局灶性溃疡

学上与炎症性肠病难以区别[13]。

吗替麦考酚酯

吗替麦考酚酯(mycophenolate mofetil, MMF；霉酚酸酯)是一种免疫抑制剂，常用于实体器官移植和干细胞移植患者的治疗。该药是临床上造成严重胃肠道黏膜损伤的常见原因。常见临床表现包括腹泻、呕吐、恶心、消化不良和黑便。组织学特征类似于急性移植物抗宿主病，包括显著增多的隐窝凋亡(图 18.2A)，扩张的隐窝被覆变性的上皮细胞，隐窝扭曲，隐窝缺失伴有黏膜固有层水肿和明显的慢性炎症细胞浸润(图 18.2B)[14-16]。出现以下组织学特征，包括增多的嗜酸性粒细

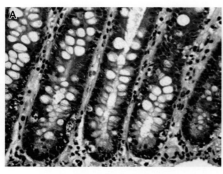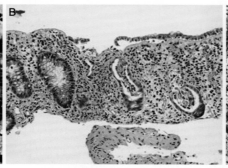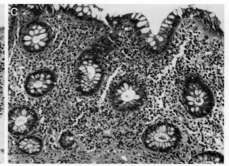

图 18.2 吗替麦考酚酯引起的结肠损伤。(A)结肠黏膜显示显著的隐窝凋亡。(B)结肠黏膜显示散在的隐窝凋亡，扩张的隐窝被覆变性的上皮细胞，上皮细胞坏死，隐窝结构扭曲，以及隐窝缺失，类似于急性移植物抗宿主病。(C)局灶性隐窝炎样模式

胞（固有层内嗜酸性粒细胞>15 个/10 个高倍视野），缺乏内分泌细胞簇和凋亡微脓肿，则支持吗替麦考酚酯引起的结肠炎，而非急性移植物抗宿主病[17]。一部分患者可能表现为正常或接近正常的组织学形态、炎症性肠病样改变、缺血性肠炎和自限性结肠炎样改变（图 18.2C）[16]。认识吗替麦考酚酯引起的结肠炎组织学系列改变有助于病理医生避免错误的诊断。

聚苯乙烯磺酸钠（降钾树脂）

聚苯乙烯磺酸钠[降钾树脂（kayexalate）]是一种用于治疗高钾血症的阳离子交换树脂，这种交换树脂是将肠道内的钾交换为钠。降钾树脂本身被认为对结肠黏膜存在毒性作用[18]。降钾树脂引起损伤的危险因素包括肾脏疾病、移植和术后状态。结肠出现的损伤包括糜烂、假膜形成、溃疡及从黏膜层到肠壁全层的坏死和穿孔（图 18.3A，B）[19-21]。其组织学改变常无特异性，表现为缺血性肠炎，如糜烂、溃疡和坏死。然而，如果组织学上看到坏死或溃疡组织表面覆盖特征性的降钾树脂晶体，则可以明确诊断。降钾树脂晶体呈菱形或三角形，在苏木精-伊红（H&E）染色上具有深嗜碱性（图 18.3C，D）。用特殊

染色可以突出显示出来，如 PAS-D 染色（晶体为紫红色）、Diff-Quik 染色和抗酸染色（晶体为黑色）。晶体显示独特的内部镶嵌图案，类似鱼鳞。这些晶体具有折光性，但无偏振性。这些晶体需与考来烯胺（cholestyramine，一种胆酸螯合剂）和司维拉姆相鉴别。考来烯胺的晶体也是嗜碱性，具有棱角，但其具有更高的不透明性和缺乏镶嵌图案的特征有助与降钾树脂晶体区分。

司维拉姆

碳酸司维拉姆（sevelamer）是一种阴离子交换树脂，亦是一种磷酸盐黏合剂，用于治疗慢性肾衰竭引起的高磷酸盐血症。司维拉姆被认为与结肠黏膜损伤有关，但是其确切的病因学尚不清楚，也有观点认为它不是直接的致病因素[22]。患者可能出现的症状是血便[23]。相关的黏膜改变包括隐窝扭曲、潘氏细胞化生、隐窝炎、黏膜脱垂样改变和炎性息肉（图 18.4A）[22]。极少数情况下，也有报道司维拉姆引起的结肠炎表现为炎性假瘤或乙状结肠憩室穿孔[24,25]。在 H&E 染色上，司维拉姆的晶体宽、弯曲和不规则，像降钾树脂一样，它也显示

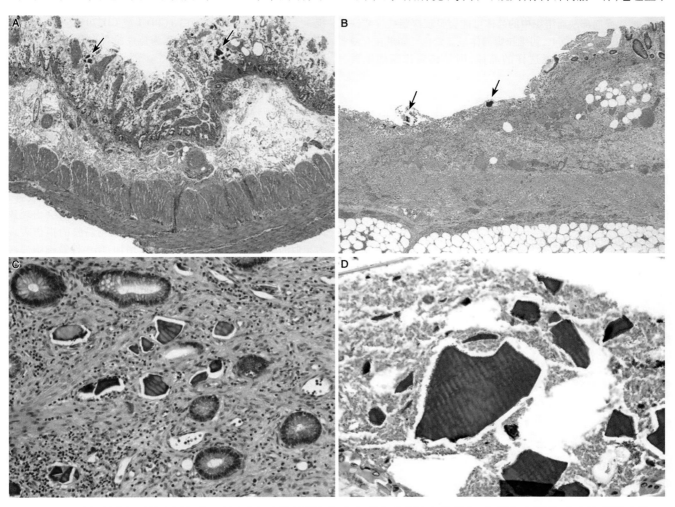

图 18.3　降钾树脂相关缺血性损伤。（A）在切除的结肠组织中表现为早期缺血性损伤，包括上皮坏死、出血和管腔内的降钾树脂晶体（箭头）。（B）在另一例切除的结肠组织中表现为溃疡，伴透壁性坏死，肠腔内黏附降钾树脂晶体（箭头）。（C）溃疡旁边的结肠黏膜的固有层内见降钾树脂晶体。（D）在 H&E 切片上，高倍镜下降钾树脂晶体显示菱形或三角形，深嗜碱性，具有独特的鱼鳞样外观

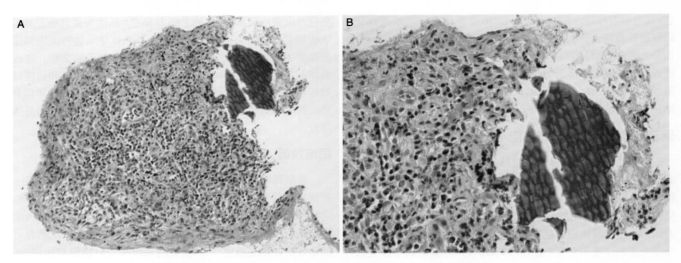

图 18.4　碳酸司维拉姆。（A）结肠活检标本的溃疡组织内见司维拉姆晶体。（B）高倍镜下，司维拉姆晶体显示鱼鳞样外观和特征性的双色性，亮粉色在铁锈色背景中线性增强

出鱼鳞样图案。但是，司维拉姆的晶体显示特征性的双色，即亮粉色在铁锈色背景中线性增强（图 18.4B）。然而，某些嵌在溃疡、坏死或局部缺血组织中的晶体可能会呈现深嗜酸性或铁锈色。在 PAS-D 染色上，司维拉姆晶体呈蓝紫色。如果在有慢性肾脏病的患者中发现这样的晶体，则是该病诊断的重要线索。

考来维仑、考来替泊和考来烯胺

考来维仑（colesevelam）、考来替泊（colestipol）和考来烯胺（cholestyramine）在组织学上表现是相同的，在 H&E 切片上无法区分。这些晶体缺少内部鱼鳞状的排列，晶体的颜色随组织切片厚度和染色条件而不同，可呈现深棕色、紫红色或橙色（图 18.5）[26]。目前认为，它们本身不会直接造成胃肠道黏膜的损伤，不是真正的致病因素[26]。

免疫调节剂和靶向药物

免疫治疗是癌症治疗中的新兴疗法。伊匹单抗（ipilimum-

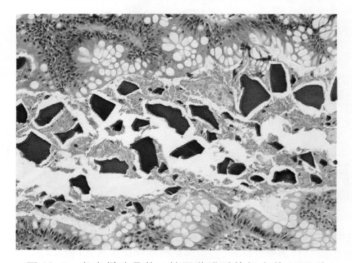

图 18.5　考来烯胺晶体。结肠黏膜活检标本的 H&E 染色，隐窝腔内出现多个紫红色晶体，无鱼鳞状的断裂线

ab）是一种单克隆抗体，通过靶向阻断细胞毒性 T 细胞相关抗原 4（CTLA-4）（一种降低免疫系统的蛋白受体）来激活免疫系统[27]。程序性细胞死亡蛋白 1（PD-1 或 CD279）是免疫细胞 T 细胞表面的一种受体蛋白，并作为免疫检查点分子，阻断自身抗原对细胞毒性 T 细胞的激活[28]。部分肿瘤细胞高表达其配体（PD-L1），降低了机体对肿瘤的免疫反应[29]。已证明，PD-1 和 PD-L1 抑制剂[如派姆单抗（pembrolizumab）、纳武单抗（nivolumab）和阿特珠单抗（atezolizumab）]可显著延长某些肿瘤患者的生存期，包括转移性恶性黑色素瘤、肺癌、肾细胞癌、错配修复缺陷的结直肠癌和尿路上皮癌。近期，艾代拉里斯（idelaisib）（磷酸肌醇 3-激酶抑制剂）被批准用于治疗复发性慢性淋巴细胞性白血病和非霍奇金淋巴瘤。

腹泻是最常见的不良反应。内镜检查显示渗出、颗粒样、血管纹理消失和溃疡形成[30]。极少数情况下，患者会出现致命性的肠穿孔[31]。所有免疫调节剂对结肠黏膜的损伤表现为相似的组织学改变，包括隐窝凋亡增加，伴中性粒细胞浸润（图 18.6A）和上皮内淋巴细胞增多（图 18.6B）[32,33]。长时间服用这些药物的患者会出现隐窝扭曲，慢性炎症细胞增加和基底部浆细胞增多，类似于炎症性肠病的组织学改变（图 18.6C）[32,34-36]。了解这些组织学特征对于其鉴别诊断至关重要，例如移植物抗宿主病、自身免疫性肠病、巨细胞病毒/感染性结肠炎和炎症性肠病。

秋水仙碱

秋水仙碱（colchicine）是一种生物碱，用于治疗痛风、风湿免疫性疾病及其他疾病。秋水仙碱引起的常见副反应包括恶心、呕吐、腹泻和腹痛。秋水仙碱毒性最显著的特征是抑制有丝分裂，破坏纺锤体，使染色体停滞在分裂中期，从而形成畸形染色体，尤其是环状染色体[37]。组织学特征也包括有丝分裂中期停滞（环状染色体）和上皮细胞极性的缺失（图 18.7）。当服用秋水仙碱的患者没有临床中毒表现的情况下，通常看不到这些组织学改变。因此，当病理医生明确看到这些形态学改变时，应及时反馈给临床医生，若患者服用秋水仙碱，表明极有可能已中毒。值得注意的是，即使治疗剂量的秋水仙碱偶尔也可

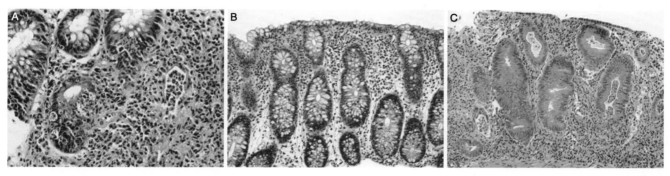

图 18.6　PDL-1 抑制剂相关性肠损伤。(A)移植物抗宿主病样模式,隐窝凋亡增加,伴中性粒细胞浸润和局灶性隐窝凋零。(B)淋巴细胞性结肠炎样模式,上皮内淋巴细胞增多。(C)炎症性肠病样模式,隐窝炎,隐窝脓肿,慢性炎症细胞增多和基底部浆细胞增多

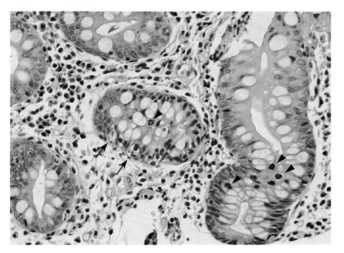

图 18.7　秋水仙碱的毒性表现。结肠黏膜出现大量环状有丝分裂(三角箭头),隐窝凋亡增加(长箭头)和反应性上皮改变

引起环状有丝分裂,特别是在结直肠肠息肉中[38]。秋水仙碱中毒引起的组织学改变一般随着停药而消退。

胰酶补充剂（纤维化性结肠病）

纤维化性结肠病(fibrosing colonopathy)最早是在 20 世纪 90 年代初提出的,主要发生于服用高剂量胰酶的囊性纤维化患者,这部分患者会出现结肠狭窄[39-42]。最常见于 1~15 岁的儿童。在少数情况下,成年人中也有报道,甚至缺乏胰酶补充剂的病史[43,44]。在临床诊断之前,几乎所有患者都有 1~2 年的大剂量胰酶治疗史。临床症状包括腹痛、恶心和呕吐。但是,部分患者也会出现腹泻、腹水和体重减轻。我们对该病的发病机制了解甚少,推测是包裹在粪便中的酶球导致了肠黏膜的压力性坏死。同时,胰酶本身也有可能直接对上皮细胞造成损伤。

纤维化性结肠病常累及右半结肠和横结肠(图 18.8A)[39],而乙状结肠和直肠通常可以幸免。极少数病例会累及整个结肠[45,46]。黏膜表面表现为鹅卵石样和斑片状糜烂(图 18.8B)。结肠壁的节段性增厚通常是该病变的特征性表现。在组织学上,黏膜显示斑片状的隐窝炎和隐窝脓肿伴隐窝结构扭曲。黏

膜固有层和黏膜下层显示致密的纤维化(图 18.8C,D)。黏膜下层通常显示瘢痕疙瘩样的胶原带(图 18.8E)。在某些病例中,纤维化可能会侵入固有肌层。大多数病例还表现为整个肠壁内出现显著的嗜酸性粒细胞和肥大细胞浸润,每个高倍视野的嗜酸性粒细胞数为 25~160 个。

由于该病变累及右半结肠并引起肠道狭窄,克罗恩病是其主要需要鉴别的疾病。黏膜固有层和黏膜下层显著纤维化及缺乏肠壁透壁性炎和肉芽肿是二者的主要鉴别点。由于存在纤维化,也需与硬皮病相鉴别。然而,硬皮病通常是在肌纤维、增厚的血管壁和浆膜层纤维化中显示退行性改变。另外需要鉴别的疾病是淀粉样变性,刚果红染色会有帮助。空腔内脏肌病的晚期可出现广泛的纤维组织替代固有肌层,在形态上类似于纤维化性结肠病。患者的囊性纤维化病史和大剂量胰酶治疗史是明确鉴别二者的唯一方法。纤维化性结肠病的治疗是手术切除受累肠段。

口服避孕药

口服避孕药是血栓形成及小肠和结肠缺血的高危因素[47-49]。因此,年轻女性如果诊断缺血性结肠炎,要高度怀疑药物是其发病的可能病因,尤其是口服避孕药。保守治疗和停用口服避孕药后,缺血性改变是可逆的[47]。

氯法齐明

氯法齐明(clofazimine)是一种用于治疗麻风和其他分枝杆菌感染的药物。氯法齐明中毒表现为腹痛、肠梗阻、穿孔和腹腔淋巴结肿大。组织学表现为腹腔淋巴结和肠壁的组织细胞内沉积药物结晶[50]。Lewis 等人[51]报道,在一位老年女性患者的多发结肠息肉中观察到大量吞噬晶体物质的组织细胞,这些组织细胞内见夏科-莱登晶体(Charcot-Leyden crystals)的积聚,该患者诊断为嗜酸性粒细胞性胃肠炎,同时服用了氯法齐明。

抗菌药物和抗生素

抗生素相关性结肠炎被认为与艰难梭菌感染引起的假膜性肠炎同义。它与使用青霉素、克林霉素、甲氧苄啶磺胺甲噁唑和头孢菌素等药物有关[52]。质子泵抑制剂也与社区获得性艰难梭菌结肠炎密切相关[53]。

灌肠剂、泻药和口服肠道准备制剂

磷酸钠肠道准备制剂与局灶性活动性结肠炎、阿弗他溃

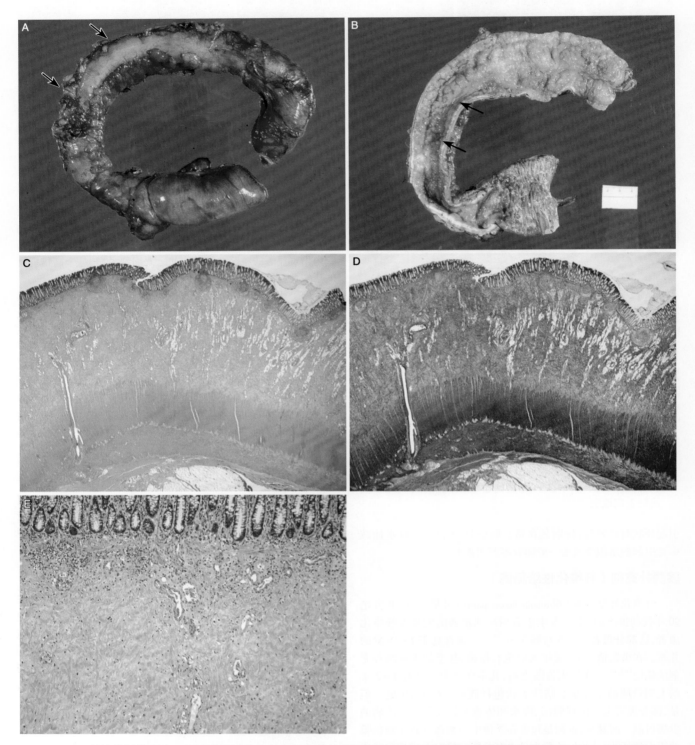

图 18.8 纤维化性结肠病。(A) 囊性纤维化患者切除的结肠组织显示结肠壁的节段性增厚伴狭窄 (箭头)。(B) 狭窄处黏膜现为鹅卵石样改变 (箭头) 和糜烂。(C) 狭窄段的组织学切片显示黏膜下层显著增厚和致密的纤维化。(D) 三色染色显示明显的黏膜下层纤维化。(E) 黏膜下层显示瘢痕疙瘩样的胶原带

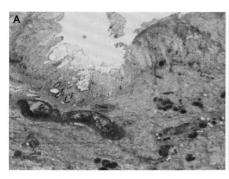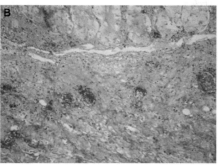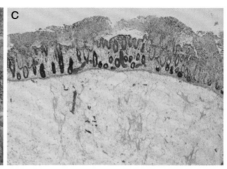

图 18.9　中性粒细胞减少性肠炎。（A）患有白血病并接受化疗者的结肠组织切片中出现黏膜出血和坏死。（B）高倍镜下，坏死区域极少看到包括中性粒细胞在内的急性炎症细胞浸润。（C）另一例诊断为中性粒细胞减少性肠炎的结肠切除标本出现由纤维蛋白和坏死细胞碎片组成的假膜，但无明显的中性粒细胞浸润，黏膜下层明显水肿

疡、轻度隐窝凋亡增加密切相关（见第 2 章中肠道准备的影响部分与图 2.13）[54]。蒽醌和其他泻药促使结肠上皮细胞凋亡，导致结肠黑变病。但是，绝大多数的黑变病患者是因其他原因接受内镜检查时被偶然发现的。黑变病中的色素是含黑色素和糖结合物的脂褐质，是凋亡的上皮细胞加工成脂褐素和类蒽过程中衍生出来的[55]。

重金属

氯金酸钠治疗是重金属引起肠炎最常见的原因[56]。大多数发生氯金酸钠中毒的病例是有类风湿关节炎的女性患者。*HLA DRB10404* 等位基因增加了金属诱导肠炎的发病风险[57]。损伤是由于黏膜直接接触金属或免疫介导的超敏反应引起的。金盐还可能增加巨细胞病毒感染的风险。金属诱导的肠炎症状通常在治疗开始后的几周内出现。患者表现为恶心、呕吐、腹泻、发热、蛋白尿和低丙种球蛋白血症。少数情况下也会出现肠穿孔、巨结肠和死亡[58,59]。结肠显示出血、水肿和肠壁增厚[58,59]。常出现节段性结肠炎，伴糜烂、溃疡和弥漫性急慢性炎症细胞浸润，除此之外也可出现显著的嗜酸性粒细胞浸润。某些特征类似于炎症性肠病，但是腺体结构或多或少被保留。罕见病例也可能出现假膜[60]。

化疗

许多化疗药物会引起胃肠道的副作用，如恶心和腹泻。紫杉醇可能造成结肠穿孔[61]。化疗药物还可引起缺血、假膜性结肠炎和机会性感染，例如念珠菌、疱疹和巨细胞病毒感染。甲氨蝶呤偶尔引起毒性巨结肠和吸收不良[62]。5-FU 与细胞核极性缺失、凋亡增多、核固缩和核碎裂相关，导致黏膜坏死和糜烂[63,64]。

中性粒细胞减少性肠炎是一种与化疗药物相关的综合征，在中性粒细胞减少的情况下，结肠表现为重度坏死性结肠炎，伴显著水肿、血管炎、出血和上皮坏死（见第 14 章中性粒细胞减少性小肠结肠炎部分和图 14.28）[65-68]。通常情况下，中性粒细胞减少性肠炎发生在化疗开始后的第 7~10 天。患者出现发热、腹痛、恶心、呕吐和腹泻。黏膜形成溃疡（图 18.9A，B），同时出现形成由纤维蛋白和坏死细胞碎片组成的假膜（图 18.9C），也常常出现明显的隐窝凋亡、局灶性隐窝缺失和腺体

再生。尽管黏膜损伤重，但明显缺少包括中性粒细胞在内的急性炎症细胞浸润（图 18.9B）。严重的细胞损伤区域缺乏中性粒细胞浸润，是中性粒细胞减少性肠炎的诊断线索。

化学性结肠炎（戊二醛）

用于清洁内镜器械的化学消毒剂（如戊二醛）也会对结肠黏膜产生毒性反应。由于消毒后冲洗不足，它们可能会残留在内镜中[69-71]。患者常在内镜检查后的几小时至几天内出现腹痛和血性腹泻[72]。结肠可能出现水肿、糜烂、溃疡或黏膜坏死。组织学类似于缺血性结肠炎或产毒素细菌引起的损伤，也可见黏液分泌减少和嗜酸性粒细胞增加。

缺血和其他血管性疾病

术语"缺血"无特异性，包括许多可导致结肠血流和氧气供应减少的情况，可同时伴或不伴有需氧量的增加。结肠缺血性损伤的诊断需要结合临床病史、内镜和影像学检查结果。病理医生需尝试找到导致缺血的可能原因，以帮助临床针对病因治疗。缺血性结肠炎是胃肠道最常见的缺血性损伤疾病，每年发病率为 15~17/10 万人[73-75]，占全部住院病例的 1/2 000[76]。

急性缺血性结肠炎

定义

急性缺血性结肠炎（acute ischemic colitis）是由于急性血管功能障碍和缺血而对结肠造成损伤的一种疾病。

临床特点

患有心脏病且超过 60 岁者罹患缺血性结肠炎的风险很高。尽管男性发病年龄比女性年轻许多，但该疾病在女性中更为常见[77,78]。患者常表现为腹痛、腹泻和便血。

缺血性结肠炎的发病原因复杂，大致分为两大类：闭塞性和非闭塞性（表 18.1）。在有动脉粥样硬化性血管疾病的患者中，血栓栓塞是急性缺血性结肠炎的最常见原因。不管发病原因如何，肠系膜血流的异常都会对结肠造成不同程度的缺血性损伤。缺血的严重程度决定了结肠损伤的范围、治疗方案的选择及最终预后。

表 18.1 缺血性结肠炎的诱发病因

闭塞性病因	非闭塞性病因
动脉性原因	灌注不足
肠系膜动脉血栓形成或栓塞	心脏衰竭
血管炎	休克
结节性多动脉炎	过敏反应
Churg-Strauss 综合征(嗜酸性肉芽肿性多血管炎)	血液透析
	胰腺炎
过敏性紫癜	药物
韦格纳肉芽肿病	降压药
川崎病	可卡因
小血管疾病	达那唑
糖尿病	洋地黄
淀粉样变性	雌激素
放疗	非甾体抗炎药
感染性疾病	辛伐他汀
巨细胞病毒	刺激性泻药
大肠埃希菌 O157:H7	替加色罗
高凝状态	机械性因素
蛋白 C、S 和 Z 或凝血因子 Ⅲ 缺乏	粘连
抗心磷脂综合征	肠扭转
凝血因子 V 莱顿突变	憩室炎
医源性/手术	肠绞窄性疝
体外循环	肿瘤
主动脉重建	其他因素
结肠切除术	长跑
钡剂灌肠	
结肠镜检查	
其他原因	
创伤	
门静脉高压	
淋巴细胞性静脉炎	

病史对于确诊缺血性结肠炎起着举足轻重的作用,尤其是患者存在诱发病因时,如血栓性疾病、主动脉手术和脱水等。缺血性结肠炎的早期准确诊断需依靠多种检查手段及不同专业医生的配合[79,80]。腹部平片仍然是有效的检查方法之一,可以排除其他诊断,例如肠梗阻。超声,尤其是彩色多普勒超声检查,对检测缺血引起的结肠壁早期结构改变非常敏感。然而,结肠镜检查已被视为诊断缺血性结肠炎的新的金标准[79,81,82]。早期病变在内镜下显示为血性紫色结节,这些结节可能会在几天内消失或导致溃疡形成。其他内镜下的特征包括瘀斑、水肿、黏膜脆性增加和假膜形成。严重的情况下,黏膜变得暗淡、发绀甚至呈黑色。增强 CT(经静脉注入和口服造影剂)也可作为缺血性结肠炎诊断的一种选择[73,83]。

病理特征

不管病因如何,缺血性结肠炎的大体特征是相似的。结肠脾曲和乙状结肠(所谓的分水岭区域)是两个最常发生缺血的区域。缺血性损伤常是局灶性和节段性的。

在早期阶段,肠壁出现苍白和水肿,伴黏膜充血、出血和脱落(图 18.10)。随后浆膜面变得暗淡和深红色。黏膜出现坏死和溃疡,也可出现假膜。在进展期,肠壁出现透壁性坏死、肠积气和穿孔。慢性或反复发作的缺血性损伤可能导致纤维化和狭窄。因此,需检查肠系膜血管是否存在血栓、栓塞或动脉粥样硬化。

在早期阶段,组织学改变可能是局部的,表现为黏膜表面上皮细胞脱落和缺失、固有层水肿、出血和血管扩张(图 18.11A)。随后出现隐窝缺失、黏膜坏死和溃疡形成。固有层出现纤维蛋白沉积(图 18.11B)。也可见到固有层内急性炎性细胞浸润和隐窝炎。最后,隐窝充满黏液和炎症细胞,形成假膜(图 18.11C)。最初的缺血性损伤过后,急性炎症细胞逐渐消退,并被慢性炎症细胞替代,如淋巴细胞、浆细胞和巨噬细胞。巨噬细胞在出血区域清除红细胞,形成吞噬有含铁血黄素的巨噬细胞。因此,这些吞噬有含铁血黄素的巨噬细胞是诊断缺血的重要特征。纤维蛋白和肉芽组织代替溃疡区域。严重的病例,会出现固有肌层坏死或透壁性坏死(图 18.11D)。

病理医生应尽可能明确缺血的原因,尽管在大多数情况下病因并不清楚。病理医生需评估肠道和肠系膜血管闭塞的致病原因,或其他不常见的病因,如真菌性血管炎、寄生虫感染或病毒感染等。

鉴别诊断

缺血性结肠炎病变常呈现节段性及局部分布,因此需要同克罗恩病鉴别。然而,伴有全身性缺血性疾病、闭塞性血管改变、隐窝凋零、无直肠受累及缺乏肉芽肿和透壁性淋巴细胞聚集,有助于二者鉴别。

假膜性结肠炎也应与其鉴别。然而,在假膜性结肠炎中,隐窝萎缩少见,无固有层玻璃样变性,并且组织学改变弥漫,伴有沿结肠长轴分布的假膜。粪便常规常显示艰难梭状芽孢杆菌阳性。

治疗和预后

缺血性结肠炎可能导致肠穿孔、腹膜炎、持续性出血和肠道狭窄[84]。如果不给予治疗,死亡率可能会很高,取决于患者本身的体质[85-87]。大多数病例采用保守治疗,但约 20% 的患

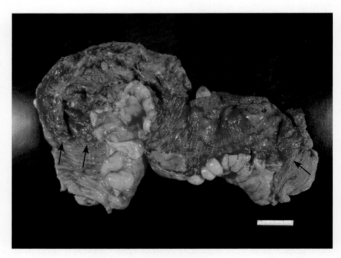

图 18.10 缺血性结肠炎。切除的结肠标本显示节段性黏膜充血、出血和黏膜脱落,与周围无缺血肠管的分界清晰(箭头)

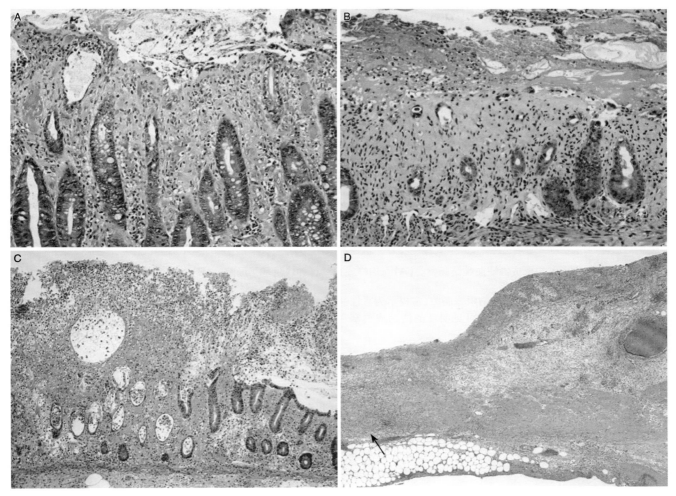

图 18.11 缺血性结肠炎。(A) 结肠黏膜在缺血性结肠炎的早期表现为表面上皮缺失、固有层水肿、出血和血管扩张。(B) 缺血性损伤表现为隐窝缺失、黏膜坏死和固有层轻度纤维化。(C) 缺血性损伤表现为假膜形成。(D) 严重缺血性结肠炎表现为广泛溃疡,并固有肌层坏死(箭头)

者可能需要手术切除[81,84,88,89]。

慢性缺血性结肠炎

定义

慢性缺血性结肠炎(chronic ischemic colitis)是一种逐渐发展的肠道缺血,从慢性肠系膜血管功能不全到严重缺氧,但肠道血供未完全阻断。

临床表现

餐后腹痛和间断性血便是最常见的症状,常见于 60 岁以上的女性[90]。

病理特征

大体特征

黏膜表现为局灶状萎缩,颗粒状和假性息肉样,类似于节段性活动性慢性结肠炎。此外,还可出现糜烂、出血和水肿。左半结肠常受累,直肠通常可以豁免。

组织学特征

黏膜表现为隐窝结构扭曲、潘氏细胞化生、内分泌细胞增生及隐窝再生,类似于炎症性肠病中的活动性慢性结肠炎。一部分病例还可见基底部淋巴浆细胞增多。固有层出现玻璃样变性、含铁血黄素沉积、充血和出血。纤维化引起肠壁纤维性增厚和狭窄。

鉴别诊断

慢性缺血性结肠炎需要与炎症性肠病,尤其是克罗恩病相鉴别。克罗恩病在远离溃疡和坏死肠壁区域可出现透壁性炎及非干酪性肉芽肿。

治疗和预后

大多数治疗方式是手术切除受累肠段。但是,一些缺血性狭窄可通过内镜下扩张治疗[90,91]。

肿块形成性缺血性结肠炎

定义

肿块形成性缺血性结肠炎(mass-forming ischemic colitis)是一种不常见的缺血性结肠炎类型,临床常表现为肿块形成而被误认为是恶性肿瘤[92]。

临床表现

肿块形成性缺血性结肠炎常见于 50～70 岁的老年人,女性更多见。临床症状包括腹痛、便血和腹泻。最常累及右半结

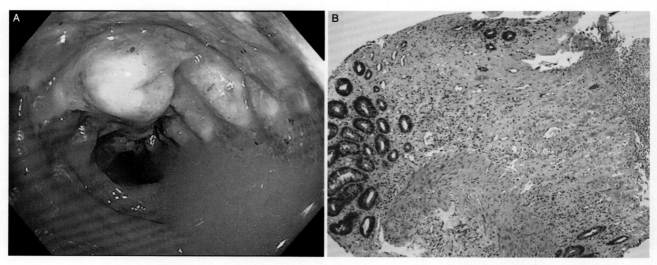

图 18.12   肿块形成性缺血性结肠炎。(A)息肉样或蕈伞样肿块阻塞了肠腔。(B)黏膜活检显示缺血性损伤

肠。内镜下可见息肉样或蕈伞样肿物阻塞肠腔,常提示为恶性肿瘤(图 18.12A)[92,93]。内镜检查也可见明显的溃疡或狭窄病变。

病理特征

组织学表现为急性缺血性结肠炎的典型特征(图 18.12B)。在切除标本的组织切片上,常会看到黏膜下层和固有肌层显著水肿,水肿可能是导致黏膜呈息肉样和多结节隆起的原因。

因此,在已知具有缺血性结肠炎危险因素的老年女性中,特别是在盲肠或右半结肠内存在可疑癌的肿块性病变时,如果发现了缺血性结肠炎的组织学特征,应考虑到肿块形成性缺血性结肠炎的诊断。

鉴别诊断

与肿瘤性疾病的鉴别困难。然而,症状的急性发作,结合肠镜、影像学检查结果,以及在充分取样的组织活检中未发现异型增生或恶性证据是诊断该疾病的重要线索。

治疗和预后

通常采用保守治疗,包括静脉输液、营养支持及广谱抗生素治疗。大多数患者的肿块可完全消退或缩小[92]。

血管炎

尽管罕见,但许多类型的血管炎都会累及结肠。诊断常需结合临床表现、影像学检查和血清学检查。黏膜活检常对诊断缺血性结肠炎的小血管炎有帮助,在切除标本中可见到中等大小血管炎。本节主要讨论结肠原发性血管炎的特点。

系统性血管炎累及结肠

中等大小血管炎,如结节性多动脉炎(polyarteritis nodosa,PAN)和川崎病等累及主要脏器的动脉,例如腹腔和肠系膜动脉,属于坏死性血管炎。小血管炎,如肉芽肿性多血管炎(granulomatosis with polyangiitis,GPA;又称韦格纳肉芽肿)、嗜酸性肉芽肿性多血管炎(eosinophilic granulomatosis with polyangiitis,EGPA;又称为 Churg-Strauss 综合征)和过敏性紫癜,主要引起毛细血管和小静脉的坏死或白细胞碎裂性血管炎。

结节性多动脉炎

结节性多动脉炎常累及腹腔和肠系膜动脉,通常与乙型肝炎病毒感染相关,其次与丙型肝炎病毒和艾滋病毒感染相关[94-96]。术语"结节"源自与假动脉瘤相关的血管结节。该病的主要组织学特征是动脉壁的透壁性纤维蛋白样坏死。早期阶段显示中性粒细胞浸润,而在晚期阶段,常见到慢性炎症细胞,如淋巴细胞、单核细胞和巨噬细胞浸润(见第 14 章结节性多动脉炎部分和图 14.11)。

川崎病

川崎病(Kawasaki disease)常见于 5 岁以下的儿童。患儿表现为颈部淋巴结肿大、双眼结膜炎、嘴唇肿胀、发热、手掌和足底皮疹及草莓舌[97]。该病常累及冠状动脉,导致坏死性血管炎,并可能发展为动脉瘤、血栓甚至破裂。患儿可能还会出现腹泻、腹痛和呕吐[98]。活检常显示非特异性结肠炎和缺血性改变[99]。儿童患者出现腹部症状和原因不明的长时间发热都应考虑川崎病。

肉芽肿性多血管炎

肉芽肿性多血管炎(GPA)是一种抗中性粒细胞胞质抗体(ANCA)阳性的坏死性肉芽肿性血管炎,累及肠系膜动脉,导致肠缺血性损伤(见第 14 章肉芽肿性多血管炎部分)。患者出现血便,结肠镜检查显示全结肠炎及溃疡[100,101],罕见情况下,也可类似溃疡性结肠炎[102]。组织学表现为混合性炎症细胞浸润,伴有坏死性肉芽肿性血管炎和肉芽肿的缺血性肠炎改变(图 18.13)。肉芽肿是典型的坏死性肉芽肿,坏死周围见类上皮样细胞呈栅栏状排列。多核巨细胞常见于坏死或血管炎区域。由于肉芽肿性炎的存在,应排除感染性疾病。

嗜酸性肉芽肿性多血管炎

嗜酸性肉芽肿性多血管炎是一种过敏性小血管炎,与呼吸道肉芽肿性炎、哮喘、外周血嗜酸性粒细胞增多和富含嗜酸性粒细胞的坏死性血管炎有关。患者往往 ANCA 阳性,同时出现腹痛、血便甚至肠穿孔[103]。组织学表现为以嗜酸性粒细胞浸润为主的透壁性炎,以及小到中等大小血管的血管炎,伴坏死性肉芽肿[104]。结肠黏膜下层、固有肌层和浆膜下的中等大小至小的动脉和静脉可见透壁性血管炎,见于活动期的所有阶段,并呈现多灶性分布(见第 14 章嗜酸性肉芽肿性多血管炎部分和图 14.13)。

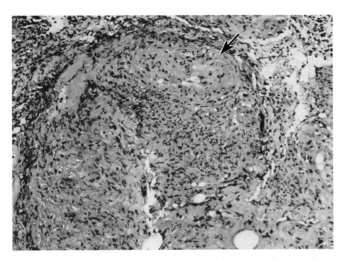

图 18.13　肉芽肿性多血管炎(韦格纳肉芽肿)。黏膜下层的静脉显示坏死性肉芽肿性血管炎伴中性粒细胞浸润。动脉(箭头)无累及

过敏性紫癜

过敏性紫癜是与 IgA 沉积有关的自限性全身性小血管炎,因此也被称为 IgA 血管炎(见第 14 章过敏性紫癜部分和图 14.12)。常在儿童中发病,极少数发生于成年人。约 2/3 的过敏性紫癜患者累及胃肠道,出现腹痛、恶心、呕吐和胃肠道出血[105-107]。内镜检查表现为结肠溃疡,好发于直肠。过敏性紫癜的典型组织学特征是白细胞碎裂性血管炎,但是血管炎在胃肠道活检中并不常见。胃肠道最常见的组织学表现是固有层出血、纤维蛋白沉积、红细胞聚积伴有核碎裂(图 18.14A)[108]。除此之外,还可呈现以隐窝炎和隐窝脓肿为特征的急性结肠炎或直肠炎[108]。小血管表现出纤维蛋白样坏死,血管壁内见中性粒细胞和单核细胞浸润(图 18.14B),也可见到纤维蛋白血栓。某些病例在临床上容易与炎症性肠病相混淆[107,109]。

肠道淋巴细胞性静脉炎
定义

肠道淋巴细胞性静脉炎(enterocolic lymphocytic phlebitis,

ELP)是一种罕见的病因不明的孤立性肠道静脉炎。

临床表现

常发生于 60 岁左右的患者,性别无明显差异[110]。其与肠系膜炎性静脉闭塞性疾病[111-113]、壁内肠系膜血管炎[114]、孤立性肉芽肿性静脉炎[115]、淋巴细胞性静脉炎[116]及坏死性和巨细胞肉芽肿性静脉炎等同义[117]。

患者出现急性腹痛、恶心和呕吐,腹泻和/或直肠出血。无特异性的内镜或影像学表现,且该疾病的确切病因尚不清楚。然而,据报道该病的发生与一些药物有关,如在欧洲用于治疗静脉曲张的药物羟乙基芦丁(venoruton)和抗雄激素药物氟他胺[118,119]。近年来,也有研究认为 ELP 是 IgG4 相关疾病的一种类型[120,121]。

病理特征

ELP 常累及右半结肠,大体观察显示肠梗死、肠壁增厚、溃疡或肿块样改变[110]。

血管改变是主要组织学特征。静脉出现明显的淋巴细胞性静脉炎,可累及各种大小的静脉,包括肠壁内静脉、小肠静脉及大的肠系膜静脉(图 18.15A)。累及的血管常位于肠壁,特别是在黏膜下层。通常不累及动脉[122,123]。淋巴细胞弥漫性浸润静脉壁,血管周围形成不同厚度的淋巴细胞袖套是淋巴细胞性静脉炎的特征。小而均匀的淋巴细胞常呈同心圆排列,偶尔伴有浆细胞,罕见情况也可见嗜酸性粒细胞。

免疫组织化学染色显示小静脉周围出现明显的 CD3 阳性的 T 淋巴细胞,偶尔出现 B 淋巴细胞,提示该疾病是淋巴细胞介导的血管损伤[114,116,122]。此外,其他类型的静脉炎,如坏死性静脉炎、肉芽肿性静脉炎及多核巨细胞都与淋巴细胞性静脉炎相关[115,122,124-126]。还可看到血管内皮细胞和肌内膜增生,血管腔几乎完全闭锁(图 18.15B)。新鲜和/或机化的静脉血栓也是该疾病的显著特征。还可出现透壁性出血性缺血性梗死。总之,ELP 作为局限于胃肠道的动脉豁免性血管炎,在切除肠段的存活和缺血坏死区域均可见明显的静脉炎。

鉴别诊断

鉴别诊断包括系统性血管炎,如系统性红斑狼疮、白塞病、嗜酸性肉芽肿性多血管炎和类风湿关节炎。然而,这些系统性

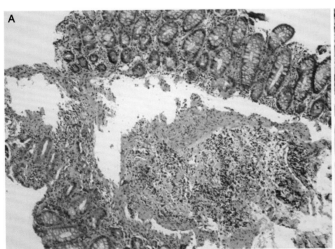
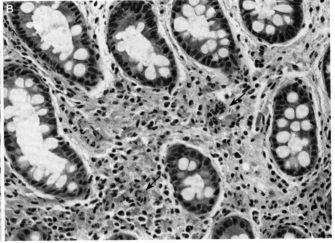

图 18.14　过敏性紫癜。(A)结肠黏膜活检显示黏膜固有层出血,灶性区域纤维蛋白沉积,红细胞聚积伴有核碎裂。(B)固有层内毛细血管的血管炎,伴血管壁中性粒细胞和单核细胞浸润(箭头)

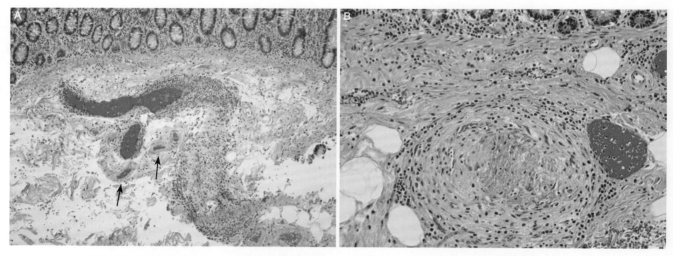

图 18.15　肠道淋巴细胞性静脉炎。(A) 与溃疡相邻的结肠黏膜下层出现淋巴细胞性静脉炎,静脉壁内及静脉周围大量淋巴细胞浸润。黏膜下层动脉(长箭头) 无累及。(B) 黏膜下层的静脉内皮细胞和肌内膜增生,管腔几乎完全闭锁

血管炎疾病通常不伴有孤立的结肠疾病和明显的胃肠道静脉炎。此外,上述这些疾病主要累及动脉,而 ELP 常累及静脉。

治疗和预后

手术切除通常可以治愈,大多数患者可以完全康复。病理诊断需评估黏膜下层血管,而黏膜活检组织很难观察到。通常情况下,内镜黏膜活检是表浅组织,可能仅表现出缺血性结肠炎的特征。因此,术前诊断比较困难,诊断常被延误,静脉源性肠缺血也常常被忽视。

特发性肠系膜静脉肌内膜增生
定义

特发性肠系膜静脉肌内膜增生(idiopathic myointimal hyperplasia of mesenteric veins,IMHMV) 是大至中等大小的肠系膜和肠壁静脉发生的非炎症性闭塞,是引起结肠慢性缺血的罕见病因。

临床表现

多数病例发生于年轻至中年男性,表现为反复发作的进行性加重的腹痛和血性腹泻[127]。左半结肠和直肠乙状结肠交界处最常受累。内镜检查显示溃疡、黏膜红斑、颗粒状和鹅卵石样外观。这些内镜改变类似于缺血性结肠炎和炎症性肠病。

这种疾病曾被认为是动静脉瘘造成的[128,129]。

病理特征

切除标本大体可见与溃疡和浆膜炎相关的狭窄,伴肠系膜脂肪增厚(图 18.16A,B)。黏膜出现缺血性损伤(图 18.17A),血管壁可见特征性组织学改变,静脉壁明显增厚,引起狭窄甚至闭锁(图 18.17B),黏膜下层和浆膜下无明显的炎症细胞浸润。增厚是由于肠壁内小至中等大小的静脉内膜和中膜中平滑肌细胞增生所致。动脉结构正常。然而,由于静脉扩张和肌层增生,易被误认为是动脉,可通过弹力纤维染色帮助鉴别(图 18.17C)[127,130]。

黏膜活检通常表现为轻度缺血性改变。然而,最近一项研究表明,切除和活检标本均可出现黏膜血管的明显改变[127]。该研究认为,在结肠黏膜的隐窝之间,可见动脉化的毛细血管壁增厚,内皮细胞肿胀,这些特征对诊断该疾病具有非常高的敏感性和特异性。此外,内皮下纤维蛋白沉积、嗜酸性粒细胞血栓形成和血管周围玻璃样变性也很常见,这些特征有助于在活检标本中识别 IMHMV[127]。因此,对于病理医生来说,在老年患者疑似炎症性肠病或缺血性结肠炎的黏膜活检标本中看到这些特征时,要考虑到 IMHMV 的可能性。

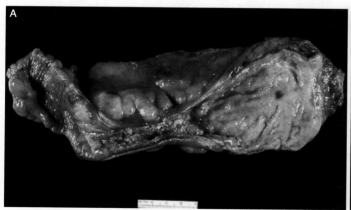
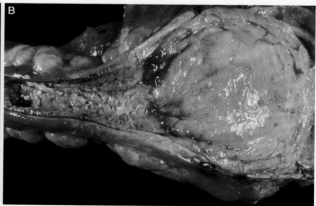

图 18.16　特发性肠系膜静脉肌内膜增生。(A) 切除的乙状结肠出现与溃疡相关的狭窄和肠周脂肪增厚。(B) 高倍显示狭窄区域黏膜溃疡

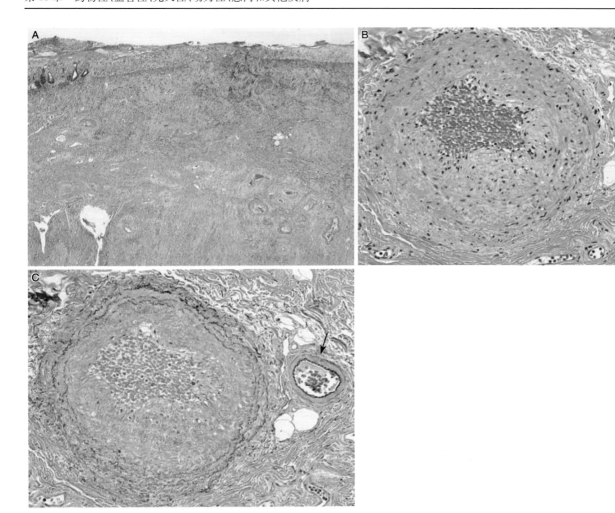

图 18.17　特发性肠系膜静脉肌内膜增生。(A)图 18.16 所示的狭窄和溃疡区域的组织学切片显示为缺血性损伤,溃疡形成,黏膜下层静脉壁明显增厚,伴玻璃样变性。(B)浆膜下静脉内膜和中膜的平滑肌呈同心圆增生,无明显的炎症细胞浸润。浆膜下动脉正常(箭头)。(C)弹力纤维染色显示浆膜下增厚的静脉和正常动脉(箭头)

鉴别诊断

放射性结肠病(radiation colopathy)可表现为缺血性和再生性上皮改变,伴浅表黏膜固有层玻璃样变性[131]。放射性结肠病的血管间隙通常是扩张的,可能含有不常见的纤维蛋白血栓,但不出现管壁增厚的改变。淋巴细胞性静脉炎显示静脉壁的弥漫性淋巴细胞浸润,致密的淋巴细胞在血管周围形成厚薄不一的淋巴细胞袖套。此外,黏膜血管的动脉化和玻璃样变性不是 ELP 的特征。

治疗和预后

切除受累肠段通常可以治愈[128]。

动静脉畸形和血管结构不良

动静脉畸形

定义

动静脉畸形(arteriovenous malformation,AVM)是先天性的,在胚胎期或胎儿期形成。

临床特征

AVM 通常在出生时就存在。在临床上可以表现为任何年龄的出血。可以是大量的和反复发作的出血[132,133]。极少数患者可同时表现为门静脉高压[134]。

AVM 导致动脉和静脉之间的直接连通,从而使动脉血以比正常高得多的压力直接流入静脉系统。血管造影检查有助于明确血管结构和病变的确切部位[133]。

病理特征

AVM 最常见于乙状结肠和直肠(图 18.18A)。病变多见于黏膜下层和浆膜下层。它们由迂曲的、不同程度扩张的动脉和静脉组成。由于暴露于升高的动脉血压,静脉发生了"动脉化",血管壁逐渐增厚。组织学上表现为复杂迂曲的、扩张的血管簇,在结构上介于动脉和静脉之间(图 18.18B,C)。

鉴别诊断

本病与血管瘤和毛细血管扩张症的区别在于有扭曲和畸形的血管。

治疗与预后

手术切除受累肠段可治愈。

血管结构不良

定义

血管结构不良(angiodysplasia)通常是一种获得性疾病,其特征是结肠黏膜和黏膜下层出现一簇异常扩张的血管。

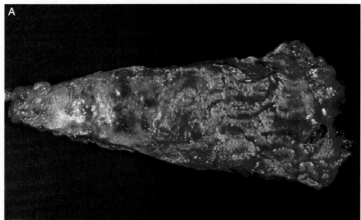
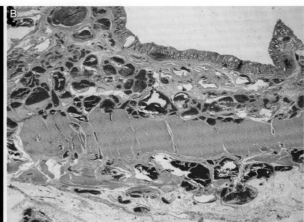
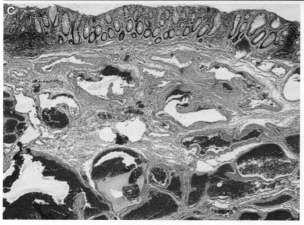

图 18.18　动静脉畸形。(A)切除的乙状结肠中 AVM 的大体照片。黏膜表面显示暗淡的马赛克外观。(B)结肠切片低倍
镜显示复杂的扭曲扩张的血管簇,累及黏膜下层、固有肌层和浆膜下层。(C)高倍镜示黏膜下层的动静脉畸形

临床特征

　　本病多见于老年人,多表现为慢性反复发作的出血[135]。在一小部分患者,出血量大且危及生命[136]。血管结构不良的发生率随着年龄的增长而增加,因为它是与衰老相关的后天性疾病。结肠是胃肠道中血管结构不良最常见的发生部位[137]。内镜检查是目前诊断血管结构不良的主要方法[138]。

病理特征

　　本病通常累及右半结肠,但在结肠其他部位亦可发生。在切除标本的大体检查中很难发现。在新鲜标本中,它们可能仅表现为小灶增强的血管印迹和红斑。福尔马林固定后,黏膜表面可能看不到这些病变。因此,有人使用特定的注射技术对切除标本进行诊断[139]。

　　组织学上,血管结构不良表现为黏膜下层的静脉和小静脉出现异常扩张、扭曲、迂曲,并伴有黏膜内毛细血管扩张(图18.19)。受累的血管内衬内皮细胞,管壁只有极少量平滑肌或缺乏平滑肌。在活检标本中诊断血管结构不良具有挑战性,因为主要的组织学异常位于黏膜下层,内镜活检可能无法取到。

鉴别诊断

　　本病与血管瘤的区别在于有扭曲和迂曲的血管。

治疗与预后

　　在大多数病例中,内镜治疗和选择性栓塞术通常能够控制出血。无法控制出血的患者可能需要手术[138]。

门静脉高压性结肠病

定义

　　门静脉高压性结肠病(portal hypertensive colopathy)定义为与门静脉高压相关的结肠黏膜内的静脉和毛细血管扩张。

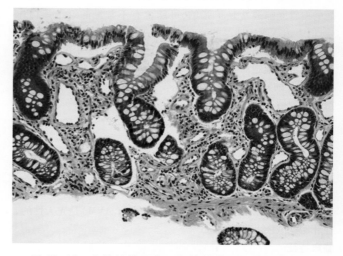

图 18.19　血管结构不良。血管结构不良的结肠活检
显示黏膜内毛细血管扩张

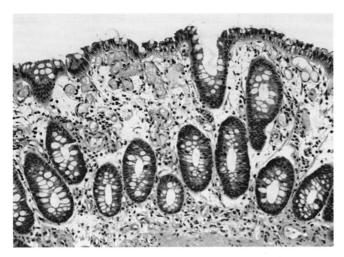

图 18.20　门静脉高压性结肠病。肝硬化和门静脉高压症患者的直肠活检显示固有层内毛细血管扩张

临床特征

患者通常无症状,但也可表现为下消化道出血和贫血[140]。内镜检查可以明确诊断。内镜下可以观察到结肠的毛细血管扩张或血管结构不良样病变、红斑斑块和静脉曲张[141]。发病机制仍不清楚。门静脉高压似乎起着重要的作用,并且与高动力循环状态有关。

病理特征

结肠黏膜毛细血管扩张是门静脉高压性结肠病的主要病理表现[142,143]。固有层内可见扩张的毛细血管(图 18.20),也可见到黏膜水肿伴红斑。

治疗与预后

门静脉高压性结肠病可采用激光光凝疗法或经颈静脉肝内门体静脉分流术治疗[140]。

先天性和后天性解剖异常

先天性异常

结肠的先天性异常并不常见,其确切原因尚不清楚。其原因可能包括染色体异常、孕期接触感染或药物、孕期疾病如糖尿病、单基因缺陷等。

旋转不良

旋转不良是由于旋转错误引起的。旋转完全失败(不旋转)会导致结肠位于左腹部。不完全或混合旋转导致盲肠置于右上腹。患者有发生肠扭转的危险。肠道旋转不良通常是一种儿科疾病,常在出生后第一个月出现。成人罕见,可表现为急性肠梗阻和肠缺血[144]。腹部平片是没有帮助的,首选的检查方法是增强 CT 扫描。所有患者,无论年龄大小,均应接受手术治疗,因为无法预测灾难性并发症的发生[145]。

闭锁和狭窄

结肠闭锁和狭窄(atresia and stenosis)罕见。结肠闭锁症在活产新生儿的发生率为 1/20 000,占肠道闭锁症的 1.8% ~ 15%。结肠狭窄更是罕见[146]。它们可以与先天性巨结肠共同

发生,也可以是多发性胃肠道闭锁综合征的一部分[147]。胎儿发育过程中发生的肠系膜血管意外是其发生发展最普遍被接受的理论。其他提出的理论包括再通失败、肠穿孔、药物和环境因素。症状通常从出生时即开始,表现为胎粪无法通过并伴有快速进行性腹胀。直肠内含有黏液但无胎粪。可通过钡剂灌肠造影检查作出术前诊断。通常可以选择手术切除治疗。孤立性结肠闭锁和狭窄患者通常预后良好[148]。

重复畸形

结肠重复畸形(duplication)并不常见,通常在生命的最初 10 年以急腹症或肠梗阻的形式出现[149]。本病在成年人中少见[150,151]。结肠重复畸形可以很短,也可累及整个结肠[152]。临床表现可能有所不同,取决于重复的位置和大小、胃黏膜或胰腺组织的存在及解剖类型。在剖腹探查时可诊断出其他常见疾病,如肠套叠、胃肠道出血、穿孔和梗阻。腹部 X 线、超声和 CT 检查有助于发现结肠重复畸形。结肠镜检查对于本病也是一个非常有用的诊断工具。被覆上皮可以由肠型、胃型或呼吸型上皮组成。也可能包含异位组织,例如胰腺组织。重复肠管通常壁厚,肌层形成良好。手术切除是标准的治疗,以避免可能出现的并发症,如梗阻、出血、肠套叠、穿孔和恶变等。

肛门直肠畸形

肛门直肠畸形(anorectal malformations)是一种罕见但复杂的先天性异常。据报道,活产新生儿的发生率为 1/5 000 ~ 1/4 000 例[153]。男性略占优势。其中 60% ~ 70% 伴有其他先天性异常[154]。伴随的心脏异常为 10% ~ 30%[155]。这些患者中 30% ~ 50% 也有脊柱和椎体异常。脊髓拴系是最常见的脊髓异常[156,157]。21 三体和 22q11.2 微缺失是与肛门直肠畸形相关的两个最常见的染色体突变[158]。Sonic Hedgehog Homolog(SHH)信号通路的下调也被证明在肛门直肠畸形的发展中发挥作用[159]。

以前的分类系统依靠高位、低位和中间性定义肛门直肠畸形,已经过时。目前接受的分类系统是基于预后和治疗的影响[160]。在男性患者中,五种主要类型是直肠会阴瘘、直肠尿道球瘘、无瘘肛门闭锁、直肠尿道前列腺瘘和直肠膀胱颈瘘。在女性患者中,直肠与阴道相连,而不是以尿道或泌尿系统结束。女性畸形的五种主要类型为直肠会阴瘘、直肠前庭瘘、无瘘肛门闭锁、直肠阴道瘘和泄殖腔。男性最常见的畸形是直肠尿道球瘘;而女性则是前庭瘘。每种性别第二常见的畸形是会阴瘘。在排除其他相关疾病后,任何肛门直肠畸形的治疗要么是进行结肠造口术,要么是对该异常进行基本的手术修复。

憩室病

定义和类型

憩室(diverticulum)是从结肠壁向外突出的囊状结构,可分为两大类:真性憩室和假性憩室。假性憩室是黏膜下层和黏膜层向固有肌层的突出,而真性憩室则是结肠壁全层的突出。真性憩室通常是先天性的。憩室病是存在单个或多个憩室。憩室炎是憩室的炎症,但不累及憩室之间的黏膜。

临床特征

大多数结肠憩室病患者无症状。有些患者表现为腹泻、便秘、腹胀、黏液便和血便等症状。急性憩室炎患者可表现为腹痛、腹部压痛、发热。多达一半的便血原因是憩室出血[161]。憩室病在年轻人中并不常见,40 岁的发病率为 5%,而 80 岁或以

上的患者中发病率大幅上升至 60% 以上[162]。右侧憩室多见于亚洲人，而左侧憩室多见于西半球患者。

憩室病是由结肠壁固有结构的改变、运动异常和膳食纤维减少引起的[163]。粪便可阻塞憩室囊，引起黏膜溃疡和炎症。这会导致长期暴露于细菌菌群，最终可能导致憩室炎。内镜检查是诊断结肠憩室出血最有效的方法。CT 扫描似乎是检查憩室炎的首选方法[164]。

病理特征

乙状结肠是憩室病最常见的部位（>90%）。约 15% 的病例可累及整个结肠。大体上，肠壁可能增厚和缩短（图 18.21A）。憩室大小通常为 0.5~1cm（图 18.21B）。可伴有浆膜脂肪包裹、粘连和脓肿形成（图 18.21C）。憩室周围可见红斑和溃疡。邻近黏膜内也可见脱垂性炎性息肉（图 18.21D）。

显微镜下可见肠黏膜像烧瓶样伸入固有肌层，有时也延伸至浆膜下脂肪组织（图 18.22A）。憩室内的黏膜可能不显示任何明显的异常，或可显示急性和慢性炎症，包括局灶隐窝炎、潘氏细胞化生和轻度隐窝结构改变。憩室炎可表现为急性化脓性炎症，甚至形成憩室周围脓肿（图 18.22B）。有些病例还可出现穿孔伴瘘管形成。在这些病例中，浆膜炎和脂肪坏死也可看到。显著的憩室周围炎可形成肿块样病变，这些改变肉眼上类似肿瘤。一小部分憩室病患者可能发生与克罗恩病相似的改变（"克罗恩样憩室炎"，另请参见第 16 章憩室病相关性节段

性结肠炎部分）[165]。因此，克罗恩病样炎症反应可以是憩室炎的局部反应，并不一定提示慢性炎症性肠病。

鉴别诊断

憩室相关性结肠炎需与炎症性肠病相鉴别。在切除标本上，鉴别并不困难，因为可以识别明显的憩室，可以看到与憩室分布有关的炎症变化。然而，由于憩室引起的慢性结肠炎与炎症性肠病有相似的改变，使得在活检标本上很难区分二者。在这种情况下，结合内镜所见和临床表现是非常重要的。憩室受累节段上下的炎症应提示感染或炎症性肠病。回肠末端或上消化道受累多见于克罗恩病。

治疗与预后

内科治疗的重点是增加结肠内粪便的量（高纤维饮食），以帮助减少结肠内的压力。抗生素用于治疗活动性憩室炎。严重病例可能需要手术治疗[166]。

肠套叠

定义

结肠肠套叠（intussusception）的定义是结肠的一段肠管套入另一段邻近的肠管内。

临床特征

大多数病例发生在婴儿，发病高峰在 3~5 个月龄。这是幼儿期最常见的急腹症。小儿肠套叠近 90% 的病因是特发性

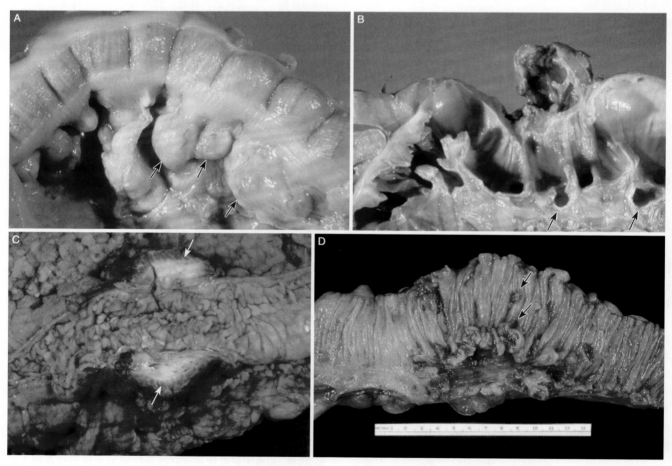

图 18.21　憩室病。（A）乙状结肠的大体外观显示浆膜下脂肪中有多个憩室袋（箭头）。（B）结肠憩室的横切面显示有多个憩室延伸至浆膜下脂肪（箭头）。（C）憩室破裂引起的浆膜下脓肿（箭头）。（D）憩室病中的脱垂性炎性息肉（箭头）

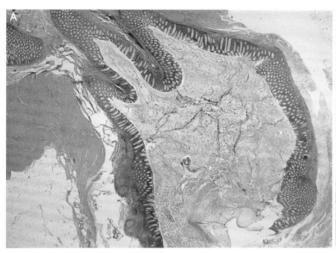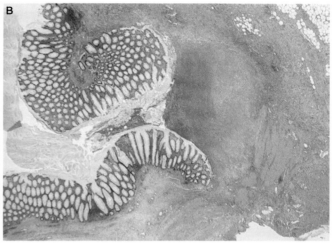

图 18.22　憩室病。(A)组织学切片,结肠憩室延伸至浆膜下脂肪组织。(B)憩室炎伴急性化脓性炎症和憩室周围脓肿形成

的[167]。诱发因素包括胃肠道发育中的解剖变异,如末端回肠嵌入盲肠,盲肠结肠带缺乏或发育不全导致盲肠硬度下降、肠道重复、旋转不良;感染因素如腺病毒和轮状病毒引起的集合淋巴小结肥大;以及非感染性病因如乳糜泻、克罗恩病、囊性纤维化和肠道过敏等[168-171]。

肠套叠在成年人中很少见,发病平均年龄为 50 岁[167,172]。然而,在成人,高达 90% 的病例有明确的病因[173,174]。良性或恶性肿瘤是大多数病因(60% ~ 70%);其余病例则是由感染、克罗恩病和术后粘连引起。肠套叠通常始于一个起点,如淋巴结肿大、息肉或肿瘤,其作为牵引点,将近端肠牵拉到蠕动的远端肠内。症状的出现是由于肠套叠持续蠕动收缩所致。持续的内陷使肠管水肿、肠管血管受压,导致患处缺血,如果不治疗,可能导致坏死和穿孔。

肠套叠临床表现各不相同,但患者通常表现为明显的腹痛和肠梗阻症状。它是儿童时期最常见的急腹症之一。2 岁以下的儿童典型表现为急性发作性腹部绞痛,伴有过度烦躁和哭闹。在成人,肠套叠的临床表现可以是非特异性的。最常见的症状是腹痛,伴有恶心、呕吐、顽固性便秘、消化道出血、排便习惯改变、便秘或腹胀等。超声对肠套叠的诊断具有较高的敏感性和特异性,尤其是对儿童[175]。在成人,诊断方法包括腹部 X 线、超声、CT、术前结肠镜检查和不透明灌肠剂灌肠[176]。

病理特征

肠套叠可以发生在结肠的任何部位,但最常见的部位是结肠肝曲。如果肠套叠不能自行消退,大体上可见到结肠缺血性损伤的各种外部和内部征象(图 18.23A,B)。如果患者有反复发作的肠套叠,也可见到浆膜粘连。显微镜下,大多数肠套叠显示不同程度的缺血性损伤,与其他原因引起的缺血性损伤相似(图 18.23C)。组织学改变因急性、慢性还是慢性肠套叠急性发作而异。以腺病毒感染为病因的患者,可见到明显的淋巴样增生,被覆上皮可受损甚至坏死。也可见到核内病毒包涵体,表现为周围有晕圈或紫色核污的淡红色小球。免疫染色可用于确认腺病毒。

治疗与预后

对于儿童,85% ~ 90% 的病例可通过超声引导或透视下气

压或水压灌肠复位成功[177]。有些肠套叠会自发缓解,也可以在不进行切除的手术过程中手动缓解。有穿孔、梗死或不可复性者需手术切除[178]。绝大多数预后良好。

肠扭转

定义

肠扭转(volvulus)包括肠壁围绕自身或肠系膜的扭转。

临床特征

结肠扭转的两种最常见类型包括乙状结肠扭转和盲肠扭转[179]。结肠扭转在儿童中很少见。妊娠患者发生结肠扭转的风险增加。这可能与妊娠子宫向上推动结肠,使其更容易发生扭转有关。高纤维饮食和文化因素,如长期禁食后大量进食,也被证明是乙状结肠扭转的诱发因素[180]。

临床表现可能各不相同。患者通常表现为腹胀、便秘或恶心、呕吐。一些患者可出现反复发作并自发消退。如果受累节段缺血,患者还可能有严重的腹痛、腹膜炎和休克迹象。腹部 X 线片可能对诊断有帮助,因为可以显示出一个大的呈"弯曲的内管"或"Ω 环"的形状。腹部 CT 通常可以明确诊断[181,182]。

病理特征

大体上,结肠可因肠壁变薄而显著扩张。也可以表现出梗死或缺血的迹象。还可见到结肠积气囊肿。组织学上,结肠呈现不同程度的缺血性改变和坏死。肠壁黏膜肌层和固有肌层明显变薄。

治疗与预后

治疗通常包括紧急手术探查和肠切除。及时的诊断和治疗至关重要,否则可能发生肠缺血[183]。

直肠黏膜脱垂

定义

直肠黏膜脱垂(mucosal prolapse)的定义是部分或全层直肠壁突出于肛门外。

临床特征

直肠黏膜脱垂的患病率估计为每年 1/100 000 人[184,185]。男女发病率几乎相同,常见于 30 多岁或 40 多岁的人群。直肠

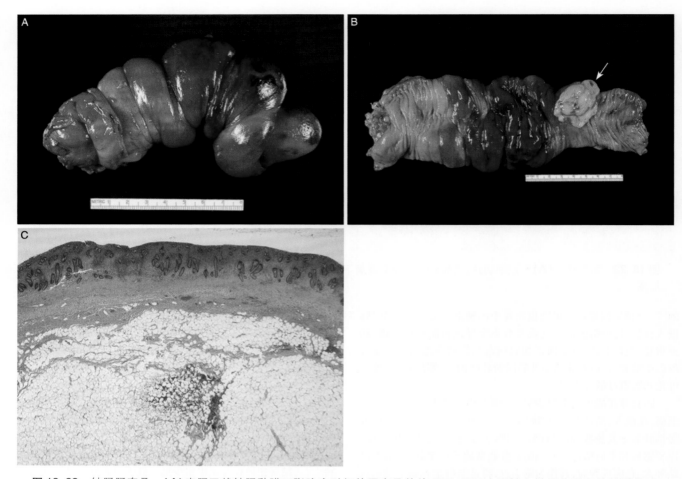

图 18.23　结肠肠套叠。(A)直肠乙状结肠黏膜下脂肪瘤引起的肠套叠的外观图,显示由于缺血性损伤引起的结肠扩张伴浆膜表面发暗。(B)脂肪瘤附近的肠套叠部分(箭头)显示因缺血而界限清楚的灰暗黏膜。(C)黏膜下脂肪瘤表面的黏膜显示缺血性损伤,伴有黏膜充血和出血

黏膜脱垂包括一系列疾病,如孤立性直肠溃疡综合征、深在性囊性直肠炎、炎性泄殖腔息肉和直肠肠套叠。

　　该病的确切病因尚不清楚,但慢性和严重便秘可能是主要的原因。患者通常表现为慢性便秘,可伴有排便费力、直肠出血、里急后重、黏液便、排便痛和排便不尽感[186,187]。多达四分之一的患者可能无症状[188]。溃疡的发生与坏死、缺血和机械性创伤有关。

　　内镜检查显示溃疡和肠壁硬化的区域往往位于直肠前壁或前侧壁。肛门指诊检查可能发现一个明显的肿块,提示恶性病变。炎性泄殖腔息肉可表现为肛门直肠交界处小的无蒂息肉。

病理特征

　　大体上,黏膜可出现红斑和/或溃疡,亦可见息肉样病变。这些改变通常见于距肛缘 15cm 以内的肠黏膜。组织学特征包括一系列变化,包括黏膜层增厚、隐窝结构变形、固有层纤维化、肌纤维从黏膜肌层在隐窝之间向上延伸、表面溃疡、黏膜腺体增生和锯齿状改变、轻度急性和慢性炎症,以及上皮反应性不典型增生(图 18.24A-C)。结肠黏膜也可错位到黏膜下层甚至固有肌层,并伴有充满黏液的囊性扩张,称为深在性囊性结肠炎或直肠炎(图 18.24D),可能与浸润性癌

混淆。

鉴别诊断

　　本病主要需要与直肠腺癌鉴别诊断,因为直肠黏膜脱垂可表现为息肉样隆起或溃疡性病变伴狭窄。无序的生长方式和非典型性再生也可能被误认为是肿瘤。然而,腺上皮的整体良性和反应性外观,不存在促结缔组织增生性间质反应,以及黏膜肌层和固有层的纤维增生有助于正确诊断直肠黏膜脱垂。值得注意的是,有时可在肿瘤表面黏膜上看到类似于直肠黏膜脱垂的变化。因此,如果临床上仍考虑肿瘤性病变,重复活检还是有必要的。

治疗与预后

　　无症状或症状轻微的患者可以使用泻药和安慰剂进行治疗。局部治疗,如硫糖铝灌肠剂、糖皮质激素和柳氮磺胺吡啶灌肠已报道在某些病例是有效的。手术治疗适用于全层直肠黏膜脱垂或用保守治疗无效的患者[189]。

结肠积气症

定义

　　结肠积气症(pneumatosis coli)是一种以结肠壁内有充满气体的囊腔为特征的疾病。

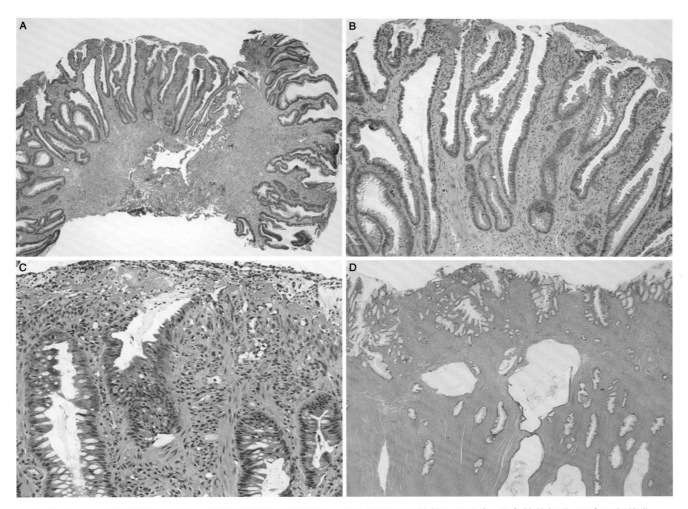

图 18.24 直肠黏膜脱垂。(A) 直肠黏膜脱垂的低倍镜显示增生性和反应性锯齿状隐窝,隐窝结构扭曲;固有层纤维化。(B) 反应性锯齿状隐窝被向上伸出的黏膜肌肌纤维分隔开。(C) 直肠黏膜脱垂表现为表面糜烂,急性和慢性炎症。(D) 深在性囊性结肠炎,表现为黏膜下层和固有肌层的良性结肠腺体错位,伴局灶性囊性变和黏液外渗,类似浸润性腺癌

临床特征

多见于 30~50 岁,男性比女性更常见(男:女 = 3:1)[190,191]。尸检报告显示,普通人群的发病率为 0.03%[192]。其症状缺乏特异性,许多病例是在影像学检查时偶然发现的。尽管有些患者可能会出现腹痛、腹泻、腹胀和血便[193],但结肠积气症的诊断主要是根据影像学检查。CT 扫描是最敏感的检测方式。

本病的病因尚不清楚,但已提出了两个主要的理论。第一种是机械理论,认为结肠积气症是由于肠腔内压力增加,迫使空气通过黏膜缺损进入肠壁所致[194]。第二种是感染性理论,推测结肠积气症是由产气微生物形成的囊肿所致[194,195]。最后,提出一个组合的假说,结肠积气症是由机械和感染过程的协同作用发展而来的[194]。结肠积气症与多种疾病有关,包括感染、缺血、慢性阻塞性肺疾病、结缔组织病、器官移植、白血病、药物、内镜或外科手术继发的创伤性疾病及肠梗阻等[192,196-199]。

病理特征

大体上,受累的结肠段可显示多个充满气体的小囊腔(图 18.25A,B)。组织学上,充满气体的囊腔内衬异物巨细胞,伴有轻度慢性炎症(图 18.25C,D)。

鉴别诊断

脂肪瘤或成熟的脂肪组织需要与结肠积气症鉴别。异物巨细胞的存在和空隙中没有细胞核有助于区分结肠积气症和脂肪细胞。如果需要,可以使用 S100 免疫组织化学染色,因为 S100 在结肠积气症中呈阴性,而在脂肪细胞中呈阳性。

治疗与预后

无症状或仅有轻微症状的患者可密切观察。对于有症状的患者,非手术治疗方式包括抗生素、奥曲肽、胃复安、红霉素、肠道休息、高流量吸氧和高压氧疗法。有穿孔或肠坏死迹象的患者需要手术治疗[200]。

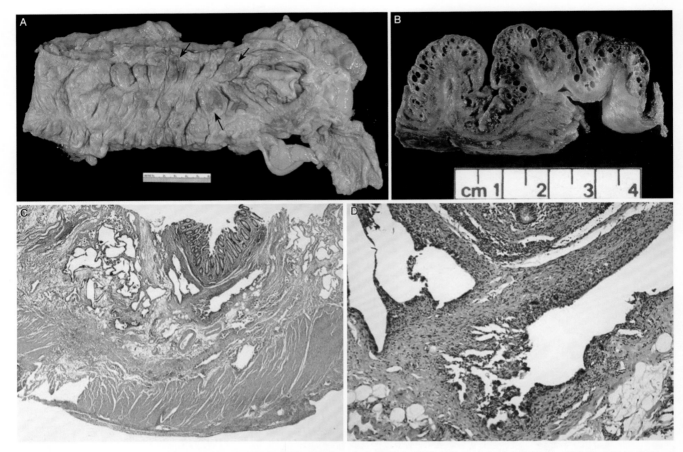

图18.25　结肠积气症。(A)由于结肠积气,右半结肠中可见多个淡黄色的黏膜结节或斑块(箭头)。(B)另一例继发于缺血性肠病的结肠积气症的横切面显示,大量囊性空隙主要出现在黏膜下层。(C)组织学上,黏膜下层的含气小囊腔内衬异物巨细胞和轻度的慢性炎症。(D)高倍镜示含气小囊腔周围被异物巨细胞包围

肠动力障碍

介绍

　　结肠的正常运动依赖于平滑肌、神经系统、Cajal间质细胞(ICC)和各种神经内分泌肽之间的相互作用。肠动力异常是由于这些因素本身或它们之间的异常引起的。大多数这类疾病的发病机制仍不清楚。某些疾病如先天性巨结肠,具有明显的临床特征,而其他疾病则没有特异性的临床特征。值得注意的是,这些疾病中许多都没有特征性的病理改变,并且缺乏诊断标准。

　　结肠的神经肌肉网络由黏膜肌和固有肌层组成,黏膜肌是一层薄薄的浅表平滑肌,将黏膜与黏膜下层隔开,而固有肌层则是由内环肌层和外纵肌层组成的厚外层肌。外纵肌层局部形成厚的肌束,称为结肠带。直肠固有肌层的内环肌层增厚形成肛门内括约肌。肛门外括约肌由骨骼肌组成,与盆底的骨骼肌相连。

　　神经网络由肠外源性和肠内源性神经丛组成。肠外源性神经支配包括交感神经纤维和副交感神经纤维。交感神经纤维起源于椎前神经节,而副交感神经纤维起源于迷走神经。肠内源性神经丛包括三种神经丛:黏膜下丛(Meissner神经丛)、

黏膜下深层丛(Henle神经丛)和肌间神经丛(Auerbach神经丛)。肌间神经丛位于内环肌层和外纵肌层之间,是所有神经丛中最突出的。它是一个由丰富的神经网络连接的神经节细胞集群。ICC在肠道运动中也起着关键作用。它们是肠蠕动的起搏细胞。ICC在H&E染色上很难看到,可以通过CD117或DOG-1免疫染色显示出来。ICC与平滑肌细胞和神经丛有着密切的联系。黏膜下层也有明显的ICC细胞丛。

神经性障碍

巨结肠病
定义

　　巨结肠病(Hirschsprung's disease)是由于先天性神经节细胞缺失(神经节细胞缺如症)导致的肠道运动障碍。同义词包括神经元缺失性巨结肠/先天性巨结肠、先天性肠神经节细胞缺如症和神经节细胞缺如症。

临床特征

　　巨结肠病是先天性肠梗阻最常见的病因。活产新生儿中的发病率约为1/5 000(0.02%),男性占显著优势(男:女=4:1)[201,202]。大约1%的21三体患者会发生这种疾病。10%~15%的巨结肠病患者同时伴有其他先天性异常,如21三体、9p四体及其他严重的神经性异常,如先天性中枢性通气不足综合征、神经母细胞瘤和神经嵴异常[203-205]。

大多数患者出现在新生儿期。胎粪排泄延迟是新生儿最常见的临床表现。慢性便秘、腹胀和呕吐可见于婴幼儿和较大的儿童。一小部分患者也可表现为坏死性小肠结肠炎或肠扭转。然而，成年人中也有罕见的病例报道[206]。

胚胎发育过程中神经嵴源性神经节细胞前体在肠内的迁移和存活失败是巨结肠病的主要发病机制[207,208]。许多基因如 EDNRB、RST、EDN3、GDNF、SOX10、ECE1、NTN、ZEB2、PHOX2B、NRG1、TCF4 和 KIAA1279 均与巨结肠病的发病机制相关[209]。长节段型和短节段型巨结肠病是常染色体显性遗传，伴不完全外显。散发病例通常具有多种不同的遗传模式。

病理特征

大体上，远端非蠕动的肠段狭窄，而近端结肠由于梗阻显著扩张。巨结肠病被分为以下几种类型：

- 经典型巨结肠病：无神经节的肠段起始于远端结直肠，并向近端邻近扩张的肠管延伸，受累肠管的长度不等。
- 短节段型巨结肠病：无神经节的肠段累及直肠和直肠乙状结肠，长度仅为几厘米。
- 长节段型巨结肠病：整个结肠是无神经节的，病变可延伸至小肠。
- 区域性结肠神经节缺乏症（跳跃性节段性巨结肠病）：仅有一小段肠段是无神经节的，无神经节肠段的近端和远端都存在神经节细胞。

组织学上，所有神经丛完全缺乏神经节细胞，并伴有施万神经纤维的肥大。免疫组织化学染色如神经元特异性烯醇化酶（NSE）、BCL-2、组织蛋白酶 D、蛋白基因产物 9.5（PGP9.5）和 NeuN 可用于标记神经节细胞，可作为诊断巨结肠病的辅助手段[210-213]。值得注意的是，在常规的外科病理学实践中，与彻底检查 H&E 染色切片相比，这些标志物检测都没有明显的优势。在新鲜的冷冻组织上使用乙酰胆碱酯酶（AChE）来显示巨结肠病患者黏膜肌层和固有膜中 AChE 阳性的神经纤维，目前在常规外科诊断病理学中已不受欢迎。已经证明，石蜡包埋福尔马林固定的组织 calretinin（钙网膜蛋白）免疫组织化学染色在诊断巨结肠病方面优于 AChE[214-216]。在正常结肠中，calretinin 突出显示神经节细胞（核染色），并在固有膜、黏膜肌层和黏膜下层的神经纤维内显示颗粒状（图 18.26A，B）。在巨结肠病患者中，神经节细胞和神经纤维均完全不着色（图 18.26C，D）。因此，只要存在任何神经纤维染色，即使没有神经节细胞，也可以排除巨结肠病[217]。calretinin 完全没有染色，可以支持巨结肠病的诊断。值得注意的是，calretinin 染色可在肥大细胞中显示阳性，但可以很容易地与神经纤维中的染色区别开来，不应该引起误诊。

直肠壁全层活检可以理想地评估神经丛（图 18.26E，F），但是需要在全身麻醉下进行，并且有造成狭窄和穿孔的风险。因此，通常采用直肠吸取黏膜活检，用于术前诊断巨结肠病。这些活检应在距齿状线上方至少 2~3cm 处进行，因为距齿状线 2cm 内神经节细胞稀少[218]。活检组织的直径也应大于 3mm，且至少 1/3 厚度应为黏膜下层[218]。活检两次以上可以提高准确性，减少假阴性结果。标本中肛门鳞状上皮的出现表明活检接近齿状线，在病理报告中应特别提及。每个病理科都应建立自己的方案来处理这些病例，因为对巨结肠病的诊断依赖于神经节细胞的缺乏。在 Mayo Clinic，我们检查三张切片的

多个连续切面，并对巨结肠病的所有活检样本行 calretinin 免疫组织化学染色。

鉴别诊断

对于具有巨结肠病的临床特征，但肠壁中尚有神经节细胞存在的患者，诊断上仍然是一个挑战。需要鉴别的疾病包括肠神经元发育不良（其本身是一种有争议的疾病）、胎粪性肠梗阻、肠畸形、神经节细胞减少症和假性肠梗阻。

治疗与预后

治疗通常包括手术切除受累肠段和恢复肠的连续性。大多数外科治疗的病例预后良好。

神经节细胞减少症

肠神经节细胞减少症（hypoganglionosis）罕见，占所有已分类先天性肠神经支配性疾病的 3%～5%[219]，是指神经丛中神经节数量减少，每个神经节的神经节细胞数减少及神经节体积缩小[220]。患者最常见于婴儿期或儿童期，成人中仅有少数病例报道[221,222]。症状包括慢性便秘和/或小肠结肠炎。组织病理特征包括黏膜肌肥大，固有层中 AChE 活性降低及肌间神经节数量明显减少（图 18.27）[219]。神经节细胞减少症可以是局灶性、节段性或弥漫性的。对于什么是神经节细胞减少症，目前还没有统一的公认标准。有人认为，神经节间隙较大的肥大神经，特别是被仅含 1~2 个神经节细胞的微小神经围绕或中断时，提示神经节细胞减少症[218]。偶有因不相关原因进行结肠切除的病例，患者没有任何运动性问题但也可以显示神经节细胞数量减少。这对在动力障碍患者中评估神经节细胞数量的有效性提出了质疑。神经节细胞减少症的治疗和长期预后与巨结肠病相似。

神经节细胞增多症

神经节细胞增多症的定义是神经节细胞数量增加和神经增生，也被称为肠神经元发育不良（intestinal neuronal dysplasia，IND）。IND-A 和 IND-B 是神经节细胞增多症的两种形式[223]。

IND-A 占 IND 病例的 5% 以下，极为罕见。IND-A 多发生于新生儿和婴儿。患者表现为腹泻、血便和肠梗阻。组织学特征是结肠内每个神经节中的神经节细胞数量增加（肌间神经丛增生）、交感神经发育不良和炎症[224]。手术切除通常可以治愈。

IND-B 是一个有争议的疾病，被认为是肠道副交感神经系统的一种异常，占所有 IND 病例的 95%。它的特征是黏膜下神经丛中巨大神经节细胞的数量增加和明显的神经增生（图 18.28）。临床表现为慢性便秘。目前的诊断标准仅基于"巨大的黏膜下神经节"的比例，其定义为在 15μm 厚的冷冻切片中，每个神经节中有 8 个以上的神经节细胞乳酸脱氢酶（LDH）组织化学染色是着色的，LDH 可以标记成熟和未成熟的神经节细胞[225]。活检应在距齿状线至少 8cm 处进行，至少要分析 25 个黏膜下神经节，超过 20% 的黏膜下神经节必须是巨大神经节，一个巨大神经节包含 8 个以上的神经细胞，且患者年龄应大于 1 岁[225]。使用泻药的保守治疗是第一线治疗，对于药物治疗无效的病例则可选择手术治疗。肛门括约肌切除术似乎对某些患者有效，只有极少数患者需要部分或全结肠切除术[226]。

家族性内脏神经病

这是一组罕见的遗传性疾病，其特点是肠假性梗阻、肌间神经丛异常、不同的遗传类型和特征性肠外表现。显微镜下，

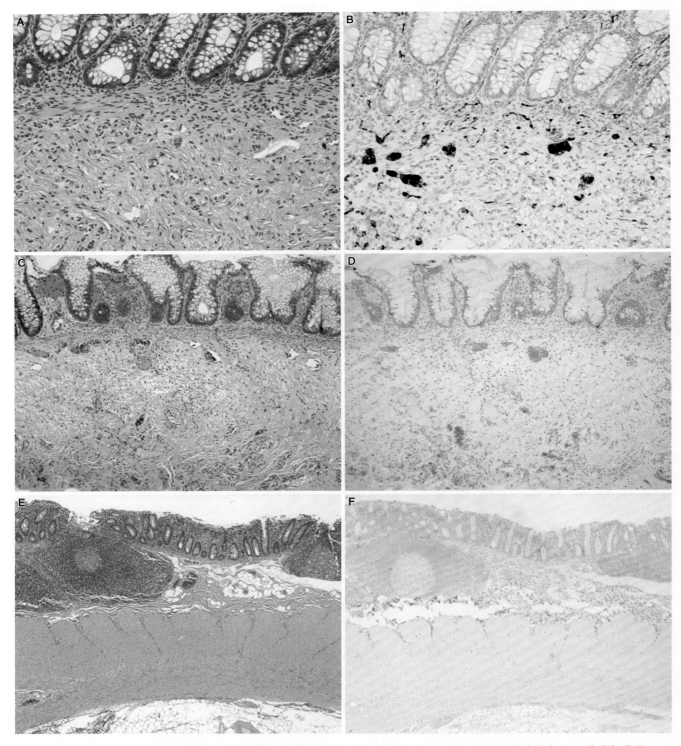

图 18.26　巨结肠病。（A）正常直肠黏膜活检显示黏膜下神经节细胞簇存在。（B）calretinin 免疫染色显示黏膜和黏膜下层的黏膜下神经节细胞和神经束。（C）巨结肠病的直肠活检未见黏膜下神经节细胞。（D）calretinin 免疫染色神经节细胞或神经束完全阴性。（E）巨结肠病的缺乏神经节节段切片显示黏膜下层和肌间神经丛中无神经节细胞。（F）calretinin 免疫染色显示神经节细胞和神经束阴性

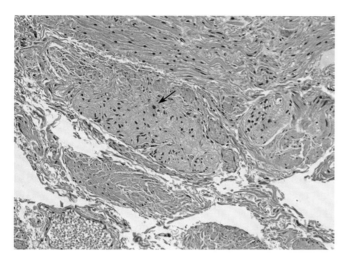

图 18.27 肠神经节细胞减少症。全层透壁活检显示肌间神经丛神经节细胞(箭头)数量显著减少

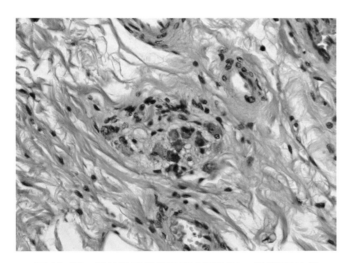

图 18.28 肠神经元发育不良(IND-B)。黏膜下神经节显示神经节细胞数量增加(>8)

神经出现空泡变性,神经节细胞显示散在的嗜酸性核内包涵体[227]。

肌肉动力性疾病

家族性和散发性肌病均已被描述过[228]。家族性也可累及其他器官(如肝胆道或泌尿生殖道)。平滑肌变性被认为是这些基础疾病的原因,尽管在大多数情况下其发病机制尚不清楚。

患者可以出现在儿童期或成年期。症状包括肠假性梗阻、便秘、腹痛和吞咽困难。大体检查时,结肠受累部分通常会扩张。黏膜可见溃疡和缺血性损伤[228]。

组织学上,平滑肌发生退变和纤维化。一些退行性改变,如肌质空泡化、肌纤维大小的变化、纤维化等,可见于固有肌层,也可累及黏膜肌层。肠壁也可能变薄。纤维化在 H&E 染色上可能很细微,三色染色有助于突出纤维化。其他变化,如核大小的变化、有丝分裂活性增加和色素沉着也可以看到。肌纤维也可显示出过碘酸希夫染色阴性的双嗜性包涵体,可能代表退变的平滑肌纤维[229]。罕见的家族性内脏肌病病例可见到平滑肌肌动蛋白细胞质内包涵体(图 18.29A,B),用平滑肌肌动蛋白免疫染色可以很好地显示[230]。

当固有肌层的内环肌层缺乏 α-actin 时,固有肌层可能不显示平滑肌肌动蛋白免疫染色[231,232]。值得注意的是,在结肠切除标本中可见到一些人为改变,如细胞质假包涵体、空泡形成和肌层变薄等。放疗和慢性缺血也可引起纤维化和固有肌层变薄。测量环行和纵行肌层的比例和相对厚度没有实用价值,因为它们的厚度随个体、切片方法和解剖位置的不同而不同。

线粒体疾病可以同时表现出肌病性和神经病性改变。某些病例可出现肌层萎缩,神经节细胞和平滑肌细胞中出现数量增多的异常线粒体。神经节细胞中也可见到巨型线粒体[233]。然而,一部分病例可能在 H&E 染色切片上不会显示任何明显的异常。

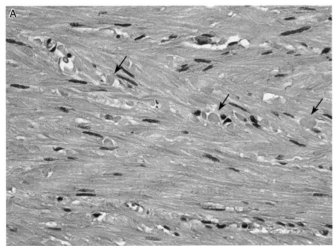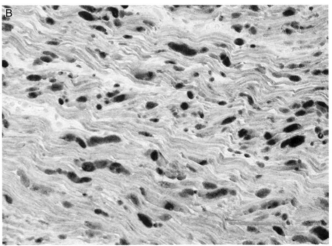

图 18.29 内脏肌病。(A)家族性内脏肌病患者固有肌层内可见嗜酸性胞质包涵体(箭头)。(B)smoothelin 免疫染色显示胞质包涵体

结肠假性梗阻

结肠假性梗阻(intestinal pseudoobstruction)是一种罕见的综合征,以大肠梗阻的急性、复发或慢性症状为特征,但没有任何影像学、外科或内镜检查的机械性梗阻证据。它是由控制肠道运动的内在神经肌肉或外在控制功能受损的疾病引起[228,234]。临床表现取决于受影响的肠道部位、病程及是否存在肠外影响因素。

急性结肠假性梗阻综合征(又称 Ogilvie 综合征)常与重要的肠外疾病相关,其潜在的病理生理机制仍不清楚。通常发生在腹部手术或腹部创伤之后,整个肠道变得麻痹和肿胀[234];常见于 60 岁左右的患者,男性更常见。临床特征与急性大肠梗阻非常相似,患者可能出现绞痛、腹胀、便秘、恶心和呕吐。但这种综合征没有特殊的组织学特征。穿孔最常发生在盲肠,因进行性扩张和局部缺血导致。通常是临床诊断,以支持治疗为主。

慢性结肠假性梗阻也称为结肠无力症或慢传输性便秘,主要表现为便秘(定义为每周排便两次或两次以下)。可能是由外源性神经病变(如多发性硬化症、脊髓损伤)或一种肌间神经丛中 P 物质[降钙素基因相关肽(CGRP)]和肽能神经递质缺乏的内源性神经病变引起的[235,236]。ICC 也被认为在慢性结肠假性梗阻的病理生理机制中发挥作用[237,238]。它通常影响儿童(10 岁以下)和成年女性。大体上,肠壁可能出现收缩、增厚和明显狭窄(图 18.30A)。结肠黑变病是组织学上的一种常见表现。肌间神经丛可能表现为神经元突起减少、未成熟神经元和大小不一的神经节内细胞核簇(图 18.30B)[239-242]。一些患者还可能表现为神经元支持组织的增加,S100 免疫组织化学染色表达增强。部分患者也可能表现为环行肌与纵行肌的厚度比明显降低[243]。平滑肌细胞可见胞质内透明物质和肌肉标志物如结蛋白和平滑肌肌动蛋白的异常染色。然而,量化肌肉肥大或神经增生是有主观性且困难的,也不清楚这些变化是原发性的还是继发性的。在所有这些变化中,大多数情况下 ICC 数量的减少似乎是唯一一致的发现。CD117 免疫组织化学染色显示固有肌层的 ICC 和肠神经纤维均显著减少,其中内环肌层的减少最为明显(图 18.30C)。手术切除标本中,内环肌层中每高倍视野 7 个 ICC 作为临床诊断慢性结肠假梗阻的阈值[244]。手术治疗通常是首选的治疗方法。

系统性疾病中的肠动力障碍

一些全身性疾病,如硬皮病、糖尿病和淀粉样变性可导致

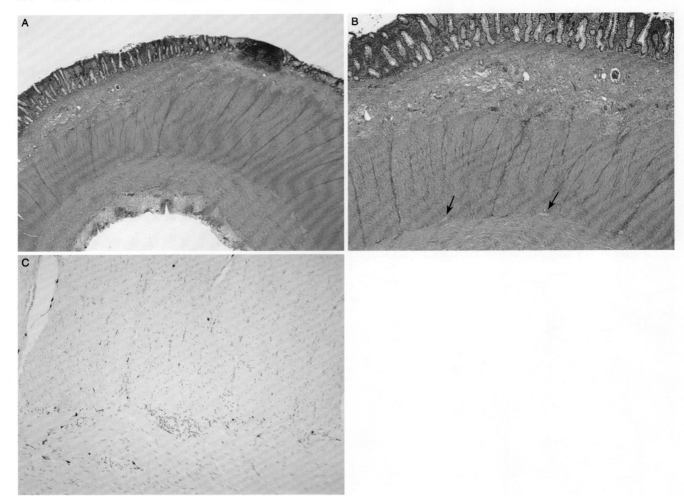

图 18.30　慢性结肠假性梗阻。(A)结肠无力症患者固有肌层肥大。(B)细小的肌间神经丛(箭头)。(C)CD117 免疫染色显示固有肌层 ICC 显著减少

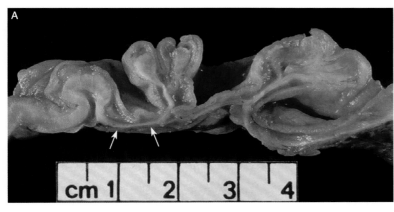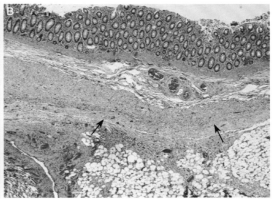

图 18.31　硬皮病。(A)硬皮病患者结肠内、外层固有肌层(箭头)的横切面显示受硬皮病影响的结肠固有肌层(长箭头)明显变薄。(B)组织学切片显示受硬皮病影响的结肠内固有肌层(长箭头)明显萎缩

肠道动力障碍。硬皮病患者可出现肌层胶原化,特别是内环肌层。(图 18.31A,B)[228]。固有肌层纤维化可导致肌肉无力从而形成憩室。在硬皮病中,疾病主要累及食管。许多糖尿病患者,特别是 1 型糖尿病患者,会出现腹泻、便秘和肠道转运延迟[245]。这些改变与累及副交感或交感神经系统的内脏神经病变和微血管病变有关。结肠可能出现扩张、固有肌层明显增厚、肌肉纤维纤维化及包括纤维蛋白样坏死在内的血管改变。淀粉样变性患者可以表现为固有肌(肌病)或神经丛(神经病)的淀粉样变性,并可能表现为肠假性梗阻[246,247]。

息肉样病变

结肠息肉是指高于黏膜表面并突入肠腔的增生性病变。息肉名称的本身没有临床意义。息肉的大小、形状和本质各不相同。息肉可以是单个或多个,良性或恶性,先天性或后天性,有症状或无症状,肿瘤性或非肿瘤性,无蒂或有蒂。息肉的组织病理学检查仍然是确定息肉类型和息肉性质是肿瘤性还是非肿瘤性的金标准。结肠息肉的肉眼大体特征在确定患者治

疗方面的价值有限[248,249]。

炎性息肉

炎性息肉是由炎症细胞、间质成分和上皮细胞混合而成的黏膜突起,也被称为炎症性假性息肉。通常与局部病变有关,如感染性结肠炎、缺血性结肠炎,也可能与弥漫性炎症性疾病,如炎症性肠病有关[250-253]。

这些息肉的大小通常不到 2cm,有蒂或无蒂,部分息肉可以体积很大,甚至导致结肠梗阻[252-254]。丝状息肉病是一种特殊而罕见的良性非综合征性息肉病,偶发于炎症性肠病患者的结肠,也罕见于炎症性肠病外的肠道疾病[255,256]。丝状息肉病的特点是结肠内有一至数百个细长、树枝状、蠕虫状突起。组织学上的炎性息肉是由黏膜固有层炎症和结肠黏膜结构破坏并伴有隐窝炎、隐窝脓肿组成(图 18.32A)。表面可见糜烂和溃疡,其中一些息肉可完全由炎性肉芽组织组成。

结肠上皮可表现出明显的反应性上皮异型性,类似异型增生或肿瘤性病变。然而,这种反应性上皮异型性通常集中在隐窝的底部,表面上皮成熟,这有助于它与"真正的"异型增生鉴别。值得注意的是,极少数炎症性息肉可能发展为异型增

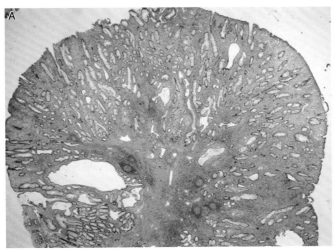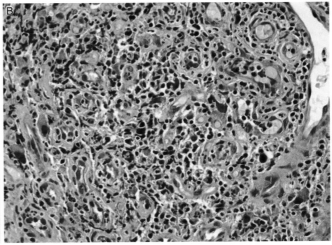

图 18.32　炎性息肉。(A)息肉状结肠黏膜显示腺体呈囊性扩张,固有层炎症和水肿。(B)炎性息肉中肉芽组织内有大的核深染间质细胞(假性肉瘤样改变)

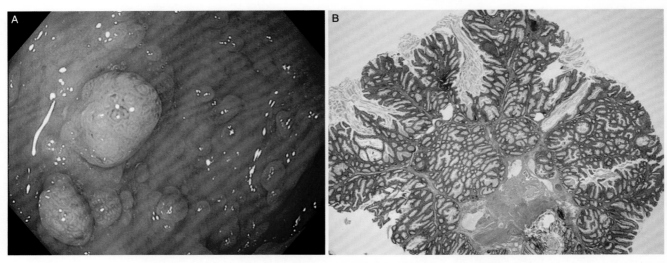

图18.33 Peutz-Jeghers息肉。(A)一例Peutz-Jeghers息肉患者的结肠内见多个大小不等的息肉,肠镜检查显示多处可见明显的树枝状平滑肌条带。(B)一例Peutz-Jeghers息肉的组织学切片

生[257]。有时,在类似肉瘤的炎性息肉中也可以看到增大的多核间质细胞(假性肉瘤样变,图18.32B)[258]。

炎性息肉和幼年性息肉在组织学上很难区分,因为两者在形态上有很大的重叠。两者的鉴别主要根据临床信息。

炎性帽状息肉和帽状息肉病(cap polyposis)是一种罕见的疾病,临床表现为腹泻、便秘、黏液便和便血[259-261]。内镜检查显示直肠、乙状结肠内有多个小的无蒂或亚蒂息肉,通常小于2cm。少数情况下可以累及整个结肠。组织学黏膜固有层炎症细胞浸润,结肠隐窝扩张变形及表面覆盖明显的炎性、糜烂的肉芽组织形成的"帽"。初步治疗主要采用保守治疗,然而有症状和复杂的病例仍需要手术治疗。

Peutz-Jeghers息肉

Peutz-Jeghers息肉(Peutz-Jeghers Polyp, PJP)的大小通常为0.5~5cm,并且通常是带蒂的(图18.33A)。显微镜下可见由黏膜肌层突出的平滑肌束组成特殊的树枝状结构(图18.33B)。息肉表面覆盖的上皮由外观正常的结肠上皮组成,可能表现为上皮增生和过度生长。黏膜固有层通常没有炎症细胞的增多。结肠黏膜背景通常没有明显改变。异型增生并不常见,但这些息肉中的一小部分可发展为异型增生,进而进展为癌[262,263]。

部分PJP可能显示上皮异位或"假性浸润"到深部间质或肠壁,类似浸润性腺癌。但其缺乏促结缔组织反应和细胞异型性,深部异位的隐窝周围存在黏膜固有层,可见含铁血黄素沉积,这些特点有助于鉴别"假性浸润"和浸润性腺癌。

根据经验,PJP的监测指南建议在8岁时首先进行上消化道内镜、胶囊内镜和结肠镜检查。如发现息肉,应每3年复查一次。如未见息肉,应在18岁时进行第二次基线检查,然后每3年复查一次。治疗包括结肠镜下息肉切除术(大概所有直径>0.5cm或1cm的息肉)。最好能清除所有息肉。必要时可行结肠切除术以控制结肠息肉的进展,特别是在发现结肠息肉有肿瘤性改变时[264]。

幼年性息肉

结肠的幼年性息肉(juvenile polyps)的大小通常小于2cm,可有蒂或无蒂。孤立性或散发性幼年性息肉最常见于直肠、乙状结肠。结肠幼年性息肉病的息肉可多达200个,累及整个结肠(图18.34A)。显微镜下可见大量扭曲和黏液充盈的扩张隐窝,黏膜固有层高度水肿和大量炎症细胞浸润(图18.34B,C)。间质/上皮比值远高于正常。黏膜固有层平滑肌纤维束少见。息肉表面常见糜烂并导致出血和贫血。部分患者也可表现为较大的绒毛状和多分叶状息肉,这些息肉肉眼可能表现为几个息肉附着在同一个纤维轴心上。幼年性息肉病综合征患者也可见到由神经束和成熟神经节细胞组成的节神经瘤样增生及管状腺瘤。在幼年性息肉病综合征患者中,异型增生可见于高达30%的息肉中,但孤立性或散发性的幼年性息肉中几乎不存在异型增生[265,266]。

没有形态学特征可以帮助区分与综合征无关的散发性/孤立性幼年息肉和综合征性幼年息肉。幼年性息肉可类似炎症性息肉,并可能与炎症性肠病引起的假性息肉难以区分。

散发性/孤立性幼年性息肉的患者患恶性肿瘤的风险并不会增加,因此不需要随访[267,268]。然而,幼年性息肉综合征患者发生结肠癌的风险为40%[269]。如果在12岁或更早的时候出现症状,尤其是直肠出血,应每年进行一次结肠镜检查。根据息肉情况的不同,每1~3年复查一次,5mm以上的息肉应切除[264]。

Cronkhite-Canada综合征

Cronkhite-Canada综合征(Cronkhite-Canada Syndrome, CCS)的息肉可累及除食管外的整个胃肠道[270,271]。息肉的大小从几毫米到1.5cm不等(图18.35A)。组织学上,CCS息肉呈错构瘤样改变,表现为囊性扩张的肠隐窝和水肿的黏膜固有层并伴有轻度单核细胞炎症细胞浸润(图18.35B)。可见明显的肥大细胞、嗜酸性粒细胞或IgG4阳性浆细胞浸润[270,272-275]。CCS息肉和结肠幼年性息肉在显微镜下无法区分[274]。然而,区分CCS与幼年性息肉病综合征的最重要的镜下发现是固有层水

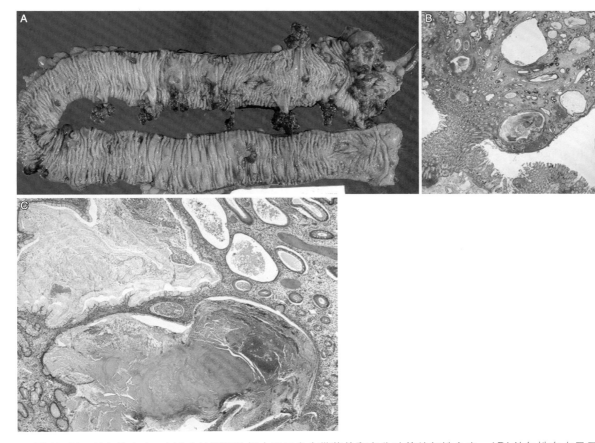

图 18.34　幼年性息肉。(A)全结肠切除标本显示多个带蒂的和多分叶的幼年性息肉。(B)幼年性息肉显示大量扭曲扩张的结肠腺体,固有层明显水肿。(C)高倍视野下扩张的结肠隐窝内充满黏液和炎症细胞

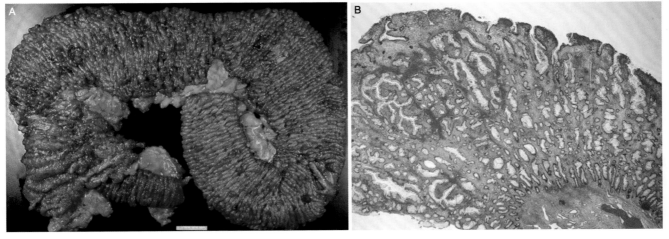

图 18.35　Cronkhite-Canada 综合征。(A)在一例 Cronkhite-Canada 综合征患者的全结肠切除标本中可见大量小息肉。(B)息肉表现为结肠隐窝囊性扩张和固有层水肿

肿、腺体/隐窝结构扭曲,以及在内镜/大体观察非息肉区的正常的结肠黏膜中出现炎症改变。

尽管有报道极少数病例发展为腺瘤和结直肠癌,CCS 息肉依然被认为是非肿瘤性的,其恶性潜能仍存在争议[276-279]。

Cowden 综合征

高达 90% 的 Cowden 综合征患者有结直肠息肉[280-282]。大多

数患者没有症状,是通过结肠镜筛查确诊的。超过一半的患者有 50 个以上的结肠息肉,通常累及整个结肠(图 18.36A)[283]。这些结肠息肉为错构瘤性,通常小而无蒂,很容易被忽视并认为是不重要的不可分类的良性间叶性息肉。它们的隐窝结构相对保存或仅有轻度异常,固有层隐窝的横切面可见温和的梭形细胞围绕隐窝周围呈同心圆状排列,以及一些脂肪组织和淋巴组织增生[284]。

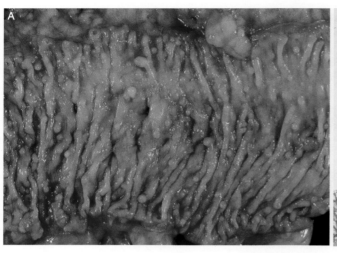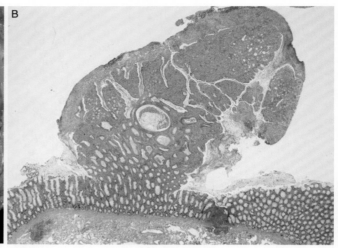

图 18.36　Cowden 综合征。(A)一例 Cowden 综合征患者切除的结肠内见多发的细小无蒂息肉。(B)错构瘤性息肉,结肠隐窝囊性扩张,固有层内明显的肉芽组织增生

　　一些息肉可能类似于幼年性息肉(图 18.36B)。Cowden 综合征患者也可见神经节细胞瘤、脂肪瘤、纤维脂肪瘤、炎性息肉、管状腺瘤和增生性息肉等[283,285-288]。最近的一项研究表明,黏膜内脂肪瘤是 Cowden 综合征的一个具有重要诊断意义的特征[289]。黏膜内脂肪瘤患者(图 18.37)中有三分之一患有 Cowden 综合征。因此,病理医生提高对这种病变的认识有助于 Cowden 综合征的诊断。根据最近的另一项研究,与其他错构瘤性息肉相比,Cowden 综合征错构瘤性息肉最显著的特征包括结肠最多见,体积小,非外生形态,固有层无炎症浸润,无腺腔囊性扩张伴黏液潴留,固有层内可见神经纤维、平滑肌、神经节细胞和脂肪组织[288]。

　　携带 *PTEN* 突变的 Cowden 综合征患者患结肠腺癌的终生风险为 10%~15%[282,290]。建议从 15 岁开始结肠镜检查,每 2 年复查一次[264]。

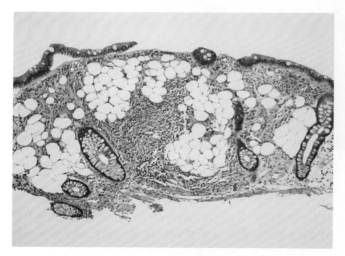

图 18.37　Cowden 综合征的黏膜内脂肪瘤。结肠息肉可见隐窝之间的脂肪组织和淋巴组织聚集

结肠其他疾病

结肠 IgG4 相关疾病

　　IgG4 相关疾病(IgG4-related disease)是一种对类固醇治疗敏感的全身性疾病,其特征是 IgG4 阳性浆细胞增多、席纹状纤维化、闭塞性静脉炎和淋巴浆细胞浸润。大多数患者的血清 IgG4 水平也会升高[291,292]。IgG4 相关疾病累及结肠的情况极为罕见。Hiyoshi 等人报告了一例 74 岁女性因回盲部病变而行右半结肠切除的病例[293],在切除的结肠标本中可见浆膜下硬化,IgG4 阳性浆细胞数量增加(150/HPF),IgG4/IgG 比值升高(50%),因而被诊断为 IgG4 相关疾病。Chetty 等人曾报道,IgG4 阳性浆细胞浸润的边界清楚的硬化性结节可表现为结肠黏膜息肉样病变[294]。极少数情况下,IgG4 相关的结肠疾病可类似于克罗恩病[295]。

结肠黑变病

　　结肠黑变病(melanosis coli)是指脂褐素沉积在结肠固有层内的巨噬细胞中。结肠的任何部位都可以受累,但近端结肠比左半结肠更常累及(图 18.38A)。这是结肠活检中较常见的偶然发现。然而,结肠黑变病通常不会出现在管状腺瘤和增生性息肉中,因此目前认为在这些病变中,细胞凋亡的碎片保留在肿瘤上皮内,或者消失在管腔内而不能到达固有层[296]。固有层内可见充满棕色色素的巨噬细胞(图 18.38B),该色素可被 PAS 染色,其基本机制与上皮细胞凋亡增加有关[297]。结肠上皮细胞的损伤导致细胞凋亡增加,溶酶体形成,并由巨噬细胞吞噬,最终形成含有脂褐素的巨噬细胞。长期使用蒽醌类泻剂也是导致结肠黑变病的因素之一。其他导致细胞凋亡增加的因素,如 NSAID 和炎症性肠病[297-299]。

子宫内膜异位症与输卵管内膜异位症

　　子宫内膜异位症(endometriosis)是指子宫内膜腺体和/或间质位于子宫外,主要见于年轻或中年女性,通常累及直肠和

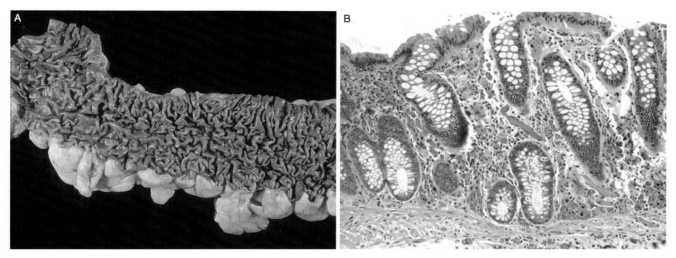

图 18.38　结肠黑变病。(A)切除的近端结肠出现结肠黑变病,结肠黏膜变为深棕色。(B)固有层内大量充满棕色色素的巨噬细胞

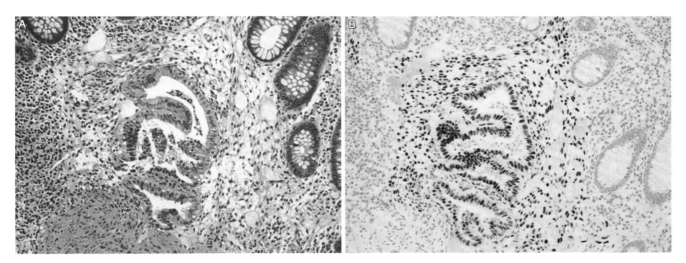

图 18.39　子宫内膜异位症。(A)结肠活检显示子宫内膜腺体由温和的长形核和顶端有纤毛的腺上皮组成,周围是卵巢型温和的梭形间质细胞。(B)子宫内膜腺上皮和卵巢型间质细胞 ER 免疫组织化学染色均为阳性

乙状结肠。患者通常没有症状,但也有一部分患者会因粘连而出现腹痛,也可以表现为肿块性病变或息肉[300,301]。少数病例也可能表现为扭转或急性结肠梗阻[302,303]。肉眼检查,子宫内膜异位症病灶呈硬化性点状出血区。显微镜下,子宫内膜腺上皮由温和的长形核和顶端纤毛组成,周围是由温和的梭形细胞和薄壁毛细血管组成的间质(图 18.39A)。红细胞、出血和吞噬含铁血黄素的巨噬细胞常常混杂在子宫内膜异位症的病灶中。此外,纤维化和显著的平滑肌增生可围绕着子宫内膜异位症的病灶。子宫内膜异位症通常出现在浆膜表面,但也可能累及固有肌层和黏膜下层。上皮细胞 ER、PR 和 PAX8 免疫组织化学染色阳性,而间质细胞 CD10 阳性(图 18.39B)。鉴别诊断包括浸润性腺癌,在小活检或冷冻切片上鉴别可能比较困难。腺上皮可显示类似腺癌的核异型性,但出血、吞噬含铁血黄素的巨噬细胞和间质细胞的存在有助于建立正确的诊断。子宫内膜异位症通常用激素治疗和镇痛药治疗。有广泛粘连或梗阻的严重病例可能需要手术切除。值得注意的是,极少数子宫内膜异位症可发生癌变[304,305]。

输卵管内膜异位症(endosalpingiosis)的特征是只有由有纤毛的管状上皮构成的良性腺体,没有子宫内膜间质。很少累及结肠并导致肠梗阻[306]。

(范新娟　石涛　洪良利 译　蔡永萍　黄艳 审)

参考文献

1. Pirmohamed M, James S, Meakin S, Green C, Scott AK, Walley TJ, et al. Adverse drug reactions as cause of admission to hospital: prospective analysis of 18 820 patients. Br Med J. 2004;329(7456):15–9.

2. Bjarnason I, Hayllar J, Macpherson ANJ, Russell ANS. Side effects of nonsteroidal anti-inflammatory drugs on the small and large intestine in humans. Gastroenterology. 1993;104(6):1832–47.

3. Jaszewski R. Frequency of gastroduodenal lesions in asymptomatic patients on chronic aspirin or nonsteroidal antiinflammatory drug therapy. J Clin Gastroenterol. 1990;12(1):10–3. https://doi.org/10.1097/00004836–199002000–00004.

4. Carson JL, Strom BL, Morse ML, West SL, Soper KA, Stolley PD, et al. The relative toxicity of the nonsteroidal anti-inflammatory drugs. Arch Intern Med. 1987;147(6):1054–9. https://doi.org/10.1001/archinte.147.6.1054.

5. Allison MC, Howatson AG, Torrance CJ, Lee FD, Russell RI. Gastrointestinal damage associated with the use of nonsteroidal antiinflammatory drugs. N Engl J Med. 1992;327(11):749–54. https://doi.org/10.1056/NEJM199209103271101.

6. Goldstein NS, Cinenza AN. The histopathology of nonsteroidal anti-inflammatory drug-associated colitis. Am J Clin Pathol. 1998;110(5):622–8.

7. Kakar S, Pardi DS, Burgart LJ. Colonic ulcers accompanying collagenous colitis: implication of nonsteroidal anti-inflammatory drugs. Am J Gastroenterol. 2003;98(8):1834–7. https://doi.org/10.1111/j.1572–0241.2003.07579.x.

8. Riddell RH, Tanaka M, Mazzoleni G. Non-steroid anti-inflammatory drugs as a possible cause of collagenous colitis: a case-control study. Gut. 1992;33(5):683–6.

9. Lee FD. Importance of apoptosis in the histopathology of drug related lesions in the large intestine. J Clin Pathol. 1993;46(2):118–22.

10. Shetty S, Anjarwalla SM, Gupta J, Foy CJW, Shaw IS, Valori RM, et al. Focal active colitis: a prospective study of clinicopathological correlations in 90 patients. Histopathology. 2011;59(5):850–6. https://doi.org/10.1111/j.1365–2559.2011.04019.x.

11. Wang YZ, Sun G, Cai FC, Yang YS. Clinical features, diagnosis, and treatment strategies of gastrointestinal diaphragm disease associated with nonsteroidal anti-inflammatory drugs. Gastroenterol Res Pract. 2016;2016:3679741. https://doi.org/10.1155/2016/3679741.

12. Munipalle PC, Little M, Garud T, Henderson D. NSAID-induced diaphragmatic disease of the colon. BMJ Case Rep. 2013;2013:bcr2012008448. https://doi.org/10.1136/bcr-2012–008448.

13. Deshpande V, Hsu M, Kumarasinghe MP, Lauwers GY. The clinical significance of incidental chronic colitis: a study of 17 cases. Am J Surg Pathol. 2010;34(4):463–9. https://doi.org/10.1097/PAS.0b013e3181d0fd76.

14. Parfitt JR, Jayakumar S, Driman DK. Mycophenolate mofetil-related gastrointestinal mucosal injury: variable injury patterns, including graft-versus-host disease-like changes. Am J Surg Pathol. 2008;32(9):1367–72. https://doi.org/10.1097/PAS.0b013e31816bf3fe.

15. Al-Absi AI, Cooke CR, Wall BM, Sylvestre P, Ismail MK, Mya M. Patterns of injury in mycophenolate mofetil-related colitis. Transplant Proc. 2010;42(9):3591–3. https://doi.org/10.1016/j.transproceed.2010.08.066.

16. Selbst MK, Ahrens WA, Robert ME, Friedman A, Proctor DD, Jain D. Spectrum of histologic changes in colonic biopsies in patients treated with mycophenolate mofetil. Mod Pathol. 2009;22(6):737–43. https://doi.org/10.1038/modpathol.2009.44.

17. Star KV, Ho VT, Wang HH, Odze RD. Histologic features in colon biopsies can discriminate mycophenolate from GVHD-induced colitis. Am J Surg Pathol. 2013;37(9):1319–28. https://doi.org/10.1097/PAS.0b013e31829ab1ef.

18. Harel Z, Harel S, Shah PS, Wald R, Perl J, Bell CM. Gastrointestinal adverse events with sodium polystyrene sulfonate (Kayexalate) use: a systematic review. Am J Med. 2013;126(3):264.e9–e24. https://doi.org/10.1016/j.amjmed.2012.08.016.

19. Dunlap RH, Martinez R. Total colectomy for colon perforation after Kayexalate administration: a case report and literature review of a rare complication. J Surg Case Rep. 2016;2016(10):rjw167. https://doi.org/10.1093/jscr/rjw167.

20. Rashid A, Hamilton SR. Necrosis of the gastrointestinal tract in uremic patients as a result of sodium polystyrene sulfonate (Kayexalate) in sorbitol: an underrecognized condition. Am J Surg Pathol. 1997;21(1):60–9. https://doi.org/10.1097/00000478–199701000–00007.

21. Wootton FT, Rhodes DF, Lee WM, Fitts CT. Colonic necrosis with Kayexalate-sorbitol enemas after renal transplantation. Ann Intern Med. 1989;111(11):947–9.

22. Swanson BJ, Limketkai BN, Liu TC, Montgomery E, Nazari K, Park JY, et al. Sevelamer crystals in the gastrointestinal tract (GIT): a new entity associated with mucosal injury. Am J Surg Pathol. 2013;37(11):1686–93. https://doi.org/10.1097/PAS.0b013e3182999d8d.

23. Chintamaneni P, Das R, Kuan SF, Kermanshahi TR, Hashash JG. Hematochezia associated with sevelamer-induced mucosal injury. ACG Case Rep J. 2014;1(3):145–7. https://doi.org/10.14309/crj.2014.32.

24. Yamaguchi T, Ohyama S, Furukawa H, Sato N, Ohnishi I, Kasashima S, et al. Sigmoid colon diverticula perforation associated with sevelamer hydrochloride administration: a case report. Ann Med Surg. 2016;10:57–60. https://doi.org/10.1016/j.amsu.2016.07.020.

25. Okwara C, Choi C, Park JY. Sevelamer-induced colitis presenting as a pseudotumor. Clin Gastroenterol Hepatol. 2015;13(7):A39–40. https://doi.org/10.1016/j.cgh.2015.02.015.

26. Arnold MA, Swanson BJ, Crowder CD, Frankel WL, Lam-Himlin D, Singhi AD, et al. Colesevelam and colestipol: novel medication resins in the gastrointestinal tract. Am J Surg Pathol. 2014;38(11):1530–7. https://doi.org/10.1097/PAS.0000000000000260.

27. Peggs KS, Quezada SA, Korman AJ, Allison JP. Principles and use of anti-CTLA4 antibody in human cancer immunotherapy. Curr Opin Immunol. 2006;18(2):206–13. https://doi.org/10.1016/j.coi.2006.01.011.

28. Keir ME, Butte MJ, Freeman GJ, Sharpe AH. PD-1 and its ligands in tolerance and immunity. Ann Rev Immunol. 2008;26:677–704.

29. McDermott DF, Atkins MB. PD-1 as a potential target in cancer therapy. Cancer Med. 2013;2(5):662–73. https://doi.org/10.1002/cam4.106.

30. Berman D, Parker SM, Siegel J, Chasalow SD, Weber J, Galbraith S, et al. Blockade of cytotoxic T-lymphocyte antigen-4 by ipilimumab results in dysregulation of gastrointestinal immunity in patients with advanced melanoma. Cancer Immun. 2010;10:11.

31. Dilling P, Walczak J, Pikiel P, Kruszewski WJ. Multiple colon perforation as a fatal complication during treatment of metastatic melanoma with ipilimumab-case report. Polski Przegl Chir/Pol J Surg. 2014;86(2):94–6. https://doi.org/10.2478/pjs-2014–0017.

32. Kwak HA, Hart J. The many faces of medication-related injury in the gastrointestinal tract. Surg Pathol Clin. 2017;10(4):887–908. https://doi.org/10.1016/j.path.2017.07.007.

33. Weidner AS, Panarelli NC, Geyer JT, Bhavsar EB, Furman RR, Leonard JP, et al. Idelalisib-associated colitis. Am J Surg Pathol. 2015;39(12):1661–7. https://doi.org/10.1097/PAS.0000000000000522.

34. Verschuren EC, van den Eertwegh AJ, Wonders J, Slangen RM, van Delft F, van Bodegraven A, et al. Clinical, endoscopic, and histologic characteristics of ipilimumab-associated colitis. Clin Gastroenterol Hepatol. 2016;14(6):836–42. https://doi.org/10.1016/j.cgh.2015.12.028.

35. Chen JH, Pezhouh MK, Lauwers GY, Masia R. Histopathologic features of colitis due to immunotherapy with anti-PD-1 antibodies. Am J Surg Pathol. 2017;41(5):643–54. https://doi.org/10.1097/PAS.0000000000000829.

36. Cramer P, Bresalier RS. Gastrointestinal and hepatic complications of immune checkpoint inhibitors. Curr Gastroenterol Rep. 2017;19(1):3. https://doi.org/10.1007/s11894–017–0540–6.

37. Iacobuzio-Donahue CA, Lee EL, Abraham SC, Yardley JH, Wu TT. Colchicine toxicity: distinct morphologic findings in gastrointestinal biopsies. Am J Surg Pathol. 2001;25(8):1067–73. https://doi.org/10.1097/00000478–200108000–00012.

38. Torbenson M, Montgomery EA, Iacobuzio-Donahue C, Yardley JH, Wu TT, Abraham SC. Colchicine effect in a colonic hyperplastic polyp: a lesion mimicking serrated adenoma. Arch Pathol Lab Med. 2002;126(5):615–7.

39. Pawel BR, de Chadarevian JP, Franco ME. The pathology of

fibrosing colonopathy of cystic fibrosis: a study of 12 cases and review of the literature. Hum Pathol. 1997;28(4):395–9.

40. Smyth RL, Ashby D, O'Hea U, Burrows E, Lewis P, van Velzen D, et al. Fibrosing colonopathy in cystic fibrosis: results of a case-control study. Lancet. 1995;346(8985):1247–51.

41. Smyth RL. Fibrosing colonopathy in cystic fibrosis. Arch Dis Child. 1996;74(5):464–8.

42. Chaun H. Colonic disorders in adult cystic fibrosis. Can J Gastroenterol. 2001;15(9):586–90.

43. Franzen D, Went P, Buhlmann U. Fibrosing colonopathy in absence of pancreatic enzyme supplementation in one adult patient with cystic fibrosis. Indian J Gastroenterol. 2008;27(3):133–4.

44. Brett AS, Mack EH. Fibrosing colonopathy in adults with cystic fibrosis. AJR Am J Roentgenol. 2008;190(1):W73. https://doi.org/10.2214/AJR.06.1589.

45. Pettei MJ, Leonidas JC, Levine JJ, Gorvoy JD. Pancolonic disease in cystic fibrosis and high-dose pancreatic enzyme therapy. J Pediatr. 1994;125(4):587–9.

46. Knabe N, Zak M, Hansen A, Moesgaard J, Kvist N, Beck B, et al. Extensive pathological changes of the colon in cystic fibrosis and high-strength pancreatic enzymes. Lancet. 1994;343(8907):1230.

47. Ghahremani GG, Meyers MA, Farman J, Port RB. Ischemic disease of the small bowel and colon associated with oral contraceptives. Gastrointest Radiol. 1977;2(3):221–8.

48. Parker WA, Morris ME, Shearer CA. Oral contraceptive-induced ischemic bowel disease. Am J Hosp Pharm. 1979;36(8):1103–7.

49. Schmid R, Cello JP. Ischemic disease of the colon and oral contraceptives. West J Med. 1977;126(5):378–85.

50. Sukpanichnant S, Hargrove NS, Kachintorn U, Manatsathit S, Chanchairujira T, Siritanaratkul N, et al. Clofazimine-induced crystal-storing histiocytosis producing chronic abdominal pain in a leprosy patient. Am J Surg Pathol. 2000;24(1):129–35.

51. Lewis JT, Candelora JN, Hogan RB, Briggs FR, Abraham SC. Crystal-storing histiocytosis due to massive accumulation of charcot-leyden crystals: a unique association producing colonic polyposis in a 78-year-old woman with eosinophilic colitis. Am J Surg Pathol. 2007;31(3):481–5. https://doi.org/10.1097/01.pas.0000213420.46127.9c.

52. Cappell MS. Colonic toxicity of administered drugs and chemicals. Am J Gastroenterol. 2004;99(6):1175–90. https://doi.org/10.1111/j.1572–0241.2004.30192.x.

53. Dial S, Delaney JAC, Barkun AN, Suissa S. Use of gastric acid-suppressive agents and the risk of community-acquired Clostridium difficile-associated disease. J Am Med Assoc. 2005;294(23):2989–95. https://doi.org/10.1001/jama.294.23.2989.

54. Driman DK, Preiksaitis HG. Colorectal inflammation and increased cell proliferation associated with oral sodium phosphate bowel preparation solution. Hum Pathol. 1998;29(9):972–8. https://doi.org/10.1016/S0046–8177(98)90203–9.

55. Walker NI, Bennett RE, Axelsen RA. Melanosis coli. A consequence of anthraquinone-induced apoptosis of colonic epithelial cells. Am J Pathol. 1988;131(3):465–76.

56. Wong V, Wyatt J, Lewis F, Howdle P. Gold induced enterocolitis complicated by cytomegalovirus infection: a previously unrecognised association. Gut. 1993;34(7):1002–5.

57. Evron E, Brautbar C, Becker S, Fenakel G, Abend Y, Sthoeger Z, et al. Correlation between gold-induced enterocolitis and the presence of the HLA-DRB1*0404 allele. Arthritis Rheum. 1995;38(6):755–9.

58. Eaves R, Hansky J, Wallis P. Gold induced enterocolitis: case report and a review of the literature. Aust NZ J Med. 1982;12(6):617–20.

59. Fam AG, Paton TW, Shamess CJ, Lewis AJ. Fulminant colitis complicating gold therapy. J Rheumatol. 1980;7(4):479–85.

60. Reinhart WH, Kappeler M, Halter F. Severe pseudomembranous and ulcerative colitis during gold therapy. Endoscopy. 1983;15(2):70–1. https://doi.org/10.1055/s-2007–1021470.

61. Rose PG, Piver MS. Intestinal perforation secondary to paclitaxel. Gynecol Oncol. 1995;57(2):270–2. https://doi.org/10.1006/gyno.1995.1140.

62. Atherton LD, Leib ES, Kaye MD. Toxic megacolon associated with methotrexate therapy. Gastroenterology. 1984;86(6):1583–8. https://doi.org/10.1016/S0016–5085(84)80176–6.

63. Floch MH, Hellman L. The effect of five-fluorouracil on rectal mucosa. Gastroenterology. 1965;48(4):430–7. https://doi.org/10.1016/S0016–5085(65)80003–8.

64. Milles SS, Muggia AL, Spiro HM. Colonic histologic changes induced by 5-fluorouracil. Gastroenterology. 1962;43:391–9.

65. Nesher L, Rolston KV. Neutropenic enterocolitis, a growing concern in the era of widespread use of aggressive chemotherapy. Clin Infect Dis. 2013;56(5):711–7. https://doi.org/10.1093/cid/cis998.

66. Avigan D, Richardson P, Elias A, Demetri G, Shapiro M, Schnipper L, et al. Neutropenic enterocolitis as a complication of high dose chemotherapy with stem cell rescue in patients with solid tumors: a case series with a review of the literature. Cancer. 1998;83(3):409–14.

67. Cunningham SC, Fakhry K, Bass BL, Napolitano LM. Neutropenic enterocolitis in adults: case series and review of the literature. Dig Dis Sci. 2005;50(2):215–20.

68. Rodrigues FG, Dasilva G, Wexner SD. Neutropenic enterocolitis. World J Gastroenterol. 2017;23(1):42–7. https://doi.org/10.3748/wjg.v23.i1.42.

69. Dolce P, Gourdeau M, April N, Bernard PM. Outbreak of glutaraldehyde-induced proctocolitis. Am J Infect Control. 1995;23(1):34–9.

70. West AB, Kuan SF, Bennick M, Lagarde S. Glutaraldehyde colitis following endoscopy: clinical and pathological features and investigation of an outbreak. Gastroenterology. 1995;108(4):1250–5.

71. Rozen P, Somjen GJ, Baratz M, Kimel R, Arber N, Gilat T. Endoscope-induced colitis: description, probable cause by glutaraldehyde, and prevention. Gastrointest Endosc. 1994;40(5):547–53.

72. Ahishali E, Uygur-Bayramicli O, Dolapcioglu C, Dabak R, Mengi A, Isik A, et al. Chemical colitis due to glutaraldehyde: case series and review of the literature. Dig Dis Sci. 2009;54(12):2541–5. https://doi.org/10.1007/s10620–008–0630–2.

73. Gilshtein H, Hallon K, Kluger Y. Ischemic colitis caused increased early and delayed mortality. World J Emerg Surg. 2018;13:31. https://doi.org/10.1186/s13017–018–0193–2.

74. Scharff JR, Longo WE, Vartanian SM, Jacobs DL, Bahadursingh AN, Kaminski DL. Ischemic colitis: spectrum of disease and outcome. Surgery. 2003;134(4):624–9; discussion 9–30. https://doi.org/10.1016/S0039.

75. Huguier M, Barrier A, Boelle PY, Houry S, Lacaine F. Ischemic colitis. Am J Surg. 2006;192(5):679–84. https://doi.org/10.1016/j.amjsurg.2005.09.018.

76. Elder K, Lashner BA, Al Solaiman F. Clinical approach to colonic ischemia. Cleve Clin J Med. 2009;76(7):401–9. https://doi.org/10.3949/ccjm.76a.08089.

77. Higgins PD, Davis KJ, Laine L. Systematic review: the epidemiology of ischaemic colitis. Aliment Pharmacol Ther. 2004;19(7):729–38. https://doi.org/10.1111/j.1365–2036.2004.01903.x.

78. Glauser PM, Wermuth P, Cathomas G, Kuhnt E, Kaser SA, Maurer CA. Ischemic colitis: clinical presentation, localization in relation to risk factors, and long-term results. World J Surg. 2011;35(11):2549–54. https://doi.org/10.1007/s00268–011–1205–5.

79. Washington C, Carmichael J. Management of ischemic colitis. Clin Colon Rectal Surg. 2012;25(4):228–35. https://doi.org/10.1055/s-0032–1329534.

80. Feuerstadt P, Brandt LJ. Colon ischemia: recent insights and advances. Curr Gastroenterol Rep. 2010;12(5):383–90. https://doi.org/10.1007/s11894–010–0127–y.

81. Green BT, Tendler DA. Ischemic colitis: a clinical review. South Med J. 2005;98(2):217–22. https://doi.org/10.1097/01.SMJ.0000145399.35851.10.

82. Theodoropoulou A, Koutroubakis IE. Ischemic colitis: clinical practice in diagnosis and treatment. World J Gastroenterol.

2008;14(48):7302–8. https://doi.org/10.3748/wjg.14.7302.

83. Romano S, Romano L, Grassi R. Multidetector row computed tomography findings from ischemia to infarction of the large bowel. Eur J Radiol. 2007;61(3):433–41. https://doi.org/10.1016/j.ejrad.2006.11.002.

84. Netz U, Galandiuk S. The management of ischemic colitis. In: Current surgical therapy; Elsevier, Philadelphia, 2017;171–6.

85. Sun D, Wang C, Yang L, Liu M, Chen F. The predictors of the severity of ischaemic colitis: a systematic review of 2823 patients from 22 studies. Color Dis. 2016;18(10):949–58. https://doi.org/10.1111/codi.13389.

86. Yadav S, Dave M, Edakkanambeth Varayil J, Harmsen WS, Tremaine WJ, Zinsmeister AR, et al. A population-based study of incidence, risk factors, clinical spectrum, and outcomes of ischemic colitis. Clin Gastroenterol Hepatol. 2015;13(4):731–8. https://doi.org/10.1016/j.cgh.2014.07.061.

87. O'Neill S, Yalamarthi S. Systematic review of the management of ischaemic colitis. Color Dis. 2012;14(11):e751–e63. https://doi.org/10.1111/j.1463–1318.2012.03171.x.

88. Brandt LJ, Feuerstadt P, Longstreth GF, Boley SJ. ACG clinical guideline: epidemiology, risk factors, patterns of presentation, diagnosis, and management of colon ischemia (CI). Am J Gastroenterol. 2015;110(1):18–44. https://doi.org/10.1038/ajg.2014.395.

89. Castleberry AW, Turley RS, Hanna JM, Hopkins TJ, Barbas AS, Worni M, et al. A 10-year longitudinal analysis of surgical management for acute ischemic colitis. J Gastrointest Surg. 2013;17(4):784–92. https://doi.org/10.1007/s11605–012–2117-x.

90. Moawad J, Gewertz BL. Chronic mesenteric ischemia. Clinical presentation and diagnosis. Surg Clin North Am. 1997;77(2):357–69.

91. Moawad J, McKinsey JF, Wyble CW, Bassiouny HS, Schwartz LB, Gewertz BL. Current results of surgical therapy for chronic mesenteric ischemia. Arch Surg. 1997;132(6):613–8; discussion 8–9

92. Khor TS, Lauwers GY, Odze RD, Srivastava A. "Mass-forming" variant of ischemic colitis is a distinct entity with predilection for the proximal colon. Am J Surg Pathol. 2015;39(9):1275–81. https://doi.org/10.1097/PAS.0000000000000438.

93. Brandt LJ, Katz HJ, Wolf EL, Mitsudo S, Boley SJ. Simulation of colonic carcinoma by ischemia. Gastroenterology. 1985;88(5):1137–42. https://doi.org/10.1016/S0016–5085(85)80072-X.

94. Mahr A, Guillevin L, Poissonnet M, Aymé S. Prevalences of polyarteritis nodosa, microscopic polyangiitis, Wegener's granulomatosis, and Churg-Strauss syndrome in a French urban multiethnic population in 2000: acapture-recapture estimate. Arthritis Care Res. 2004;51(1):92–9.

95. Gayraud M, Guillevin L, Toumelin PL, Cohen P, Lhote F, Casassus P, et al. Long-term followup of polyarteritis nodosa, microscopic polyangiitis, and Churg-Strauss syndrome: analysis of four prospective trials including 278 patients. Arthritis Rheum. 2001;44(3):666–75. https://doi.org/10.1002/1529–0131(200103)44:3<666::AID-ANR116>3.0.CO;2-A.

96. Trepo C, Guillevin L. Polyarteritis nodosa and extrahepatic manifestations of HBV infection: the case against autoimmune intervention in pathogenesis. J Autoimmun. 2001;16(3):269–74. https://doi.org/10.1006/jaut.2000.0502.

97. Brogan PA, Dillon MJ, Bose A, Burgner D, Shingadia D, Tulloh R, et al. Kawasaki disease: an evidence based approach to diagnosis, treatment, and proposals for future research. Arch Dis Child. 2002;86(4):286–90. https://doi.org/10.1136/adc.86.4.286.

98. Bagrul D, Karadeniz EG, Koca S. Gastrointestinal involvement in Kawasaki disease: a case report. Cardiol Young. 2018;28(8):1070–3. https://doi.org/10.1017/S1047951118000847.

99. Ohnishi Y, Mori K, Inoue M, Satake N, Yano M. A case of Kawasaki disease presenting as sigmoid colitis. J Med Ultrason (2001). 2018;45(2):381–4. https://doi.org/10.1007/s10396–017–0808–3.

100. Sinnott JD, Matthews P, Fletcher S. Colitis: an unusual presentation of Wegener's granulomatosis. BMJ Case Rep. 2013;2013:bcr2012007566. https://doi.org/10.1136/bcr-2012–007566.

101. Qian Q, Cornell L, Chandan V, Hartman R, Caples S. Hemorrhagic colitis as a presenting feature of Wegener granulomatosis. J Gastrointest Liver Dis. 2010;19(4):445–7.

102. Timmermann S, Perez Bouza A, Junge K, Neumann UP, Binnebosel M. Initial diagnosis of Wegener's granulomatosis mimicking severe ulcerative colitis: a case report. J Med Case Rep. 2013;7:141. https://doi.org/10.1186/1752–1947–7–141.

103. Kim YB, Choi SW, Park IS, Han JY, Hur YS, Chu YC. Churg-Strauss syndrome with perforating ulcers of the colon. J Korean Med Sci. 2000;15(5):585–8. https://doi.org/10.3346/jkms.2000.15.5.585.

104. Memain N, De BM, Guillevin L, Wechsler B, Meyer O. Delayed relapse of Churg-Strauss syndrome manifesting as colon ulcers with mucosal granulomas: 3 cases. J Rheumatol. 2002;29(2):388–91.

105. Calvo-Río V, Loricera J, Mata C, Martín L, Ortiz-Sanjuán F, Alvarez L, et al. Henoch-schönlein purpura in Northern Spain: clinical spectrum of the disease in 417 patients from a single center. Medicine (United States). 2014;93(2):106–13. https://doi.org/10.1097/MD.0000000000000019.

106. Saulsbury FT. Henoch-Schonlein purpura in children: report of 100 patients and review of the literature. Medicine. 1999;78(6):395–409. https://doi.org/10.1097/00005792–199911000–00005.

107. Chang WL, Yang YH, Lin YT, Chiang BL. Gastrointestinal manifestations in Henoch-Schönlein purpura: a review of 261 patients. Acta Paediatr Int J Paediatr. 2004;93(11):1427–31. https://doi.org/10.1080/08035250410020181.

108. Louie CY, Gomez AJ, Sibley RK, Bass D, Longacre TA. Histologic features of gastrointestinal tract biopsies in IgA vasculitis (Henoch-Schonlein purpura). Am J Surg Pathol. 2018;42(4):529–33. https://doi.org/10.1097/PAS.0000000000001036.

109. Esaki M, Matsumoto T, Nakamura S, Kawasaki M, Iwai K, Hirakawa K, et al. GI involvement in Henoch-Schönlein purpura. Gastrointest Endosc. 2002;56(6):920–3. https://doi.org/10.1016/S0016–5107(02)70376–3.

110. Ngo N, Chang F. Enterocolic lymphocytic phlebitis: clinicopathologic features and review of the literature. Arch Pathol Lab Med. 2007;131(7):1130–4.

111. Knauer M, Haid A, Gruber-Mösenbacher U, Wenzl E. Mesenteric inflammatory veno-occlusive disease (MIVOD)—a rare cause of intestinal ischemia. Wien Klin Wochenschr. 2005;117(17):610–4. https://doi.org/10.1007/s00508–005–0416-x.

112. Lavu K, Minocha A. Mesenteric inflammatory veno-occlusive disorder: a rare entity mimicking inflammatory bowel disorder. Gastroenterology. 2003;125(1):236–9. https://doi.org/10.1016/S0016–5085(03)00663–2.

113. Lie JT. Mesenteric inflammatory veno-occlusive disease (MIVOD): an emerging and unsuspected cause of digestive tract ischemia. Vasa—J Vasc Dis. 1997;26(2):91–6.

114. Corsi A, Ribaldi S, Coletti M, Bosman C. Intramural mesenteric venulitis—a new cause of intestinal ischaemia. Virchows Arch. 1995;427(1):65–9. https://doi.org/10.1007/BF00203739.

115. Martinet O, Reis ED, Joseph JM, Saraga E, Gillet M. Isolated granulomatous phlebitis: rare cause of ischemic necrosis of the colon: report of a case. Dis Colon Rectum. 2000;43(11):1601–3. https://doi.org/10.1007/BF02236749.

116. Arora DS, Mahmood T, Wyatt JI. Lymphocytic venulitis: an unusual association with microscopic colitis. J Clin Pathol. 1999;52(4):303–4. https://doi.org/10.1136/jcp.52.4.303.

117. Stevens SMB, Gue S, Finck ES. Necrotizing and giant cell granulomatous phlebitis of caecum and ascending colon. Pathology. 1976;8(3):259–64. https://doi.org/10.3109/00313027609059006.

118. Chergui MH, Vandeperre J, Van Eeckhout P. Enterocolic lymphocytic phlebitis: acase report. Acta Chir Belg. 1997;6:293–6.

119. Wright CL, Čačala S. Enterocolic lymphocytic phlebitis with lymphocytic colitis, lymphocytic appendicitis, and lymphocytic enteritis. Am J Surg Pathol. 2004;28(4):542–7. https://doi.

org/10.1097/00000478–200404000–00015.

120. Laco J, Orhalmi J, Bartova J, Zimandlova D. Enterocolic lymphocytic phlebitis as a newly recognized manifestation of IgG4-related disease. Int J Surg Pathol. 2015;23(2):165–9. https://doi.org/10.1177/1066896914539549.

121. Comtesse S, Friemel J, Fankhauser R, Weber A. Enterocolic lymphocytic phlebitis of the cecal pole and appendix vermiformis with increase of IgG4-positive plasma cells. Virchows Arch. 2014;464(1):113–6. https://doi.org/10.1007/s00428–013–1507–0.

122. Saraga E, Bouzourenne H. Enterocolic (lymphocytic) phlebitis: a rare cause of intestinal ischemic necrosis: a series of six patients and review of the literature. Am J Surg Pathol. 2000;24(6):824–9. https://doi.org/10.1097/00000478–200006000–00007.

123. Medlicott SAC, Guggisberg KA, DesCôteaux JG, Beck P. Enterocolic lymphocytic phlebitis: statistical analysis of histology features in viable and ischemic bowel. Int J Surg Pathol. 2006;14(3):200–5. https://doi.org/10.1177/1066896906289995.

124. Abraham SC, Solem CA, Hauser SC, Smyrk TC. Chronic antral ulcer associated with gastroduodenal lymphocytic phlebitis. Am J Surg Pathol. 2004;28(12):1659–63. https://doi.org/10.1097/00000478–200412000–00018.

125. Charron P, Smith J. Mesenteric venulitis in a 71-year-old man after acute appendicitis. Am Surg. 2005;71(7):574–7.

126. De Marco L, Cavazza A, Pastore L, Rossi G, Piana S, Putrino I, et al. Enterocolic phlebitis. A case report and review of the literature. Pathologica. 2003;95(4):203–8.

127. Yantiss RK, Cui I, Panarelli NC, Jessurun J. Idiopathic myointimal hyperplasia of mesenteric veins: an uncommon cause of ischemic colitis with distinct mucosal features. Am J Surg Pathol. 2017;41(12):1657–65. https://doi.org/10.1097/PAS.0000000000000905.

128. Genta RM, Haggitt RC. Idiopathic myointimal hyperplasia of mesenteric veins. Gastroenterology. 1991;101(2):533–9. https://doi.org/10.1016/0016–5085(91)90035-J.

129. Abu-Alfa AK, Ayer U, West AB. Mucosal biopsy findings and venous abnormalities in idiopathic myointimal hyperplasia of the mesenteric veins. Am J Surg Pathol. 1996;20(10):1271–8. https://doi.org/10.1097/00000478–199610000–00014.

130. Kao PC, Vecchio JA, Hyman NH, West AB, Blaszyk H. Idiopathic myointimal hyperplasia of mesenteric veins: a rare mimic of idiopathic inflammatory bowel disease. J Clin Gastroenterol. 2005;39(8):704–8. https://doi.org/10.1097/00004836–200509000–00011.

131. Sarin A, Safar B. Management of radiation proctitis. Gastroenterol Clin N Am. 2013;42(4):913–25. https://doi.org/10.1016/j.gtc.2013.08.004.

132. Haringsma J, Tytgat GN. Chronic intestinal bleeding caused by congenital arteriovenous malformations. Endoscopy. 1988;20(6):330–1. https://doi.org/10.1055/s-2007–1018209.

133. Freud E, Kidron D, Gornish M, Barak R, Golinski D, Zer M. The value of precise preoperative localization of colonic arteriovenous malformation in childhood. Am J Gastroenterol. 1993;88(3):443–6.

134. Manns RA, Vickers CR, Chesner IM, McMaster P, Elias E. Portal hypertension secondary to sigmoid colon arteriovenous malformation. Clin Radiol. 1990;42(3):203–4.

135. Foutch PG. Angiodysplasia of the gastrointestinal tract. Am J Gastroenterol. 1993;88(6):807–18. https://doi.org/10.1111/j.1572–0241.1993.tb03057.x.

136. Almeida N, Figueiredo P, Lopes S, Freire P, Lérias C, Gouveia H, et al. Urgent capsule endoscopy is useful in severe obscure-overt gastrointestinal bleeding: original article. Dig Endosc. 2009;21(2):87–92. https://doi.org/10.1111/j.1443–1661.2009.00838.x.

137. Ueno S, Nakase H, Kasahara K, Uza N, Kitamura H, Inoue S, et al. Clinical features of Japanese patients with colonic angiodysplasia. J Gastroenterol Hepatol(Australia). 2008;23(8 PART2):e363–e6. https://doi.org/10.1111/j.1440–1746.2007.05126.x.

138. Sami SS, Al-Araji SA, Ragunath K. Review article: gastrointestinal angiodysplasia—pathogenesis, diagnosis and management. Aliment Pharmacol Ther. 2014;39(1):15–34. https://doi.org/10.1111/apt.12527.

139. Boley SJ, Sammartano R, Adams A, DiBiase A, Kleinhaus S, Sprayregen S. On the nature and etiology of vascular ectasias of the colon. Degenerative lesions of aging. Gastroenterology. 1977;72(4 Pt 1):650–60.

140. Urrunaga NH, Rockey DC. Portal hypertensive gastropathy and colopathy. Clin Liver Dis. 2014;18(2):389–406. https://doi.org/10.1016/j.cld.2014.01.008.

141. Guimaraes RA, Perazzo H, Machado L, Terra C, Perez RM, Figueiredo FA. Prevalence, variability, and outcomes in portal hypertensive colopathy: a study in patients with cirrhosis and paired controls. Gastrointest Endosc. 2015;82(3):469–76.e2. https://doi.org/10.1016/j.gie.2015.01.036.

142. Naveau S, Bedossa P, Poynard T, Mory B, Chaput JC. Portal hypertensive colopathy—a new entity. Dig Dis Sci. 1991;36(12):1774–81. https://doi.org/10.1007/BF01296624.

143. Kozarek RA, Botoman VA, Bredfeldt JE, Roach JM, Patterson DJ, Ball TJ. Portal colopathy: prospective study of colonoscopy in patients with portal hypertension. Gastroenterology. 1991;101(5):1192–7.

144. Bhatia S, Jain S, Singh CB, Bains L, Kaushik R, Gowda NS. Malrotation of the gut in adults: an often forgotten entity. Cureus. 2018;10(3):e2313. https://doi.org/10.7759/cureus.2313.

145. Zengin A, Ucar BI, Duzgun SA, Bayhan Z, Zeren S, Yaylak F, et al. Adult midgut malrotation presented with acute bowel obstruction and ischemia. Int J Surg Case Rep. 2016;22:5–7. https://doi.org/10.1016/j.ijscr.2016.03.018.

146. Dalla Vecchia LK, Grosfeld JL, West KW, Rescorla FJ, Scherer LR, Engum SA. Intestinal atresia and stenosis: a 25-year experience with 277 cases. Arch Surg. 1998;133(5):490–6; discussion 6–7

147. Amiel J, Lyonnet S. Hirschsprung disease, associated syndromes, and genetics: a review. J Med Genet. 2001;38(11):729–39.

148. Mirza B, Iqbal S, Ijaz L. Colonic atresia and stenosis: our experience. J Neonatal Surg. 2012;1(1):4.

149. Ildstad ST, Tollerud DJ, Weiss RG, Ryan DP, McGowan MA, Martin LW. Duplications of the alimentary tract. Clinical characteristics, preferred treatment, and associated malformations. Ann Surg. 1988;208(2):184–9.

150. Caklili OT, Tuncer I, Colak Y, Kosemetin D, Ceyran AB. Colonic duplication in adulthood presenting with diarrhea. Endoscopy. 2013;45(Suppl 2 UCTN):E430–1. https://doi.org/10.1055/s-0033–1358805.

151. Shah KR, Joshi A. Complete genitourinary and colonic duplication: a rare presentation in an adult patient. J Ultrasound Med. 2006;25(3):407–11.

152. Jung HI, Lee HU, Ahn TS, Lee JE, Lee HY, Mun ST, et al. Complete tubular duplication of colon in an adult: a rare cause of colovaginal fistula. Ann Surg Treat Res. 2016;91(4):207–11. https://doi.org/10.4174/astr.2016.91.4.207.

153. Cuschieri A, Ayme S, Haeusler M, et al. Descriptive epidemiology of isolated anal anomalies: a survey of 4.6 million births in Europe. Am J Med Genet. 2001;103(3):207–15.

154. Herman RS, Teitelbaum DH. Anorectal malformations. Clin Perinatol. 2012;39(2):403–22. https://doi.org/10.1016/j.clp.2012.04.001.

155. Teixeira OH, Malhotra K, Sellers J, Mercer S. Cardiovascular anomalies with imperforate anus. Arch Dis Child. 1983;58(9):747–9.

156. Golonka NR, Haga LJ, Keating RP, Eichelberger MR, Gilbert JC, Hartman GE, et al. Routine MRI evaluation of low imperforate anus reveals unexpected high incidence of tethered spinal cord. J Pediatr Surg. 2002;37(7):966–9; discussion 9

157. Nievelstein RA, Vos A, Valk J, Vermeij-Keers C. Magnetic resonance imaging in children with anorectal malformations: embryologic implications. J Pediatr Surg. 2002;37(8):1138–45.

158. Marcelis C, de Blaauw I, Brunner H. Chromosomal anomalies

in the etiology of anorectal malformations: a review. Am J Med Genet A. 2011;155A(11):2692–704. https://doi.org/10.1002/ajmg.a.34253.

159. Zhang J, Zhang ZB, Gao H, Zhang D, Wang WL. Down-regulation of SHH/BMP4 signalling in human anorectal malformations. J Int Med Res. 2009;37(6):1842–50. https://doi.org/10.1177/147323000903700620.

160. Bischoff A, Bealer J, Pena A. Controversies in anorectal malformations. Lancet Child Adolesc Health. 2017;1(4):323–30. https://doi.org/10.1016/S2352–4642(17)30026–3.

161. Wong SK, Ho YH, Leong AP, Seow-Choen F. Clinical behavior of complicated right-sided and left-sided diverticulosis. Dis Colon Rectum. 1997;40(3):344–8.

162. Delvaux M. Diverticular disease of the colon in Europe: epidemiology, impact on citizen health and prevention. Aliment Pharmacol Ther. 2003;18(Suppl 3):71–4.

163. Schieffer KM, Kline BP, Yochum GS, Koltun WA. Pathophysiology of diverticular disease. Expert Rev Gastroenterol Hepatol. 2018;12(7):683–92. https://doi.org/10.1080/17474124.2018.1481746.

164. Lameris W, van Randen A, Bipat S, Bossuyt PM, Boermeester MA, Stoker J. Graded compression ultrasonography and computed tomography in acute colonic diverticulitis: meta-analysis of test accuracy. Eur Radiol. 2008;18(11):2498–511. https://doi.org/10.1007/s00330–008–1018–6.

165. Gledhill A, Dixon MF. Crohn's-like reaction in diverticular disease. Gut. 1998;42(3):392–5. https://doi.org/10.1136/gut.42.3.392.

166. Sinclair A. Diverticular disease of the gastrointestinal tract. Prim Care. 2017;44(4):643–54. https://doi.org/10.1016/j.pop.2017.07.007.

167. Begos DG, Sandor A, Modlin IM. The diagnosis and management of adult intussusception. Am J Surg. 1997;173(2):88–94. https://doi.org/10.1016/S0002–9610(96)00419–9.

168. Schéyé T, Dechelotte P, Tanguy A, Dalens B, Vanneuville G, Chazal J. Anatomical and histological study of the ileocecal valve: possible correlations with the pathogenesis of idiopathic intussusception in infants. Anat Clin. 1983;5(2):83–92. https://doi.org/10.1007/BF01798978.

169. Buettcher M, Baer G, Bonhoeffer J, Schaad UB, Heininger U. Three-year surveillance of intussusception in children in Switzerland. Pediatrics. 2007;120(3):473–80. https://doi.org/10.1542/peds.2007–0035.

170. Rao PL, Kumar V. Waugh's syndrome. Indian J Pediatr. 2005;72(1):86.

171. Al-Momani H. Waugh syndrome: a report of 7 patients and review of the published reports. Ann Saudi Med. 2014;34(6):527–31. https://doi.org/10.5144/0256–4947.2014.527.

172. Eisen LK, Cunningham JD, Aufses AH Jr. Intussusception in adults: institutional review. J Am Coll Surg. 1999;188(4):390–5. https://doi.org/10.1016/S1072–7515(98)00331–7.

173. Azar T, Berger DL. Adult intussusception. Ann Surg. 1997;226(2):134–8. https://doi.org/10.1097/00000658–199708000–00003.

174. Zubaidi A, Al-Saif F, Silverman R. Adult intussusception: a retrospective review. Dis Colon Rectum. 2006;49(10):1546–51. https://doi.org/10.1007/s10350–006–0664–5.

175. Wiersma F, Allema JH, Holscher HC. Ileoileal intussusception in children: ultrasonographic differentiation from ileocolic intussusception. Pediatr Radiol. 2006;36(11):1177–81. https://doi.org/10.1007/s00247–006–0311–2.

176. Guillén-Paredes MP, Campillo-Soto A, Martín-Lorenzo JG, Torralba-Martínez JA, Mengual-Ballester M, Cases-Baldó MJ, et al. Adult intussusception—14 case reports and their outcomes. Rev Esp Enferm Dig. 2010;102(1):32–40. https://doi.org/10.4321/S1130–01082010000100005.

177. Lioubashevsky N, Hiller N, Rozovsky K, Segev L, Simanovsky N. Ileocolic versus small-bowel intussusception in children: can US enable reliable differentiation? Radiology. 2013;269(1):266–71. https://doi.org/10.1148/radiol.13122639.

178. Marsicovetere P, Ivatury SJ, White B, Holubar SD. Intestinal intussusception: etiology, diagnosis, and treatment. Clin Colon Rectal Surg. 2017;30(1):30–9. https://doi.org/10.1055/s-0036–1593429.

179. Halabi WJ, Jafari MD, Kang CY, Nguyen VQ, Carmichael JC, Mills S, et al. Colonic volvulus in the United States: trends, outcomes, and predictors of mortality. Ann Surg. 2014;259(2):293–301. https://doi.org/10.1097/SLA.0b013e31828c88ac.

180. Raveenthiran V, Madiba TE, Atamanalp SS, De U. Volvulus of the sigmoid colon. Colorectal Dis. 2010;12(7 Online):e1–17.

181. Atamanalp SS. Sigmoid volvulus: diagnosis in 938 patients over 45.5 years. Tech Coloproctol. 2013;17(4):419–24. https://doi.org/10.1007/s10151–012–0953-z.

182. MacAri M, Spieler B, Babb J, Pachter HL. Can the location of the CT whirl sign assist in differentiating sigmoid from caecal volvulus? Clin Radiol. 2011;66(2):112–7. https://doi.org/10.1016/j.crad.2010.09.010.

183. Kapadia MR. Volvulus of the small bowel and colon. Clin Colon Rectal Surg. 2017;30(1):40–5. https://doi.org/10.1055/s-0036–1593428.

184. Tjandra JJ, Fazio VW, Church JM, Lavery IC, Oakley JR, Milsom JW. Clinical conundrum of solitary rectal ulcer. Dis Colon Rectum. 1992;35(3):227–34. https://doi.org/10.1007/BF02051012.

185. Burke AP, Sobin LH. Eroded polypoid hyperplasia of the rectosigmoid. Am J Gastroenterol. 1990;85(8):975–80. https://doi.org/10.1111/j.1572–0241.1990.tb06791.x.

186. Martin CJ, Parks TG, Biggart JD. Solitary rectal ulcer syndrome in Northern Ireland, 1971–1980. Br J Surg. 1981;68(10):744–7. https://doi.org/10.1002/bjs.1800681021.

187. Sharara AI, Azar C, Amr SS, Haddad M, Eloubeidi MA. Solitary rectal ulcer syndrome: endoscopic spectrum and review of the literature. Gastrointest Endosc. 2005;62(5):755–62. https://doi.org/10.1016/j.gie.2005.07.016.

188. Borrelli O, De Angelis G. Solitary rectal ulcer syndrome: it's time to think about it. J Pediatr Gastroenterol Nutr. 2012;54(2):167–8. https://doi.org/10.1097/MPG.0b013e318230153e.

189. Forootan M, Darvishi M. Solitary rectal ulcer syndrome: a systematic review. Medicine (Baltimore). 2018;97(18):e0565. https://doi.org/10.1097/MD.0000000000010565.

190. Koss LG. Abdominal gas cysts (pneumatosis cystoides intestinorum hominis); an analysis with a report of a case and a critical review of the literature. AMA Arch Pathol. 1952;53(6):523–49.

191. Jamart J. Pneumatosis cystoides intestinalis. A statistical study of 919 cases. Acta Hepatogastroenterol. 1979;26(5):419–22.

192. Heng Y, Schuffler MD, Haggitt RC, Rohrmann CA. Pneumatosis intestinalis: a review. Am J Gastroenterol. 1995;90(10):1747–58. https://doi.org/10.1111/j.1572–0241.1995.tb08065.x.

193. Liu T, Zhang S, Mao H. Gastrointestinal malignant neoplasms disguised as pneumatosis cystoides intestinalis: a case report and literature review. Medicine (Baltimore). 2017;96(51):e9410. https://doi.org/10.1097/MD.0000000000009410.

194. Rennenberg RJ, Koek GH, Van Hootegem P, Stockbrügger RW. Pneumatosis cystoides intestinalis, four cases of a rare disease. Neth J Med. 2002;60(1):22–5.

195. Forgacs P, Wright PH, Wyatt AP. Treatment of intestinal gas cysts by oxygen breathing. Lancet. 1973;1(7803):579–82.

196. Boerner RM, Fried DB, Warshauer DM, Isaacs K. Pneumatosis intestinalis. Two case reports and a retrospective review of the literature from 1985 to 1995. Dig Dis Sci. 1996;41(11):2272–85. https://doi.org/10.1007/BF02071412.

197. St. Peter SD, Abbas MA, Kelly KA. The spectrum of pneumatosis intestinalis. Arch Surg. 2003;138(1):68–75. https://doi.org/10.1001/archsurg.138.1.68.

198. Ho LM, Paulson EK, Thompson WM. Pneumatosis intestinal is in the adult: benign to life-threatening causes. Am J Roentgenol. 2007;188(6):1604–13. https://doi.org/10.2214/AJR.06.1309.

199. Ecker JA, Williams RG, Clay KL. Pneumatosis cystoides intestinalis—bullous emphysema of the intestine: a review of the lit-

erature. Am J Gastroenterol. 1971;56(2):125–36. https://doi.org/10.1111/j.1572–0241.1971.tb04186.x.

200. Feuerstein JD, White N, Berzin TM. Pneumatosis intestinalis with a focus on hyperbaric oxygen therapy. Mayo Clin Proc. 2014;89(5):697–703. https://doi.org/10.1016/j.mayocp.2014.01.026.

201. Rescorla FJ, Morrison AM, Engles D, West KW, Grosfeld JL. Hirschsprung's disease. Evaluation of mortality and long-term function in 260 cases. Arch Surg. 1992;127(8):934–41; discussion 41–2

202. Amiel J, Sproat-Emison E, Garcia-Barcelo M, Lantieri F, Burzynski G, Borrego S, et al. Hirschsprung disease, associated syndromes and genetics: a review. J Med Genet. 2008;45(1):1–14. https://doi.org/10.1136/jmg.2007.053959.

203. Clausen N, Andersson P, Tommerup N. Familial occurrence of neuroblastoma, von Recklinghausen's neurofibromatosis, Hirschsprung's agangliosis and jaw-winking syndrome. Acta Paediatr Scand. 1989;78(5):736–41.

204. Flageole H, Fecteau A, Laberge JM, Guttman FM. Hirschsprung's disease, imperforate anus, and Down's syndrome: a case report. J Pediatr Surg. 1996;31(6):759–60.

205. Melaragno MI, Brunoni D, Patricio FR, Corbani M, Mustacchi Z, dos Santos RC, et al. A patient with tetrasomy 9p, Dandy-Walker cyst and Hirschsprung disease. Ann Genet. 1992;35(2):79–84.

206. Do MY, Myung SJ, Park HJ, Chung JW, Kim IW, Lee SM, et al. Novel classification and pathogenetic analysis of hypoganglionosis and adult-onset Hirschsprung's disease. Dig Dis Sci. 2011;56(6):1818–27. https://doi.org/10.1007/s10620–010–1522–9.

207. Badner JA, Sieber WK, Garver KL, Chakravarti A. A genetic study of Hirschsprung disease. Am J Hum Genet. 1990;46(3):568–80.

208. Puri P, Gosemann JH. Variants of Hirschsprung disease. Semin Pediatr Surg. 2012;21(4):310–8. https://doi.org/10.1053/j.sempedsurg.2012.07.005.

209. Mundt E, Bates MD. Genetics of Hirschsprung disease and anorectal malformations. Semin Pediatr Surg. 2010;19(2):107–17. https://doi.org/10.1053/j.sempedsurg.2009.11.015.

210. Swaminathan M, Kapur RP. Counting myenteric ganglion cells in histologic sections: an empirical approach. Hum Pathol. 2010;41(8):1097–108. https://doi.org/10.1016/j.humpath.2009.12.012.

211. Yang S, Donner LR. Detection of ganglion cells in the colonic plexuses by immunostaining for neuron-specific marker NeuN: an aid for the diagnosis of Hirschsprung disease. Appl Immunohistochem Mol Morphol. 2002;10(3):218–20.

212. Karim S, Hession C, Marconi S, Gang DL, Otis CN. The identification of ganglion cells in Hirschsprung disease by the immunohistochemical detection of ret oncoprotein. Am J Clin Pathol. 2006;126(1):49–54. https://doi.org/10.1309/YG56-BUXH-WURF-JP3E.

213. Park SH, Min H, Chi JG, Park KW, Yang HR, Seo JK. Immunohistochemical studies of pediatric intestinal pseudo-obstruction: bcl2, a valuable biomarker to detect immature enteric ganglion cells. Am J Surg Pathol. 2005;29(8):1017–24.

214. Barshack I, Fridman E, Goldberg I, Chowers Y, Kopolovic J. The loss of calretinin expression indicates aganglionosis in Hirschsprung's disease. J Clin Pathol. 2004;57(7):712–6. https://doi.org/10.1136/jcp.2004.016030.

215. Guinard-Samuel V, Bonnard A, De Lagausie P, Philippe-Chomette P, Alberti C, El Ghoneimi A, et al. Calretinin immunohistochemistry: a simple and efficient tool to diagnose Hirschsprung disease. Mod Pathol. 2009;22(10):1379–84. https://doi.org/10.1038/modpathol.2009.110.

216. Kapur RP, Reed RC, Finn LS, Patterson K, Johanson J, Rutledge JC. Calretinin immunohistochemistry versus acetylcholinesterase histochemistry in the evaluation of suction rectal biopsies for hirschsprung disease. Pediatr Dev Pathol. 2009;12(1):6–15. https://doi.org/10.2350/08–02–0424.1.

217. Gonzalo DH, Plesec T. Hirschsprung disease and use of cal-

218. Knowles CH, De Giorgio R, Kapur RP, Bruder E, Farrugia G, Geboes K, et al. Gastrointestinal neuromuscular pathology: guidelines for histological techniques and reporting on behalf of the Gastro 2009 International Working Group. Acta Neuropathol. 2009;118(2):271–301. https://doi.org/10.1007/s00401–009–0527-y.

219. Dingemann J, Puri P. Isolated hypoganglionosis: systematic review of a rare intestinal innervation defect. Pediatr Surg Int. 2010;26(11):1111–5. https://doi.org/10.1007/s00383–010–2693–3.

220. Meier-Ruge WA, Brunner LA, Engert J, Heminghaus M, Holschneider AM, Jordan P, et al. A correlative morphometric and clinical investigation of hypoganglionosis of the colon in children. Eur J Pediatr Surg. 1999;9(2):67–74. https://doi.org/10.1055/s-2008–1072216.

221. Qadir I, Salick MM, Barakzai A, Zafar H. Isolated adult hypoganglionosis presenting as sigmoid volvulus: a case report. J Med Case Rep. 2011;5:445. https://doi.org/10.1186/1752–1947-5-445.

222. Aldossary MY, Privitera A, Elzamzami O, Alturki N, Sabr K. A rare case of adult-onset rectosigmoid hypoganglionosis. Am J Case Rep. 2018;19:557–61. https://doi.org/10.12659/AJCR.907109.

223. Milla PJ, Smith VV. Intestinal neuronal dysplasia. J Pediatr Gastroenterol Nutr. 1993;17(4):356–7.

224. Rajalakshmi T, Makhija P, Babu MK, Kini U. Intestinal neuronal dysplasia type A. Indian J Pediatr. 2003;70(10):839–41.

225. Meier-Ruge WA, Bruder E, Kapur RP. Intestinal neuronal dysplasia type B: one giant ganglion is not good enough. Pediatr Dev Pathol. 2006;9(6):444–52. https://doi.org/10.2350/06–06–0109.1.

226. Kapur RP, Reyes-Mugica M. Intestinal neuronal dysplasia type B: an updated review of a problematic diagnosis. Arch Pathol Lab Med. 2019;143(2):235–43. https://doi.org/10.5858/arpa.2017–0524-RA.

227. Barnett JL, McDonnell WM, Appelman HD, Dobbins WO. Familial visceral neuropathy with neuronal intranuclear inclusions: diagnosis by rectal biopsy. Gastroenterology. 1992;102(2):684–91.

228. Krishnamurthy S, Schuffler MD. Pathology of neuromuscular disorders of the small intestine and colon. Gastroenterology. 1987;93(3):610–39.

229. Knowles CH, Nickols CD, Scott SM, Bennett NI, de Oliveira RB, Chimelli L, et al. Smooth muscle inclusion bodies in slow transit constipation. J Pathol. 2001;193(3):390–7. https://doi.org/10.1002/1096–9896(2000)9999:9999<::AID-PATH797>3.0.CO;2-C.

230. Sipponen T, Karikoski R, Nuutinen H, Markkola A, Kaitila I. Three-generation familial visceral myopathy with alpha-actin-positive inclusion bodies in intestinal smooth muscle. J Clin Gastroenterol. 2009;43(5):437–43. https://doi.org/10.1097/MCG.0b013e31817d3f84.

231. Smith VV, Lake BD, Kamm MA, Nicholls RJ. Intestinal pseudo-obstruction with deficient smooth muscle alpha-actin. Histopathology. 1992;21(6):535–42.

232. Knowles CH, Silk DBA, Darzi A, Veress B, Feakins R, Raimundo AH, et al. Deranged smooth muscle α-actin as a biomarker of intestinal pseudo-obstruction: a controlled multinational case series. Gut. 2004;53(11):1583–9. https://doi.org/10.1136/gut.2003.037275.

233. Perez-Atayde AR, Fox V, Teitelbaum JE, Anthony DA, Fadic R, Kalsner L, et al. Mitochondrial neurogastrointestinal encephalomyopathy: diagnosis by rectal biopsy. Am J Surg Pathol. 1998;22(9):1141–7. https://doi.org/10.1097/00000478–199809000–00014.

234. Coulie B, Camilleri M. Intestinal pseudo-obstruction. Annu Rev Med. 1999;50:37–55. https://doi.org/10.1146/annurev.med.50.1.37.

235. Koch TR, Carney JA, Go L, Go VL. Idiopathic chronic constipation is associated with decreased colonic vasoactive intestinal

peptide. Gastroenterology. 1988;94(2):300–10.

236. Gittes GK, Kim J, Yu G, de Lorimier AA. Severe constipation with diffuse intestinal myenteric hyperganglionosis. J Pediatr Surg. 1993;28(12):1630–2.

237. He C, Burgart L, Wang L, Pemberton J, YoungFadok T, Szurszewski J, et al. Decreased interstitial cell of Cajal volume in patients with slow- transit constipation. Gastroenterology. 2000;118(1):14–21. https://doi.org/10.1016/S0016–5085(00)70409–4.

238. Lyford GL, He CL, Soffer E, Hull TL, Strong SA, Senagore AJ, et al. Pan-colonic decrease in interstitial cells of Cajal in patients with slow transit constipation. Gut. 2002;51(4):496–501.

239. Krishnamurthy S, Heng Y, Schuffler MD. Chronic intestinal pseudo-obstruction in infants and children caused by diverse abnormalities of the myenteric plexus. Gastroenterology. 1993;104(5):1398–408.

240. Park HJ, Kamm MA, Abbasi AM, Talbot IC. Immunohistochemical study of the colonic muscle and innervation in idiopathic chronic constipation. Dis Colon Rectum. 1995;38(5):509–13.

241. Wedel T, Roblick UJ, Ott V, Eggers R, Schiedeck TH, Krammer HJ, et al. Oligoneuronal hypoganglionosis in patients with idiopathic slow-transit constipation. Dis Colon Rectum. 2002;45(1):54–62.

242. Wedel T, Spiegler J, Soellner S, Roblick UJ, Schiedeck TH, Bruch HP, et al. Enteric nerves and interstitial cells of Cajal are altered in patients with slow-transit constipation and megacolon. Gastroenterology. 2002;123(5):1459–67.

243. Murray RD, Qualman SJ, Powers P, Caniano DA, McClung HJ, Ulysses B, et al. Rectal myopathy in chronically constipated children. Pediatr Pathol. 1992;12(6):787–98.

244. Wang LM, McNally M, Hyland J, Sheahan K. Assessing interstitial cells of Cajal in slow transit constipation using CD117 is a useful diagnostic test. Am J Surg Pathol. 2008;32(7):980–5. https://doi.org/10.1097/PAS.0b013e318164e469.

245. Valdovinos MA, Camilleri M, Zimmerman BR. Chronic diarrhea in diabetes mellitus: mechanisms and an approach to diagnosis and treatment. Mayo Clin Proc. 1993;68(7):691–702.

246. Tada S, Iida M, Yao T, Kitamoto T, Yao T, Fujishima M. Intestinal pseudo-obstruction in patients with amyloidosis: clinicopathologic differences between chemical types of amyloid protein. Gut. 1993;34(10):1412–7.

247. Liapis K, Michelis FV, Delimpasi S, Karmiris T. Intestinal pseudo-obstruction associated with amyloidosis. Amyloid. 2011;18(2):76–8. https://doi.org/10.3109/13506129.2010.548085.

248. Keighley MRB, Williams NS. Surgery of the anus, rectum and colon. Philadelphia: WB Saunders; 1993.

249. Gordon PH, Nivatvongs S. Principles and practice of surgery for the colon, rectum and anus. 2nd ed. St. Louis: Quality Medical; 1999.

250. Pidala MJ, Slezak FA, Hlivko TJ. Delayed presentation of an inflammatory polyp following colonic ischemia. Am Surg. 1993;59(5):315–8.

251. De Backer AI, Van Overbeke LN, Mortele KJ, Ros PR, Pelgrims J. Inflammatory pseudopolyposis in a patient with toxic megacolon due to pseudomembranous colitis. JBR-BTR. 2001;84(5):201.

252. Nakano H, Miyachi I, Kitagawa Y, Saito H, Yamauchi M, Horiguchi Y, et al. Crohn's disease associated with giant inflammatory polyposis. Endoscopy. 1987;19(6):246–8. https://doi.org/10.1055/s-2007–1018294.

253. Yada S, Matsumoto T, Kudo T, Hirahashi M, Yao T, Mibu R, et al. Colonic obstruction due to giant inflammatory polyposis in a patient with ulcerative colitis. J Gastroenterol. 2005;40(5):536–9. https://doi.org/10.1007/s00535–004–1580-x.

254. Abou Rached A, Saba J, El Masri L, Nakhoul M, Razzouk C. Obstructive giant inflammatory polyposis: is it related to the severity or the duration of the inflammatory bowel disease? Two Case Reports. Case Rep Gastroinest Med. 2018;2018:3251549. https://doi.org/10.1155/2018/3251549.

255. Hokama A, Nagahama M, Kishimoto K, Fujita J. Colonic stric-ture with filiform polyposis in Crohn's disease. BMJ Case Rep. 2014;2014:bcr2014204710. https://doi.org/10.1136/bcr-2014–204710.

256. Tsung SH. Filiform polyposis in a patient without inflammatory bowel disease. Ann Clin Lab Sci. 2013;43(1):98–100.

257. Wyse J, Lamoureux E, Gordon PH, Bitton A. Occult dysplasia in a localized giant pseudopolyp in Crohn's colitis: a case report. Can J Gastroenterol. 2009;23(7):477–8.

258. Jessurun J, Paplanus SH, Nagle RB, Hamilton SR, Yardley JH, Tripp M. Pseudosarcomatous changes in inflammatory pseudopolyps of the colon. Arch Pathol Lab Med. 1986;110(9):833–6.

259. De Petris G, Dhungel BM, Chen L, Pasha SF. Inflammatory "cap" polyposis: acase report of a rare nonneoplastic colonic polyposis. Int J Surg Pathol. 2014;22(4):378–82. https://doi.org/10.1177/1066896913501383.

260. Li JH, Leong MY, Phua KB, Low Y, Kader A, Logarajah V, et al. Cap polyposis: a rare cause of rectal bleeding in children. World J Gastroenterol. 2013;19(26):4185–91. https://doi.org/10.3748/wjg.v19.i26.4185.

261. Ng KH, Mathur P, Kumarasinghe MP, Eu KW, Seow-Choen F. Cap polyposis: further experience and review. Dis Colon Rectum. 2004;47(7):1208–15. https://doi.org/10.1007/s10350–004–0561–8.

262. Tsai HL, Lin CH, Cheng YL, Huang CW, Wang JY. Rectal carcinoma in a young female patient with Peutz-Jeghers syndrome: a case report. Med Princ Pract. 2014;23(1):89–91. https://doi.org/10.1159/000351885.

263. Derici H, Peker Y, Tatar F, Cin N, Deniz V. Multiple malign gastrointestinal polyps and rectal carcinoma in a young patient with Peutz-Jeghers syndrome. Int J Color Dis. 2007;22(1):85–6. https://doi.org/10.1007/s00384–005–0001–9.

264. Syngal S, Brand RE, Church JM, Giardiello FM, Hampel HL, Burt RW. ACG clinical guideline: genetic testing and management of hereditary gastrointestinal cancer syndromes. Am J Gastroenterol. 2015;110(2):223–62. https://doi.org/10.1038/ajg.2014.435.

265. Gupta SK, Fitzgerald JF, Croffie JM, Chong SK, Pfefferkorn MC, Davis MM, et al. Experience with juvenile polyps in North American children: the need for pancolonoscopy. Am J Gastroenterol. 2001;96(6):1695–7. https://doi.org/10.1111/j.1572–0241.2001.03860.x.

266. Wu TT, Rezai B, Rashid A, Luce MC, Cayouette MC, Kim C, et al. Genetic alterations and epithelial dysplasia in juvenile polyposis syndrome and sporadic juvenile polyps. Am J Pathol. 1997;150(3):939–47.

267. Kapetanakis AM, Vini D, Plitsis G. Solitary juvenile polyps in children and colon cancer. Hepato-Gastroenterology. 1996;43(12):1530–1.

268. Nugent KP, Talbot IC, Hodgson SV, Phillips RKS. Solitary juvenile polyps: not a marker for subsequent malignancy. Gastroenterology. 1993;105(3):698–700. https://doi.org/10.1016/0016–5085(93)90885-G.

269. Brosens LAA, Van Hattem A, Hylind LM, Iacobuzio-Donahue C, Romans KE, Axilbund J, et al. Risk of colorectal cancer in juvenile polyposis. Gut. 2007;56(7):965–7. https://doi.org/10.1136/gut.2006.116913.

270. Ward EM, Wolfsen HC. Review article: the non-inherited gastrointestinal polyposis syndromes. Aliment Pharmacol Ther. 2002;16(3):333–42. https://doi.org/10.1046/j.1365–2036.2002.01172.x.

271. Daniel ES, Ludwig SL, Lewin KJ, Ruprecht RM, Rajacich GM, Schwabe AD. The Cronkhite-Canada syndrome: an analysis of clinical and pathologic features and therapy in 55 patients. Medicine (United States). 1982;61(5):293–309.

272. Riegert-Johnson DL, Osborn N, Smyrk T, Boardman LA. Cronkhite-Canada syndrome hamartomatous polyps are infiltrated with IgG4 plasma cells [1]. Digestion. 2007;75(2–3):96–7. https://doi.org/10.1159/000102963.

273. Sweetser S, Ahlquist DA, Osborn NK, Sanderson SO, Smyrk TC, Chari ST, et al. Clinicopathologic features and treatment

outcomes in Cronkhite-Canada syndrome: support for autoimmunity. Dig Dis Sci. 2012;57(2):496–502. https://doi.org/10.1007/s10620–011–1874–9.

274. Burke AP, Sobin LH. The pathology of Cronkhite-Canada polyps. A comparison to juvenile polyposis. Am J Surg Pathol. 1989;13(11):940–6. https://doi.org/10.1097/00000478–198911000–00004.

275. Fan RY, Wang XW, Xue LJ, An R, Sheng JQ. Cronkhite-Canada syndrome polyps infiltrated with IgG4-positive plasma cells. World J Clin Cases. 2016;4(8):248–52. https://doi.org/10.12998/wjcc.v4.i8.248.

276. Malhotra R, Sheffield A. Cronkhite-Canada syndrome associated with colon carcinoma and adenomatous changes in C-C polyps. Am J Gastroenterol. 1988;83(7):772–6.

277. Katayama Y, Kimura M, Konn M. Cronkhite-Canada syndrome associated with a rectal cancer and adenomatous changed in colonic polyps. Am J Surg Pathol. 1985;9(1):65–71. https://doi.org/10.1097/00000478–198501000–00011.

278. Jain A, Nanda S, Chakraborty P, Kundra A, Anuradha S, Reddy BSN, et al. Cronkhite-Canada syndrome with adenomatous and carcinomatous transformation of colonic polyp. Indian J Gastroenterol. 2003;22(5):189–90.

279. Rappaport LB, Sperling HV, Stavrides A. Colon cancer in the Cronkhite-Canada syndrome. J Clin Gastroenterol. 1986;8(2):199–202.

280. Eng C. Will the real Cowden syndrome please stand up: revised diagnostic criteria. J Med Genet. 2000;37(11):828–30.

281. Stanich PP, Owens VL, Sweetser S, Khambatta S, Smyrk TC, Richardson RL, et al. Colonic polyposis and neoplasia in Cowden syndrome. Mayo Clin Proc. 2011;86(6):489–92. https://doi.org/10.4065/mcp.2010.0816.

282. Heald B, Mester J, Rybicki L, Orloff MS, Burke CA, Eng C. Frequent gastrointestinal polyps and colorectal adenocarcinomas in a prospective series of PTEN mutation carriers. Gastroenterology. 2010;139(6):1927–33. https://doi.org/10.1053/j.gastro.2010.06.061.

283. Stanich PP, Pilarski R, Rock J, Frankel WL, El-Dika S, Meyer MM. Colonic manifestations of PTEN hamartoma tumor syndrome: case series and systematic review. World J Gastroenterol. 2014;20(7):1833–8. https://doi.org/10.3748/wjg.v20.i7.1833.

284. Borowsky J, Setia N, Lauwers G. Gastrointestinal tract pathology in PTEN hamartoma tumour syndrome: a review of 43 cases. Mod Pathol. 2015;28:149.

285. Chi SG, Kim HJ, Park BJ, Min HJ, Park JH, Kim YW, et al. Mutational abrogation of the PTEN/MMAC1 gene in gastrointestinal polyps in patients with Cowden disease. Gastroenterology. 1998;115(5):1084–9.

286. Ngeow J, Heald B, Rybicki LA, Orloff MS, Chen JL, Liu X, et al. Prevalence of germline PTEN, BMPR1A, SMAD4, STK11, and ENG mutations in patients with moderate-load colorectal polyps. Gastroenterology. 2013;144(7):1402–9, 9.e1–5. https://doi.org/10.1053/j.gastro.2013.02.001.

287. Shaco-Levy R, Jasperson KW, Martin K, Samadder NJ, Burt RW, Ying J, et al. Gastrointestinal polyposis in Cowden syndrome. J Clin Gastroenterol. 2017;51(7):e60–e7. https://doi.org/10.1097/MCG.0000000000000703.

288. Shaco-Levy R, Jasperson KW, Martin K, Samadder NJ, Burt RW, Ying J, et al. Morphologic characterization of hamartomatous gastrointestinal polyps in Cowden syndrome, Peutz-Jeghers syndrome, and juvenile polyposis syndrome. Hum Pathol. 2016;49:39–48. https://doi.org/10.1016/j.humpath.2015.10.002.

289. Caliskan A, Kohlmann WK, Affolter KE, Downs-Kelly E, Kanth P, Bronner MP. Intramucosal lipomas of the colon implicate Cowden syndrome. Mod Pathol. 2018;31(4):643–51. https://doi.org/10.1038/modpathol.2017.161.

290. Tan MH, Mester JL, Ngeow J, Rybicki LA, Orloff MS, Eng C. Lifetime cancer risks in individuals with germline PTEN mutations. Clin Cancer Res. 2012;18(2):400–7. https://doi.org/10.1158/1078–0432.CCR-11–2283.

291. Vasaitis L. IgG4-related disease: a relatively new concept for clinicians. Eur J Intern Med. 2016;27:1–9. https://doi.org/10.1016/j.ejim.2015.09.022.

292. Deshpande V, Zen Y, Chan JKC. Consensus statement on the pathology of IgG4-related disease. Mod Pathol. 2012;139:1–12.

293. Hiyoshi Y, Oki E, Zaitsu Y, Ando K, Ito S, Saeki H, et al. IgG4-related disease of the ileocecal region mimicking malignancy: a case report. Int J Surg Case Rep. 2014;5(10):669–72. https://doi.org/10.1016/j.ijscr.2014.08.003.

294. Chetty R, Serra S, Gauchotte G, Märkl B, Agaimy A. Sclerosing nodular lesions of the gastrointestinal tract containing large numbers of IgG4 plasma cells. Pathology. 2011;43(1):31–5. https://doi.org/10.1097/PAT.0b013e328340e450.

295. Ciccone F, Ciccone A, Di Ruscio M, Vernia F, Cipolloni G, Coletti G, et al. IgG4-related disease mimicking Crohn's disease: acase report and review of literature. Dig Dis Sci. 2018;63(4):1072–86. https://doi.org/10.1007/s10620–018–4950–6.

296. Coyne JD. Melanosis coli in hyperplastic polyps and adenomas. Int J Surg Pathol. 2013;21(3):261–3. https://doi.org/10.1177/1066896912468212.

297. Byers RJ, Marsh P, Parkinson D, Haboubi NY. Melanosis coli is associated with an increase in colonic epithelial apoptosis and not with laxative use. Histopathology. 1997;30(2):160–4.

298. Shemesh E, Bat L, Niv Y, Newmann G. Melanosis coli within an adenomatous polyp. Gastrointest Endosc. 1983;29(4):327–9.

299. Ewing CA, Kalan M, Chucker F, Ozdemirli M. Melanosis coli involving pericolonic lymph nodes associated with the herbal laxative Swiss Kriss: a rare and incidental finding in a patient with colonic adenocarcinoma. Arch Pathol Lab Med. 2004;128(5):565–7.https://doi.org/10.1043/1543–2165(2004)128<565:MCIPLN>2.0.CO;2.

300. Ramai D, Linn S, Murphy T, Reddy M. Transmural polypoid endometriosis of the sigmoid colon. J Gastrointest Surg. 2018;22:2184–6. https://doi.org/10.1007/s11605–018–3762–5.

301. Rana R, Sharma S, Narula H, Madhok B. A case of recto-sigmoid endometriosis mimicking carcinoma. Springerplus. 2016;5:643. https://doi.org/10.1186/s40064–016–2221–6.

302. Baden DN, van de Ven A, Verbeek PC. Endometriosis with an acute colon obstruction: a case report. J Med Case Rep. 2015;9:150. https://doi.org/10.1186/s13256–015–0609–5.

303. Ito D, Kaneko S, Morita K, Seiichiro S, Teruya M, Kaminishi M. Cecal volvulus caused by endometriosis in a young woman. BMC Surg. 2015;15:77. https://doi.org/10.1186/s12893–015–0063–8.

304. Li N, Zhou W, Zhao L, Zhou J. Endometriosis-associated recto-sigmoid cancer: a case report. BMC Cancer. 2018;18(1):905. https://doi.org/10.1186/s12885–018–4797–4.

305. Palla VV, Karaolanis G, Bliona T, Katafigiotis I, Anastasiou I, Hassiakos D. Endometrioid adenocarcinoma arising from colon endometriosis. SAGE Open Med Case Rep. 2017;5:2050313X17745204. https://doi.org/10.1177/2050313X17745204.

306. McCluggage WG, Clements WD. Endosalpingiosis of the colon and appendix. Histopathology. 2001;39(6):645–6.

第七篇
阑尾及肛门非肿瘤性疾病

急性阑尾炎

定义

急性阑尾炎（acute appendicitis）是累及阑尾的急性炎症，是成人和儿童急腹症最常见的病因之一。

临床特征

急性阑尾炎可发生在任何年龄，儿童和年轻人中更常见。急性阑尾炎的病因包括腔内梗阻（粪便、未消化的食物、淋巴组织增生、黏液潴留、息肉/肿瘤或异物）及超敏反应和感染。患者表现为脐周腹痛，随后局限于右下腹，轻度发热、厌食和恶心。不典型的阑尾位置可造成不典型临床表现。在急性阑尾炎的病例中，常可在分离物中培养出需氧菌和厌氧菌，推测这些分离的细菌可能在黏膜损伤后诱发感染，从而造成较高的阑尾脓肿发生的风险[1-4]。

病理特征

大体特征

阑尾可能出现红肿，浆膜呈暗灰色，可伴有脓性渗出物。早期病变时，炎症局限于黏膜和黏膜下层，肉眼改变不明显。三分之一的病例中可发现粪石，也可看到因坏死和脓肿所造成的穿孔。

组织学特征

镜下可见中性粒细胞或急慢性炎症细胞浸润伴中性粒细胞隐窝炎、隐窝脓肿和溃疡（图 19.1A-C）。早期急性炎症可局限于黏膜层，也可累及黏膜下层和固有肌层（图 19.1D），进行性透壁性炎症可导致浆膜炎，甚至造成穿孔（图 19.1D）。坏疽性阑尾炎指的是严重的阑尾壁坏死和出血（图 19.1E），可见血栓形成和腔内中性粒细胞浸润。值得注意的是，仅有腔内中性粒细胞并不足以诊断急性阑尾炎。如果在急性期不进行阑尾切除术，最终会发展为慢性，包括浆膜纤维粘连和黏膜下纤维化。此外急性炎症细胞（中性粒细胞）和慢性炎症细胞（淋巴细胞、嗜酸性粒细胞、组织细胞和浆细胞）混杂增多。异物巨细胞、炎性肉芽和黏液外渗是阑尾破裂的组织学线索[4]。

并发症

并发症多见于严重炎症、未治疗或因诊断不及时延误治疗的病例。主要的并发症有：

1. 穿孔：是急性阑尾炎最常见的并发症，导致腹膜炎和脓肿形成。儿童和老年患者发生穿孔风险高。HIV 阳性患者的穿孔率也较高[5]。

2. 阑尾周围脓肿：主要见于阑尾穿孔。

3. 瘘管形成：通常见于未经治疗的病例，炎症扩展到阑尾外，导致瘘管进入小肠、结肠或皮肤表面。

4. 不孕症：邻近的输卵管阻塞所致。

5. 门静脉炎：由邻近血管的炎症引起。

6. 残端阑尾炎：阑尾切除术后阑尾残端残留或进行性急性炎症，是一种少见的晚期并发症。由于诊断常有延迟，从而导致坏死、坏疽和穿孔的发生。显微镜下可见类似急性阑尾炎的中性粒细胞浸润和透壁性炎症[6-8]。

鉴别诊断

其他腹膜炎继发阑尾炎：组织学上，中性粒细胞浸润仅限于浆膜和阑尾周围组织，伴有纤维蛋白沉积和浆膜粘连，无急性阑尾炎常见的相关黏膜及肌壁炎症。

炎症性肠病：可见慢性炎症改变，患者可能有炎症性肠病病史（见下文）。

治疗与预后

阑尾切除术是治疗急性阑尾炎的唯一方法。对于脓肿形成的患者，可采用静脉注射抗生素治疗和/或引流后选择性阑尾切除术。革兰氏阴性菌和厌氧菌的抗生素治疗有效率高；阑尾切除术可以在 4~6 周后进行。阑尾切除术并发症发生率约为 10%，总体死亡率不到 1%，死亡原因主要是由于严重的并发症，而非手术本身。

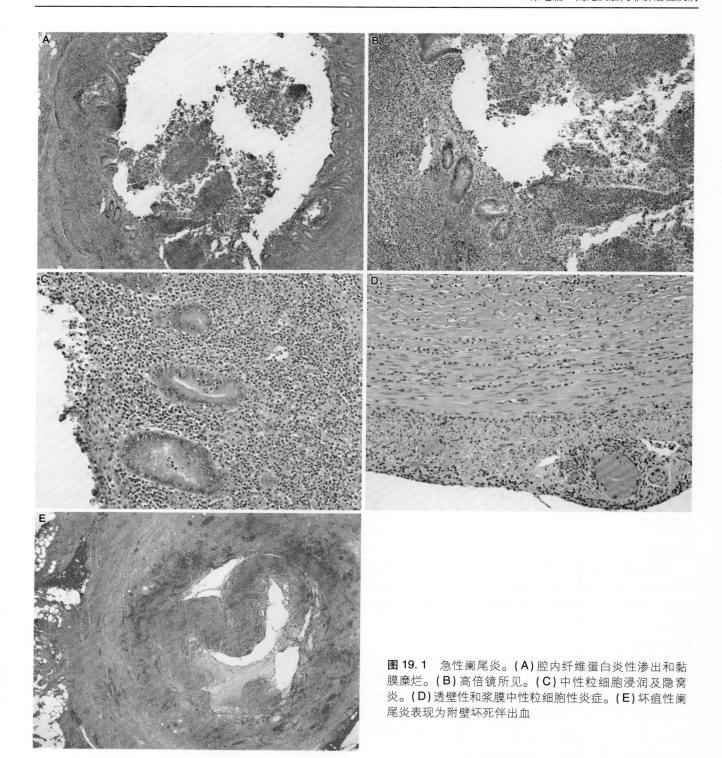

图 19.1　急性阑尾炎。（A）腔内纤维蛋白炎性渗出和黏膜糜烂。（B）高倍镜所见。（C）中性粒细胞浸润及隐窝炎。（D）透壁性和浆膜中性粒细胞性炎症。（E）坏疽性阑尾炎表现为附壁坏死伴出血

慢性阑尾炎

定义

　　慢性阑尾炎（chronic appendicitis）的定义存在争议，常被用来描述急性阑尾炎反复迁延发作后阑尾壁的慢性改变和纤维化。慢性阑尾炎是一个笼统的概念，包括除典型的急性阑尾炎以外的任何类型的阑尾慢性炎症。慢性阑尾炎的一些类型如下所述。

黄色肉芽肿性阑尾炎

　　黄色肉芽肿性阑尾炎（xanthogranulomatous appendicitis）为急性阑尾炎未经治疗后进展所致，典型病理学特征为泡沫细胞和多核组织细胞浸润（图 19.2A，B），可见含铁血黄素沉积及管腔闭塞[9,10]。

间隔期阑尾炎

间隔期阑尾炎（interval appendicitis）用以描述采用抗生素和引流术治疗急性破裂性阑尾炎，4～8 周后再切除的病例。组织学检查可见中性粒细胞性隐窝炎、隐窝脓肿、肉芽肿、巨细胞、隐窝扭曲、纤维化和淋巴组织聚集的慢性透壁性炎症，类似克罗恩病的形态特征（图 19.3A）。至少三分之一的病例可见黄色肉芽肿性炎（图 19.3B，C）[9,11,12]。

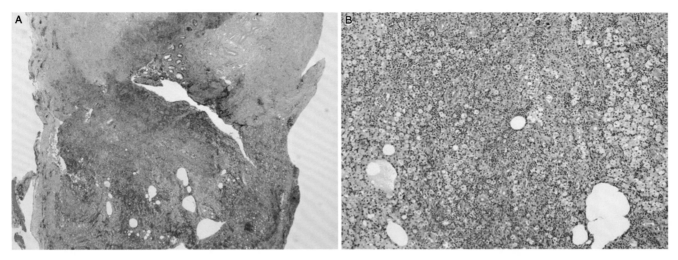

图 19.2　黄色肉芽肿性阑尾炎。（A）黏膜和肌壁炎症细胞浸润。（B）炎症浸润主要由组织细胞、淋巴细胞和中性粒细胞组成

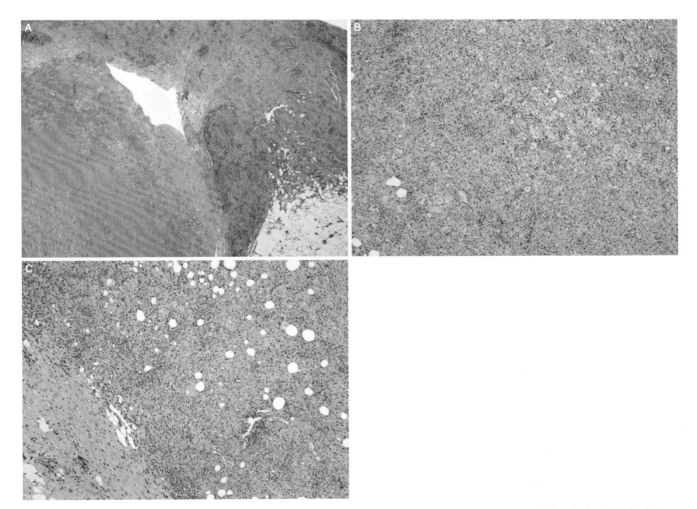

图 19.3　间隔期阑尾炎：图示阑尾炎穿孔使用抗生素和经皮引流 2 个月行阑尾切除术。（A）阑尾明显炎症。（B）部分区域出现黄色肉芽肿性炎。（C）肉芽肿性炎和巨噬细胞

炎症性肠病

溃疡性结肠炎

约 50% 的溃疡性结肠炎患者可累及阑尾,在全结肠炎患者中很常见;部分结肠受累的患者,比如仅直肠累犯的病例中,阑尾可被跳跃性累及。肉眼可见黏膜红斑和溃疡。组织学表现与结肠相似,可见中性粒细胞隐窝炎和隐窝脓肿,也可出现糜烂、溃疡和腔内化脓性渗出物(图 19.4A)。慢性炎症包括隐窝

结构扭曲、固有层淋巴浆细胞浸润、基底淋巴浆细胞增多和潘氏细胞增生(图 19.4B)[13,14]。

克罗恩病

约 20% 的克罗恩病患者有阑尾受累。这些患者通常有广泛的回结肠累及,罕见情况下阑尾炎可能是该病的首发表现[15]。组织学表现与结肠相似,包括中性粒细胞隐窝炎、隐窝扭曲、溃疡、伴淋巴组织聚集物的透壁性炎症、穿孔、瘘管形成、非坏死性肉芽肿和潘氏细胞增生(图 19.5A-C)。偶尔肉芽肿可出现局灶

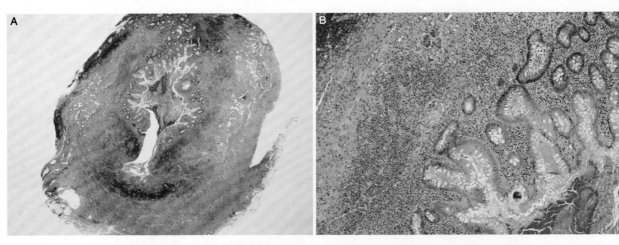

图 19.4　溃疡性结肠炎累及阑尾。(A)黏膜炎症、局灶性溃疡和隐窝结构扭曲。(B)基底淋巴浆细胞增多、隐窝结构扭曲和活动性慢性炎症

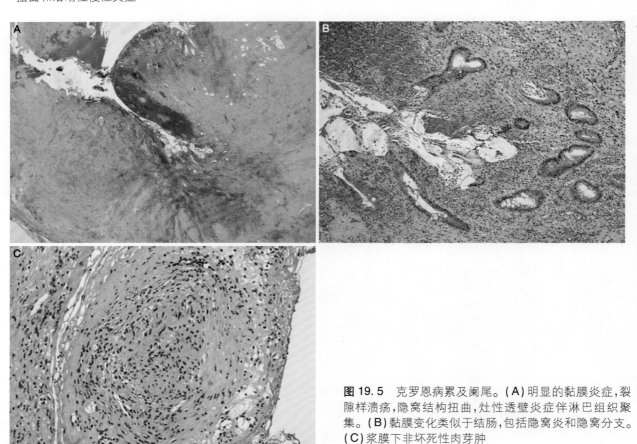

图 19.5　克罗恩病累及阑尾。(A)明显的黏膜炎症,裂隙样溃疡,隐窝结构扭曲,灶性透壁炎症伴淋巴组织聚集。(B)黏膜变化类似于结肠,包括隐窝炎和隐窝分支。(C)浆膜下非坏死性肉芽肿

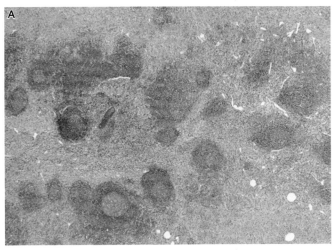
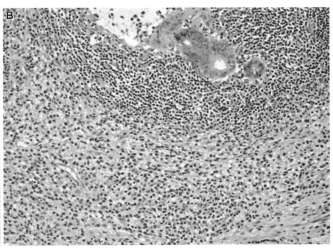

图 19.6　嗜酸性粒细胞性阑尾炎。（A、B）阑尾透壁嗜酸性粒细胞浸润

性坏死。了解患者克罗恩病的病史很重要,因为克罗恩病累及阑尾与特发性肉芽肿性阑尾炎的组织学表现非常相似[16,17]。

嗜酸性粒细胞性阑尾炎

嗜酸性粒细胞性阑尾炎(eosinophilic appendicitis)罕见。组织学上,可见透壁性嗜酸性粒细胞及不同中性粒细胞浸润(图 19.6A,B)。最常见的原因是寄生虫感染,如粪类圆线虫和日本血吸虫等。偶有报道嗜酸性粒细胞性阑尾炎并无寄生虫感染证据[1,18-21]。

肉芽肿性阑尾炎

肉芽肿性阑尾炎(granulomatous appendicitis)少见。可以为原发无病因(如特发性肉芽肿性阑尾炎),也可以继发于结节病、感染、克罗恩病、间隔期阑尾炎和异物反应等疾病。感染原因包括细菌(耶尔森菌、结核病)、寄生虫(血吸虫病、类圆线虫病、寄生虫卵)和真菌(念珠菌、组织胞浆菌、毛霉菌)。病因是治疗的基础。肉眼观阑尾大小正常或增大,可伴有浆膜渗出物和纤维粘连。显微镜下可见肉芽肿,中央为坏死,周围见组织

细胞和淋巴细胞聚集,可见多核巨细胞(图 19.7A,B)。可见隐窝炎、隐窝脓肿和隐窝扭曲。虽然有一些组织学形态(比如出现一些具有折光特征的物质,伴有典型或不典型肉芽肿,以及坏死)可提示感染线索,但通常不能仅根据组织学确定病因,需要结合临床和实验室检查,可以肯定的是组织学形态有助于缩小鉴别诊断的范围[11,14,22,23]。以下对特发性肉芽肿性阑尾炎和结节病做简要介绍。

特发性肉芽肿性阑尾炎

特发性肉芽肿性阑尾炎(idiopathic granulomatous appendicitis)多见于年轻人(平均年龄 29 岁)。男女发病率一致。特发性肉芽肿性阑尾炎与克罗恩病具有明显重叠的组织学形态,因此需要询问患者病史。组织学上,阑尾全层均可见多发典型的非坏死性肉芽肿。其他表现包括中性粒细胞隐窝炎、隐窝脓肿、糜烂、溃疡和慢性炎症,如穿孔、透壁性淋巴细胞浸润和纤维化。特发性肉芽肿性阑尾炎通常比克罗恩病呈现更明显的肉芽肿(前者平均每个组织切片 20 个肉芽肿,后者 0.3 个),克罗恩病更容易出现瘘管和其他肠道部位的累及。对于没有克罗恩病史的患者,如果阑尾出现上述特征,可诊断为特发性

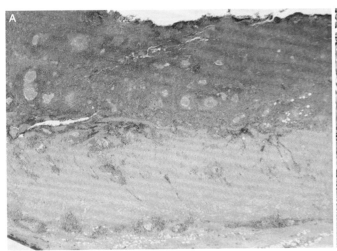
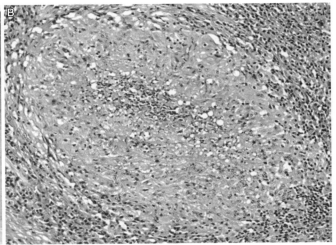

图 19.7　肉芽肿性阑尾炎。（A）阑尾透壁性炎症,包括多发性肉芽肿。（B）典型肉芽肿包括内层的组织细胞巢和外层的淋巴细胞巢

肉芽肿性阑尾炎,但是需要长期随访,因为这些患者中有一小部分未来可能发展为克罗恩病[24]。

结节病

阑尾结节病(sarcoidosis)罕见。组织学上,阑尾全层均可见明显上皮样非坏死性肉芽肿,中性粒细胞性隐窝炎、纤维化,也可出现局灶性坏死。对于有结节病病史的患者,在排除其他明确原因造成的肉芽肿性阑尾炎后,可诊断为阑尾结节病[25-27]。

感染性阑尾炎

病原菌可导致急性或慢性阑尾炎,病原菌可通过苏木精和伊红(H&E)染色、免疫组织化学染色、原位杂交、PCR 或培养进行证实[28]。

细菌性阑尾炎

软斑病

软斑病(malakoplakia)是由于组织细胞中细菌的不完全消化和蓄积所致。显微镜下可见胞质嗜酸的组织细胞、散在淋巴细胞和浆细胞浸润,导致黏膜弥漫性或结节性增厚。最典型的表现是 Michaelis-Gutmann 小体,为圆形层状结构,可以通过钙或铁染色证实[29]。

耶尔森菌

耶尔森菌的常见菌株为小肠结肠炎耶尔森菌(Yersinia enterocolitica)和假结核病耶尔森菌(Yersinia pseudotuberculosis)。急性肠炎见于幼儿,而回肠末端炎和肠系膜淋巴结炎见于大龄儿童和年轻人。耶尔森菌可引起急性或肉芽肿性阑尾炎。肉眼阑尾炎症不明显。组织学表现多种多样,阑尾可变化不明显,也可仅表现为系膜中性粒细胞性浸润,或者出现阑尾化脓性肉芽肿性炎(仅有少量 B 细胞)和上皮样肉芽肿(中央微脓肿以及周围明显增生的淋巴细胞袖套样改变)。区域淋巴结可出现肉芽肿性炎,伴或不伴中性粒细胞浸润[30,31]。

衣氏放线菌

衣氏放线菌(Actinomyces israelii)阑尾炎罕见。组织学上,

可发生急性和慢性炎症(图 19.8A)、脓肿形成、瘘管及穿孔。长丝状菌落可出现深蓝色硫磺样颗粒(图 19.8B)[32,33]。

空肠弯曲杆菌

空肠弯曲杆菌(Campylobacter jejuni)可导致急性阑尾炎,但尚不明确是主要致病因素还是继发感染。组织学呈现急性阑尾炎形态[34,35]。

结核分枝杆菌

偶有阑尾结核感染的报道。大多数情况下,阑尾结核是继发于肺部和其他胃肠道结核感染。组织学上,坏死性肉芽肿性炎是典型的结核表现(图 19.9A,B),特殊染色如 AFB 染色可见阳性杆菌,PCR 方法可用于微生物分型[21,36]。

艰难梭菌

艰难梭菌(Clostridium difficile)感染可累及结肠。镜下可见假膜、隐窝炎、隐窝脓肿和溃疡[37,38]。

螺旋体病

螺旋体病(spirochetosis)很少累及阑尾。组织学上没有典型的形态改变。H&E 染色表面上皮可见模糊病原体条带,可以经 Warthin-Starry 银染证实。值得注意的是,梅毒螺旋体抗体免疫组织化学染色也可识别螺旋体病病原体,因为二者具有交叉反应[39]。

病毒性阑尾炎

腺病毒

腺病毒是病毒性阑尾炎中最常见的致病病毒。镜下可见明显的淋巴组织增生和病毒包涵体,有时可见糜烂。低倍镜下感染的上皮细胞结构存在,但极向消失、无黏液分泌,细胞肿胀、胞质嗜酸、形态不规则。大多数病毒核内包涵体为 Cowdry B 型,细胞核明显浊肿变性。Cowdry A 型较为罕见,包涵体周围有明显空晕。淋巴组织增生可引起肠套叠,尤其是婴幼儿。轮状病毒和埃可病毒也可导致淋巴组织增生引起肠套叠[40,41]。

巨细胞病毒

巨细胞病毒(cytomegalovirus,CMV)感染通常见于免疫缺陷的患者,可导致急性阑尾炎。组织学特征包括中性粒细胞炎

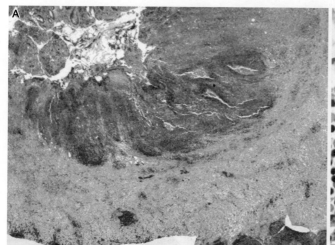

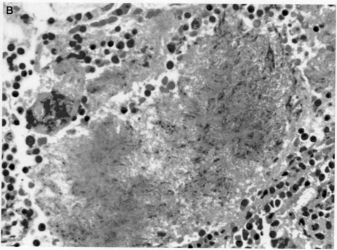

图 19.8　阑尾衣氏放线菌。(A)阑尾炎症伴淋巴组织增生。(B)长丝状菌体在 H&E 上呈深蓝色(真菌球)

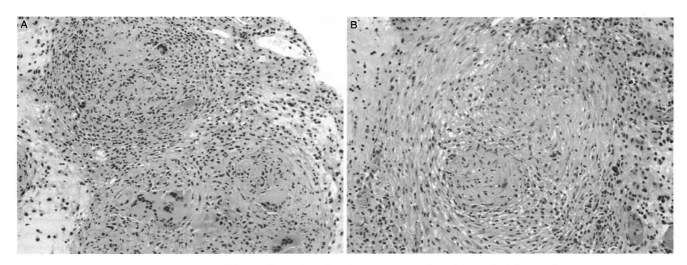

图 19.9　结核分枝杆菌引起的肉芽肿性阑尾炎(经痰培养证实)。(A,B)多发融合性肉芽肿伴巨细胞反应。注意本例坏死不明显

症、隐窝细胞凋亡、溃疡形成和病毒感染相关细胞学改变。CMV 主要感染血管内皮细胞和间质细胞,也可感染上皮细胞。病毒包涵体可出现在细胞质中,也可以同时在细胞质和细胞核内。CMV 免疫组织化学染色可用于确诊[42,43]。

EB 病毒

EB 病毒(Epstein-Barr Virus)感染较少见。典型组织学改变为滤泡间区扩张,其内见多形性淋巴细胞浸润,可见转化淋巴细胞和免疫母细胞。可并发急性中性粒细胞性阑尾炎。

麻疹病毒

急性阑尾炎可发生在麻疹病毒感染的前驱期或暴发性阶段。典型组织学改变包括淋巴组织增生、出现多核巨细胞(如 Warthin-Finkeldey 细胞)和合体样上皮细胞。晚期淋巴组织增生造成管腔闭塞可诱发急性化脓性阑尾炎[45]。

水痘-带状疱疹病毒

水痘-带状疱疹病毒(Varicella-Zoster Virus,VZV)感染导致急性阑尾炎罕见。患者往往具有 VZV 感染病史,组织学检查可见病毒包涵体,经免疫组织化学染色或 PCR 检查可确诊[46,47]。

真菌性阑尾炎

阑尾真菌感染通常发生在全身真菌感染的情况下,主要影响免疫功能低下的患者,如器官移植患者或接受化疗的患者。阑尾真菌感染疾病包括荚膜组织胞浆菌病、曲霉菌病、毛霉菌病和念珠菌病等。组织学检查显示表面上皮内明显中性粒细胞浸润、上皮脱落和变性,可见肉芽肿。炎症反应程度与菌体量可不匹配,即使菌体较多,炎症反应也可轻微。GMS 和 PAS 真菌染色有助于辅助诊断[48-50]。

寄生虫阑尾炎

蠕形住肠线虫(蛲虫)

蠕形住肠线虫(Enterobius vermicularis)是阑尾最常见的寄生虫,尤其在温带气候中。儿童期后期和青少年早期(5~15 岁)比较常见。粪便中的虫卵和蛲虫可造成肛门瘙痒。阑尾腔内可见蛲虫(图 19.10A,B),通常不伴炎症或临床症状。但是寄生虫虫卵可造成黏膜炎症,偶可出现肉芽肿性炎及固有层嗜酸性粒细胞增多,但这并非蠕形住肠线

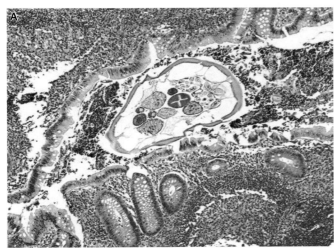
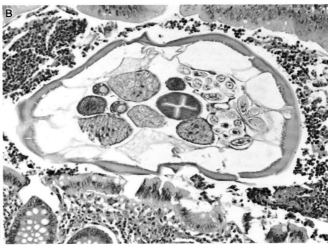

图 19.10　蠕形住肠线虫。(A)阑尾腔内虫体。(B)可见增厚的外角质层、双侧翼及内部结构

虫感染特有的形态学改变。此外,较大的蛲虫如果堵塞管腔可导致黏液囊肿形成。罕见情况下蛲虫可累及周围组织,出现明显的嗜酸性粒细胞和中性粒细胞浸润及溃疡(图19.11A,B)。肉眼蛲虫呈白色外观,长2~5mm。显微镜下虫体外侧被覆增厚角质层,侧翼有很多突起,体腔内见内部结构或虫卵(图19.10B)[51,52]。

粪类圆线虫

粪类圆线虫(Strongyloides stercoralis)可引起嗜酸性阑尾炎,出现弥漫性嗜酸性粒细胞浸润、脓肿形成和坏死,偶有肉芽肿形成。同组织学检查相比,粪便标本检查更容易实现[18,19]。

血吸虫

血吸虫(Schistosoma)也引起嗜酸性阑尾炎(图19.12A,B),出现急慢性炎症、肉芽肿、黏膜下纤维化。血吸虫虫卵可见于黏膜和/或阑尾壁的其他部位[20,53,54]。

阑尾的其他微生物感染

其他可造成阑尾炎的罕见微生物包括单纯疱疹病毒1型(HSV)、人类疱疹病毒6型(HHV6)[43]、脆弱双核阿米巴、微小内蜓阿米巴、原生隐孢子虫[55]、蛔虫、毛首鞭形线虫(鞭虫)(图19.13A,B)[56]、溶组织阿米巴[57]、幽门螺杆菌[58]、结肠小袋纤毛虫(图19.14A,B)和植生拉乌尔菌[59]。

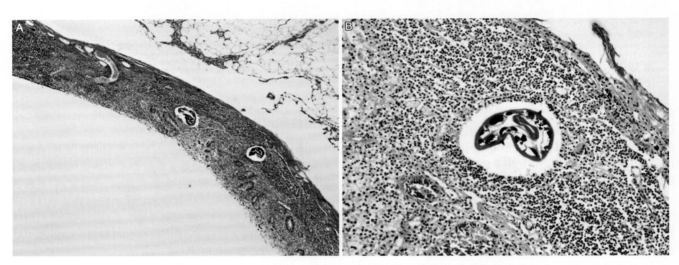

图19.11 蠕形住肠线虫。(A)阑尾壁内有蛲虫。(B)高倍镜显示蛲虫侵入组织引起炎症

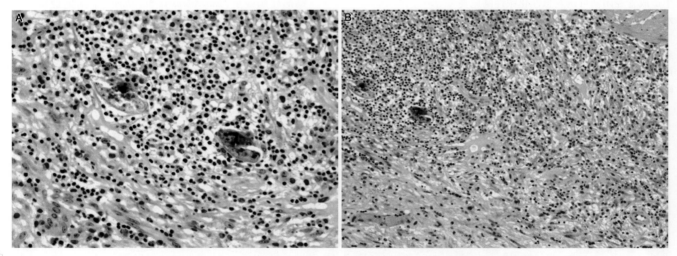

图19.12 阑尾血吸虫。(A)炎症包裹血吸虫虫卵。(B)明显嗜酸性粒细胞浸润

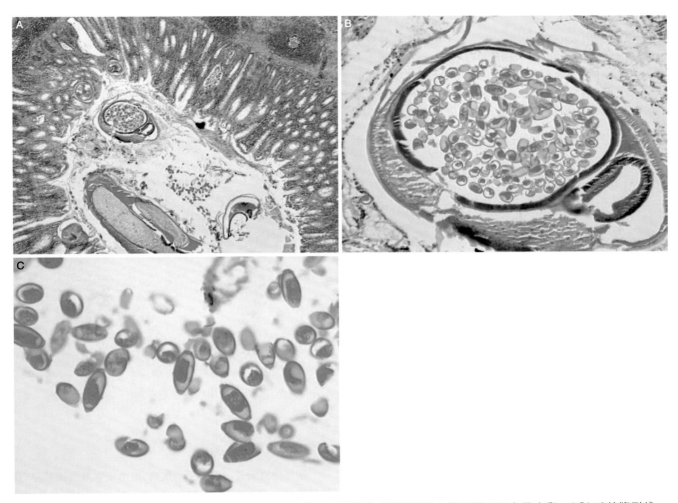

图 19.13　毛首鞭形线虫。(A)阑尾腔和阑尾肌壁线虫。(B)雌性毛首鞭形线虫横切面可见大量虫卵。(C)毛首鞭形线虫虫卵呈桶状,具有双极突起

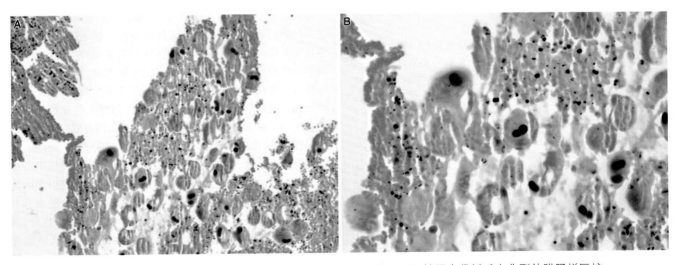

图 19.14　结肠小袋纤毛虫。(A)阑尾腔内结肠小袋纤毛虫。(B)结肠小袋纤毛虫典型的腊肠样巨核

阑尾周围炎

阑尾周围炎(periappendicitis)往往与腹腔内疾病导致的腹膜炎有关。临床怀疑为急性阑尾炎行阑尾切除的标本中有1%~5%的病例为阑尾周围炎。病因包括淋菌性和衣原体性输卵管炎、耶尔森菌病、梅克尔憩室炎、腹膜内脓肿、泌尿系统疾病、结肠肿瘤、感染性结肠炎、腹主动脉瘤、细菌性腹膜炎和

胃肠道穿孔。肉眼见阑尾表面呈暗灰色,可出现纤维蛋白性渗出物。镜下检查显示浆膜中性粒细胞浸润、纤维蛋白沉积和浆膜粘连,可累及阑尾周围组织(图19.15A,B)。炎症很少累及固有肌层,也无黏膜炎症表现,有助于和急性阑尾炎鉴别。因此阑尾切除标本的充分取材有助于区分阑尾周围炎和急性阑尾炎。值得注意的是,术前机械操作可能导致阑尾浆膜面轻微的弥漫中性粒细胞浸润[60],但不会出现纤维蛋白沉积或浆膜粘连,可作为鉴别诊断线索[61,62]。

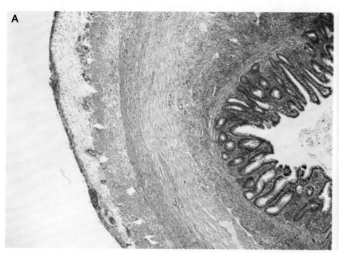
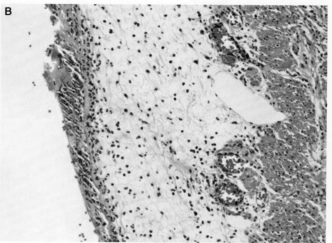

图19.15 阑尾周围炎。(A)局限于阑尾浆膜的炎症。(B)浆膜中性粒细胞浸润

先天性和继发性解剖学异常

非典型位置

阑尾常位于右下腹部。但是在器官发育、生长和旋转过程中盲肠的位置和形状可能不固定。妊娠期阑尾也可发生移位[63]。

重复阑尾

重复阑尾罕见,有三种类型:①不完全重复(A型),即两个阑尾具有一个共同的基底;②完全重复(B型):只有一个盲肠,两条阑尾中一条阑尾位于结肠带,第二条阑尾位于盲肠结肠带的不同位置;③盲肠完全复制(C型),每个盲肠各附一条阑尾[64]。

缺失和闭锁

阑尾发育不全和闭锁少见。先天性阑尾缺失常伴有其他先天性畸形,如先天性膈疝。诊断先天性阑尾缺失应排除阑尾非典型位置的可能。阑尾闭锁可能与整个回盲部或其他部位闭锁有关。闭锁阑尾可发展为急性阑尾炎。闭锁需要经过病理检查方能诊断[65,66]。

隔膜的形成

阑尾腔内完全或不完全分隔的形成主要发生在儿童和年轻人,可能是先天性异常,也可能是继发于炎症或血栓性

缺血[67]。

憩室病

阑尾憩室病是一种罕见的疾病,但由于黏液分泌较厚,囊性纤维化患者的发病率增加。憩室可以是后天的或先天性的。先天性憩室壁有固有肌层,而后天性则缺乏肌层。大多数阑尾憩室是后天形成的,继发于腔内压力增加,在固有肌层的薄弱部位(如动脉走行部位)造成黏膜疝。阑尾憩室在老年男性较为常见,通常较小(小于5mm),位于阑尾远端三分之一(60%)系膜边界处。后天性憩室由于缺乏固有肌层,更容易发生穿孔,尤其是在伴发炎症(如憩室炎)的情况下。当阑尾炎症较重,有脓肿形成时,阑尾外观水肿,憩室往往不容易辨认。穿孔的情况下浆膜面可出现黄褐色渗出物,呈现污秽外观。组织学上,后天性憩室表现为阑尾上皮穿透固有肌层疝出(图19.16A,B)。在先天性憩室中,固有肌层是憩室壁的一部分,可出现纤维性闭塞、急性炎症、脓肿形成及穿孔,也可出现慢性病程改变,如肌组织增生、透壁性或阑尾周围纤维化,淋巴滤泡萎缩,提示既往炎症或破裂。憩室破裂引起的阑尾周围组织或浆膜表面黏液外溢与低级别阑尾黏液肿瘤具有相似的组织学形态。罕见情况下上皮脱落,仅有黏液成分,需要与局限性腹膜假黏液瘤鉴别。鉴别诊断要点包括细胞温和,腺体无不典型性增生或恶性形态学改变,无纤维绒毛状和拥挤的隐窝结构,肉眼或显微镜下看到憩室特征等。如仍不能区分上述疾病,可通过深切片和再取材寻找更多的证据[68-70]。

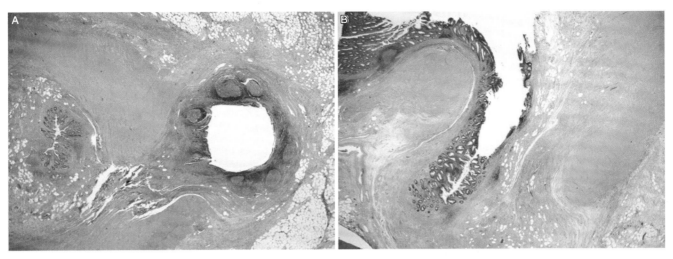

图 19.16　阑尾憩室。(A 和 B)后天性阑尾憩室,上皮通过固有肌层薄弱环节(如动脉穿行处)疝出

阑尾腔的纤维性闭塞

阑尾腔的纤维性闭塞,也称为神经瘤或神经增生,见于大约三分之一的阑尾切除术标本。随着年龄的增长,阑尾纤维性闭塞发生概率提高,尤其是阑尾憩室破裂的患者。阑尾显微性闭塞可能是阑尾组织退变的结果,也可能是急性阑尾炎的并发症。阑尾的尖端最常受累,也可累犯整个阑尾。肉眼见阑尾腔面灰白狭窄,显微镜下管腔堵塞,腔内见纤维化和黏液样间质中大量的梭形细胞,包括成纤维细胞、施万细胞和神经轴突(图 19.17),也可见肥大细胞、嗜酸性粒细胞和内分泌细胞。上述形态学改变可仅局限于黏膜,也可累及阑尾腔或隐窝结构。S100 和 NSE 免疫染色可用于显示神经成分(分别标记施万细胞和轴突)[71,72]。

套叠

容易诱发套叠的情况包括阑尾系膜活动性大、阑尾近端增宽、子宫内膜异位症、寄生虫、淋巴组织增生、肿瘤和息肉。阑尾套叠可诱发回结肠肠套叠。组织学表现为黏膜脱垂样改变,隐窝结构扭曲,平滑肌深入固有层,出现纤维化[73,74]。

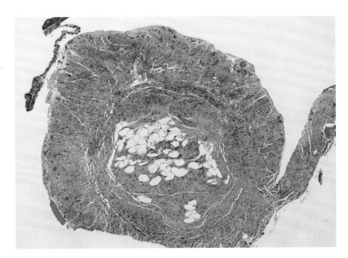

图 19.17　阑尾腔的纤维性闭塞。阑尾横切面显示管腔闭塞,梭形细胞和脂肪组织增生

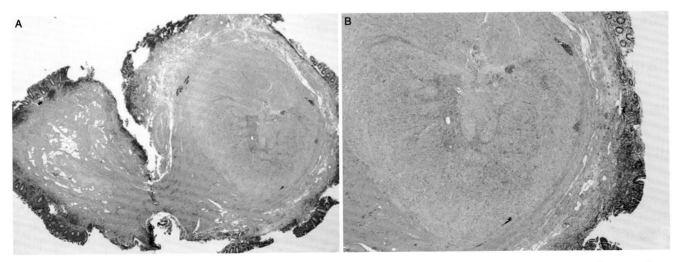

图 19.18　倒置阑尾(结肠镜下盲肠息肉切除的标本)。(A)息肉切面可见肌壁和正常黏膜上皮及淋巴组织聚集。(B)高倍镜显示固有肌层,上皮无异型增生

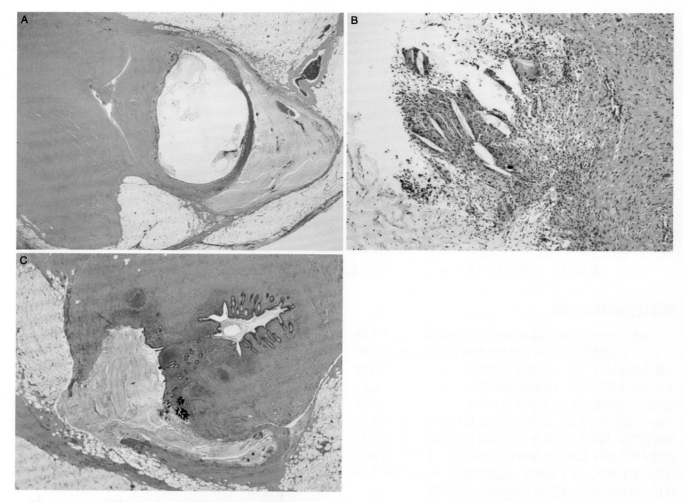

图 19.19   阑尾黏液囊肿。(A)囊性扩张的阑尾管腔内衬部分正常黏膜,管腔和管壁内黏液聚集。(B)黏液内见组织细胞、钙化、胆固醇结晶和多核巨细胞。(C)黏液囊肿破裂伴黏液外溢,类似阑尾黏液肿瘤,但是黏液囊肿无上皮异型增生,而且可见正常黏膜固有层、黏膜肌层和黏膜下层结构

扭转

阑尾过长(超过 7~10cm)、梗阻、炎症、畸形均是造成阑尾扭转的危险因素。肉眼观阑尾扭转,远端管腔扩张、充血、出血和/或坏死。组织学检查可见水肿、炎症、出血、溃疡和/或梗死[75]。

倒置阑尾

阑尾倒置入盲肠形成息肉样外观,可为先天性或由于套叠引起。组织学检查未必能发现典型改变,可出现炎症反应和淋巴滤泡增生(图 19.18A,B)[76,77]。

黏液囊肿

"黏液囊肿"指阑尾腔因黏液积聚而扩张形成的囊肿,可继发于梗阻性、炎性或肿瘤性病变。肉眼见阑尾扩张、黏液聚集。显微镜下可见黏液潴留及外溢,周围伴有炎症细胞浸润,以组织细胞为主(图 19.19A)。上皮可部分或完全脱落。可见钙化、胆固醇结晶及巨细胞反应(图 19.19B)[78,79]。缺乏上皮异型增生及黏膜结构正常有助于区分黏液囊肿(图 19.18C)和阑尾黏液性肿瘤。

其他病变

临床怀疑阑尾炎而切除阑尾

因临床怀疑为急性阑尾炎而切除的病变不明显的阑尾可能出现类似阑尾炎临床表现的疾病包括耶尔森菌性回肠炎、肠系膜淋巴结炎、囊性纤维化、子宫内膜异位症和其他腹腔疾病。

米勒管剩余组织

子宫内膜异位症

阑尾子宫内膜异位症通常累及阑尾的浆膜和/或固有肌层,黏膜下层累及病例也有报道。肉眼检查可见充满血性液体的囊肿。组织学检查显示子宫内膜型腺体和间质随月经周期发生变化,伴含铁血黄素沉积和成纤维细胞反应(图 19.20)。可见肠上皮化生。纤维化和粘连可导致如不孕症、肠梗阻、慢性疼痛和阑尾套叠等并发症。子宫内膜异位症基础上可发生透明细胞癌或其他米勒管癌[71,80,81]。

蜕膜样变

妊娠期孕酮作用于子宫外间质细胞可出现蜕膜样变。与

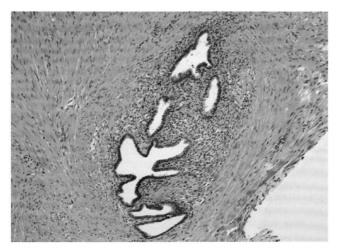

图 19.20　阑尾子宫内膜异位症。阑尾固有肌层有子宫内膜型腺体和间质

子宫内膜异位症相反,蜕膜样变组织内缺乏腺体。肉眼可见浆膜面白色斑块或小结节。组织学检查可在浆膜和固有肌层外侧出现片状蜕膜样细胞,特征是多角形,富有颗粒状嗜酸性胞质,细胞核小而圆,核仁明显(图 19.21A,B)。偶可见于黏膜层。蜕膜细胞可表达结蛋白或平滑肌肌动蛋白,不表达细胞角蛋白、上皮膜抗原、癌胚抗原和 S100[82,83]。

输卵管内膜异位症

　　输卵管内膜异位症病例肉眼可见实性或囊性结节。组织学检查可见囊肿或腺体伴纤维性间质(注意并非子宫内膜间质)(图 19.22A)。腺体被覆单层立方或柱状纤毛上皮(图 19.22B)[84,85]。

其他异位情况

神经胶质增生

　　盆腔胶质瘤病可累及阑尾的浆膜面,可见于卵巢畸胎瘤患者,也是心室分流术的罕见并发症之一。组织学上可见成熟的胶质成分,也有恶性转化的报道[86-88]。

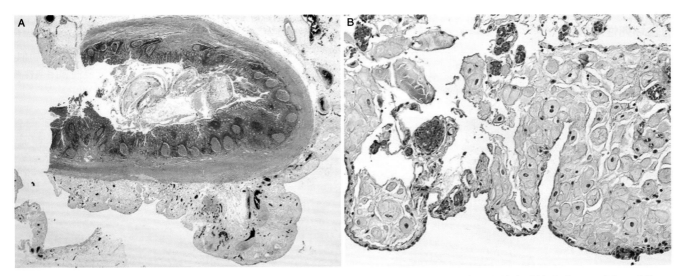

图 19.21　阑尾蜕膜样变。(A)蜕膜细胞累及阑尾表面。(B)片状多角形大细胞,具有丰富的嗜酸性胞质及圆形小细胞核

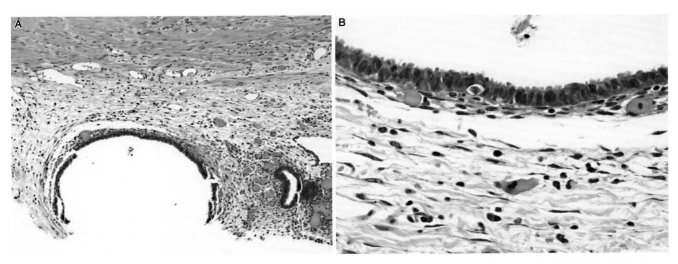

图 19.22　阑尾输卵管内膜异位症。(A)输卵管内膜异位累及阑尾浆膜。(B)腺体被覆单层立方至低柱状的纤毛上皮,上皮下方无子宫内膜间质

异位组织

阑尾可出现胃和食管组织异位。脾破裂后造成脾组织异位至阑尾也有报道[89]。

Rosai-Dorfman 病（窦组织细胞增生伴巨大淋巴结病）

Rosai-Dorfman 病罕见累及阑尾，通常伴有淋巴结的累及。组织学检查可见胞质丰富的组织细胞及被吞噬的炎症细胞（图19.23A,B），背景中散在急慢性炎症细胞浸润，可出现纤维化，S100 免疫染色有助于鉴别（图 19.23C）[90,91]。

囊性纤维化

囊性纤维化是一种常染色体隐性遗传性疾病。典型特征为出现黏稠的黏液分泌物，可出现多个器官受累。阑尾囊性纤维化患者继发憩室的机会增加，而急性阑尾炎的发生率降低。病变阑尾肉眼肿大，腔内充满致密黏稠液体。组织学检查可见腔内腺体扩张，腔内充满嗜酸性黏稠液体（图 19.24A），杯状细胞因充满黏液而增大肿胀（图 19.24B）[92,93]。

急性坏死性动脉炎

急性坏死性动脉炎往往仅局限于阑尾而且罕见，但也有三分之一病例出现类似结节性多动脉炎样广泛累及。组织学表现为动脉壁纤维蛋白样坏死，可伴有或不伴有炎症[94,95]。

色素沉着

黑变病

成人黑变病通常是由于通便剂的使用，儿童病例常为继发感染所致。组织学检查在黏膜固有层可见棕色或黄色的巨噬细胞[96,97]。

钡剂残留

钡剂是一种淡绿色的非极性晶体物质，可出现在阑尾腔内，偶尔可进入黏膜引起肉芽肿性炎症[98]。

粪石和异物阑尾炎

被吞下的异物会堵塞阑尾腔，可在数年后发病。随着异物的坚硬和尖锐程度，阑尾炎的发病风险升高。异物或粪石阻塞阑尾引发急性阑尾炎，异物周围可见巨细胞肉芽肿性炎症（图 19.25）[99-101]。

IgG4 相关疾病

诊断依据包括相应的组织学表现和 IgG4 阳性浆细胞计数（或 IgG4/IgG 比值大于 40%）。组织学表现与其他器官相似，包括背景纤维化（局部呈席纹状）、大量浆细胞浸润和闭塞性静脉炎（图 19.26A-C）。嗜酸性粒细胞可增多[102-104]。

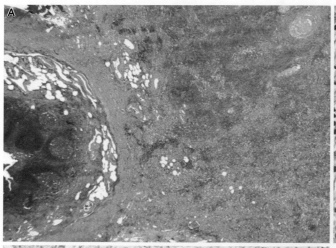
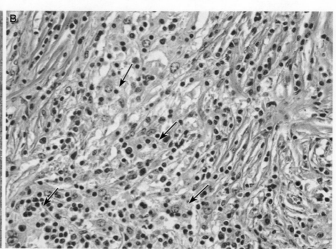
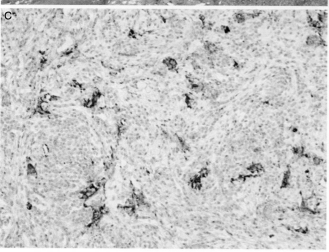

图 19.23　阑尾 Rosai-Dorfman 病。（A）阑尾壁炎症。（B）穿入现象：在淋巴细胞和浆细胞浸润背景下巨大的组织细胞（箭头）吞噬炎性细胞。（C）S100 免疫染色显示巨大组织细胞

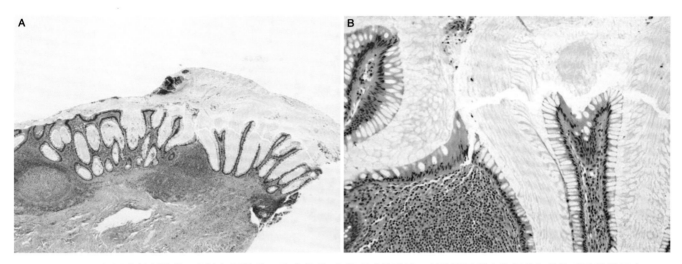

图 19.24　阑尾囊性纤维化。(A)阑尾管腔及隐窝扩张,充满嗜酸性黏液。(B)明显增生的杯状细胞和嗜酸性黏蛋白

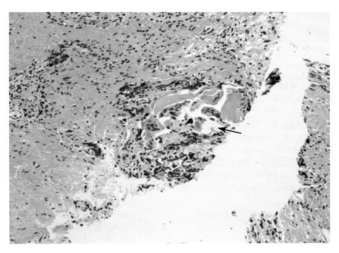

图 19.25　阑尾异物伴巨细胞反应(箭头)

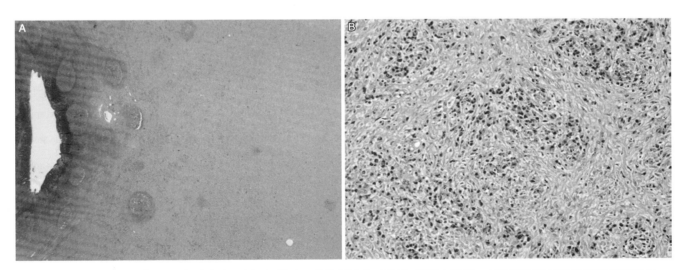

图 19.26　累及阑尾的 IgG4 相关疾病。(A)阑尾壁因炎性纤维化而增厚,黏膜未受累。(B)高倍镜显示淋巴浆细胞浸润并伴有嗜酸性粒细胞增多;成纤维细胞增生,呈席纹状外观,并有纤细胶原沉积

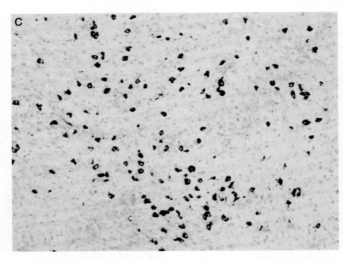

图 19.26(续)　（C）免疫染色显示大量 IgG4 阳性浆细胞

（顾宇 译　王学菊 审）

参考文献

1. Yaeger AA, Cheng PM, Tatishchev S, Whang G. Acute eosinophilic appendicitis: a radiologic-pathologic correlation. Clin Imaging. 2018;51:337–40.
2. Rautio M, Saxén H, Siitonen A, Nikku R, Jousimies-Somer H. Bacteriology of histopathologically defined appendicitis in children. Pediatr Infect Dis J. 2000;19(11):1078–83.
3. Song DW, Park BK, Suh SW, Lee SE, Kim JW, Park JM, Kim HR, Lee MK, Choi YS, Kim BG, Park YG. Bacterial culture and antibiotic susceptibility in patients with acute appendicitis. Int J Color Dis. 2018;33(4):441–7.
4. Carr NJ. The pathology of acute appendicitis. Ann Diagn Pathol. 2000;4(1):46–58.
5. Gigabhoy R, Cheddie S, Singh B. Appendicitis in the HIV Era: a South African perspective. Indian J Surg. 2018;80(3):207–10.
6. Dikicier E, Altintoprak F, Ozdemir K, Gundogdu K, Uzunoglu MY, Cakmak G, Onuray F, Capoglu R. Stump appendicitis: a retrospective review of 3130 consecutive appendectomy cases. World J Emerg Surg. 2018;13:22.
7. Subramanian A, Liang MK. A 60-year literature review of stump appendicitis: the need for a critical view. Am J Surg. 2012;203(4):503–7.
8. Al-Mansour M, Watch L. Granulomatous stump appendicitis mimicking Crohn's disease. Am Surg. 2011;77(8):172–4.
9. Guo G, Greenson JK. Histopathology of interval (delayed) appendectomy specimens: strong association with granulomatous and xanthogranulomatous appendicitis. Am J Surg Pathol. 2003;27(8):1147–51.
10. Singh V, John KM, Malik A, Pareek T, Dutta V. Xanthogranulomatous appendicitis: uncommon histological variant of a common entity. Med J Armed Forces India. 2015;71(Suppl 1):S19–21.
11. AbdullGaffar B. Granulomatous diseases and granulomas of the appendix. Int J Surg Pathol. 2010;18(1):14–20.
12. Al-Kurd A, Mizrahi I, Siam B, Kupietzky A, Hiller N, Beglaibter N, Eid A, Mazeh H. Outcomes of interval appendectomy in comparison with appendectomy for acute appendicitis. J Surg Res. 2018;225:90–4.
13. Park SH, Loftus EV Jr, Yang SK. Appendiceal skip inflammation and ulcerative colitis. Dig Dis Sci. 2014;59(9):2050–7.
14. Bronner MP. Granulomatous appendicitis and the appendix in idiopathic inflammatory bowel disease. Semin Diagn Pathol. 2004;21(2):98–107.
15. Ho P, Law WL, Choy C, Chan GS, Chu KW. Granulomatous appendicitis progressing to Crohn's disease with bleeding complication. ANZ J Surg. 2003;73(7):554–6.
16. Machado NO, Chopra PJ, Hamdani AA. Crohn's disease of the appendix with enterocutaneous fistula post-appendicectomy: an approach to management. N Am J Med Sci. 2010;2(3):158–61.
17. Stangl PC, Herbst F, Birner P, Oberhuber G. Crohn's disease of the appendix. Virchows Arch. 2002;440(4):397–403.
18. Rha B, Kelly DR, Shimamura M. Eosinophilic appendicitis attributable to Strongyloides infection in a pediatric renal transplant patient. J Pediatric Infect Dis Soc. 2013;2(3):274–7.
19. Cruz DB, Friedrisch BK, Fontanive Junior V, da Rocha VW. Eosinophilic acute appendicitis caused by Strongyloides stercoralis and Enterobius vermicularis in an HIV-positive patient. BMJ Case Rep. 2012;2012:bcr0120125670.
20. Kanoksil W, Larbcharoensub N, Soontrapa P, Phongkitkarun S, Sriphojanart S, Nitiyanant P. Eosinophilic appendicitis caused by Schistosoma japonicum: a case report and review of the literature. Southeast Asian J Trop Med Public Health. 2010;41(5):1065–70.
21. Akbulut S, Tas M, Sogutcu N, Arikanoglu Z, Basbug M, Ulku A, Semur H, Yagmur Y. Unusual histopathological findings in appendectomy specimens: a retrospective analysis and literature review. World J Gastroenterol. 2011;17(15):1961–70.
22. Tucker ON, Healy V, Jeffers M, Keane FB. Granulomatous appendicitis. Surgeon. 2003;1(5):286–9.
23. Pal K. Granulomatous appendicitis in children: a single institutional experience. Afr J Paediatr Surg. 2014;11(1):26–31.
24. Richards ML, Aberger FJ, Landercasper J. Granulomatous appendicitis: Crohn's disease, atypical Crohn's or not Crohn's at all? J Am Coll Surg. 1997;185(1):13–7.
25. Iida T, Yamashita K, Arimura Y, Shinomura Y. Colonic sarcoidosis presenting as granulomatous appendicitis. J Gastrointestin Liver Dis. 2016;25(1):8.
26. Tapia EO. Granulomatous appendicitis caused by sarcoidosis: report of one case. Rev Med Chil. 2014;142(4):526–8.
27. Hunjan T, Chaudery M, Zaidi A, Beggs AD. Appendicular sarcoidosis mimicking acute appendicitis. BMJ Case Rep. 2012;2012:pii: bcr2012006825. https://doi.org/10.1136/bcr-2012–006825.
28. Lamps LW. Infectious causes of appendicitis. Infect Dis Clin N

Am. 2010;24(4):995–1018, ix–x

29. Barayan SS, Al-Anazi AR. Malakoplakia in the appendix: unusual association with mucinous cystadenoma: case report and review of literature. Saudi J Gastroenterol. 2002;8(1):28–30.

30. Kojima M, Morita Y, Shimizu K, Yoshida T, Yamada I, Togo T, Johshita T. Immunohistological findings of suppurative granulomas of Yersinia enterocolitica appendicitis: a report of two cases. Pathol Res Pract. 2007;203(2):115–9.

31. Lamps LW, Madhusudhan KT, Greenson JK, Pierce RH, Massoll NA, Chiles MC, Dean PJ, Scott MA. The role of Yersinia enterocolitica and Yersinia pseudotuberculosis in granulomatous appendicitis: a histologic and molecular study. Am J Surg Pathol. 2001;25(4):508–15.

32. Gómez-Torres GA, Ortega-Gárcia OS, Gutierrez-López EG, Carballido-Murguía CA, Flores-Rios JA, López-Lizarraga CR, Bautista López CA, Ploneda-Valencia CF. A rare case of subacute appendicitis, actinomycosis as the final pathology reports: a case report and literature review. Int J Surg Case Rep. 2017;36:46–9.

33. Karateke F, Ozyazıcı S, Menekşe E, Daş K, Ozdoğan M. Unusual presentations of actinomycosis; anterior abdominal wall and appendix: report of three cases. Balkan Med J. 2013;30(3):315–7.

34. van Spreeuwel JP, Lindeman J, Bax R, Elbers HJ, Sybrandy R, Meijer CJ. Campylobacter-associated appendicitis: prevalence and clinicopathologic features. Pathol Annu. 1987;22(Pt 1):55–65.

35. Campbell LK, Havens JM, Scott MA, Lamps LW. Molecular detection of Campylobacter jejuni in archival cases of acute appendicitis. Mod Pathol. 2006;19(8):1042–6.

36. Chiş B, Dudric V, Fodor D. Tuberculous appendicitis. A case report. Med Ultrason. 2017;19(3):333–5.

37. Ridha A, Safiullah SM, Al-Abayechi S, Nadeem AUR. Acute appendicitis: an extracolonic manifestation of Clostridium difficile colitis. Case Rep Med. 2017;2017:5083535.

38. Brown TA, Rajappannair L, Dalton AB, Bandi R, Myers JP, Kefalas CH. Acute appendicitis in the setting of Clostridium difficile colitis: case report and review of the literature. Clin Gastroenterol Hepatol. 2007;5(8):969–71.

39. Gan J, Bryant C, Arul D, Parmar C. Intestinal spirochaetosis mimicking acute appendicitis with review of the literature. BMJ Case Rep. 2017;2017:pii: bcr-2017–221574.

40. Grynspan D, Rabah R. Adenoviral appendicitis presenting clinically as acute appendicitis. Pediatr Dev Pathol. 2008;11(2):138–41.

41. Berrebi D, Ferkdadji L, Delagausie P, Aigrain Y, Peuchmaur M. Adenovirus and intranuclear inclusions in the appendix in children with acute intussusception. Ann Pathol. 1997;17(2):89–93.

42. Kothari A, Caradine KD, Rico Crescencio JC, Sasapu A, Veeraputhiran MK, Jethava Y, Burgess MJ. Cytomegalovirus appendicitis after hematopoietic stem cell transplantation. Transpl Infect Dis. 2017;19(5):e12747.

43. Katzoli P, Sakellaris G, Ergazaki M, Charissis G, Spandidos DA, Sourvinos G. Detection of herpes viruses in children with acute appendicitis. J Clin Virol. 2009;44(4):282–6.

44. Lopez-Navidad A, Domingo P, Cadafalch J, Farrerons J, Allende L, Bordes R. Acute appendicitis complicating infectious mononucleosis: case report and review. Rev Infect Dis. 1990;12(2):297–302.

45. Stadlmann S, Lenggenhager DM, Alves VA, Nonogaki S, Kocher TM, Schmid HR, Singer G. Histopathologic characteristics of the transitional stage of measles-associated appendicitis: case report and review of the literature. Hum Pathol. 2011;42(2):285–90.

46. Smedegaard LM, Christiansen CB, Melchior LC, Poulsen A. Appendicitis caused by primary varicella zoster virus infection in a child with DiGeorge syndrome. Case Rep Pediatr. 2017;2017:6708046.

47. Lukšić B, Mladinov S, Goić-Barišić I, Srzić A, Brizić I, Perić L. Acute appendicitis, a rare complication of varicella: a report of three cases. J Infect. 2012;64(4):430–3.

48. Kim HS, Yeo HJ, Shin DH, Cho WH, Kim D. Isolated acute appendicitis caused by Aspergillus in a patient who underwent lung transplantation: a case report. Transplant Proc. 2018;50(4):1199–201.

49. ter Borg F, Kuijper EJ, van der Lelie H. Fatal mucormycosis presenting as an appendiceal mass with metastatic spread to the liver during chemotherapy-induced granulocytopenia. Scand J Infect Dis. 1990;22(4):499–501.

50. Moyana TN, Kulaga A, Xiang J. Granulomatous appendicitis in acute myeloblastic leukemia: expanding the clinicopathologic spectrum of invasive candidiasis. Arch Pathol Lab Med. 1996;120(2):203–5.

51. Zouari M, Louati H, Abid I, Trabelsi F, Ben Dhaou M, Jallouli M, Mhiri R. Enterobius vermicularis: a cause of abdominal pain mimicking acute appendicitis in children. A retrospective cohort study. Arch Iran Med. 2018;21(2):67–72.

52. Hamdona SM, Lubbad AM, Al-Hindi AI. Histopathological study of Enterobius vermicularis among appendicitis patients in Gaza strip, Palestine. J Parasit Dis. 2016;40(1):176–83.

53. Ahmed SA, Mohammed U, Sanda RB, Makama J, Shehu MS, Ameh EA, Mayun AA. Schistosomiasis of the appendix in a tertiary hospital in northern Nigeria: a 22-year review. J Lab Physicians. 2014;6(1):18–21.

54. Meshikhes AW, Chandrashekar CJ, Al-Daolah Q, Al-Saif O, Al-Joaib AS, Al-Habib SS, Gomaa RA. Schistosomal appendicitis in the Eastern Province of Saudi Arabia: a clinicopathological study. Ann Saudi Med. 1999;19(1):12–4.

55. Ramsden K, Freeth M. Cryptosporidial infection presenting as an acute appendicitis. Histopathology. 1989;14(2):209–11.

56. Dorfman S, Cardozo J, Dorfman D, Del Villar A. The role of parasites in acute appendicitis of pediatric patients. Investig Clin. 2003;44(4):337–40.

57. Kobayashi T, Watanabe K, Yano H, Murata Y, Igari T, Nakada-Tsukui K, Yagita K, Nozaki T, Kaku M, Tsukada K, Gatanaga H, Kikuchi Y, Oka S. Underestimated amoebic appendicitis among HIV-1-infected individuals in Japan. J Clin Microbiol. 2016;55(1):313–20.

58. Karagin PH, Stenram U, Wadström T, Ljungh A. Helicobacter species and gut bacterial DNA in Meckel's diverticulum and the appendix. World J Gastroenterol. 2011;17(36):4104–8.

59. Naganathan G, Amin NK. Raoultella Planticola associated necrotizing appendicitis: a novel case report. Int J Surg Case Rep. 2018;44:38–41.

60. Sandermann J, Glenthøj A, Nielsen KK. Peroperative mechanical manipulation of the appendix. A cause of periappendicitis? Ann Chir Gynaecol. 1989;78(2):127–9.

61. Chaudhary P, Nabi I, Arora MP. Periappendicitis: our 13 year experience. Int J Surg. 2014;12(9):1010–3.

62. Fink AS, Kosakowski CA, Hiatt JR, Cochran AJ. Periappendicitis is a significant clinical finding. Am J Surg. 1990;159(6):564–8.

63. Kim S, Lim HK, Lee JY, Lee J, Kim MJ, Lee AS. Ascending retrocecal appendicitis: clinical and computed tomographic findings. J Comput Assist Tomogr. 2006;30(5):772–6.

64. Nageswaran H, Khan U, Hill F, Maw A. Appendiceal duplication: a comprehensive review of published cases and clinical recommendations. World J Surg. 2018;42(2):574–81.

65. Host WH, Rush B, Lazaro EJ. Congenital absence of the vermiform appendix. Am Surg. 1972;38(6):355–6.

66. Lima M, Antonellini C, Aquino A, Dòmini M, Libri M, Centonze N, Ruggeri G, Pigna A. Agenesis of the appendix vermiformis. Pediatr Med Chir. 2003;25(5):370–2.

67. de la Fuente AA. Septa in the appendix: a previously undescribed condition. Histopathology. 1985;9(12):1329–37.

68. Abdullgaffar B. Diverticulosis and diverticulitis of the appendix. Int J Surg Pathol. 2009;17(3):231–7.

69. Deschênes L, Couture J, Garneau R. Diverticulitis of the appendix. Report of sixty-one cases. Am J Surg. 1971;121(6):706–9.

70. Hsu M, Young RH, Misdraji J. Ruptured appendiceal diverticula mimicking low-grade appendiceal mucinous neoplasms. Am J Surg Pathol. 2009;33(10):1515–21.

71. Dincel O, Göksu M, Türk BA, Pehlivanoğlu B, İşler S. Incidental findings in routine histopathological examination of appendectomy specimens; retrospective analysis of 1970 patients. Indian J Surg. 2018;80(1):48–53.

72. Olsen BS, Holck S. Neurogenous hyperplasia leading to appendiceal obliteration: an immunohistochemical study of 237 cases. Histopathology. 1987;11(8):843–9.

73. Samuk I, Nica A, Lakovski Y, Freud E. Appendiceal intussusception: a diagnostic challenge. Eur J Pediatr Surg. 2018;28(1):30–3.

74. Ozuner G, Davidson P, Church J. Intussusception of the vermiform appendix: preoperative colonoscopic diagnosis of two cases and review of the literature. Int J Color Dis. 2000;15(3):185–7.

75. Wan Hassan WA, Tay YK, Ghadiri M. Torsion of the vermiform appendix: a case report and review of literature. Am J Case Rep. 2018;19:365–8.

76. Yan SL, Yeh YH, Lai MT, Lee YT. Inverted appendix in an asymptomatic patient without intussusception or previous appendectomy. Color Dis. 2010;12(10 Online):e339–40.

77. Matsushita M, Nishio A, Seki T, Okazaki K. Inverted appendix: final diagnosis or endometriosis? Am J Gastroenterol. 2016;111(5):746.

78. Orcutt ST, Anaya DA, Malafa M. Minimally invasive appendectomy for resection of appendiceal mucocele: case series and review of the literature. Int J Surg Case Rep. 2017;37:13–6.

79. Pai RK, Longacre TA. Appendiceal mucinous tumors and pseudomyxoma peritonei: histologic features, diagnostic problems, and proposed classification. Adv Anat Pathol. 2005;12(6):291–311.

80. Gustofson RL, Kim N, Liu S, Stratton P. Endometriosis and the appendix: a case series and comprehensive review of the literature. Fertil Steril. 2006;86(2):298–303.

81. Vyas M, Wong S, Zhang X. Intestinal metaplasia of appendiceal endometriosis is not uncommon and may mimic appendiceal mucinous neoplasm. Pathol Res Pract. 2017;213(1):39–44.

82. Suster S, Moran CA. Deciduosis of the appendix. Am J Gastroenterol. 1990;85(7):841–5.

83. Chai D, Wijesuriya R. Deciduosis of the appendix: diagnostic dilemma continues despite MRI evidence. Ann R Coll Surg Engl. 2016;98(8):e200–2.

84. Pollheimer MJ, Leibl S, Pollheimer VS, Ratschek M, Langner C. Cystic endosalpingiosis of the appendix. Virchows Arch. 2007;450(2):239–41.

85. Chakhtoura G, Nassereddine H, Gharios J, Khaddage A. Isolated endosalpingiosis of the appendix in an adolescent girl. Gynecol Obstet Fertil. 2016;44(11):669–71.

86. Harms D, Jänig U, Göbel U. Gliomatosis peritonei in childhood and adolescence. Clinicopathological study of 13 cases including immunohistochemical findings. Pathol Res Pract. 1989;184(4):422–30.

87. Hill DA, Dehner LP, White FV, Langer JC. Gliomatosis peritonei as a complication of a ventriculoperitoneal shunt: case report and review of the literature. J Pediatr Surg. 2000;35(3):497–9.

88. Dadmanesh F, Miller DM, Swenerton KD, Clement PB. Gliomatosis peritonei with malignant transformation. Mod Pathol. 1997;10(6):597–601.

89. Droga BW, Levine S, Baber JJ. Heterotopic gastric and esophageal tissue in the vermiform appendix. Am J Clin Pathol. 1963;40:190–3.

90. Zhao M, Li C, Zheng J, Yu J, Sha H, Yan M, Jin J, Sun K, Wang Z. Extranodal Rosai-Dorfman disease involving appendix and mesenteric nodes with a protracted course: report of a rare case lacking relationship to IgG4-related disease and review of the literature. Int J Clin Exp Pathol. 2013;6(11):2569–77.

91. Lauwers GY, Perez-Atayde A, Dorfman RF, Rosai J. The digestive system manifestations of Rosai-Dorfman disease (sinus histiocytosis with massive lymphadenopathy): review of 11 cases. Hum Pathol. 2000;31(3):380–5.

92. George DH. Diverticulosis of the vermiform appendix in patients with cystic fibrosis. Hum Pathol. 1987;18(1):75–9.

93. Coughlin JP, Gauderer MW, Stern RC, Doershuk CF, Izant RJ Jr, Zollinger RM Jr. The spectrum of appendiceal disease in cystic fibrosis. J Pediatr Surg. 1990;25(8):835–9.

94. Daniels J, Deshpande V, Serra S, Chetty R. Incidental single-organ vasculitis of the gastrointestinal tract: an unusual form of single-organ vasculitis with coexistent pathology. Pathology. 2017;49:661–5.

95. Moyana TN. Necrotizing arteritis of the vermiform appendix: a clinicopathologic study of 12 cases. Arch Pathol Lab Med. 1988;112:738–41.

96. Graf NS, Arbuckle S. Melanosis of the appendix: common in the paediatric age group. Histopathology. 2001;39(3):243–9.

97. Rutty GN, Shaw PA. Melanosis of the appendix: prevalence, distribution and review of the pathogenesis of 47 cases. Histopathology. 1997;30(4):319–23.

98. Katagiri H, Lefor AK, Kubota T, Mizokami K. Barium appendicitis: a single institution review in Japan. World J Gastrointest Surg. 2016;8(9):651–5.

99. Klingler PJ, Seelig MH, DeVault KR, Wetscher GJ, Floch NR, Branton SA, Hinder RA. Ingested foreign bodies within the appendix: a 100-year review of the literature. Dig Dis. 1998;16(5):308–14.

100. Green SM, Schmidt SP, Rothrock SG. Delayed appendicitis from an ingested foreign body. Am J Emerg Med. 1994;12(1):53–6.

101. Ramdass MJ, Young Sing Q, Milne D, Mooteeram J, Barrow S. Association between the appendix and the fecalith in adults. Can J Surg. 2015;58(1):10–4. https://doi.org/10.1503/cjs.002014.

102. Kim HS, Kang WK, Chung DJ. Appendiceal immunoglobulin G4-related disease mimicking appendiceal tumor or appendicitis: a case report. Korean J Radiol. 2016;17(1):56–8.

103. Veerankutty FH, Saleem S, Chacko S, Sreekumar VI, Krishnan P, Varma D, Kurumboor P. IgG4-related disease of the appendix. J Gastrointest Surg. 2018;22(6):1124–6.

104. Kwon DH, Kallakury BV. RE: Appendiceal immunoglobulin G4-related disease mimicking appendiceal tumor or appendicitis: a case report. Korean J Radiol. 2017;18(6):1012–3.

Sejal Subhash Shah

感染性疾病

肛门直肠感染最常由有肛交行为和男-男性行为者体内的性病病原体引起。在这些人群中,常见的病原体包括淋球菌、沙眼衣原体、2 型单纯疱疹病毒(HSV)和梅毒螺旋体[1]。性传播感染(sexually transmitted infection,STI)的患者最常见的症状是直肠炎和肛门或肛周溃疡。其他症状包括肛门出现黏液性、血性或脓性的分泌物,疼痛和里急后重[2]。

单纯疱疹病毒感染

生殖器疱疹感染是由 1 型 HSV 和 2 型 HSV 引起的。虽然 2 型 HSV 感染占大多数,但也观察到了 1 型 HSV 感染的比例增加,特别是在年轻女性和男-男性行为中[3]。HSV 感染肛管和肛周皮肤的鳞状上皮细胞。临床上,患者出现水疱,随后水疱破裂形成溃疡。最初的暴发可能与全身症状有关,如发热、淋巴结肿大和身体疼痛[2,4]。

组织学检查显示溃烂的鳞状黏膜伴有急慢性炎症和肉芽组织形成。HSV 感染的上皮细胞表现出特征性的核内包涵体,伴多核、核镶嵌聚集、核质边集。这些表现最常见于溃疡边缘的鳞状上皮。疱疹病毒免疫组织化学染色可有助于显示和明确病毒的存在(见图 5.11)。

梅毒螺旋体感染

梅毒是由梅毒螺旋体引起的全身性疾病。该病有一期、二期、三期和潜伏期等多个阶段。在一期梅毒,感染部位会出现单个或多个溃疡病灶(硬下疳)。通常是坚硬、圆形和无痛的,持续 3~6 周,无论是否接受治疗,随后都会消失[2]。在部分患者中,皮损疼痛且多发,临床上可能被误诊为 HSV 感染[5]。由于梅毒螺旋体的血源性传播,四分之一未经治疗的患者发展为二期梅毒[2],这些患者出现如发热、斑丘疹、不适和淋巴结肿大等全身症状。肛门直肠区可见黏膜损伤和慢性溃疡,潮湿部位还可出现疣状、灰色、隆起、扁平且广泛的丘疹病变。早期梅毒患者约三分之一可发生接触性传播[6]。在梅毒潜伏期,患者没有明显的体征或症状。15% 未经治疗的患者在初次感染 10~30 年后发展为三期梅毒,导致内脏、大脑和神经系统受损,并可导致死亡[7]。

在内镜检查中,肛门直肠梅毒患者可能表现为溃疡性直肠炎伴黏膜易碎性、肛管溃疡或类似恶性肿瘤的溃疡性肿块[8-10]。在组织学检查中,可以看到多种不同的梅毒炎症反应模式[9,11,12]。鳞状上皮可表现为增生、糜烂和伴有肉芽组织的溃疡(图 20.1A,B)。在富浆细胞模式中,浆细胞为主的慢性炎症细胞浸润主要出现在鳞状上皮和固有层的交界处(图 20.2)[9,11]。此外,神经周围也可见浆细胞。小部分病例显示淋巴组织细胞模式,其特征是除了淋巴细胞和浆细胞外,还存在大量组织细胞[111],伴或不伴有模糊成型的肉芽肿。第三种是淋巴瘤样模式,可显示活化的淋巴细胞,背景可见淋巴细胞、组织细胞、浆细胞、中性粒细胞和嗜酸性粒细胞组成的多种炎症细胞浸润[11]。另外还有一种富含嗜酸性粒细胞的炎症模式,每 10 个高倍视野中的嗜酸性粒细胞从 8 个到 >200 个不

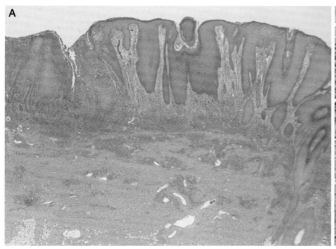
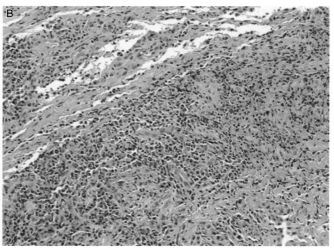

图 20.1　肛门梅毒表现为肿块状病变。(A)在鳞状上皮、固有层、黏膜下层交界处有增生的鳞状上皮,伴有灶性溃疡和致密的带状慢性炎症细胞浸润。(B)以浆细胞为主的慢性炎症细胞浸润的溃疡区域

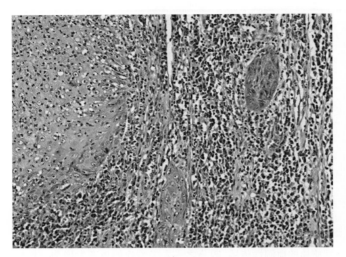

图 20.2　肛门梅毒。上皮与固有层交界处有明显浆细胞浸润

等[12]。银染可以协助识别不易辨认的螺旋体。梅毒螺旋体的免疫组织化学染色可显示螺旋形的病原体,可明确诊断(图 20.3A-C)。梅毒螺旋体免疫组织化学染色可与引起人类肠道

螺旋体病的短螺旋体属产生交叉反应,可能导致诊断陷阱[13]。对于梅毒的明确诊断,患者可以先通过性病研究实验室试验(VDRL)和非梅毒螺旋体抗原血清的快速血浆恢复试验(RPR)进行筛查,再进一步做具特异性的梅毒螺旋体抗原血清试验,包括荧光梅毒螺旋体抗体吸收试验和免疫测定。

　　早期发现和治疗梅毒对于防止疾病发展为三期梅毒至关重要。因此,在肛管炎性和溃疡性病变的病理评估中,当出现特征性的形态学特征时,应考虑梅毒的鉴别诊断。

衣原体感染

　　性病淋巴肉芽肿(lymphogranuloma venereum,LGV)是由沙眼衣原体 L1、L2 和 L3 型引起的全身性疾病。沙眼衣原体的 D~K 血清型(非 LGV 株)的感染可能是无症状的,也可能导致轻度直肠炎。最近,有报道称男-男性行为和 HIV 阳性的患者中可出现 LGV,因此早期诊断以预防并发症和感染的进一步传播是非常重要的[14-18]。

　　早期阶段 LGV 的特点是感染接种部位出现脓肿或溃疡。在 LGV 第二阶段,患者出现全身症状,如发热、关节痛和身体不适。他们可能发展为腹股沟综合征,其特征为腹股沟淋巴结病伴便秘和溃疡,或肛门直肠综合征,其特征为直肠炎或直肠

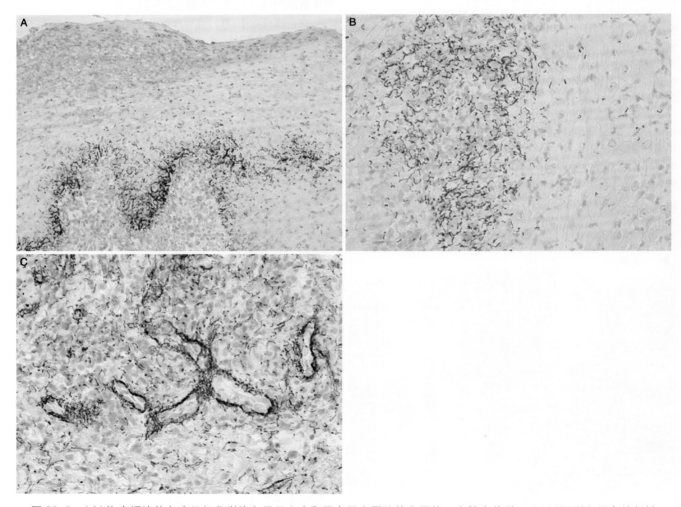

图 20.3　(A)梅毒螺旋体免疫组织化学染色显示上皮和固有层交界处的病原体。在较高倍数下,可以识别出具有特征性的螺旋形病原体(B),尤其集中在血管周围(C)

炎伴肛门直肠疼痛、便失禁和出血[4]。未经治疗的患者逐渐形成肛瘘、狭窄和肛周脓肿,其特征类似克罗恩病。

组织学特征包括淋巴细胞、组织细胞、浆细胞浸润,淋巴细胞聚集,轻度至中度急性炎伴隐窝炎、隐窝脓肿形成和纤维化[19]。鉴别诊断包括梅毒性直肠炎和炎症性肠病。在一定的临床背景下,应想到 LGV 的可能。另外,需要注意的是,梅毒和 LGV 感染可以共存,特别是在 HIV 阳性的男-男性行为者中。沙眼衣原体感染可以通过培养、核酸扩增试验(NAAT)和基于 PCR 的基因分类来确诊。

炎症性肠病

克罗恩病是一种慢性复发性炎症性肠病。肛门和肛周受累是发病的一个重要原因,可见于 22% ~ 56% 的克罗恩病患者,其中超过 90% 的患者病变可累及大肠和直肠[20-25]。在一小部分患者(5%)中,肛门受累是该疾病唯一的临床表现[21,26]。与克罗恩病不同,溃疡性结肠炎的肛门病变通常是非特异性的,与炎症性肠病无关。

在溃疡性结肠炎,活动性慢性炎症的组织学改变主要见于近端肛管,远端肛管主要表现为非特异性黏膜下慢性炎症。在克罗恩病,可以看到不同的组织学特征,包括斑片状的活动性慢性炎。瘘管和肛裂通常与明显的慢性炎有关。边界不清的非坏死性肉芽肿的存在支持克罗恩病的诊断(图 20.4 和 20.5)。应排除瘘管相关的异物肉芽肿、结节病和表现为坏死性肉芽肿的结核、沙眼衣原体感染和腹股沟肉芽肿等感染性肉芽肿的可能。特殊染色对鉴定分枝杆菌和真菌病原体有帮助。

克罗恩病的肛周表现广泛,包括皮肤病变、痔疮、肛周瘘、直肠阴道瘘、肛周脓肿、肛门溃疡、肛门生殖器狭窄、肛裂和肛门癌。在克罗恩病,肛裂一般是无痛宽基的深在病灶,而且往往是多发性的。肛门直肠狭窄可能是由直肠炎症引起的长的管状狭窄,也可能是短的环形横隔膜样的狭窄[27]。肛裂和肛门狭窄的外科治疗包括括约肌切开术和肛肠狭窄扩张术。克罗恩病有两种类型的皮肤病变:第一种是大的、青紫的、坚硬的、水肿的病

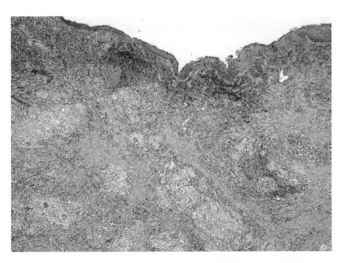

图 20.4　克罗恩病累及肛门,显示鳞状上皮下有明显的慢性炎症和多发性非坏死性肉芽肿

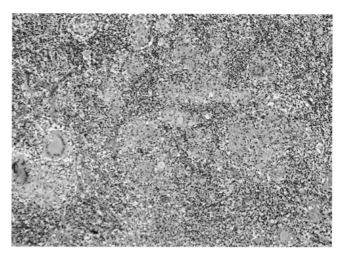

图 20.5　克罗恩病中由上皮样组织细胞和巨核细胞组成的多发性界限不清的非坏死性肉芽肿

变;第二种是窄的、扁平的、广泛的、柔软的、无痛的病变。

肛周瘘管是克罗恩病常见的临床表现,与其显著的发病率相关。克罗恩病瘘管发生的病因尚不清楚,但肛瘘可能是肛门腺发炎或感染和/或肛裂或肛管溃疡穿透所致[27]。根据肛周查体和内镜检查,可将其分为单纯性或复杂性。单纯性瘘管是低位的(浅表或低位括约肌或低位经括约肌起源的瘘管),只有一个外部开口,没有疼痛、波动感、直肠阴道瘘或肛门直肠狭窄的证据。相比之下,复杂性瘘管是高位的(瘘管起源于高位括约肌间或高位经括约肌、括约肌外或括约肌之上),可能有多个外部开口,并可能与疼痛、有波动感、直肠阴道瘘、肛门直肠狭窄和/或内镜下活动性直肠疾病有关[27]。肛周瘘管性克罗恩病在没有干预的情况下不太可能痊愈。治疗包括抗生素、类固醇、免疫调节剂,如硫唑嘌呤和 6-巯嘌呤,以及抗肿瘤坏死因子药物。手术治疗包括肛周脓肿切开引流、单纯瘘管切开、非切开挂线、直肠内推移皮瓣、造口改道、直肠切除术。

痔疮

痔疮(hemorrhoid)发生于肛管黏膜下的组织垫。这些组织垫围绕着直肠上动脉末端分支与直肠上、中、下静脉之间的动静脉相连[28,29]。这些组织垫通常存在于肛管的右前、右后和左外侧区域,它们的存在对于肛管的完全闭合是必不可少的。一项大型流行病学研究显示,美国的痔疮患病率为 4.4%[30]。发病高峰年龄为 45 ~ 65 岁。此外,白人相对多发,而且患病率与生活习惯有关。

痔疮的确切发病机制尚不清楚。可能是由内痔静脉丛和动静脉吻合口异常扩张,肛垫及周围结缔组织脱垂,肛门括约肌压力升高导致[31,32]。便秘、腹泻、排便困难、纤维摄入不足、腹水和妊娠引起的腹内压升高可能是疾病发展的原因。痔疮分为外痔和内痔。外痔起源于下痔丛,位于齿状线的远侧,内衬鳞状上皮。内痔起源于上痔丛,位于齿状线近端,内衬直肠或移行黏膜。临床症状包括无痛性出血、分泌黏液、不适、疼痛、脱垂、瘙痒和遗粪。痔疮的血栓形成、嵌顿和溃烂可导致急性疼痛,并伴有肿块形成和出血。

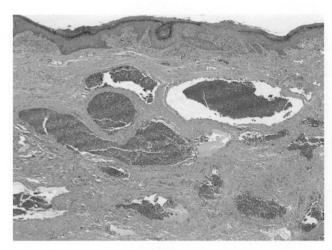

图 20.6 痔疮黏膜下增厚、扩张的血管

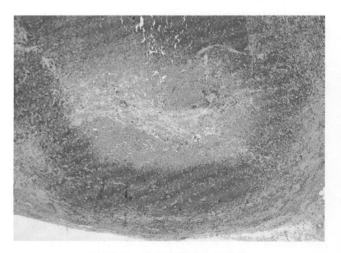

图 20.7 痔疮血管内血栓机化

切除的痔疮标本显示黏膜下见显著扩张的厚壁血管(图20.6),可伴有血栓机化(图20.7)。周围软组织可见近期的或陈旧性出血,黏膜可呈脱垂样改变。覆盖的鳞状上皮黏膜应仔细检查鳞状细胞肿瘤和黑色素细胞病变。在一项研究中,68%的内痔切除标本中发现了佩吉特样角化不良,即在表皮中出现胞质透亮细胞[33],认为可能是受摩擦刺激的反应性改变。这一发现必须与人乳头瘤病毒(HPV)相关的细胞病变、乳房外佩吉特病、肿瘤细胞的佩吉特样扩散、佩吉特样鲍温病和佩吉特样黑色素瘤相鉴别。

有症状的痔疮的治疗方式可以是多种多样的[34]。保守的方法有改变饮食和生活方式(包括高纤维饮食和增加液体摄入),局部麻醉药,类固醇,栓剂和坐浴。传统门诊治疗包括橡皮筋结扎、硬化治疗、双极透热和红外线光凝。手术治疗包括开放或闭合切除。

纤维上皮性息肉

纤维上皮性息肉(fibroepithelial polyp)是肥大的肛门乳头

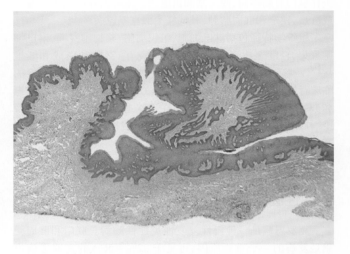

图 20.8 纤维上皮性息肉显示纤维间质,表面覆盖鳞状上皮

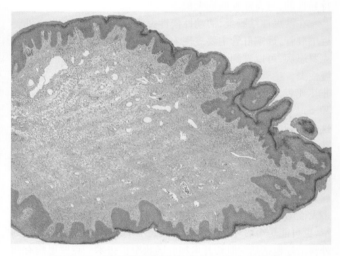

图 20.9 伴有轻度慢性炎症的纤维上皮性息肉

和肛赘的同义词。是由肛门黏膜和黏膜下层构成的良性息肉样凸起。一般都很小,大小0.5~4cm不等,平均为0.9cm[35]。很少情况下也会形成大肿块[36,37]。纤维上皮性息肉可在指检中偶然发现,可能与慢性肛裂、瘘管、肛门溃疡、刺激或感染有关。患者可能没有症状,也可能有分泌物排出、不适、瘙痒或排便不尽感[38]。

纤维上皮性息肉由鳞状上皮覆盖的纤维性、黏液性或胶原间质组成(图20.8和20.9)。间质为CD34阳性的梭形或星状基质细胞(图20.10)。间质细胞可表现为多核、核增大、不典型或畸形核。间质中还可见数量不等的炎症细胞、肥大细胞和平滑肌细胞。间质血管可呈玻璃样变性,尤其是息肉底部。纤维上皮性息肉可出现痔疮的临床表现,因此需要病理鉴别诊断。该病缺乏痔疮常见的扩张血管、机化血栓和出血。应仔细评估息肉表面覆盖的鳞状上皮,以除外HPV感染引起的细胞病变和肿瘤形成。

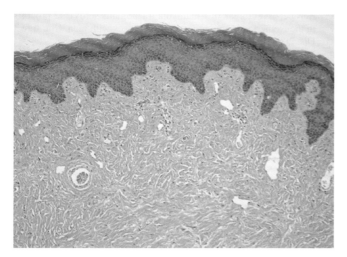

图 20.10　纤维上皮性息肉间质含有血管和梭形间质细胞

黏膜脱垂与炎性泄殖腔息肉

　　炎性泄殖腔源性息肉（inflammatory cloacogenic polyp，ICP）是发生在肛门直肠交界处的炎性息肉。可以单发或多发，通常位于肛管前壁[39,40]。中年好发，但也有报道发生于儿童[41]。最常见症状是便血。

　　ICP 是由黏膜脱垂引起的，因此这些病变的组织学表现类似于其他黏膜脱垂性疾病，如孤立性直肠溃疡综合征。由于这些息肉起源于肛门直肠交界处，因此表面黏膜由鳞状上皮、移行上皮和柱状上皮构成。息肉呈管状绒毛状结构，表面可见糜烂和溃疡（图 20.11 和图 20.12）。上皮可表现为过度增生、锯齿状和反应性改变。黏膜腺体增生、变形、移位或疝入黏膜下层。这些腺体无特殊的细胞学特征并保持小叶结构，伴有数量不等的固有层成分。黏膜肌层增生不规则，纤维肌束向固有层放射状延伸，使隐窝变形，形成"菱形"隐窝。黏膜内可见弹性蛋白沉积。

　　需要注意的是，腺瘤性息肉可能表现出相关的黏膜脱垂样

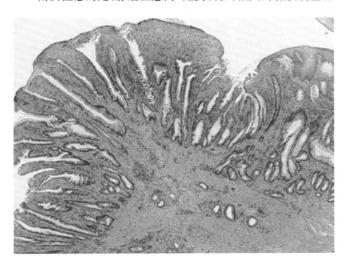

图 20.11　覆盖鳞状和柱状上皮的炎性泄殖腔息肉显示黏膜肌层增厚，放射状延伸至固有层

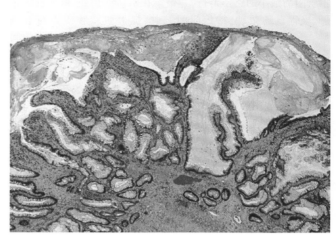

图 20.12　炎性泄殖腔息肉。黏膜柱状上皮糜烂，黏膜腺体增生变形

改变。这些变化也可以在肿瘤形成过程中看到，因此如果临床上有怀疑肿瘤，可能需要重复活检以评估潜在的肿瘤。ICP 显示黏膜腺体疝入并移位到黏膜下层，即所谓的深在性囊性结肠炎，需要与恶性肿瘤鉴别。非肿瘤性上皮、小叶状结构和相关固有层的存在有助于 ICP 的诊断。

肛裂和溃疡

　　肛裂（anal fissure）是肛管皮肤上的线状或椭圆形撕裂或缺损。发生在齿状线的远侧，最常位于后中线。最常见的症状是排便过程中和排便后剧烈或撕裂性疼痛。其他症状包括出血和不适。肛裂可以是急性或慢性[42,43]。急性肛裂边界清楚，底部有肉芽组织，通常会自行愈合。持续超过 4～6 周或复发的肛裂被归类为慢性肛裂。慢性肛裂有硬的隆起边缘，底部可见内括约肌纤维，可能与近端肥大的肛门乳头和远端的外生性皮赘（前哨痔）有关。慢性肛裂与周期性疼痛和间歇性愈合后复发有关。多处、较大、不规则的且不位于中线的肛裂认为是非典型肛裂。这些非典型肛裂往往与性传播感染（梅毒、疱疹和艾滋病）、肉芽肿性疾病（结核病和结节病）、炎症性肠病（克罗恩病）和潜在的恶性肿瘤有关[44]。

　　肛裂发生的确切病因尚不清楚。可能的病因包括低纤维饮食和便秘，硬便通过性损伤，妊娠期创伤，肛门内括约肌痉挛或高张力，暴力性交[43,45]。组织学特征包括溃疡、急性和慢性炎症细胞浸润、肉芽组织形成和反应性上皮改变。

　　保守治疗包括增加纤维摄入，坐浴，局部硝酸盐（硝酸甘油），局部和口服钙通道阻滞剂，以及肉毒杆菌毒素注射。保守治疗无效的患者可能需要手术干预。标准的外科手术是外侧内侧括约肌切开术。其他方法包括肛门扩张、经直肠推移皮瓣术和肛裂切除术。

肛瘘和肛周脓肿

　　肛门直肠脓肿（abscess）是由肛门腺感染引起的[46]。脓肿

沿着阻力最小的路径走行,并聚集在腺体终止处,形成肛周脓肿、坐骨直肠脓肿、括约肌间脓肿、提上肌脓肿或马蹄形脓肿[47]。在 30% ~ 40% 的病例中,感染可扩散到邻近的组织间隙形成肛瘘[48,49]。肛门脓肿是肛门直肠感染的急性期,瘘管被认为是同一感染的慢性期。临床症状包括疼痛、肿胀、发红、发热和身体不适等全身症状。脓肿和瘘管在大多数情况下是特发性的,发生于健康人群。在一小部分患者,其发生可能与克罗恩病和恶性肿瘤有关,也可见于化脓性汗腺炎患者。

组织学检查表现为非特异性急性和慢性炎、肉芽组织增生和纤维化,可见异物巨细胞反应。应仔细评估肉芽肿性炎,其存在可能提示克罗恩病或病原体感染。在这些情况下,抗酸杆菌和真菌的特殊染色会有所帮助。此外,还应仔细检查是否有任何共存的恶性肿瘤。

手术治疗包括脓肿切开引流、瘘管切开、瘘管切除、留置切割挂线、纤维蛋白胶、瘘管塞、经直肠推移皮瓣术、括约肌间瘘管结扎术。

(洪良利 译 黄艳 审)

参考文献

1. Klausner JD, Kohn R, Kent C. Etiology of clinical proctitis among men who have sex with men. Clin Infect Dis. 2004;38(2):300–2.
2. Cone MM, Whitlow CB. Sexually transmitted and anorectal infectious diseases. Gastroenterol Clin N Am. 2013;42(4):877–92.
3. Ryder N, Jin F, McNulty AM, Grulich AE, Donovan B. Increasing role of herpes simplex virus type 1 in first-episode anogenital herpes in heterosexual women and younger men who have sex with men, 1992–2006. Sex Transm Infect. 2009;85(6):416–9.
4. Hamlyn E, Taylor C. Sexually transmitted proctitis. Postgrad Med J. 2006;82(973):733–6.
5. Towns JM, Leslie DE, Denham I, Azzato F, Fairley CK, Chen M. Painful and multiple anogenital lesions are common in men with Treponema pallidum PCR-positive primary syphilis without herpes simplex virus coinfection: a cross-sectional clinic-based study. Sex Transm Infect. 2016;92(2):110–5.
6. Hook EW 3rd, Marra CM. Acquired syphilis in adults. N Engl J Med. 1992;326(16):1060–9.
7. Center for Disease Control and Prevention (CDC). Syphilis: CDC fact sheet. http://www.cdc.gov/std/syphilis/STDFact-Syphilis.htm. Accessed 1 Aug 2018.
8. Furman DL, Patel SK, Arluk GM. Endoscopic and histologic appearance of rectal syphilis. Gastrointest Endosc. 2008;67(1):161.
9. Gopal P, Shah RB. Primary anal canal syphilis in men: the clinicopathologic spectrum of an easily overlooked diagnosis. Arch Pathol Lab Med. 2015;139(9):1156–60.
10. Zhao WT, Liu J, Li YY. Syphilitic proctitis mimicking rectal cancer: a case report. World J Gastrointest Pathophysiol. 2010;1(3):112–4.
11. Tse JY, Chan MP, Ferry JA, Deshpande V, Sohani AR, Nardi V, Schaffer A, Nazarian RM, Zukerberg LR. Syphilis of the aerodigestive tract. Am J Surg Pathol. 2018;42(4):472–8.
12. Rosa G, Bennett D, Piliang MP. Eosinophil-rich syphilis: a report of four cases. J Cutan Pathol. 2015;42(8):554–8.
13. Graham RP, Naini BV, Shah SS, Arnold CA, Kannangai R, Torbenson MS, Lam-Himlin DM. Treponema pallidum immunohistochemistry is positive in human intestinal spirochetosis. Diagn Pathol. 2018;13(1):7.
14. Nieuwenhuis RF, Ossewaarde JM, Götz HM, Dees J, Thio HB, Thomeer MG, den Hollander JC, Neumann MH, van der Meijden WI. Resurgence of lymphogranuloma venereum in Western Europe: an outbreak of Chlamydia trachomatis serovar l2 proctitis in the Netherlands among men who have sex with men. Clin Infect Dis. 2004;39(7):996–1003.
15. Van der Bij AK, Spaargaren J, Morré SA, Fennema HS, Mindel A, Coutinho RA, de Vries HJ. Diagnostic and clinical implications of anorectal lymphogranuloma venereum in men who have sex with men: a retrospective case-control study. Clin Infect Dis. 2006;42(2):186–94.
16. de Vrieze NH, de Vries HJ. Lymphogranuloma venereum among men who have sex with men. An epidemiological and clinical review. Expert Rev Anti-Infect Ther. 2014;12(6):697–704.
17. Reyes-Urueña JM, Garcia De Olalla P, Vall-Mayans M, Arando M, Caballero E, Cayla JA, Barcelona STI Group. Lymphogranuloma venereum in Barcelona, 2007–2012: the role of seroadaptation in men who have sex with men. Epidemiol Infect. 2015;143(1):184–8.
18. Kropp RY, Wong T, Canadian LGV Working Group. Emergence of lymphogranuloma venereum in Canada. CMAJ. 2005;172(13):1674–6.
19. Arnold CA, Limketkai BN, Illei PB, Montgomery E, Voltaggio L. Syphilitic and lymphogranuloma venereum (LGV) proctocolitis: clues to a frequently missed diagnosis. Am J Surg Pathol. 2013;37(1):38–46.
20. Williams DR, Coller JA, Corman ML, Nugent FW, Veidenheimer MC. Anal complications in Crohn's disease. Dis Colon Rectum. 1981;24(1):22–4.
21. Platell C, Mackay J, Collopy B, Fink R, Ryan P, Woods R. Anal pathology in patients with Crohn's disease. Aust N Z J Surg. 1996;66(1):5–9.
22. Rankin GB, Watts HD, Melnyk CS, Kelley ML Jr. National Cooperative Crohn's Disease Study: extraintestinal manifestations and perianal complications. Gastroenterology. 1979;77(4 Pt 2):914–20.
23. Harper PH, Fazio VW, Lavery IC, Jagelman DG, Weakley FL, Farmer RG, Easley KA. The long-term outcome in Crohn's disease. Dis Colon Rectum. 1987;30(3):174–9.
24. Schwartz DA, Loftus EV Jr, Tremaine WJ, Panaccione R, Harmsen WS, Zinsmeister AR, Sandborn WJ. The natural history of fistulizing Crohn's disease in Olmsted County, Minnesota. Gastroenterology. 2002;122(4):875–80.
25. Hellers G, Bergstrand O, Ewerth S, Holmström B. Occurrence and outcome after primary treatment of anal fistulae in Crohn's disease. Gut. 1980;21(6):525–7.
26. Ingle SB, Loftus EV Jr. The natural history of perianal Crohn's disease. Dig Liver Dis. 2007;39(10):963–9.
27. Sandborn WJ, Fazio VW, Feagan BG, Hanauer SB, American Gastroenterological Association Clinical Practice Committee. AGA technical review on perianal Crohn's disease. Gastroenterology. 2003;125(5):1508–30.
28. Thomson WH. The nature of haemorrhoids. Br J Surg. 1975;62(7):542–52.
29. Madoff RD, Fleshman JW, Clinical Practice Committee, American Gastroenterological Association. American Gastroenterological Association technical review on the diagnosis and treatment of hemorrhoids. Gastroenterology. 2004;126(5):1463–73.
30. Johanson JF, Sonnenberg A. The prevalence of hemorrhoids and chronic constipation. An epidemiologic study. Gastroenterology. 1990;98(2):380–6.
31. Kaidar-Person O, Person B, Wexner SD. Hemorrhoidal disease: a comprehensive review. J Am Coll Surg. 2007;204(1):102–17.
32. Deutsch AA, Moshkovitz M, Nudelman I, Dinari G, Reiss R. Anal pressure measurements in the study of hemorrhoid etiology and their relation to treatment. Dis Colon Rectum. 1987;30(11):855–7.
33. Val-Bernal JF, Pinto J. Pagetoid dyskeratosis is a frequent incidental finding in hemorrhoidal disease. Arch Pathol Lab Med. 2001;125(8):1058–62.
34. Sneider EB, Maykel JA. Diagnosis and management of symptomatic hemorrhoids. Surg Clin North Am. 2010;90(1):17–32.
35. Groisman GM, Polak-Charcon S. Fibroepithelial polyps of the

anus: a histologic, immunohistochemical, and ultrastructural study, including comparison with the normal anal subepithelial layer. Am J Surg Pathol. 1998;22(1):70–6.

36. Yilmaz B, Coban S, Usküdar O, Unverdı H, Aktaş B, Yüksel O. Giant fibroepithelial polyp of the anus. Turk J Gastroenterol. 2011;22(6):651–2.

37. Galanis I, Dragoumis D, Tsolakis M, Zarampoukas K, Zarampoukas T, Atmatzidis K. Obstructive ileus due to a giant fibroepithelial polyp of the anus. World J Gastroenterol. 2009;15(29):3687–90.

38. Gupta PJ. Hypertrophied anal papillae and fibrous anal polyps, should they be removed during anal fissure surgery. World J Gastroenterol. 2004;10(16):2412–4.

39. Lobert PF, Appelman HD. Inflammatory cloacogenic polyp. A unique inflammatory lesion of the anal transitional zone. Am J Surg Pathol. 1981;5(8):761–6.

40. Saul SH. Inflammatory cloacogenic polyp: relationship to solitary rectal ulcer syndrome/mucosal prolapse and other bowel disorders. Hum Pathol. 1987;18(11):1120–5.

41. Poon KK, Mills S, Booth IW, Murphy MS. Inflammatory cloaco-

genic polyp: an unrecognized cause of hematochezia and tenesmus in childhood. J Pediatr. 1997;130(2):327–9.

42. Nelson RL. Anal fissure (chronic). BMJ Clin Evid. 2014;2014: pii 0407.

43. Shawki S, Costedio M. Anal fissure and stenosis. Gastroenterol Clin N Am. 2013;42(4):729–58.

44. Schlichtemeier S, Engel A. Anal fissure. Aust Prescr. 2016;39(1):14–7.

45. Beaty JS, Shashidharan M. Anal fissure. Clin Colon Rectal Surg. 2016;29(1):30–7.

46. Abcarian H. Anorectal infection: abscess-fistula. Clin Colon Rectal Surg. 2011;24(1):14–21.

47. Sneider EB, Maykel JA. Anal abscess and fistula. Gastroenterol Clin N Am. 2013;42(4):773–84.

48. Ramanujam PS, Prasad ML, Abcarian H, Tan AB. Perianal abscesses and fistulas. A study of 1023 patients. Dis Colon Rectum. 1984;27(9):593–7.

49. Vasilevsky CA, Gordon PH. The incidence of recurrent abscesses or fistula-in-ano following anorectal suppuration. Dis Colon Rectum. 1984;27(2):126–30.

索引